HEPATITES
Agudas e Crônicas

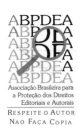

HEPATITES AGUDAS E CRÔNICAS
Luiz Caetano da Silva

Sarvier, 1ª edição, 1985
Sarvier, 2ª edição, 1995
Sarvier, 3ª edição, 2003

Projeto Gráfico/Capa
CLR Balieiro Editores

Impressão/Acabamento
Gráfica Ave-Maria

Direitos Reservados
Nenhuma parte pode ser duplicada ou
reproduzida sem expressa autorização do Editor

sarvier
Sarvier Editora de Livros Médicos Ltda.
Rua Dr. Amâncio de Carvalho nº 459
CEP 04012-090 Telefax (11) 5571-3439
E-mail: sarvier@uol.com.br
São Paulo – Brasil

Dados Internacionais de Catalogação na Publicação (CIP)
(Câmara Brasileira do Livro, SP, Brasil)

Silva, Luiz Caetano da, 1927-
      Hepatites agudas e crônicas / Luiz Caetano
da Silva. -- 3. ed. rev. e ampl. -- São Paulo :
SARVIER, 2003.

      Vários colaboradores.
      Bibliografia.
      ISBN 85-7378-138-6

      1. Hepatite I. Título.

		CDD-616.3623
		NLM-WI 703
03-5484		-WC 536

Índices para catálogo sistemático:

1. Hepatites : Medicina   616.3623

HEPATITES
Agudas e Crônicas

LUIZ CAETANO DA SILVA

Professor Associado do Departamento de Gastroenterologia da Faculdade de Medicina da Universidade de São Paulo. Laboratório de Hepatologia do Instituto de Medicina Tropical (LIM-06) da Faculdade de Medicina da Universidade de São Paulo.

3ª Edição

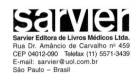

Sarvier Editora de Livros Médicos Ltda.
Rua Dr. Amâncio de Carvalho nº 459
CEP 04012-090   Telefax (11) 5571-3439
E-mail: sarvier@uol.com.br
São Paulo – Brasil

À
Alícia minha esposa

Aos meus filhos
Angela
Mônica
Luiz
Jussara
Victória

Aos meus netos
Karina
Bruno
André
Júlia
Sofia
Gabriel

Colaboradores

Alberto Queiroz Farias
Médico Assistente da Disciplina de Transplante e Cirurgia do Fígado da FMUSP. Doutor em Gastroenterologia pela Faculdade de Medicina da USP.

Alex Vianey Callado França
Professor Doutor da Divisão de Gastroenterologia do Departamento de Clínica Médica da Faculdade de Medicina de Ribeirão Preto – Universidade de São Paulo.

Ana de Lourdes Candolo Martinelli
Professora Doutora da Divisão de Gastroenterologia do Departamento de Clínica Médica da Faculdade de Medicina de Ribeirão Preto – Universidade de São Paulo.

Angels Escorsell
UCIServei d'Hepatologia, IMD, Hospital Clínic, IDIBAPS, Universitat de Barcelona.

Antoni Mas
Professor Adjunto da Faculdade de Medicina Universidade de Barcelona – Chefe da Unidade de Cuidados Intensivos de Unidade de Hepatologia do "Hospital Clínic y Provincial", Barcelona, Espanha.

Antonio Alci Barone
Professor Associado pelo Departamento de Moléstias Infecciosas e Parasitárias do Hospital das Clínicas da Faculdade de Medicina da USP.

Avidan U. Neumann
Professor da Faculdade de Ciências da Vida Universidade de Bar-llan, Israel.

Carmen Lúcia de Assis Madruga
Doutora em Gastroenterologia Clínica pelo Departamento de Gastroenterologia da Faculdade de Medicina da USP.

Celso F. H. Granato
Professor Adjunto da Disciplina de Doenças Infecciosas e Parasitárias do Departamento de Medicina da Escola Paulista de Medicina.

Cintia Mendes Clemente
Doutora em Gastroenterologia Clínica do Departamento de Gastroenterologia do Hospital das Clínicas da Faculdade de Medicina da USP.

Dalton Alencar Fischer Chamone
Professor Titular da Disciplina de Hematologia e Hemoterapia da Faculdade de Medicina da Universidade de São Paulo.

Denise Paranaguá Vezozzo
Professora Colaboradora da Disciplina de Gastroenterologia Clínica do Departamento de Gastroenterologia da Faculdade de Medicina da Universidade de São Paulo.

Edna Strauss
Professora Livre-Docente pela Universidade de São Paulo. Médica da Disciplina de Transplante e Cirurgia do Fígado no Hospital das Clínicas. Professora de Pós-Graduação no Departamento de Gastroenterologia da Faculdade de Medicina da USP. Presidente eleita da Sociedade Brasileira de Hepatologia.

Eduardo Luiz Rachid Cançado
Professor Associado pela Disciplina de Gastroenterologia do Departamento de Gastroenterologia da Faculdade de Medicina da USP. Pós-doutorado: King's College School of Medicine & Dentistry (Londres, UK).

Elbio Antonio D'Amico
Médico Assistente do Serviço de Hematologia e Hemoterapia do Hospital das Clínicas da Universidade de São Paulo. Chefe do Departamento de Doenças Trombóticas e Hemorrágicas da Fundação Pró-Sangue Hemocentro de São Paulo. Doutor em Medicina (Área de Hematologia) pela Faculdade de Medicina da Universidade de São Paulo.

Flair José Carrilho
Professor Associado da Disciplina de Gastroenterologia Clínica do Departamento de Gastroenterologia da Faculdade de Medicina da Universidade de São Paulo.

Gilda Porta
Livre-Docente pelo Departamento de Pediatria do Instituto da Criança "Prof. Pedro de Alcantara" – Faculdade de Medicina da USP.

Irene Kazue Miura
Doutora em Pediatria pelo Departamento de Pediatria da Faculdade de Medicina da USP. Médica Assistente do Departamento de Pediatria – Unidade de Hepatologia do Instituto da Criança "Prof. Pedro de Alcantara" – Faculdade de Medicina da USP.

Ivete Bedin Prado
Professora Doutora MS3 do Departamento de Gastroenterologia da Faculdade de Medicina da USP.

Joan M. Salmerón
Médico Adjunto da Unidade de Hepatologia do "Hospital Clínic y Provincial", Barcelona, Espanha.

Joan Rodés
Professor Catedrático de Medicina Interna da Faculdade de Medicina – Universidade de Barcelona. Chefe da Unidade de Hepatologia do "Hospital Clínic y Provincial", Barcelona, Espanha.

João Renato Rebello Pinho
Doutor em Bioquímica pelo Instituto de Química da Universidade de São Paulo. Médico Patologista Clínico do Instituto Adolfo Lutz.

José Carlos Ferraz da Fonseca
Professor Adjunto da Faculdade de Ciências da Saúde, Disciplina de Doenças Infecciosas e Parasitárias, Universidade Federal do Amazonas. Pesquisador Adjunto da Fundação de Medicina Tropical/Instituto de Medicina Tropical do Amazonas, Gerência de Virologia. Gerente de Virologia da FMT/IMT-AM.

José Eymard Moraes de Medeiros Filho
Doutor em Gastroenterologia Clínica pela Faculdade de Medicina da Universidade de São Paulo.

Leila Melo Brasil
Pesquisadora Iniciante da Fundação de Medicina Tropical/Instituto de Medicina Tropical do Amazonas, Gerência de Virologia.

Luciana Lofêgo Gonçalves
Especialista e Doutoranda em Gastroenterologia pelo Hospital das Clínicas da Faculdade de Medicina da Universidade de São Paulo.

Luís Edmundo Pinto da Fonseca
Doutor em Gastroenterologia pelo Departamento de Gastroenterologia da Faculdade de Medicina da USP.

Luiz Caetano da Silva
Professor Associado do Departamento de Gastroenterologia. Laboratório de Hepatologia do Instituto de Medicina Tropical (LIM-06) da Faculdade de Medicina Tropical da USP.

Luiz Carlos da Costa Gayotto
Professor Titular do Departamento de Patologia, FMUSP. Diretor da Divisão de Anatomia Patológica, HC-FMUSP.

Maria Cássia Jacintho Mendes Correa
Doutora em Medicina no Programa de Doenças Infecciosas e Parasitárias da Faculdade de Medicina da USP.

Maria Cristina Nakhle
Mestre em Parasitologia pelo Instituto de Ciências Biomédicas da USP. Biomédica do Laboratório de Auto-anticorpos do Instituto de Medicina Tropical da Faculdade de Medicina da USP.

Marta Heloisa Lopes
Professora Doutora em Medicina no Programa de Doenças Infecciosas da Faculdade de Medicina da USP.

Paula Ribeiro Villaça
Médica Hematologista do Departamento de Doenças Trombóticas e Hemorrágicas da Fundação Pró-Sangue Hemocentro de São Paulo. Doutor em Medicina (Área de Hematologia) pela Faculdade de Medicina da Universidade de São Paulo.

Paulo Lisboa Bittencourt
Coordenador da Unidade de Gastroenterologia e Hepatologia do Hospital Português. Doutor em Gastroenterologia pela Faculdade de Medicina da USP.

Venâncio Avancini Ferreira Alves
Professor Associado, Livre-Docente do Departamento de Patologia, FMUSP. Coordenador do Curso de Pós-Graduação do Instituto Adolfo Lutz.

Suzane Kioko Ono-Nita
Doutora em Medicina Interna pela Universidade de Tóquio, Japão. Professora Doutora do Departamento de Gastroenterologia da Faculdade de Medicina da USP.

Wornei Miranda Braga
Pesquisador Assistente da Fundação de Medicina Tropical/Instituto de Medicina Tropical do Amazonas, Gerência de Virologia.

Apresentação

Grandes avanços sobre as hepatites por vírus foram observados nestes últimos oito anos, que se sucederam à segunda edição do livro.

Vale destacar, por exemplo, o estudo de novos vírus, como o VHG, TTV e SEN-V, cuja importância anatomoclínica ainda não foi definida.

Sob o ponto de vista terapêutico, merecem realce as novas drogas orais para tratamento da hepatite crônica B, mesmo em pacientes com resistência prévia à lamivudina.

Grande impacto na terapêutica das hepatites crônicas virais, em particular na hepatite crônica C, foi causado pelo emprego das formas peguiladas de interferon, que, além de aumentar significativamente sua eficácia, tornaram-se mais cômodas para ser administradas.

Dada a complexidade do assunto, foram convidados pesquisadores especializados em cada setor, todos eles de comprovada experiência. Seria desnecessário enfatizar a importância de suas participações, sem as quais esta terceira edição não teria o mesmo valor científico e prático. A eles, nossos mais efusivos agradecimentos.

Também merece menção especial a inestimável colaboração da Sra. Kátia Maria de Oliveira no preparo dos capítulos originais e na execução de outras tarefas afins. Nossos agradecimentos ao Sr. Almir Robson Ferreira pela importante participação nas ilustrações de alguns capítulos.

Além de sua compreensão, que me foi fundamental, Alícia, companheira e esposa, auxiliou-me bastante na redação dos capítulos.

O Autor

Prefácio

O meu relacionamento profissional com o Professor Luiz Caetano da Silva tem sido muito profícuo, generoso e cheio de honrarias.

Em 1977, chegado de Barcelona para a Universidade Estadual de Londrina, proveniente de minha pós-graduação em Gastroenterologia e Hepatologia, tive o primeiro convite honroso para participar de seu Curso de Pós-Graduação na Área de Gastroenterologia Clínica da Faculdade de Medicina da Universidade de São Paulo. Em 1981, fui surpreendido pelo segundo convite honroso, quando fui convidado por ele e pelo Professor Agostinho Bettarello para me transferir para a nossa Disciplina de Gastroenterologia com o intuito de auxiliar na reestruturação do Setor de Hepatologia. E agora, recebo novamente gentil convite para prefaciar a terceira edição de seu já consagrado livro *Hepatites Agudas e Crônicas*.

Devo confessar que Luiz Caetano da Silva foi, durante todos estes anos, meu Professor, meu Orientador e meu dileto Amigo, tendo contribuído em muito para meu amadurecimento profissional. Nos últimos 22 anos, conseguimos reestruturar o ensino da pós-graduação *senso lato* e *senso estrito*, a pesquisa e a extensão de assistência à comunidade na área de Hepatologia tanto da Disciplina de Gastroenterologia Clínica, quanto do Serviço de Gastroenterologia da Divisão de Clínica Médica II do Hospital das Clínicas da Faculdade de Medicina da USP.

A terceira edição do livro *Hepatites Agudas e Crônicas* vem contribuir, mais uma vez, como nas edições anteriores, para o desenvolvimento da Gastroenterologia nacional e honrar a nossa Faculdade de Medicina, abordando com profundidade aspectos conceituais, virológicos, diagnósticos, clínicos, terapêuticos e profiláticos das hepatites virais. Devo realçar que a composição autoral da presente edição é fruto do grande relacionamento entre a nossa Disciplina de Gastroenterologia Clínica com o Departamento de Patologia, com a Disciplina de Moléstias Infecciosas e Parasitárias, com a Disciplina de Hematologia e com o Departamento de Pediatria da Faculdade de Medicina da USP, com os Institutos Adolfo Lutz e de Medicina Tropical de São Paulo, com o Instituto de Moléstias do Aparelho Digestivo do *Hospital Clínic* da Universidade de Barcelona e, mais recentemente, com a Divisão de Gastroenterologia do Departamento de Clínica Médica da nossa irmã, a Faculdade de Medicina de Ribeirão Preto da Universidade de São Paulo.

Parabéns Professor Luiz Caetano, tenho toda a certeza que esta nova edição contribuirá, em muito, para o conhecimento das hepatites em nosso meio.

Prof. Dr. Flair José Carrilho
Disciplina de Gastroenterologia Clínica
Departamento de Gastroenterologia
Faculdade de Medicina da Universidade de São Paulo

Conteúdo

1. Conceito de Hepatite Evolução dos Conhecimentos   1

Luiz Caetano da Silva

Tipos de hepatites por vírus	1
Hepatite A	1
Hepatite B	2
Hepatite C	2
Hepatite D	3
Hepatite E	3
Evolução dos conhecimentos	3
Registro de casos e de surtos epidêmicos	3
Transmissão a animais e voluntários	5
Descoberta de marcadores virais no sangue	5
Estudos sobre imunização	5
Aplicação da biologia molecular	6
Terapêutica antiviral para hepatites B, D e C	6
Considerações finais	7
Referências bibliográficas	7

2. Os Vírus das Hepatites   9

João Renato Rebello Pinho

Referências bibliográficas	10

3. O Vírus da Hepatite A   12

João Renato Rebello Pinho

Descoberta do vírus da hepatite A	12
Classificação do vírus da hepatite A	12
Estrutura do vírus da hepatite A	13
Referências bibliográficas	14

4. O Vírus da Hepatite B   15

João Renato Rebello Pinho

Descoberta do vírus da hepatite B	15
Classificação do vírus da hepatite B	15
Estrutura do vírus da hepatite B	15

Proteínas virais	16
Antígenos de superfície (envelope)	16
Antígenos centrais	17
O genoma do vírus da hepatite B	18
Promotores dos genes do vírus da hepatite B	18
Outras estruturas relevantes no genoma do vírus da hepatite B	19
Diversidade viral	19
Subtipos e genótipos	19
Variantes virais	20
Mutantes resistentes a antivirais	21
Referências bibliográficas	22

5. O Vírus da Hepatite C   26

João Renato Rebello Pinho

Identificação do vírus da hepatite C	26
Estrutura e função do genoma viral	26
Região 5' não codificante ou não traduzida	26
Região 3' não codificante ou não traduzida	27
Proteínas virais	27
Proteínas estruturais	27
Core	27
Envelope (E1 e E2)	27
Proteínas não estruturais	29
NS2	29
NS3	29
NS4	29
NS5	29
Diversidade e grupos virais	31
Carga viral	32
Cinética viral	33
Referências bibliográficas	34

6. O Vírus da Hepatite D   38

João Renato Rebello Pinho

Descoberta do vírus da hepatite D	38
Classificação do vírus da hepatite D	38
Estrutura do vírus da hepatite D	38
Genótipos do vírus da hepatite D	39
Referências bibliográficas	40

7. O Vírus da Hepatite E   41

João Renato Rebello Pinho

Descoberta do vírus 41
Estrutura do genoma viral 42
Identificação de proteínas imunogênicas 43
Diversidade viral 43
Diagnóstico 43
Hepatite E – uma zoonose? 44
Referências bibliográficas 44

8. O Vírus da Hepatite G   46

João Leandro de Paula Ferreira
João Renato Rebello Pinho

Descoberta do vírus da hepatite G 46
Estrutura do vírus 46
Transmissão do vírus da hepatite G 47
Associação com doenças hepáticas 47
Genotipagem e filogenia 48
Referências bibliográficas 49

9. O Vírus SEN   52

João Renato Rebello Pinho

Descoberta, classificação e diversidade genética
do vírus 52
SENV e hepatites humanas 52
Referências bibliográficas 53

10. O Vírus TT   55

João Renato Rebello Pinho

Descoberta do vírus 55
Estrutura e classificação 55
Detecção do TTV 56
Referências bibliográficas 58

11. Importância e Uso Clínico dos Marcadores Virais e Sorológicos   60

Luiz Caetano da Silva
Celso F. H. Granato

Marcadores sorológicos relacionados ao vírus
da hepatite A 60
  Anticorpos produzidos contra o vírus
  da hepatite A 61
Vírus da hepatite B, frações antigênicas
e anticorpos correspondentes 61
  Características do vírus da hepatite B 61
  Camada externa (envelope) do vírus
  da hepatite B 62

Dinâmica da produção de antígenos e de
anticorpos na infecção pelo vírus
da hepatite B 64
  Hepatite aguda 64
  Hepatite crônica 66
Padrão de resposta de indivíduos imunizados 67
Perfis anômalos 67
  AgHBs isoladamente positivo 68
  Anti-HBc isoladamente positivo 68
  Prevalência 68
  Anti-HBs isoladamente positivo (ou com
  anti-HBc limítrofe) 70
  AgHBe ou anti-HBe isoladamente positivo . 70
Vírus da hepatite C 70
  Características gerais 70
  Métodos diagnósticos 71
  Métodos moleculares: detecção e
  quantificação do RNA-VHC 72
    Detecção qualitativa 72
    Quantificação do RNA-VHC 72
Vírus da hepatite D (delta) 75
Vírus da hepatite E 76
Resumo sobre as características sorológicas
das cinco formas de hepatite viral 77
Observações finais sobre o diagnóstico
sorológico das hepatites virais 77
  Hepatites agudas 77
  Hepatites crônicas 77
Impropriedades no emprego dos marcadores
sorológicos (casos ilustrativos) 78
Uso laboratorial de marcadores associados a
outros vírus hepatotrópicos 78
Referências bibliográficas 78

12. Patologia das Hepatites   82

Venâncio Avancini Ferreira Alves
Luiz Carlos da Costa Gayotto

Hepatites agudas – aspectos gerais 82
Padrões morfológicos das formas
evolutivas graves 83
Aspectos morfológicos das várias causas
de hepatite aguda 85
  Vírus da hepatite A 85
  Vírus da hepatite B 85
  Vírus da hepatite C 85
  Vírus da hepatite D 86
  Vírus da hepatite E 86
Referências bibliográficas 86

13. Patologia das Hepatites Crônicas   88

Venâncio Avancini Ferreira Alves
Luiz Carlos da Costa Gayotto

Aspectos gerais 88
Histopatologia 89

Principais causas de hepatites crônicas	89
Hepatite C	89
Hepatite B	91
Hepatite auto-imune	93
Outras formas de hepatite crônica	94
Classificação histopatológica e estadiamento das hepatites crônicas	94
Critérios básicos	94
Critérios de semiquantificação	95
Marcadores etiológicos	96
Fígado reacional	97
Recomendações	97
Referências bibliográficas	97

14. Imunopatogenia das Hepatites Agudas e Crônicas — 99

Ivete Bedin Prado
Maria Cristina Nakhle
Luiz Caetano da Silva

Imunidade contra viroses	99
Defesa não imunológica	99
Defesa imunológica	100
Resposta imune inespecífica	100
Citocinas	100
Células "natural killer"	101
Fagócitos mononucleares	101
Resposta imune específica	102
Anticorpos	102
Célula T	102
Receptor da célula T	102
Citocinas secretadas por células T..............	104
Células B	104
Células apresentadoras de antígeno	104
Vírus e mecanismos imunes de evasão	105
Inibição da resposta humoral	105
Interferência viral no interferon	105
Inibição e modulação de citocinas	105
Inibidores da apoptose	105
Evasão de linfócitos T citotóxicos, de células NK e da função moduladora do MHC	106
Inibição da síntese protéica do hospedeiro ...	106
Referências bibliográficas	106

15. Laparoscopia nas Hepatites Virais — 107

Flair José Carrilho

Aspectos laparoscópicos	107
Hepatites agudas	107
Hepatites crônicas	107
Conclusão	108
Referências bibliográficas	108

16. Epidemiologia — 109

Cintia Mendes Clemente
Flair José Carrilho

Hepatite A	109
Período de incubação e transmissibilidade....	109
Distribuição geográfica	109
Vias de propagação	111
Outras vias de propagação	112
Evolução	112
Mortalidade	112
Hepatite B	112
Período de incubação e transmissibilidade....	112
História natural e prevalência	112
Vias de propagação	115
Outras vias de propagação	116
População de alto risco	117
Estudo em famílias	117
Classificação do VHB por sorotipos e genótipos	119
Hepatite C	120
Prevalência da hepatite C	120
Mecanismos de transmissão do VHC	121
Transmissão nosocomial e ocupacional.......	123
Transmissão não-parenteral	123
Genótipos de VHC	124
Hepatite D	124
Hepatite E	127
Hepatite por TTV	127
Hepatite G	128
Referências bibliográficas	128

17. Aspectos Clínicos e Diagnósticos das Hepatites por Vírus e por Outras Causas — 135

Luiz Caetano da Silva

Aspectos clínicos	135
Hepatite aguda benigna	135
Forma ictérica	135
Forma colestática	137
Forma anictérica	137
Forma inaparente ou assintomática	137
Hepatite aguda grave	137
Necrose hepática confluente	137
Hepatite aguda prolongada	138
Exames laboratoriais	138
Provas que refletem alterações do hepatócito	139
Determinação da atividade das enzimas séricas	139
Eletroforese de proteínas	139
Estudos dos fatores de coagulação	140
Pesquisa dos pigmentos biliares	140
Provas que refletem alterações do fluxo biliar (colestase)	140

Enzimas indicativas de colestase	140
Pesquisa dos pigmentos biliares	140
Outras provas	140
Provas que refletem alterações do sistema imune	140
Outros exames laboratoriais	141
Hemograma	141
Exames de comprometimento renal	141
Ultra-sonografia	141
Indicações dos exames laboratoriais	141
Diagnóstico precoce	141
Diagnóstico da fase ictérica	141
Avaliação da gravidade	141
Critério de alta	142
Seguimento	142
Diagnóstico	142
Formas clínicas das hepatites virais	143
Hepatite anictérica	143
Hepatite ictérica	143
Hepatite grave	143
Hepatite recorrente	144
Hepatite "aguda prolongada"	144
Hepatite crônica	144
Estado de portador	144
Diagnóstico diferencial com outras causas de lesão hepática	144
Hepatites por outros vírus	144
Infecções não virais	145
Diagnóstico diferencial com outras enfermidades	146
Hepatite por drogas	146
Esteato-hepatite não alcoólica	146
Esteato-hepatite alcoólica	146
Doença celíaca	146
Distúrbios circulatórios	147
Infecções abdominais agudas	147
Hepatite crônica	147
Doença de Wilson	147
Esteatose aguda da gravidez	147
Referências bibliográficas	147

18. Clínica e Evolução das Hepatites por Vírus – Aspectos Gerais   149

Luiz Caetano da Silva

Formas evolutivas	149
Período agudo (seis meses)	149
Formas benignas	149
Hepatocelular	149
Hepatite colestática	150
Formas graves	151
Hepatite fulminante	151
Hepatite subaguda	152
Fase tardia (após seis meses)	152
Hepatite crônica	152
Cirrose hepática	152

Carcinoma hepatocelular	152
Estado de portador	154
Determinantes evolutivos	154
Tipos de necrose	154
Reserva funcional do fígado	154
Capacidade regenerativa	154
Tipos de vírus e replicação viral	154
Estado imunológico do paciente	155
Fatores coadjuvantes	155
Idade	155
Gravidez	155
Associação com outras doenças	155
Corticoidoterapia na fase aguda	155
Viciados em drogas	155
Esquema geral	155
Referências bibliográficas	156

19. Insuficiência Hepática Aguda Grave   157

Angels Escorsell
Joan M. Salmerón
Antoni Mas
Joan Rodés

Definições	157
Epidemiologia	158
Etiologia	158
Hepatite aguda viral	158
Hepatite aguda A	158
Hepatite aguda associada ao vírus da hepatite B	158
Hepatite aguda C	159
Infecção aguda pelo vírus da hepatite D	159
Hepatite aguda E	159
Hepatite aguda G	160
Infecções por vírus não-hepatotrópicos	160
Hepatotoxicidade por fármacos	160
Paracetamol	160
Tratamento tuberculostático	160
Halotano e derivados	160
Outros fármacos	161
Hepatite por tóxicos	161
Intoxicação por espécies do grupo *Amanita*	161
Hepatotoxicidade por drogas ilegais	161
Patologia vascular	161
Outras doenças	161
Causa indeterminada	162
Patogenia	162
Anatomia patológica	162
Clínica	162
Encefalopatia hepática	163
Sintomas de insuficiência hepatocelular	164
Hipertensão portal	164
Alterações da função renal	164
Alterações respiratórias	164
Alterações cardiovasculares	165

Alterações da coagulação e diáteses
hemorrágicas 165
Infecções bacterianas e fúngicas 165
Hipoglicemia 165
Síndrome de resposta inflamatória sistêmica . 165
Outras alterações 166
Diagnóstico 166
Prognóstico 166
Tratamento médico 167
Normas gerais de controle 167
Prevenção, detecção e tratamento das
complicações 167
Medidas terapêuticas específicas 168
Suporte hepático bioartificial 169
Transplante hepático 169
Referências bibliográficas 170

20. Hemostasia nas Doenças Hepáticas 173

Elbio Antonio D'Amico
Paula Ribeiro Villaça
Dalton Alencar Fischer Chamone

Síntese deficiente de fatores/inibidores
fisiológicos da coagulação 173
Síntese de fatores da coagulação com
alterações moleculares 177
Coagulação intravascular disseminada crônica . 177
Alterações plaquetárias quantitativas e
qualitativas 178
Fibrinólise anormal 179
Alterações hemostáticas nas doenças
hepatocelulares agudas e crônicas 179
Alterações hemostáticas na cirrose hepática 180
Alterações hemostáticas no hepatoma 180
Colestase 180
Alterações hepáticas associadas às cirurgias
hepáticas e a outros procedimentos invasivos 181
Outras hepatopatias 181
Avaliação laboratorial da hemostasia na
doença hepática 181
Tratamento das alterações hemostáticas
nas hepatopatias 182
Referências bibliográficas 183

21. Aspectos Peculiares e História
Natural da Hepatite A 184

Luiz Caetano da Silva
Carmen Lúcia de Assis Madruga

Evolução dos conhecimentos 184
Dados experimentais 184
Aspectos epidemiológicos 185
Eliminação do VHA pelas fezes 185

Idade 185
Transmissão vertical 185
Grupos de alto risco 185
Outros dados 186
Patogenia e patologia 186
Infecção do trato gastrointestinal 186
Mecanismos de lesão hepática 186
Aspectos clínicos 186
Diagnóstico 186
Formas clínicas 187
Infecções virais múltiplas 188
Manifestações raras da hepatite A 188
História natural 188
Profilaxia e tratamento 189
Referências bibliográficas 189

22. Aspectos Peculiares e História
Natural da Hepatite B 191

Luiz Caetano da Silva

Evolução dos conhecimentos 191
Dados experimentais 191
Dados epidemiológicos 192
Aspectos clínicos e história natural 192
Hepatite aguda B 192
Formas clínicas 192
Evolução 193
Diagnóstico 194
Infecção crônica pelo VHB 195
Terminologia e história natural
da infecção crônica pelo VHB 195
Terminologia 195
História natural da infecção crônica
pelo VHB 195
Resposta imune ao vírus da hepatite B 201
Destruição de células infectadas 202
Efeito antiviral sem destruição
do hepatócito 202
Imunopatogênese da hepatite aguda 204
Imunopatogênese da infecção crônica 204
Comentários finais 205
Referências bibliográficas 205

23. Aspectos Peculiares e História
Natural da Hepatite C 208

Luiz Caetano da Silva

Aspectos epidemiológicos 208
Genótipos do RNA do VHC 208
História natural e quadro clínico da hepatite C 208
Hepatite aguda C 209
Hepatite crônica C 211
Cirrose e carcinoma hepatocelular 211

Siderose hepática 212
Portador assintomático 212
Diagnóstico da infecção pelo VHC 213
Diagnóstico da fase aguda 213
Diagnóstico da fase crônica 214
Patogenia e imunopatogenia da hepatite C 215
Fatores virais 215
Fatores imunológicos 216
Resposta imune humoral 216
Resposta imune celular 216
Hepatite aguda autolimitada 217
Hepatite crônica C 217
Mecanismos de persistência do VHC – Resumo 218
Concomitância com outros fatores agressivos 218
Prognóstico 218
Prevenção e tratamento 218
Referências bibliográficas 219

24. Hepatite D (Delta)   221

José Carlos Ferraz da Fonseca
Leila Melo Brasil
Wornei Miranda Braga

Características biológicas: o vírus 221
Epidemiologia 222
Patogenia 223
Aspectos clínicos 224
Diagnóstico laboratorial 225
Tratamento 226
Referências bibliográficas 229

25. Aspectos Peculiares e História Natural da Hepatite E   230

Luiz Caetano da Silva

Aspectos gerais 230
Aspectos clínicos 230
Diagnóstico laboratorial 231
Referências bibliográficas 231

26. Infecções Virais Múltiplas   233

Luiz Caetano da Silva

Associação VHA/VHB 233
Associação VHA/VHC 233
Associação VHB/VHC 233
Paciente com VHB AgHBs (+) e VHC 233
Hepatite fulminante 233
Hepatite aguda 234
Hepatite crônica 234
Pacientes com DNA-VHB, AgHBs negativo
(hepatite B oculta, HBO) em associação com
a hepatite C 234

Associação VHB + HIV 236
Associação VHC + HIV 236
Associação VHB ou VHC + VHG 236
Referências bibliográficas 236

27. Hepatite na Infância – Colestase nos Primeiros Seis Meses de Vida   238

Gilda Porta
Irene Kazue Miura

Infecções bacterianas 240
Sepse 240
Infecção do trato urinário 240
Infecções por gram-positivos 240
Sífilis 240
Outras 241
Infecções virais 241
Citomegalovírus 241
Herpes simples 241
Rubéola 242
Enterovírus 242
Parvovírus B19 242
Vírus da hepatite A 242
Vírus da hepatite B 242
Vírus da hepatite C 243
Vírus da hepatite D 243
Reovírus 243
Paramixovírus 243
Vírus da hepatite E 244
Hepatite G e TTV 244
Tuberculose 244
Infecções por protozoários 244
Toxoplasma gondii 244
Referências bibliográficas 244

28. Hepatites por Vírus na Gravidez   246

Luiz Caetano da Silva

O fígado na gravidez normal 246
Exames laboratoriais na gravidez normal 246
Doença hepática na gravidez 247
Hepatites por vírus na gravidez 247
Tipos de hepatite 247
Hepatite A 247
Hepatite B 247
Hepatite C 248
Hepatite D 248
Hepatite E 248
Hepatite por herpes simples 248
Conseqüências da infecção neonatal 248
Triagem e medidas preventivas 248
Diagnóstico diferencial 249
Colestase intra-hepática da gravidez 249
Esteatose aguda da gravidez 249
Referências bibliográficas 250

29. Hepatites por Vírus em Imunodeprimidos 251

Marta Heloisa Lopes
Antonio Alci Barone
Maria Cássia Jacintho Mendes Correa

Epidemiologia 251
Imunologia 252
Hepatite e imunodepressão por drogas 252
Hepatite em casos de leucemias e linfomas 253
Hepatite e transplantes 254
   Transplante renal 254
   Transplante hepático 255
   Transplante de medula óssea 256
Hepatites em pacientes infectados pelo vírus
da imunodeficiência humana 256
   Hepatite A 256
   Hepatite B 256
   Hepatite D 257
   Hepatite C 257
   Hepatite G 259
   Outras infecções 259
Referências bibliográficas 259

30. Hepatites por Vírus em Condições Especiais 261

Luiz Caetano da Silva

Generalidades 261
Doenças renais 261
   Hepatite B 261
   Hepatite C 261
Transplante renal 261
   Infecção pelo VHB 262
   Infecção pelo VHC 263
Doenças hematológicas 263
   Desordens hereditárias da coagulação
   (incluindo hemofilia A, hemofilia B e
   doença de Von Willebrand) 263
     Hepatite C 263
     Hepatite A 264
     Hepatite B 264
     Hepatite D 264
     Infecções virais múltiplas 264
     Transplante hepático 264
   Talassemia e outras
   hemoglobinopatias 264
   Outras alterações hematológicas 264
Homossexualidade 265
Gamopatias monoclonais 265
Referências bibliográficas 265

31. Hepatites por Outros Vírus 267

Antonio Alci Barone

Infecção por citomegalovírus 267
Infecção pelo vírus Epstein-Barr 268
Infecção pelo vírus varicela-zoster 269
Infecção por adenovírus 269
Infecção pelo herpesvírus humano tipo 6 269
Infecção pelo vírus herpes simples 270
Hepatite de células gigantes sinciciais 270
Febre amarela 270
Dengue hemorrágica 271
Infecção pelo grupo dos arenavírus 271
Infecção pelos vírus Marburg e Ebola 272
Febre do Vale do Rift 272
Febre hemorrágica da Criméia/Congo 273
Referências bibliográficas 273

32. Hepatite Crônica Aspectos Gerais e Prevalências 274

Luiz Caetano da Silva

Conceito 274
Etiologia e características 274
Aspectos clínicos das hepatites crônicas virais 275
Hepatite crônica auto-imune 276
Hepatite crônica induzida por drogas 276
Distúrbios genéticos 276
Biópsia hepática e dificuldades
de interpretação 276
Conclusões 277
Referências bibliográficas 277

33. Hepatite Auto-Imune 278

Eduardo Luiz Rachid Cançado
Alberto Queiroz Farias
Paulo Lisboa Bittencourt

Patogenia 278
Diagnóstico 280
   Manifestações clínicas 281
   Exames complementares 282
   Histologia hepática 285
   Formas variantes da HAI 286
Tratamento 286
   Esquemas terapêuticos 286
   Novas opções de tratamento 289
   Resposta terapêutica 291
   Transplante hepático 292
Referências bibliográficas 292

34. Hepatites Agudas e Crônicas Criptogênicas 296

Luiz Caetano da Silva

Hepatite aguda criptogênica 296
   Conceito 296
   Transmissão 296
   Prognóstico 296
Hepatite esporádica 296
Hepatite pós-transfusional 297
Insuficiência hepática fulminante 297
Anemia aplástica 297
Hepatite crônica criptogênica
possivelmente viral 297
Hepatite crônica criptogênica
com feições de auto-imune 298
Diagnóstico de hepatite criptogênica 298
Referências bibliográficas 298

35. Doença Esteatótica Não-Alcoólica do Fígado 300

Luís Edmundo Pinto da Fonseca

Epidemiologia e fatores de risco 300
Etiopatogênese 301
Quadro clínico e diagnóstico 303
Quadro histológico 303
Tratamento 303
Referências bibliográficas 305

36. Manifestações Extra-Hepáticas das Hepatites por Vírus 306

Luiz Caetano da Silva

Complexos imunes circulantes
nas hepatites por vírus 306
   Manifestações extra-hepáticas na hepatite A 306
   Manifestações extra-hepáticas na infecção
   pelo vírus da hepatite B 307
   Manifestações extra-hepáticas na infecção
   pelo vírus da hepatite C 308
Referências bibliográficas 316

37. Hepatite e Esquistossomose 320

Edna Strauss

Hepatites virais 320
Hepatite aguda e esquistossomose 320
Dados epidemiológicos da associação entre
infecção pelo VHB e esquistossomose 321

Esquistossomose e hepatite C 322
Dados histopatológicos 322
Dados evolutivos 323
Etiopatogenia das associações com VHB e VHC 324
Vacinação contra o VHB em esquistossomóticos 325
Referências bibliográficas 325

38. Vírus das Hepatites na Doença Hepática Alcoólica 327

Luís Edmundo Pinto da Fonseca

Lesões hepáticas induzidas pelo etanol 327
Doença hepática alcoólica e
vírus hepatotrópicos 328
   Vírus da hepatite B 328
   Vírus da hepatite C 329
   Vírus da hepatite G 331
   Vírus TT 331
Referências bibliográficas 332

39. Profilaxia das Hepatites por Vírus 334

Luiz Caetano da Silva
Flair José Carrilho
Alex Vianey Callado França

Hepatite A 334
   Medidas gerais 334
   Imunização passiva 334
   Imunização ativa 335
   Indicações da profilaxia ativa 336
   Outras indicações da profilaxia ativa 337
Hepatite B 337
   Medidas gerais 337
   Imunização passiva 338
   Imunização ativa 338
      Tipos de vacina 338
      Doses e vias de administração 338
      Esquema 339
      Resposta à vacinação 339
      Duração da imunidade induzida
      pela vacinação 339
      Testes pós-vacinação 339
      Revacinação de não-respondedores 340
      Efeitos colaterais 340
      Indicações da vacinação 340
Hepatite C 341
   Fatores de risco para a hepatite C 341
   Conduta pós-exposição 341
   Atividade sexual como fator de risco 341
   Transmissão da mãe para o filho 342
Hepatite D 342

Hepatite E 342
    Hepatites por outros vírus 342
Referências bibliográficas 342

40. Drogas Utilizadas no Tratamento das Hepatites 345

Luiz Caetano da Silva

Farmacologia e modo de ação 345
Interferons 345
    Introdução 345
    Classificação e características 345
    Receptores de interferon 346
    Via metabólica pós-receptor 347
    Proteínas induzidas pelo interferon 347
        Quinases 347
        2'5'-Oligoadenilato sintetase 348
        Proteínas de superfície 348
    Ações biológicas 348
    Anticorpos anti-IFN 348
    Mecanismos de atividade antiviral 349
    Outros efeitos do IFN 350
    Absorção, distribuição e eliminação 350
    Outras apresentações de IFN 351
        IFN-α-con-1 ("consensus IFN") 351
        IFN-α-peguilado 351
    Efeitos colaterais e interações de drogas
    com o IFN-α 351
        Efeitos precoces 351
        Efeitos tardios 352
        Interação de drogas 352
    Observações sobre o interferon-β 353
    Observações sobre o interferon-γ 353
Ribavirina 353
    Transportadores de ribavirina 353
    Farmacocinética da ribavirina 353
    Mecanismos de ação da ribavirina 353
    Interação de drogas 354
        Grupos especiais de pacientes 354
    Efeitos colaterais 354
    Outros aspectos farmacológicos 354
    Derivados da ribavirina 354
Amantadina e rimantadina 354
    Características gerais 354
    Monoterapia com amantadina
    ou rimantadina 355
    Efeitos adversos 355
Drogas com ação sobre o DNA
do vírus da hepatite B 355
    Análogos de nucleosídeos 355
        Lamivudina 355
        Adefovir 355
        Entecavir 356
        Fanciclovir 356
Referências bibliográficas 356

41. Cinética Viral – Dinâmica dos Vírus das Hepatites B e C 359

José Eymard Moraes de Medeiros Filho
Avidan U. Neumann

Cinética viral – obtenção de dados
e suas limitações 359
Vírus da hepatite C – cinética viral 361
Papel do genótipo e do intervalo
entre doses de IFN na cinética viral 363
    Efeito dos diferentes genótipos do VHC na
    cinética viral – cinética dos genótipos 2 e 3
    e do genótipo 4 363
    Efeito dos diferentes esquemas de
    tratamento com interferon na cinética viral 364
        Papel do intervalo entre doses 364
        Papel da adição de ribavirina 366
    Consensus interferon, PEG-interferons
    e interferons beta e ômega 366
        Consensus interferon 366
        Interferons peguilados 367
        Outros interferons 368
    Cinética viral com novos fármacos – efeito
    da amantadina e diidrocloreto de histamina ... 368
    Cinética viral e carga viral ascendente –
    cinética do VHC em pacientes com recaída
    virológica após suspensão do tratamento
    com interferon e/ou ribavirina e em
    pacientes não-respondedores 369
    Existe um papel para a cinética viral na
    escolha do tratamento do vírus da hepatite C? 370
Cinética do vírus da hepatite B 371
    Cinética do VHB em tratamento com outros
    análogos nucleosídicos ou em terapia associada 372
Referências bibliográficas 373

42. Tratamento das Hepatites Virais B e D 376

Luiz Caetano da Silva
Alex Vianey C. França
Suzane Kioko Ono-Nita
Ana de Lourdes Candolo Martinelli
Flair José Carrilho

Hepatite aguda B 376
Hepatites crônicas B e D 376
Hepatite crônica B 376
    Interferon-alfa 377
        Doses 377
        Resultados 378
        Fatores que influenciam a resposta 378
        Efeitos colaterais 378
        IFN-α em crianças 380
    Situações especiais 380
        AgHBe negativo 380
        Cirrose hepática 381
    Interferon peguilado 381

Lamivudina 381
Fatores preditivos de resposta à lamivudina 381
Pacientes AgHBe positivos 381
Pacientes AgHBe negativos 381
Dosagens 382
Tempo de administração 382
Resistência à lamivudina 382
Efeitos colaterais 382
Fanciclovir..................................... 382
Adefovir 382
Entecavir 383
Outros 383
Terapia combinada 383
Conclusões 383
Hepatite crônica D 384
Referências bibliográficas 385

43. Tratamento da Hepatite C   387

Luiz Caetano da Silva
Suzane Kioko Ono-Nita
Luís Edmundo Pinto da Fonseca
Flair José Carrilho

Tratamento da hepatite aguda C 387
Tratamento da hepatite crônica C 387
Objetivos 387
Indicações de tratamento 388
Sem indicações para o tratamento 389
Contra-indicações ao interferon 389
Contra-indicações à RBV 390
Esquemas terapêuticos 390
Terapêutica combinada IFN + RBV
com esquema "standard" IFN 390
Monoterapia com interferon peguilado 390
Terapia combinada com PEG-IFN e
ribavirina 391
Outros esquemas terapêuticos 392
Fatores preditivos de resposta ao IFN 395
Reações colaterais 395
Efeitos benéficos do tratamento antiviral 396
Manifestações extra-hepáticas 396
Monitorização antes e durante o tratamento 397
Tratamento dos pacientes previamente
resistentes ao tratamento antiviral 398
Tipos de não-respondedores 398
Conclusões finais sobre o tratamento da
hepatite C 399
Tratamento da hepatite aguda 399
Tratamento da hepatite crônica 399
Referências bibliográficas 401

44. Diagnóstico e Tratamento do Carcinoma Hepatocelular   403

Alex Vianey Callado França
Denise Paranaguá Vezozzo
Flair José Carrilho

História natural 404
Diagnóstico 404
Quadro clínico 404
Marcadores tumorais 405
Ultra-sonografia 406
Tomografia computadorizada helicoidal 406
Ressonância magnética 407
Arteriografia hepática 407
Citologia e/ou histologia 408
Critérios diagnósticos 408
Metástase 409
Tratamento do carcinoma hepatocelular 409
Ressecção cirúrgica 409
Transplante de fígado 410
Tratamento percutâneo 411
Embolização arterial 412
Avaliação da resposta terapêutica 413
Tratamento hormonal 413
Outras terapias 413
Referências bibliográficas 413

45. As Hepatites Virais e o Transplante Hepático   416

Flair José Carrilho
Luciana Lofêgo Gonçalves
Alberto Queiroz Farias

Hepatites B e D............................... 417
Prevenção da recorrência 417
Imunoglobulina hiperimune 417
Antivirais 419
Transplante de medula óssea 420
Tratamento da recorrência 420
Interferon-alfa 420
Análogos de nucleosídeos..................... 420
Hepatite B *de novo* 421
Retransplante 421
Hepatite C 421
Prevenção da recorrência 422
Tratamento da recorrência 422
Sobrevida após o transplante 422
Referências bibliográficas 423

1 Conceito de hepatite
Evolução dos conhecimentos

Luiz Caetano da Silva

Hepatite por vírus é uma doença infecciosa aguda que acomete particularmente o fígado, sendo causada pelo menos por cinco tipos de vírus, atualmente denominados vírus das hepatites A, B, C, D (delta) e E.

Outros vírus também podem produzir hepatites agudas, que por vezes se assemelham clínica e bioquimicamente aos tipos já mencionados. Essas hepatites, embora pouco freqüentes, devem entrar no diagnóstico diferencial das hepatites por vírus. O vírus Epstein-Barr (mononucleose), o citomegalovírus e o vírus da febre amarela constituem alguns exemplos de agentes etiológicos. Um capítulo especial será dedicado a esses tipos de vírus.

Os estudos em Willowbrook descritos por Krugman e cols.[34a] em 1967 demonstraram a existência de dois tipos de hepatites, com diferenças clínicas, epidemiológicas e imunológicas, uma com curto período de incubação (30-38 dias) também denominada hepatite infecciosa, e outra, com período de incubação maior (41-108 dias) então chamada hepatite sérica ou por soro homólogo.

A etiologia da hepatite por vírus ficou mais bem conhecida depois que se verificou ser o antígeno Austrália, descrito por Blumberg[9], indicador de infecção pelo vírus da hepatite B. Ulteriormente, a técnica de imunoeletromicroscopia permitiu estudar as características morfológicas desse vírus e também demonstrar a presença do vírus da hepatite A nas fezes de pacientes em fases iniciais da doença[21].

A possibilidade de transmissão das hepatites por vírus a macacos constituiu-se em importante passo para o entendimento mais profundo da etiopatologia da doença.

Com relação às hepatites denominadas não-A, não-B (HNANB), apesar de reconhecida desde 1974, tivemos que esperar 15 anos para a identificação do genoma do vírus da hepatite C (VHC). Com efeito, em 1989, Choo e cols.[13] conseguiram a clonagem de uma parte do VHC, isolado do plasma de chimpanzés infectados experimentalmente. Essa importante descoberta permitiu a detecção de anticorpos contra o VHC na maioria dos pacientes com hepatopatias denominadas HNANB.

Ainda relacionado ao problema das HNANB, ficou também demonstrado que algumas hepatites epidêmicas, transmitidas por via fecal-oral, não eram devidas ao vírus da hepatite A (VHA). O vírus responsável foi denominado vírus da hepatite E (VHE).

TIPOS DE HEPATITES POR VÍRUS
HEPATITE A
Este é o nome proposto pela Organização Mundial de Saúde em substituição às denominações antigas de hepatite infecciosa, hepatite epidêmica, hepatite MS-1, hepatite de incubação curta[49].

O vírus da hepatite A (VHA) é transmitido pela via oral-fecal, sendo remota a possibilidade de transmissão parenteral, que exigiria uma fase virêmica de longa duração, fato não observado nessa hepatite, em que o tempo de viremia é extremamente curto e a concentração do vírus no sangue bastante baixa[17].

Os estudos epidemiológicos experimentais mostram que o vírus é encontrado nas fezes por um período que se estende desde três semanas antes[34] até duas semanas após o início dos sintomas. Na maioria dos casos, não se comprova a eliminação do VHA por períodos mais longos, tornando-se desnecessário o isolamento do paciente ou quaisquer outros cuidados por períodos superiores a quatro semanas após a instalação do quadro clínico. Contudo, em pacientes com formas prolongadas da doença, tem-se detectado ocasionalmente o VHA nas fezes por meio de técnicas sensíveis, durante alguns meses após o início do quadro clínico. De qualquer forma, não foi demonstrado o estado de portador crônico do

Capítulo 1

vírus A[48], o que isenta a hepatite A de riscos epidemiológicos próprios das hepatites B e C, como veremos adiante.

A imunoeletromicroscopia permite a identificação, em fezes de pacientes com hepatite A, do vírus da doença, o qual se apresenta como partículas esféricas de 27nm de diâmetro.

Embora esse método não tenha aplicabilidade na prática para o diagnóstico diferencial das hepatites por vírus, as partículas virais são utilizadas em modelos experimentais: a sua administração por via oral ou endovenosa a chimpanzés produz, após três a quatro semanas, quadro clínico, laboratorial e histológico de hepatite aguda semelhante ao de humanos[18]. Entre os primatas, o sagüi também se mostra sensível à doença.

Na tabela 1.1 observam-se as principais características das hepatites por vírus.

HEPATITE B

Este é o nome proposto pela Organização Mundial de Saúde em substituição às denominações antigas de hepatite por soro homólogo, hepatite pós-transfusional, hepatite MS-2, hepatite sérica, hepatite associada ao antígeno Austrália (AgAu)[49].

A via parenteral é muito importante na transmissão do vírus da hepatite B (VHB), principalmente por meio do sangue e derivados. Contudo, a demonstração do vírus na saliva, secreção vaginal, sêmen e outros líquidos orgânicos aponta para um largo espectro de vias de contaminação. Mais do que isso, o rastreamento sistemático do vírus B em doadores de sangue diminuiu a incidência de hepatites B pós-transfusionais, adquirindo importância crescente, nos dias atuais, a transmissão da doença por contato sexual.

Ao contrário do que sucede na hepatite A, encontram-se portadores crônicos do vírus B, freqüentemente assintomáticos, o que representa risco suplementar de transmissão da doença.

O vírus da hepatite B corresponde à partícula descrita por Dane e cols.[15] no soro de paciente com AgHBs, que é composta de um núcleo central de 28nm de diâmetro e de um envoltório que representa o capsídeo do vírus. Ambas as estruturas possuem propriedades antigênicas, que são utilizadas no diagnóstico da hepatite B, assim como na avaliação de sua infectividade e patogenicidade.

HEPATITE C

Nas últimas décadas tornou-se evidente a existência de uma forma de hepatite por vírus, antigamente rotulada de não-A, não-B (HNANB), cujo diagnóstico se baseava na exclusão das hepatites A e B.

Tabela 1.1 – Bases para diferenciação das formas etiológicas de hepatites por vírus[10,12,29,40,67] (ver capítulos 2 a 7).

Características	Hepatite A	Hepatite B	Hepatite C	Hepatite D	Hepatite E
Do vírus					
Dimensões	27nm	42nm	55-65mm	36nm	27-34nm
Ácido nucléico	RNA	RNA	RNA	RNA	RNA
Família	Picornaviridae*	Hepadnaviridae	Flaviviridae**	?	Caliciviridae
Marcadores***					
no soro	Ac	Ag, DNA Ac	RNA Ac	Ag, RNA Ac	Ac
no fígado	Ag****	Ag	Ag	Ag	
nas fezes	Ag				Ag
Epidemiologia					
Transmissão					
fecal-oral	sim	não	não	não	sim
percutânea	não	sim	sim	sim	não
sexual	não	sim	pouco freqüente		não
Estado de portador	não	sim	sim	sim	não
Aspectos clínicos					
Hepatite crônica	não	sim	sim	sim	não
Risco de hepatocarcinoma	não	sim	sim	?	não
Mortalidade na forma aguda	0,1-0,2%	+ 1%	?	alta	baixa, alta em grávidas

* Gênero hepatovírus[67].

** Gênero diferente dos pestivírus animais e dos flavivírus humanos[29].

*** Ag = antígeno(s); Ac = anticorpo(s).

**** Raramente detectado.

2

Verificou-se recentemente que a maioria dos pacientes com HNANB transmitida por via parenteral apresenta anticorpo contra o vírus da hepatite C (anti-VHC), recentemente descrito[12,13]. Dessa forma, ficou demonstrado que o VHC é o responsável pela quase totalidade das hepatites pós-transfusionais denominadas NANB[1] e pela maioria das formas esporádicas NANB.

Em algumas regiões do globo, foram observados surtos epidêmicos, onde se comprovou a transmissão fecal-oral, à semelhança do que sucede com o VHA[32,68]. O vírus responsável por esse tipo de hepatite foi recentemente denominado VHE.

HEPATITE D (DELTA)

Em 1977, Rizzetto e cols.[55] descreveram em núcleos de hepatócitos uma partícula viral que denominaram "agente delta". Sabe-se, hoje, que o vírus da hepatite delta (VHD) é defectivo, necessita do invólucro do VHB (AgHBs). A porção central ou antígeno delta contém um genoma RNA, que é o menor que se conhece entre os seres vivos. Esse vírus é extremamente citopático e, portanto, capaz de produzir lesões hepáticas graves[50].

HEPATITE E

A causa de uma hepatite NANB transmitida por via fecal-oral é a presença de um vírus RNA, que apresenta várias características dos calicivírus. Esse vírus é responsável por certas epidemias em diferentes regiões do globo. Assim, de dez surtos epidêmicos descritos na Índia e subseqüentemente investigados, nove foram causados por esse vírus[40]. Epidemias semelhantes foram descritas em várias regiões da Ásia, África e América[10]. A evolução clínica em geral é benigna, mas cerca de 10% das mulheres grávidas afetadas no terceiro trimestre da gravidez faleceram de insuficiência hepática fulminante[40].

EVOLUÇÃO DOS CONHECIMENTOS

Os avanços no conhecimento das hepatites por vírus caracterizaram-se por várias descobertas que se iniciaram com o registro de casos ou surtos epidêmicos e culminaram com a aplicação da biologia molecular ao estudo da estrutura dos vírus. Resumiremos a evolução histórica dando ênfase a alguns fatos que julgamos mais relevantes. Os principais acontecimentos e a época correspondente estão resumidos na figura 1.1.

REGISTRO DE CASOS
E DE SURTOS EPIDÊMICOS

O termo "icterícia epidêmica" aparece nos escritos da Grécia[34] há mais de dois mil anos e essa forma foi provavelmente devida à hepatite A[35]. A natureza epidêmica da doença é conhecida desde o século VIII[35], a partir do qual se descreveram numerosas epidemias entre populações civis e militares. Durante a primeira metade do século XX, essa icterícia epidêmica recebeu denominações diferentes, entre outras[35] hepatite infecciosa (Inglaterra, Estados Unidos), hepatite epidêmica (Estados Unidos), icterícia dos campos (França), doença ictérica dos soldados (Alemanha) e doença de Botkin (Rússia).

A despeito da descrição dos surtos epidêmicos e do quadro clínico compatível com o diagnóstico de hepatite A, a importância da lesão parenquimatosa do fígado só foi reconhecida no século XX. Assim, em 1855 Bamberger sugeriu que a icterícia epidêmica resultava de inflamação da mucosa do duodeno com conseqüente edema da papila e obstrução do colédoco[34]. Esse conceito de obstrução mecânica foi reforçado em 1865 por Virchow, que descreveu em necropsias a presença de trombos no ducto biliar comum[34]. Contudo, outros autores não aceitaram essa teoria obstrutiva. Assim, em 1897, Frölich levantou a hipótese de associação entre a chamada icterícia catarral e a hepatite epidêmica a alguns casos de atrofia amarela aguda.

O desenvolvimento da biópsia hepática por agulha na década de 1930 e sua aplicação aos casos denominados "icterícia catarral" permitiram o reconhecimento da lesão parenquimatosa[45].

Epidemias que se denominavam "icterícia de campanha" foram descritas em várias guerras, por exemplo, centenas de milhares de casos ocorreram entre tropas americanas, inglesas e francesas durante a Segunda Guerra Mundial, provavelmente devidos à hepatite A[36].

Diferentemente da hepatite A, a hepatite B foi possivelmente reconhecida há aproximadamente 100 anos. Em 1885 Lurman[44] descreveu uma "epidemia de icterícia" em 1.289 trabalhadores de estaleiros em Bremen, Alemanha, dos quais 15% desenvolveram icterícia algumas semanas a seis meses após a utilização de vacina contra varíola[35].

Durante a primeira metade do século XX, surtos epidêmicos de icterícia, provavelmente devidos à hepatite B, ocorreram de maneira especial em pacientes que procuravam clínicas de doenças venéreas, diabetes ou tuberculose, em pacientes que recebiam transfusões de sangue, em crianças inoculadas com soro de convalescentes de sarampo e caxumba e em pessoal militar vacinado contra a febre amarela durante a Segunda Guerra Mundial[35].

Após a descoberta do "antígeno Austrália" ou antígeno de superfície da hepatite B (AgHBs) na década de 1960 por Blumberg e cols.[9] e a descrição do vírus da hepatite A por Feinstone e cols.[21] em 1973, foi possível afirmar a existência de outro vírus, a princípio denominado não-A, não-B entérico e responsável

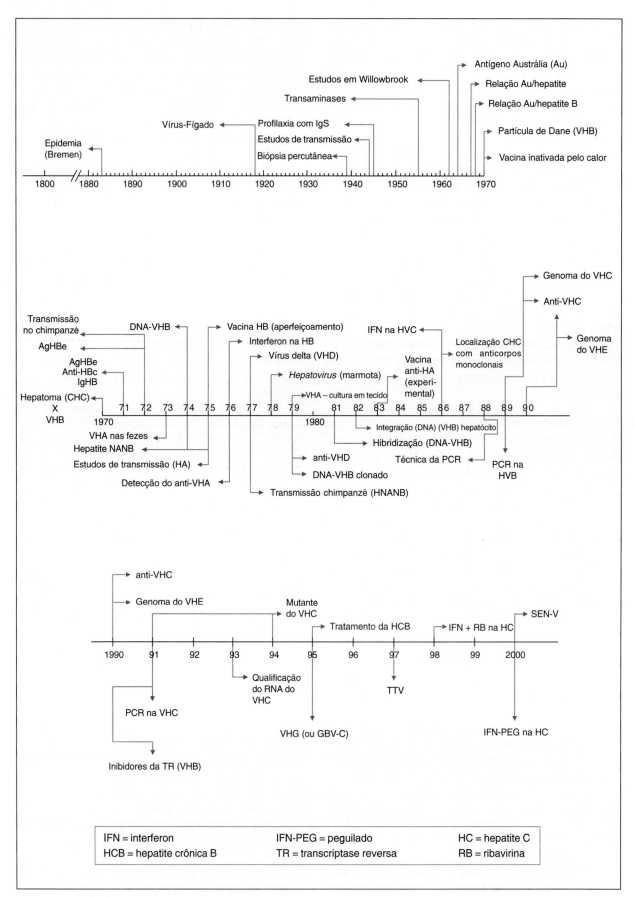

Figura 1.1 – Evolução dos conhecimentos sobre as hepatites por vírus. CHC = carcinoma hepatocelular.

por alguns surtos epidêmicos. Uma das epidemias ocorrida em Nova Délhi, Índia, foi descrita em 1955[40]. Surtos subseqüentes foram observados ao norte da Índia[63] e em Kashmir[33]. Recentemente esse vírus foi denominado "vírus da hepatite E" (VHE).

TRANSMISSÃO A ANIMAIS E VOLUNTÁRIOS

As dificuldades iniciais na transmissão da hepatite por vírus a animais e no cultivo dos vírus em cultura de células levaram alguns grupos de pesquisadores a estudos de transmissão em voluntários humanos a partir de 1940[35]. Tais experiências, eticamente criticáveis, forneceram evidência indireta da etiologia viral das hepatites A e B e mostraram diferenças básicas em suas características clínicas e epidemiológicas. Assim, os estudos de Krugman e cols.[35] de 1960 a 1970, executados em humanos, comprovaram a existência de dois tipos imunologicamente distintos de hepatites em uma instituição onde essa doença era altamente endêmica (Hospital de Willowbrook). Os dois tipos, designados MS-1 e MS-2, apresentavam características semelhantes àquelas das hepatites A e B, respectivamente.

Durante esses estudos, ficou evidente a capacidade imunogênica do soro oriundo de pacientes com hepatite B. Assim, esse soro, quando submetido à ebulição por um minuto, era capaz de conferir proteção a outros indivíduos, embora perdendo sua capacidade infectante. Foi o primeiro passo para a confecção da vacina contra a hepatite B.

Em 1967, Deinhardt e cols.[16] relataram a transmissão da hepatite A a várias espécies de sagüis, entre outros o *Saguinus nigricollis* e o *Saguinus oedipus*. Tais experiências foram confirmadas e ampliadas por outros investigadores, que observaram ser o *Saguinus mystax* o mais suscetível ao vírus da hepatite A[35].

Já em 1961, Hillis havia observado a ocorrência espontânea de hepatite A em chimpanzés e em pessoas que os manipulavam[27]. Em 1975, Dienstag e cols.[19] demonstraram que a hepatite A podia ser transmitida a chimpanzés pela administração oral ou endovenosa de um filtrado de fezes contendo partículas com 27nm. Tais estudos confirmaram a associação etiológica dessas partículas com o vírus da hepatite A.

Mais recentemente se verificou a presença de vírus semelhantes ao da hepatite B na marmota (*Marmota nonax*), no esquilo (*Spermophilus beecheyi*) e no pato de Pequim (*Anas domesticus*)[8].

Tais vírus apresentam características peculiares de seu DNA e grande tropismo para o fígado, embora possam ocorrer em tecidos extra-hepáticos[62]. Por essa razão, foram incluídos em um novo grupo de vírus: Hepadnavirus (Hepa, DNA), que parecem representar uma nova classe de retrovírus, embora a forma infecciosa dos retrovírus conhecidos seja RNA[66].

Em 1983, partículas provavelmente virais de 27-32nm foram demonstradas por imunoeletromicroscopia nas fezes de três casos de VHE em Tashkent, antiga URSS[6]. Um voluntário ingeriu uma suspensão diluída de fezes provenientes desses pacientes, vindo a desenvolver hepatite aguda com anticorpos detectáveis contra as referidas partículas. Ulteriormente, o VHE também foi transmitido a numerosos primatas[40].

DESCOBERTA DE MARCADORES VIRAIS NO SANGUE

A descoberta do "antígeno Austrália" por Blumberg e cols.[9] em 1963 e publicada em 1965 representou um passo fundamental na caracterização etiológica da hepatite B.

Em interessante artigo sobre a descoberta desse antígeno (AgAu), Blumberg[7] relata algumas etapas históricas, como a detecção do antígeno em soro de um aborígene australiano (daí a denominação inicial de antígeno Austrália), quando em contato com soros de hemofílicos transfundidos e, ulteriormente, sua detecção em leucêmicos e pacientes com a síndrome de Down. Após o encontro do antígeno em alguns pacientes com hepatite aguda, levantou-se a hipótese de associação dessa doença com o AgAu. Okochi e cols.[47], no Japão, verificaram o aparecimento do antígeno em pacientes pós-transfusionais, reforçando dessa forma a hipótese de associação.

A técnica de imunoeletromicroscopia, descrita por Almeida e Waterson[3], permitiu a detecção no soro de partículas do vírus da hepatite B[2] e, nas fezes, do vírus da hepatite A[21].

As mesmas técnicas utilizadas para identificar antígenos e partículas virais do VHA e do VHB foram tentadas na caracterização do(s) vírus da hepatite NANB; contudo, os vários relatos não foram confirmados por um painel de soros do Instituto Nacional de Saúde dos EUA[57].

Fato de extrema importância foi a identificação do vírus da hepatite NANB parenteral, atualmente denominado vírus da hepatite C (VHC), graças a modernas técnicas de clonagem molecular[13].

ESTUDOS SOBRE IMUNIZAÇÃO

Alguns trabalhos foram decisivos para a imunização ativa contra a hepatite B[59]:

1. a descoberta por Blumberg do "antígeno Austrália";
2. os trabalhos do grupo de Krugman a partir de 1970[35], que demonstraram a possibilidade de imunização ativa utilizando vírus inativados pelo calor (98°C);
3. a demonstração por Hilleman e cols.[26] e Purcell e cols.[53] de que o chimpanzé é extremamente útil para testes de vacinação com AgHBs.

Quanto à hepatite A, o isolamento do vírus em cultura de células e o acesso mais fácil a animais de experimentação redundaram em várias tentativas de vacinas. Vacinas inativadas ou atenuadas quando aplicadas experimentalmente têm-se mostrado seguras, antigênicas e protetoras, fato que abriu amplas perspectivas para sua aplicação no homem[24].

Estudos clínicos envolvendo mais de 2.500 indivíduos mostram que a vacina é segura e clinicamente bem tolerada[4]. Anticorpos considerados protetores foram detectados em mais de 95% dos vacinados, após uma única dose[4].

Outros aspectos sobre imunização ativa e passiva serão analisados no capítulo 39.

APLICAÇÃO DA BIOLOGIA MOLECULAR

Graças à aplicação dos novos conhecimentos de biologia[66] e genética[64] moleculares, a estrutura dos vírus tem sido extensamente estudada[22,46].

O emprego de técnicas recombinantes de DNA permitiu a identificação direta e a caracterização de formas moleculares do DNA do vírus da hepatite B (DNA-VHB) no fígado e no soro[25]. Quando desnaturado e marcado isotopicamente, o DNA-VHB clonado pode ser utilizado para detectar a presença de seqüências complementares ao DNA-VHB em qualquer amostra que contenha ácidos nucléicos. As técnicas utilizadas na hibridização ("dot or slot-blot hybridization") têm uma sensibilidade de 10^{-1} a 1,0pg de DNA-VHB, ou seja, 3×10^4 a 3×10^5 cópias do genoma do VHB[58]. A identificação é baseada na formação de um híbrido de dupla hélice de DNA, de acordo com o princípio de pareamento de bases de Watson-Crick: adenina (A) reconhece timidina (T) e guanosina (G) reconhece citosina (C). Essa reação de hibridação, quando combinada com outras técnicas, permite verificar se o DNA está integrado no genoma do hospedeiro ou se está em forma livre extracromossomal ou replicativa[43].

Em 1988, Saiki e cols.[56] e Laure e cols.[42] descreveram a reação de polimerização em cadeia (PCR), que se baseia na amplificação enzimática do DNA, utilizando-se uma polimerase termoestável. Esse método tem sido utilizado para detectar quantidades extremamente pequenas (atogramas) de DNA-VHB no soro[30,31].

Técnicas de biologia molecular também têm sido utilizadas para estudo da estrutura dos vírus A, C, D e E. Assim, o genoma de um vírus de HNANB foi descoberto em 1989[13] por meio de uma técnica de DNA complementar recombinante (cDNA), tendo sido denominado vírus da hepatite C (VHC). Desenvolveu-se a seguir uma técnica para detecção de seu anticorpo (anti-VHC) pelo emprego de um polipeptídeo viral purificado derivado de técnica recombinante em fungo e que expressa uma pequena parte do genoma do VHC[12]. Pelo emprego dessa técnica de pesquisa do anti-VHC, observou-se que o VHC é a causa predominante das hepatites pós-transfusionais em todo o mundo[28].

Praticamente na mesma época, o VHC foi também clonado no Japão[5].

A técnica de PCR também tem sido utilizada para detecção de RNA do VHC[14], constituindo-se no método mais importante para o estudo da hepatite C.

A recente clonagem molecular de parte do genoma[54] e ulteriormente a caracterização do genoma inteiro do VHE[65] representam um passo extremamente importante nesse terreno.

Mais recentemente, técnicas de alta tecnologia têm permitido a quantificação dos genomas do VHB e do VHC[11,41].

Os aspectos estruturais dos vírus e as técnicas utilizadas para seu estudo serão detalhados nos próximos capítulos.

O transplante hepático nos portadores de hepatopatias virais tem sido preconizado há vários anos, porém, ultimamente, o problema da recorrência pós-operatória e da infecção adquirida durante o transplante tem sido mais bem caracterizado[11].

A pesquisa de novos vírus envolvidos com hepatites não-A, não-B, não-C, não-D, não-E (não-A-E) recebeu grande impulso quando se verificou que muitos casos persistiam sem etiologia definidas. Vírus como o VHG ou GB-C, TTV e SEN-V serão descritos nos próximos capítulos.

TERAPÊUTICA ANTIVIRAL
PARA HEPATITES B, D e C

Durante a década de 1970 tornou-se evidente que as hepatites crônicas virais B, D e C podiam evoluir para cirrose e hepatocarcinoma.

Os interferons (IFN), com propriedades antivirais, imunomoduladoras e antiproliferativas, começaram a ser utilizados para o tratamento das hepatites crônicas virais a partir de 1976, quando Greenberg e cols.[23a] demonstraram rápida redução da DNA-VHB polimerase em três pacientes com hepatite crônica B após administração de IFN de leucócito humano. Ulteriormente, estudos controlados e randomizados confirmaram a importância do IFN para o tratamento da hepatite crônica B[67a].

Em 1986, Hoofnagle e cols.[27a] demonstraram a importância do IFN na hepatite crônica não-A, não-B.

Drogas orais como a lamivudina também se mostraram importantes no tratamento das hepatites virais, como veremos no capítulo 42.

A ribavirina não se mostrou eficaz contra o vírus da hepatite C (VHC), mas foi capaz de reduzir os níveis de aminotransferase[53a]. Sua associação com o IFN tornou o tratamento mais eficiente do que a monoterapia com IFN[44a].

CONSIDERAÇÕES FINAIS

O impacto médico dos vírus descritos sobre a sociedade tem sido influenciado por alterações na ecologia humana[51].

O poder e a sofisticação da tecnologia molecular garantirão a descoberta de novas seqüências genéticas e novos agentes virais. Alguns deles talvez se mostrem patogênicos, outros mais benignos e outros organismos comensais talvez benéficos[3a].

Os avanços na biologia molecular e em terapêutica genética serão importantes para a prevenção e o tratamento das hepatites virais, podendo-se prever a erradicação dessas infecções durante os próximos 50 anos[56b] ou mesmo antes.

Para os próximos anos, estes serão os principais desafios[56a]: 1. identificação de um ou mais novos vírus capazes de produzir hepatite; 2. desenvolvimento de vacina segura e eficaz contra a hepatite C; 3. tratamento mais eficiente e mais bem tolerado das hepatites virais, que provavelmente incluirá combinações de drogas imunoestimuladoras e antivirais; 4. aplicação de agentes antifibróticos que possam interromper a progressão da hepatite crônica, mesmo em presença de replicação viral contínua.

Resumo da evolução das hepatites por vírus
(ver figura 1.1.)

Epidemias	Período
Biópsia hepática	1939
Novas epidemias	Década de 1940
Transaminases	1955
Antígeno Austrália	1965, Blumberg
Partícula de Dane (VHB)	1971
Vírus da hepatite A (VHA)	1973
Hepatite não-A, não-B	1975
Vírus da hepatite delta (D)	1977
Vírus da hepatite C (VHC)	1989
Vírus da hepatite E (VHE)	1990
Vírus da hepatite F (excluído)	1994, Índia
Transmissão entérica: achados não confirmados	
Vírus da hepatite G (VHG ou GBV-C)	1995/96
Vírus TT (TTV)	1997
Vírus SEN (SEN-V)	2000
Outros vírus: Parvovírus B19 Vírus da família Herpesviridae (CMV, EBV)	

REFERÊNCIAS BIBLIOGRÁFICAS

1. Aach RD, Stevens CE, Hollinger FB, et al. Hepatitis C virus infection in post-transfusion hepatitis. An analysis with first-and second-generation assays. *N Engl J Med*, **325**:1325-9, 1991. ▪ 2. Almeida JD, Rubenstein O, Scott EJ. New antigen-antibody system in Australia-antigen positive hepatitis. *Lancet*, **2**:1225-7, 1971. ▪ 3. Almeida JD, Waterson AP. Immune complexes in hepatitis. *Lancet*, **2**:983-6, 1969. ▪ 3a. Alter H. Beyond the C. New virus and their relationship to hepatitis. Update on Viral Hepatitis. Postgraduate Course 2000. Dallas, Texas, 2000, pp 68-75. ▪ 4. André FE, Hepburn A, Safary A, et al. Development of an inactivated vaccine againt hepatitis A. In: Rodés J, Arroyo V. *Therapy in Liver Diseases*. Barcelona, Ediciones Doyma, 1992, pp 33-37. ▪ 5. Arima T, Nagashima H, Murakami S, et al. Cloning of a cDNA associated with acute and chronic hepatitis C infection generated from patients serum RNA. *Gastroenterol Jpn*, **24**:540-4, 1989. ▪ 6. Balayan MS, Andjhaparideze AG, Savinskaya SS. Evidence for a virus in non-A, non-B hepatitis transmitted via the fecal oral route. *Intervirology*, **20**:23-31, 1983. ▪ 7. Blumberg BS. A história da descoberta do antígeno Austrália. In: Mendes TF (ed). *Hepatite*. Rio de Janeiro, Edit Publ Médicas, 1978, pp 1-11. ▪ 8. Blumberg BS. Viruses similar to hepatitis B virus (I crons). *Human Pathol*, **12**:1107-13, 1981. ▪ 9. Blumberg BS, Alter HJ, Visnich S. A "new" antigen in leukemic sera. *JAMA*, **191**:541-6, 1965. ▪ 10. Bradley DW. Enterically-transmitted non-A, non-B hepatitis. In: Zuckerman AJ (ed). *Viral Hepatitis*. London, Churchill Livingstone, *Bret Med Bull*, **46**(2):442-61, 1990. ▪ 11. Chazonilleres O, Kim M, Combs C, et al. Quantitation of hepatitis C virus RNA in liver transplant recipients. *Gastroenterology*, **106**:994-9, 1994. ▪ 12. Choo QL, Weiner AJ, Overby LR, et al. Hepatitis C virus: the major causative agent of viral non-A, non-B hepatitis. Churchill Livingstone, Edinburgh, *Brit Med Bull*, **46**:319-28, 1990. ▪ 13. Choo QL, Kuo G, Weiner AJ, et al. Isolation of a cDNA clonederived from a blood borne non-A, non-B viral hepatitis genome. *Science*, **244**:359-62, 1989. ▪ 14. Cristiano K, Di Bisceglie AM, Hoognagle JH, et al. Hepatitis C viral RNA in serum of patients with chronic non-A, non-B hepatitis: detection using multiple primer sets. *Hepatology*, **14**:51-5, 1991. ▪ 15. Dane DS, Cameron CH, Briggs M. Virus-like particles in serum of patients with Australia-antigen-associated hepatitis. *Lancet*, **1**:695, 1970. ▪ 16. Deinhardt F, Holmes AW, Capps RB, et al. Studies on the transmission of human viral hepatitis to marmoset monkeys: I. Transmission of disease, serial passages, and description of liver lesions. *J Exp Med*, **125**:673-88, 1967. ▪ 17. Dienstag JL. Viral hepatitis type A: virology and course. *Clin Gastroenterol*, **9**:135-54, 1980. ▪ 18. Dienstag JL, Feinstone SM, Kapikian AZ, et al. Faecal shedding of hepatitis A antigen. *Lancet*, **1**:765-7, 1975. ▪ 19. Dienstag JL, Feinstone SM, Purcell RH, et al. Experimental infection of chimpanzees with hepatitis A virus. *J Infect Dis*, **132**:532-45, 1975b. ▪ 20. Dienstag JL, Stevens CE, Szmuness W. The epidemiology of non-A, non-B hepatitis: emerging patterns. In: Gerety RJ (eds). *Current Hepatology*. N. York, Academic Press, 1981, pp 119-138. ▪ 21. Feinstone SM, Kapikian AZ, Purcell RH. Hepatitis A: detection by immune electron microscopy of a viruslike antigen associated with acute illness. *Science*, **182**:1026-8, 1973. ▪ 22. Ganem D. Extrahepatic hepadnavirus DNA: what does it mean? (Editorial). *Gastroenterology*, **89**:1429-30, 1985. ▪ 23. Gardner HT. A note on the history of epidemic viral hepatitis in Germany. *Am J Med*, **8**:561-4, 1950. ▪ 23a. Greenberg HB, Pollard RB, Lutwick LI, et al. Effect of human leucocyte interferon on hepatitis B virus infection in patients with chronic acive hepatitis. *N Engl J Med*, **295**:517-22, 1976. ▪ 24. Gust ID. Design of hepatitis A vaccines. In: Zuckerman AJ (ed). *Viral Hepatitis*. Edinburgh, Churchill Livingstone, *Bret Med Bull*, **46**: 319-28, 1990. ▪ 25. Harrison TJ, Anderson MG, Murray-Lyon IM, et al. Hepatitis B virus DNA in the hepatocyte. A series of 160 biopsies. *J Hepatol*, **2**:1-10, 1986. ▪ 26. Hilleman MR, Buynak EB, Rochm RR, et al. Purified and inactivated human hepatitis B vaccine: progress report. *Am J Med Sci*, **270**:401-4, 1975. ▪ 27. Hillis WD. An outbreak of infections hepatitis among chimpanzees handlers at a United States Air Force Base. *Am J Hyg*, **73**:316, 1961. ▪ 27a. Hoofnagle JH, Mullen KD, Jones DB, et al. Treatment of chronic non-A, non-B hepatitis with recombinant human alpha interferon: a preliminary report. *N Engl J Med*, **315**:1575-8, 1986. ▪ 28. Houghton M, Weiner A, Han J, et al. Molecular biology of the hepatitis C viruses: implications for diagnosis, development and control of viral disease. *Hepatology*, **14**:381-8, 1991. ▪ 29. Houghton M, Han J, Kuo G, et al. Structure and molecular virology. In: Zuckerman AJ, Thomas HC (eds). *Viral Hepatitis. Scientific Basis and Clinical Management*. Edinburgh, Churchill Livingstone, 1993, pp 229-240.

■ 30. Kaneko S, Miller RH, Feinstone SM, et al. Detection of serum hepatitis B virus DNA in patients with chronic hepatitis using the polymerase chain reaction assay. *Proc Natl Acad Sci USA*, 86:312-6, 1989. ■ 31. Kaneko S, Miller RH, Di Bisceglie AM, et al. Detection of hepatitis B virus DNA in serum by polymerase chain reaction. *Application for Clinical Diagnosis Gastroenterology*, 99:799-804, 1990. ■ 32. Khuroo MS. Study of an epidemic of non-A, non-B hepatitis: possibility of another human hepatitis virus distinct post transfusions non-A, non-B type. *Am J Med*, 68:818-24, 1980. ■ 33. Khuroo MS, Duermeyer W, Zargar SA, et al. Acute sporadic non-A, non-B hepatitis in India. *Am J Epidem*, 118:360-4, 1983. ■ 34. Koff RS, Galambos J. Viral hepatitis. **In**: Schiff L, Schiff ER (eds). *Disease of the Liver*. 5th ed, JB Lippincott, 1982, pp 461-610. ■ 34a. Krugman S, Giles JP, Hammond J. Infections hepatitis. *JAMA*, 200:95-103, 1967. ■ 35. Krugman S, Gocke DJ. Viral hepatitis. Vol XV in the series Mayor Problems in Internal Medicine, Philadelphia, WB Saunders, 1978. ■ 36. Krugman S. History of acute viral hepatitis. **In**: Gitnick G (ed). *Modern Concepts of Acute and Chronic Hepatitis*. New York, Plenun Med Book, 1989, pp 3-9. ■ 37. Kuo G, Choo QL, Alter HJ, et al. An assay for circulatory antibodies to a major etrologic virus of human non-A, non-B hepatitis. *Science*, 244: 362-4, 1989. ■ 38. Kuwada SK, Patel UM, Hollinger FB, Lin HJ, Yarbough PO, Wiesner RH, Kaese D, Rakela J. Non-A, non-B fulminant hepatitis is also non-E, non-C. *Am J Gastroenterol*, 89:57-61, 1994. ■ 39. Lampertico P, Rumi M, Romeo R, Craxi A, Soffredini R, Bianssoni D, Colombo M. A multicenter randomized controlled trial of recombinant interferon-α2b in patients with acute transfusion-associated hepatitis C. *Hepatology*, 19:19-22, 1994. ■ 40. Lau JYN, Alexander GJM, Alberti A. Viral hepatitis. *Gut*, (S47):562, 1991. ■ 41. Lau JYN, Davis GL, Kniffen J, et al. Significance of serum hepatitis C virus levels in chronic hepatitis C. *Lancet*, 341:1501-4, 1993. ■ 42. Laure F, Courgnaud V, Rouzioux C. Detection of HIV1 DNA in infants and children by means of the polymerase chain reaction. *Lancet*, 2:538-41, 1988. ■ 43. Lieberman HM, Shafritz DA. Molecular biology and pathophysiology of hepatitis B virus infection. *Viewpoints Dig Dis*, 16:13-6, 1984. ■ 44. Lurman A. Eine ikterusepidemie. *Berl Klin Woschenchr*, 22:20, 1985, *apud* Garner HT. A note on the history of epidemic viral hepatitis in Germany. *Am J Med*, 8:561-4, 1950. ■ 44a. Mchutchison JG, Gordon SC, Schiff EF, et al. Interferon alfa-2b alone or in combination with ribavirin as initial treatment for chronic hepatitis C. *N Engl J Med*, 339:1485-92, 1998. ■ 45. Mendes TF. Um século de vírus B. *Moderna Hepatologia*, 9:16, 1984. ■ 46. Najarian R, Caput D, Gee W, et al. Primary structure and gene organization of human hepatitis A virus. *Proc Natl Acad Sci USA*, 82:2627-31, 1985. ■ 47. Okochi K, Murakami S, Ninomiya K, et al. Australia antigen, transfusion and hepatitis. *Vox Sang*, 18:289-300, 1970. ■ 48. Organizacion Mundial de la Salud. Hepatitis vírica. Informe de un Grupo Científico de la OMS. Org Mund Salud, ser Inf Tecn n 512:7-57, 1973. ■ 49. Organizacion Mundial de la Salud. Progresos en el estudio de la hepatitis virica. *Serie de Informes Tecnicos*, 602:3-69, 1977. ■ 50. Popper H, Thung SN, Gerber MA, et al. Histologic studies of severe delta agent infection in venezuelan indians. *Hepatology*, 3:906-12, 1983. ■ 51. Purcell RH. The discovery of the hepatitis viruses. *Gastroenterology*, 104:955-63, 1993. ■ 52. Purcell RH. Hepatitis viruses: changing patterns of human disease. *Proc Natl Acad Sci-USA*, 91:2401-6, 1994. ■ 53. Purcell RH, Gerin JL. Hepatitis B subunit vaccine: a preliminary report of safety and efficacy tests in chimpanzees. *Am J Med Sci*, 270:395-9, 1975. ■ 53a. Reichard O, Anderson J, Schvarcz R, et al. Ribavirin treatment for chronic hepatitis C. *Lancet*, 337: 1058-61, 1991. ■ 54. Reyes GR, Purdy MA, Kim JP, et al. Isolation of a cDNA from the virus responsible for enterically transmitted non-A, non-B hepatitis. *Science*, 247:1335-9, 1990. ■ 55. Rizzetto M, Cavese MG, Arico S, et al. Immunofluorescente detection on a new antigen/antibody system (delta/anti-delta) associated to the hepatitis B virus in the liver and in serum of HBsAg carries. *Gut*, 18:997-1003, 1977. ■ 56. Saiki RK, Gelfand DH, Stoffel S, et al. Primer-directed enzymatic amplication of DNA with a thermostable DNA polymerase. *Science*, 239:487-91, 1988. ■ 56a. Schiff ER. Viral hepatitis. **In**: Schiff ER, Sorrell MF, Maddrey WC (eds). *Schiff's Diseases of the Liver*. 8th ed, Philadelphia, Lippincott-Raven, 1999, pp 719-724. ■ 56b. Schiff ER. Viral hepatitis. 50 years of progress. Post Graduate Course 2000. Update on viral hepatitis. Texas, 2000, pp. 16-21. ■ 57. Shih JWK, Esteban JI, Alter HJ. Non-A, non-B hepatitis: advances and unfulfilled expectations of the first decade. *Progr Liver Des*, 8:433-52, 1986. ■ 58. Shih LN, Sheu JC, Wang JT, et al. Serum hepatitis B virus DNA in healthy HBs Ag-negative chinese adults evaluated by polymerase chain reaction. *J Med Virol*, 32:257-60, 1990. ■ 59. Da Silva LC. Estado atual da vacinação contra a hepatite por vírus B (VHB). *JBM*, 44:17-22, 1983. ■ 60. Da Silva LC, Carrilho FJ, Saez-Alquezar A, et al. Características dos vírus e marcadores imunológicos das hepatites. Importância clínica. *GED*, 1:79-85, 1982. ■ 61. Da Silva LC, Granato CFH, Carrilho FJ, et al. Significado e avaliação do perfil sorológico de pacientes infectados com o vírus das hepatites. *Rev Bras Med*, 40:413-8, 1983. ■ 62. Tagawa M, Omata M, Yokosuka O, et al. Early events in ducks hepatitis B virus infection. Sequencial appearance of viral deoxyribonucleic acid in the liver, pancreas, kidney, and spleen. *Gastroenterology*, 89:1224-9, 1985. ■ 63. Tandon BN, Joshi YK, Jain SK, et al. An epidemic of non-A, non-B hepatitis in North Indian. *Ind J Med Res*, 75:739-44, 1982. ■ 64. Tiollais P, Wain-Hobson S. Molecular genetic of the hepatitis B virus. **In**: Chisari FV (ed). *Advances in Hepatitis Research*. N. York, Masson Publishing USA, 1984, pp 9-20. ■ 65. Tsarev SA, Emerson SU, Reyes GR et al. Characterization of a prototype strain of hepatitis E virus. *Proc Natl Acad Sci USA*, 89:559-63, 1992. ■ 66. Wain-Hobson S. Molecular biology of the hepadna viruses. **In**: Chisari FV (ed). *Advancecs in Hepatitis Research*. N. York, Masson Publishing USA, 1984, pp 49-53. ■ 67. Weitz M, Siegl G. Structure and molecular virology. **In**: Zuckerman AJ, Thomas HC (eds). *Viral Hepatitis. Scientific Basis and Clinical Management*. Edinburgh, Churchill Livingstone, 1993, pp 21-34. ■ 67a. Wong DK, Cheung Am, O'Rourke K, et al. Effect of alpha-interferon treatment in patients with hepatis B e antigen-positive chronic hepatitis B. A meta-analyses. *Ann Int Med*, 119:312-23, 1993. ■ 68. Wong DC, Purcell RH, Sreenivasan MA, et al. Epidemic and endemic hepatitis in India: evidence for a non-A, non-B hepatitis virus aetiology. *Lancet*, 2:876-9, 1980. ■ 69. Yap SH, Hellings JA, Ryntyes JM, et al. Absence of detectable hepatitis B virus DNA, in sera and liver of chimpanzees with non-A, non-B hepatitis. *J Med Virol*, 15:343-50, 1985. ■ 70. Yoshizawa H, Akahane Y, Iwakiri S, et al. Viruslike particles in a plasma fraction (fibrinogen) and in the circulation of apparenthy healthy blood donors capable of inducing non-A, non-B hepatitis in humans and chimpanzees. *Gastroenterology*, 79:512-20, 1980.

2 Os vírus das hepatites

João Renato Rebello Pinho

As hepatites virais são causadas por diferentes vírus que, apesar de causarem um quadro clínico bastante semelhante entre si, pertencem aos mais diversos grupos virais, compreendendo vírus com DNA ou RNA como material genético, envelopados e não-envelopados, que possuem características funcionais e estruturais extremamente diversas (Tabela 2.1). A taxonomia de alguns dos vírus das hepatites, especialmente dos vírus RNA, ainda é um assunto bastante controverso[1-3].

Durante a década de 1970, os vírus causadores das hepatites virais A e B foram identificados[4,5] e testes imunológicos específicos desenvolvidos, propiciando metodologia para a detecção do agente infeccioso e permitindo o diagnóstico etiológico preciso, bem como a prevenção da transmissão da doença, em especial pela exclusão de doadores de sangue portadores do vírus da hepatite B.

Apesar do impacto causado por essas descobertas, observou-se que, em muitos casos de hepatites de provável etiologia viral, não se encontravam sinais sorológicos sugestivos de hepatite A ou B (ou ainda de outros vírus, como o citomegalovírus – CMV – ou o vírus Epstein-Barr – EBV), mesmo com o desenvolvimento de testes altamente sensíveis. Particularmente, a transmissão de hepatite por transfusão de sangue não foi totalmente eliminada, e as características dessa patologia sugeriam que outros vírus deviam estar envolvidos. Além disso, epidemias de hepatites foram descritas, nas quais não era possível serem detectados sinais sorológicos de hepatite A, apesar das evidências epidemiológicas de transmissão viral por via fecal-oral. Foi então criada a denominação hepatite não-A, não-B para esses casos[6] e os vírus envolvidos com essa doença foram

Tabela 2.1 – Classificação e características dos vírus.

Vírus	Classificação Família *Gênero*	Genoma (tamanho)	Envelope	Referência
A	Picornaviridae *Hepatovirus*	RNA (7.900) fita simples	não	36
B	Hepadnaviridae *Orthohepadnavirus*	DNA (3.200) fita dupla parcial	sim	37
C	Flaviviridae *Hepacivirus*	RNA (9.400) fita simples	sim	38
D	Agente subviral *Deltavirus*	RNA (1.700) fita simples	sim (do VHB)	39,40
E	Não classificado	RNA (7.600) fita simples	não	41
G	Flaviviridae	RNA (9.400) fita simples	sim	12,13
TT	Circinoviridae ou Paracircoviridae (?)	DNA (3.800) fita simples circular	não	42,43
SEN	Circinoviridae ou Paracircoviridae (?)	DNA (2.800) fita simples circular	não	17

exaustivamente procurados. Em 1989, Choo e cols.[7] descobriram, por técnicas de biologia molecular, o vírus da hepatite C, causador da maioria dos casos de hepatite não-A, não-B de transmissão parenteral. Pouco depois, usando metodologia semelhante, foi descoberto o vírus da hepatite E, responsável pela vasta maioria de casos de hepatite não-A, não-B de transmissão entérica[8].

A pesquisa de outros vírus envolvidos com hepatites recebeu novo impulso quando se verificou que muitos casos ficavam sem etiologia definida, mesmo após a descrição dos vírus das hepatites C e E[9].

O isolamento de um novo agente associado com hepatites não-A-E de transmissão entérica havia sido relatado por um grupo indiano em 1994, e denominado vírus da hepatite F[10]. Outros grupos não conseguiram reproduzir os resultados publicados, sendo os resultados rejeitados pela comunidade científica.

Dois grupos diferentes descreveram um novo agente denominado vírus da hepatite G ou vírus GB-C, certamente transmitido por via parenteral e associado temporalmente com alguns casos de hepatites pós-transfusionais[11,12]. Entretanto, outros estudos não conseguiram estabelecer definitivamente a sua associação com o desenvolvimento de hepatites[13,14].

Posteriormente, ainda dois outros agentes possivelmente associados com hepatites virais foram descritos, os vírus TT[15,16] e SEN[17], que são vírus DNA fita simples com características gerais semelhantes. A associação desses agentes com casos de hepatites humanas também é bastante duvidosa, pois esses agentes também são encontrados em um número considerável de indivíduos sadios[18-20]. No momento, admite-se que possam estar associados com um número reduzido de casos de hepatites não-A-E e que apenas algumas das variantes virais de TTV ou SENV poderiam ser associadas com hepatites em humanos[21], mas esses resultados ainda necessitam de mais estudos para a sua confirmação.

Apesar de a associação do parvovírus B19 com as hepatites humanas ainda ser questionada, muitos autores têm associado esse agente viral especialmente com as agudas[22,23] e fulminantes[24,25]. Recentemente, foi descrito em nosso meio um caso de hepatite no qual se encontraram evidências moleculares e imuno-histoquímicas de infecção por esse vírus[26]. Esse caso possuía características que permitiam sua classificação como uma hepatite auto-imune, sendo possível que a infecção pelo parvovírus B19 tivesse desencadeado esse quadro, assim como já havia sido descrito anteriormente para outras doenças imunológicas[27-29].

Não se pode esquecer que os vírus da família Herpesviridae, como citomegalovírus, vírus Epstein-Barr e *Herpes simplex*, podem provocar também hepatite, em geral dentro de quadros generalizados, e devem ser lembrados ante um caso de hepatite não-A-E[30], além de diversos vírus exóticos, nos casos com dados epidemiológicos que levantem essa suspeita[31].

Dentre os vírus ainda não conhecidos, foram descritos dois possíveis agentes, cuja caracterização ainda não foi realizada: um associado com hepatites de células gigantes[32] e um togavírus associado com hepatites fulminantes[33].

Dessa forma, outros vírus envolvidos com hepatites humanas ainda devem ser descritos, pois existem evidências de que um vírus resistente ao clorofórmio causaria também hepatite de transmissão parenteral[34], e muitos casos de hepatites pós-transfusional ainda permanecem sem diagnóstico etiológico definido, mesmo após a descoberta desses novos agentes virais. Estudos epidemiológicos de hepatites de transmissão entérica também evidenciaram a existência de casos e epidemias em que não se consegue detectar marcadores para nenhum dos vírus das hepatites já conhecidos, apesar da observação de partículas virais nas fezes[35].

Os principais vírus associados com hepatites em humanos já foram encontrados, mas a procura de outros agentes associados com os casos sem etiologia definida não terminou. Com a utilização de técnicas sofisticadas de biologia molecular, a descoberta de novos agentes virais se tornou mais freqüente e a extrema sensibilidade dos métodos pode levar à descoberta de vírus pouco patogênicos ou mesmo não-patogênicos. Por outro lado, existem vírus que são patogênicos em apenas alguns pacientes infectados, como acontece com parvovírus B19, HTLV-I e citomegalovírus. A associação desses novos agentes ou de algumas de suas linhagens com esses casos só poderá ser resolvida por pesquisas que avaliem cuidadosamente sua real patogenicidade.

REFERÊNCIAS BIBLIOGRÁFICAS

1. Koonin EV, Dolja VV. Evolution and taxonomy of positive strand RNA viruses: implications of comparative analysis of amino acids sequences. *Crit Dev Biochem Mol Biol*, 28:375-430, 1993. ■ 2. Maniloff J. Identification and classification of viruses that have not been propagated. *Arch Virol*, 140:1515-20, 1995. ■ 3. Zanotto PM, Gibbs MJ, Gould EA, Holmes EC. A reevaluation of the higher taxonomy of viruses based on RNA polymerases. *J Virol*, 70:6083-96, 1996. ■ 4. Feinstone SM, Kapikian AZ, Purcell RH. Hepatitis A: detection by immune electron microscopy of a viruslike antigen associated with acute illness. *Science*, 182:1026-8, 1973. ■ 5. Blumberg BS, Alter HJ, Visnich S. A "new" antigen in leukemia sera. *JAMA*, 191:541-6, 1965. ■ 6. Feinstone SM, Kapikian AZ, Purcell RH, et al. Transfusion-associated hepatitis not due to viral hepatitis type A or B. *N Engl J Med*, 292:767-70, 1975. ■ 7. Choo QL, Kuo G, Weiner AJ, et al. Isolation of a cDNA clone derived from a blood-borne non-A, non-B viral hepatitis genome. *Science*, 244:359-62, 1989. ■ 8. Reyes GR, Purdy MA, Kim JP, et al. Isolation of a cDNA from the virus responsible for enterically transmitted non-A, non-B hepatitis. *Science*, 247:1335-9, 1990. ■ 9. Alter H, Bradley DW. Non-A, non-B hepatitis unrelated to the Hepatitis C virus (Non-ABC). *Sem Liver Dis*, 15:110-20, 1995. ■ 10. Deka N, Sharma MD,

Mukerjee R. Isolation of the novel agent from human stool samples that is associated with sporadic non-A, non-B hepatitis. *J Virol*, 68:7810-5, 1994. ■ 11. Simons JN, Leary TP, Dawson G. Isolation of novel viruslike sequences associated with human hepatitis. *Nat Med*, 1:564-9, 1995. ■ 12. Linnen J, Wages J, Zhang-Zeck ZY, et al. Molecular cloning and disease association of hepatitis G virus: a transfusion – transmissible agent. *Science*, 271:505-8, 1996. ■ 13. Alter HJ, Nakatsuji Y, Melpolder J, et al. The incidence of transfusion-associated hepatitis G virus infection and its relation to liver disease. *N Engl J Med*, 336:747-54, 1997. ■ 14. Alter MJ, Gallagher M, Morris TM, et al. Acute non A-E hepatitis in the United States and the role of hepatitis G virus infection. *N Engl J Med*, 336:741-6, 1997. ■ 15. Nishizawa T, Okamoto H, Konishi K, et al. A novel DNA virus (TTV) associated with elevated transaminase levels in posttransfusion hepatitis of unknown etiology. *Biochem Biophys Res Commun*, 241:92-7, 1997. ■ 16. Okamoto H, Nishizawa T, Kato N, et al. Molecular cloning and characterization of a novel DNA virus (TTV) associated with posttransfusion hepatitis of unknown etiology. *Hepatol Res*, 10:1-16, 1998. ■ 17. Tanaka Y, Primi D, Wang RY, Umemura T, Yeo AE, Mizokami M, Alter HJ, Shih JW. Genomic and molecular evolutionary analysis of a newly identified infectious agent (SEN virus) and its relationship to the TT virus family. *J Infect Dis*, 183:359-67, 2001. ■ 18. Imawari M. TT virus (TTV) is unlikely to cause chronic liver damage. *J Gastroenterol*, 34:292-3, 1999. ■ 19. Matsumoto A, Yeo AE, Shih JW, Tanaka E, Kiyosawa K, Alter HJ. Transfusion-associated TT virus infection and its relationship to liver disease. *Hepatology*, 30:283-8,1999. ■ 20. Shibata M, Wang RY, Yoshiba M, Shih JW, Alter HJ, Mitamura K. The presence of a newly identified infectious agent (SEN virus) in patients with liver diseases and in blood donors in Japan. *J Infect Dis*, 184:400-4, 2001. ■ 21. Umemura T, Yeo AE, Sottini A, Moratto D, Tanaka Y, Wang RY, Shih JW, Donahue P, Primi D, Alter HJ. SEN virus infection and its relationship to transfusion-associated hepatitis. *Hepatology*, 33:1303-11, 2001. ■ 22. Naides SJ, Karetnyi YV, Cooling LL, Mark RS, Langnas NA. Human parvovirus B19 infection and hepatitis. *Lancet*, 347:1563-4, 1996. ■ 23. Yoto Y, Kudoh T, Haseyama K, Suzuki N, Chiba S. Human parvovirus B19 infection associated with acute hepatitis. *Lancet*, 347:868-9, 1996. ■ 24. Sokal EM, Melchior M, Cornu C, Vandenbroucke AT, Buts JP, Cohen BJ, Burtonboy G. Acute parvovirus B19 infection associated with fulminant hepatitis of favourable prognosis in young children. *Lancet*, 352:1739-41, 1998. ■ 25. Bernuau J, Durand F, Valla D. Parvovirus B19 infection and fulminant hepatitis. *Lancet*, 353:745-54, 1999. ■ 26. Pinho JRR, Alves VAF, Vieira AF, Moralez MOS, Da Fonseca LEP, Guz B, Wakamatsu A, Cançado ELR, Carrilho FJ, Da Silva LC, Bernardini AP, Durigon EL. Detection of human parvovirus B19 in a hepatitis case. *Braz J Med Biol Res*, 34: 2001. ■ 27. Pattison JR. B19 virus – a pathogenic human Parvovirus. *Blood Rev*, 1:58-64, 1987. ■ 28. Kerr JR, Coyle PV, DeLeys RJ, Patterson CC. Follow-up study of clinical and immunological findings in patients presenting with acute parvovirus B19 infection. *J Med Virol*, 48:68-75, 1996. ■ 29. Assy N, Rosenthal E, Hazani A, Etzioni A, Baruch Y. Human parvovirus B19 infection associated with idiopathic thrombocytopenic purpura in a child following liver transplantation. *J Hepatol*, 27:934-6, 1997. ■ 30. Maneerat Y, Wilairatana P, Pongponratn E, et al. Herpes simplex virus type-2, cytomegalovirus and Epstein-Barr virus infection in acute non A to E hepatitis Thai patients. *Asian Pac J Allergy Immunol*, 15:147-51,1997. ■ 31. Howard CR, Ellis DS, Simpson DI. Exotic viruses and the liver. *Semin Liver Dis*, 4:361-74, 1984. ■ 32. Phillips MJ, Blendis LM, Pourcell S, et al. Syncitial giant-cell hepatitis. Sporadic hepatitis with distinctive pathological features, a severe clinical course and paramyxoviral features. *N Engl J Med*, 324:455-60, 1991. ■ 33. Fagan EA, Ellis D, Tovey G, et al. Toga virus like particles in fulminant sporadic non-A, non-B hepatitis after transplantation. *J Med Virol*, 38:71-7, 1992. ■ 34. Bradley DW, Maynard JE, Popper H, et al. Posttransfusion non-A, non-B hepatitis: physicochemical properties of two distinct agents. *J Infect Dis*, 148:254-65, 1983. ■ 35. Arankalle VA, Chadha MS, Tsarev SA, et al. Seroepidemiology of water-borne hepatitis in India and evidence for a third enterically-transmitted hepatitis agent. *Proc Natl Acad Sci (USA)*, 91:3428-32, 1994. ■ 36. Minor P. Picornaviridae. **In:** Francki RIB, Fanquet CM, Knudson DL, Brown F (eds). *Classification and Nomenclature of Viruses*. Arch Vitol Supl. 2 Springer-Verlag, Wien, 1991, pp. 320-3. ■ 37. Gust ID, Burrell CJ, Coulepis AG, Robinson WS, Zuckerman AJ. Taxonomic classification of human hepatitis B virus. *Intervirology*, 25:14-29, 1986. ■ 38. Shukla DD, Hoyne PA, Ward CW. Evaluation of complete genome sequences and sequences of individual gene products for the classification of hepatitis C viruses. *Arch Virol*, 140:1747-61, 1995. ■ 39. Elena SF, Dopazo J, Flores R, Diener TO, Moya A, Gust ID, Burrell CJ, Coulepis AG, Robinson WS. Phylogeny of viroids, viroidlike satellite RNAs, and the viroidlike domain of hepatitis delta virus RNA. *Proc Natl Acad Sci USA*, 88:5631-4, 1991. ■ 40. Mayo MA. Current ideas about the taxonomy of sub-viral virus-like agents. *Prog Clin Biol Res*, 382:117-24, 1993. ■ 41. Berke T, Matson DO. Reclassification of the Caliciviridae into distinct genera and exclusion of hepatitis E virus from the family on the basis of comparative phylogenetic analysis. *Arch Virol*, 145:1421-36, 2000. ■ 42. Mushahwar IK, Erker JC, Muerhoff AS, et al. Molecular and biophysical characterization of TT virus: evidence for a new virus family infecting humans. *Proc Natl Acad Sci USA*, 96:3177-82, 1999. ■ 43. Takahashi K, Ywasa Y, Hijitaka M, Mishiro S. Identification of a new human virus (TTV-like mini virus, TLMV) intermediately related to TT vírus and chicken anemia virus. *Arch Virol*, 145:979-93, 2000.

3 O vírus da hepatite A

João Renato Rebello Pinho

DESCOBERTA DO VÍRUS DA HEPATITE A (VHA)

As evidências de formas infecciosas de hepatites remontam há vários séculos, sendo introduzido no início do século XX o termo "hepatite infecciosa" para descrever a forma epidêmica dessa doença, para a qual, logo depois, foi sugerida uma provável etiologia viral. Após a Segunda Guerra Mundial, esse fato foi confirmado por experimentos com voluntários humanos, que permitiram também separá-la de outra forma infecciosa de hepatite de maior período de incubação. Em 1947, MacCallum[1] introduziu os termos hepatite A e hepatite B para caracterizar as hepatites infecciosa (epidêmica) e soro-homóloga, respectivamente.

Um importante experimento realizado em uma instituição de deficientes mentais permitiu claramente diferenciar essas duas formas de hepatites. Um dos agentes, denominado MS-1, era transmitido principalmente por via fecal-oral ou pelo sangue durante um breve período de viremia, causando, após curto período de incubação, uma doença com todas as características de hepatite A[2]. Em 1973, após a inoculação de voluntários humanos com essa linhagem, Feinstone e cols.[3] conseguiram visualizar o vírus nas fezes por imunomicroscopia eletrônica.

Nos anos seguintes, foram desenvolvidos testes imunológicos específicos para a detecção desse antígeno e de seus anticorpos, que culminaram com o desenvolvimento do teste de detecção de IgM anti-VHA no soro, permitindo o diagnóstico de hepatite A na fase aguda[4]. Finalmente, em 1979, Provost e Hilleman[5] conseguiram estabelecer um sistema de cultivo celular para o VHA.

CLASSIFICAÇÃO DO VHA

Por suas características estruturais, o VHA é classificado na família Picornaviridae, sendo mesmo por algum tempo considerado como o enterovírus 72. Entretanto, uma série de diferenças com os outros picornavírus, em especial os enterovírus, fizeram com que ele fosse classificado no gênero *Hepatovirus*, dentro da família Picornaviridae: 1. possui seqüência de nucleotídeos e de aminoácidos e proteínas de pesos moleculares diferentes dos outros picornavírus; 2. cresce com dificuldade em cultura celular, vagarosamente e sem manifestar efeito citopático; 3. é mais resistente a temperatura e drogas; 4. possui apenas um sorotipo e um único sítio de neutralização imunológica; 5. não reage contra um anticorpo monoclonal específico para enterovírus[6].

A resistência do VHA a diversos agentes físicos e químicos é mostrada na tabela 3.1.

A caracterização de linhagens de VHA se faz basicamente pela comparação da seqüência nucleo-

Tabela 3.1 – Efeitos de vários fatores sobre a viabilidade do VHA.

Tratamento/Condição	Temperatura	Duração do tratamento/Condição	Efeito sobre o VHA
Calor	60°C	1 hora	Nenhum
	25°C	3 meses	Nenhum
Armazenamento em local frio	5°C	Indefinidamente	Nenhum
Armazenamento em local seco (42% de umidade)	25°C	1 mês (mínimo)	Nenhum
pH 3,0	25°C	3 horas	Nenhum

tídica, ou por técnicas indiretas, como hibridização, mapeamento de oligonucleotídeos, ou ainda por diferenças marcantes em seu crescimento[7].

Foram descritos sete diferentes genótipos (I a VII) do VHA, determinados por divergências na seqüência nucleotídica de um fragmento de 138pb da região entre VP1/2A, com divergências maiores que 15 a 20% entre os diferentes genótipos, sendo que a maioria dos isolados até então pertence ao genótipo I[8]. Os genótipos I, II, III e VII foram encontrados em humanos, e os genótipos IV, V e VI, em outros primatas[9]. Essas linhagens possuem, todas, o mesmo sorotipo, mesmo quando proveniente das mais diversas origens geográficas, com anticorpos neutralizantes cruzados, sendo essa classificação importante somente em estudos epidemiológicos. Algumas linhagens são mais adaptadas ao cultivo celular, outras foram atenuadas e podem ser utilizadas em vacinas com vírus vivos[6,8].

ESTRUTURA DO VHA

O VHA é um pequeno vírus (27 a 32nm), não envelopado, de simetria icosaédrica, de morfologia idêntica a qualquer picornavírus, com densidade de flutuação de 1,32-1,34g/cm^3. Ao vírus íntegro sempre se associam partículas ocas, detectadas principalmente no período inicial de infecção[3].

O genoma viral é uma molécula de RNA fita simples, com 7.480 nucleotídeos, de polaridade positiva, que é envolvido por um nucleocapsídeo constituído por múltiplas cópias de três ou quatro proteínas, conhecidas como VP1, VP2, VP3 e VP4 (a existência desta última não está comprovada).

A estrutura geral do genoma do VHA é a mesma dos outros picornavírus (Fig. 3.1). O RNA genômico contém uma cauda de poli-A em sua extremidade 3', que sucede um pequeno fragmento não-codificante.

Na extremidade 5', encontra-se uma região não-codificante, que compreende cerca de 10% do genoma, onde se situam os elementos regulatórios da replicação e tradução viral.

O genoma contém uma única longa *fase de leitura aberta* (ORF – "open reading frame"), que codifica uma única poliproteína, que posteriormente é clivada nas três ou quatro proteínas do capsídeo (na extremidade aminoterminal) e em uma série de proteínas não-estruturais (na extremidade carboxiterminal), envolvidas com diversas funções (clivagem da poliproteína precursora, transcrição, replicação viral e outras ainda desconhecidas).

A região P1 codifica as proteínas do capsídeo VP1, VP2, VP3 e VP4. A região P2 codifica as proteínas 2A, 2B e 2C. A proteína 2A possui atividade de protease, a proteína 2B possui a capacidade de estabilizar a membrana celular e a proteína 2C deve possuir atividade de helicase[7].

A região P3 codifica as proteínas 3A, 3B, 3C e 3D. A proteína 3A é a pré-VPg, que ancora VPg ao RNA viral, a proteína 3B é a VPg, que se liga covalentemente à extremidade 5' do genoma e deve funcionar como um iniciador da transcrição. Assim como nos outros picornavírus, essa proteína desempenha importante papel durante a replicação viral. A proteína 3C deve ser uma serina protease análoga à tripsina. A proteína 3D é a RNA polimerase[7].

A seqüência nucleotídica é extremamente conservada, especialmente na porção 5' não-codificante, da qual, portanto, devem ser retiradas as sondas e os "primers" utilizados em reações de hibridização ou PCR ("Polymerase Chain Reaction") para detecção do VHA.

O cultivo do VHA em cultura de células só foi possível cinco anos após sua descoberta, utilizando-se culturas primárias de fígado de sagüis (*Saguinus labiatus*) e células de rim fetal de macaco Rhesus

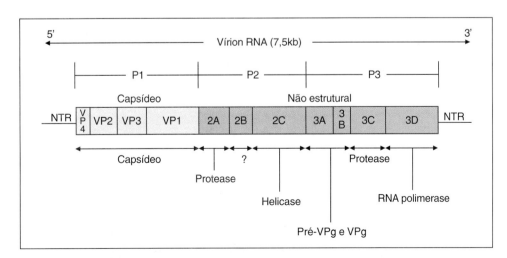

Figura 3.1 – Genoma do vírus da hepatite A.

(FRhK6)[5]. Atualmente, outras linhagens celulares humanas e de primatas já foram usadas para o crescimento de VHA, fornecendo inclusive subsídio para a manufatura de vacinas. O vírus acumula-se dentro das células após várias passagens em cultivo, sem induzir efeito citopático. A replicação tem de ser detectada por métodos imunológicos ou pela detecção do ácido nucléico viral. O isolamento do VHA de materiais clínicos é extremamente difícil e demorado, exigindo inclusive passagens cegas do material[6].

REFERÊNCIAS BIBLIOGRÁFICAS

1. MacAllum FO. Homologous serum jaundice. *Lancet*, 2:691-2, 1947. ■ 2. Krugman S, Giles JP, Hammond J. Infectious hepatitis: evidence for two distinctive clinical, epidemiological and immunological types of infection. *J Am Med Assoc*, 200:365-73, 1967. ■ 3. Feinstone SM, Kapikian AZ, Purcell RH. Hepatitis A: detection by immune electron microscopy of a viruslike antigen associated with acute illness. *Science*, 182:1026-8, 1973. ■ 4. Bradley DW, Maynard JE, Hindman SH, Hornbeck CL, Fields HA, McCaustland KA, Cook Jr EH. Serodiagnosis of viral hepatitis A: detection of acute-phase immunoglobulin M anti-hepatitis A virus by radioimmunoassay. *J Clin Microbiol*, 5:521-30, 1977. ■ 5. Provost PJ, Hilleman MR. Propagation of human hepatitis A virus in cell culture *in vitro*. *Proc Soc Exp Biol Med*, 159:201-3, 1979. ■ 6. Hollinger FB, Ticehurst J. Hepatitis A virus. **In:** Fields BN, Knipe DM, et al. *Virology*. 2nd ed, New York, Raven Press, 1990, pp. 631-667. ■ 7. Yokosuka O. Molecular biology of hepatitis A virus: significance of various substitutions in the hepatitis A virus genome. *J Gastroenterol Hepatol*, 15(Suppl):D91-7, 2000. ■ 8. Jansen RW, Siegl G, Lemon SM. Molecular of human hepatitis A virus defined by an antigen-capture polymerase chain reaction method. *Proc Natl Acad Sci*, 87:2867-71, 1991. ■ 9. Robertson BH, Jansen RW, Khanna B, et al. Genetic relatedness of hepatitis A virus strains recovered from different geographical regions. *J Gen Virol*, 73:1365-77, 1992.

4 O vírus da hepatite B

João Renato Rebello Pinho

DESCOBERTA DO VÍRUS DA HEPATITE B

A existência de uma forma de hepatite de transmissão parenteral foi documentada em 1885, transmitida por vacina antivariólica. Vários casos foram citados na literatura, até que, em 1947, McCallum[1] definiu o termo Hepatite B para essa entidade. O mesmo experimento realizado em uma instituição de deficientes mentais que permitiu a identificação da linhagem original do VHA (MS-1) levou também à identificação de outra linhagem, MS-2, não relacionada à anterior, que causava hepatite de transmissão primordialmente parenteral e com maior período de incubação[2].

O antígeno Austrália foi descoberto por Blumberg[3], em 1963, no soro de um aborígene australiano (detectado com outro soro de um paciente norte-americano), sendo inicialmente associado com uma série de diferentes patologias. Sua associação com a hepatite B foi feita, em 1968, por Prince[4] e Okochi e Murakami[5], recebendo posteriormente o nome de antígeno de superfície da hepatite B (AgHBs). Em 1970, Dane e cols.[6] visualizaram pela primeira vez a partícula viral íntegra do VHB. Posteriormente, descreveram-se outros antígenos associados ao VHB, como veremos a seguir.

CLASSIFICAÇÃO DO VHB

O vírus da hepatite B está atualmente classificado na família Hepadnaviridae, que compreende uma série de vírus hepatotrópicos que infectam outras espécies e compartilham características estruturais e funcionais, no gênero *Orthohepadnavirus*[7]. Além do VHB, esse gênero inclui vírus encontrados na marmota *Marmota monax* (WHV – Woodchuck Hepatitis Virus)[8], no esquilo *Spermofilus beecheyi* (GSHV – Ground Squirrel Hepatitis Virus)[9], no esquilo do ártico *Callosciurus erythracus* (ASGHV – Arctic Ground Squirrel Hepatits Virus)[10] e no macaco bar-rigudo *Lagothrix lagotricia* (WMHBV – Woolly Monkey Hepatitis B Virus)[11]. Esse gênero compreende também vírus muito semelhantes ao humano, mas filogeneticamente distintos, encontrados em macacos antropóides como gibões *Hylobates lar*[12], chimpanzés *Pan troglodytes verus*[13], orangotangos *Pongo pygmaeus*[14] e gorilas *Gorilla gorilla*[15]. O fato de vírus análogos serem encontrados em diversas espécies de macacos leva à hipótese de que o VHB tenha infectado a espécie humana a partir do contato com esses macacos, de forma análoga ao que foi descrito ao HIV.

Essa família compreende também o gênero *Avihepadnavirus*, com vírus encontrados em aves: no pato *Anas domesticus*[16] (DHBV – Duck Hepatitis B Virus), na hepatite B da garça *Ardea cinerea*[17] (HHBV – Heron Hepatitis B Virus) e no ganso *Anser caerulescens*[18] (SGHV – Snow Goose Hepatitis Virus). Vírus semelhantes também foram encontrados em outras espécies de aves, como o RGHV (Ross' Goose Hepatitis Virus), no pato australiano de crina (MDHBV – Maned Duck Hepatitis B Virus) e no marreco cinza (GTHBV – Gray Teal Hepatitis B Virus)[19], mas esses agentes ainda precisam de mais estudos antes de serem classificados como novas espécies virais ou como tipos de outros vírus conhecidos.

As características comuns aos hepadnavírus são: seu tropismo por células hepáticas, partículas virais envelopadas com nucleocapsídeo de simetria icosaédrica, genoma formado por DNA fita dupla parcial e replicação por intermediários RNA, via transcriptase reversa[8] (Fig. 4.1).

ESTRUTURA DO VHB

O VHB pode ser encontrado no soro de pacientes infectados sob duas formas: partícula completa (partícula de Dane) com 42nm de diâmetro e nucleocapsí-

Capítulo 4

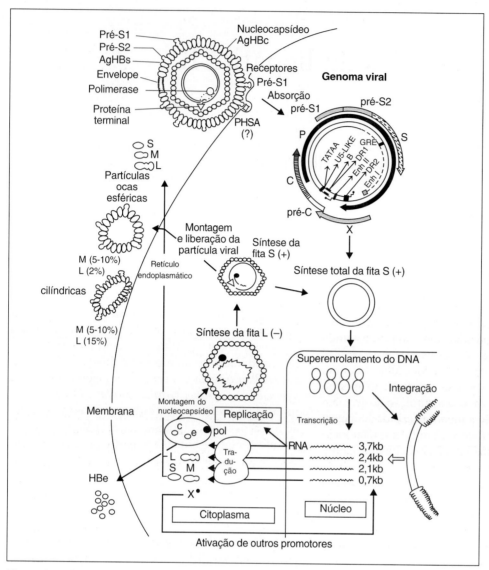

Figura 4.1 – Ciclo de replicação do VHB.

deo de 27nm, que é indicativa de replicação viral, e partículas esféricas e cilíndricas de 22nm de diâmetro, constituídas apenas pelo envelope viral[20] (Fig. 4.1).

PROTEÍNAS VIRAIS
Antígenos de superfície (envelope)

O principal antígeno do envelope do VHB é o AgHBs, mas também encontram-se as proteínas L ("large") e M ("medium"), que contêm os antígenos correspondentes às regiões pré-S1 e pré-S2 do genoma viral, além de compartilharem as regiões antigênicas do AgHBs. O AgHBs é encontrado no envelope viral em sua forma não-glicosilada (p25) e glicosilada (gp29), a proteína M, em duas formas glicosiladas (gp33 e gp36), e a proteína L, em uma forma não-glicosilada (p39) e outra glicosilada (gp42)[20].

As proteínas L e M estão presentes em maior proporção nas partículas virais íntegras e nas partículas ocas cilíndricas, e parecem ter um papel fundamental na infecção pelo VHB, participando do processo de captação do vírus pelas células hepáticas e do processo de morfogênese da partícula viral[21].

A penetração do VHB nas células hepáticas parece ser mediada por seqüências de aminoácidos encontradas nas regiões pré-S1 e pré-S2. Na região pré-S2, foi descrito um receptor para a albumina polimerizada humana (pHSA), que seria também encontrado nos hepatócitos, sendo então proposto que a pHSA funcionaria como uma ponte, proporcionando a captação do vírus pela célula[22,23]. A importância biológica desse mecanismo permanece controversa, pois não foi confirmada a presença de pHSA no soro humano normal nem de seu receptor nos hepatócitos, bem como esse receptor não foi encontrado em outros hepadnavírus. Neurath e cols.[24] encontraram sítios de ligação com os receptores dos hepatócitos na região pré-S1, aceitos por muitos como a principal via de penetração do VHB na célula, análogos ao receptor de IgA. Os receptores para asialoglicoproteína e interleucina-6 (IL-6) foram também propostos como mecanismos de captação do vírus pelos hepatócitos[25,26]. A proteína anexina V, presente no fígado humano, e a apolipoproteína H também foram identificadas como um ligante específico do AgHBs, o que pode consistir em um outro receptor celular para o VHB, por meio do próprio do AgHBs[27,28].

A hidrofilia e a localização externa das regiões pré-S1 e pré-S2 lhes conferem grande imunogenicidade[21]. Anticorpos protetores específicos contra epitopos dessas regiões foram descritos[29], bem como a evolução favorável da doença com o aparecimento desses anticorpos[30,31]. Essas observações sugerem que a presença das regiões pré-S1 e pré-S2 pode superar a ausência de resposta à vacina em alguns indivíduos. Entretanto, os primeiros ensaios clínicos em humanos de vacinas contendo regiões imunogênicas pré-S1 e pré-S2 não conseguiram demonstrar maior eficiência dessas preparações[32].

As proteínas M e L também possuem atividade transativadora de outros promotores, podendo participar do processo de carcinogênese induzida pelo VHB[33,34]. A utilização de peptídeos sintéticos e antígenos recombinantes correspondentes às regiões pré-S1 e pré-S2 permitiu estabelecer uma correlação entre esses antígenos e a presença de replicação viral, estabelecendo um valor prognóstico desses antígenos na evolução da hepatite B[35].

Antígenos centrais

Nas partículas virais íntegras são encontrados outros antígenos relacionados ao nucleocapsídeo viral, sendo seu principal constituinte o AgHBc, que é uma proteína de peso molecular 22kDa codificada pelo gene C, fosforilada em resíduos de serina presentes no terço carboxiterminal. Anticorpos contra essa proteína não são protetores e podem até mesmo facilitar o desenvolvimento de hepatite em recém-nascidos de mães portadoras do VHB. Em contraste, chimpanzés imunizados com AgHBc ficaram protegidos contra a infecção viral. Exceto em casos de transmissão vertical, esse antígeno estimula células T auxiliares na produção de anticorpos contra proteínas do envelope viral, quando apresentadas conjuntamente na mesma partícula, e induz células T citotóxicas específicas[29,36].

Outro antígeno associado ao core viral encontrado em forma solúvel no soro de indivíduos infectados pelo VHB é o AgHBe. Apesar de o AgHBc poder ser transformado em AgHBe por ação enzimática, é pouco provável que esse seja o mecanismo principal de sua formação *in vivo*[36]. O AgHBe é um derivado da proteólise de um precursor com regiões comuns ao AgHBc (p25), produzido quando a tradu-ção se inicia a montante da região C do genoma viral, englobando a região pré-C[37]. A região pré-C codifica um peptídeo sinal que leva à translocação da proteína produzida através do retículo endoplasmático, conduzindo-a às vias de secreção de proteínas pela célula. O AgHBe maduro é formado pela clivagem do peptídeo sinal e da porção carboxiterminal, possivelmente pela ação de alguma aspartilprotease celular. Essa clivagem pode ser catalisada por proteases celulares ou pelo próprio precursor, que contém seqüências análogas às encontradas em outras enzimas dessa classe. Além do AgHBe, essa última clivagem origina uma pequena proteína rica em arginina, semelhante à protamina[38], que participaria do processo de encapsidação viral[39]. De qualquer forma, o AgHBe não é essencial para o vírus, pois existem mutantes não produtores desse antígeno, associados com formas graves de hepatite, como será visto detalhadamente mais adiante.

O AgHBe solúvel encontrado no soro deve modular a atividade de células T citotóxicas anti-HBc, por meio de epitopos comuns, contribuindo para o estabelecimento da persistência da infecção. Por outro lado, o aparecimento de anticorpos contra esse antígeno sinaliza para evolução favorável da doença. Esse fato, aliado aos efeitos protetores do AgHBc na prevenção da hepatite B em chimpanzés, levou alguns autores a propor a inclusão de peptídeos derivados do AgHBc ou AgHBe nas vacinas contra essa doença, que permitissem aumentar a sua imunogenicidade, evitando ao mesmo tempo as possíveis regiões supressoras encontradas no AgHBc[29].

Além dessas proteínas, pelo menos duas outras são produzidas pelo VHB: o AgHBx e a DNA polimerase viral. A presença da proteína AgHBx foi inferida pela descoberta de uma fase de leitura aberta na seqüência do genoma viral. Posteriormente, a clonagem de segmentos dessa seqüência em organismos eucarióticos ou procarióticos confirmou a presença dessa proteína durante a infecção natural, sendo associada, por alguns autores, com o aparecimento de carcinoma hepatocelular[20]. A demonstração de atividade transativadora dessa proteína sobre promotores de genes do VHB, bem como derivados de outros vírus, veio substanciar a hipótese do papel dessa proteína na carcinogênese induzida pelo VHB[40]. Foi também demonstrado que essa proteína interfere na capacidade de reparo de DNA pela célula, o que potencializa seu efeito oncogênico[41]. O AgHBx pode interagir tanto com fatores de transcrição como com fatores de transdução de sinal intracitoplasmático, como PKC, raf ou NF-κβ[20]. O número de proteínas expressas pela ORF-X, que codifica o AgHBx, bem como seu tamanho, ainda não é conhecido, mas sabe-se que os menores produtos potencialmente produzidos têm atividade ativadora sobre diferentes promotores gênicos[42].

Capítulo 4

A DNA polimerase viral, cuja atividade foi constatada em partículas virais purificadas[43], foi expressa em sua totalidade em *S. cerevisiae*[44]. Comparando-se a seqüência do VHB com a seqüência de retrovírus, determinou-se a região do genoma responsável por sua codificação, bem como a localização de seus domínios[45]. Esses domínios são: 1. na extremidade aminoterminal, encontra-se a região que se liga à extremidade 5' do DNA viral e é essencial para o início da síntese do DNA, sendo também conhecida como primase[46]; 2. o segundo domínio não tem nenhuma função específica, além de funcionar com um espaçador; 3. o terceiro domínio é a DNA polimerase em si, com atividade de transcriptase reversa; 4. o domínio carboxiterminal é a RNase H que cliva RNA apresentado na forma de híbrido com DNA, como acontece durante o ciclo de replicação do VHB[45].

O GENOMA DO VHB

O genoma do VHB consiste de uma molécula de DNA de cerca de 3.200 nucleotídeos, sendo o menor genoma de DNA conhecido entre os vírus animais. Sua estrutura é peculiar: a molécula de DNA é circular, em parte fita dupla, mas com uma região de fita simples de extensão variável. A fita longa ou L(–) possui um corte ("nick") constante na posição 1818 (tomando-se o início do sítio único para *EcoRI* como nucleotídeo 1), enquanto a fita curta ou S(+), de extensão que varia entre 50 e 100% da fita longa, possui extremidade 5' fixa por volta da posição 1620 e extremidade 3' variável[20].

Sua organização genética já foi determinada, identificando-se as diferentes seqüências de nucleotídeos dos diferentes subtipos do AgHBs. A capacidade codificadora está restrita à fita L(–), na qual foram identificadas quatro regiões codificadoras: S, C, P e X. A região S é dividida em S e pré-S, sendo aquela responsável pela codificação da proteína principal do envelope, o AgHBs[20]. A região pré-S, na mesma fase de leitura, codifica para as proteínas L (pré-S1 + pré-S2 + S) e M (pré-S2 + S) do envelope viral. A região C codifica para a principal proteína do core viral. As regiões pré-C e C, quando traduzidas conjuntamente, originam o AgHBe, pelos mecanismos discutidos anteriormente. A região P estende-se por cerca de 80% do genoma viral e codifica a DNA polimerase viral. Finalmente, a região X codifica o AgHBx[20].

Promotores dos genes do VHB

Diferentes promotores são responsáveis pelo controle da expressão dos genes do VHB. Existem dois diferentes promotores para as proteínas de envelope:

1. O promotor do gene da proteína de envelope L situa-se logo antes da região pré-S1[47]. Esse promotor, conhecido também como SPI (S Promoter I) tem um "TATA box" típico e transcreve um RNAm com extremidade 5' bem definida. Todos os outros promotores têm sítios múltiplos para o início da transcrição.

2. O promotor do gene das proteínas de envelope S e M (–103 - +30)[48] localiza-se dentro da região pré-S1, originando RNAm de cerca de 2,1kb[49], tem sua atividade aumentada pelo "enhancer"-I[50] e pela dexametasona (via fator de transcrição NF-1)[51]. Esse promotor, também conhecido como SPII (S Promoter II), produz três RNAm diferentes, mas apenas o maior contém o códon de iniciação para a proteína M. Ambos os promotores das proteínas de envelope são mais ativos em hepatócitos diferenciados[52].

A síntese das proteínas do nucleocapsídeo viral e do RNAm pré-genômico é controlada pelo promotor básico do core (BCP)[53]. Esse promotor situa-se na região X (1573-1604)[54] e regula a transcrição de três RNAm de cerca de 3,6kb[55]. O promotor possui quatro regiões ricas em TA, as quais funcionam simultaneamente como "TATA box" e sítio de iniciação da transcrição para esses RNAm[56]. Os dois maiores RNAm, cujas transcrições se iniciam cerca de 30bp acima do menor, codificam a proteína precursora pré-core/core. A transcrição do menor RNAm inicia-se quatro bases após o códon de iniciação pré-core, e, portanto, esse RNAm não codifica o precursor pré-C, mas pode codificar a proteína C. A regulação da transcrição desses RNAm é diferente, pois fatores de transcrição, como o fator nuclear hepatocítico NHF4, reprimem o promotor pré-C e outros ativam o promotor pré-genômico, como o fator ativador de transcrição Sp1[57,58]. O promotor possui também um elemento regulatório negativo NRE, e normalmente só está ativado por fatores celulares presentes nos hepatócitos e algumas outras linhagens celulares[59]. O promotor também é normalmente inibido pela p53 selvagem, mas não pela p53 mutante presente em hepatocarcinomas (G → T 249)[60].

Finalmente, o promotor do gene X (1042-1354) origina um transcrito de 0,7kb, que codifica apenas essa proteína[61], mas já foram descritos transcritos menores originados pelo processamento desse RNAm que poderiam originar proteínas diferentes com função ainda não determinada[62].

Para a terminação da transcrição, os genomas de todos os *Orthohepadnavirus* possuem um sinal de poliadenilação e terminação TATAAA, denominado PS2, logo no início do gene C. Esse sinal só se torna ativo quando o sítio de iniciação do RNA está a mais de 400bp a montante, pois ele precisa de outro elemento presente no BCP para ser ativo. Esse sinal de terminação é portanto ignorado na primeira passagem da RNA polimerase II na síntese do RNA pré-genômico. Esse sinal é também comum para todos os outros RNAm, exceto para o RNAm do gene X.

Essa estratégia de expressão utilizando apenas um terminador para vários promotores é exclusiva dos hepadnavírus[63].

Outras estruturas relevantes no genoma do VHB

Algumas estruturas peculiares são encontradas no genoma do VHB e merecem ser ressaltadas:

1. As pequenas regiões repetitivas, DR1 e DR2, participam do processo de encapsidação do genoma viral[64] e são os sítios de integração do vírus no genoma das células hospedeiras[65]. Além disso, DR1 possui uma estrutura secundária importante para a replicação e transcrição viral[66].

2. O sinal de encapsidação, conhecido pela letra grega épsilon (ε), que forma uma estrutura secundária em alça no DNA viral[67], localizado na região pré-core, que seria fundamental para o início da replicação viral, por meio da interação com a polimerase viral[68]. Alguns autores propõem que os efeitos encontrados nos vírus mutantes pré-C sejam também devidos às alterações causadas na encapsidação do VHB, que teria sua estabilidade aumentada e uma replicação viral ainda mais efetiva[69], o que justificaria a associação desse tipo de mutante com formas mais graves de hepatites, como será visto posteriormente.

3. "Enhancers" são segmentos de ácidos nucléicos que possuem a capacidade de aumentar a transcrição de determinados genes, podendo atuar mesmo a distância dos genes ativados e em qualquer orientação. Os "enhancers" e os promotores atuam conjuntamente na ativação da transcrição gênica, mas estes só são capazes de atuar nos genes contíguos e sempre se localizam a montante deles. O VHB apresenta dois "enhancers" que podem ativar independentemente a transcrição de todos os genes virais. A presença de dois "enhancers" regulados de forma diferente no VHB deve refletir uma estratégia para garantir replicação eficiente em hepatócitos indiferenciados, em regeneração ou mesmo durante a hepatocarcinogênese[70]. O "enhancer" I aumenta a transcrição de VHB em 10 a 50 vezes nas células hepáticas e o efeito do "enhancer" II é ainda mais específico do fígado. Esses "enhancers" são ativados por diferentes fatores de transcrição[20]:

  a) o "enhancer" I localiza-se 450bp (1080-1234) a montante do promotor core[71], é especialmente ativo em hepatócitos[72], mas também atua em células hematopoiéticas[73], ativando os promotores dos genes S, C e X[74], interagindo com fator de ativação celular específico[75]. O hepatotropismo do VHB parece ser definido pela interação do "enhancer" I com fatores nucleares hepáticos, como NHF3 e NHF4, e o receptor retinóide X α (RXRα) ativando o promotor X[76].

O "enhancer" I relaciona-se com o processo de carcinogênese induzido pelo VHB[77], pois a p53 normalmente o reprime, mas algumas mutações no "enhancer" I fazem com que ela passe a ter efeito ativador[78]. Na ausência de atividade do "enhancer" I, a transcrição do RNA pré-genômico viral é bastante reduzida[79];

  b) "enhancer" II localiza-se na região X (1627-1741), parece ser específico de hepatócitos[80], contém dois elementos diferentes que necessitam estar juntos para sua função: elemento "e II-A" (1636-1671) e elemento "e II-B" (1704-1741)[81].

4. Elemento responsivo ao glicocorticóide (GRE)[67], localizado na posição 341-370, contendo duas cópias da seqüência específica de hexanucleotídeos (5'-TGTTCCT-3')[82,83]. Não funciona como um "enhancer" independente, mas pode explicar o efeito marcante do tratamento com corticóide sobre a replicação do VHB[84].

DIVERSIDADE VIRAL

Subtipos e genótipos

Diferenças antigênicas no AgHBs definem quatro diferentes subtipos, que foram posteriormente subdivididos na seguinte classificação: *adw* (*adw2*, *adw4*); *ayw* (*ayw1*, *ayw2*, *ayw3*, *ayw4*); *adr* (*adrq+*, *adrq–*) e *ayr* [85]. O subtipo *a*, comum à maioria dos vírus, é atribuído a um epitopo descontínuo, ao qual são dirigidos anticorpos neutralizantes. Dessa forma, vacinas feitas contra um subtipo são também eficazes contra os outros subtipos, a não ser em variantes recentemente descritas, nas quais esse epitopo está modificado, como veremos no próximo item.

A divergência das seqüências do genoma completo em um mesmo subtipo é de aproximadamente 8%, semelhante à encontrada entre diferentes subtipos. Assim, a subtipagem não reflete uma verdadeira variação genotípica nas seqüências codificadoras da proteína S. Por essa razão, outro método de classificação de subtipos do VHB baseados na seqüência de nucleotídeos do AgHBs foi proposto[86]. Foram inicialmente descritos quatro genótipos de VHB (A, B, C, D), por meio da análise do genoma completo, aos quais foram posteriormente adicionados mais dois genótipos, E e F, correspondente aos subtipos *ayw4* e *adw4*, respectivamente, pela análise da seqüência do gene S (na qual 4% de divergência já define diferentes subtipos)[85,87]. Foi recentemente descrito mais um genótipo do VHB, denominado genótipo G, que foi encontrado em mais de 10% dos casos estudados na França e nos Estados Unidos[88]. Já foram também descritos recombinantes entre os diferentes genótipos[89].

O genótipo A inclui vírus dos subtipos *adw2* e *ayw1*; genótipo B, subtipos *adw* e *ayw1*; genótipo C, subtipos *adw*, *ayr* e *adr*; genótipo D, subtipos *adw*, *ayw2* e *ayw3*[87]. O genótipo A raramente circula com mutação pré-core, pois necessitaria de uma outra mutação para manter a estrutura secundária nessa região (sinal de encapsidação ε), o que explica a diferença de distribuição desses mutantes nas diferentes regiões do mundo. Pacientes infectados com o genótipo A sem mutações na região pré-core respondem com maior freqüência ao tratamento com interferon[90,91]. Pacientes infectados com o genótipo D parecem evoluir com quadros mais graves, pela seleção de mutantes pré-core[92,93].

O genótipo E é encontrado na África[94]. Por outro lado, na África do Sul predomina o genótipo A, formando um subgrupo distinto nesse genótipo, mas também são encontrados os genótipos B, C e D[95].

O genótipo F é o mais divergente de todos (14%), parece ser o vírus-padrão do Novo Mundo e possui uma serina (S 140) na alça imunodominante, o que pode diminuir a eficácia das vacinas feitas com outros genótipos. A presença de leucina (L 127) e serina (S 140) no AgHBs são as substituições que devem estar implicadas com a reatividade w4 dessas linhagens[96]. Por outro lado, vírus isolados de gibão e chimpanzés são evolutivamente mais próximos do genótipo F do que os outros genótipos encontrados no homem[97]. A associação do genótipo F com o genótipo III do VHD na Amazônia peruana foi encontrada em surtos de hepatites agudas graves[98]. O genótipo F também prevalece na América Central, com a presença de mutantes pré-core[99]. Na Argentina, também foram encontrados os genótipos A, B, D e F, com predominância do genótipo F[100,101]. Na Venezuela, também prevalece o genótipo F[102].

No Brasil, foram encontrados os genótipos A, D e F no Rio de Janeiro, muitas vezes com mutações na região pré-S[103]. Os mesmos genótipos também foram encontrados em pacientes submetidos à hemodiálise em Goiânia[104] e em Santa Catarina[105]. Entre pacientes com hepatites crônicas B acompanhados em São Paulo, foram encontrados os genótipos A, B, C, D e F, com predomínio do genótipo A (47%). Entre 28 pacientes de origem asiática, 27 (96%) tinham genótipos B e C, enquanto os genótipos A, D e F eram praticamente exclusivos dos pacientes de ascendência ocidental. O mutante pré-core era mais freqüente com o genótipo D, enquanto mutantes no BCP eram mais freqüentes nos pacientes com genótipo C[106]. Entre tribos indígenas da Região Amazônica, apenas o genótipo F foi encontrado nas tribos que não tinham contato com brancos, enquanto o genótipo A foi encontrado em uma tribo com intenso contato com brancos[107].

Mutantes pré-core raramente aparecem com o genótipo A, pois uma outra mutação seria necessária para manter a estrutura secundária dessa região. Pacientes infectados com o genótipo A sem mutações na região pré-core respondem melhor ao tratamento com interferon[108], enquanto pacientes infectados com o genótipo D parecem evoluir com quadros mais graves, pela seleção de mutantes pré-core[109]. Também foi observada relação entre a presença de infecção pelo genótipo A com evolução para cronicidade, enquanto os pacientes infectados com genótipo D tendiam a resolver a hepatite na fase aguda[110].

Diversos trabalhos realizados no Extremo Oriente estudam as caraterísticas biológicas dos genótipos B e C, que são os mais prevalentes nessa região. Verificou-se que os pacientes infectados com os genótipos B e C do VHB apresentam pior prognóstico, com maior freqüência de evolução para cirrose e carcinoma hepatocelular[111]. Um outro estudo realizado na China mostrou a associação da infecção com o genótipo C com formas mais graves de hepatite B do que os casos infectados com o genótipo B[112]. O genótipo C também foi associado com pior resposta à terapia que o genótipo B em estudos realizados na China e no Japão, o que talvez possa ser explicado pela maior freqüência de mutantes BCP no genótipo C[113,114].

Variantes virais

O VHB-2 foi inicialmente descrito em crianças vacinadas no Senegal, em casos com AgHBs, anti-HBs e VHB-DNA positivos, mas AgHBe, anti-HBe e anti-HBc negativos[115]. Essa variante foi também descrita na Espanha[116]. Entretanto, a existência do VHB-2 não foi comprovada, pois não foi determinada sua seqüência de nucleotídeos e a correlação dessa seqüência com as alterações antigênicas. Dessa forma, acredita-se que os achados descritos refletem na verdade apenas diferente resposta imunológica de alguns indivíduos infectados pelo VHB[117].

A variante pré-core do VHB foi descrita inicialmente na Itália[118], envolve casos negativos para AgHBe, mas soropositivos para AgHBs, anti-HBc, anti-HBe, DNA viral e AgHBc detectável no fígado. Esses casos são particularmente comuns na Região Mediterrânea e no Extremo Oriente. Encontraram-se, nesses casos, mutações na região pré-C do genoma viral (posições 1896/1899), que originam um códon de terminação, abortando a síntese do AgHBe. Tais casos são geralmente mais graves, talvez em virtude da ausência do papel modulador da reposta imune desempenhado pelo AgHBe, evoluindo com hepatite crônica ativa intensa, com presença de anticorpos anti-HBe e VHB-DNA no soro. Mutações na região pré-core afetam o sinal de encapsidação, podendo alterações na sua função estar também envolvidas no aparecimento de hepatites fulminantes, pelo aumento da velocidade de encapsidação do vírus[119]. Alguns desses indivíduos seriam inicialmente infectados pelo vírus selvagem e, com o prosseguimento da doença, seriam selecionadas variantes que não produzem AgHBe[120]. Outros casos se infectariam primordialmente com o vírus mutante, e esse fato já foi envolvido com surtos de hepatites fulminantes[121].

O mesmo padrão, com concomitância de AgHBs, anti-HBe e DNA viral positivos, pode ser encontrado por mutações que afetam o promotor pré-core/core (A → T e G → A nas posições 1762 e 1764), correspondentes a importantes nucleotídeos na manutenção da estrutura secundária do sinal de encapsidação. Esse mutante está associado a hepatite ativa, doença grave após transplante de fígado, carcinoma hepatocelular e hepatites fulminantes[122]. Associadas a essas mutações foram também descritas mutações entre os nucleotídeos 1751-1755, presentes também em casos com essas características clínicas e laboratoriais[123]. Estudos *in vitro* demonstraram vírus com essas mutações, associadas a C → T 1653, que apresentam diminuições nos níveis de RNAm e de secreção de AgHBe, acompanhados de um aumento na replicação viral[124,125].

Mutações na região pré-core são também encontradas em casos de hepatites crônicas anti-HBe, passando por exacerbações após tratamento imunossupressivo. Foi encontrada uma deleção de 8bp (1768-1775) localizada na região do promotor core antes da exacerbação. Após esta, os clones com deleção não foram mais detectados, sendo substituídos por clones com mutações (G → A 1896) ou mutações no promotor (A → T 1762 e G → A 1764) e uma nova mutação C → T 1653.[126]

Outro mutante (C → T 1768 e T → A 1770) tem sido associado com hepatites fulminantes, por facilitar a encapsidação do ácido nucléico viral e aumentar a replicação viral[127].

Uma outra variante encontrada em um indivíduo homossexual, infectado pelo HIV, não produziu anti-HBc, mas sim AgHBs, AgHBe e níveis muito elevados de VHB-DNA. Com o seqüenciamento do genoma viral, encontraram-se mutações nas regiões pré-C e C, com a produção de um antígeno diferente do nucleocapsídeo viral habitual[128].

Variantes envolvendo mutações no epitopo de células T citotóxicas HLA-A2 restrito do AgHBc, na região pré-S e no AgHBx, foram também descritas e devem influenciar a evolução e ter um papel na persistência da infecção[129].

Em pacientes infectados com variantes do VHB com mutações na região pré-S, que afetam o promotor do AgHBs, ocorre um acúmulo intracelular de proteínas virais, em geral associado a cirrose e hepatite colestática fibrosante[130].

Durante a década de 1980, foi descrito um surto de hepatite B em crianças nascidas de mães soropositivas para o AgHBs, que haviam sido submetidas à profilaxia adequada[131]. O DNA do VHB podia ser detectado nesses casos, e na seqüência nucleotídica identificou-se uma mutação no epitopo *a* do AgHBs, para o qual são dirigidos os anticorpos neutralizantes, bem como os principais anticorpos utilizados nos testes para a detecção do AgHBs[132]. Outros casos semelhantes também foram descritos em outras regiões, após o uso de vacina, imunoglobulina[133] ou anticorpo monoclonal[134], e foram associados com hepatites pós-transfusionais[135-139] soronegativas para o AgHBs com os testes utilizados. Testes sorológicos aprimorados, contendo anticorpos também contra outros epitopos do AgHBs, permitem a detecção desse mutante[134] e, provavelmente, vacinas contendo outros antígenos do VHB, além do AgHBs, devem ser protetoras contra esses mutantes.

Outros mutantes do VHB, também envolvidos com casos de hepatites AgHBs negativas, possuem deleções na região X do genoma viral. Essas mutações fazem com que a expressão do AgHBs esteja bastante diminuída, sem prejuízo, entretanto, da capacidade infecciosa do vírus, mas tornando também bastante difícil sua detecção pelos métodos sorológicos e até mesmo por testes de amplificação por PCR dirigidos contra a região deletada. Esses mutantes foram inicialmente encontrados em casos de hepatites pós-transfusionais em crianças talassêmicas politransfundidas[140], pacientes submetidos à hemodiálise nos Estados Unidos[141] e no Japão[142]. Outros grupos no Japão confirmaram esse achado: em um trabalho, o DNA viral foi encontrado em 21 pacientes (70%) com hepatite crônica não-B, não-C, sempre com uma deleção de oito nucleotídeos na parte distal da região X (1763-1770)[143]. Além desse mutante, outra deleção de 20bp (1753-1772) foi também descrita no Japão[144]. A proteína X transativa os promotores virais, e a região do gene X contém os promotores pré-core e core e o "enhancer" II; portanto diversas mutações nessa região afetam a expressão de genes do VHB, gerando casos nos quais os marcadores sorológicos habituais não podem ser detectados[145,146]. Em nosso meio, estudando pacientes com hepatites não-A-E, não foi encontrado nenhum caso de hepatite crônica AgHBs negativa que fosse portador do DNA viral[147].

Mutantes resistentes a antivirais

Um ponto que tem merecido especial atenção é a detecção de mutantes virais resistentes aos novos antivirais, a lamivudina e o fanciclovir. A descoberta de novos análogos de nucleosídeos orais com atividade potente contra o VHB e baixa toxicidade tem levado a um novo caminho para o desenvolvimento de uma terapia antiviral efetiva. A lamivudina (3TC ou 2'-3'-dideoxi-3'-tiacitidina), um análogo da citidina, mostrou-se eficiente na redução da carga viral tanto do HIV como do VHB, sendo a primeira alternativa eficaz para o tratamento da hepatite B, como opção ao α-interferon e ao tratamento profilático com imunoglobulina contra o VHB (HBIG) nos casos de transplante de fígado. Estudos utilizando 100 ou

300mg de lamivudina, uma vez ao dia, durante três meses, mostraram que houve supressão viral resultando em negativação da replicação viral em 100% dos pacientes[148], mas a replicação viral voltou após a retirada do tratamento. Em pacientes co-infectados com VHB e HIV, a supressão daquele foi relatada em 96% dos casos[149]. Entretanto, outros trabalhos descreveram que alguns pacientes voltam a apresentar infecção ativa pelo VHB já durante o tratamento com lamivudina[150]. Esse "breakthrough" do VHB após supressão inicial, nos casos em que o paciente persistiu com o tratamento, pode ser explicado pelo aparecimento de mutantes resistentes à lamivudina[151,152].

A resistência à lamivudina em HIV foi bem documentada, estando relacionada com uma mutação no códon 184 da transcriptase reversa em uma seqüência de proteínas YMDD (tirosina–metionina–aspartato–aspartato). Essa seqüência, altamente conservada, também é encontrada nas polimerases dos hepadnavírus, sendo considerada sítio da molécula-alvo para o efeito antiviral da lamivudina. Desse modo, diferentes pesquisadores investigaram essa região em pacientes que apresentaram reativação do VHB após seu desaparecimento. Em todos os pacientes estudados, a recorrência do VHB estava relacionada com o aparecimento de mutações no *locus* YMDD, que estava alterado para YIDD ou YVDD (metionina para isoleucina ou valina). Assim como para o HIV, essa mutação foi correlacionada com a resistência à lamivudina, e estudos com culturas de hepatócitos *in vitro* infectados com o VHB do soro dos pacientes na presença de diferentes concentrações de lamivudina mostraram que, após o aparecimento da mutação, o vírus tornou-se pelo menos 45 vezes menos sensível à lamivudina do que antes do aparecimento dos mutantes[153,154].

Os mutantes resistentes à lamivudina e ao fanciclovir possuem atividade replicativa menor, em virtude das alterações na DNA polimerase viral[155]. Por outro lado, existem também mutantes com alta capacidade replicativa, o que parece ser causado pelo surgimento de mutações compensatórias[156], cuja presença em nosso meio parece ser muito comum em pacientes tratados com lamivudina[157]. As mutações associadas com resistência à lamivudina costumam aparecer até o segundo ano de tratamento[158].

Algumas outras drogas estão em fases de estudos clínicos e potencialmente poderão ser utilizadas para o tratamento da hepatite B, como adefovir[159], lobucavir[160], entricitabina[161], entecavir, entre outras. Essas drogas surgem como opção terapêutica em pacientes resistentes à lamivudina. Se for seguida a experiência do tratamento da AIDS, a tendência é que, desde que possível, se opte pelo uso de terapia combinada com duas ou três drogas para diminuir a possibilidade de desenvolvimento de vírus resistentes ao tratamento, o que constitui a principal causa de falência terapêutica, como no caso da infecção pelo HIV. A eficácia do uso dessas drogas conjuntamente, para diminuir a possibilidade do aparecimento de variantes resistentes ao tratamento, associa-se com sítios diferentes para as mutações de resistência. Os mecanismos e as mutações de resistência à lamivudina e à entricitabina são comuns[162]. Algumas mutações de resistência ao fanciclovir são comuns às de resistência à lamivudina[151,163]. Por outro lado, as mutações associadas a resistência à lamivudina não parecem alterar a sensibilidade do VHB ao adefovir e ao lobucavir[164-167]. Esse dado não é conhecido para todas as drogas. Como no caso da infecção pelo HIV, a determinação da resistência do VHB aos antivirais deve tornar-se cada vez mais uma metodologia comum para o acompanhamento de pacientes com hepatite B, em especial quando as opções terapêuticas forem mais numerosas.

REFERÊNCIAS BIBLIOGRÁFICAS

1. McCallum FO. Homologous serum jaundice. *Lancet*, 2:691-2, 1947. ■ 2. Hollinger FB. Hepatitis B virus. In: Fields BN (ed). *Virology*. 2nd ed, New York, Raven Press Ltd., 1990, pp. 2171-2236. ■ 3. Blumberg BS, Alter HJ, Visnich S. A "new" antigen in leukemia sera. *JAMA*, 191:541-6, 1965. ■ 4. Prince AM. An antigen detected in the boood during the incubation period of serum hepatitis. *Proc Natl Acad Sci*, 60:814-21, 1968. ■ 5. Okochi K, Murakami S. Observations on Australia antigen in Japanese. *Vox Sang*, 15:374-85, 1968. ■ 6. Dane DS, Cameron CH, Briggs M. Virus-like particles in serum of patients with Australia-antigen-associated hepatitis. *Lancet*, 1:695-8, 1970. ■ 7. Gust ID, Burrell CJ, Coulepis AG, Robinson WS, Zuckerman AJ. Taxonomic classification of human hepatitis B virus. *Intervirology*, 25:14-29, 1986. ■ 8. Summers J, Smolec JM, Snyder R. A virus similar to human hepatitis B associated with hepatitis and hepatoma in woodchucks. *Proc Natl Acad Sci USA*, 75:4533-37, 1978. ■ 9. Marion PL, Oshiro LS, Regnery DC, et al. A virus in beechey ground squirrels that is related to hepatitis B virus of humans. *Proc Natl Acad Sci USA*, 77:2941-5, 1980. ■ 10. Testut P, Renard CA, Terradillos O, et al. A new hepadnavirus endemic in arctic ground squirrels in Alaska. *J Virol*, 70:4210-9, 1996. ■ 11. Lanford RE, Chavez D, Brasky KM, Burns RB, Rico-Hesse R. Isolation of a hepadnavirus from the woolly monkey, a New World primate. *Proc Natl Acad Sci USA*, 95:5757-61, 1998. ■ 12. Mimms LT, Solomon LR, Ebert JW, Fields H. Unique preS sequence in a gibbon-derived hepatitis B virus variant. *Biochem Biophys Res Commun*, 195:186-91, 1993. ■ 13. MacDonald DM, Holmes EC, Lewis JC, Simmonds P. Detection of hepatitis B virus infection in wild-born chimpanzees (Pan troglodytes verus): phylogenetic relationships with human and other primate genotypes. *J Virol*, 74:4253-7, 2000. ■ 14. Warren KS, Heeney JL, Swan RA, Heriyanto, Verschoor EJ. A new group of hepadnaviruses naturally infecting orangutans (Pongo pygmaeus). *J Virol*, 73:7860-5, 1999. ■ 15. Grethe S, Heckel JO, Rietschel W, Hufert FT. Molecular epidemiology of hepatitis B virus variants in nonhuman primates. *J Virol*, 74:5377-81, 2000. ■ 16. Mason WS, Seal G, Summers J. Virus of Pekin ducks with structural and biological relatedness to human hepatitis B virus. *J Virol*, 36:829-36, 1980. ■ 17. Sprengel R, Kaleta EF, Will HJ. Isolation and characterization of a hepatitis B virus endemic in herons. *Virol*, 62:3832-9, 1988. ■ 18. Chang SF, Netter HJ, Bruns M, Schneider R, Frolich K, Will H. A new avian hepadnavirus infecting snow geese (Anser caerulescens) produces a significant fraction of virions containing single-stranded DNA.*Virology*, 262:39-54, 1999. ■ 19. Luscombe CA, Locarnini SA. Avihepadnaviridae. In: Zuckerman AJ, Thomas HC. *Viral Hepatitis*. 2nd ed, London,

Chuchill Livingstone, 1998, pp. 115-128. ■ 20. Kann M, Gerlich W. Hepadnaviridae. Structure and molecular virology. **In:** Zuckerman AJ, Thomas HC. *Viral Hepatitis*. 2nd ed, London, Chuchill Livingstone, 1998, pp. 77-105. ■ 21. Bruss V, Gerhardt E, Vieluf K, Wunderlich G. Functions of the large hepatitis B virus surface protein in viral particle morphogenesis. *Intervirology*, 39:23-31, 1996. ■ 22. Machida A, Kishimoto S, Ohnuma H. A hepatitis B surface antigen polypeptide (P31) with the receptor for polymerized human as well as chimpanzee albumin. *Gastroenterology*, 81:218-25, 1983. ■ 23. Heerman KH, Kruse F, Seifer M, et al. Immunogenicity of the gene S and pre-S domain in hepatitis B virions and HBsAg filaments. *Intervirology*, 28:14-25, 1987. ■ 24. Neurath AR, Kent SBH, Strick N, et al. Identification and chemical synthesis of a host cell receptor binding site on hepatitis B virus. *Cell*, 46:429-36, 1986. ■ 25. Treichel U, Meyer zum Büschenfeld KH, Dienes HP, Gerken G. Receptor-mediated entry of hepatitis B virus particles into liver cells. *Arch Virol*, 142:493-8, 1997. ■ 26. Neurath AR, Strick N, Sproul P. Search for hepatitis B virus cell receptors reveals binding sites for interleukin 6 on the virus envelope protein. *J Exp Med*, 175:461-9, 1992. ■ 27. Neurath AR, Strick N. The putative cell receptors for hepatitis B virus (HBV), annexin V, and apolipoprotein H, bind to lipid components of HBV. *Virology*, 204:475-7, 1994. ■ 28. De Meyer S, Gong ZJ, Suwandhi W, Van Pelt J, Soumillion A, Yap SH. Organ and species specificity of hepatitis B virus (HBV) infection: a review of literature with a special reference to preferential attachment of HBV to human hepatocytes. *J Viral Hepat*, 4:145-53, 1997. ■ 29. Gerlich WH, Deepen R, Heermann KH, et al. Protective potential of hepatitis B virus antigens other than the S gene protein. *Vaccine*, 8(Suppl): S63-9, 1990. ■ 30. Decker RH, Kuhns MC, Brawner TA, et al. Future advances diagnostics techniques for hepatitis B. **In:** Zuckermann A (ed). *Viral Hepatitis and Liver Disease*. Alan R Liss, 1988, pp. 231-236. ■ 31. Meyer zum Büschenfeld KH, Gerken G, Hess G, et al. The significance of the pre-S region of the hepatitis B virus. *J Hepatol*, 3:273-9, 1986. ■ 32. Leroux-Roels G, Desombere I, Cobbaut L, et al. Hepatitis B vaccine containing surface antigen and selected pre S1 and pre S2 sequences. 2. Immunogenicity in poor responders to hepatitis B vaccines. *Vaccine*, 15:1732-6, 1997. ■ 33. Hildt E, Urban S, Lauer U, Hofschneider PH, Kekule AS. ER-localization and functional expression of the HBV transactivator MHBst. *Oncogene*, 8:3359-67, 1993. ■ 34. Hildt E, Saher G, Bruss V, Hofschneider PH. The hepatitis B virus large surface protein (LHBs) is a transcriptional activator. *Virology*, 225:235-9, 1996. ■ 35. Karai K, Iino S, Kokie K, et al. Pre-S(2) antigen in chronic hepatitis B virus infection: a new marker for HBV replication. **In:** Zuckermann A (ed). *Viral Hepatitis and Liver Disease*. Alan R Liss, 1988, pp. 284-285. ■ 36. Neurath AR, Thanavala Y. Hepadnaviruses. **In:** Van Regenmortel MHV, Neurath AR (eds). *Immunochemistry of Viruses II: The Basis for Serodiagnosis and Vaccines*, Amsterdam, Elsevier, 1990, pp. 403-458. ■ 37. Uy A, Bruss V, Gerlich WH, et al. Pre core sequence of hepatitis B virus inducing e antigen and membrane association of the viral core protein. *Virology*, 155:89-96, 1986. ■ 38. Miller RH. Proteolytic self-cleavage of hepatitis B virus core protein may generate serum e antigen. *Science*, 236:722-5, 1987. ■ 39. Nassal M. The arginine-rich domain of the hepatitis B virus core protein is required for pregenome encapsidation and productive viral positive-strand DNA synthesis but not for virus assembly. *J Virol*, 66:4107-16, 1992. ■ 40. Koshy R, Hofschneider PH. Transactivation by hepatitis B virus may contribute to hepatocarcinogenesis. *Curr Top Microbiol Immunol*, 144:165-281, 1989. ■ 41. Capovilla A, Carmona S, Arbuthnot P. Hepatitis B virus X-protein binds damaged DNA and sensitizes liver cells to ultraviolet irradiation. *Biochem Biophys Res Commun*, 232:255-60, 1997. ■ 42. Kwee L, Lucito R, Aufiero B, Schneider RJ. Alternate splicing on hepatitis B virus X mRNA produces multiple polypeptides that differentially transactivate class II and III promoters. *J Virol*, 66:4382-89, 1992. ■ 43. Kaplan PM, Greenman RL, Gerin JL, et al. DNA polymerase associated with human hepatitis B antigen. *J Virol*, 12:995-1003, 1973. ■ 44. Tavis JE, Ganem D. Expression of functional hepatitis B virus polymerase in yeast reveals it to be the sole viral protein required for correct initiation of reverse transcription. *Proc Natl Acad Sci*, 90:4107-11, 1993. ■ 45. Schlicht H J, Schaller H. Analysis of hepatitis B virus gene functions in tissue culture and in vivo. *Curr*

Top Microbiol Immunol, 144:254-63, 1989. ■ 46. Bartenshlager R, Schaller H. The amino terminal domain of the hepadnaviral P-gene encodes the terminal protein genome-linked protein believed to prime reverse transcription. *EMBO J*, 7:4185-92, 1986. ■ 47. Siddiqui A, Jameel S, Mapoles J. Transcriptional control elements of hepatitis B surface antigen gene. *Proc Natl Acad Sci USA*, 83:566-70, 1986. ■ 48. Malpiece Y, Michel ML, Carloni G, Revel M, Tiollais P, Weissenbach J. The gene S promoter of hepatitis B virus confers constitutive gene expression. *Nucleic Acids Res*, 11:4645-54, 1983. ■ 49. Cattaneo R, Will H, Hernandez N, Schaller H. Signals regulating hepatitis B surface antigen transcription. *Nature*, 305:336-8, 1983. ■ 50. Faktor O, De-Medina T, Shaul, Y. Regulation of hepatitis B virus S gene promoter in transfected cell lines. *Virology*, 162:362-8, 1988. ■ 51. Masuda M, Lee G, Yuasa T, Yoshikura H. Upstream region of hepatitis B virus S gene responsible for transcriptional stimulation by dexamethasone. *Microbiol Immunol*, 32:741-7, 1988. ■ 52. Chang, HK, Ting LP. The surface gene promoter of the human hepatitis B virus displays a preference for differentiated hepatocytes. *Virology*, 170:176-83, 1989. ■ 53. Yuh CH, Chang YL, Ting LP. Transcriptional regulation of pre core and pregenomic RNAs of hepatitis B virus. *J Virol*, 66:4073-84, 1992. ■ 54. Treinin M, Laub O. Identification of a promoter element located upstream from the hepatitis B virus X gene. *Mol Cell Biol*, 7:545-8, 1987. ■ 55. Yaginuma K, Koike K. Identification of a promoter region for 3.6-kilobase mRNA of hepatitis B virus and specific cellular binding protein. *J Virol*, 63:2914-20, 1989. ■ 56. Chen IH, Huang CJ, Ting LP. Overlapping initiator and TATA box functions in the basal core promoter of hepatitis B virus. *J Virol*, 69:3647-57, 1995. ■ 57. Yu X, Mertz JE. Promoters for synthesis of the pre-C and pregenomic mRNAs of human hepatitis B virus are genetically distinct and differentially regulated. *J Virol*, 70:8719-26, 1996. ■ 58. Yu X, Mertz JE. Differential regulation of the pre-C and pregenomic promoters of human hepatitis B virus by members of the nuclear receptor superfamily. *J Virol* 71:9366-74, 1997. ■ 59. Buckwold VE, Chen M, Ou JH. Interaction of transcription factors RFX1 and MIBP1 with the gamma motif of the negative regulatory element of the hepatitis B virus core promoter. *Virology*, 227:515-8, 1997. ■ 60. Uchida T, Takahashi K, Tatsuno K, Dhingra U, Eliason JF. Inhibition of hepatitis-B-virus core promoter by p53: implications for carcinogenesis in hepatocytes. *Int J Cancer*, 67:892-7, 1996. ■ 61. Guo WT, Wang J, Tam G, Yen TS, Ou JS. Leaky transcription termination produces larger and smaller than genome size hepatitis B virus X gene transcripts. *Virology*, 181:630-6, 1991. ■ 62. Zheng YW, Riegler J, Wu J, Yen TS. Novel short transcripts of hepatitis B virus X gene derived from intragenic promoter. *J Biol Chem*, 269:22593-8, 1994. ■ 63. Cherrington J, Russnak R, Ganem D. Upstream sequences and cap proximity in the regulation of polyadenylation in ground squirrel hepatitis virus. *J Virol*, 66(12):7589-96, 1992. ■ 64. Rieger A, Nassal M. Specific hepatitis B virus minus-strand DNA synthesis requires only the 5' encapsidation signal and the 3'-proximal direct repeat DR1. *J Virol*, 70:585-9, 1996. ■ 65. Quade K, Saldanha J, Thomas H, Monjardino J. Integration of hepatitis B virus DNA through a mutational hot spot within the cohesive region in a case of hepatocellular carcinoma. *J Gen Virol*, 73:179-82, 1992. ■ 66. Kidd AH, Kidd-Ljunggren K. A revised secondary structure model for the 3'-end of hepatitis B virus pregenomic RNA. *Nucleic Acids Res*, 24:3295-301, 1996. ■ 67. Knaus T, Nassal M. The encapsidation signal on the hepatitis B virus RNA pregenome forms a stem-loop structure that is critical for its function. *Nucleic Acids Res*, 21:3967-75, 1993. ■ 68. Bartenschlager R, Schaller H. Hepadnaviral assembly is initiated by polymerase binding to the encapsidation signal in the viral RNA genome. *EMBO J*, 11:3413-20, 1992. ■ 69. Lok AS, Akarca U, Greene S. Mutations in the pre-core region of hepatitis B virus serve to enhance the stability of the secondary structure of the pre-genome encapsidation signal. *Proc Natl Acad Sci USA*, 91:4077-81, 1994. ■ 70. Su H, Yee JK. Regulation of hepatitis B virus gene expression by its two "enhancers". *Proc Natl Acad Sci USA*, 89:2708-12, 1992. ■ 71. Shaul Y, Rutter WJ, Laub O. A human hepatitis B viral "enhancer" element. *EMBO J*, 4:427-30, 1985. ■ 72. Antonucci TK, Rutter WJ. Hepatitis B virus (HBV) promoters are regulated by the HBV "enhancer" in a tissue-specific manner. *J Virol*, 63:579-83, 1989. ■ 73. Elfassi E. Broad specificity of the hepatitis B "enhancer" function. *Virology*, 160:259-62, 1987. ▪ 74. Faktor O, De-Medina T, Shaul Y. Regulation of hepatitis B virus S gene promoter in transfected cell lines. *Virology*, 162:362-8, 1988. ▪ 75. Chou HW, Harrell D, Forough R, Watabe K. Binding of tissue-specific factors to the "enhancer" sequence of hepatitis B virus. *FEBS Lett*, 229:349-54, 1988. ▪ 76. Fukai K, Takada S, Yokosuka O, Saisho H, Omata M, Koike K. Characterization of a specific region in the hepatitis B virus "enhancer" I for the efficient expression of X gene in the hepatic cell. *Virology*, 236:279-87, 1997. ▪ 77. Yee JK. A liver-specific "enhancer" in the core promoter region of human hepatitis B virus. *Science*, 246:658-61, 1989. ▪ 78. Ori A, Zauberman A, Doitsh G, Paran N, Oren M, Shaul Y. P53 binds and represses the HBV "enhancer": an adjacent "enhancer" element can reverse the transcription effect of p53. *EMBO J*, 17:544-53,1998. ▪ 79. Hu KQ, Siddiqui A. Regulation of the hepatitis B virus gene expression by the "enhancer" element I. *Virology*, 181:721-6, 1991. ▪ 80. Wang Y, Chen P, Wu X, Sun AL, Wang H, Zhu YA, Li ZP. A new "enhancer" element, ENII, identified in the X gene of hepatitis B virus. *J Virol*, 64:3977-81, 1990. ▪ 81. Yuh CH, Ting LP. The genome of hepatitis B virus contains a second "enhancer": cooperation of two elements within this "enhancer" is required for its function. *J Virol*, 64:4281-7, 1990. ▪ 82. Tur-Kaspa R, Burk RD, Shaul Y, Shafritz DA. Hepatitis B virus DNA contains a glucocorticoid-responsive element. *Proc Natl Acad Sci USA*, 83:1627-31, 1986. ▪ 83. Tur-Kaspa R, Shaul Y, Moore DD, et al. The glucocorticoid receptor recognizes a specific nucleotide sequence in hepatitis B virus DNA causing increased activity of the HBV "enhancer". *Virology*, 167:630-3, 1988. ▪ 84. Lopez-Alcorocho JM, Cabrerizo M, Bartolome J, Cotonat T, Carreno V. Analysis of hepatitis B virus pre core variants in hepatitis B e antibody-positive patients treated with prednisone plus interferon. *J Viral Hepat*, 2:279-84, 1995. ▪ 85. Norder H, Courouce AM, Magnius LO. Molecular basis of hepatitis B virus serotype variations within the four major subtypes. *J Gen Virol*, 73:3141-5, 1992. ▪ 86. Okamoto H, Tsuda F, Sakugawa H, et al. Typing hepatitis B virus by homology in nucleotide sequence: comparison of surface antigen subtypes. *J Gen Virol*, 69:2575-83, 1988. ▪ 87. Norder H, Hammas B, Löfdahl S, et al. Comparison of the amino acid sequences of nine different serotypes of hepatitis B surface antigen and genomic classification of the corresponding hepatitis B virus strains. *J Gen Virol*, 73:1201-8, 1992. ▪ 88. Stuyver L, De Gendt S, Van Geyt C, Zoulim F, Fried M, Schinazi RF, Rossau R. A new genotype of hepatitis B virus: complete genome and phylogenetic relatedness. *J Gen Virol*, 81:67-74, 2000. ▪ 89. Bollyky PL, Rambaut A, Harvey PH, Holmes EC. Recombination between sequences of hepatitis B virus from different genotypes. *J Mol Evol*, 42(2):97-102, 1996. ▪ 90. Zhang X, Zoulim F, Habersetzer F, Xiong S, Trepo C. Analysis of hepatitis B virus genotypes and pre-core region variability during interferon treatment of HBe antigen negative chronic hepatitis B. *J Med Virol*, 48:8-16, 1996. ▪ 91. Li JS, Tong SP, Wen YM, Vitvitski L, Zhang Q, Trepo C. Hepatitis B virus genotype A rarely circulates as an HBe-minus mutant: possible contribution of a single nucleotide in the pre core region. *J Virol*, 67:5402-10, 1993. ▪ 92. Rodriguez-Frias F, Buti M, Jardi R, et al. Hepatitis B virus infection: pre core mutants and its relation to viral genotypes and core mutations. *Hepatology*, 22:1641-7, 1995. ▪ 93. Bollyky, PL. Distinct clinical outcomes and mutational patterns characterise clusters of viral strains isolated from epidemiologically independent fulminant hepatitis B cases. [Tese de Doutoramento] Oxford: Universidade de Oxford, Inglaterra. ▪ 94. Magnius LO, Norder H. Subtypes, genotypes and molecular epidemiology of the hepatitis B virus as reflected by sequence variability of the S-gene. *Intervirology*, 38:24-34, 1995. ▪ 95. Bowyer SM, van Staden L, Kew MC, Sim JG. A unique segment of the hepatitis B virus group A genotype identified in isolates from South Africa. *J Gen Virol*, 78:1719-29, 1997. ▪ 96. Norder H, Courouce AM, Magnius LO. Complete genomes, phylogenetic relatedness, and structural proteins of six strains of the hepatitis B virus, four of which represent two new genotypes. *Virology*, 198:489-503, 1994. ▪ 97. Norder H, Ebert JW, Fields HA, Mushahwar IK, Magnius LO. Complete sequencing of a gibbon hepatitis B virus genome reveals a unique genotype distantly related to the chimpanzee hepatitis B virus. *Virology*, 218:214-23, 1996. ▪ 98. Casey JL, Niro GA, Engle

RE, et al. Hepatitis B virus (HBV)/hepatitis D virus (HDV) coinfection in outbreaks of acute hepatitis in the Peruvian Amazon basin: the roles of HDV genotype III and HBV genotype F. *J Infect Dis*, 174:920-6, 1996. ▪ 99. Arauz-Ruiz P, Norder H, Visona KA, Magnius LO. Genotype F prevails in HBV infected patients of hispanic origin in Central America and may carry the pre core stop mutant. *J Med Virol*, 51:305-12, 1997. ▪ 100. Telenta PF, Poggio GP, Lopez JL, Gonzalez J, Lemberg A, Campos RH. Increased prevalence of genotype F hepatitis B virus isolates in Buenos Aires, Argentina. *J Clin Microbiol*, 35:1873-5, 1997. ▪ 101. Mbayed VA, Lopez JL, Telenta PF, Palacios G, Badia I, Ferro A, Galoppo C, Campos RH. Distribution of hepatitis B virus genotypes in two different pediatric populations from Argentina. *J Clin Microbiol*, 36:3362-5, 1998. ▪ 102. Blitz L, Pujol FH, Swenson PD, Porto L, Atencio R, Araujo M, Costa L, Monsalve DC, Torres JR, Fields HA, Lambert S, Van Geyt C, Norder H, Magnius LO, Echevarria JM, Stuyver L. Antigenic diversity of hepatitis B virus strains of genotype F in Amerindians and other population groups from Venezuela. *J Clin Microbiol*, 36(3):648-51, 1998. ▪ 103. Moraes MT, Gomes SA, Niel C. Sequence analysis of pre-S/S gene of hepatitis B virus strains of genotypes A, D, and F isolated in Brazil. *Arch Virol*, 141:1767-73, 1996. ▪ 104. Teles SA, Martins RM, Vanderborght B, Stuyver L, Gaspar AM, Yoshida CF. Hepatitis B virus: genotypes and subtypes in Brazilian hemodialysis patients. *Artif Organs*, 23:1074-8, 1999. ▪ 105. Moraes CR, Moreira RC, Oba IT, Saraceni CP, Lemos MF, Spina AMM, Nascimento AS, Albuquerque ACC, Raso PG, Pinho JRR, Carrilho FJ. Epidemiology of hepatitis B at Santa Catarina State, Brazil. IX Encontro Nacional de Virologia, realizado de 25 a 27 de novembro de 1998, São Lourenço, MG. ▪ 106. Sitnik R, Pinho JRR, Da Silva LC, Fonseca LEP, Carrilho FJ, Bernardini AP. Hepatitis B virus genotypes and pre-core mutants in chronic hepatitis B patients from São Paulo City, Brazil. *Hepatology*, 32(4 Pt.2), 2000. ▪ 107. Bertolini DA, Moreira RC, Soares M, Bensabath G, Lemos MF, Mello IMVG de C, Pinho JRR. Genotyping of hepatitis B virus in indigenous populations from Amazon Region, Brazil. *Virus Rev Res*, 5(2 – Suppl 1): 101, 2000. ▪ 108. Zhang X, Zoulim F, Habersetzer F, Xiong S, Trepo C. Analysis of hepatitis B virus genotypes and pre-core region variability during interferon treatment of HBe antigen negative chronic hepatitis. *B J Med Virol*, 48:8-16, 1996. ▪ 109. Rodriguez-Frias F, Buti M, Jardi R, et al. Hepatitis B virus infection: precore mutants and its relation to viral genotypes and core mutations. *Hepatology*, 22:1641-47, 1995. ▪ 110. Mayerat C, Mantegani A, Frei PC. Does hepatitis B virus (HBV) genotype influence the clinical outcome of HBV infection? *J Viral Hepat*, 6:299-304, 1999. ▪ 111. Kao JH, Chen PJ, Lai MY, Chen DS. Hepatitis B genotypes correlate with clinical outcomes in patients with chronic hepatitis B. *Gastroenterology*, 118:554-9, 2000. ▪ 112. Ding X, Mizokami M, Yao G, Xu B, Orito E, Ueda R, Nakanishi M. Hepatitis B virus genotype distribution among chronic hepatitis B virus carriers in Shanghai, China. *Intervirology*, 44(1):43-7, 2001. ▪ 113. Kao JH, Wu NH, Chen PJ, Lai MY, Chen DS. Hepatitis B genotypes and the response to interferon therapy. *J Hepatol*, 33:998-1002, 2000. ▪ 114. Orito E, Mizokami M, Sakugawa H, Michitaka K, Ishikawa K, Ichida T, Okanoue T, Yotsuyanagi H, Iino S. A case-control study for clinical and molecular biological differences between hepatitis B viruses of genotypes B and C. Japan HBV Genotype Research Group. *Hepatology*, 33:218-23. ▪ 115. Coursaget P, Bourdil C, Adamovicz P, et al. HBsAg positive reactivity in man not due to hepatitis B virus. *Lancet*, 2:1354-8, 1987. ▪ 116. Echevarria JM, Leon P, Domingo CJ, et al. Characterization of HBV-2 like infections in Spain. *J Med Virol*, 33:240-7, 1991. ▪ 117. Gotoh K, Mima S, Uchida T, et al. Nucleotide sequence of hepatitis B virus isolated from subjects without serum anti-hepatitis B core antibody. *J Med Virol*, 46:201-6, 1995. ▪ 118. Brunetto MR, Stemler M, Bonino F, et al. A new hepatitis B virus strain in patients with severe anti-HBe positive chronic hepatitis B. *J Hepatol*, 10:258-61, 1990. ▪ 119. Scaglioni PP, Melegari M, Wands JR. Biologic properties of hepatitis B viral genomes with mutations in the precore promoter and precore open reading frame. *Virology*, 233:374-81, 1997. ▪ 120. Akahane Y, Yamanaka T, Suzuki H, et al. Chronic active hepatitis with hepatitis B virus DNA and antibody against e antigen in the serum: disturbed synthesis and secretion of e antigen from hepatocytes due to a point mutation in the precore region. *Gastroenterology*, **99**:1113-9, 1990. ■ 121. Shafritz DA. Variants of hepatitis B virus associates with fulminant liver disease. *N Engl J Med*, **324**:1737-9, 1991. ■ 122. Takahashi K, Aoyama K, Ohno N, et al. The precore/core promoter mutant (T1762A1764) of hepatitis B virus: clinical significance and easy method for detection. *J Gen Virol*, **76**:3159-64, 1995. ■ 123. Kidd-Ljunggren K, Oberg M, Kidd AH. Hepatitis B virus X gene 1751 to 1764 mutations: implications for HBeAg status and disease. *J Gen Virol*, **78**:1469-78, 1997. ■ 124. Gunther S, Piwon N, Will H. Wild-type levels of pregenomic RNA and replication but reduced pre-C RNA and e-antigen synthesis of hepatitis B virus with C (1653) → T, A(1762) → T and G(1764) → A mutations in the core promoter. *J Gen Virol*, **79**:375-80, 1998. ■ 125. Buckwold VE, Xu Z, Chen M, Yen TS, Ou JH. Effects of a naturally occurring mutation in the hepatitis B virus basal core promoter on pre core gene expression and viral replication. *J Virol*, **70**:5845-51, 1996. ■ 126. Nishizono A, Kohno K, Takita-Sonoda Y, et al. Sequential analyses of the mutations in the core upstream and pre core regions of hepatitis B virus genome in anti-HBe positive-carriers developing acute exacerbation. *J Med Virol*, **53**:266-72, 1997. ■ 127. Baumert TF, Rogers SA, Hasegawa K, Liang TJ. Two core promotor mutations identified in a hepatitis B virus strain associated with fulminant hepatitis result in enhanced viral replication. *J Clin Invest*, **98**:2268-76, 1996. ■ 128. Bhat RA, Ulrich PP, Vyas GN. Molecular variant of hepatitis B virus in a persistently infected homosexual man. *Hepatology*, **11**:271-5, 1990. ■ 129. Carman WF, Thomas HC, Zuckerman AJ, et al. Molecular variants. In: Zuckerman AJ, Thomas HC (eds). *Viral Hepatitis Scientific Basis and Clinical Management*. Edinburgh, Churchill Livingstone, 1993, pp. 115-136. ■ 130. Bock CT, Tillmann HL, Maschek HJ, Manns MP, Trautwein C. A pre S mutation isolated from a patient with chronic hepatitis B infection leads to virus retention and misassembly. *Gastroenterology*, **113**:1976-82, 1997. ■ 131. Zanetti AR, Tanzi E, Manzillo G, et al. Hepatitis B variant in Europe. *Lancet*, **2**:1132-3, 1988. ■ 132. Carman WF, Zanetti AR, Karayiannis P, et al. Vaccine-induced escape mutant of hepatitis B virus. *Lancet*, **336**:325-9, 1990. ■ 133. Okamoto H, Yano K, Nozaki Y, et al. Mutations within the s gene of hepatitis B – virus transmitted from mothers to babies immunized with hepatitis-B immune globulin and vaccine. *Pediatr Res*, **32**:264-8, 1992. ■ 134. McMahon G, Ehrlich PH, Moustafa ZA, et al. Genetic alterations in the gene encoding the major HBsAg: DNA and immunological analysis of recurrent HBsAg derived from monoclonal antibody treated liver transplant patients. *Hepatology*, **15**:757-66, 1992. ■ 135. Chazouilleres O, Mamish D, Lim M, et al. "Occult" hepatitis B virus as source of infection in liver transplant recipients. *Lancet*, **343**:142-6, 1994. ■ 136. Rasenack JWF, Schlayer HJ, Hettler F, et al. Hepatitis B virus infection without immunological markers after open-heart surgery. *Lancet*, **345**:355-7, 1995. ■ 137. Carman WF, Korula J, Wallace L, et al. Fulminant reactivation of hepatitis B due to envelope protein mutant that escaped detection by monoclonal HBsAg ELISA. *Lancet*, **345**:1406-7, 1995. ■ 138. Sallie R, Rayner A, Naoumov N, et al. Occult VHB in NANB fulminant hepatitis. *Lancet*, **341**:123, 1993. ■ 139. Wright TL, Mamish D, Combs C. Hepatitis B virus and apparent fulminant non-A, non-B hepatitis. *Lancet*, **339**:952-5, 1992. ■ 140. Feitelson M, Lega L, Guo J, et al. Pathogenesis of post transfusion viral hepatitis in children with beta-thalassemia. *Hepatology*, **19**:558-68, 1994. ■ 141. Feitelson MA, Duan LX, Guo J, et al. X region deletion variants of hepatitis B virus in surface antigen-negative infections and non-A, non-B hepatitis. *J Infect Dis*, **172**:713-22, 1995. ■ 142. Uchida T, Shimojima M, Gotoh K, et al. Silent hepatitis B virus mutants are responsible for non-A, non-B, non-C, non-D, non-E hepatitis. *Microbiol Immunol*, **38**:281-5, 1994. ■ 143. Fukuda R, Ishimura N, Kushiyama Y, et al. Hepatitis B virus with X gene mutation is associated with the majority of serologically "silent" non-B, non-C chronic hepatitis. *Microbiol Immunol*, **40**:481-8, 1996. ■ 144. Moriyama K. Reduced antigen production by hepatitis B virus harbouring nucleotide deletions in the overlapping X gene and pre core-core promoter. *J Gen Virol*, **78**:1479-86, 1997. ■ 145. Uchida T, Saitoh T, Shinzawa H. Mutations of the X region of hepatitis B virus and their clinical implications. *Pathol Int*, **47**:183-93, 1997. ■ 146. Uchida T, Gotoh K, Shikata T. Complete nucleotide sequences and the characteristics of two hepatitis B virus mutants causing serologically negative acute or chronic hepatitis B. *J Med Virol*, **45**:247-52, 1995. ■ 147. Souza LO, Madruga CLA, Carrilho FJ, Da Silva LC, Takahasbi DA, Pinho JRR. Analysis of hepatitis B variants in chronic cases by partial amplification of "C", "S" and "X" genes. *Virus Rev Res*, **5**(2 – Suppl 1):100, 2000. ■ 148. Dienstag JL, Perrillo RP, Schiff ER, Bartholomew M, Vicary C, Rubin M. A preliminary trial of lamivudine for chronic hepatitis B infection. *N Engl J Med*, **333**:1657-61, 1995. ■ 149. Benhamou Y, Katlama C, Lunel F, et al. Effects of lamivudine on replication of hepatitis B virus in HIV-infected men. *Ann Intern Med*, **125**:705-12, 1996. ■ 150. Honkoop P, Niesters HG, De Man RA, Osterhaus AD, Schalm SJ. Lamivudine resistance in immunocompetent chronic hepatitis B. Incidence and patterns. *Hepatology*, **26**:1393-5, 1997. ■ 151. Aye TT, Bartholomeusz A, Shaw T, et al. Hepatitis B virus polymerase mutations during antiviral therapy in a patient following liver transplantation. *J Hepatol*, **26**:1148-53, 1997. ■ 152. Bartholomew M, Jansen R, Jeffers L, et al. Hepatitis-B-virus resistance to lamivudine given for recurrent infection after orthotopic liver transplantation. *Lancet*, **349**:20-2, 1997. ■ 153. Ling R, Mutimer D, Ahmed M, et al. Selection of mutations in the hepatitis B virus polymerase during therapy of transplant recipients with lamivudine. *Hepatology*, **24**:711-3, 1996. ■ 154. Tipples G, Ma M, Fischer K, Bain V, Kneteman N, Tyrrell, D. Mutation in HBV RNA-dependent DNA polymerase confers resistance to lamivudine in vivo. *Hepatology*, **24**:714-7, 1996. ■ 155. Melegari M, Scaglioni PP, Wands JR. Hepatitis B virus mutants associated with 3TC and famciclovir administration are replication defective. *Hepatology*, **27**:628-33, 1998. ■ 156. Ono SK, Kato N, Shiratori Y, Kato J, Goto T, Schinazi RF, Carrilho FJ, Omata M. The polymerase L528M mutation cooperates with nucleotide binding-site mutations, increasing hepatitis B virus replication and drug resistance. *J Clin Invest*, **107**:449-55, 2001. ■ 157. Da Silva LC, Pinho JRR, Sitnik R, Fonseca LEP, Carrilho FJ. Predictive factors for response to lamivudine in chronic hepatitis B. *Rev Inst Med Trop (S Paulo)*, **42**:179-86, 2000. ■ 158. Da Silva LC, Pinho JR, Sitnik R, Da Fonseca LE, Carrilho FJ. Efficacy and tolerability of long-term therapy using high lamivudine doses for the treatment of chronic hepatitis B. *J Gastroenterol*, **36**:476-85, 2001. ■ 159. Heijtink RA, De Wilde GA, Kruining J, Berk L, Balzarini J, De Clercq E, Holy A, Schalm SW. Inhibitory effect of 9-(2-phosphonylmethoxyethyl)-adenine (PMEA) on human and duck hepatitis B virus infection. *Antiviral Res*, **21**:141-53, 1993. ■ 160. Genovesi EV, Lamb L, Medina I, Taylor D, Seifer M, Innaimo S, Colonno RJ, Clark JM. Antiviral efficacy of lobucavir (BMS-180194), a cyclobutyl-guanosine nucleoside analogue, in the woodchuck (*Marmota monax*) model of chronic hepatitis B virus (HBV) infection. *Antiviral Res*, **48**:197-203, 2000. ■ 161. Korba BE, Schinazi RF, Cote P, Tennant BC, Gerin JL. Effect of oral administration of emtricitabine on woodchuck hepatitis virus replication in chronically infected woodchucks. *Antimicrob Agents Chemother*, **44**:1757-60, 2000. ■ 162. Das K, Xiong X, Yang H, Westland CE, Gibbs CS, Sarafianos SG, Arnold E. Molecular modeling and biochemical characterization reveal the mechanism of hepatitis B virus polymerase resistance to lamivudine (3TC) and emtricitabine (FTC). *J Virol*, **75**:4771-9, 2001. ■ 163. Xiong X, Yang H, Westland CE, Zou R, Gibbs CS. In vitro evaluation of hepatitis B virus polymerase mutations associated with famciclovir resistance. *Hepatology*, **31**:219-24, 2000. ■ 164. Fu L, Liu SH, Cheng YC. Sensitivity of L-(-)2,3-dideoxythiacytidine resistant hepatitis B virus to other antiviral nucleoside analogues. *Biochem Pharmacol*, **57**:1351-9, 1999. ■ 165. Xiong X, Flores C, Yang H, Toole JJ, Gibbs CS. Mutations in hepatitis B DNA polymerase associated with resistance to lamivudine do not confer resistance to adefovir in vitro. *Hepatology*, **28**:1669-73, 1998. ■ 166. Ono-Nita SK, Kato N, Shiratori Y, Lan KH, Yoshida H, Carrilho FJ, Omata M. Susceptibility of lamivudine-resistant hepatitis B virus to other reverse transcriptase inhibitors. *J Clin Invest*, **103**:1635-40, 1999. ■ 167. Ying C, De Clercq E, Nicholson W, Furman P, Neyts J. Inhibition of the replication of the DNA polymerase M550V mutation variant of human hepatitis B virus by adefovir, tenofovir, L-FMAU, DAPD, penciclovir and lobucavir. *J Viral Hepat*, **7**:161-5, 2000.

5 O vírus da hepatite C

João Renato Rebello Pinho

IDENTIFICAÇÃO DO VÍRUS DA HEPATITE C (VHC)

O VHC foi identificado por Choo e cols.[1], a partir de um "pool" de plasmas de chimpanzés infectados experimentalmente com soros de pacientes com hepatite não-A, não-B (HNANB) crônica. Os ácidos nucléicos totais (DNA e RNA) desse "pool" de plasmas de um chimpanzé foram extraídos e transformados em DNA complementares (cDNA) por meio de transcriptase reversa, e os fragmentos obtidos foram clonados em fago λgt11, a fim de obter-se uma biblioteca de cDNA significativa dos ácidos nucléicos desse chimpanzé. Usando soros de pacientes com HNANB crônica, foi selecionado um clone reativo (5-1-1). Esse clone foi hibridado com bibliotecas genômicas e de cDNA de chimpanzés e seres humanos com e sem HNANB, sendo comprovado que era derivado de um RNA exógeno, pois era hibridado apenas contra as bibliotecas de cDNA provenientes de indivíduos infectados. A partir desse clone, também por hibridação com a biblioteca original de cDNA, foram isolados outros clones, que recriavam parte da fase de leitura aberta do VHC que codifica um peptídeo chamado c100.

A clonagem e a expressão desse gene na levedura *Saccharomyces cerevisiae* na forma de uma fusão gênica com a superóxido-dismutase humana (SOD) resultaram em um peptídeo híbrido chamado c100-3. A enzima SOD foi utilizada porque permite a expressão e estabiliza proteínas exógenas produzidas em leveduras ou bactérias. Este antígeno (c100-3) foi utilizado para a padronização dos primeiros testes imunológicos que demonstraram a presença de anticorpos contra esse vírus em grande parte das HNANB de diversas regiões do mundo, principalmente na fase aguda[2].

ESTRUTURA E FUNÇÃO DO GENOMA VIRAL (Fig. 5.1)

A seqüência completa do VHC foi determinada pelo isolamento de vários clones parcialmente complementares por meio de hibridações com os clones prévios. O vírus possui genoma de RNA fita simples de polaridade positiva com cerca de 9.400 nucleotídeos. Nessa seqüência, encontra-se uma única longa fase de leitura aberta (ORF, do inglês "open reading frame"), que compreende quase todo o genoma e codifica uma poliproteína de pouco mais de 3.000 aminoácidos.

Uma característica importante do VHC é a presença de regiões não traduzidas (UTR, do inglês "untranslated region") ou não codificantes de proteínas (NCR, do inglês "non-coding region") nas extremidades 5' e 3' do genoma viral. Como essas regiões apresentam a menor diversidade entre os diferentes isolados virais, acredita-se que desempenhem importante papel no processo de replicação viral. Essas seqüências conservadas, que contêm estruturas secundárias, são mais resistentes à digestão por ribonucleases (RNases) e ideais para a detecção dos diferentes genótipos do VHC[3,4].

REGIÃO 5' NÃO CODIFICANTE (5'NCR) ou NÃO TRADUZIDA (5'UTR)

A região 5'NCR desempenha papel fundamental para a replicação viral, pois possui um sítio de entrada interno para ribossomos (IRES, do inglês "internal ribosomal entry site"), sendo, portanto, responsável pelo estabelecimento da tradução do RNA viral de forma independente do "cap" 5', fundamental para a tradução dos RNA mensageiros celulares[5]. A eficiência do IRES varia entre os diferentes genótipos virais e pode estar envolvida com as diferenças patológicas encontradas entre os genótipos[6,7].

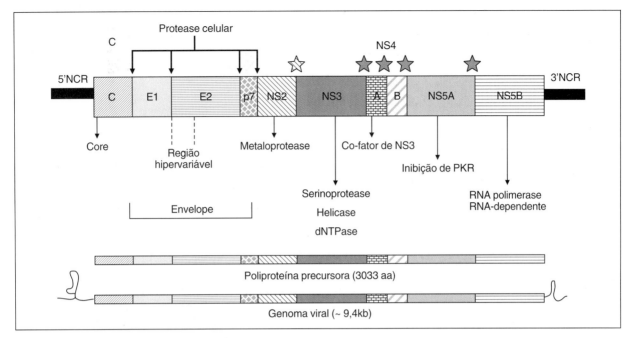

Figura 5.1 – Genoma do vírus da hepatite C.

REGIÃO 3' NÃO CODIFICANTE (3'NCR) ou NÃO TRADUZIDA (3'UTR)

A seqüência da região 3'NCR é formada por uma região tipo específica (logo após o códon de terminação), uma fita de poli-U, inúmeras repetições C(U)n e uma região altamente conservada[8]. Essa região conservada, denominada cauda 3'X, forma uma estrutura secundária com papel crítico no início da replicação viral[9,10], por meio da interação com proteínas celulares e virais[11]. Variações de seqüência nessa região podem também estar envolvidas com diferenças na patogenicidade e na sensibilidade ao interferon do VHC[12,13].

A classificação precisa do VHC ainda não é definitiva, mas está atualmente colocada na família Flaviviridae, como um gênero separado dos *Flavivirus* e *Pestivirus*, pois, apesar de apresentar uma estrutura genômica geral semelhante a estes, na seqüência, o VHC não se aproxima muito de nenhum deles. Para esse novo gênero, foi proposto recentemente o nome *Hepacivirus*[14].

PROTEÍNAS VIRAIS

A poliproteína precursora é processada em diversas proteínas individuais pela ação de proteases virais e celulares. As proteínas estruturais provêm do quarto aminoterminal da poliproteína, e as não-estruturais, da parte restante.

PROTEÍNAS ESTRUTURAIS
Core

A proteína localizada na extremidade amino da poliproteína é extremamente básica e considerada a proteína do nucleocapsídeo viral. É liberada da poliproteína nascente por uma protease celular, formando a p21[15]. A p19, gerada por uma clivagem secundária na p21, é o produto predominante[16]. Tanto a p21 como a p19 são encontradas associadas ao retículo endoplasmático, por meio de duas regiões hidrofóbicas.

Ainda uma outra forma de proteína colinear é formada, a p16, que fica localizada no núcleo, mais especificamente no nucléolo[17]. A função dessa proteína no núcleo não é clara, mas ela deve alterar o metabolismo celular e participar no desenvolvimento da persistência viral, pois suprime genes celulares e interfere em outros vírus, como o VHB e o HIV[18,19].

Outros dois fenômenos foram associados a essas proteínas: a supressão da apoptose, pela interação com o receptor da linfotoxina[20], e a alteração do metabolismo lipídico celular[21], que podem estar relacionadas, respectivamente, com a persistência da infecção e o desenvolvimento de esteatose.

Envelope (E1 e E2) (Fig. 5.2)

As principais proteínas do envelope viral são as glicoproteínas E1 (gp35) e E2 (gp70), que são liberadas da poliproteína precursora também por peptidases celulares[15] e são altamente glicosiladas[22]. E2 pode ser encontrada em uma forma maior, incluindo em sua extremidade carboxila uma proteína menor conhecida como p7[23]. A clivagem de p7 parece ocorrer posteriormente e a função das diferentes formas E2, E2/p7 e p7 ainda não é conhecida.

Complexas interações protéicas acontecem durante a replicação viral: E1 associa-se com C[24]; E2 com NS2[25]; E1 e E2 formam complexos não co-valentes estáveis (precursores do envelope viral) e com-

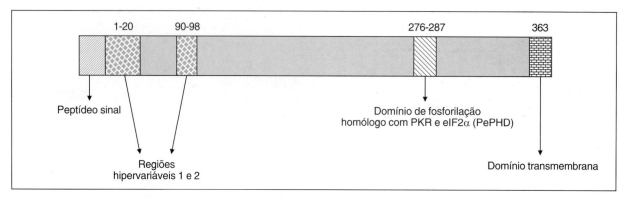

Figura 5.2 – VHC – domínios da proteína E2.

plexos por pontes dissulfeto (que formam agregados). Os primeiros se formam na membrana do retículo endoplasmático e dependem da chaperonina calnexina, antes do brotamento do envelope viral para dentro do retículo endoplasmático[26].

Em termos antigênicos, como proteínas de envelope, E1 e E2 foram bastante estudadas quanto à sua variabilidade e são os principais componentes das vacinas em desenvolvimento. E2 contém na sua extremidade amino uma região de 34 aminoácidos que apresenta a maior variabilidade dentro do VHC, conhecida como região hipervariável 1 (HVR1)[27], com o aparecimento de variantes por mutações ao acaso e a seleção dos mutantes capazes de escapar aos anticorpos neutralizantes. Uma outra região hipervariável, denominada HVR2, foi também descrita, mas sua importância e real existência não foram confirmadas[28].

A região HVR1 de E2 parece desempenhar papel fundamental na determinação do curso evolutivo da hepatite C. Os casos que se resolvem na fase aguda apresentam menor variabilidade em um mesmo paciente em relação àqueles casos que evoluem para hepatite crônica. Esse fenômeno ocorre porque a pressão imunológica nos casos que se resolvem é maior e não permite o desenvolvimento de variantes virais diversas que constantemente escapariam de uma pressão imunológica ineficiente, o que propiciaria o desenvolvimento de uma infecção crônica. Nos casos de hepatites fulminantes, a variabilidade genética é ainda menor do que aquela encontrada nos casos agudos menos graves porque haveria a tendência de se preservar uma única linhagem extremamente adaptada, o que estaria de acordo com a hipótese de que a virulência de uma variante viral particular poderia levar à necrose hepatocelular maciça[29]. Também poderíamos especular se no caso de uma hepatite fulminante a pressão imunológica seria máxima, não permitindo o aparecimento de variantes virais.

Anticorpos contra E2 são protetores em chimpanzés e existem ensaios para anticorpos neutralizantes contra peptídeos sintéticos em culturas de células[30] e contra E2 expresso em células de mamíferos[31]. Por intermédio deste último ensaio, foi possível identificar que, após a vacinação em chimpanzés, aparecem anticorpos neutralizantes contra dois epítopos em E2, sendo que apenas um deles fica na região hipervariável. Por outro lado, entre doentes com hepatite C, os anticorpos neutralizantes estão ausentes ou em títulos muito baixos. Em outro trabalho, demonstrou-se que anticorpos contra a região hipervariável aparecem em maior freqüência após infecção com VHC do genótipo 2a em relação à infecção com o genótipo 1b, o que pode explicar o melhor prognóstico da infecção causado por aquele genótipo[32]. Além disso, a presença de anticorpos contra essa região no início da infecção se associa com um melhor prognóstico[33]. Por outro lado, em um paciente com agamaglobulinemia, não foi observada variabilidade nessa região em um prazo de 2,5 anos, o que está de acordo com a ausência de pressão seletiva[34].

Outras duas funções foram também associadas à proteína E2: essa proteína contém também o sítio de ligação para CD81, que é uma proteína de membrana encontrada em linfócitos e hepatócitos, e parece participar do processo de penetração do VHC nessas células[35]. Permanece controverso se CD81 é o receptor para VHC nessas células, pois outras proteínas ainda não conhecidas e glicosaminoglicanas da membrana celular parecem também ser necessárias para a entrada do VHC nas células[36]. Existem evidências claras da interação de E2 com CD81, mas sabe-se que as partículas virais utilizam também o receptor de LDL para penetrar nas células, mas não está claro como ocorre a interação desse receptor de LDL com as proteínas virais[37], apesar de alguns trabalhos já terem determinado quais seriam as regiões importantes na proteína E2 para essa interação[38].

Além disso, uma outra região da proteína E2 possui a capacidade de interagir com a PKR, que é uma das proteínas que medeia os efeitos antivirais do VHC. Essa região possui uma região com seqüência homóloga à PRK e ao fator de elongação da tradução eIF2α, denominada PePHD ("PKR-eIF2 α phosphorylation homology domain"), cuja seqüência nucleotídica é variável, conforme o padrão de sensibilidade ou de resistência ao tratamento com interferon[39]. A importância dessa região na predição da resposta sustentada ao interferon ainda não é certa, sendo que resultados controversos foram obtidos por diferentes grupos, assim como para a região ISDR da proteína NS5a, como será discutido a seguir[40-43].

A proteína E1 também tem sido proposta como um possível antígeno a ser utilizado em vacinas terapêuticas para a hepatite C[44] e estudos têm sido realizados sobre a variabilidade de E1 na fase aguda da hepatite C[45]. Entre os genótipos 1b e 2a, que muitas vezes apresentam comportamento biológico bem diverso, a proteína E1 apresenta o maior grau de diversidade[46].

PROTEÍNAS NÃO ESTRUTURAIS

NS2

A proteína NS2 tem sua extremidade amino translocada dentro do retículo endoplasmático e está intimamente associada com as proteínas estruturais[25,47]. Essa proteína tem como única função conhecida mediar sua própria clivagem em "cis" da proteína NS3 e parece ser uma metaloprotease, pois é estimulada por zinco e inibida por EDTA[48], análoga à endopeptidade 24.15, envolvida com o processamento de hormônios peptídicos[49]. Clivagem em "cis" é aquela que ocorre apenas dentro da mesma molécula da poliproteína que catalisa a reação, enquanto clivagem em "trans" ocorre em outras moléculas da poliproteína.

NS3

A proteína NS3 é uma das mais estudadas do genoma viral, talvez porque represente a primeira região do vírus a ser identificada[1,2]. Tem peso molecular de 70kDa e possui diversas funções biológicas: protease, helicase e trinucleotidase (NTPase). Estudos de transcrição e tradução *in vitro* demonstraram tratar-se de uma serinoprotease, responsável pela proteólise de toda a região a jusante do genoma viral[15]. Exceto a clivagem de NS3 e NS4, que só ocorre dentro de uma mesma molécula de RNA, as outras clivagens mediadas por NS3 podem ocorrer tanto em "cis" como em "trans"[50]. Para que a clivagem em "trans" seja eficiente, é necessária a presença de NS4A como co-fator, especialmente no sítio NS4B/NS5A[51], sugerindo que NS3 e NS4A formem um complexo estável[52].

Outros motivos de seqüência sugeriam a presença das outras funções, que foram confirmadas experimentalmente. A presença da atividade nucleotidase (NTPase) na extremidade carboxila foi confirmada, assim como a atividade de helicase[53]. A enzima atua sobre qualquer tipo de híbrido entre DNA e RNA, mas pre-

fere moléculas de fita dupla contendo regiões de fita simples à 3' e liga-se preferencialmente à região de poli-U, características estas da região 3'NCR[9]. Os dois domínios dessas funções não são separados, sugerindo uma atuação conjunta durante a replicação viral.

A proteína NS3 pode também estar envolvida em outros aspectos da infecção pelo VHC. Ela parece interagir com a proteína quinase A[54], que participa da transdução de sinais intracelulares e deve participar do mecanismo patogênico do VHC, principalmente com o desenvolvimento de carcinoma hepatocelular. De fato, a capacidade da proteína NS3 de induzir transformação celular e oncogênese em culturas de células já foi demonstrada[55].

NS4

Essa região compreende duas proteínas: NS4A (p4), cuja função como co-fator de NS3 foi discutida anteriormente, e NS4B (p27), cuja função ainda é desconhecida. NS4A também participa da hiperfosforilação de NS5A, como veremos a seguir[56].

NS5

Duas proteínas diferentes são encontradas nessa região: NS5A (p56) e NS5B (p65), que são liberadas pela ação conjunta de NS3 e NS4A.

A proteína NS5A pode ser hiperfosforilada, apresentando-se, nesse caso, como p58. A proteína é fosforilada em resíduos de serina, sendo hiperfosforilada na presença de NS4A[57]. Tanto NS5A como NS5B possuem sinais para localização nuclear, o que sugere que devam fazer parte de um complexo de replicação ligado à membrana[58].

A suscetibilidade do VHC ao interferon parece depender da seqüência da proteína NS5A. Ao menos para VHC do genótipo 1b, foi determinada uma região determinante de sensibilidade ao interferon (ISDR, do inglês "interferon sensitivity determining region"), localizada na metade próxima à extremidade carboxila da região NS5A (códons 2154-2383)[59] (Fig. 5.3). Em um trabalho posterior, estudando um número maior de pacientes, a região correspondente aos resíduos de aminoácidos 2209-2248 foi seqüenciada, e foi possível dividir os pacientes em três grupos: resistente (vírus selvagem, sem mutação) – nenhum dos 30 pacientes respondeu ao tratamento com interferon; intermediário (1 a 4 mudanças de aminoácidos) – 5/38 (13%) dos pacientes responderam ao tratamento; e sensível (4 a 11 mudanças de aminoácidos) – todos os 16 pacientes responderam ao tratamento[60].

Resultados semelhantes foram encontrados quando foram estudados 40 pacientes com genótipos 1 e 2 tratados com interferon: nenhum dos 10 pacientes com vírus selvagem respondeu ao tratamento, assim como em 6 pacientes com vírus com ISDR intermediário. Por outro lado, responderam ao tratamento

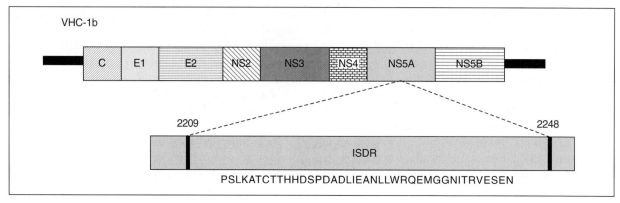

Figura 5.3 – Região determinante de sensibilidade ao interferon.

75% (4/6) dos pacientes com VHC-1b com ISDR sensível; 46% (6/13) dos pacientes com VHC-2a e 40% ($^2/_5$) dos pacientes com VHC-2b[61]. Um outro estudo no Japão confirmou a importância do seqüenciamento do ISDR em hepatite C causada pelo genótipo 1b[62].

Entretanto, a utilidade do seqüenciamento dessa região não foi confirmada em estudo envolvendo pacientes europeus infectados com genótipos 1a ou 1b[63] ou com os genótipos 1b e 3a[64]. Esse resultado foi relatado nos Estados Unidos, embora nesse trabalho apenas um caso apresentasse VHC-1b com ISDR de padrão sensível ao interferon, enquanto todos os casos com genótipo 1a apresentaram padrão sensível[65]. O mesmo resultado foi encontrado em um trabalho realizado no Japão[66].

Também no Japão, estudos correlacionando resposta ao interferon no genótipo 2 do VHC encontraram uma associação com variações de aminoácidos na região NS5A 2193-2228, que seria correspondente à região NS5A 2209-2248 do genótipo 1b. Os resultados sugeriam que a sensibilidade ao interferon pelo VHC-2 está também altamente relacionada com a proporção de mutações nessa região desse genótipo[67].

Em um trabalho realizado na Espanha, foi feita a análise da carga viral, da complexidade de *quasispecie* e da seqüência da região NS5A em pacientes infectados pelo VHC. Nesse trabalho, também foi verificada associação entre o número de mutações presentes na região NS5 com a resposta sustentada ao tratamento com interferon. Dentre os pacientes infectados com o genótipo 1b, os melhores fatores prognósticos para a resposta ao tratamento foram a carga viral baixa e o padrão de sensibilidade ao interferon determinado na região NS5A[68].

Em outro estudo realizado na França, foi encontrada correlação entre mutações na região NS5A e resposta ao tratamento também entre pacientes infectados com o genótipo 3. Foram analisadas, antes e após o tratamento, amostras de 52 pacientes infectados pelo VHC de genótipos 1, 2 e 3. Os pacientes foram classificados como não-respondedores (NR), respondedores com recaída (RR) e respondedores a longo prazo (LTR). Dos pacientes infectados por VHC do genótipo 1b, apenas 2 entre 11 NR tinham arginina na posição 2218 do ISDR, enquanto todos os 3 LTR e 10 entre 13 RR apresentavam essa característica. Entre os pacientes infectados com genótipo 1a, todos os 2 LTR e 1 entre os 3 RR tinham mutações nas posições 2216-2218 em comparação às seqüências de 3 NR. Para o genótipo 3, foi encontrada uma outra mutação, de treonina para valina ou alanina na posição 2161, dentro da mesma região. Essas mutações foram encontradas em 4 de 5 LTR, mas estavam ausentes em todos os pacientes que não haviam apresentado resposta sustentada[69].

Apesar desses resultados controversos, que necessitam ser confirmados, o mecanismo que explica a ligação da proteína NS5A com a resposta ao interferon se dá pela interação da proteína NS5A diretamente com a PKR, uma proteína quinase induzida pelo interferon, que foi comprovada em estudos de duplo híbrido realizados em leveduras[70].

Para contornar o efeito do interferon induzido pela ativação da PKR, muitos vírus eucarióticos têm desenvolvido mecanismos para bloquear a atividade da PKR, incluindo diretamente a interação física da PKR com moléculas inibidoras específicas.

A PKR é a principal responsável pelo efeito antiviral do interferon. Além da região ISDR, a região carboxila adjacente é também necessária para que ocorra ligação com PKR[71]. A proteína NS5A de linhagens de VHC resistentes ao interferon é capaz de romper a formação dos dímeros de PKR, resultando na repressão da função da PKR e inibição de fosforilação da subunidade α do fator 2 de iniciação de tradução (eIF2α)[71]. Esse fator, quando não fosforilado, permanece ativo, e, conseqüentemente, permanecem a síntese de proteínas e a replicação viral na célula[72].

Outra função atribuída à NS5A é a capacidade de ativar promotores celulares, o que pode explicar alguns processos que envolvem o VHC, como o processo de persistência da infecção, desenvolvimento de cirrose e carcinogênese[73,74]. O potencial oncogênico e o inibidor da apoptose da proteína NS5A parecem ser importantes não só para a manutenção da infecção viral persistente, como também para carcinogênese e resistência ao interferon[75].

Foram também descritas mutações em NS5A correlacionadas com a capacidade de replicação do VHC[76] e diferentes mutações espalhadas pelo genoma do VHC envolvidas com a evolução da doença[77] ou com a resposta ao interferon[78], algumas delas na região NS5A, mas fora do ISDR. Além das proteínas NS5A e E2, outras proteínas do VHC demonstram efeito antiinterferon, o que deve explicar a alta taxa de infecção persistente estabelecida pelo VHC e a dificuldade encontrada no tratamento dessa infecção[79].

A proteína NS5B possui sua seqüência razoavelmente conservada e possui o "motif" GDD característico de RNA replicase (ou RNA polimerase RNA-dependente) presente em diferentes vírus RNA[80].

As características bioquímicas e estruturais da proteína NS5B estão sendo determinadas. Os primeiros estudos revelaram uma estrutura globular particular entre as polimerases e elucidaram características estruturais novas importantes para a ligação do RNA viral e outros substratos ribonucleotídicos. Os resultados cristalográficos também forneceram as bases para estudos bioquímicos e desenho de drogas. Alguns inibidores dessa polimerase também foram relatados e esses compostos podem ser os primeiros de uma nova série de drogas antivirais para o VHC[81].

Os sítios importantes para a atividade de polimerase e a interação com o RNA viral e a proteína NS5A foram determinados[82-86]. Possuem especial predileção por ligação com segmentos de poli-U, como o presente na extremidade 3'UTR do VHC[82]. A ligação específica de uma estrutura secundária com a extremidade 3' do genoma viral garante a iniciação da replicação do genoma completo a partir de 3'UTR[83]. A determinação precisa da estrutura indispensável do substrato para a ligação com NS5B é fundamental para que inibidores efetivos da RNA polimerase do VHC sejam desenvolvidos[85,86].

O uso de sistemas de biologia molecular que permitam a expressão das diferentes proteínas do VHC vai também facilitar o desenvolvimento de novas drogas para o tratamento da hepatite C, a análise dos mecanismos de resistência e das interações vírus-célula[87,88].

DIVERSIDADE E GRUPOS VIRAIS

A replicação dos vírus RNA não envolve mecanismos de reparo, acarretando uma porcentagem muito maior de erros de incorporação de nucleotídeos do que nos vírus DNA. Dessa forma, qualquer população de vírus RNA é formada por uma *quasispecie*, ou seja, um conjunto de moléculas muito semelhantes, que guardam muitas características gerais em comum, mas, por outro lado, heterogêneas, em virtude das diferenças na seqüência nucleotídica. Como vírus RNA, esse fenômeno também acontece com o VHC[89] e desempenha importante papel no desenvolvimento da infecção viral, permitindo a seleção de variantes mais resistentes, sob a pressão da resposta imunológica do hospedeiro. Enquanto a taxa média de mutações do VHC foi estimada por volta de 1-2 × 10^{-3} nucleotídeos, a freqüência de mutações é muito maior na extremidade 5' terminal do gene que sintetiza a glicoproteína E2[90-92]. Alguns autores têm proposto que a pesquisa da *quasispecie* do VHC poderia até mesmo ser utilizada para fins clínicos: quanto mais diversa a população viral presente em um indivíduo, maior seria a probabilidade de evolução para doença, e menor a possibilidade de resposta ao tratamento[29, 93-99], como já foi discutido anteriormente no item sobre a proteína de envelope E2, que apresenta a região hipervariável 1, que é a região que apresenta maior variabilidade.

O acúmulo de erros que ocorre durante a replicação viral relaciona-se com a grande diversidade entre os tipos do VHC encontrados nas diferentes regiões do mundo. A partir do seqüenciamento dos diferentes isolados de VHC encontraram-se inicialmente três diferentes grupos básicos de vírus. A homologia das seqüências entre os diferentes genótipos é menor em E1, E2 e NS2, e maior em 5'NCR, 3'NCR e C[100].

Com a descoberta de novos genótipos, uma série de diferentes classificações do VHC foi proposta por diferentes grupos[101-106]. A uniformização da classificação dos genótipos proposta por diferentes grupos foi realizada por Simmonds e cols.[107] e encontra-se na tabela 5.1. A divergência na seqüência do VHC é variável de acordo com a região do genoma estudada, e a melhor distinção entre os diferentes genótipos do VHC é encontrada nas regiões C, E1 e NS5B[108-112]. Obviamente, o melhor método para a diferenciação seria o seqüenciamento de todo o genoma viral, o que não é possível de se realizar de forma rotineira. Dessa forma, têm-se utilizado diferentes técnicas e diferentes regiões do VHC para a determinação dos genótipos do VHC. Entretanto, esses métodos não permitem uma separação clara entre os genótipos (< 5%)[113].

Outros grupos têm proposto a realização de PCR com "primers" tipo específicos correspondentes à região C, que permitem a distinção da maior parte dos isolados virais[114,115]; mas esse método não é capaz de identificar novos genótipos virais, além de apresentar uma alta freqüência de co-infecção, que não é confirmada quando outros métodos são utilizados[116].

Por razões práticas, a região 5'NCR, que é amplificada nos testes diagnósticos de detecção do genoma viral, acaba sendo escolhida por muitos gru-

Capítulo 5

Tabela 5.1 – Nomenclatura dos genótipos do vírus da hepatite C.

Simmonds e cols. (1993)	1a	1b	2a	2b	3	4	5
Chan e cols. (1992)	I	I	2	2	3		
Okamoto e cols. (1992a)	I	II	III	IV			
Mori e cols. (1992)	I	II	III	IV	V ou VI		
Cha e cols. (1992)	GI	GII	GIII	GIII	GIV	GV	
Nakao e cols. (1991)	Pt	K1	K2a	K2b	K3		
Protótipo*	HCV-1	HCV-J	HC-J6	HC-J8			

* Outros protótipos não foram incluídos nesta tabela.

pos para a determinação dos genótipos do VHC, apesar de ser a região que apresenta a menor divergência entre os diferentes isolados virais, o que pode acarretar problemas na diferenciação de subtipos, especialmente entre 1a e 1b. Mas como existem alguns sítios característicos de cada subtipo, essa região permite uma subtipagem correta entre 83 e 97% dos casos, quando os métodos de hibridação (Lipa)[117] e digestão com enzimas de restrição são utilizados[118]. Mais recentemente, uma segunda geração do método Lipa, incorporando um maior número de sondas, foi utilizada, permitindo a tipagem correta de 98% dos isolados, segundo os autores[119]. Em relação aos subtipos, a capacidade de discriminação dos métodos baseados na região 5'NCR fica em torno de 75%[120].

Um outro método desenvolvido foi a sorotipagem do VHC, utilizando peptídeos sintéticos derivados da região NS4; apresenta a vantagem de poder ser utilizado mesmo depois que o paciente não apresenta mais viremia[121]. Por outro lado, as desvantagens desse método são as seguintes: não é capaz de diferenciar os subtipos; o índice de correlação com o método de seqüenciamento viral é de 92%[122,123]; apresenta problemas de falsa detecção do subtipo 6; e resulta em um grande número de duplas infecções não confirmadas por outros métodos[116,124].

Os critérios inicialmente propostos para a classificação dos diferentes genótipos do VHC levavam em conta apenas os resultados de comparações de seqüências entre os diferentes vírus, sendo estabelecido que os genomas difeririam entre si em cerca de 70%[110,112]. Com esse critério, novos genótipos numerados de 7 a 11 chegaram a ser propostos[125,126]. Esses novos genótipos eram provenientes da Indochina, Nepal, Indonésia, Índia e África Central, regiões onde um genótipo predomina, mas com um alto número de diferentes subtipos. Estudos filogenéticos mostraram que esses novos genótipos eram evolucionariamente bastante próximos do genótipo 6, também encontrado no Vietnã[127,128], sendo sugerido que as relações filogenéticas deveriam também ser incluídas na classificação dos genótipos do VHC. A partir desses dados, foi também sugerido que o VHC teria se originado nessas regiões onde a variedade genética viral é maior, enquanto a pandemia do VHC teria

se espalhado recentemente (entre 50 e 300 anos) pelo mundo a partir de vírus classificados nos genótipos 1 e 3a. Uma outra estimativa colocou o tempo de divergência entre todos os genótipos de VHC entre 500 e 2000 anos, enquanto os diferentes subtipos teriam divergido há cerca de 300 anos[129].

Os subtipos 1a e 1b, semelhantes entre si, predominam nos Estados Unidos, Europa e Japão[105,130-135]. O VHC tipo 3 é freqüente na Escócia, principalmente entre usuários de drogas endovenosas, juntamente com o tipo 1[136]. No Egito e Zaire, encontra-se o VHC do tipo 4[101], e ainda outros genótipos podem estar presentes na Tailândia e África do Sul[105]. Estudos realizados no Brasil pelo nosso grupo envolvendo pacientes das diferentes regiões do país mostraram que o genótipo 1b é o mais encontrado nas Regiões Norte, Nordeste e Sudeste, enquanto o genótipo 3a prevalece na Região Sul[117,118] (Fig. 5.4).

A alta heterogeneidade do genoma viral pode levar a comportamentos diferentes da interação vírus-hospedeiro de acordo com o genótipo do VHC infectante, mostrando variações no grau de patogenicidade e também na evolução da doença. Dados preliminares sugerem que a maior gravidade da doença se relaciona com o subtipo 1b[139]. A resposta de pacientes submetidos ao tratamento com interferon está relacionada com o genótipo infectante: pacientes infectados pelo subtipo 1b do VHC mostraram menor resposta ao medicamento do que aqueles de outros subgrupos[140].

CARGA VIRAL

Em fevereiro de 1999, foi realizada em Paris uma Conferência Internacional de Consenso em Hepatite C, que determinou que o tratamento de escolha para pacientes virgens de tratamento deve ser a combinação interferon + ribavirina, cuja duração é dependente do genótipo e da carga viral. No caso de infecção pelos genótipos 2 e 3, o tratamento deve durar 6 meses. Para os pacientes com genótipo 1, a determinação da carga viral é de fundamental importância para determinar a duração do tratamento: se a carga viral for menor que 2×10^6 genomas virais/mL, o tratamento pode ser mantido por apenas 6 meses.

O vírus da hepatite C

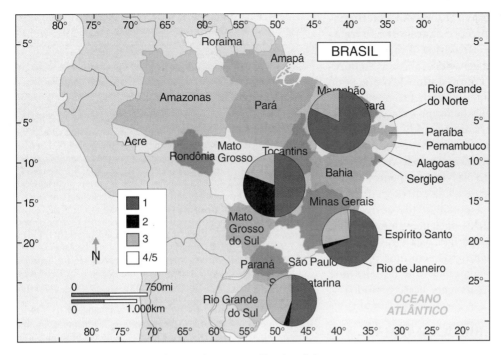

Figura 5.4 – Genótipos do VHC nas diferentes regiões brasileiras.

Por outro lado, o tratamento obrigatoriamente tem de se prolongar por no mínimo 1 ano nos pacientes infectados com genótipo 1 e com carga viral maior do que 2×10^6 genomas virais/mL[141].

É importante salientar que os diferentes métodos utilizados para determinação da carga viral do VHC podem fornecer resultados diferentes em uma mesma amostra. Portanto, um paciente tem de ser acompanhado sempre pelo mesmo método e, de preferência, no mesmo laboratório. Ainda são necessários mais estudos correlacionando os resultados obtidos entre os diferentes métodos de determinação de carga viral do VHC. Esses estudos são fundamentais para que se possa saber a correlação destes com os valores obtidos nesse estudo de consenso (obtidos com o teste caseiro desenvolvido pelo National Genetics Institute, Califórnia, EUA) e verificar se o que foi determinado é também válido quando outros métodos de quantificação do VHC são utilizados. Em um trabalho preliminar, com o método desenvolvido em nosso laboratório, utilizando PCR com diluição terminal para estimar a carga viral de VHC, observamos que pacientes com carga viral menor que 10^6 genomas/mL têm maior probabilidade de resposta ao tratamento[142].

Os métodos de quantificação do VHC-RNA constituem um dos assuntos mais discutidos na literatura científica, e recentemente se desenvolveu um padrão internacional aprovado pela OMS[143,144], que deve mudar as unidades utilizadas para quantificação do VHC de cópias/mL para UI/mL. Essa alteração vai permitir que os resultados obtidos com os diferentes métodos desenvolvidos no próprio laboratório ("in-house"), ou através de kits comerciais (Amplicor Monitor, NASBA e bDNA), possam ser comparados entre si. Com essa nova unidade, determinou-se que o valor de corte a ser utilizado para determinar a duração do tratamento com interferon e ribavirina fica em 800.000UI/mL, ou seja, quando a carga viral é maior que esse valor em pacientes infectados com genótipo 1, o tratamento deve se prolongar por pelo menos 1 ano, enquanto, em pacientes com genótipo 1 e carga viral menor que 800.000UI/mL, o tratamento pode durar apenas 6 meses[145].

CINÉTICA VIRAL

Um novo tratamento utilizando altas doses diárias de interferon durante as duas primeiras semanas foi recentemente proposto, especialmente para o genótipo 1b, que apresenta maior resistência ao interferon. Esse tratamento baseia-se na observação de que a redução na carga viral é principalmente notada nas primeiras 24 horas após cada dose de interferon. Após 48 horas, a redução na carga viral é menos consistente. Esse efeito é dependente da dose utilizada, sendo de cerca de 85% após 24 horas, quando se utiliza 10mUI de interferon. Modelos matemáticos demonstraram que esse efeito dose-dependente do interferon é decorrente do efeito de bloqueio na produção de partículas virais pelas células infectadas. A meia-vida viral foi estimada em 2,7 horas e 10^{12} partículas virais são geradas por dia. Com esse elevado "turnover", sugere-se que doses mais altas diárias devam ser usadas como alternativa ao esquema proposto de 3 doses por semana de 3mUI de interferon[146,147].

Trabalhos de cinética viral também determinaram que a cinética viral precoce da resposta ao tratamento com interferon e ribavirina é diferente nos pacientes infectados com genótipos 2[148] e 3[149] em relação àqueles infectados com genótipo 1, o que pode explicar a melhor resposta ao tratamento nos pacientes infectados com aqueles genótipos. Esses resultados também foram observados quando se utilizou o tratamento com PEG-interferon[150]. Apesar de o consenso determinar que o tratamento não deva ser interrompido antes do sexto mês de tratamento, alguns autores propõem que o padrão da cinética viral possa prever precocemente a possibilidade de resposta sustentada, ou seja, aqueles pacientes que apresentam maior rapidez na queda da carga viral nos dois primeiros dias de tratamento possuem uma possibilidade de resposta muito maior do que aqueles que apresentam uma queda mais lenta nesse período[151].

REFERÊNCIAS BIBLIOGRÁFICAS

1. Choo QL, Kuo G, Weiner AJ, et al. Isolation of a cDNA clone derived from a blood-borne non-A, non-B viral hepatitis genome. *Science*, 244:359-62, 1989. ■ 2. Kuo G, Choo QL, Alter HJ, et al. An assay for circulating antibodies to a major etiologic virus of human non-A, non-B hepatitis. *Science*, 244:362-3, 1989. ■ 3. Smith DB, Mellor J, Jarvis LM, et al. Variation of the hepatitis C virus 5' non-coding region: implications for secondary structure, virus detection and typing. The International HCV Collaborative Study Group. *J Gen Virol*, 76:1749-61, 1995. ■ 4. Umlauft F, Wong DT, Oefner PJ, et al. Hepatitis C virus detection by single-round PCR specific for the terminal 3' noncoding region. *J Clin Microbiol*, 34:2552-8, 1996. ■ 5. Tsukiyama-Kohara K, Iizuka N, Kohara M, Nomoto A. Internal ribosome entry site within hepatitis C virus RNA. *J Virol*, 66:1476-83, 1992. ■ 6. Kamoshita N, Tsukiyama-Kohara K, Kohara M, Nomoto A. Genetic analysis of internal ribosomal entry site on hepatitis C virus RNA: implication for involvement of the highly ordered structure and cell type-specific transacting factors. *Virology*, 233:9-18, 1997. ■ 7. Buratti E, Gerotto M, Pontisso P, Alberti A, Tisminetzky SG, Baralle FE. *In vivo* translational efficiency of different hepatitis C virus 5'-UTRs. *FEBS Lett*, 411:275-80, 1997. ■ 8. Yamada N, Tanihara K, Takada A, et al. Genetic organization and diversity of the 3' noncoding region of the hepatitis C virus genome. *Virology*, 223:255-61, 1996. ■ 9. Tanaka T, Kato N, Cho MJ, Shimotohno K. A novel sequence found at the 3' terminus of hepatitis C virus genome. *Biochem Biophys Res Commun*, 215:744-9, 1995. ■ 10. Blight KJ, Rice CM. Secondary structure determination of the conserved 98-base sequence at the 3' terminus of hepatitis C virus genome RNA. *J Virol*, 71:7345-52, 1997. ■ 11. Tsuchihara K, Tanaka T, Hijikata M, et al. Specific interaction of polypyrimidine tract-binding protein with the extreme 3'-terminal structure of the hepatitis C virus genome, the 3'X. *J Virol*, 71:6720-6, 1997. ■ 12. Yoshioka K, Kakaumu S, Wakita T, et al. Detection of hepatitis C virus by polymerase chain reaction and response to interferon-α therapy: relationship to genotypes of hepatitis C virus. *Hepatology*, 16:293-9, 1992. ■ 13. Pozzato G, Moretti M, Franzin F, et al. Severity of liver disease with different hepatitis C viral clones. *Lancet*, 338:509, 1991. ■ 14. Shukla DD, Hoyne PA, Ward CW. Evaluation of complete genome sequences and sequences of individual gene products for the classification of hepatitis C viruses. *Arch Virol*, 140:1747-61, 1995. ■ 15. Hijitaka M, Kato N, Ootsuyama Y, Nakagawa M, Shimotohno K. Gene mapping of putative structural region of the hepatitis C virus genome by *in vitro* processing analysis. *Proc Nat Acad Sci USA*, 88:5547-

51, 1991. ■ 16. Santolini E, Migliaccio G, La Monica N. Biosynthesis and biochemical properties of the hepatitis C virus core protein. *J Virol*, 68:3631-41, 1994. ■ 17. Lo SY, Masiarz F, Hwang SB, Lai MMC, Ou JH. Differential subcellular localization of hepatitis C virus core gene products. *Virology*, 13:455-61, 1995. ■ 18. Shih CM, Lo Sj, Miyamura T, Chen SY, Lee YW. Suppresssion of hepattis B virus expression and replication by hepatitis C virus core protein in Huh-7 cells. *J Virol*, 67:5823-32, 1993. ■ 19. Srinivas RV, Ray RB, Meyer K, Ray R. Hepatitis C virus core protein inhibits human immunodeficiency virus type 1 replication. *Virus Res*, 45:87-92, 1996. ■ 20. Matsumoto M, Hwang SB, Jeng KS, Zhu N, Lai MC. Hepatits C virus core protein interacts with the cytoplasmic tail of lymphotoxin-α receptor. *J Virol*, 71:1301-9, 1997. ■ 21. Barba G, Harper F, Harada T, et al. Hepatitis C virus core protein shows a cytoplasmatic localization and associates to cellular lipid storage droplets. *Proc Natl Acad Sci USA*, 94:1200-5, 1997. ■ 22. Miyamura T, Matsuura Y. Structural proteins of hepatits C virus. *Trends Microbiol*, 1:229-31, 1993. ■ 23. Lin C, Lindenbach BD, Pragal BM, McCourt DW, Rice CM. Processing of the hepatitis C virus E2- NS2 region: identification of p7 and two distinct E2-specific products with different C termini. *J Virol*, 68:5063-73, 1994. ■ 24. Lo SY, Selby MJ, Ou JH. Interaction between hepatits C virus core protein and E1 envelope protein. *J Virol*, 70:5177-82, 1996. ■ 25. Matsuura Y, Suzuki T, Suzuki R, et al. Processing of E1 and E2 glycoproteins of hepatitis C virus expresssed in mammalian and insect cells. *Virology*, 205:141-50, 1994. ■ 26. Dubuisson J, Rice CM. Hepatitis C virus glycoprotein folding: disulphide bond formation and association with calnexin. *J Virol*, 70:778-86, 1996. ■ 27. Weiner AJ, Brauer MJ, Rosenblatt J, et al. Variable and hypervariable domains are found in the regions of HCV corresponding to the flavivirus envelope and NS1 proteins and the pestivirus envelope glycoproteins. *Virology*, 180:842-8, 1991. ■ 28. Kato N, Ootsuyama Y, Ohkoshi S, Nakazawa T, Sekiya H, Hijikata M, Shimotohno K. Characterization of hypervariable regions in the putative envelope protein of hepatitis C virus. *Biochem Biophys Res Commun*, 189:119-27, 1992. ■ 29. Farci P, Shimoda A, Coiana A, Diaz G, Peddis G, Melpolder JC, Strazzera A, Chien DY, Munoz SJ, Balestrieri A, Purcell RH, Alter HJ. The outcome of acute hepatitis C predicted by the evolution of the viral quasispecies. *Science*, 288:339-44, 2000. ■ 30. Shimizu YK, Igarashi H, Kiyohara T, et al. A hyperimmune serum against a synthetic peptide corresponding to the hypervariable region 1 of hepatitis C virus can prevent viral infection in cell cultures. *Virology*, 223:409-12, 1996. ■ 31. Rosa D, Campagnoli S, Moretto C, et al. A quantitative test to estimate neutralizing antibodies to the hepatitis C virus: cytofluorimetric assessment of envelope glycoprotein 2 binding to target cells. *Proc Natl Acad Sci USA*, 93:1759-63, 1996. ■ 32. Yoshioka K, Aiyama T, Okumura A, et al. Humoral immune response to the hypervariable region of hepatitis C virus differs between genotypes 1b and 2a. *J Infect Dis*, 175:505-10, 1997. ■ 33. Zibert A, Meisel H, Kraas W, Schulz A, Jung G, Roggendorf M. Early antibody response against hypervariable region 1 is associated with acute self-limiting infections of hepatitis C virus. *Hepatology*, 25:1245-9, 1997. ■ 34. Kumar U, Monjardino J, Thomas HC. Hypervariable region of hepatitis C virus envelope glycoprotein (E2/NS1) in agammaglobulinemic patient. *Gastroenterology*, 106:1072-5, 1994. ■ 35. Pileri P, Uematsu Y, Campagnoli S, Galli G, Falugi F, Petracca R, Weiner AJ, Houghton M, Rosa D, Grandi G, Abrignani S. Binding of hepatitis C virus to CD81. *Science*, 282:938-41, 1998. ■ 36. Takikawa S, Ishii K, Aizaki H, Suzuki T, Asakura H, Matsuura Y, Miyamura T. Cell fusion activity of hepatitis C virus envelope proteins. *J Virol*, 74:5066-74, 2000. ■ 37. Wunschmann S, Medh JD, Klinzmann D, Schmidt WN, Stapleton JT. Characterization of hepatitis C virus (HCV) and HCV E2 interactions with CD81 and the low-density lipoprotein receptor. *J Virol*, 74:10055-62, 2000. ■ 38. Monazahian M, Kippenberger S, Muller A, Seitz H, Bohme I, Grethe S, Thomssen R. Binding of human lipoproteins (low, very low, high density lipoproteins) to recombinant envelope proteins of hepatitis C virus. *Med Microbiol Immunol (Berl)* 188:177-84, 2000. ■ 39. Taylor DR, Shi ST, Romano PR, Barber GN, Lai MM. Inhibition of the interferon-inducible protein kinase PKR by HCV E2 protein. *Science,* 285:107-10, 1999. ■ 40. Sarrazin C, Kornetzky I, Ruster B, Lee JH, Kronenberger B, Bruch K, Roth WK, Zeuzem S. Mutations within the E2 and NS5A protein in patients infected with hepatitis C virus type 3a and correlation with treatment response. *Hepatology* 31:1360-70, 2000. ■ 41. Chayama K, Suzuki F, Tsubota A, Kobayashi M, Arase Y, Saitoh S, Suzuki Y, Murashima N, Ikeda K, Takahashi N, Kinoshita M, Kumada H. Association of amino acid sequence in the PKR-eIF2 phosphorylation homology domain and response to interferon therapy. *Hepatology,* 32:1138-44, 2000. ■ 42. Berg T, Mas Marques A, Hohne M, Wiedenmann B, Hopf U, Schreier E. Mutations in the E2-PePHD and NS5A region of hepatitis C virus type 1 and the dynamics of hepatitis C viremia decline during interferon alpha treatment. *Hepatology,* 32:1386-95, 2000. ■ 43. Gerotto M, Dal Pero F, Pontisso P, Noventa F, Gatta A, Alberti A. Two PKR inhibitor HCV proteins correlate with early but not sustained response to interferon. *Gastroenterology,* 119:1649-55, 2000. ■ 44. Maertens G, Priem S, Ducatteeuw A, Verschoorl E, Verstrepen B, Roskams T, Desmet V, Fuller S, van Hoek K, Vandeponseele P, Bosman F, Buyse MA, van Doorn LJ, Heeney J, Kos A, Depla E. Improvement of chronic active hepatitis C in chronically infected chimpanzees after therapeutic vaccination with the HCV E1 protein. *Acta Gastroenterol Belg,* 63:203, 2000. ■ 45. Ray SC, Wang YM, Laeyendecker O, Ticehurst JR, Villano SA, Thomas DL. Acute hepatitis C virus structural gene sequences as predictors of persistent viremia: hypervariable region 1 as a decoy. *J Virol,* 73: 2938-46, 1999. ■ 46. Kurihara C, Ishiyama N, Nishiyama Y, Fukushi S, Kageyama T, Katayama K, Miura S. Molecular characterization of hepatitis C virus genotype 2a from the entire sequences of four isolates. *J Med Virol,* 64(4):466-75, 2000. ■ 47. Santolini E, Pacini L, Fipaldini C, Migliaccio G, La Monica N. The NS2 protein of hepatitis C virus is a transmembrane polypeptide. *J Virol,* 79:7461-71, 1995. ■ 48. Hijitaka M, Mizushima H, Akagi T, et al. Two distinct proteinase activities required for the processing of a putative non-structural precursor protein of hepatitis C virus. *J Virol,* 67:4665-75, 1993. ■ 49. Erdos EG, Skidgel RA. Neutral endopeptidase 24.11 (enkephalinase) and related regulators of peptides hormones. *FASEB J,* 3:145-51, 1989. ■ 50. Bartenschlager R, Alhborn-Laake L, Mous J, Jacobsen H. Nonstructural protein 3 of the hepatitis C virus encodes a serine-protease required for cleavage at the NS3/4 and NS4/5 junctions. *J Virol,* 67:3835-44, 1993. ■ 51. Bartenschlager R, Alhborn-Laake L, Mous J, Jacobsen H. Kinetic and structural analyses of hepatitis C virus polyprotein processing. *J Virol,* 68:5045-50, 1994. ■ 52. Bartenschlager R, Lohman V, Wilkinson T, Koch JO. Complex formation between the NS3 serine-type proteinase of the hepatitis C virus and NS4A and its importance for polyprotein maturation. *J Virol,* 69:7519-28, 1995. ■ 53. Suzich JA, Tamura JK, Palmer-Hill F, et al. Hepatitis C virus NS3 protein polynucleotide -stimulated nucleoside triphosphatade and comparison with the related pestivirus and flavivirus enzymes. *J Virol,* 67:6152-8, 1993. ■ 54. Borowski P, Heiland M, Oehlmann K, et al. Non-strutural protein 3 of hepatitis C virus inhibits phosphorylation mediated by cAMP dependent protein kinase. *Eur J Biochem,* 237:611-8, 1996. ■ 55. Sakamuro D, Furukawa T, Takegami T. Hepatitis C virus nonstructural protein NS3 transforms NIH 3T3 cells. *J Virol,* 69:3863-6, 1995. ■ 56. Tanji Y, Hijikata M, Satoh S, et al. Hepatitis C virus-encoded nonstructural protein NS4A has versatile functions in viral protein processing. *J Virol,* 69:1575-81, 1995. ■ 57. Kaneko T, Tanji Y, Satoh S, et al. Production of two phospoproteins from the NS5A region of the hepatitis C virus genome. *Biochem Biophys Res Commun,* 205:320-6, 1994. ■ 58. Hwang SB, Park KJ, Kim YS, Sung YC, Lai MMC. Hepatitis C virus NS5B protein is a membran associated phosphoprotein with a predominantly perinuclear localization. *Virology,* 227:439-46, 1997. ■ 59. Enomoto N, Sakuma I, Asahina Y, et al. Comparison of full-length sequences of interferon-sensitive and resistant hepatitis C virus 1b. Sensitivity to interferon is conferred by amino acid substitutions in the NS5A region. *J Clin Invest,* 96:224-30, 1995. ■ 60. Enomoto N, Sakuma I, Asahina Y, et al. Mutations in the nonstructural protein 5A gene and response to interferon in patients with chronic hepati-

tis C virus 1b infection. *N Engl J Med,* 334:77-81, 1996. ■ 61. Kurosaki M, Enomoto N, Murakami T, et al. Analysis of genotypes and amino acid residues 2209 to 2248 of the NS5A region of hepatitis C virus in relation to the response to interferon-beta therapy. *Hepatology,* 25:750-3, 1997. ■ 62. Chayama K, Tsubota A, Kobayashi M, et al. Pretreatment virus load and multiple amino acid substitutions in the interferon sensitivity-determining region predict the outcome of interferon treatment in patients with chronic genotype 1b hepatitis C virus infection. *Hepatology,* 25:745-9, 1997. ■ 63. Zeuzem S, Lee JH, Roth WK. Mutations in the nonstructural 5A gene of European hepatitis C virus isolates and response to interferon alpha. *Hepatology,* 25:740-4, 1997. ■ 64. Squadrito G, Leone F, Sartori M, et al. Mutations in the nonstructural 5A region of hepatitis C virus and response of chronic hepatitis C to interferon alfa. *Gastroenterology,* 113:567-72, 1997. ■ 65. Hofgartner WT, Polyak SJ, Sullivan DG, Carithers Jr RL, Gretch DR. Mutations in the NS5A gene of hepatitis C virus in North American patients infected with HCV genotype 1a or 1b. *J Med Virol,* 53:118-26, 1997. ■ 66. Komatsu H, Fujisawa T, Inui A, Miyagawa Y, Onoue M. Mutations in the nonstructural protein 5A gene and response to interferon therapy in young patients with chronic hepatitis C virus 1b infection. *J Med Virol,* 53:361-5, 1997. ■ 67. Murakami T, Enomoto N, Kurosaki M, Izumi N, Marumo F, Sato C. Mutations in nonstructural protein 5A gene and response to interferon in hepatitis C virus genotype 2 infection. *Hepatology,* 30:1045-53, 1999. ■ 68. Saiz JC, Lopez-Labrador FX, Ampurdanes S, et al. The prognostic relevance of the nonstructural 5A gene interferon sensitivity determining region is different in infections with genotype 1b and 3a isolates of hepatitis C virus. *J Infect Dis,* 177:839-47, 1998. ■ 69. Frangeul L, Cresta P, Perrin M, et al. Mutations in NS5A region of hepatitis C virus genome correlate with presence of NS5A antibodies and response to interferon therapy for most common European hepatitis C virus genotypes. *Hepatology,* 28:1674-9, 1998. ■ 70. Gale Jr MJ, Korth MJ, Tang NM, et al. Evidence that hepatitis C virus resistance to interferon is mediated through repression of the PKR protein kinase by the nonstructural 5A protein. *Virology,* 230:217-27, 1997. ■ 71. Gale Jr M, Blakely CM, Kwieciszewski B, Tan SL, Dossett M, Tang NM, Korth MJ, Polyak SJ, Gretch DR, Katze MG. Control of PKR protein kinase by hepatitis C virus nonstructural 5A protein: molecular mechanisms of kinase regulation. *Mol Cell Biol,* 18:5208-18, 1998. ■ 72. Vilcek J, Sen GC. Interferons and other cytokines. **In:** Fields BN, Knipe DM, Howley PM (eds). *Fields Virology.* Philadelphia, USA, Lippincott Raven Publishers, 1996. ■ 73. Tanimoto A, Ide Y, Arima N, Sasaguri Y, Padmanabhan R. The amino terminal deletion mutants of hepatitis C virus nonstructural protein NS5A function as transcriptional activators in yeast. *Biochem Biophys Res Commun,* 236:360-4, 1997. ■ 74. Chung KM, Song OK, Jang SK. Hepatitis C virus nonstructural protein 5A contains potential transcriptional activator domains. *Mol Cells,* 7:661-7, 1997. ■ 75. Gale Jr M, Kwieciszewski B, Dossett M, Nakao H, Katze MG. Antiapoptotic and oncogenic potentials of hepatitis C virus are linked to interferon resistance by viral repression of the PKR protein kinase. *J Virol,* 73:6506-16, 1999. ■ 76. Lohmann V, Korner F, Dobierzewska A, Bartenschlager R. Mutations in hepatitis C virus RNAs conferring cell culture adaptation. *J Virol,* 75(3):1437-49, 2001. ■ 77. Nagayama K, Kurosaki M, Enomoto N, Miyasaka Y, Marumo F, Sato C. Characteristics of hepatitis C viral genome associated with disease progression. *Hepatology,* 31:745-50, 2000. ■ 78. Nousbaum J, Polyak SJ, Ray SC, Sullivan DG, Larson AM, Carithers Jr RL, Gretch DR. Prospective characterization of full-length hepatitis C virus NS5A quasispecies during induction and combination antiviral therapy. *J Virol,* 74:9028-38, 2000. ■ 79. Francois C, Duverlie G, Rebouillat D, Khorsi H, Castelain S, Blum HE, Gatignol A, Wychowski C, Moradpour D, Meurs EF. Expression of hepatitis C virus proteins interferes with the antiviral action of interferon independently of PKR-mediated control of protein synthesis. *J Virol,* 74:5587-96, 2000. ■ 80. Kamer G, Argos P. Primary structural comparison of RNA dependent RNA polymerase from plant, animal and bacterial viruses. *Nucleic Acid Res,* 12:7269-82, 1984. ■ 81. Lesburg CA, Radfar R, Weber PC.

Recent advances in the analysis of HCV NS5B RNA-dependent RNA polymerase. *Curr Opin Investig Drugs,* 1:289-96, 2000. ■ 82. Lohmann V, Korner F, Herian U, Bartenschlager R. Biochemical properties of hepatitis C virus NS5B RNA-dependent RNA polymerase and identification of amino acid sequence motifs essential for enzymatic activity. *J Virol,* 71:8416-28, 1997. ■ 83. Hong Z, Cameron CE, Walker MP, Castro C, Yao N, Lau JY, Zhong W. A novel mechanism to ensure terminal initiation by hepatitis C virus NS5B polymerase. *Virology,* 285:6-11, 2001. ■ 84. Qin W, Yamashita T, Shirota Y, Lin Y, Wei W, Murakami S. Mutational analysis of the structure and functions of hepatitis C virus RNA-dependent RNA polymerase. *Hepatology,* 33:728-37, 2001. ■ 85. Zhong W, Ferrari E, Lesburg CA, Maag D, Ghosh SK, Cameron CE, Lau JY, Hong Z. Template/primer requirements and single nucleotide incorporation by hepatitis C virus nonstructural protein 5B polymerase. *J Virol,* 74:9134-43, 2000. ■ 86. Oh JW, Sheu GT, Lai MM. Template requirement and initiation site selection by hepatitis C virus polymerase on a minimal viral RNA template. *J Biol Chem,* 275:17710-7, 2000. ■ 87. Chung RT, He W, Saquib A, Contreras AM, Xavier RJ, Chawla A, Wang TC, Schmidt EV. Hepatitis C virus replication is directly inhibited by IFN-alpha in a full-length binary expression system. *Proc Natl Acad Sci USA,* e-pub, 2001. ■ 88. Myung J, Khalap N, Kalkeri G, Garry R, Dash S. Inducible model to study negative strand RNA synthesis and assembly of hepatitis C virus from a full-length cDNA clone. *J Virol Methods,* 94:55-67, 2001. ■ 89. Martell M, Esteban JI, Quer J, et al. Hepatitis C virus (HCV) circulates as a population of different but closely related genomes: quasispecies nature of HCV genome distribution. *J Virol,* 66:3225-9, 1992. ■ 90. Abe K, Inchauspe G, Fugisawa K. Genomic characterization and mutation rate of hepatitis C virus isolated from a patient who contracted hepatitis during an epidemic of non-A, non-B hepatitis in Japan. *J Gen Virol,* 73:2725-9, 1992. ■ 91. Ogata N, Alter HJ, Miller RH, et al. Nucleotide sequence and mutation rate of the H strain of hepatitis C virus. *Proc Natl Acad Sci USA,* 88:3392-6, 1991. ■ 92. Okamoto H, Kojima M, Okada S-I, et al. Genetic drift of hepatitis C virus during an 8.2-year infection in a chimpanzee: variability and stability. *Virology,* 190:894-9, 1992. ■ 93. Manzin A, Solforosi L, Clementi M. Dynamics of viral quasispecies in hepatitis C virus infection. *Res Virol,* 148:171-6, 1997. ■ 94. Hayashi J, Kishihara Y, Yamaji K, et al. Hepatitis C viral quasispecies and liver damage in patients with chronic hepatitis C virus infection. *Hepatology,* 25:697-701, 1997. ■ 95. Toyoda H, Kumada T, Nakano S, et al. Quasispecies nature of hepatitis C virus and response to alpha interferon: significance as a predictor of direct response to interferon. *J Hepatol,* 26:6-13, 1997. ■ 96. Gonzalez-Peralta RP, Qian K, She JY, et al. Clinical implications of viral quasispecies heterogeneity in chronic hepatitis C. *J Med Virol,* 49:242-7, 1996. ■ 97. Horie C, Iwahana H, Horie T, et al. Detection of different quasispecies of hepatitis C virus core region in cancerous and noncancerous lesions. *Biochem Biophys Res Commun,* 218:674-81, 1996. ■ 98. Cooreman MP, Schoondermark-Van de Ven EM. Hepatitis C virus: biological and clinical consequences of genetic heterogeneity. *Scand J Gastroenterol,* 218:106-15, 1996. ■ 99. Koizumi K, Enomoto N, Kurosaki M, et al. Diversity of quasispecies in various disease stages of chronic hepatitis C virus infection and its significance in interferon treatment. *Hepatology,* 22:30-5, 1995. ■ 100. Houghton M, Weiner AJ, Han J, et al. Molecular biology of the hepatitis C viruses: implications for diagnosis, development and control of viral disease. *Hepatology,* 14:381-8, 1991. ■ 101. Simmonds P, McOmish F, Yap PL, et al. Sequence variability in the 5' non-coding region of hepatitis C virus: identification of a new virus type and restriction on sequence diversity. *J Gen Virol,* 74:661-8, 1993. ■ 102. Chan S-W, McOmish F, Holmes EC, et al. Analysis of a new hepatitis C virus type and its phylogenetic relationship to existing variants. *J Gen Virol,* 73:1131-41, 1992. ■ 103. Okamoto H, Sugiyama Y, Okada S, et al. Typing hepatitis C virus by polymerase chain reaction with type-specific primers: application to clinical surveys and tracing infections sources. *J Gen Virol,* 73:673-9, 1992. ■ 104. Mori S, Kato N, Yagyu A, et al. A new type of hepatitis C virus in patients in Thailand. *Biochem Biophys Res Comm,* 183:334-42, 1992. ■ 105.

Cha T-A, Beall E, Irvine B, et al. At least five related, but distinct, hepatitis C virus genotypes exist. *Proc Natl Acad Sci USA,* 89:7144-8, 1992. ■ 106. Nakao T, Enomoto N, Takada N, et al. Typing of hepatitis C virus genome by restriction fragment length polymorphim. *J Gen Virol,* 72:2105-12, 1991. ■ 107. Simmonds P, Alberti A, Alter HJ, et al. A proposed system for the nomenclature of hepatitis C viral genotypes. *Hepatology,* 19:1321-4, 1995. ■ 108. Bukh J, Miller RH, Purcell RH. Genetic heterogeneity of hepatitis C virus: quasispecies and genotypes. *Semin Liver Dis,* 15:41-63, 1995. ■ 109. Prescott LE, Berger A, Pawlotsky JM, Conjeevaram P, Pike I, Simmonds P. Sequence analysis of hepatitis C virus variants producing discrepant results with two different genotyping assays. *J Med Virol,* 53:237-44, 1997. ■ 110. Bukh J, Purcell RH, Miller RH. At least 12 genotypes of hepatitis C virus predicted by sequence analysis of the putative E1 gene of isolates collected worldwide. *Proc Natl Acad Sci USA,* 90:8234-8, 1993. ■ 111. Bukh J, Purcell RH, Miller RH. Sequence analysis of the core gene of 14 hepatitis C virus genotypes. *Proc Natl Acad Sci USA,* 91:8239-43, 1994. ■ 112. Simmonds P, Smith DB, McOmish F, et al. Identification of genotypes of hepatitis C virus by sequence comparisons in the core, E1 and NS-5 regions. *J Gen Virol,* 75:1053-61, 1994. ■ 113. Smith DB, Mellor J, Jarvis LM, et al. Variation of the hepatitis C virus 5' non-coding region: implications for secondary structure, virus detection and typing. The International HCV Collaborative Study Group. *J Gen Virol,* 76:1749-61, 1995. ■ 114. Okamoto H, Tokita H, Sakamoto M, et al. Characterization of the genomic sequence of type V (or 3a) hepatitis C virus isolates and PCR primers for specific detection. *J Gen Virol,* 74:2385-90, 1993. ■ 115. Okamoto H, Kobata S, Tokita H, et al. Second-generation method of genotyping hepatitis C virus by the polymerase chain reaction with sense and antisense primers deduced from the core gene. *J Virol Methods,* 57:31-45, 1996. ■ 116. Thiers V, Jaffredo F, Tuveri R, Chodan N, Brechot C. Development of a simple restriction fragment length polymorphism (RFLP) based assay for HCV genotyping and comparative analysis with genotyping and serotyping tests. *J Virol Methods,* 65:9-17, 1997. ■ 117. Stuyver L, Rosau R, Wyseur A. Typing of hepatitis C virus isolates and characterization of new subtypes using a line probe assay. *J Gen Virol,* 74:1093-102, 1993. ■ 118. Forns X, Maluenda MD, Lopez-Labrador FX, et al. Comparative study of three methods for genotyping hepatitis C virus strains in samples from Spanish patients. *J Clin Microbiol,* 34:2516-21, 1996. ■ 119. Stuyver L, Claeys H, Van Arheim W, et al. Second generation line probe assay for hepatitis C virus genotyping. *J Clin Microbiol,* 34:2259-66, 1995. ■ 120. Halfon P, Trimoulet P, Bourliere M, Khiri H, de Ledinghen V, Couzigou P, Feryn JM, Alcaraz P, Renou C, Fleury HJ, Ouzan D. Hepatitis C virus genotyping based on 5' noncoding sequence analysis (TRUGENE). *J Clin Microbiol,* 39:1771-3, 2001. ■ 121. Simmonds P, Rose KA, Graham S, et al. Mapping of serotype-specific, immunodominant epitopes in the NS-4 region of hepatitis C virus (HCV): use of type-specific peptides to serologically differentiate infections with HCV types 1, 2, and 3. *J Clin Microbiol,* 31:1493-503, 1993. ■ 122. Halfon P, Ouzan D, Khiri H, Feryn JM. Serotyping and genotyping of hepatitis C virus (HCV) strains in chronic HCV infection. Commission Hepatologie du CREGG. Club de Reflexion des Cabinets de Groupes en Gastroenterologie. *J Med Virol,* 52:391-5, 1997. ■ 123. Pawlotsky JM, Prescott L, Simmonds P, et al. Serological determination of hepatitis C virus genotype: comparison with a standardized genotyping assay. *J Clin Microbiol,* 35:1734-9, 1997. ■ 124. Webber LM, Els S, Taylor MB, Grabow WO. Assessment of commercial enzyme immunoassay for hepatitis C virus serotyping. *J Clin Pathol,* 49: 994-7, 1996. ■ 125. Tokita H, Okamoto H, Tsuda F, et al. Hepatitis C variants from Vietnam are classifiable into the seventh, eighth and ninth major genetic groups. *Proc Natl Acad Sci USA,* 91:11022-6, 1994. ■ 126. Tokita H, Okamoto H, Iizuka, et al. Hepatitis C virus variants from Jakarta, Indonesia, classifiable into novel genotypes in the second (2e and 2f), tenth (10a) and eleventh (11a) genetic groups. *J Gen Virol,* 77:293-301, 1996. ■ 127. Mellor J, Holmes EC, Jarvis LM, Yap PL, Simmonds P and the International HCV. Collaborative Study Group. Investigation of the pattern of hepatitis C virus sequence diversity in different geographical regions: implications for virus classification. *J Gen Virol*, **76**:2493-507, 1995. ■ 128. Simmonds P, Mellor J, Sakuldamrongpanich T, et al. Evolutionary analysis of variants of hepatitis C virus found in South-East Asia; comparison with classifications based upon sequence similarity. *J Gen Virol*, **77**:3013-24, 1997. ■ 129. Smith DB, Pathirana S, Davidson F, Lawlor E, Power J, Yap PL, Simmonds P. The origin of hepatitis C virus genotypes. *J Gen Virol*, **78**:321-8, 1997. ■ 130. Enomoto N, Takada A, Nakao T, et al. There are two major types of hepatitis C virus in Japan. *Biochem Res Comm*, **170**:1021-5, 1990. ■ 131. Kato N, Ootsuyama Y, Ohkaoshi S, et al. Distribution of plural HCV types in Japan. *Biochem Biophys Res Comm*, **181**:279-85, 1991. ■ 132. Takada N, Takase S, Takada A, et al. HCV genotypes in different countries. *Lancet*, **339**:808, 1992. ■ 133. Takeuchi K, Boonmar S, Katayama T, et al. A cDNA fragment of hepatitis C virus isolated from an implicated donor of post-transfusion non-A, non-B hepatitis in Japan. *Nucleic Acids Res*, **24**:10367-72, 1989. ■ 134. Tsukiyama-Kohara K, Kohara M, Yamaguchi K, et al. A second group of hepatitis C virus. *Virus Genes*, **5**:243-54, 1991. ■ 135. Choo Q-L, Richman KH, Han J, et al. Genetic organization and diversity of the hepatitis C virus. *Proc Natl Acad Sci USA*, **88**:2451-5, 1991. ■ 136. McOmish F, Chan S-W, Dow BC, et al. Detection of three types of hepatitis C virus in blood donors: investigation of type-specific differences in serologic reactivity and rate of alanine aminotransferase abnormalities. *Transfusion*, **33**:7-13, 1993. ■ 137. Campiotto S, Pinho JRR, da Silva LC, Coelho HSM, Carrilho FJ, Sumita LM, Guz B, Silva AO, Bernardini AP. Distribuição dos genótipos do vírus da hepatite C nas diferentes regiões do Brasil. Dados preliminares. *GED (Gastroenterologia Endoscopia Digestiva)*, **17**: S50, 1998. ■ 138. Campiotto S, Pinho JRR, Souto FJD, Bernardini AP. Distribuição dos genótipos do vírus da Hepatite C (VHC) no Estado do Mato Grosso. Dados Preliminares. *GED (Gastroenterologia Endoscopia Digestiva)*, **18**:S86, 1999. ■ 139. Pozzato G, Moretti M, Franzin F, et al. Severity of liver disease with different hepatitis C viral clones. *Lancet*, **338**:509, 1991. ■ 140. Yoshioka K, Kakaumu S, Wakita T, et al. Detection of hepatitis C virus by polymerase chain reaction and response to interferon-α therapy: relationship to genotypes of hepatitis C virus. *Hepatology*, **16**:293-9, 1992. ■ 141. EASL International Conference Consensus On Hepatitis C: Consensus Statement. *J Hepatol*, **30**:956-61, 1999. ■ 142. Mendes LCA, Da Silva LC, Carrilho FJ, et al. Response to alpha interferon therapy according to quantitation of HCV-RNA by RT-PCR. *Hepatology*, **24**:547A, 1996. ■ 143. Saldanha J, Minor P. Collaborative study to assess the suitability of an HCV RNA reference sample for detection of an HCV RNA in plasma pools by PCR. *Vox Sang*, **70**:148-51, 1996. ■ 144. Saldanha J, Lelie N, Heath A. Establishment of the first international standard for nucleic acid amplification technology (NAT) assays for HCV RNA. WHO Collaborative Study Group. *Vox Sang,* **76**:149-58, 1999. ■ 145. Pawlotsky JM, Bouvier-Alias M, Hezode C, Darthuy F, Remire J, Dhumeaux D. Standardization of hepatitis C virus RNA quantification. *Hepatology* **32**:654-9, 2000. ■ 146. Lam NP, Neumann AU, Gretch DR, Wiley TE, Perelson AS, Layden TJ. Dose-dependent acute clearance of hepatitis C genotype 1 virus with interferon alpha. *Hepatology*, **26**:226-31, 1997. ■ 147. Neumann AU, Lam NP, Dahari H, Gretch DR, Wiley TE, Layden TJ, Perelson AS. Hepatitis C viral dynamics in vivo and the antiviral efficacy of interferon-alpha therapy. *Science*, **282**:103-7, 1998. ■ 148. Neumann AU, Lam NP, Dahari H, Davidian M, Wiley TE, Mika BP, Perelson AS, Layden TJ. Differences in viral dynamics between genotypes 1 and 2 of hepatitis C virus. *J Infect Dis*, **182**:28-35, 2000. ■ 149. Medeiros Filho JE, Neumann AU, Pinho JRR, Mello IMVG, Gatura S, Moreira RC, Carrilho FJ. IFN-α dosing frequency and HCV genotype affect early viral kinetics more than addition of ribavirin. 7th International Meeting on Hepatitis C Virus and Related Viruses (Molecular Virology and Pathogenesis), 3-7 December 2000, Gold Coast, Queensland, Australia. ■ 150. Herrmann E, Neumann AU, Schmidt JM, Zeuzem S. Hepatitis C virus kinetics. *Antivir Ther*, **5**:85-90, 2000. ■ 151. Zeuzem S, Herrmann E, Lee JH, Fricke J, Neumann AU, Modi M, Colucci G, Roth WK. Viral kinetics in patients with chronic hepatitis C treated with standard or peginterferon alpha2a. *Gastroenterology*, **120**:1438-47, 2001.

6 O vírus da hepatite D

João Renato Rebello Pinho

DESCOBERTA DO VÍRUS DA HEPATITE D

O vírus da hepatite D ou delta (VHD) foi descoberto em meados da década de 1970 por Rizzetto e cols.[1], que comunicaram a descoberta de um novo antígeno, denominado antígeno delta. Sua distribuição mostrou-se semelhante à do AgHBc, no núcleo de hepatócitos de pacientes com hepatite B, sendo que inicialmente se acreditava ser outro constituinte do VHB. Estudos de inoculação experimental de chimpanzés provaram, poucos anos depois, que esse antígeno era o componente de um vírus defectivo associado ao VHB[2,3], que recebeu o nome de vírus da hepatite delta e, posteriormente, vírus da hepatite D (VHD).

Assim como o VHB, o VHD possui características extremamente peculiares e interessantes, que foram descobertas com uma série de experimentos de biologia molecular, sendo um tipo único de patógeno viral humano.

CLASSIFICAÇÃO DO VHD

Em virtude de sua grande particularidade, o VHD não se assemelha a nenhum outro vírus animal descrito até então. Entretanto, observou-se muita semelhança com agentes transmissíveis encontrados em plantas, como viróides, virusóides e vírus e RNA satélites. Como os RNA satélites de plantas, o VHD é recoberto por proteínas provenientes de um vírus auxiliar (no caso, o VHB). Com os RNA satélites e os viróides, o VHD guarda uma série de semelhanças genômicas, ou seja, é formado por um pequeno RNA fita única, circular, com estrutura secundária característica, com intermediários de replicação lineares, circulares e multiméricos, sugestivos de replicação por "doubling rolling cicle"[4]. Finalmente, como os vírus satélites de plantas, seu genoma codifica para uma proteína estrutural. No momento, ele se encontra classificado apenas no gênero *Deltavirus,* aguardando ainda a sua classificação taxonômica final[5,6].

ESTRUTURA DO VHD

As partículas virais do VHD são bastante semelhantes às partículas de AgHBs, sem um nucleocapsídeo nítido, com tamanho em torno de 36nm. A densidade de flutuação em gradiente de cloreto de césio é intermediária entre o VHB e o AgHBs ($1,25g/cm^3$). O vírus é constituído pelo RNA genômico, duas formas do antígeno delta e o envelope formado por proteínas do envelope do VHB[7].

O genoma viral é uma molécula de RNA com cerca de 1.700 nucleotídeos, circular, de polaridade negativa, isto é, a fita codificante para o antígeno delta é complementar àquela presente na partícula viral. Esse RNA está dobrado sobre si mesmo, com 70% de suas bases nucleotídicas pareadas entre si, assumindo uma estrutura secundária em forma de bastão. Essa estrutura é semelhante à encontrada em agentes subvirais de plantas, bem como a alguns íntrons de genes de eucariotos, o que pode levar a considerações sobre a origem comum ou a convergência evolutiva desses elementos[8,9]. Uma teoria propõe que o VHD teria origem híbrida entre um viróide e um RNA mensageiro, pois possui dois domínios bem distintos, um sem capacidade codificante, mas semelhante a um viróide, e outro, que codificaria o antígeno delta[10]. Essa teoria ficou reforçada quando se constatou que existe uma grande similaridade entre o antígeno delta e uma proteína encontrada em eucariotos superiores, denominada DIPA ("Delta Interacting Protein A")[11]. Essa proteína teria a capacidade também de formar agregados com o antígeno delta e estaria de alguma forma envolvida com o processo de replicação viral.

O genoma do VHD também é capaz de realizar autoclivagem e autoligação, como aqueles elementos, eventos que possuem papel fundamental no mecanismo de replicação viral[12]. As características estruturais e funcionais dessa atividade enzimática indicam que o RNA do VHD seja classificado como uma classe separada das ribozimas[13] (Fig. 6.1).

O processo de replicação do VHD, assim como dos agentes subvirais de plantas, faz-se por meio do processo de "doubling rolling circle". Nesse processo, que ocorre em duas etapas (tanto para o RNA genômico como para o antigenômico), a molécula circular de RNA é copiada várias vezes, dando origem a uma longa fita de RNA contendo várias cópias complementares à molécula original, que é posteriormente clivada em cada uma de suas cópias individuais[4]. Essa replicação é dependente de uma das formas do antígeno delta e parece ser mediada por uma RNA polimerase da célula hospedeira, cuja capacidade para replicar um RNA em outro RNA seria devida às interações com o antígeno delta[14].

O antígeno delta é codificado pela fita complementar ao RNA genômico viral. Existem duas formas de antígeno delta, uma menor (S – 22kDa) e outra maior (L – 24kDa). Esse fato é bastante intrigante, pois existe apenas uma ORF capaz de codificar proteínas de tal porte. A existência dessas duas diferentes formas antigênicas é devida a um mecanismo dinâmico muito interessante. Durante a replicação desse vírus, ocorre o aparecimento de uma mutação que leva ao aparecimento de dois tipos de RNA: o primeiro sintetiza a proteína S, de 195 aminoácidos; o outro sintetiza a proteína L, de 215 aminoácidos, porque o códon de terminação UAG que abortaria a tradução (originando a forma S) está alterado para o códon UGG, que codifica para triptofano e permite a extensão da tradução com a incorporação de mais 20 aminoácidos. Esse processo parece ser mediado por uma enzima celular que ataca RNA fita dupla, provocando a deaminação de alguns resíduos de adenosina[15]. Existem ainda outras ORF no genoma do VHD, cuja importância ainda não foi determinada.

O antígeno delta (AgHD) possui a capacidade de se ligar a RNA, especialmente ao RNA do VHD[16]. Possui quatro domínios: 1. domínio de ligação com RNA, no terço médio da proteína, que possui dois motivos ricos em arginina[17]; 2. sinal de localização nuclear, na extremidade amina[18]; 3. seqüência "coiled-coil", no primeiro terço após a extremidade amina, responsável pela oligomerização da proteína e pela ligação com outras proteínas, como a DIPA[19]; 4. o quarto domínio só está presente na forma L, é uma região prenilada[20]. Essa prenilação torna possível a interação entre o AgHD e o AgHBs, necessária para a formação da partícula viral.

A existência dessas duas formas de antígeno delta possui também papel fundamental para a replicação do VHD. A forma S é fundamental para que o genoma viral se replique, mas não permite a sua incorporação em uma partícula viral. Por outro lado, a forma L não promove a replicação do genoma, mas participa do processo de formação da partícula viral, ou seja, o englobamento do genoma e do antígeno delta dentro de uma partícula cujo revestimento é formado pelo AgHBs. Dessa forma, inicialmente ocorre a síntese da forma S, promovendo a replicação do VHD-RNA, que vai ao mesmo tempo sendo paulatinamente mudado, levando à síntese da forma L, que permite a montagem da partícula viral. O papel do VHB na replicação do VHD parece estar restrito ao fornecimento de seu envelope viral[21].

GENÓTIPOS DO VHD

Existem três diferentes genótipos do VHD: o genótipo I compreende a maior parte dos isolados encontrados até agora em quase todas as partes do mun-

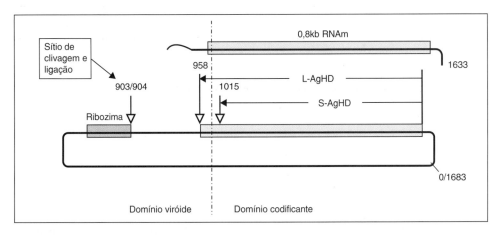

Figura 6.1 – Genoma do VHD.

do[22]; o genótipo II foi encontrado em Taiwan e no Japão e pode estar associado com uma forma mais leve da doença[23]; e o genótipo III, encontrado na Região Amazônica Oriental, associado com uma forma particularmente grave da doença, que se apresenta na forma de surtos epidêmicos[22], como foi o caso da febre negra de Lábrea, no Estado do Amazonas.

Além dos genótipos, o VHD também apresenta micro-heterogeneidade, isto é, a população viral em um paciente consiste de uma *quasispecie*[9]. A taxa de mutação do VHD está entre 3×10^{-2} e 10^{-3} substituições por nucleotídeo por ano[24].

REFERÊNCIAS BIBLIOGRÁFICAS

1. Rizzetto M, Canese MG, Arico S, et al. Immunofluorescence detection of a new antigen-antibody system (d/anti-d) system associated to hepatitis B virus in liver and serum of HBsAg carriers. *Gut*, 18:997-1003, 1977. ■ 2. Rizzetto M, Canese MG, Gerin JL, et al. Transmission of the hepatitis B virus associated delta antigen to chimpanzees. *J Infect Dis*, 141:590-602, 1980. ■ 3. Rizzetto M, Hoyer BG, Canese MG, et al. Delta agent: association of δ antigen with hepatitis B surface antigen and RNA in serum of δ-infected chimpanzees. *Proc Natal Acad Sci USA*, 77:6124-8, 1980. ■ 4. Chen PK, Kalpana G, Goldberg J, et al. Structure and replication of the mgenoma of hepatitis delta virus. *Proc Natl Acad Sci USA*, 83:8774-8, 1986. ■ 5. Elena SF, Dopazo J, Flores R, Diener TO, Moya Agust ID, Burrell CJ, Coulepis AG, Robinson WS. Phylogeny of viroids, viroidlike satellite RNAs, and the viroidlike domain of hepatitis delta virus RNA. *Proc Natl Acad Sci USA*, 88:5631-4, 1991. ■ 6. Mayo MA. Current ideas about the taxonomy of sub-viral virus-like agents. *Prog Clin Biol Res*, 382:117-24, 1993. ■ 7. Bonino F, Hoyer B, Ford G. The delta agent: HBsAg particles with antigen and RNA in the serum of an HBV carrier. *Hepatology*, 2:127-31, 1981. ■ 8. Taylor JM. Hepatitis delta virus: *cis* and *trans* functions required for replication. *Cell*, 61:371-3, 1990. ■ 9. Wang KS, Choo QL, Weiner AJ, et al. Structure, sequence and expression of the hepatitis delta viral genome. *Nature*, 323:508-14, 1986. ■ 10. Robertson HD. How did replicating and coding RNAs first get together. *Science*, 274:66-7, 1996. ■ 11. Brazas R, Ganem D. A cellular homolog of hepatitis delta antigen: implications for viral replication and evolution. *Science*, 274:90-4, 1996. ■ 12. Kuo MYP, Sharmeen L, Dinter-Gottlieb G, et al. Charaterization of self-cleaving RNA sequences on the genome and antigenome of human hepatitis delta virus. *J Virol*, 62:4439-44, 1988. ■ 13. Hampel A, Tritz R. RNA catalytic properties of the minimum (-) STRSV sequence. *Biochemistry*, 28:4929-33, 1989. ■ 14. Kuo MYP, Chao M, Taylor J. Initiation of replication of the human hepatitis delta virus genome from cloned DNA: role of delta antigen. *J Virol*, 63:1945-50, 1989. ■ 15. Luo G, Chao M, Hsieh SY, et al. A specific base transition occurs on replicating hepatitis delta virus RNA. *J Virol*, 64:1021-7, 1990. ■ 16. Chao YC, Hsieh SY, Taylor J. The antigen of hepatitis delta virus: examination of *in vitro* binding specificity. *J Virol*, 65:4057-62, 1991. ■ 17. Lee CZ, Lin JH, McKnight K, Lai MMC. RNA binding activity of hepatitis delta antigen involves two arginine-rich motifs and is required for hepatitis delta virus RNA replication. *J Virol*, 67:2221-9, 1993. ■ 18. Xia YP, Yeh CT, Ou JH, Lai MMC. Characterization of nuclear targeting signal of hepatitis delta antigen: nuclear transport as a protein complex. *J Virol*, 66:914-21, 1992. ■ 19. Rozzelle JE, Wang JG, Wagner DS, et al. Self association of a synthetic peptide from the N terminus of the hepatits delata virus protein into an immunoreactive alpha helical nmultimer. *Proc Natl Acad Sci USA*, 92:382-6, 1995. ■ 20. Glenn JS, Watson JA, Havel CM, White JM. Identification of a prenylation site in delta virus large antigen. *Science*, 256:1331-3, 1992. ■ 21. Ryu WS, Bayer M, Taylor J. Assembly of hepatitis delta virus particles. *J Virol*, 66:2310-5, 1992. ■ 22. Casey JL, Brown TL, Colan EJ, et al. A genotype of hepatitis D virus that occurs in northern South America. *Proc Natl Acad Sci USA*, 90:9016-20, 1993. ■ 23. Lee CM, Changchien CS, Chung JC, Liaw YF. Characterization of a new genotype II, hepatitis delta virus from Taiwan. *J Med Virol*, 49:145-54, 1996. ■ 24. Eigen M, Biebricker CK. Sequence space and quasispecies distribution. **In:** Domingo E, Holland JJ, Ahlquist P (eds). *RNA Genetics*. Boca Raton, EUA, CRC Press, 1998, pp. 211-215.

7 O vírus da hepatite E

João Renato Rebello Pinho

DESCOBERTA DO VÍRUS

Desde 1950, apontava-se a existência de uma outra forma de hepatite não-A, não-B, de transmissão primordialmente entérica. A primeira descrição dessa doença foi em 1955, quando houve um grande surto de hepatite em Nova Délhi, após a contaminação do fornecimento de água com esgoto[1]. Algumas diferenças entre esta e a clássica hepatite A foram descritas, como elevada taxa de mortalidade em gestantes, colestase importante em exame histopatológico, período de incubação discretamente maior e maior incidência em adultos jovens. Outros surtos semelhantes foram também descritos em outras regiões da Ásia, da África, de Bornéu e do México[2-6]. Estudos sorológicos realizados posteriormente demonstraram que em 90% dos casos não havia associação com marcadores de hepatite A ou B.

Partículas "virus-like" (VLP) esféricas, não-envelopadas foram observadas por imunoeletromicroscopia tanto nas fezes como na bile de seres humanos afetados por esses surtos e primatas infectados experimentalmente. Essas partículas parecem ser extremamente lábeis e não toleram altas concentrações de sais, incluindo o cloreto de césio, com os quais freqüentemente se apresentam degradadas[7]. Entretanto, partículas virais íntegras de 32 a 34nm bandeiam em gradientes zonais de sacarose, que foram utilizadas em estudos de microscopia eletrônica, transmissão para primatas e clonagem[8].

As partículas têm diâmetro entre 27 e 34nm e coeficiente de flutuação em gradientes de cloreto de césio de 1,30 a 1,35g/cm^3, e são extremamente sensíveis, mesmo ao congelamento. A identificação dessas partículas foi até recentemente o melhor método de diagnóstico da infecção por esse vírus. Essas partículas sugeriam inicialmente a classificação desse vírus na família Caliciviridae[2,7-10].

Assim como na descoberta do VHC, estudos de infecção experimental de primatas tiveram papel fundamental na caracterização desse vírus. A transmissão foi realizada com sucesso em uma série de espécies de primatas, a partir das fezes de humanos infectados contendo VLP sugestivas. As inoculações experimentais de primatas permitiram a comprovação da etiologia viral dessa doença (inclusive com a observação das VLP nas fezes dos animais infectados), bem como a caracterização de seu período de incubação, excreção viral nas fezes e evolução clínico-laboratorial[2,9].

Em comparação ao VHC, dois eventos facilitaram um pouco a descoberta do VHE: primeiro, esse vírus podia ser propagado em espécies mais simples de primatas e, segundo, o fato de as VLP poderem ser visualizadas ao microscópio eletrônico, permitindo uma escolha mais precisa do material inicial a ser utilizado. Como o VHC, esse vírus ainda não é passível de cultivo celular *in vitro*.

A identificação precisa do VHE só se fez após a clonagem e o seqüenciamento de seu ácido nucléico a partir de material infectado e a comprovação da origem viral desse ácido nucléico. O procedimento utilizado foi semelhante ao utilizado para a descoberta do VHC.

Fezes de um paciente birmanês, contendo VLP características, foram usadas para inocular macacos *cynomolgus* (*Macaca fascicularis*). Utilizando-se da suspensão de um "pool" de fezes desses macacos contendo VLP, mais duas passagens sucessivas da infecção foram realizadas em *cynomolgus*. A bile coletada da vesícula biliar após necropsia do macaco infectado pela terceira passagem viral (a qual continha VLP características e era capaz de transmitir hepatite para outros macacos) foi utilizada como material para clonagem do ácido nucléico viral.

Escolheu-se a bile, porque a quantidade e a complexidade de RNA é menor do que nas fezes, além de que sua extração se faz de maneira muito mais fácil. Após a extração do RNA total e sua transcrição reversa em cDNA, foi construída uma biblioteca em fago λgt10. Os clones foram submetidos à hibridização diferencial usando sondas randômicas obtidas a partir de cDNA de macacos infectados e não-infectados. Após esse processo, obtiveram-se 16 clones reativos apenas com as sondas dos macacos infectados. Um destes, ET1.1, possuía um fragmento derivado de cDNA de 1,3kbp, que detectava uma banda única quando hibridado contra bibliotecas de macacos infectados e não-infectados.

A fim de certificar-se de que esse clone provinha de fato de um agente exógeno, realizou-se o seu seqüenciamento e foram sintetizados "primers" para a realização da reação de polimerização em cadeia (PCR). Essa reação não foi capaz de detectar nenhuma seqüência genômica reativa, nem nos fagos e nas bactérias utilizados durante a clonagem.

Utilizando-se modificação da técnica de PCR (SISPA – "sequence independent single primer amplification")[11], confirmou-se que esse clone reagia apenas contra os cDNA de macacos e seres humanos infectados, e também estava associado com surtos de hepatite em diversas regiões do mundo (México, Tashkent – Tadjiquistão –, Somália e Paquistão)[12].

ESTRUTURA DO GENOMA VIRAL

A seqüência do clone ET1.1, similar à encontrada em genes de RNA polimerase RNA-dependente, permitiu confirmar os dados prévios quanto à classificação do VHE como um vírus RNA fita simples de polaridade positiva, provavelmente um calicivírus, pelo tamanho da partícula viral, bem como pelo tamanho do RNA reconhecido no fígado de organismos infectados (7,6kbp)[12] (Fig. 7.1).

A clonagem e o seqüenciamento do genoma completo desse vírus foram realizados posteriormente pelo mesmo grupo a partir da obtenção de diversos clones que cobriam toda a extensão do genoma viral[13,14].

Os estudos levaram à identificação de três diferentes ORF no genoma viral. A maior delas (ORF1) inicia-se a 27bp da extremidade 5'do genoma viral e se estende por pouco mais de 5kbp. A análise de sua seqüência de nucleotídeos e dos correspondentes aminoácidos sugere que ela codifique para proteínas não-estruturais envolvidas com o processo de replicação viral, pois são encontradas seqüências-consensos que codificam para a RNA polimerase RNA dirigida, bem como para helicase (enzima que altera estrutura terciária de ácidos nucléicos, importantes para os processos de replicação e transcrição). Outros estudos identificaram outras atividades enzimáticas, como metiltransferase para RNA, "capping" e cisteína protease (provavelmente para clivagem do precursor poliprotéico). Outras regiões conhecidas como domínios X e Y comuns a outros vírus RNA ainda não têm sua função determinada[15].

As outras duas ORF presentes (ORF2 e ORF3) são menores, localizadas na metade 3' do genoma viral, e codificam proteínas estruturais. ORF2 começa 37bp após ORF1 e codifica para um peptídeo sinal em sua extremidade aminoterminal, e para a proteína do capsídeo viral, que deve interagir com o RNA viral[13].

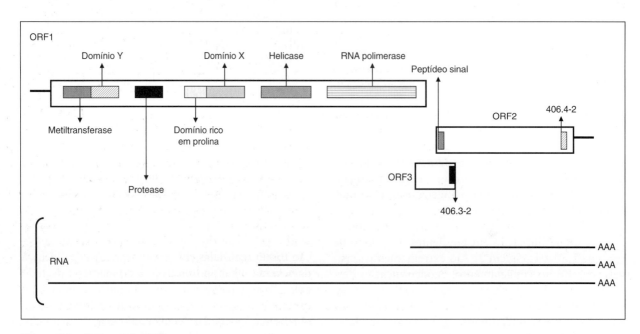

Figura 7.1 – Genoma do VHE.

ORF3 sobrepõe-se parcialmente às outras duas e codifica para uma proteína de função desconhecida que possui o epitopo imunodominante 406.4-2, reconhecido pelo soro de pacientes infectados pelo VHE[16].

O VHE transcreve três tipos diferentes de RNA, o RNA genômico de 7,6kbp e dois outros menores de 3,7 e 2,0kbp. A extremidade 3' desses RNAm é comum e deve codificar as ORF2 e 3[13,16].

Apesar de a organização geral do genoma do VHE ser semelhante à de outros calicivírus, sua seqüência não apresenta grande homologia com estes, o que sugere que o VHE seja classificado como uma nova classe de vírus RNA ou como um gênero a parte na família Caliciviridae[17].

Não existe ainda um sistema de cultivo celular desse vírus, apesar de alguns relatos sobre a utilização de culturas com linhagens de células humanas e de macacos[18-20].

IDENTIFICAÇÃO DE PROTEÍNAS IMUNOGÊNICAS

A identificação de proteínas imunogênicas do VHE fez-se também por metodologia semelhante à utilizada na sua descoberta, mas com algumas diferenças importantes[16]. Inicialmente, o material utilizado para a extração de RNA foram as fezes de um paciente infectado durante uma epidemia ocorrida no México. O RNA foi então transformado em cDNA utilizando-se transcriptase reversa, e o material obtido foi então amplificado pela técnica de SISPA. Com esse material, construiu-se uma biblioteca em fago λgt11, e os clones obtidos foram selecionados com soros humanos convalescentes obtidos na mesma epidemia ocorrida no México (diferentemente do primeiro experimento, no qual a seleção se fez por hibridização diferencial com material de macacos infectados e não-infectados). Dessa forma, garantia-se que os clones selecionados codificariam para proteínas importantes para o desenvolvimento de resposta imune no hospedeiro.

Com essa metodologia foram encontrados dois clones, 406.4-2 e 406.3-2, que reagiam especificamente não só com o soro proveniente do México, que foi utilizado para o seu isolamento, como também com soros provenientes de Myanma (Birmânia), do Paquistão, da Somália e de Bornéu. A reatividade era encontrada tanto em soros da fase aguda da doença como durante a convalescença.

A clonagem das regiões correspondentes a esses clones a partir da linhagem viral proveniente da Birmânia permitiu confirmar sua importância na resposta imune, pois eles também eram reconhecidos por todos aqueles soros. A comparação da seqüência de aminoácidos desses clones nas duas linhagens constatou que o clone 406.3-2 é altamente conservado entre estas, mas o clone 406.4-2 é menos conservado. Os clones 406.3-2 e 406.4-2 representam partes das seqüências de ORF2 e ORF3, respectivamente.

A história natural da infecção após inoculação experimental de macacos foi estudada pelo acompanhamento da alteração de alanina aminotransferase, presença do genoma viral no soro e nas fezes, e desenvolvimento de anticorpos anti-VHE. A detecção do genoma viral se fez por PCR, utilizando "primers" derivados da região ORF2. O genoma viral foi detectado nas fezes sete dias após a inoculação e persistiu positivo em títulos baixos até o 35º dia, durante o pico de ALT. A viremia ocorreu a partir do 9º dia e persistiu por cerca de duas semanas. O aparecimento de anticorpos anti-VHE aconteceu pouco antes do pico de ALT e persistiu enquanto o estudo foi realizado[16].

Nesse estudo, utilizaram-se vírus procedentes de Osh, Quirguistão. O seqüenciamento dessa linhagem viral levou à identificação de uma provável região hipervariável (quando comparada à linhagem birmanesa) localizada em ORF1. O significado de uma região hipervariável em uma proteína não-estrutural permanece obscuro, dado que esta não está sujeita à seleção pela resposta imune do hospedeiro.

DIVERSIDADE VIRAL

Foram descobertas linhagens do VHE que apresentam a mesma estrutura genômica e morfologia à microscopia eletrônica, mas que são imunologicamente distintas das primeiras linhagens descritas[21].

Estudos genéticos mais detalhados sugerem que o VHE pode ser classificado em dois grupos principais. As linhagens asiáticas são mais próximas entre si, diferindo em 6% em relação aos nucleotídeos e 2% em relação aos aminoácidos. A linhagem Norte-Americana, isolada no México, apresenta identidade de nucleotídeos entre 75 e 90%, conforme a ORF analisada, sugerindo a existência de uma antiga divergência entre as linhagens do Novo e do Velho Mundo[22].

DIAGNÓSTICO

Os primeiros "kits" para detecção de anticorpos anti-VHE eram baseados apenas nos epitopos 406.3-2 e 406.4-2 localizados nas ORF2 e ORF3, respectivamente[16]. Atualmente, os "kits" disponíveis comercialmente em nosso país contêm o peptídeo SG3, que representa uma porção maior da ORF2, aumentando a sensibilidade, pois contém dois epitopos adicionais[23]. Esse teste tem sido usado em todo o mundo para estudos epidemiológicos, mas testes mais sensíveis ainda estão em desenvolvimento no sentido de aprimorar a sensibilidade desses métodos para diferentes linhagens de VHE.

A acurácia desses testes foi aumentada com o uso de outros antígenos recombinantes como um mosaico protéico contendo pequenas regiões antigênicas do vírus[24], contendo os epitopos de ORF3 das linhagens birmanesa e do México, bem como três epitopos bem conservados de ORF2 da linhagem birmanesa. Com esse antígeno, detectou-se a infecção viral em 77 a 100% dos casos de epidemias de origens geográficas distintas.

Entretanto, como esse mosaico protéico pode levar a se perder epitopos conformacionais, foi também obtida a expressão da ORF2 completa do VHE a partir de baculovírus recombinante em células de inseto Sf9 (*Spodoptera frugiperda*)[25]. Essa construção produz uma proteína insolúvel de 73kDa, correspondente a toda ORF2, e um subproduto solúvel de 56,5kDa, que é muito imunogênico e semelhante ao antígeno natural[26]. Esta última proteína propicia um ensaio muito mais sensível do que aqueles desenvolvidos anteriormente, especialmente para a detecção de anticorpos da classe IgM[27].

O uso de teste para a detecção de anticorpos da classe IgM é muito importante para a detecção da hepatite E aguda[28], porque se sabe que anticorpos da classe IgG podem ser detectados em prevalências elevadas em algumas populações, mesmo em nosso país. Em um trabalho recente, constatamos que alguns grupos populacionais de menor nível socioeconômico da cidade de Campinas podem apresentar freqüências de até 17,7% de anti-VHE IgG positivo[29], na ausência de qualquer sintomatologia característica de hepatite, sugerindo ser uma infecção pregressa. Testes para a detecção de anticorpos da classe IgM contra o VHE são muito difíceis de ser conseguidos em nosso país, pois nenhum ensaio foi ainda licenciado no Brasil para essa finalidade.

A detecção do RNA viral é também possível pela técnica de RT-PCR, mas esse ensaio é de execução mais difícil e de uso restrito, pois o RNA viral só é detectado durante a fase aguda da doença. O VHE circulante só é detectável na circulação por um curto período de tempo (entre 7 e 10 dias), sendo a permanência mais duradoura nas fezes[23].

HEPATITE E – UMA ZOONOSE?

Balayan e cols. foram os primeiros pesquisadores a descrever a infecção em suínos com o VHE[30]. Esse trabalho foi inicialmente questionado, mas outros estudos posteriores comprovaram esses resultados em diferentes regiões do mundo, como Nepal[31], Estados Unidos[32-35], Taiwan[36,37] e Espanha[38]. Evidências de infecção por VHE foram também encontradas em suínos, bovinos e cães na Índia[39]. Diferentes espécies de roedores também apresentaram sorolo-gia positiva para o VHE, tanto espécies em habitat rural como urbano, sendo que nestas últimas a freqüência de infecção é maior[40,41].

A infecção de animais pelo VHE nunca foi estudada em nosso meio, mas como os dados foram obtidos de localidades geograficamente muito diversas e casos de hepatite E já foram descritos na Amazônia, Bahia, São Paulo e Rio de Janeiro[29,42-48], parece que o VHE deve estar presente em todas as regiões brasileiras e estudos da infecção de animais pelo VHE precisam ser realizados em nosso meio.

Estudos filogenéticos mostraram uma grande semelhança das cepas encontradas em animais e seres humanos, sugerindo que a transmissão do VHE entre espécies seja um evento comum e que a infecção pelo VHE possa ser considerada como uma zoonose[34].

Dessa forma, os novos conhecimentos da transmissão do VHE entre o homem e outras espécies de animais, especialmente o porco doméstico e os roedores urbanos, com certeza terão um importante impacto nas medidas epidemiológicas que devem ser tomadas para o controle dessa infecção.

REFERÊNCIAS BIBLIOGRÁFICAS

1. Viswathanan, R. Infectious hepatitis in Delhi (1955-56): a critical study. Epidemiology. *Indian J Med Res,* **45**:1-30, 1957. ■ 2. Balayan MS, Andjaparidze AG, Savinskaya SS, et al. Evidence for a virus in non-A, non-B hepatitis transmitted via the fecal oral route. *Intervirology,* **20**:23-31, 1983. ■ 3. Kane MA, Bradley DW, Shrestha SM, Maynard JE, Cook EH, Mishra RP, Joshi DD. Epidemic non-A, non-B hepatitis in Nepal. Recovery of a possible etiologic agent and transmission studies in marmosets. *JAMA,* **252**:3140-5, 1984. ■ 4. Khuroo MS, Saleem M, Teli MR, Sofi MA. Failure to detect chronic liver disease after epidemic non-A, non-B hepatitis. *Lancet,* **2**:97-8, 1980. ■ 5. Khuroo MS. Study of an epidemic of non-A, non-B hepatitis. Possibility of another human hepatitis virus distinct from post-transfusion non-A, non-B type. *Am J Med,* **68**:818-24, 1980. ■ 6. Velazquez O, Stetler HC, Avila C, Ornelas G, Alvarez C, Hadler SC, Bradley DW, Sepulveda J. Epidemic transmission of enterically transmitted non-A, non-B hepatitis in Mexico, 1986-1987. *JAMA,* **263**:3281-5, 1990. ■ 7. Tam AW, Bradley DW. Hepatitis E: structure and molecular virology. In: Zuckerman AJ, Thomas HC. *Viral Hepatitis.* 2nd ed., London, Chuchill Livingstone, 1998, pp. 395-402. ■ 8. Bradley D, Andjaparidze A, Cook Jr EH, McCaustland K, Balayan M, Stetler H, Velazquez O, Robertson B, Humphrey C, Kane M, et al. Aetiological agent of enterically transmitted non-A, non-B hepatitis. *J Gen Virol,* **69**:731-8, 1988. ■ 9. Bradley DW, Krawczynski K, Cook Jr EH, McCaustland KA, Humphrey CD, Spelbring JE, Myint H, Maynard JE. Enterically transmitted non-A, non-B hepatitis: serial passage of disease in cynomolgus macaques and tamarins and recovery of disease-associated 27- to 34-nm viruslike particles. *Proc Natl Acad Sci USA,* **84**:6277-81, 1987. ■ 10. Bradley DW. Hepatitis non-A, non-B viruses become identified as hepatitis C and E viruses. *Prog Med Virol,* **37**:101-35, 1990. ■ 11. Reyes GR & Kim JP. Sequence independent, single-primer amplification (SISPA) of complex DNA populations. *Mol Cell Prob,* **5**:473-81, 1991. ■ 12. Reyes GR, Purdy MA, Kim JP, et al. Isolation of a cDNA from the virus responsible for enterically transmitted non-A, non-B hepatitis. *Science,* **247**:1335-9, 1990. ■ 13. Tam AW, Smith MM, Guerra ME, et al. Hepatitis E virus (HEV): molecular cloning and sequencing of the full-length viral genome. *Virology,* **185**:120-31, 1991. ■ 14. Tsarev SA, Emerson SU, Reyes GR, et al. Characterization of a prototype strain of hepatitis E vi-

rus. *Proc Natl Acad Sci*, 89:559-63, 1992. ■ 15. Koonin EV, Gorbalenya AE, Purdy MA, et al. Computer assisted assignment of functional domains in the nonstructural polyprotein of hepatitis E virus: delineation of an additional group of positive-strand RNA plant and animal viruses. *Proc Natl Acad Sci USA*, 89:8259-826, 1992. ■ 16. Yarbough PO, Tam AW, Fry KE, et al. Hepatitis E virus: identification of type-common epitopes. *J Virol*, 65:5790-7, 1991. ■ 17. Berke T, Matson DO. Reclassification of the Caliciviridae into distinct genera and exclusion of hepatitis E virus from the family on the basis of comparative phylogenetic analysis. *Arch Virol*, 145:1421-36, 2000. ■ 18. Huang RT, Li DR, Wei J. Isolation and identification of hepatitis E virus in Xinjiang, China. *J Gen Virol*, 73:1143-8, 1992. ■ 19. Kazachkov YA, Balayan MS, Ivannikova TA, et al. Hepatitis E virus in cultivated cells. *Arch Virol*, 127:399-402. ■ 20. Tam AW, White R, Reed E, et al. *In vitro* infection and replication of hepatitis E virus in primary cynomolgus hepatocytes. *Virology*, 238:94-102, 1997. ■ 21. Chauhan A, Dilawari JB, Kaur, et al. Atypical strain of hepatitis E virus (HEV) from North India. *J Med Virol*, 44:22-9, 1994. ■ 22. Reyes GR, Huang CC, Yarbough PO, Tam AW. Hepatitis E virus: comparisons of "new and old world" isolates. *J Hepatol*, 13:S155-S160, 1990. ■ 23. Yarbough PO, Tam AW, Gabor K, Garza E, Moeckli RA, Palings I, Simenson C, Reyes RE. Assay development of diagnostic test for hepatitis E. In: Nishioka K, Suzuki H, Mishiro S, Oda T (eds). *Viral Hepatitis and Liver Diseases*. Berlin, Germany, Springer-Verlag, 1994, pp 367-370. ■ 24. Favorov MO, Khudyakov YE, Mast EE, Yashina TL, Shapiro CN, Khudyakova NS, Jue DL, Onischenko GG, Margolis HS, Fields HA. IgM and IgG antibodies to hepatitis E virus (HEV) detected by an enzyme immunoassay based on an HEV-specific artificial recombinant mosaic protein. *J Med Virol,* 50:50-8, 1996. ■ 25. Mcatee CP, Zhang Y, Yarbough PO, Bird T, Fuerst TR. Purification of a soluble hepatitis E open reading frame 2-derived protein with unique antigenic properties. *Protein Expr Purif*, 8:262-70, 1996. ■ 26. Zhang Y, Mcatee P, Yarbough PO, Tam AW, Fuerst T. Expression, characterization, and immunoreactivities of a soluble hepatitis E virus putative capsid protein species expressed in insect cells. *Clin Diagn Lab Immunol*, 4:423-8, 1997. ■ 27. Yarbough PO. Hepatitis E virus: diagnosis. In: Zuckerman AJ, Thomas HC (eds). *Viral Hepatitis*. London, England, Churchill Livingstone, 1998, pp 411 - 416. ■ 28. Skidmore SJ, Yarbough PO, Gabor KA, et al. Imported hepatitis E in UK. *Lancet*, 337:1541, 1991. ■ 29. Gonçales NS, Pinho JR, Moreira RC, Saraceni CP, Spina AM, Stucchi RB, Filho AD, Magna LA, Gonçales Jr FL. Hepatitis E virus immunoglobulin G antibodies in different populations in Campinas, Brazil. *Clin Diagn Lab Immunol*, 7:813-6, 2000. ■ 30. Balayan MS, Usmanov RK, Zamyatina, et al. Brief report: experimental hepatitis E infection in domestic pigs. *J Med Virol*, 32:58-9, 1990. ■ 31. Clayson ET, Innis BL, Myint KS, Narupiti S, Vaughn DW, Giri S, Ranabhat P, Shrestha MP. Detection of hepatitis E virus infections among domestic swine in the Kathmandu Valley of Nepal. *Am J Trop Med Hyg*, 53:228-32, 1995. ■ 32. Meng XJ, Purcell RH, Halbur PG, Lehman JR, Webb DM, Tsareva TS, Haynes JS, Thacker BJ, Emerson SU. A novel virus in swine is closely related to the human hepatitis E virus. *Proc Natl Acad Sci USA*, 94:9860-5, 1997. ■ 33. Meng XJ, Halbur PG, Haynes JS, Tsareva TS, Bruna JD, Royer RL, Purcell RH, Emerson SU. Experimental infection of pigs with the newly identified swine hepatitis E virus (swine HEV), but not with human strains of HEV. *Arch Virol*, 143:1405-15, 1998. ■ 34. Meng XJ, Halbur PG, Shapiro MS, Govindarajan S, Bruna JD, Mushahwar IK, Purcell RH, Emerson SU. Genetic and experimental evidence for cross-species infection by swine hepatitis E virus. *J Virol*, 72:9714-21, 1998. ■ 35. Meng XJ, Dea S, Engle RE, Friendship R, Lyoo YS, Sirinarumitr T, Urairong K, Wang D, Wong D, Yoo D, Zhang Y, Purcell RH, Emerson SU. Prevalence of antibodies to the hepatitis E virus in pigs from countries where hepatitis E is common or is rare in the human population. *J Med Virol*, 59:297-302, 1999. ■ 36. Hsieh SY, Meng XJ, Wu YH, Liu ST, Tam AW, Lin DY, Liaw YF. Identity of a novel swine hepatitis E virus in Taiwan forming a monophyletic group with Taiwan isolates of human hepatitis E virus. *J Clin Microbiol*, 37:3828-34, 1999. ■ 37. Wu JC, Chen CM, Chiang TY, Sheen IJ, Chen JY, Tsai WH, Huang YH, Lee SD. Clinical and epidemiological implications of swine hepatitis E virus infection. *J Med Virol*, 60:166-71, 2000. ■ 38. Pina S, Buti M, Cotrina M, Piella J, Girones R. HEV identified in serum from humans with acute hepatitis and in sewage of animal origin in Spain. *J Hepatol*, 33(5):826-33, 2000. ■ 39. Arankalle VA, Joshi MV, Kulkarni AM, Gandhe SS, Chobe LP, Rautmare SS, Mishra AC, Padbidri VS. Prevalence of anti-hepatitis E virus antibodies in different Indian animal species. *J Viral Hepat*, 8:223-7, 2001. ■ 40. Kabrane-Lazizi Y, Fine JB, Elm J, Glass GE, Higa H, Diwan A, Gibbs CJ JR, Meng XJ, Emerson SU, Purcell RH. Evidence for widespread infection of wild rats with hepatitis E virus in the United States. *Am J Trop Med Hyg*, 61:331-5, 1999. ■ 41. Favorov MO, Kosoy MY, Tsarev SA, Childs JE, Margolis HS. Prevalence of antibody to hepatitis E virus among rodents in the United States. *J Infect Dis*, 181:449-55, 2000. ■ 42. Focaccia R, Sette Jr H, Conceição OJ. Hepatitis E in Brazil. *Lancet,* 346:1165, 1995. ■ 43. Paraná R, Cotrim HP, Cortey-Boennec D, Trépo C, Lyra L. Prevalence of hepatitis E virus IgG antibodies in patients from a referral unit of liver diseases in Salvador, Bahia, Brazil. *Am J Trop Med Hyg*, 57:60-1, 1997. ■ 44. Paraná R, Vitvitski L, Andrade Z, Trépo C, Cotrim HP, Bertillon P, Silva F, Silva L, De Oliveira IR, Lyra L. Acute sporadic non-A, non-B hepatitis in Northeastern Brazil: etiology and natural history. *Hepatology*, 30:289-93, 1999. ■ 45. Souto FJ, Fontes CJ. Prevalence of IgG- class antibodies hepatitis E virus in a community of the southern Amazon: a randomized survey. *Ann Trop Med Parasitol*, 92:623-5, 1998. ■ 46. Souto FJ, Fontes CJ, Paraná R, Lyra LG. Short report: further evidence of hepatitis E in Brazilian Amazon. *Am J Trop Med Hyg*, 57:149-50, 1997. ■ 47. Trinta KS, Liberto MI, De Paula VS, Yoshida CF, Gaspar AM. Hepatitis E virus infection in selected Brazilian populations. *Mem Inst Oswaldo Cruz*, 96:25-9, 2001. ■ 48. Pang L, Alencar FE, Cerutti Jr C, Milhous WK, Andrade AL, Oliveira R, Kanesa-Thasan N, Macarthy PO, Hoke Jr CH. Short report: hepatitis E infection in the Brazilian Amazon. *Am J Trop Med Hyg*, 52:347-8, 1995.

8 O vírus da hepatite G

João Leandro de Paula Ferreira
João Renato Rebello Pinho

DESCOBERTA DO VÍRUS DA HEPATITE G

As pesquisas de novos vírus envolvidos com hepatite não-A, não-B, não-C, não-D, não-E (não-A-E) receberam novo impulso quando se verificou que muitos casos ficavam ainda sem etiologia definida mesmo após a descrição dos vírus das hepatites C e E[2].

As pesquisas que culminaram com a descoberta do vírus GB-C ou vírus da hepatite G iniciaram-se há trinta anos, com um estudo de transmissão seriada de hepatite em sagüis a partir de soros de pacientes com sintomatologia de hepatite (um desses soros era de um cirurgião de 34 anos de idade, coletado no terceiro dia de icterícia, cujas iniciais eram G.B.)[7]. Esses novos agentes foram identificados por dois diferentes grupos, que empregaram técnicas moleculares sofisticadas. Em 1995, por meio da técnica de amplificação de ácidos nucléicos, chamada RDA ("Representational Differential Amplification")[26], dois diferentes vírus, GB-A e GB-B, associados com o desenvolvimento de hepatite em sagüis, foram identificados[46]. Posteriormente, um outro vírus semelhante ao GB-A e ao GB-B foi identificado em humanos pelo mesmo grupo, por meio de iniciadores degenerados capazes de detectar diferentes vírus da família Flaviviridae, que foi designado GB-C[47].

Em 1996, um segundo grupo, utilizando uma técnica de amplificação de ácidos nucléicos, denominada SISPA ("Sequence Independent Single Primer Amplification"), isolou o mesmo vírus a partir do soro de um paciente (PNF 2161) com hepatite crônica não-A, não-B, e o designou vírus da hepatite G (VHG)[24].

ESTRUTURA DO VÍRUS

Comparações entre as seqüências do GB-C e do VHG mostraram uma identidade na seqüência de aminoácidos de 95% e uma similaridade nos nucleotídeos de 86%, constituindo, portanto, diferentes isolados do mesmo vírus. A identidade do GB-C com o GB-A, o GB-B e o vírus da hepatite C (VHC) não é maior do que 32%; portanto, cada um deles constitui um vírus diferente na família Flaviviridae[22,31].

A organização do genoma dos vírus GB-A, GB-B e GB-C foi analisada detalhadamente, como mostra a figura 8.1. Esses vírus possuem genoma de RNA fita simples com polaridade positiva, e cerca de 9.400 nucleotídeos, contendo uma única fase aberta de leitura que codifica uma poliproteína precursora[22,31]. Essa fase aberta de leitura está flanqueada por regiões não codificantes (NCR) ou não traduzidas (UTR) nas extremidades 5' e 3' do genoma viral. Uma característica marcante do GB-C, compartilhada com o GB-A, é a ausência da proteína do capsídeo no início da poliproteína viral[48].

Embora algumas regiões antigênicas tenham sido identificadas[40], os resultados obtidos ainda estão longe da padronização de testes imunológicos com sensibilidade e especificidade adequadas para a detecção da infecção ativa pelo GB-C. Posteriormente, foram padronizados testes para a detecção de anticorpos contra o envelope viral, utilizando antígeno recombinante expresso em células de ovário de hamster chinês. Esses testes funcionam como marcador para infecção passada pelo vírus, devendo ser negativos durante a fase virêmica. A presença desse anticorpo está associada com o desaparecimento do vírus da circulação na maioria dos casos, sendo sugestivo de término da infecção[8,53].

A detecção de infecção recente pelo GB-C só pode ser realizada pela reação de transcrição reversa seguida da reação em cadeia da polimerase (RT-PCR) do soro ou de outros materiais biológicos, utilizando iniciadores específicos de diferentes regiões do genoma do vírus[41,47].

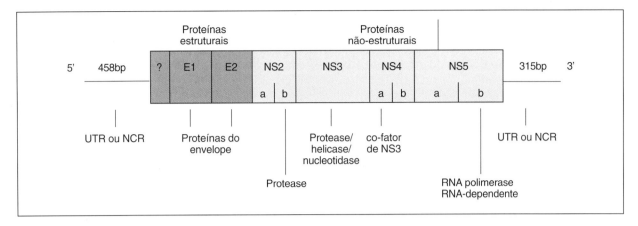

Figura 8.1 – Estrutura do genoma do vírus da hepatite G.

TRANSMISSÃO DO VÍRUS DA HEPATITE G

A forma de transmissão do GB-C/VHG mais bem documentada é por via parenteral, especialmente por transfusões sangüíneas[3,24,45,47] e/ou de hemoderivados[11,16,37]. A associação de transmissão sangüínea com o aparecimento de hepatite pós-transfusional foi especialmente bem relatada, pois o vírus se tornou detectável somente após a recepção da transfusão[24]. A análise das seqüências dos vírus encontrados tanto no doador quanto no receptor confirmaram essa associação.

Por causa dessa forma de transmissão, o vírus possui alta prevalência entre usuários de drogas endovenosas[1,51], politransfundidos[3,24], hemofílicos[19,24,60] e hemodialisados[6,24,27]. Também foi relatada elevada prevalência em misturas de plasmas utilizados para a produção de hemoderivados[12]. Outra forma de transmissão observada foi por via vertical, de mãe para filho[11,28,38,42]. Também sugere-se transmissão horizontal em comunidades fechadas[9,28] e por contato sexual[42,51].

ASSOCIAÇÃO COM DOENÇAS HEPÁTICAS

O vírus GB-C é mais comum que o VHC em doadores de sangue. O impacto clínico da infecção por GB-C nas hepatites agudas, crônicas e fulminantes é controverso. Yoshiba e cols.[61] relataram que três dos seis pacientes estudados com hepatite fulminante no Japão tinham o genoma do GB-C detectável no soro, sugerindo uma associação do vírus com hepatite fulminante. Essas amostras tinham sido coletadas antes de os pacientes terem recebido plasma como terapia para o tratamento de hepatite fulminante[29]. Por outro lado, Kuroki e cols.[20], examinando a prevalência do GB-C em sete pacientes japoneses com hepatite fulminante não-A-E de etiologia desconhecida, não conseguiram detectar o RNA do GB-C no soro.

Dois estudos[15,55] realizados nos anos de 1997 e 1999 mostraram associação de GB-C com doença hepática.

O primeiro estudo, envolvendo uma mulher de 24 anos com quadro de hepatite aguda transitória e viremia contínua, relacionou o GB-C como agente etiológico de hepatite. A análise das seqüências da região NS3 desse caso mostrou que quatro nucleotídeos eram únicos e não estavam presentes em qualquer outras seqüências relatadas do GB-C.

O segundo envolveu um homem com idade de 60 anos e duas mulheres com idade de 24 e 60 anos com quadros de hepatite fulminante. Esse estudo demonstrou uma possível associação entre o nível da aspartato aminotransferase (AST) e alanina aminotransferase (ALT) com os níveis de RNA no soro, produzindo evidência circunstancial de que o vírus possa estar associado a hepatite fulminante.

Outros trabalhos contestaram esses resultados, como será descrito a seguir.

Dois grupos japoneses[52,62] obtiveram resultados semelhantes, verificando a prevalência do GB-C em grupos com diferentes hepatites. O primeiro grupo analisou 286 amostras de pacientes com doença crônica do fígado e 275 amostras de doadores de sangue aparentemente sadios. Os resultados mostraram que apenas 3 de 275 (1,1%) dos doadores de sangue com o nível de ALT normal foram positivos para o RNA GB-C. A prevalência do GB-C foi igual entre os pacientes com hepatite não-B, não-C (1/12-8%) e pacientes com hepatite C (15/188-8%) e menor nos pacientes com hepatite B (3/83-4%). Esses resultados indicam que a infecção do GB-C em pacientes com doença crônica do fígado não-B, não-C não foi diferente daquela encontrada nas outras hepatites.

O segundo grupo estudou 371 pacientes japoneses com vários tipos de hepatites (B, C e não-A-E). Os resultados mostraram que apenas 2 dos 126 (1,6%) pacientes com hepatite não-A-E foram positivos para o RNA viral. O RNA do GB-C foi mais freqüente em pacientes com hepatite B (2/38-5,3%) e hepatite C (17/207-8,2%). Esses resultados também mostraram que o GB-C não é o principal agente de hepatite não-A-E no Japão, embora a possibilidade de uma variante do GB-C causar hepatite não possa ser desconsiderada[62].

Na China[59], foi estudada a ocorrência do RNA de GB-C em 67 casos com vários tipos de hepatites e 34 indivíduos sadios. Os resultados mostraram que apenas um (2,9%) de 34 indivíduos sadios foi positivo para RNA GB-C. A prevalência do GB-C–RNA foi muito similar em casos de hepatite não-A-E (1/27-3,7%) e maior nos de hepatite aguda B (2/21-9,5%) e C (3/19-15,8%). Esses resultados sugerem também que o GB-C não é responsável pelas hepatites não-A-E na China.

Resultados contraditórios foram observados na Itália[13,43]. No primeiro estudo, 149 amostras foram analisadas: 31 casos de hepatite aguda não-A-E, 18 casos de hepatite crônica não-A-E e 100 doadores de sangue como controle. Onze (35%) dos 31 pacientes com hepatite aguda e 7 (39%) dos 18 pacientes com hepatite crônica foram GB-C–RNA positivos. Apenas um (1%) dos 100 doadores foi positivo. Esse resultado sugere que, ao menos na Itália, o GB-C poderia estar implicado em um número significativo de casos com hepatite não-A-E.

No segundo trabalho, foram estudados 495 pacientes (98 com hepatite aguda não-A-E, 35 com hepatite aguda A, 63 com hepatite aguda B, 29 com hepatite aguda C e 270 indivíduos sadios como controle). A prevalência do GB-C–RNA foi similar entre pacientes com hepatite aguda não-A-E (3,1%), com hepatite aguda A (2,9%) e indivíduos sadios (3,7%), mas significativamente maior entre aqueles com hepatite B e C (19% e 48,3% – p < 0,05), respectivamente. Portanto, esse resultado não suporta que o GB-C possa ser agente etiológico nas hepatites não-A-E na Itália.

Nos Estados Unidos[4], o GB-C–RNA foi detectado em pacientes com hepatite não-A-E (9%), com hepatite C (20%), com hepatite A (25%) e com hepatite B (32%). A proporção de pacientes GB-C positivos com hepatite não-A-E foi menor do que de outros pacientes com outros tipos de hepatite, portanto não implicando o GB-C como agente etiológico de hepatite não-A-E nos Estados Unidos.

No Brasil[42], o RNA do GB-C foi detectado em 13 de 137 (9,5%) pacientes com hepatite não-A-E e em 8 de 44 (18,2%) dos pacientes com hepatite C. Em outro estudo[21], o GB-C–RNA foi encontrado em 9 (10%) entre 87 doadores de sangue e em 15 (13%) de 113 pacientes com doenças hepáticas crônicas.

A freqüência semelhante encontrada entre os pacientes com hepatite não-A-E e doadores de sangue não permite estabelecer o GB-C como agente etiológico de hepatite no Brasil. Essa hipótese é reforçada pela elevada prevalência do GB-C (5,1%) encontrada na população da cidade de São Paulo[36] e nos doadores de sangue das cidades de Campinas, São Paulo e Rio de Janeiro, que variaram de 5 a 10%[5,21,42].

As discrepâncias encontradas nesses estudos, que tentaram associar o GB-C com processo inflamatório hepático, podem ser explicadas pelo uso de regiões do vírus com alto grau de diversidade (NS3, NS5b), o que poderia influenciar na sensibilidade do método, bem como pela diferença da taxa de infecção do GB-C em diferentes populações de diferentes partes do mundo[15]. Em resumo, a sugestão de que o GB-C tenha um papel importante nas hepatites deve ser interpretada com cautela por causa do número limitado de casos estudados. Estudos incluindo amostras do soro e fígado de pacientes com hepatites aguda, crônica e fulminante estritamente definidos são necessários para confirmar o GB-C como agente causativo de doença[17].

A associação do GB-C com doenças hepáticas ainda não está bem estabelecida, uma vez que o vírus pode ser encontrado em indivíduos sadios e, principalmente, porque não há nenhuma evidência conclusiva de que o vírus se replica no fígado[10,14]. A demonstração de que a infecção pelo GB-C persiste por longos períodos no soro sem causar nenhum dano hepático sugere que o vírus não seja primariamente um agente hepatotrópico[30]. Estudos mais detalhados sobre esse vírus devem ser realizados para tornar essa questão mais clara.

GENOTIPAGEM E FILOGENIA

Os primeiros estudos que tentaram estabelecer grupos filogenéticos para o GB-C usando as regiões codificantes NS3[18,39] e NS5b[58] não mostraram associação filogenética consistente. Kao e cols.[18] construíram uma árvore baseando-se nas seqüências de 118 pares de base da região NS3 do genoma do vírus. A parcimônia foi utilizada como método para comparar as seqüências dos isolados da África, Europa, América e Ásia. Com essas seqüências e essa metodologia, não se obtiveram grupos filogenéticos consistentes. Observou-se uma heterogeneidade diversa, principalmente entre os isolados da Ásia, que poderiam ser classificados ao menos em três genótipos distintos pelo gene da helicase (NS3).

Pickering e cols.[39] construíram uma árvore baseando-se em seqüências de 118 pares de base da mesma região, utilizando o método de distância "neighbor joining" para agrupar as amostras provenientes da África, Europa, América e Ásia. Foi observada uma variação de 10-30% nas seqüências nucleotídicas dessa região. Essa variação significante não permitiu a obtenção de uma filogenia consistente.

Foi construída uma árvore filogenética[58] baseando-se em seqüências de 354 pares de base de outra região codificante do vírus (NS5b), usando o método de distância "neighbor joining" para agrupar as amostras da Ásia, África, Europa e América. Os resultados mostraram uma distância evolucionária entre os isolados de 0,09 a 0,23. Essa distância não permitiu estabelecer uma relação com os genótipos. Portanto, essa região não parecia adequada para estudar a variabilidade genética do GB-C.

Todas essas informações demonstram que as regiões NS3 e NS5b não são apropriadas para uma filogenia consistente, já que não conseguiram separar os diferentes genótipos de diferentes partes do mundo. Portanto, essas regiões não podem ser consideradas confiáveis para filogenia consistente e estudos de investigações epidemiológicas[49].

Por causa da dificuldade de associar regiões codificantes com análise filogenética, Muerhoff e cols.[32] propuseram a região 5' NCR para discriminar os diferentes isolados de diferentes partes do mundo. Assim, após a análise das seqüências de 597 pares de base, o GB-C foi classificado em três principais genótipos: o tipo 1, com os subtipos 1a e 1b, encontrado na África; o tipo 2, com os subtipos 2a e 2b, na América e Europa; e o tipo 3, na Ásia[32,33,44,54]. Os resultados de Muerhoff e cols.[32] mostraram que os valores das distâncias entre os principais tipos estavam em torno de 0,100, enquanto as distâncias intra-subtípicas variaram de 0,039 a 0,056. A distância intersubtípica (0,0922) entre 1a e 1b foi similar à distância entre os genótipos, o que poderia ser explicado pelo alto grau de diversidade dos isolados da África. A distância intersubtípica (0,0653) entre 2a e 2b foi menor do que os subtipos 1a e 1b, sendo bem menor do que a distância entre os genótipos, provavelmente pela menor diversidade dos isolados da Europa e América. O grau de diversidade dos isolados da Ásia não foi estabelecido, em virtude do número limitado das amostras.

Assim, a análise filogenética da região 5' NCR demonstrou a presença de três tipos principais entre os isolados de GB-C, bem como dos seus subtipos 1a e 1b, 2a e 2b, que mantiveram uma correlação geográfica.

Linnen e cols.[25] construíram uma árvore filogenética analisando seqüências de 669 pares de base da região 5' NCR. A análise das amostras originárias da África, Europa, América e Ásia pelo método de distância "neighbor joining" classificou o GB-C em três grupos genéticos, chamados grupos I, II e III, que são consistentes com os genótipos 3, 2 e 1, respectivamente[32,33]. Entretanto, os subtipos 1a, 1b, 2a e 2b não foram individualizados.

Smith e cols.[49], comparando seis genomas completos do GB-C com regiões subgenômicas do mesmo vírus, concluíram que fragmentos menores que 300 pares de base da região 5' NCR possibilitavam a melhor reconstrução filogenética. Portanto, a heterogeneidade da região subgenômica correspondia à heterogeneidade do genoma completo do vírus.

Surpreendentemente, Smith e cols.[50], em recente artigo, não conseguiram reproduzir uma filogenia congruente entre a região subgenômica 5' NCR e o genoma completo do GB-C, exceção feita à região subgenômica do envelope E2, que mostra congruência com o genoma completo com nível de "bootstrap" variando de 90 a 100%. Esses resultados sugerem que o gene (E2) ou fragmentos dessa região podem classificar melhor os isolados do GB-C distribuídos pelo mundo.

Posteriormente, novas variantes do GB-C foram relatadas baseando-se na análise da região 5' NCR. Foi descrito um novo genótipo no Sudeste da Ásia e o denominaram de genótipo 4, por meio da análise de uma seqüência de 188 nucleotídeos da região 5' NCR[34] e do genoma viral completo[35].

Tucker e cols.[56], analisando um fragmento de 344 nucleotídeos da região 5' NCR, descreveram outro genótipo viral, encontrado na África do Sul, e o denominaram também de genótipo 4.

Com a finalidade de uniformizar a nomenclatura, após análise filogenética pelo método de "neighbor joining", demonstrou-se que esses grupos eram diferentes e, sendo os vírus da África do Sul distintos de qualquer outro grupo, foram agrupados no do tipo 5[56].

Sendo assim, a atual nomenclatura dos genótipos de GB-C distribuídos pelo mundo é: o tipo 1, encontrado na África; o tipo 2, na Europa e na América; o tipo 3, na Ásia; o tipo 4 no Sudeste da Ásia; e o tipo 5, na África do Sul[57].

REFERÊNCIAS BIBLIOGRÁFICAS

1. Aikawa T, Sugai Y, Okamoto H. Hepatitis G infection in drug abusers with chronic hepatitis C. *N Engl J Med*, **334**:195-6, 1996. ■ 2. Alter HJ, Bradley DW. Non-A, non-B hepatitis unrelated to the hepatitis C virus (Non-ABC). *Sem Liver Dis*, **15**:110-20, 1995. ■ 3. Alter HJ, Nakatsuji Y, Melpolder J, Wages J, Wesley R, Shih JWK, Kim JP. The incidence of transfusion associated hepatitis G virus infection and its relation to liver disease. *N Engl J Med*, **336**:747-54, 1997a. ■ 4. Alter MJ, Gallagher M, Morris TT, Moyer LA, Meeks EL, Krawczynski K, Kim JP, Margolis HS. Acute non-A-E hepatitis in the United States and the role of hepatitis G virus infection. *N Engl J Med*, **336**:741-6, 1997b. ■ 5. Bassit L, Kleter B, Ribeiro dos Santos G, Maertens G, Sabino E, Chamone D, Quint W, Alquezar AS. Hepatitis G virus: prevalence and sequence analysis in blood donors of São Paulo, Brazil. *Vox Sang*, **74**:83-7, 1998. ■ 6. De Lamballerie X, Charrel RN, Dussol B. Hepatitis GB virus C in patients on hemodialysis. *N Engl J Med*, **334**:1549, 1996. ■ 7. Deinhardt F, Holmes AW, Capps RB, Popper H. Studies on the transmission of human viral hepatitis to marmoset monkeys. Transmission of disease, serial passages and description of liver lesions. *J Exp Med*, **125**:673-8, 1967. ■ 8. Dille BJ, Sudowy TK, Gutierrez RA, Coleman PF, Knigge MF, Carrick RJ, Aach RD, Hollinger FB, Stevens CE, Barbosa LH, Nemo GJ, Mosley JW, Dawson GJ, Mushahwar IK. An Elisa for detection of antibodies to the E2 protein of GB virus C. *J Infect Dis*, **175**:458-61, 1997. ■ 9. Egawa K, Yukawa T, Arakawa S. Infection with GB virus C in leprous patients in Japan.

J Med Virol, **49**:110-4, 1996. ■ 10. Fan X, Xu Y, Solomon H, Ramrakhiani BA, Tetri N, Di Bisceglie AM. Is hepatitis G/GB virus C hepatotropic? Detection of hepatitis G/GB virus C viral RNA in liver and serum. *J Med Virol*, **58**:160-4, 1999. ■ 11. Feucht HH, Zollner B, Polywka S, Laufs R. Vertical transmission of hepatitis G. *Lancet*, **347**:615, 1996. ■ 12. Feucht HH, Fischer L, Sterneck M, Broelsch CE, Laufs R. GB virus C transmission by blood products. *Lancet*, **349**:435, 1997. ■ 13. Fiordalisi G, Zanella I, Mantero G, Bettinardi A, Stellini R, Paraninfo G, Cadeo G, Primi D. High prevalence of GB virus C infection in a group of Italian patients with hepatitis of unknown etiology. *J Infect Dis,* **174**:181-3, 1996. ■ 14. Halasz R, Sallberg M, Lundholm S, Anderson G, Lager B, Glaumann H, Weiland O. The GB virus C/hepatitis G virus replicates in hepatocytes without causing liver disease in healthy blood donor. *J Infect Dis*, **182**:1756-60, 2000. ■ 15. Inoue K, Yoshiba M, Sekiama K, Kohara M. Possible association between GB virus C RNA level and disease activity in fulminant hepatitis type G. *J Hepatol*, **30**:801-6, 1999. ■ 16. Jarvis LM, Davidson F, Hanley JP, Yap PL, Ludlam CA, Simmonds P. Infection with hepatitis G virus among recipients of plasma products. *Lancet*, **348**:1352-5, 1996. ■ 17. Kao JH, Chen PJ, Chen DS. GBV-C in the aetiology of fulminant hepatitis. *Lancet*, **347**:120-1, 1996a. ■ 18. Kao JH, Chen PJ, Hsiang SC, Chen W, Chen DS. Phylogenetic analysis of GB virus C: comparison of isolates from Africa, North American and Taiwan. *J Infect Dis*, **174**:410-3, 1996b. ■ 19. Kinoshita T, Miyake K, Nakao H, Tanaka T, Tsuda F, Okamoto H, Miyakawa Y, Mayumi M. Molecular investigation of GB virus C infection in hemophiliacs in Japan. *J Infect Dis,* **175**:454-7, 1997. ■ 20. Kuroki T, Nishiguchi S, Tanaka M, Enomoto M, Kobayashi K. Does GBV-C cause fulminant hepatitis in Japan? *Lancet*, **347**:908, 1996. ■ 21. Lampe E, Oliveira JM, Pereira JL, Saback FL, Yoshida CF, Niel C. Hepatitis G virus (GBV-C) infection among Brazilian patients with chronic liver disease and blood donor. *Clin Diagn Virol*, **9**:1-7, 1998. ■ 22. Leary TP, Scott-Muerhoff A, Simons JN, Pilot-Matias TJ, Erker JC, Chalmers ML, Schlauder GG, Dawson GJ, Desai SM, Mushahwar IK. Sequence and genomic organization of GBV-C: a novel member of the flaviviridae associated with human non A-E hepatitis. *J Med Virol*, **48**:60-7, 1996. ■ 23. Linnen JM, Fung K, Fry KE, Mizokami K, Ohba K, Wages Jr JM, Zhang-Keck ZY, Song K, Kim JP. Sequence variation and phylogenetic analysis of the 5' terminus of hepatitis G virus. *J Viral Hepatitis,* **4**:293-302, 1997. ■ 24. Linnen J Jr JW, Zhang- Keck ZY, Fry KE, Krawczynski KZ, Alter H, Koonin E, Gallagher M, Alter M, Hadziyannis S, Karaylannis P, Fung K, Nakatsuji Y, Kuo Shih JW, Young Jr L, MP, Hoover C, Fernandez J, Chen S, Chao Zou J, Morris T, Hyams KC, Ismay S, Lifson JD, Hess G, Foung SKH, Thomas H, Bradley D, Margolls H, Kim JP. Molecular Cloning and disease association of hepatitis G virus: a transfusion-transmissible agent. *Science*, **271**:505-8, 1996. ■ 25. Linnen JM, Fung K, Fry KE, Mizokami K, Ohba K, Wages Jr JM, Zhang-Keck ZY, Song K, Kim JP. Sequence variation and phylogenetic analysis of the 5' terminus of hepatitis G virus. *J Viral Hepatitis,* **4**:293-302, 1997. ■ 26. Lisitsyn N, Lisitsyn N, Wigler M. Cloning the differences between two complex genomes. *Science*, **259**:946-51, 1993. ■ 27. Masuko K, Mitsui T, Iwano K, Yamazaki C, Okuda K, Meguro T, Murayama N, Inoue T, Tsuda F, Okamoto H, Miyakawa Y, Mayumi M. Infection with hepatitis GB virus C in patients on maintenance hemodialysis. *N Engl J Med*, **334**:1485-90, 1996. ■ 28. Menendez C, Tapias JMS, Alonso PL, Barcons MG, Kahigwa E, Aponte JJ, Mshinda H, Navia MM, De Anta MTJ, Rodes J, Saiz JC. Molecular evidence of mother-to-infant transmission of hepatitis G virus among without known factors for parenteral infection. *J Clin Microbiol*, **37**:2333-6,1999. ■ 29. Mishiro S, Yoshiba M, Okamoto H. GBV-C in the aetiology of fulminant hepatitis (authors' reply). *Lancet*, **347**:120-1, 1996. ■ 30. Miyakawa Y, Mayumi M. Hepatitis G virus – A true hepatitis virus or an accidental tourist? (Editorials). *N Engl J Med*, **336**:795-6, 1997. ■ 31. Muerhoff AS, Leary TP, Simons JN, Pilot-Matias TJ, Dawson GJ, Erker JC, Chalmers ML, Schlauder GG, Desai SM, Mushahwar IK. Genomic organization of GB virus A and B: two new members of the flaviviridae associated with GB agent hepatitis. *J Virol*, **69**:5621-30, 1995. ■ 32.

Muerhoff AS, Simons JN, Leary TP, Erker JC, Chalmers ML, Pilot-Matias TJ, Dawson GJ, Desai SM, Mushahwar IK. Sequence heterogeneity within the 5'-terminal region of the hepatitis GB virus C genome and evidence for genotypes. *J Hepatol*, **25**:379-84, 1996. ■ 33. Muerhoff AS, Smith DB, Leary TP, Erker JC, Desai SM, Mushahwar IK. Identification of GB virus C variants by phylogenetic analysis of 5'-untranslated and coding region sequence. *J Virol*, **71**:6501-8, 1997. ■ 34. Naito H, Win KM, Abe K. Identification of a novel genotype of hepatitis G virus in southeast Asia. *J Clin Microbiol*, **37**:1217-20, 1999. ■ 35. Naito H, Hayashi S, Abe K. The entire nucleotide sequence of two hepatitis G virus isolates belonging to a novel genotype: isolation in Myanmar and Vietnam. *J Gen Virol*, **81**:189-94, 2000. ■ 36. Nishiya AS. Prevalência e análise filogenética do vírus da hepatite G (HGV) na população da cidade de São Paulo. São Paulo, 1999. (Dissertação de Mestrado – Instituto de Ciências Biomédicas da Universidade de São Paulo). ■ 37. Nubling CM, Lower J. GBV-C genomes in a high risk group, in plasma pools and intravenous immunoglobulin. *Lancet*, **347**:68, 1996. ■ 38. Ohto H, Ujiie N, Okamoto H, Mayumi M. Mother-to-infant transmission of GB virus type C/HGV. *Transfusion*, **40**:725-30, 2000. ■ 39. Pickering JM, Thomas HC, Karayiannis P. Genetic diversity between hepatitis G virus isolates: analysis of nucleotide variation in the NS-3 and putative "core" peptide genes. *J Gen Virol*, **78**:53-60, 1997. ■ 40. Pilot-Matias TM, Muerhoff AS, Simons JN, Leary TP, Buijk SL, Chalmers ML, Erker JC, Dawson GJ, Desai SM, Mushahwar IK. Identification of antigenic regions in the GB hepatitis viruses GBV-A, GBV-B and GBV-C. *J Med Virol*, **48**:329-38, 1996. ■ 41. Pinho JRR, Capacci LM, da Silva CL, Carrilho FJ, Santos CA, Pugliese V, Guz B, Levi JE, Ballarati CAF, Bernardini AP. Hepatitis G virus C in Brazil. Preliminary Report. *Revista do Instituto de Medicina Tropical de São Paulo*, **38**:243-6, 1996. ■ 42. Pinho JRR, Zanotto PMA, Ferreira JLP, Sumita LM, Carrilho FJ, da Silva LC, Capacci ML, Silva AO, Guz B, Junior FLG, Gonçales NSL, Buck GA, Meyers GA, Bernardini AP. High prevalence of GB virus C in Brazil and molecular evidence for intrafamilial transmission. *J Clin Microbiol*, **37**:1634-7, 1999. ■ 43. Romano L, Fabris P, Tanzi E, Tositti G, Mazzotta F, Zanetti AR. GBV-C/hepatitis G virus in acute non A-E hepatitis and acute hepatitis of defined aetiology in Italy. *J Med Virol*, **61**:59-64, 2000. ■ 44. Saito T, Shiino T, Arakawa Y, Hayashi S, Abe K. Geographical characterization of hepatitis G virus genome: evidence for HGV genotypes based on phylogenetic analysis. *Hepatol Res*, **10**:121-30, 1998. ■ 45. Schmidt B, Korn K, Fleckenstein B. Molecular evidence for transmission of hepatitis G virus by blood transfusion. *Lancet*, **347**:909, 1996. ■ 46. Simons JN, Pilot-MatiasTJ, Leary TP, Dawson GJ, Desai SM, Schlauder GG, Muerhoff AS, Erker JC, Buijk SL, Chalmers ML, Van Sant CL, Mushahwar IK. Identification of two flavivirus-like genomes in the GB hepatitis agent. *Proc Sciences USA*, **92**:3401-5, 1995a. ■ 47. Simons JN, Leary TP, Dawson GJ, Pilot-Matias TJ, Muerhoff AS, Schlauder GG, Desai SM, Mushahwar IK. Isolation of novel viruslike sequences associated with human hepatitis. *Nature Medicine*, **1**:564-9, 1995b. ■ 48. Simons JN, Desai SM, Schultz DE, Lemon SM, Mushahwar IK. Translation initiation in GB virus A and C evidence for internal ribossome entry and implications for genome organization. *J Virol*, **70**:6126-35, 1996. ■ 49. Smith DB, Cuceanu N, Davidson F, Jarvis LM, Mokili JLK, Hamid S, Ludlam CA, Simmonds P. Discrimination of hepatitis G virus/GBV-C geographical variants by analysis of the 5' non-coding region. *J Gen Virol*, **78**:1533-42, 1997. ■ 50. Smith DB, Basaras M, Frost S, Haydon D, Cuceanu N, Prescott L, Kamenka C, Millband D, Sathar MA, Simmonds P. Phylogenetic analysis of GBV-C/hepatitis G virus. *J Gen Virol*, **81**:769-80, 2000. ■ 51. Stark K, Bienzle U, Hess G, Engel AM, Hegenscheid B, Schluter V. Detection of hepatitis G virus genome among injecting drug user, homosexual and bisexual men and blood donors. *J Infect Dis*, **174**:1320-3, 1996. ■ 52. Sugai Y, Nakayama H, Fukuda M, Sawada N, Tanaka T, Tsuda F, Okamoto H, Miyakawa Y, Mayumi M. Infection with GB virus C in patients with chronic liver disease. *J Med Virol*, **51**:175-81, 1997. ■ 53. Tacke M, Kiyosawa K, Stark K, Schlueter V, Haehnle BO, Hess G, Engel AM. Detection of antibodies to a putative hepatitis G virus envelope protein. *Lancet*, **349**:318-20, 1997. ■ 54. Takahashi K, Hijikata M, Hino K, Mishiro S. Entire polyprotein-ORF sequence of Japanese GBV-C/HGV isolates: implications for new genotypes. *Hepat Res*, **8**:139-48, 1997. ■ 55. Tanaka T, Takeuchi T, Inoue K, Tanaka S, Kohara M. Acute hepatitis caused by sexual or household transmission of GBV-C. *J Hepatol,* **27**:1110-2, 1997. ■ 56. Tucker TJ, Smuts H, Eickhaus P, Robson SC, Kirsch RE. Molecular characterization of the 5' non-coding region of South African GBV-V/HGV isolates: major deletion and evidence for a fourth genotype. *J Med Virol*, **59**:52-9, 1999. ■ 57. Tucker TJ, Smuts HE. GBV-C/HGV genotypes: proposed nomenclature for genotypes 1-5. *J Med Virol,* **62**:82-3, 2000. ■ 58. Viazov S, Riffelmann M, Khoudyakov Y, Fields H, Varenholz C. Roggendorf. Genetic heterogeneity of hepatitis G virus isolates from different parts of the world. *J Gen Virol*, **78**:577-81, 1997. ■ 59. Wu JC, Chiang TY, Huang YH, Huo TI, Hwang SJ, Huang IS, Sheng WY, Lee SD. Prevalence, implication, and viral nucleotide sequence analysis of GB virus C/ hepatitis G virus infection in acute fulminant and nonfulminant hepatitis. *J Med Virol*, **56**:118-22, 1998. ■ 60. Yamada-Osaki M, Sumazaki R, Kajiwara Y, Miyakawa T, Shirahata A, Matsui A. Natural course of HGV infection in haemophiliacs. *Br J Haematol*, **102**:616-21, 1998. ■ 61. Yoshiba M, Okamoto H, Mishiro S. Detection of the GBV-C hepatitis virus genome in serum from patients with fulminant hepatitis of unknown aetiology. *Lancet*, **346**:1131-2, 1995. ■ 62. Zhang Xh, Shinzawa H, Shao L, Ishibashi M, Saito K, Ohno S, Yamada N, Misawa H, Togashi H, Takahashi T. Detection of hepatitis G virus RNA in patients with hepatitis B, hepatitis C, and non A-E hepatitis by RT-PCR using multiple primer sets. *J Med Virol*, **52**:385-90, 1997.

9 O vírus SEN

João Renato Rebello Pinho

DESCOBERTA, CLASSIFICAÇÃO E DIVERSIDADE GENÉTICA DO VÍRUS

Um novo vírus DNA foi descoberto a partir do soro de um usuário de drogas endovenosas infectado pelo HIV, cujas iniciais eram S.E.N.[1,2]. O vírus SEN (SENV) foi inicialmente descrito como um vírus DNA de fita simples com cerca de 3.800 nucleotídeos, com oito linhagens diferentes, denominadas de A a H.

O genoma de SENV tem também cerca de 3.800 nucleotídeos, pouco menor que o protótipo de TTV ("transfusion transmitted virus") genótipo 1 (TA278), é circular e possui três ORF. ORF1 possui características de replicase envolvida em processo de replicação por "rolling circle", muito semelhante ao TTV. ORF2 e ORF3 são homólogas também às encontradas em TTV e devem desempenhar papel importante na replicação viral, como descrito no capítulo sobre o TTV[3].

As relações evolucionárias foram estudadas em nível molecular entre diversos genótipos de TTV e SENV, com variantes de TTV [SANBAN[4], YONBAN[5] e PMV[6]] e TLMV[7]. TLMV é o mais distante de todos nesta provável nova família viral (Circinoviridae ou Paracircoviridae). A família pode ser dividida em quatro ramos principais: 1. contendo os isolados de TTV, denominados TTVyonLC011 e TTVyonKC186[5]; 2. contendo isolados dos genótipos de 1 a 8 de TTV[8]; 3. contendo PMV[6]; 4. contendo os isolados dos genótipos 9 a 16 de TTV[8], junto à SANBAN, TTVsan-IR1031[5] e todos os genótipos de SENV[3].

Neste último grupo, considerando os genótipos de SENV, os autores sugeriram que os genótipos C e H deveriam ser englobados no mesmo genótipo denominado SENV-H, filogeneticamente próximo do genótipo SENV-G. Os genótipos D e F deveriam ser englobados no mesmo genótipo denominado SENV-D, filogeneticamente próximo do genótipo SENV-A[3].

O genótipo SENV-B se agrupa com o isolado TUS01, que é o protótipo do TTV genótipo 11[3,8,9]. O genótipo SENV-E é o mais distante dos outros genótipos de SENV e se agrupa com SANBAN e TTVsan-IR1031[3,5,6].

SENV E HEPATITES HUMANAS

Os genótipos SENV-D e SENV-H são mais prevalentes nas amostras de pacientes com hepatites pós-transfusionais (HPT) não-A-E e menos freqüentes entre doadores de sangue sadios. Demonstrou-se que não era prático detectar todos os genótipos de SENV indistintamente, pois 13% dos doadores de sangue estavam infectados, bem como 70% dos pacientes transfundidos. SENV-B foi encontrado em 10% dos doadores de sangue, mas apenas em 8% dos pacientes com HPT não-A-E. SENV-A e SENV-E foram encontrados em baixa prevalência em doadores de sangue, mas não aparentavam estar associados com hepatites não-A-E. Foi então desenvolvida uma metodologia específica de detecção de SENV-D e SENV-H, utilizando-se a técnica de DEIA ("DNA Enzyme Immunoassay", Diasorin, Saluggia, Itália)[10].

Com essa metodologia, estudando-se amostras disponíveis no National Institutes of Health (Bethesda, Maryland, EUA), SENV (D/H) foi encontrado em 8/436 (1,8%) dos doadores de sangue e em 11/394 (2,8%) dos pacientes antes de cirurgias e transfusões. Após cirurgias, excluindo-se os pacientes previamente infectados, SENV (D/H) foi encontrado em 86/286 (30%), em comparação a 3/97 (3%) dos pacientes não transfundidos, em especial naqueles que haviam recebido mais de 13 unidades diferentes. A comparação das linhagens virais presentes nos doadores com os receptores infectados confirmou a transmissão desse agente por via transfusional[11].

Dentre os pacientes com HPT não-A-E, SENV foi encontrado em 11 (92%) dos 12 casos estudados, em comparação com 55 (24%) dos 225 pacientes transfundidos que não desenvolveram hepatite. Dos 11 casos de HPT SENV positivos, 7 apresentavam SENV-H; 2, SENV-D, e 2 tinham co-infecção com os dois genótipos. Os casos de HPT eram anictéricos e com pico de alanina aminotransferase (ALT) baixo, em média 396U/L. Em todos os casos, o vírus estava ausente antes da transfusão e aparecia antes ou ao mesmo tempo que a elevação da ALT. A viremia pelo SENV persistiu por mais de um ano em 45% dos casos, e, após 12 anos, 13% dos casos ainda eram SENV positivos. Os casos de hepatite C tinham uma alteração de ALT mais importante do que os casos de HPT SENV positivos e a intensidade da lesão causada pelo VHC independia da presença ou não de SENV. Intermediários replicativos, i.e., RNA específico de SENV, foram detectados no fígado, sugerindo que o vírus se replica no fígado[11].

Esse primeiro estudo mostrou uma associação forte entre SENV (D/H) e HPT não-A-E, mas não provou a causalidade, pois: 1. analisou um número muito pequeno de casos de HPT; 2. encontrou muitos pacientes infectados com o SENV sem HPT (por outro lado, SENV poderia ser um agente patogênico em uma minoria de casos, como acontece com CMV, EBV, HTLV-I/II e parvovírus B19); 3. não foi provado de forma definitiva que SENV se replica no fígado[11].

Outro grupo de Vancouver, Canadá, estudou a presença de SENV (D/H) por PCR em 58 receptores de transplante hepático, comparando idade, tempo após o transplante, indicações para o transplante, níveis séricos de ALT e AST e presença de EBV e CMV. Trinta (51,7%) receptores eram SENV positivos (15,5% SENV-H, 24,1% SENV-D e 12,1% para ambos). Não houve diferença significativa na indicação primária do transplante. Dos 14 entre os 21 pacientes VHC positivos com reinfecção pós-transplante, 79% eram SENV positivos (p = 0,02). Não houve diferença na proporção de pacientes com níveis anormais de ALT ou AST. Idade e infecção por CMV ou EBV também não variavam entre os grupos, mas uma diferença significativa foi encontrada no tempo pós-transplante (16,8 *vs.* 32 meses; p = 0,021). Os autores concluíram que a infecção pelo SENV é comum entre receptores de transplante de fígado, mas aparentemente não causa problemas no enxerto. Houve associação do SENV com a recorrência do VHC, mas não foram encontradas diferenças bioquímicas que pudessem ser atribuídas ao SENV[12].

Em um estudo no Japão, pesquisou-se a infecção por SENV (D/H) em 379 pacientes com doenças hepáticas e 277 doadores de sangue. SENV DNA foi detectado por PCR em 7 (32%) de 22 pacientes com hepatite fulminante, em 15 (17%) de 86 pacientes com hepatite aguda, em 38 (27%) de 139 pacientes com hepatite crônica, em 29 (31%) de 93 pacientes com cirrose hepática, em 5 (33%) de 15 pacientes com hepatite auto-imune, em 11 (46%) de 24 pacientes com cirrose biliar primária, e em 27 (10%) doadores de sangue. A infecção foi mais freqüente em pacientes com hepatopatias do que em doadores de sangue, mas não houve diferença na positividade para o SENV entre pacientes com hepatites não-A-C e naqueles com hepatites agudas ou crônicas causadas por vírus conhecidos ou com doenças hepáticas não virais. O estudo não sugeriu que o SENV possa ser um possível agente etiológico de hepatites não-A-C[13].

Concluindo, pouquíssimos dados foram publicados na literatura científica para que se possa associar ou não o SENV (D/H) com hepatites humanas. Nos últimos anos, vários agentes virais foram propostos como agentes etiológicos dos poucos casos de hepatite não-A-E de provável etiologia viral, mas nenhum deles conseguiu satisfazer os requisitos necessários para que essa associação fosse comprovada. Alguns autores lançaram a hipótese de que existiria uma chamada "flora viral" análoga à flora bacteriana, formada por agentes não patogênicos que conviveriam com o hospedeiro humano sem causar nenhum prejuízo. Essa hipótese não pode ser desconsiderada, pois os métodos de biologia molecular atualmente utilizados são altamente sensíveis e podem até mesmo levar à descoberta desse tipo de agente. Entretanto, para cada um desses agentes, são necessários estudos cuidadosos antes que eles possam ser definitivamente declarados inocentes, pois sabemos que alguns agentes virais só são patogênicos em uma pequena porcentagem de casos, como o citomegalovírus, parvovírus B19 e HTLV-I/II.

REFERÊNCIAS BIBLIOGRÁFICAS

1. Primi D, Fiordalisi G, Mantero JL, Mattioli S, Sottini A, Bonelli F, Vaglini L, et al. Identification of SENV genotypes, International patent number WO0028039 (international application published under the patent cooperation treaty). Internet address – http://ep.espacenet.com/ ■ 2. Sottini A, Mattioli S, Fiordalisi G, Mantero G, Imberti L, Moratto D, Primi D. Molecular and biological characterization of SEN viruses; a family of viruses remotely relates to the original TTV isolates. Proceedings of the 10th International Symposium on Viral Hepatitis and Liver Diseases. H. Margolis (ed). Atlanta, Meditech Media, 2001. ■ 3. Tanaka Y, Primi D, Wang RY, Umemura T, Yeo AE, Mizokami M, Alter HJ, Shih JW. Genomic and molecular evolutionary analysis of a newly identified infectious agent (SEN Virus) and its relationship to the TT virus family. *J Infect Dis*, **183**:359-67, 2001. ■ 4. Hijitaka M, Takahashi K, Mishiro S. Complete circular DNA genome of a TT virus variant (isolate name SANBAN) and 44 partial ORF2 sequences implicating a great degree of diversity beyond genotypes. *Virology*, **260**:17-22, 1999. ■ 5. Takahashi K, Hijitaka M, Samokhalov, Mishiro S. Full or near full length nucleotides sequences of TT virus variants (Types SANBAN and YONBAN) and the TT virus mini virus. *Intervirology*, **43**:119-23, 2000. ■ 6. Hallett, Clewley, Bobet F, McKiernam PJ, Teo CG. Characterization of a highly divergent TT virus genome. *J*

Gen Virol, 81:2273-9, 2000. ▪ 7. Takahashi K, Iwasa Y, Hijikata M, Mishiro S. Identification of a new human DNA virus (TTV mini-like virus, TLMV) intermediately relates to TT virus and chicken anemia virus. *Arch Virol,* 145:979-93, 2001. ▪ 8. Okamoto H, Takahashi M, Nishizawa T, et al. Marked genetic heterogeneity and frequent mixed infection of TT virus demonstrated by PCR with primers form coding and noncoding regions. *Virology,* 259:428-36, 1999. ▪ 9. Okamoto H, Nishizawa T, Ukita M, et al. The entire nucleotide sequence of a TT virus isolate from the United States (TUS01): comparison with reported isolates and phylogenetic analysis. *Virology,* 259:437-48, 1999. ▪ 10. Mantero G, Zonaro A, Bertolo P, Albertini A, Primi D. DNA enzyme immunoassay (DEIA): a general method for detecting polymerase chain reaction products based on anti-DNA antibody. *Clin Chem,* 37:422-9, 1991. ▪ 11. Umemura T, Yeo AE, Sottini A, Moratto D, Tanaka Y, Wang RY, Shih JW, Donahue P, Primi D, Alter HJ. SEN virus infection and its relationship to transfusion-associated hepatitis. *Hepatology,* 33:1303-11, 2001. ▪ 12. Yoshida EM, Buczkowski AK, Giulivi A, Zou S, Forrester LA. A cross-sectional study of SEN virus in liver transplant recipients. *Liver Transplant,* 7:521-5, 2001. ▪ 13. Shibata M, Wang RY, Yoshiba M, Shih JW, Alter HJ, Mitamura K. The presence of a newly identified infectious agent (SEN virus) in patients with liver diseases and in blood donors in Japan. *J Infect Dis,* 184:400-4, 2001.

10 O vírus TT

João Renato Rebello Pinho

DESCOBERTA DO VÍRUS

No final de 1997, foi relatada no Japão a descoberta de um outro vírus denominado vírus TT (TTV), a partir do nome do paciente no qual o agente foi identificado, também potencialmente associado a hepatites em humanos[1,2]. Esse agente foi também descoberto utilizando-se a técnica de análise representativa de diferenças[3], que foi utilizada na descoberta do VHG. Esse agente apresentava homologia distante com seqüências de parvovírus e foi inicialmente proposta sua classificação nessa família viral.

ESTRUTURA E CLASSIFICAÇÃO

Estudos posteriores caracterizaram melhor esse vírus, mostrando que o seu genoma é constituído por DNA fita simples, circular, com 3.852 nucleotídeos, que codifica para duas proteínas diferentes (Fig. 10.1).

- Genoma: DNA fita simples, circular, 3.852 nucleotídeos
- Partícula viral: não-envelopada, 30 a 50nm, densidade 1,31-1,34g/cm³
- Família: Circinoviridae ou Paracircoviridae

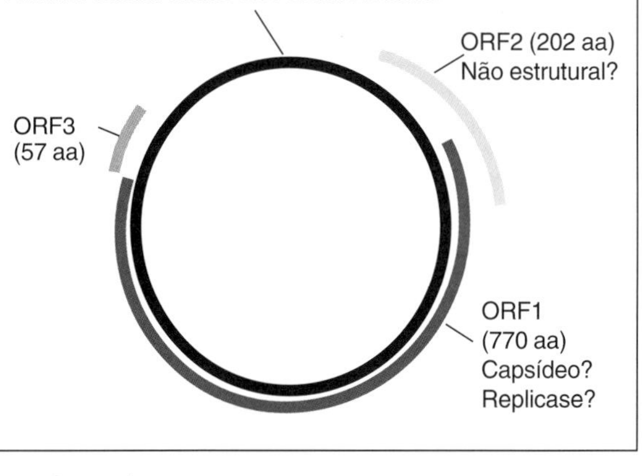

ORF2 (202 aa) Não estrutural?

ORF3 (57 aa)

ORF1 (770 aa) Capsídeo? Replicase?

Figura 10.1 – Genoma do TTV.

A partícula viral não possui envelope, mede de 30 a 50nm e possui densidade entre 1,31 e 1,34g/cm³. Dentre todas as famílias virais descritas, a mais semelhante é a Circoviridae, que inclui vírus patogênicos em porcos e aves, como galinhas (CAV – "Chicken Anemia Virus"), canários, pombas e psitacídeos[4].

Como a estrutura do genoma possui algumas características particulares, foi proposto que o TTV seja classificado em uma nova família viral denominada Circinoviridae[4] ou Paracircoviridae[5]. Partículas virais foram visualizadas à microscopia eletrônica[6], apresentando diâmetro de 30 a 32nm.

O DNA viral foi encontrado em maior concentração no fígado do que no sangue, sugerindo que a replicação viral ocorra no tecido hepático[2]. Esse dado foi também verificado por hibridação *in situ*[7]. Ainda no fígado foram encontradas formas virais com DNA dupla fita, apontando também para a replicação hepática do TTV[2].

O TTV foi encontrado tanto no sangue[1,2] como em fezes, bile, células mononucleares periféricas, saliva, medula óssea, cordão umbilical e leite materno[8-15]. A presença do TTV em todas essas células e secreções relaciona-se com a facilidade de transmissão do TTV por diferentes vias (parenteral, fecal-oral e vertical), explica a alta freqüência da infecção viral e a aquisição precoce da infecção[16]. Foi também descrita a transmissão do vírus por transplante hepático[17]. Em um trabalho realizado na Escócia, não se encontrou maior freqüência da infecção pelo TTV em usuários de drogas venosas, prostitutas e homossexuais masculinos, demonstrando que o contato sexual e o uso de drogas não constituem um meio de transmissão importante[18].

Ademais, foi mostrado que diferentes linhagens se adaptam a diferentes células hospedeiras, o que poderia explicar diferenças na patogenicidade de linhagens do TTV[10].

O vírus apresenta duas ou três ORF. A ORF1 codifica uma proteína que parece corresponder ao nucleocapsídeo viral[19], pois contém muitos aminoácidos básicos, como a arginina, mas também carrega motivos conservados de replicases de vírus que se replicam por "rolling circle"[4]. ORF1 contém três regiões hipervariáveis[20]. ORF2 parece codificar uma proteína não estrutural com função essencial para a replicação viral[21]. O vírus possui também uma região não codificadora (UTR), rica em GC e com uma estrutura secundária característica[4,22]. Uma terceira ORF, ORF3, foi identificada em alguns isolados, mas em muitos genótipos falta o códon de iniciação ATG, que é caracterizada pela presença de uma região rica em serina precedida por aminoácidos básicos (lisina e arginina), que possui similaridade com topoisomerase I de *Drosophila melanogaster* e com o co-repressor interativo do fator 1 de ligação ao promotor C de *Homo sapiens*, entre outras. ORF3 pode ter um papel importante na replicação viral[23,24].

Posteriormente, foram descobertos outros agentes com características semelhantes como o SANBAN[25], YONBAN[26], PMV[27], SENV[23] e TLMV ("TT-Like Mini Virus")[24], com genomas virais mais curtos, que compartilham muitas características comuns com o TTV e provavelmente constituem membros da mesma família viral.

Novos genótipos de TTV descritos mais recentemente são virtualmente análogos a alguns dos genótipos de SENV descritos e, assim como no caso do VHG e do GBV-C, constituem os mesmos vírus isolados por grupos diferentes. Esses vírus se agrupam no mesmo grupo monofilético, i.e., possuem um ancestral comum[23].

No caso do TLMV, desde o início ficou clara a ausência da importância desse agente como patógeno humano[24], o que parece também ser o caso de pelo menos a maior parte dos genótipos de TTV e SENV encontrados até o momento[23].

A classificação dos genótipos de TTV ainda é um tema controverso. Os primeiros estudos descreveram até seis genótipos diferentes[2,28,29]. Alguns grupos chegaram a descrever 16 genótipos diferentes[30], sendo que os genótipos numerados de 9 a 16 agrupam-se em um ramo diferente da árvore filogenética e compreendem vírus virtualmente idênticos aos genótipos de SENV.

Um outro grupo dividiu o TTV em 13 grupos identificados por algarismos romanos de I a XIII, agrupados em ramos principais denominados de A, B1, B2, C e D[31]. Alguns autores atribuem hepatotoxicidade a algumas cepas do genótipo 1[32]. Esse genótipo seria também mais resistente ao interferon[33], o que não foi confirmado em outros estudos[34].

Os genótipos 1 a 3 são os mais freqüentes em todo o mundo[35], sendo a infecção por outros genótipos mais rara[32,36]. A infecção simultânea por mais de um genótipo já foi relatada[17,37], inclusive casos com sete genótipos[38].

DETECÇÃO DO TTV

Por meio da técnica de reação de polimerização em cadeia (PCR), o vírus foi encontrado inicialmente no Japão em 47% dos casos de hepatites fulminantes e crônicas não-A-G, em 48% dos casos de cirrose criptogênica e em 12% dos doadores de sangue[2]. Posteriormente sua presença foi relatada na Europa[28,39], na Nova Zelândia[40], no Brasil[41] e nos EUA[42,43], não apenas entre doentes com hepatopatias não-A-G, mas também em indivíduos sãos. Em conseqüência, o papel do TTV como agente etiológico das hepatites humanas não é aceito pela maior parte da comunidade científica.

Alguns autores encontraram maior prevalência da infecção do TTV em doadores de sangue com alanina aminotransferase (ALT) alterada[44], bem como em casos de hepatites crônicas não-A-E do que em casos de hepatites crônicas C[37], sugerindo a hipótese de que esse vírus (ou alguma de suas linhagens) possa ter algum papel em doenças hepáticas. Uma possível associação do TTV com anemia aplástica foi também sugerida[45].

O protocolo da técnica de PCR para a detecção do TTV varia muito entre os diferentes trabalhos, especialmente quanto à seqüência dos "primers" escolhidos[18,41,43-45]. Os primeiros conjuntos de "primers" utilizados detectavam apenas os primeiros genótipos conhecidos, outros "sets" de "primers" podem detectar todos os genótipos virais. Existe ainda "primers" que detectam preferencialmente o TLMV; apesar de serem descritos inicialmente para a detecção do TTV, ficou claro que detectam agentes diferentes ente si[27,46,47].

A freqüência do encontro do DNA viral com essas diferentes metodologias, aplicadas em diferentes populações, é mostrada na tabela 10.1.

No Brasil, os trabalhos realizados por diversos grupos também confirmaram a elevada freqüência de infecção pelo TTV nos mais diversos grupos populacionais, como se pode verificar na tabela 10.2. Também em nosso país o vírus é encontrado em alta freqüência em populações sadias, sendo que essa freqüência também parece variar de acordo com a metodologia utilizada, pois alguns dos testes utilizados devem também detectar o TLMV.

Testes sorológicos foram também desenvolvidos para a detecção de anticorpos IgG e IgM, utilizando partículas virais íntegras extraídas de portadores, e confirmaram a existência de uma fase aguda da infecção na qual se detectam anticorpos da classe IgM[56,57]; existe também um teste Western Blot para TTV[58]. A aplicação desses testes ainda está restrita a laboratórios de pesquisa.

O vírus TT

Tabela 10.1 – Freqüência do TTV-DNA em diferentes populações.

Hepatopatias não-A-G				
População	**Origem**	**n**	**pos. (%)**	**Referência**
Hepatite	USA	48	1 (2,1%)	43
	Nova Zelândia	5	2 (40%)	40
	Tailândia	50	9 (18%)	48
	Inglaterra	13	5 (38%)	39
Hepatite fulminante	Japão	19	9 (47%)	2
	Japão	7	2 (29%)	37
	Escócia	21	4 (19%)	28
	EUA	11	3 (27%)	42
Pré-transplante	Alemanha	17	6 (35%)	17
Pós-transplante	Alemanha	17	11 (65%)	17
Hepatite crônica	Japão	32	15 (47%)	2
	Japão	57	27 (47%)	17
Cirrose	Japão	40	19 (48%)	2
	EUA	33	5 (15%)	42
Pré-transplante ·	Alemanha	32	4 (12,5%)	17
Pós-transplante	Alemanha	32	19 (59%)	17
Carcinoma hepatocelular	Japão	18	7 (39%)	2
	Tailândia	98	9 (9,2%)	48
Hepatopatia por álcool Transplantados (fígado)	Inglaterra	16	4 (25%)	39
Pré-transplante	Alemanha	64	8 (12,5%)	17
Pós-transplante	Alemanha	56	3 (5%)	17
Hepatites C e B				
População	**Origem**	**n**	**pos. (%)**	**Referência**
VHC (+)	Japão	96	17 (18%)	37
RNA (+)	Inglaterra	33	7 (21%)	39
	Inglaterra	79	29 (36,7%)	47
RNA (–)	Inglaterra	24	3 (12%)	39
	Inglaterra	40	29 (72,5%)	47
Pré-tratamento	Alemanha	56	8 (16%)	17
Pós-tratamento	Alemanha	56	26 (46%)	17
VHB (+)	Inglaterra	10	2 (20%)	39
Populações de risco				
População	**Origem**	**n**	**pos. (%)**	**Referência**
Hemofílicos	Japão	28	19 (68%)	2
Hemofílicos, até 1986	Escócia	84	23 (27%)	28
Hemofílicos, após 1986	Escócia	19	1 (0,5%)	28
Usuários de drogas endovenosas	Japão	35	14 (40%)	2
	Escócia	65	4 (6%)	18
	EUA	87	15 (17,2%)	43
Hemodialisados	Japão	57	26 (46%)	2
Homossexuais HIV (–)	Escócia	58	6 (10%)	18
Homossexuais HIV (+)	Escócia	23	2 (9%)	18
Talassêmicos politransfundidos	Tailândia	80	15 (18,8%)	48
Prostitutas	Escócia	52	7 (13%)	18
	Tailândia	31	3 (9,7%)	48

(Continua, ver pág. seguinte.)

Capítulo 10

Tabela 10.1 – Freqüência do TTV-DNA em diferentes populações (*continuação*).

População	Origem	n	pos. (%)	Referência
TTV-DNA: Outras populações				
Doadores de sangue	Japão	290	34 (12%)	2
	Escócia	1.000	19 (1,9%)	28
	EUA	100	1 (1%)	42
	EUA	150	16 (10,7%)	43
	Inglaterra	26	15 (57,7%)	47
	Tailândia	200	14 (7%)	48
Doadores de sangue, ALT normal	Japão	581	91 (15,7%)	44
	Alemanha	249	17 (7%)	17
Doadores de sangue, ALT elevada	Japão	280	62 (22,1%)	44
	Alemanha	35	4 (11%)	17
	EUA	165	15 (9,1%)	43
Controles sãos	Inglaterra	30	3 (10%)	39
	Japão	100	92 (92%)	46
Índios	Colômbia	140	23 (16,4%)	49
População em geral	Colômbia	40	4 (10%)	49
Mulheres (pré-natal)	Congo	105	61 (58%)	16
	Tailândia	103	7 (6,8%)	48
Recém-nascidos	Congo	68	36 (54%)	16
População rural	Sudão	70	5 (7%)	50
	Nigéria	63	32 (51%)	50
	Gâmbia	76	63 (83%)	50
	Congo	72	32 (44%)	50
População indígena	Papua	69	51 (74%)	50
	Equador	96	57 (59%)	50

Tabela 10.2 – Freqüência do TTV-DNA em diferentes populações brasileiras.

População	Origem	n	pos. (%)	Referência
Doenças hepáticas crônicas	São Paulo	82	14 (17%)	41
	São Paulo	115	27 (23%)	51
	Pará	20	9 (45%)	41
Hepatite C	São Paulo	18	7 (39%)	51
Hepatite B	São Paulo	5	2 (40%)	41
Hepatites agudas não-A-C	Rio de Janeiro	52	37 (71%)	52
Hemodialisados	São Paulo	168	68 (40%)	51
Mulheres (centro triagem anônima)	São Paulo	77	13 (17%)	51
Profissionais da saúde	Rio de Janeiro	191	125 (65,4%)	54
Crianças 0-17 anos (ambulatório geral)	Santa Catarina	39	23 (59%)	55
Adultos (ambulatório geral)	Santa Catarina	91	40 (44%)	55
Doadores de sangue	Rio de Janeiro	62	45 (72%)	52
ALT normal	São Paulo	53	10 (19%)	51
ALT elevada	São Paulo	51	11 (22%)	51
Mulheres (pré-natal)	Rio de Janeiro	105	37 (35%)	53
População indígena	Amazônia	91	18 (20%)	50

REFERÊNCIAS BIBLIOGRÁFICAS

1. Nishizawa T, Okamoto H, Konishi K, et al. A novel DNA virus (TTV) associated with elevated transaminase levels in posttransfusion hepatitis of unknown etiology. *Biochem Biophys Res Commun*, 241:92-7, 1997. ■ 2. Okamoto H, Nishizawa T, Kato N, et al. Molecular cloning and characterization of a novel DNA virus (TTV) associated with posttransfusion hepatitis of unknown etiology. *Hepatol Res*, 10:1-16, 1998. ■ 3. Lisistsyn N, Lisistsyn N, Wigler M. Cloning the differences between two comple genomes. *Science*, 259:946-51, 1993. ■ 4. Mushahwar IK, Erker JC, Muerhoff AS, et al. Molec-

ular and biophysical characterization of TT virus: evidence for a new virus family infecting humans. *Proc Natl Acad Sci USA*, 96:3177-82, 1999. ■ 5. Takahashi K, Iwasa Y, Hijikara M, Mishiro S. Identification of a new human DNA virus (TTV mini-like virus, TLMV) intermediately relates to TT virus and chicken anemia virus. *Arch Virol*, 145:979-93, 2001. ■ 6. Itoh Y, Takahashi M, Fukuda M, Shibayama T, Ishikawa T, Tsuda F, Tanaka T, Nishizawa T, Okamoto H. Visualization of TT virus particles recovered form sera and the feces of infected humans. *Bichem Biophys Rese Commun*, 279:718-24, 2000. ■ 7. Rodriguez-Inigo E, Casqueiro M, Bartolome J, Ortiz-Movilla N, Lopez-Alcorocho JM, Herrero M, Manzarbeitia F, Oliva H,

58

Carrero V. Detection of TT virus in liver biopsies by in situ hybridization. *Am J Pathol*, **156**:1227-34, 2000. ■ 8. Okamoto H, Akahane Y, Ukita M, et al. Fecal excretion of a nonenveloped DNA virus (TTV) associated with posttransfusion non-A-G hepatitis. *J Med Virol*, **56**:128-32, 1998. ■ 9. Ukita M, Okamoto H, Kato N, et al. Excretion into bile of a novel unenveloped DNA virus (TT virus) associated with acute and chronic non-A-G hepatitis. *J Infect Dis*, **179**:1245-8, 1999. ■ 10. Okamura, Yoshioka M, Kubota M, Kikuta H, Ishiko H, Kobayashi K. Detection of a novel DNA virus (TTV) sequence in peripheral blood mononuclear cells. *J Med Virol*, **58**:174-7, 1999. ■ 11. Deng X, Terunuma H, Handema R, Sakamoto M, Kitamura T, Ito M, Akahne Y. Higher prevalence and viral load of TT virus in saliva than in the corresponding serum. *J Med Virol*, **63**:531-7, 2000. ■ 12. Goto K, Sugiyama K, Ando T, Mizutani F, Terabe K, Tanaka K, Nishiyama M, Wada V. Detection rates of TT virus DNA in serum of umbilical cord blood, breast milk and saliva. *Tohoku J Exp Med*, **191**:203-7, 2000. ■ 13. Lopes Alcorocho JM, Mariscal LF, De Lucas S, Rodriguez Inigo E, Casqueiro M, Castillo I, Bartolome J, Herrero M, Manzano ML, Pardo M, Carrero V. Presence of TTV DNA in serum, liver and peripheral blood mononuclear cells from patients with chronic hepatitis. *J Viral Hepatol*, **7**:440-7, 2000. ■ 14. Ross RS, Viazov S, Runde V, et al. Detection of TT virus DNA in specimens other than blood. *J Clin Virol*, **13**:181-4, 1999. ■ 15. Schröter M, Polywka S, Zöllner B, et al. Detection of TT virus and GB virus type C/ hepatitis G virus RNA in serum and breast milk: determination of mother to infant transmission. *J Clin Microbiol*, **38**:745-7, 2000. ■ 16. Davidson F, MacDonald D, Mokili JLK, et al. Early acquisition of TT virus (TTV) in an area endemic for TTV infection. *J Infect Dis*, **179**:1070-6, 1999. ■ 17. Berg T, Schreier E, Heuft HG, et al. Occurrence of a novel DNA virus (TTV) infection in patients with liver diseases and its frequency in blood donors. *J Med Virol*, **59**:117-21, 1999. ■ 18. MacDonald, Scott GR, Clutterbuck D, Simmonds P. Infrequent detection of TT virus infection in intravenous drug users, prostitutes and homosexual men. *J Infect Dis*, **179**:686-9, 1999. ■ 19. Okamoto H, Nishizawa T, Ukita M. A novel unenveloped DNA virus (TT virus) associated with acute and chronic non-A to non-G hepatitis. *Intervirology*, **42**:196-204, 1999. ■ 20. Nishizawa T, Okamoto H, Tsuda F, Aikawa T, Sugai Y, Konishi K, Akahane Y, Ukita M, Tanaka T, Miyakawa Y, Mayumi M. Quasispecies nature of TT virus (TTV) with sequence divergence in hypervariable regions of the capsid protein in chronic TTV infection. *J Virol*, **73**: 9604-8, 1999. ■ 21. Okamoto H, Nishizawa T, Ukita M, et al. The entire nucleotide sequence of a TT virus isolate from the United States (TUS01): comparison with reported isolates and phylogenetic analysis. *Virology*, **259**: 437-48, 1999. ■ 22. Miyata H, Tsunoda H, Kazi A, et al. Identification of a novel GC rich 113 nucleotide region to complete the circular, single stranded DNA genome of TT virus, the first human circovirus. *J Virol*, **73**:3582-6, 1999. ■ 23. Tanaka Y, Primi D, Wang RY, Umemrura T, Yeo AE, Mizokami M, Alter HJ, Shih JW. Genomic and molecular evolutionary analysis of a newly identified infectious agent (SEN virus) and its relationship to the TT virus family. *J Infect Dis*, **183**:359-67, 2001. ■ 24. Takahashi K, Iwasa Y, Hijikata M, Mishiro S. Identification of a new human DNA virus (TTV mini-like virus, TLMV) intermediately relates to TT virus and chicken anemia virus. *Arch Virol*, **145**:979-93, 2001. ■ 25. Hijitaka M, Takahashi K, Mishiro S. Complete circular DNA genome of a TT virus variant (isolate name SANBAN) and 44 partial ORF2 sequences implicating a great degree of diversity beyond genotypes. *Virology*, **260**:17-22, 1999. ■ 26. Takahashi K, Hijitaka M, Samokhalov, Mishiro S. Full or near full length nucleotides sequences of TT virus variants (types SANBAN and YONBAN) and the TT virus mini virus. *Intervirology*, **43**:119-23, 2000. ■ 27. Hallett, Clewley, Bobet F, McKiernam PJ, Teo CG. Characterization of a highly divergent TT virus genome. *J Gen Virol*, **81**:2273-9, 2000. ■ 28. Simmonds P, Davidson F, Lycett C, et al. Detection of a novel DNA virus (TTV) in blood donors and blood products. *Lancet*, **352**:191-5, 1998. ■ 29. Tanaka Y, Mizokami M, Orito E, et al. New genotypes of TT virus (TTV) and a genotyping assay based on restriction fragment length polymorphism. *FEBS Lett*, **437**:201-6, 1998. ■ 30. Okamoto H, Takahashi M, Nishizawa T, et al. Marked genetic heterogeneity and frequent mixed infection of TT virus demonstrated by PCR with primers form coding and non-coding regions. *Virology*, **259**:428-36, 1999. ■ 31. Cong ME, Nichols B, Dou XG, et al. Related TT virus in chimpanzees. *Virology*, **274**:343-55, 2000. ■ 32. Sugiyama K, Goto K, Ando T, et al. TT virus infection in japanese children: isolates of genotype 1 are overrepresented in patients with hepatic dysfunction of unknown etiology. Tohoku. *J Exp Med*, **191**:233-9, 2000. ■ 33. Chayama K, Kobayashi M, Tsubota A, et al. Susceptibility of TT virus to interferon therapy. *J Gen Virol*, **80**:631-4, 1999. ■ 34. Watanabe H, Saito T, Kawamata O, et al. Clinical implications of TT virus superinfection in patients with chronic hepatitis C. *Am J Gastroenterol*, **95**:1776-80, 2000. ■ 35. Gallian P, Biagini P, Zhong S, et al. TT virus: a study of molecular epidemiology and transmission of genotypes 1, 2 and 3. *J Clin Virol*, **17**:43-9, 2000. ■ 36. Werno AM, Wang Z, Schroeder BA, et al. Prevalence and phylogenetic characterization of TT virus in the blood donor population of Auckland, New Zealand. *J Med Virol*, **58**: 235-8, 2000. ■ 37. Ikeda H, Takasu M, Inoue K, et al. Infection with an unenveloped DNA virus (TTV) in patients with acute or chronic liver diseases of unknown etiology and in those positive for hepatitis C virus RNA. *J Hepatol*, **30**:205-12, 1999. ■ 38. Niel C, Saback FL, Lampe E. Coinfection with multiple TT virus strains belonging to different genotypes is a common event in healthy Brazilian adults. *J Clin Microbiol*, **38**:1926-30, 2000. ■ 39. Naoumov NV, Petrova EP, Thomas MG, Williams R. Presence of a newly described human DNA virus (TTV) in patients with liver disease. *Lancet*, **352**:195-7, 1998. ■ 40. Graeme Woodfield D, Gane E, Okamoto H. Hepatitis TT virus is present in New Zealand. *N Z Med J*, **111**:195-6, 1998. ■ 41. Pinho JRR, Takahashi DA, Fava ALB, et al. Preliminary report. Transfusion-transmitted virus (TTV) in Brazil. *Rev Inst Med Trop (S Paulo)*, **40**:335-6, 1998. ■ 42. Charlton M, Adjei P, Poterucha J, et al. TT-virus infection in North American blood donors, patients with fulminant hepatic failure, and cryptogenic cirrhosis. *Hepatology*, **28**:839-42, 1998. ■ 43. Desai SM, Muerhoff AS, Leary TP, et al. Prevalence of TT virus infection in US blood donors and populations at risk for acquiring parenterally transmitted viruses. *J Infect Dis*, **179**:1242-4, 1999. ■ 44. Itoh K, Hirakawa K, Okamoto H, et al. Infection by an unenveloped DNA virus associated with non-A to -G hepatitis in Japanese blood donors with or without elevated ALT levels. *Transfusion*, **39**:522-6, 1999. ■ 45. Kikuchi K, Miyakawa H, Abe K, et al. Indirect evidence of TTV replication in bone marrow cells, but not in hepatocytes, of a subacute hepatitis. Aplastic anemia patient. *J Med Virol*, **61**:165-70, 2000. ■ 46. Takahashi K, Hoshino H, Ohta Y, Yoshida N, Mishiro S. Very high prevalence of TT virus (TTV) infection in the general population of Japan revealed by a new set of PCR primers. *Hepatol Res*, **12**:233-9, 1998. ■ 47. Irving WL, Ball JK, Berridge S, et al. TT virus infection in patients with hepatitis C: frequency, persistence and sequence heterogeneity. *J Infect Dis*, **180**:27-34, 1999. ■ 48. Poovowaran Y, Theamboonlers A, Jantaradsamee P, Kaew-In N, Hirsch P, Tangkitvanich P. Hepatitis TT virus infection in high groups. *Infection*, **26**:355-8, 1998. ■ 49. Tanaka Y, Mizokami M, Orito E, et al. A new genotype of TT virus (TTV) infection among Colombian native indians. *J Med Virol*, **57**:264-8, 1999. ■ 50. Prescott LE, Simmonds PL. Global distribution of transfusion – transmitted virus. *N Engl J Med*, **339**:776-7, 1998. ■ 51. Pinho JRR, Ferreira JLP, Fava A, et al. Hepatitis E virus, GB virus C and TT virus among Brazilian blood donors with normal and raised ALT levels. *J Hepatol*, **30**(s1):258, 1999. ■ 52. Niel C, De Oliveira JM, Ross RS, Gomes SA, Roggendorf M, Viazov S. High prevalence of TT virus infection in Brazilian blood donors. *J Med Virol*, **57**:259-63, 1999. ■ 53. Saback FL, Gomes SA, De Paula VS, Da Silva RR, Lewis-Ximenez LL, Niel C. Age-specific prevalence and transmission of TT virus. *J Med Virol*, **59**:318-22, 1999. ■ 54. Saback FL, Palmer TE, Sabino RR, Carvalho SM, Amorim LM, Gaspar AM, Oliveira ML, Yoshida CF, Niel C. Infection with hepatitis A and TT viruses and socioeconomic status in Rio de Janeiro, Brazil. *Scand J Infect Dis*, **33**:121-5, 2001. ■ 55. Vasconcelos HC, Menezes ME, Niel C. TT virus infection in children and adults who visited a general hospital in the south of Brazil for routine procedure. *Mem Inst Oswaldo Cruz*, **96**:519-22, 2001. ■ 56. Tsuda F, Okamoto H, Ukita M, et al. Determination of antibodies to TT virus (TTV) ad application to blood donors and patients with post-transfusion non A to G hepatitis in Japan. *J Virol Meth*, **77**:199-206, 1999. ■ 57. Tsuda F, Takahashi M, Nishizawa T, et al. IgM class antibodies to TT virus (TTV) in patients with acute TTV infection. *Hepatol Res*, **19**:1-11, 2001. ■ 58. Ott C, Duret L, Chemin I, et al. Use of a TT virus ORF1 recombinant protein to detect anti-TT virus antibodies in human sera. *J Gen Virol*, **81**:2949-58, 2000.

11 Importância e uso clínico dos marcadores virais e sorológicos

Luiz Caetano da Silva
Celso F. H. Granato

O diagnóstico e o seguimento de pacientes com hepatites virais agudas ou crônicas constituem-se em etapa fundamental no manuseio das hepatopatias.

Grande diversidade de testes sorológicos permite detectar antígenos virais e anticorpos contra eles dirigidos, bem como ácidos nucléicos, comumente denominados marcadores virais.

Essas técnicas são fundamentais para o diagnóstico e o seguimento sorológicos das hepatites virais, bem como para a avaliação do estado clínico, a monitorização terapêutica e o estabelecimento de medidas profiláticas[126].

Como vimos nos capítulos anteriores, importantes descobertas foram realizadas nas áreas da Virologia e da Biologia Molecular dos vírus hepatotrópicos. Muitos desses avanços foram rapidamente incorporados à rotina diária do laboratório clínico, permitindo seu manuseio pelo médico e oferecendo melhores recursos para os pacientes. Por outro lado, esses instrumentos representam custo elevado no seguimento desses pacientes e é, portanto, imprescindível que o clínico possa fazer uso dessas importantes ferramentas de forma racional, para tirar o melhor proveito delas, com o menor custo possível.

Após a descrição desses marcadores, forneceremos algumas sugestões práticas para o seu adequado manuseio.

MARCADORES SOROLÓGICOS RELACIONADOS AO VÍRUS DA HEPATITE A (VHA)

O VHA, à semelhança dos demais vírus da família Picornaviridae, apresenta simetria icosaédrica e é desprovido de envelope[34]. O vírion mede 27nm e pode ser detectado por imunoeletromicroscopia nas fezes de pacientes com hepatite A, por um período que se estende desde três semanas antes[69] até duas semanas após o início dos sintomas; por técnicas moleculares, esse período pode ser ainda maior nos casos habituais de hepatite A. Contudo, em pacientes com formas prolongadas da doença, o vírus é ocasionalmente detectado nas fezes alguns meses após o início do quadro clínico. Outras características moleculares e físico-químicas, já descritas no capítulo 2, permitem sua classificação no gênero *Hepatovirus*[14]. A seqüência completa de seus nucleotídeos está bem estabelecida[92].

As características de infectividade e detectabilidade do vírus da hepatite A em secreções ou excreções humanas estão resumidas no quadro 11.1[132a].

Quadro 11.1 – Infectividade e detectabilidade do VHA em secreções ou excreções humanas (segundo Sjogren[132A]).

Fezes	Principal via de infecção. O VHA é detectável durante o período de incubação e após o início dos sintomas em 45% na 1ª semana e em 11% na 2ª semana. O RNA-VHC (PCR) nas fezes por 4 a 5 meses.
Sangue	Viremia presente durante o período de incubação. Sangue coletado entre 3 e 11 dias antes do início dos sintomas produziu infecção pós-transfusional. Por PCR, o RNA-VHC foi documentado no soro durante 21 dias após início da doença[146]. Não existe viremia crônica.
Bile	VHA detectado no chimpanzé.
Urina	VHA detectado em títulos baixos durante a fase virêmica.
Nasofaringiana	Desconhecida em humanos; VHA detectado em chimpanzé.
Vaginal, sêmen	Incerto. O VHA pode ser detectado na fase virêmica.

ANTICORPOS PRODUZIDOS CONTRA O VHA

Os anticorpos contra o VHA podem ser detectados concomitantemente às manifestações clínicas. Inicialmente, surgem os anticorpos da classe IgM e, após poucos dias ou uma semana, os de classe IgG (Fig. 11.1). O diagnóstico sorológico é feito pela pesquisa do anti-VHA IgM, que permanece estável por um período de 10 a 16 semanas[32]. Para alguns pesquisadores, esse anticorpo pode permanecer detectável por seis meses[35] e, muito mais raramente, por um a dois anos[32]. Por outro lado, alguns autores[41] observaram que a duração desse marcador pode ser bem mais curta em número significativo de pacientes, não ultrapassando 30 dias. Recomenda-se, portanto, que a pesquisa do anti-VHA IgM seja efetuada tão logo se suspeite clinicamente do diagnóstico.

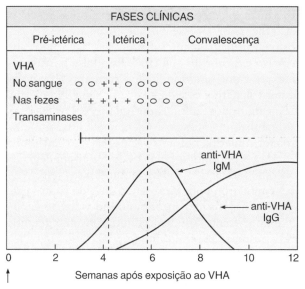

Figura 11.1 – Representação esquemática dos marcadores imunes do VHA de acordo com as fases clínicas.

Reações falso positivas são raras, mas podem ocorrer e deverão ser suspeitadas quando o anti-VHA IgM persistir por mais de um ano[59]. Em nossa vivência laboratorial, foi possível observar reatividade cruzada do IgM anti-VHA em casos de mononucleose infecciosa, dengue e hepatite por vírus da hepatite B. Nesses casos, a densidade óptica do teste é inferior àquela observada nos casos em que o agente infectante é o VHA. Por outro lado, o anti-VHA IgG é de tipo protetor e pode permanecer detectável pela vida toda[59].

A técnica empregada para a pesquisa dos anticorpos anti-VHA é a imunoenzimática e suas variantes (imunofluorimétrico e quimioluminescência). Anticorpos de classe IgA foram descritos no soro de pacientes com hepatite A, atingindo níveis elevados dois meses após o início da icterícia, podendo persistir por mais de um ano[52]. Tal pesquisa não tem valor diagnóstico, embora possa vir a ser empregada no futuro, na caracterização da eficácia de uma vacina oral contra essa virose.

A hepatite A pode instalar-se em portador de vírus da hepatite B (VHB). Neste caso, detectam-se o anti-VHA IgM, o AgHBs e o anti-HBc IgG, mas não o anti-HBc IgM. Quando se instala em portador do VHC, detectam-se o anti-VHC e o anti-VHA IgM.

VÍRUS DA HEPATITE B (VHB), FRAÇÕES ANTIGÊNICAS E ANTICORPOS CORRESPONDENTES

CARACTERÍSTICAS DO VHB

O vírus da hepatite B apresenta material genético constituído por DNA e, considerando seu tropismo preferencial (não exclusivo) pelo hepatócito, é atualmente classificado na família Hepadnaviridae, ao lado de vírus como WHV (vírus da hepatite B da marmota – "woodschuk"), GSHV (vírus da hepatite do esquilo terrestre – "ground squirrel"), DHV (vírus da hepatite do pato selvagem), entre outros[136].

O VHB apresenta diâmetro de 42 nanômetros e é freqüentemente denominado de partícula de Dane, em homenagem ao pesquisador inglês que pela primeira vez associou a estrutura completa ao vírion do VHB. Estruturalmente, a partícula é composta de camada externa ou superficial (antígeno de superfície) e uma formação interna denominada centro ou cerne, ou ainda "core" (Fig. 11.2). No "core", além do antígeno central (AgHBc), encontram-se o ácido deoxirribonucléico (DNA) e uma enzima, a DNA polimerase. Uma fração antigênica, também oriunda da parte central, foi denominada antígeno HBe (AgHBe) e mostrou-se de grande importância prática, porque sua presença no soro é indicativa de replicação viral e, portanto, de infecciosidade.

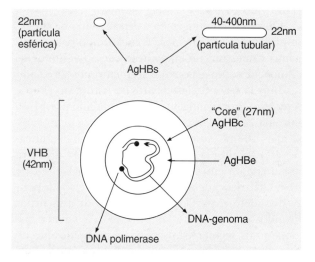

Figura 11.2 – Representação esquemática do vírus da hepatite B e antígenos associados.

Há, ainda, outro antígeno, AgHBx, que não é habitualmente detectado no soro e que parece estar ligado a um processo de transativação gênica e, em decorrência disso, poderia ter papel na evolução para o hepatocarcinoma (HCC).

A cada um desses antígenos corresponde um anticorpo. Os principais marcadores correspondentes ao VHB são:

AgHBs → anti-HBs
AgHBc → anti-HBc
AgHBe → anti-HBe
DNA dupla hélice, forma circular

No estudo clínico do VHB incluem-se, ainda, a quantificação do DNA, a genotipagem e a pesquisa de mutações.

Camada externa (envelope) do VHB
Antígenos e anticorpos

Antígenos (AgHBs, pré-S1, pré-S2) – a camada externa tem composição lipoprotéica, não sendo portanto infecciosa. Imunologicamente, são descritos vários epitopos, isto é, regiões da proteína capazes de induzir a formação de anticorpos. O grupo principal é chamado de antígeno S, AgHBs, ou ainda de *major*; tem peso molecular de 24kDa em sua forma não glicosilada e 27kDa em sua forma glicosilada, e 200 resíduos de aminoácidos. Dentro desse grupo antigênico foram descritos vários epitopos, como o *a*, presente em todas as variantes do VHB já descritas[10] e responsável pela geração de anticorpos neutralizantes. Foram ainda descritos os epitopos *d* e *y*, mutuamente exclusivos, e os epitopos *w* e *r*, também mutuamente exclusivos entre si. Os determinantes *d*, *y*, *w* e *r* têm apenas importância epidemiológica, porém não clínica. Como já vimos (capítulo 3), no genoma do VHB esse grupo antigênico *s* é codificado pela terceira fase aberta de leitura ("open reading frame") do gene s.

Outro grupo antigênico é denominado de pré-S2 ou proteína "medium". Ele é constituído pelo seguimento *s* mais um prolongamento de 55 resíduos de aminoácidos. No genoma, o segmento pré-S2 é codificado pela segunda fase aberta de leitura do gene s. O terceiro grupo antigênico é denominado pré-S1 ou proteína "large". É constituído pelo segmento pré-S2 mais 108 resíduos de aminoácidos e sua codificação está localizada no genoma a partir da primeira fase aberta de leitura do gene s. As proteínas pré-S1 e pré-S2 não dependem, para sua configuração, de pontes dissulfeto e, portanto, a produção de anticorpos dirigidos contra elas é simplificada. A vacina que contém tais segmentos protéicos é mais eficiente do que aquela que contém apenas a proteína s. Essa proteína depende de pontes dissulfeto para sua configuração e é um antígeno timo-dependente[93].

Além de sua presença na superfície do VHB, o AgHBs pode também ser encontrado em partículas formadas pelo excesso dessa proteína, que não encontra o restante dos constituintes virais necessários para se formar uma partícula viral completa. O AgHBs nesse caso se agrupa sob forma de estruturas circulares, com 22nm, ou de túbulos, com 20nm de diâmetro e 400nm de comprimento (ver Fig. 11.2). Essas formações podem conter, em menores proporções, os antígenos pré-S1 e pré-S2.

Anticorpos (anti-HBs, anti-pré-S1, anti-pré-S2) – o anticorpo contra o AgHBs (anti-HBs) costuma surgir após o desaparecimento do AgHBs. O anti-HBs, embora dirigido apenas contra o invólucro do VHB, confere imunidade ao indivíduo. Nesse fato se baseia a vacinação com AgHBs purificado, para produção do anti-HBs[127].

Algumas publicações[123] têm mostrado que o anti-HBs, quando detectado isoladamente, ou seja, sem o anti-HBc, pode representar apenas uma falsa reação positiva, principalmente quando a relação positivo/negativo é menor do que 10^{134}. Essa falsa positividade explica por que o indivíduo com anti-HBs pode adquirir hepatite: esse "anticorpo" não é bloqueado por nenhum dos subtipos do AgHBs[123]. Por essa razão, também, é que se considera que o nível mínimo protetor conferido por uma vacina seja de 10mUI/mL.

Alguns portadores crônicos do AgHBs podem ter, concomitantemente, AgHBs e anti-HBs. Nesses casos, o anticorpo pode estar sendo dirigido contra epitopos do AgHBs não encontrados no antígeno circulante do paciente[59] ou contra antígenos não geradores de resposta neutralizante (*d* e *y*).

Quanto aos anticorpos contra pré-S1 e pré-S2, os testes ainda não foram estandardizados e não há acordo na literatura sobre o padrão de desenvolvimento desses anticorpos e seu significado clínico[59]. Pacientes com hepatite crônica B também desenvolvem anti-pré-S, sugerindo que esses anticorpos não sejam responsáveis pelo desaparecimento do vírus[59].

Parte central do VHB

Antígeno central (AgHBc) e **anticorpo** (anti-HBc) – a parte central do VHB constitui uma estrutura elétron densa quando vista ao microscópio eletrônico e é formada por unidades repetitivas de uma proteína de 21kDa chamada de proteína c ou antígeno HBc (AgHBc). Essa estrutura ("core") é particulada e altamente antigênica. O processamento da proteína HBc é timo-independente[94]. A análise bioquímica dessa proteína revelou que possui seqüência semelhante à das quinases protéicas[94]. Essa atividade autolítica gera outra proteína, denominada antígeno e (AgHBe).

O antígeno HBc (AgHBc) pode estar presente no núcleo do hepatócito, em seu citoplasma ou expresso à superfície dessa célula. Acredita-se que, nessa localização, ele seja alvo da resposta imune celular e o responsável pela agressão contra o hepatócito[94]. A detecção do AgHBc em biópsias hepáticas por técnicas imuno-histoquímicas constitui um dos principais métodos para demonstrar a replicação viral[59]. Essas técnicas deveriam ser utilizadas pela maioria dos laboratórios de patologia.

Como vimos, o antígeno central (AgHBc) não é habitualmente detectado livre no soro, a não ser que as partículas virais sejam desintegradas por detergentes ou os imunocomplexos sejam decompostos. Já o anticorpo (anti-HBc) é facilmente detectável, persistindo por longo tempo após a cessação da replicação viral. A detecção do anti-HBc de tipo IgM (anti-HBc IgM) é útil para caracterizar os indivíduos recentemente infectados ou alguns portadores de infecção crônica ativa, com alta replicação viral. Fica claro, portanto, que o anti-HBc IgM deve ser solicitado apenas em duas situações: para diagnóstico de hepatite aguda B ou para caracterizar replicação viral intensa nas hepatopatias crônicas. Embora esse teste seja apenas qualitativo, notam-se títulos (ou as leituras) muito mais elevados no caso de hepatite aguda do que na hepatite crônica com elevada replicação.

Antígeno e (AgHBe) e anticorpo (anti-HBe) – o AgHBe é outro marcador de infecção pelo VHB. Trata-se de um sistema antigênico codificado pelo genoma do VHB[48] e encontrado na parte central do vírus, sendo facilmente detectável no soro. Descrito em 1972 por Magnius e Espmark[83], é uma proteína solúvel, com coeficiente de sedimentação de 125S, semelhante ao da maioria das proteínas séricas. É encontrado somente em soros que contêm AgHBs, não sendo, portanto, detectado naqueles que possuem anti-HBs ou anti-HBc, mas com AgHBs ausente[56]. As exceções a essa regra são muito raras e tecnicamente questionáveis.

O AgHBe parece ligar-se a várias proteínas séricas normais, como a fração cinco da deidrogenase láctica e a imunoglobulina G (IgG). Em 1984, foram caracterizadas duas formas de AgHBe, uma pesada (peso molecular superior ao da IgG) e uma leve (peso molecular inferior)[78]. A forma leve representaria a forma nativa do antígeno, enquanto a pesada resultaria da união da forma leve com a IgG, talvez formando o complexo AgHBe–anti-HBe. Esse conceito sugere que o AgHBe circule freqüentemente como imunocomplexo, podendo explicar algumas das manifestações imunes e extra-hepáticas das hepatites por vírus[56].

O AgHBe é bom marcador de multiplicação viral e, portanto, de infecciosidade, sendo detectado nas primeiras semanas da hepatite B. Segundo Lindenschmidt e cols.[78], soros com altos títulos de AgHBe (iguais ou superiores a 1:50) são muito infecciosos, mostrando correlação com a DNA polimerase em 95% dos casos. Tal correlação não foi observada por outros autores[28].

Nos portadores crônicos, o AgHBe pode permanecer por meses ou anos, indicando altos níveis de infectividade e a possibilidade de doença ativa[59].

A detecção de AgHBe no soro sem a presença de vírions pode ser observada em recém-nascidos, pois o AgHBe de mãe positiva tem a capacidade de cruzar a placenta[77]. Essa presença poderia modular a resposta anticórpica contra o VHB e interferir na capacidade de o feto/recém-nascido produzir anticorpos protetores.

O anticorpo (anti-HBe) aparece logo após o desaparecimento do antígeno, não sendo evidente o fenômeno da "janela sorológica". Como veremos, a persistência do AgHBe por várias semanas durante a hepatite aguda constitui um sinal muito sugestivo de evolução para hepatite crônica.

Anteriormente, a ausência de AgHBe (e a presença de anti-HBe) no soro era interpretada como indicativa da ausência de multiplicação viral e, portanto, infecciosidade ausente ou diminuta. Sabe-se, hoje, que tal fato nem sempre é verdadeiro, podendo-se observar em alguns pacientes a presença de DNA viral no soro, a despeito da ausência do AgHBe[38] e da presença do anti-HBe[51]. Isso está ligado à existência de mutantes do VHB, nos quais há geração de um códon de parada de leitura ("stop codon") na região pré-core do genoma. Com essa configuração, cessa a produção do AgHBe, sem a cessação da replicação viral.

Outro antígeno incorporado ao elenco dos antígenos ligados ao VHB, ainda que não seja rotineiramente pesquisado, é o antígeno HBx, cuja codificação genômica se faz pelo segmento genômico X. O significado clínico da presença ou ausência desse antígeno ou seu anticorpo (anti-HBx) não está completamente estabelecido, embora pareça estar ligado a uma atividade transativadora[59].

Ácido desoxirribonucléico (DNA) e DNA polimerase (DNA-p) – o ácido nucléico do VHB é de tipo DNA (DNA-VHB) de dupla hélice parcial, com 3,2kb. Acredita-se que a DNA polimerase aja como enzima de reparação, preenchendo as lacunas do DNA de hélice simples[69].

O emprego de técnicas recombinantes de DNA permitiram a identificação direta e a caracterização de formas moleculares do DNA do VHB no fígado e no soro, mesmo em pacientes sem AgHBe e com anti-HBe[51], e até, raramente, na ausência do AgHBs[121].

Por técnicas de hibridização, o DNA-VHB pode ser detectado em níveis de 10 a 500pg/mL na fase inicial da hepatite aguda B e por períodos prolongados durante a hepatite crônica B enquanto a doença estiver ativa[55,59]. O desaparecimento do DNA-VHB, demonstrado por essa técnica, é um dos objetivos do tratamento das formas crônicas com interferon[59].

O desenvolvimento da técnica de reação de polimerização em cadeia ("polymerase chain reaction" – PCR) para detecção do DNA-VHB no soro[59] permitiu a detecção do DNA com sensibilidade muito superior à da hibridização. Cerca de 10.000 vezes mais sensível, pode detectar 10 a 50 genomas por mililitro, apresentando significado clínico diferente da hibridização. É positiva na quase totalidade dos casos com AgHBs positivo[59], mesmo em pacientes sem sinais de doença ativa. Por outro lado, a PCR tende a tornar-se negativa após o desaparecimento do AgHBs.

Na hepatite B, os testes quantitativos sofrem da falta de estandardização e das variações em sensibilidade[79]. Como o VHB pode circular em níveis altos ($\geq 10^{10}$ vírions/mL), as técnicas de hibridização molecular são capazes de detectar o DNA-VHB em muitos pacientes, particularmente naqueles com doença ativa e presença do AgHBe no soro. Métodos comerciais incluem o de hibridização líquida (Genostics, Lab. Abbott), hibridização de captura em fase sólida (Digene HC II, Lab. Digene) e amplicação de sinal de DNA ramificado ("branched DNA", Versant, Bayer Diagnostics). Entretanto, os limites inferiores de sensibilidade dessas técnicas variam entre 10^5 e 10^6 cópias por mililitro[79]. Recentemente, desenvolveu-se uma reação em cadeia da polimerase quantitativa, que pode detectar níveis de 10^2 a 10^3 cópias/mL (Amplicor-Monitor HBV, Roche Diagnostics). Entre nós, utiliza-se ainda a técnica de PCR por diluição terminal ("end-point dilution"), que detecta níveis de $3 H \times 10^2$ [131]. Essas técnicas são tão sensíveis, que podem fornecer resultados positivos em portadores de AgHBs, porém sem doença aparente[79]. Entretanto, após o "clearance" do AgHBs e a seroconversão para anti-HBs, a PCR tende a negativar-se[129].

Em virtude da sensibilidade variável entre diferentes técnicas, torna-se difícil caracterizar o significado clínico dos vários níveis de DNA-VHB[79]. Pode-se classificar a carga viral em alta ou baixa, quando os níveis são $\geq 10^6$ ou $< 10^6$ cópias/mL, respectivamente[131]. Quando a determinação de AgHBe é negativa e a carga viral alta, suspeita-se de mutação pré-core.

Análise comparativa de diferentes métodos de quantificação do DNA-VHB tem sido motivo de várias publicações nestes últimos anos. Em 1998 verificou-se que a técnica de Amplicor HBV monitor, com sensibilidade de 400 cópias/mL, mostrou-se pelo menos 1.000 vezes mais sensível que a do Quantiplex[117]. Este, por sua vez, é aproximadamente quatro vezes mais sensível que o sistema de captura–híbrida Digene e 40 vezes mais sensível que o teste de hibridização líquida do laboratório Abbott[117].

Posteriormente, descreveu-se um sistema quantitativo de amplificação para detecção do DNA-VHB baseado na amplificação mediada por transcrição ("transcription-mediated amplification", TMA)[65] e proteção da hibridização ("hybridization protection assay", HPA), com leitura feita por quimioluminescência. As concentrações de DNA-VHB nas amostras são expressas em logaritmo do equivalente genômico (LGE) por mililitros. Os limites de detecção foram de 3,7 a 8,7 LGE/mL. O seguimento prolongado de um paciente com hepatite crônica mostrou variações superiores a 5 logs[65]. Citam Kamisango e cols.[65] que o diagnóstico e a monitorização do paciente infectado pelo VHB exige um teste sensível e com amplos limites de detecção.

Mais recentemente, foi desenvolvida a PCR em tempo real ("real-time PCR")[1,97]. Trata-se de processo semelhante ao da PCR, em que se empregam dois iniciadores, ou "primers". Inicia-se a reação de PCR no 1º "primer" e, quando se atinge o 2º "primer", ocorre a liberação de um sinal ("reporter"), que se encontrava até então bloqueado. Essa emissão de sinal é imediatamente capturada e acumulada. À medida que os vários ciclos de PCR se desenvolvem, esses sinais são capturados e somados. Quando a carga viral é elevada, ocorrem várias amplificações genômicas simultaneamente, e vários sinais são emitidos e capturados ao mesmo tempo. Assim que se ultrapassa um dado limite ("cut-off"), a reação passa a ser considerada positiva. Isso pode ocorrer após um, dez ou qualquer número de ciclos (até 40). Não apenas teremos uma reação muito mais rápida, como também mais precisa (em termos quantitativos). O coeficiente de variação do "real-time PCR" é da ordem de grandeza de 1%, enquanto o da PCR convencional é de 20 a 30%, ou mais.

DINÂMICA DA PRODUÇÃO DE ANTÍGENOS E DE ANTICORPOS NA INFECÇÃO PELO VHB

Hepatite aguda

Forma típica – o período de incubação da infecção pelo VHB varia de 2 a 6 meses. Entre 1 e 5 meses após o contato, pode ser detectado o AgHBs no soro, que permanece detectável por 30 a até 180 dias nesses casos agudos (Fig. 11.3). Cerca de 10% dos pacientes já podem apresentar negatividade ao AgHBs quando da primeira visita ao clínico. Os pacientes com hepatite de má evolução ou fulminante tendem a negativar mais precocemente o AgHBs, porém a diferenciação entre esses dois grupos de doentes deve ser feita em bases clínicas.

O AgHBs é encontrado no soro em altas concentrações (100 a 300mcg/mL) e portanto numerosas técnicas, mesmo as de menor sensibilidade, podem ser empregadas. A técnica considerada padrão-ouro era o radioimunoensaio (RIE), que pode detectar níveis inferiores a 1ng/ml[54]. Entretanto, técnicas como o ensaio imunoenzimático (EIE ou ELISA) e o imunofluorimétrico apresentam sensibilidade plenamen-

Importância e uso clínico dos marcadores virais e sorológicos

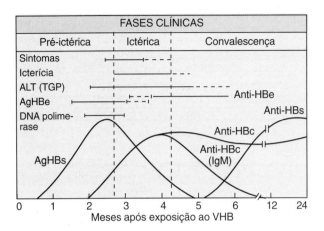

Figura 11.3 – Representação esquemática dos marcadores imunes do VHB.

te satisfatória. A hemaglutinação passiva reversa (PRHA), de qualidade inferior, ainda é empregada ocasionalmente. De maneira geral, o AgHBs permanece detectável por 2 a 3 meses, findos os quais, segue-se um período em que não se detecta nem o AgHBs, nem seu anticorpo (anti-HBs). Após algumas semanas passa-se a detectar o anti-HBs, indicando resolução da infecção (Figs. 11.2 e 11.4). Esse período de tempo em que não se encontram marcadores do AgHBs recebe o nome de "janela imunológica" e pode ser devido à presença de imunocomplexos AgHBs–anti-HBs. O emprego de testes que fazem uso de anticorpos monoclonais tende a reduzir a freqüência do fenômeno da janela. Para a pesquisa de anti-HBs emprega-se também o ELISA ou suas variantes.

Na pesquisa, pode-se observar que os primeiros anticorpos a surgir no sistema HBs são o anti-pré-S1, seguidos do anti-pré-S2 e posteriormente o anti-HBs. A constatação dessa seqüência de eventos é sinal de bom prognóstico. Por outro lado, a continuidade da presença dos antígenos pré-S2 e pré-S1 indica dificuldade de resolução da infecção[17].

Ainda durante o período de incubação, poucos dias após o aparecimento do AgHBs, detectam-se anticorpos dirigidos contra o AgHBc, chamados de anti-HBc. Habitualmente eles já são encontrados nos primeiros dias das manifestações clínicas e permanecem detectáveis por períodos variáveis. Nessa fase inicial, predominam os anticorpos da classe IgM (anti-HBc IgM), que perduram preponderantes até cerca de 2 a 3 meses após o início do quadro clínico, desaparecendo a seguir. Durante a vigência da infecção, o anti-HBc da classe IgG (anti-HBc IgG) apresenta títulos progressivamente crescentes e permanece detectável, na maioria dos indivíduos infectados, pelo restante da vida. Portanto, enquanto o anti-HBc IgM representa importante auxílio diagnóstico na fase aguda da infecção, o anti-HBc IgG é um marcador clínico e epidemiológico importante dessa infecção.

A técnica empregada para a detecção do anti-HBc IgM é o ELISA (e variantes), e para a detecção do IgG, são o radioimunoensaio e o ELISA.

Não se emprega, na prática, a pesquisa do antígeno HBc (AgHBc), porque este se apresenta sob a forma de imunocomplexos, dificultando sobremaneira a pesquisa no soro[16].

O antígeno HBe (AgHBe) é detectável após o aparecimento do AgHBs entre o final do período de incubação e os primeiros dias da fase clínica. Na doença aguda tem duração efêmera, de poucas semanas, desaparecendo a seguir. O período de janela imunológica no sistema HBe não é uniforme, isto é, há pacientes nos quais se detecta o anticorpo imediatamente após a negativação do HBe, e outros nos quais há uma lacuna no tempo entre o desaparecimento do HBe e o aparecimento do anti-HBe. Segundo a experiência dos autores, além de outros relatos da literatura, a persistência de positividade do antígeno HBe após 8 a 10 semanas após o início das manifestações clínicas é sugestiva de evolução para a cronicidade. A técnica empregada para a detecção do AgHBe e do anti-HBe é o ELISA (variantes).

Outros exames, como a detecção da atividade de DNA polimerase, não são preconizados na hepatite aguda. Algumas vezes há necessidade de se pesquisar o DNA-VHB por PCR (capítulo 22).

Forma grave ou fulminante (ver Fig. 11.4) – em pacientes com hepatite grave ou fulminante, o AgHBs desaparece rapidamente, em menos de quatro semanas[48]. A persistência isolada do anti-HBc é sugestiva de hepatite B, sendo sua pesquisa valiosa para o diagnóstico etiológico. Indispensável, entretanto, é a presença do anti-HBc IgM em altos títulos para indicar infecção atual pelo VHB[124]. Vale lembrar ainda que o anti-HBs pode surgir precocemente na hepatite B fulminante.

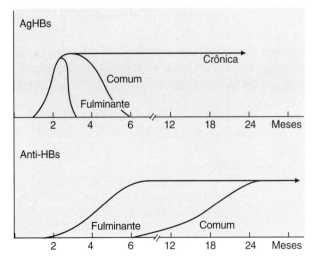

Figura 11.4 – Representação esquemática do comportamento do AgHBs e anti-HBs nas hepatites fulminantes, benigna e em cronificação.

Capítulo 11

Com esses dados em mente, podemos interpretar os padrões de reatividade imunológica nas hepatites agudas A e B, como se observa no quadro 11.2.

Quadro 11.2 – Diagnóstico sorológico das hepatites agudas.

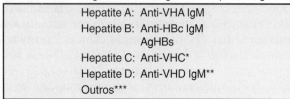

Hepatite A:	Anti-VHA IgM
Hepatite B:	Anti-HBc IgM
	AgHBs
Hepatite C:	Anti-VHC*
Hepatite D:	Anti-VHD IgM**
Outros***	

* A reação em cadeia de polimerase positiva-se antes.
** No Brasil realiza-se mais comumente o anti-VHD total.
*** Para hepatites por citomegalovírus e vírus Epstein-Barr, pedir anticorpo IgM.

Hepatite crônica

Define-se formalmente a hepatite crônica associada ao VHB, do ponto de vista sorológico, quando a persistência do AgHBs é superior a 6 meses[76] (Figs. 11.5, 11.6 e 11.7).

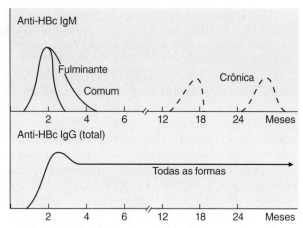

Figura 11.5 – Representação esquemática do comportamento do anti-HBc (IgM e IgG) nas hepatites agudas e crônicas.

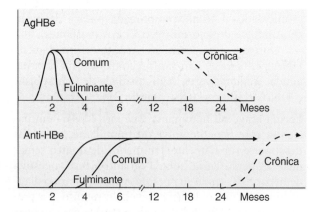

Figura 11.6 – Representação esquemática do comportamento do AgHBe e anti-HBe nas hepatites fulminante, benigna e em cronificação. A seroconversão AgHBe/anti-HBe é observada em tempos variáveis.

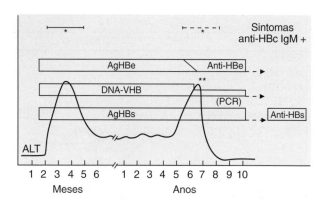

Figura 11.7 – Representação esquemática dos marcadores do VHB na hepatite aguda não curada com exacerbação (**). Nesta, os sintomas e o anti-HBc IgM por vezes estão presentes (*).

Nas fases iniciais do período crônico, existe tendência para a manutenção de replicação viral. O VHB, nessa fase, ainda não se encontra integrado ao genoma do hepatócito, existindo sob a forma epissomal. Nessas circunstâncias, a expressão dos antígenos virais é abundante e com freqüência detecta-se no soro, além do AgHBs, o AgHBe, a atividade da DNA polimerase, o próprio DNA viral, e os anticorpos anti-HBc (IgG e ocasionalmente IgM). Esse período pode persistir por vários anos. Entretanto, existe tendência à integração dos genomas viral e hepatocitário ao longo do tempo. Essa integração se faz com deleção do gene c e, portanto, reduz-se a expressão do AgHBc e conseqüentemente a do AgHBe. Notase, então, que ao longo do tempo, os pacientes crônicos tendem a ficar positivos para o anti-HBe, indicando redução do grau de replicação viral. Esta habitualmente não regride totalmente, uma vez que o emprego de técnicas mais sensíveis para a avaliação da replicação (hibridização e PCR) indica que ela continua em níveis mais reduzidos.

Como foi frisado anteriormente, outro fato que tem sido observado em alguns pacientes é a possibilidade de mutação no segmento pré-core do genoma do VHB, gerando um códon que indica parada da transcrição ("stop codon"). Em virtude dessa mutação, o AgHBe deixa de ser produzido, sem que haja obrigatoriamente redução da replicação viral (capítulos 3 e 22).

A avaliação da replicação viral no paciente infectado cronicamente pelo VHB é de fundamental importância não apenas para a indicação do tipo de terapêutica, como também para a avaliação de sua eficácia. Assim, são empregados como marcadores de replicação viral, em ordem crescente de sensibilidade e sempre dosados no soro, o anti-HBc IgM, a determinação da atividade da DNA polimerase, o AgHBe, a hibridização molecular e a reação de polimerização em cadeia. O AgHBc pode ser detectado em biópsias hepáticas, como descrito nos capítulos 12 e 13.

Importância e uso clínico dos marcadores virais e sorológicos

A reação de polimerização em cadeia permite a amplificação do genoma viral a partir de cerca de 5 a 10 cópias, gerando por ação da enzima polimerizadora de DNA (em geral a Taq polimerase) milhões de cópias que poderão ser reveladas por uma reação de hibridização ou por meio de uma migração em gel (do tipo Southern-blot). A hibridização pode ser realizada também sem a amplificação prévia, naturalmente com sensibilidade inferior (ao redor de 100.000 cópias). Nessa reação, o DNA eventualmente presente no soro do paciente é fixado às malhas de um filtro de nitrocelulose e desnaturado para que a hélice dupla de DNA seja rompida. A seguir, adiciona-se o DNA do VHB obtido no laboratório e marcado com isótopo radioativo (32P) ou outro traçador (enzimático ou fluorimétrico), igualmente desnaturado e, portanto, com hélice simples. Caso haja DNA no soro do paciente, formar-se-á uma molécula híbrida, sendo uma hélice proveniente do paciente ("fria") e a outra obtida no laboratório ("quente"). A presença do híbrido é revelada pela sensibilidade de um filme de radiografia (32P) ou pela formação de mancha colorida na nitrocelulose (reação enzimática).

A reação da DNA polimerase baseia-se no fato de que essa enzima atua sobre um molde de DNA viral e, portanto, a demonstração de sua atividade indica indiretamente a presença do próprio DNA. A sensibilidade da reação está ao redor de 10^5 a 10^6 partículas de vírus. A demonstração de sua atividade se faz por meio da incorporação de ATP marcado com ^{3H}TTP.

Assim, para o diagnóstico laboratorial da hepatite crônica pelo VHB, basta a detecção do AgHBs por período igual ou superior a 6 meses. A partir daí, é feita a avaliação do grau de replicação viral, mais freqüentemente pela pesquisa de AgHBe e pela PCR, com vistas à definição do grau de viremia em um dado paciente e o estabelecimento de um valor basal que será usado para se estabelecer comparações ao longo do seguimento da terapêutica, quando esta for a indicação clínica.

PADRÃO DE RESPOSTA DE INDIVÍDUOS IMUNIZADOS

A imunização ativa contra o VHB tem indicações precisas e, dependendo das circunstâncias, pode ser necessário o rastreamento pré-vacinal ("screening"). O candidato ideal à vacinação é negativo para AgHBs, anti-HBs e anti-HBc IgG (ou total), indicando que não entrou em contato com o VHB. Quando o indivíduo apresenta positividade para o antígeno, não se indica a vacinação. Quando existe positividade para os dois anticorpos citados, considera-se que a imunidade foi gerada naturalmente e, portanto, o indivíduo é considerado imune. Nos casos em que foi feita a quantificação do anti-HBs nessas circunstâncias, o teor de anticorpos é considerado protetor se situado

acima de 10UI/L. Quando esses anticorpos são demonstrados isoladamente (anti-HBs ou anti-HBc), o teor de anticorpos é considerado baixo e, eventualmente, sem efeito protetor (abaixo de 10UI/L de anti-HBs). Recomenda-se, nesses casos, a vacinação. O ideal, portanto, será fazer o rastreamento pré-vacinal com a pesquisa dos três marcadores. Em virtude do custo que essa triagem acarreta, pode-se estimar em cada caso a expectativa de positividade dos marcadores. Caso esta seja elevada (superior a 30%), recomenda-se a vacinação após o rastreamento; se for inferior a esse valor, recomenda-se vacinação sem triagem. Na prática, para se reduzir os custos, o rastreamento (particularmente em crianças ou pessoas de baixo risco) acaba não sendo feito ou é feito apenas com um dos anticorpos (anti-HBs ou anti-HBc), embora essa abordagem tenha mais limites e críticas.

A administração de vacina contra o VHB, que consiste apenas de AgHBs, provoca a formação exclusiva de anti-HBs, cujos títulos aumentam progressivamente até determinado nível. A administração de uma dose de reforço provoca nova elevação dos anticorpos. Essa é a base da imunização ativa (capítulo 39).

Verifica-se a formação de anti-HBs em cerca de 95% dos indivíduos que são vacinados[88,137], sendo a produção de anticorpos menos eficiente em pacientes hemodialisados[29,133].

O comportamento dos marcadores do VHB encontra-se resumido no quadro 11.3.

Quadro 11.3 – Interpretação dos marcadores sorológicos do VHB.

AgHBs (HBsAg) (+)	Infecção pelo VHB, aguda ou crônica
AgHBe (HBeAg) (+)	Altos níveis de replicação e de infecciosidade
Anti-HBe (+)	Baixos níveis de replicação (exceto mutantes pré-core)
AgHBe (–)	Ocasionalmente, alto nível de replicação com VHB mutante (ex.: pré-core)
Anti-HBc IgM	Infecção recente por VHB ou reativação
Anti-HBc IgG*	Recuperação ou infecção crônica
Anti-HBs	Imunidade à infecção pelo VHB
Anti-HBc IgG + Anti-HBs	Infecção passada
Anti-HBc IgG + AgHBs	Infecção crônica pelo VHB

* Para a interpretação do "anti-HBc isolado", ver Perfis anômalos.

PERFIS ANÔMALOS

Embora existam perfis clássicos que caracterizam infecção aguda ou crônica pelo VHB, podem ser encontrados com alguma freqüência perfis que não se

67

encaixam perfeitamente nos modelos convencionais e, portanto, denominados perfis anômalos. Eles podem ser decorrentes do momento da infecção, das características e eventuais falhas do conjunto ("kit") empregado pelo laboratório e raramente de algumas condições especiais. Deve ficar claro, portanto, que esses perfis constituem a exceção, e não a regra, na avaliação habitual dos pacientes infectados pelo VHB. Já pudemos detectar, em nossa experiência, vários perfis anômalos.

AgHBs isoladamente positivo

1. Pode ser encontrado na fase de incubação da hepatite B, particularmente em indivíduos que são submetidos sistematicamente ao teste para surprender a infecção, como nefropatas crônicos sob hemodiálise. O seguimento irá mostrar a presença subseqüente do AgHBe e do anti-HBc IgM[68].
2. Outra possibilidade é a reação falso positiva quando o anti-HBc total for persistentemente negativo. A rigor, os produtores dos "kits" diagnósticos preconizam a aplicação de uma reação de neutralização do antígeno para se confirmar a positividade do AgHBs. Por dificuldades de ordem prática, isso raramente é feito, resultando em certo número de resultados falsamente positivos, dependendo de condições locais (população sob teste e laboratório).
3. Alternativamente, pode-se pensar em infecção pelo VHB-2, variante do VHB descrito no Senegal[27], em que não ocorre produção de anti-HBs ou anti-HBc convencionais. A freqüência do VHB-2 e sua importância na hepatite viral permanecem pouco compreendidas[68], havendo carência de novas informações a respeito. Não temos experiência sobre essa variante nem conhecimento de sua existência no Brasil.

4. Bath e cols.[8] descreveram, em portador do AgHBs, uma variante do VHB, cuja análise molecular revelou mutações nas regiões pré-core e core. O soro desse portador mostrou-se negativo para o anti-HBc, mas com altos níveis de DNA-VHB.

Anti-HBc isoladamente positivo

O "anti-HBc isolado", ou seja, anti-HBc positivo na ausência do AgHBs e do anti-HBs, é não somente compatível com infecção aguda e resolvida, mas também com infecção crônica pelo VHB[50].

Anticorpos contra o core do VHB são os primeiros anticorpos produzidos durante a infecção pelo VHB, estando presentes quando aparecem os sintomas e usualmente persistindo pela vida toda. Assim, durante infecções agudas e crônicas pelo VHB, o anti-HBc é encontrado junto com o antígeno de superfície (AgHBs), enquanto nas infecções resolvidas é acompanhado pelo anti-HBs. Contudo, o anti-HBc pode ser encontrado na ausência de níveis detectáveis do AgHBs ou do anti-HBs.

Prevalência (Tabela 11.1)

Em áreas de baixa prevalência do VHB, como em vários países da Europa e nos Estados Unidos, o "anti-HBc isolado" é encontrado em 10-20% de todos os indivíduos com marcadores do VHB, isto é, em 1 a 4% da população. Em 10% desses indivíduos, o DNA-VHB é detectado por PCR[50], embora em nossa experiência essa porcentagem seja menor.

Em amostra não selecionada de 5.300 adultos alemães, com idade variável entre 18 e 70 anos, 8,7% apresentaram algum tipo de marcador do VHB: 0,6% eram AgHBs positivo (+), 6,7%, anti-HBs (+), e 1,4%, "anti-HBc isolado", estes últimos responsáveis por 16,1% de todos os anti-HBc (+) da amostra[50].

Tabela 11.1 – Alguns exemplos de prevalência do "anti-HBc isolado" (baseado em McMahon BJ e Parkinson AJ, 2000)[90].

Grupos populacionais	Nº de testados	Métodos*	Marcadores do VHB	
			Total (%)	Anti-HBc isolado (%)
1. Estados Unidos		RIA		
Homossexuais masculinos	1.461		55,2	3,3
Prisioneiros	658		18,8	5,0
	458		35,4	6,1
Cirurgiões-dentistas	421		22,6	0,95
Universitários	605		2,8	0,05
Funcionários de hospital				
pequeno	701		3,1	0,01
grande	1.785	EIA	14,5	2,7
2. Alaska				
Nativos	52.022	EIA	13,8	1,9
3. África				
Senegal	3.033	RIA	88,7	20,8
4. China				
Shangai	365	RIA	57,0	13,2
Hong Kong	4.001	EIA	40,0	1,3

* RIA = radioimunoensaio; EIA = enzima imunoensaio.

A prevalência do "anti-HBc isolado" é maior em viciados em drogas endovenosas: de 377 indivíduos droga-adictos em 180 (47%) encontraram-se marcadores do VHB, dos quais 54% eram "anti-HBC isolado"[50].

É possível que a prevalência do "anti-HBc isolado" e a proporção de indivíduos com DNA-VHB (+) por PCR seja maior em áreas de média e alta endemicidade[50].

Em recente revisão sobre a prevalência do "anti-HBc isolado" pôde-se observar como é variável a freqüência de positividade desse marcador[90].

Categorias

Indivíduos com "anti-HBc isolado" podem ser classificados em três categorias principais, de acordo com a fase da infecção pelo VHB. Não são analisados aqui os casos de falsa positividade (ver adiante).

1. **Fase de janela:** aquela observada em infecção aguda em resolução, quando o AgHBs desaparece, surgindo o anti-HBs algumas semanas após. Durante o período de janela, complexos imunes-específicos podem adquirir grande importância[63], mas não existem métodos estandardizados para medi-los. Indivíduos nesse período podem ser infectantes.
2. **Imunidade tardia:** em infecções ocorridas há muitos anos, as concentrações de anti-HBs podem ser muito baixas, podendo tornar-se indetectáveis[129]. Contudo, o anti-HBc permanece, sendo sua persistência devida à alta imunogenicidade do AgHBc. A despeito da eventual ausência do anti-HBs, indivíduos com infecções prévias e com "anti-HBc isolado" podem estar também protegidos contra a reinfecção em virtude de mecanismos celulares imunes, com acentuada memória imunológica[50].
3. **Infecção crônica:** em certa porcentagem de indivíduos com "anti-HBc isolado", sua presença pode indicar uma infecção crônica de baixa atividade confirmada por PCR discretamente reagente, devida a uma carga viral baixa, raramente superior a 10^4 genomas/cópias/mL[62]. Entretanto, tais concentrações podem ser superiores a 10^6 genomas/cópias/mL em casos de concomitância com HIV ou VHC[53].

Segundo pesquisa recente[90] sobre a freqüência de positividade da PCR, esta foi inferior a 7% em países de baixo risco, como EUA, Canadá e Japão, podendo ser superior a 30% em indivíduos de alto risco, principalmente os portadores do HIV ou de transaminase pirúvica elevada.

Aspectos clínicos

1. **Evolução:** pouco se sabe sobre a evolução tardia dos indivíduos com "anti-HBc isolado". A maioria parece permanecer portadores "sadios"[50] ou esse marcador indicar prognóstico favorável em pacientes com hepatite crônica e "clearance" do AgHBs[129]. Contudo, algumas publicações sugerem que o "clearance" do AgHBs pode ser compatível com a progressão para cirrose e hepatocarcinoma[60], particularmente quando em associação com o vírus da hepatite C[98].
2. **Infectividade:** indivíduos com "anti-HBc isolado" são potencialmente infectantes, como se pode depreender de algumas publicações sobre contatos sexuais[50], transmissão perinatal entre mãe e recém-nascido[33] e transplantes hepáticos (capítulo 45).
3. **Reações sorológicas para anti-HBc:** dependendo do teste utilizado para o anti-HBc e da prevalência das reações verdadeiramente positivas, o "anti-HBc isolado" pode representar um falso positivo, sendo sua prevalência maior em grupos de baixa prevalência, como os doadores de sangue[50]. Assim, estudos realizados na Alemanha com doadores e utilizando seis "kits" diferentes apresentaram resultados muito divergentes[21]. Amostras que exibem reatividade próxima do "cut-off" são as mais propensas à falsa positividade.

Propostas como modificações do "cut-off" ou alargamento da zona cinzenta não foram universalmente aceitas[50]. Um teste confirmatório como o radioimunoensaio (RIE) foi por nós utilizado por algum tempo, o que nos permitiu verificar uma freqüência de possível falsa positividade em torno de 5%[128a], embora outros autores mencionem uma freqüência de 1 a 2%[68]. Outros autores referem-se à inexistência de teste confirmatório[50].

Vale lembrar que a confirmação de um anti-HBc positivo é desnecessária quando se detectam outros marcadores do VHB, como o AgHBs, o anti-HBs ou o anti-HBe.

Conduta em pacientes com "anti-HBc isolado"
(Figs. 11.8, 11.9 e 11.10)

1. Repetir o teste, de preferência com outro "kit", após algumas semanas ou meses, inclusive para afastar a possibilidade de janela imunológica (desaparecimento do AgHBs e surgimento tardio do anti-HBs).
2. A imunidade tardia pode ser diagnosticada por meio da vacina para VHB, sendo suficiente uma única injeção ("vacina diagnóstica de reforço"). Anticorpos anti-HBs serão detectados em altas concentrações dentro de uma a duas semanas[119]. A resposta a uma dose da vacina tem variado muito, entre 0 e 35%[90] com resposta do tipo "booster" (produção de altos títulos de anti-HBs) em menos de 10% na maioria dos casos. Em áreas hiperendêmicas, como China, Taiwan, ou em pacientes com anti-HBc positivo pelo RIA e EIA, que apresentem reação anamnéstica, a freqüência pode ser superior a 10%[90]. Há relatos de aparecimento do anti-HBs após uma série de três injeções da vacina, o que representa o padrão de resposta imune primária. Nesses casos, deve-se interpretar o teste inicial positivo para anti-HBc como falso positivo[22].

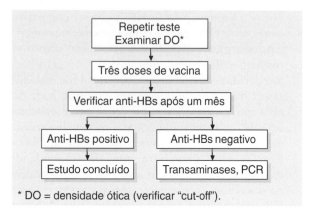

Figura 11.8 – Algoritmo em indivíduos de baixo risco com "anti-HBc isolado"[90].

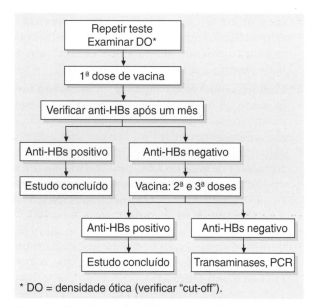

Figura 11.9 – Algoritmo de indivíduos de alto risco com "anti-HBc isolado"[90].

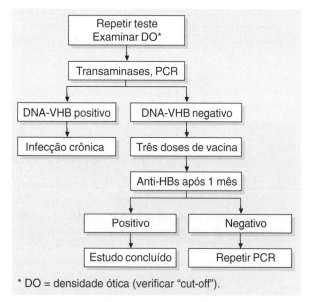

Figura 11.10 – Algoritmo de pacientes imunodeficientes[90].

3. Para confirmar infecção crônica, deve-se pesquisar o VHB por testes sensíveis como PCR, além de outros exames laboratoriais (transaminases etc). Para pesquisa do DNA do VHB, o teste ideal seria aquele que fornecesse sensibilidade de 10 a 100 cópias/mL.
4. Bancos de sangue. Em alguns países, como EUA, França, Brasil, Grécia, Japão, o anti-HBc é pesquisado nos doadores de sangue, mas em outros países realiza-se esse exame apenas em doadores novos ou em grupos de risco[50]. Contudo, em indivíduos anti-HBc (+), deve-se determinar o anti-HBs e o AgHBs. Níveis elevados de anti-HBs (não definidos internacionalmente) podem indicar que o doador está imune ao VHB e portanto poderia doar seu sangue[50], embora essa não seja a prática habitual.
5. Transplante de órgãos. A pesquisa do anti-HBc é obrigatória. Os riscos do "anti-HBc positivo isolado" são maiores nos transplantados de fígado[25,139].
6. Algoritmos. a) Em pacientes imunocompetentes de baixo risco (Fig. 11.8). b) Em pacientes imunocompetentes de alto risco (Fig. 11.9). c) Em pacientes com imunodeficiência (Fig. 11.10).

Anti-HBs isoladamente positivo (ou com anti-HBc limítrofe)

Em indivíduos sem história de vacinação prévia, o encontro isolado do anti-HBs é bastante infreqüente e poderia ser explicado por contato com o VHB em passado remoto e "esquecimento" do contato com o antígeno central. Alternativamente, pode-se imaginar contato prévio com variante do VHB com baixa ou nenhuma expressão do core clássico[8], ou simplesmente uma reação falsamente positiva[90].

AgHBe ou anti-HBe isoladamente positivo

No caso do antígeno, pode ocorrer falsa positividade para AgHBe ou falsa negatividade para AgHBs. No caso do anti-HBe isoladamente positivo, considera-se falsa positividade.

VÍRUS DA HEPATITE C

CARACTERÍSTICAS GERAIS

Após o início do emprego sistemático de testes de alta sensibilidade para a pesquisa dos marcadores ligados aos VHA e VHB, ficou claro que existiam outros agentes hepatotrópicos além desses e dos vírus Epstein-Barr e citomegalovírus. Estudos epidemiológicos cuidadosamente conduzidos revelaram a existência de pelo menos dois outros agentes potencialmente implicados na hepatite viral e, portanto, cunhou-se o termo "hepatite não-A, não-B". A epidemiologia demonstrou que uma das variantes dessa hepatite era associada à transfusão de hemoderivados e foi então chamada de variante pós-transfusional (PT). A outra variante era de ocorrência epidêmica ou em forma de surtos, principalmente em localidades desprovidas de higiene adequada (Índia, Nepal, México etc.). Os estudos clínicos revelaram que as duas situações eram bastante distintas. Enquanto a forma pós-transfusional freqüentemente levava à cronificação, a forma epidêmica era de evolução benigna, surgindo daí os termos "B-like" ou não-A, não-B parenteral para a PT e não-A, não-B entérica ou "A-like" para a epidêmica.

Estudos de Alter e cols.[4] em material obtido de bancos de sangue sugeriram que o rastreamento sistemático de sangue doado com testes para a dosagem sérica de alanina aminotransferase (ALT) ou transaminase pirúvica e a pesquisa de anti-HBc (total) reduziriam de forma importante a ocorrência de hepatite não-A, não-B pós-transfusional (HNANBPT). Houve grande controvérsia a respeito do nível de corte para a ALT e da própria eficácia e custo-benefício da medida, que chegou a ser implantada sob a denominação de marcadores-adotivos ("surrogate-markers"). Pesquisados conjuntamente, a ALT e o anti-HBc teriam uma eficácia da ordem de 60%[38], mas as opiniões a respeito foram bastante contraditórias[61].

Em 1989, Choo e cols.[26] aplicaram metodologia inovadora na Virologia e conseguiram produzir em laboratório uma proteína do agente causal da HNANBPT. Essa proteína foi obtida pela fusão do ácido nucléico extraído do plasma de um chimpanzé portador de HNANBPT, com um veículo de expressão genética (fago lambda gt11). Esse material genético híbrido, artificial, foi introduzido em células procariotas e eucariotas (*E. coli* e *S. cerevisae*), fazendo com que se produzissem grandes quantidades dessa proteína, que passou a ser chamada de c-100-3. A partir daí, foi possível o desenvolvimento de métodos imunológicos para a detecção de anticorpos anti-c-100-3 no soro[48]. Inicialmente, foi desenvolvido o radioimunoensaio e, a seguir, o ELISA, que foi comercializado e conhecido como teste de "primeira geração". Esse teste utilizava o polipeptídeo c-100-3 fundido com a superóxido dismutase humana, que é produzido em fungos. Esse peptídeo VHC/SOD serviu de antígeno de captura no teste ELISA. Vários estudos demonstraram que a presença de anticorpo sérico contra c-100-3 constituía-se em bom indicador de infecção pelo VHB[75].

Subseqüentemente, peptídeos recombinantes foram utilizados para desenvolver um teste "immunoblot" confirmatório ("recombinant immunoblot assay" – RIBA I®). Esse teste consistia de fitas de nitrocelulose às quais se aplicavam os peptídeos 5-1-1 e c-100-3 e a superóxido dismutase (SOD). Foi utilizado com a finalidade de fornecer informação específica adicional sobre a presença de anticorpo contra c-100-3 e 5-1-1, bem como sobre a possibilidade de resultados falso positivos referentes a anticorpos contra SOD[110]. Sabe-se atualmente que a proteína c-100-3 atua como parte do ciclo biológico viral, sem fazer parte de sua estrutura (proteína não-estrutural). Mais recentemente, utilizaram-se proteínas estruturais (c-22-c) e não-estruturais (c-33) para novas reações sorológicas. Os conjuntos diagnósticos que empregam os três antígenos são conhecidos como de "segunda geração". O teste confirmatório RIBA II® utiliza os peptídeos originais c-100-3 e 5-1-1, a SOD e, adicionalmente, o c-33c e o c-22-3[110] (capítulo 5).

Grande aprimoramento foi conseguido ao se empregarem os testes de segunda geração. Assim, com o uso dos testes de primeira geração, constatou-se que os anticorpos contra a proteína c-100-3 poderiam ser detectados, em média, após 20 semanas do contato com o vírus. Isso tornava o método inadequado para o diagnóstico de doença aguda. Além disso, demonstrou-se especificidade limitada, particularmente entre hepatopatas crônicos, com hipergamaglobulinemia, limitando sobremaneira sua eficácia diagnóstica. O teste de segunda geração, por sua vez, avaliando presença de reatividade contra outras proteínas, possibilitou maior sensibilidade (cerca de 8 semanas após o contato) e maior especificidade.

Dos quatro peptídeos presentes no RIBA II, o c-33c é o que apresenta reatividade com maior freqüência, vindo a seguir o peptídeo c-22-3. Tais reatividades explicam a maior sensibilidade do RIBA II sobre o RIBA I[110].

Em uma nova fase, demonstrou-se que, de acordo com aspectos epidemiológicos regionais, poder-se-ia detectar reatividade para VHC em situações que até mesmo os testes de 2ª geração não detectavam. A adição de novo peptídeo, da região NS5 viral, resolveu esse problema de distribuição regional das cepas virais. Embora no plano regional não tenha havido aumento significativo de sensibilidade ou especificidade, no plano global permitiu a utilização de apenas um "kit", independentemente da procedência do material a ser testado. Esse novo conjunto passou a ser denominado de "terceira geração".

MÉTODOS DIAGNÓSTICOS
Detecção de anticorpos contra proteínas do vírus
Os métodos de reação imunoenzimática (EIA) de primeira e segunda geração já foram comentados. O de terceira geração (ou ELISA-III) utiliza quatro antígenos de regiões estruturais e não-estruturais (c-22-3, c-33-3, c-100-3, NS5), apresentando grande sensibilidade (maior que 97% e especificidade em torno de 95%)[42].

Infelizmente, mesmo os testes mais recentes apresentam falhas. Por exemplo, o intervalo entre o início da infecção e a detecção do anti-VHC "janela" pode ser de três meses, raramente seis meses após o pico das transaminases[120]. Além disso, pacientes transplantados imunossuprimidos ou com HIV podem apresentar infecção pelo VHC sem anticorpos detectáveis. Finalmente, apesar da maior especificidade do ELISA-III, podem surgir resultados falso positivos em doadores de sangue[120]. Nessas circunstâncias, o diagnóstico baseia-se na detecção do RNA-VHC pela PCR (capítulo 23).

Segundo Pawlotsky e cols.[102] uma determinação simples por ELISA 3,0 é suficiente para o diagnóstico de infecção pelo VHC em laboratório clínico, sendo desnecessária sua repetição e confirmação pelo RIBA. Em recente publicação do CDC de Atlanta, foram apresentados dados de uma análise, em que se verificou o percentual de confirmação do teste de rastreamento de 3ª geração, em relação ao RIBA III. Para valores em que a leitura do teste é 3,8 vezes superior ao "cut-off", realmente a taxa de confirmação é muito elevada, dispensando a necessidade do teste confirmatório. Por outro lado, quando a relação é inferior a 3,8 vezes o "cut-off", a probabilidade de não se confirmar a positividade é menor (cerca de 90%), e, portanto, pode-se fazer a confirmação pelo RIBA. Deve-se notar, entretanto, que a taxa de confirmação, mesmo nesses casos, ainda é muito elevada, questionando a necessidade de se fazer o RIBA levando em conta seu custo elevado.

A presença de replicação viral ficará na dependência da PCR, pois a presença isolada de anticorpos, mesmo quando confirmada, reflete apenas contato com o vírus, e não obrigatoriamente a presença de infecção crônica ou viremia. Para isso, os testes moleculares podem detectar a presença do vírus circulante, quantificá-lo e, eventualmente, tipá-lo.

A diferença entre infecção aguda e crônica pelo VHC não costuma ser feita pela medida de anticorpos anti-VHC IgM[30], pois eles podem não aparecer, ou fazê-lo tardiamente, ou persistir com infecção crônica[147].

MÉTODOS MOLECULARES: DETECÇÃO E QUANTIFICAÇÃO DO RNA DO VHC

Detecção qualitativa

É realizada pela técnica de reação em cadeia da polimerase (PCR). Resumidamente, essa técnica consiste em isolar o RNA do soro testado, realizar técnicas de transcrição reversa ("reverse-transcriptase", RT) para gerar DNA complementar, amplificar exponencialmente seqüências específicas de nucleosídeos e detectá-las por diferentes métodos[42]. Essa técnica de detecção qualitativa (RT-PCR) é considerada o "gold standard" para o diagnóstico da infecção pelo VHC e para verificar a resposta antiviral à terapêutica[120]. Tais técnicas são capazes de detectar quantidades mínimas de RNA-VHC no soro ou plasma, ou seja, 50 a 100 cópias/mL[42,120].

Existe grande variedade de testes realizados em laboratórios de biologia molecular ("in-house") e esse fato explica algumas das dificuldades na interpreta-

ção dos resultados. Além disso, a manipulação e o armazenamento das amostras, contaminação, uso correto dos parâmetros de amplificação e a eficiência dos métodos de detecção podem ser outros fatores de variabilidade[120].

Novo método qualitativo que pode ter aplicação prática na hepatite crônica C é o da amplificação mediada por transcrição ("transcription-mediated amplification", TMA), que foi utilizado com sucesso na hepatite B[65]. Esse método é simples, rápido e sensível (< 50 cópias/mL) para todos os genótipos principais do VHC[120].

A PCR qualitativa é também útil em algumas situações[42]:

1. hepatite aguda ou fulminante. O RNA-VHC é detectável uma a duas semanas após a contaminação, portanto bem antes da positividade do anti-VHC;
2. recém-nascidos de mães portadoras do anti-VHC;
3. diagnóstico da infecção pelo VHC em imunossuprimidos;
4. controle de resposta ao tratamento (capítulo 43).

Como critério de resposta ao tratamento, pode ser utilizada também a pesquisa do RNA-VHC no tecido hepático, porém essa técnica é realizada em poucos laboratórios.

Quantificação do RNA-VHC

É geralmente menos sensível que a detecção qualitativa do RNA-VHC (cerca de 600 cópias/mL do quantitativo *versus* cerca de 50 cópias/mL do qualitativo) e, portanto, não está indicada para se confirmar ou excluir o diagnóstico de hepatite C[42].

Inicialmente, técnicas domésticas ("in-house") de reação em cadeia da polimerase após transcrição reversa (RT-PCR) foram utilizadas para quantificar o RNA-VHC, mas careciam de estandardização, reprodutibilidade e acurácia[100]. O desenvolvimento subseqüente de métodos comerciais estandardizados, como a técnica não competitiva de PCR Amplicor HCV Monitor® da Roche e a técnica baseada em amplificação de sinal (Quantiplex®, Bayer), permitiu que o RNA-VHC fosse quantificado em diferentes laboratórios equipados[103].

Na clínica, a determinação da carga viral tem enfrentado alguns problemas: a) não possuir valor preditivo de gravidade da lesão hepática em dado momento, nem valor prognóstico; b) ser menos sensível que a detecção qualitativa, sendo esta última mais útil para caracterização da resposta terapêutica.

A quantificação, por outro lado, apresenta algumas vantagens:

a) Serve como fator preditivo de resposta em pacientes submetidos à terapêutica combinada com interferon e ribavirina (IFN + RB).
Dois trabalhos recentes[89,108], envolvendo mais de 1.700 pacientes, mostraram a importância da car-

ga viral e do genótipo como fatores preditivos independentes de resposta. Assim, a freqüência de resposta sustentada foi idêntica após 14 e 48 semanas de tratamento combinado (IFN + RB) em pacientes com genótipos 2 e 3 (independentemente da carga viral) e com genótipo 1, mas com viremia baixa. As recomendações do Internacional Consensus Conference on Hepatitis C[39] baseiam-se nesses dados[103]. O nível de corte ("cut-off") para diferenciar a carga viral alta ou baixa nos dois estudos prospectivos[89,108] foi de 2.000.000 cópias/mL (isto é, 6,3 $\log_{10}$/cópias/mL). Mais recentemente, os mesmos autores analisaram novamente seus dados e estipularam o limite de 3.500.000 cópias ou 6,5 $\log_{10}$/cópias/mL)[109]. Infelizmente, essas recomendações sobre carga viral não podem ser universalmente aceitas, dadas as diferenças metodológicas ainda não totalmente padronizadas[103]. Além disso os resultados da quantificação estão sendo expressos em unidades/mL como veremos.

b) Além de influenciar na conduta terapêutica, a quantificação é útil para a avaliação da resposta ao tratamento, permitindo observar a queda progressiva da carga viral nos pacientes respondedores. Por vezes a redução é bastante rápida (capítulo 43) servindo de excelente motivação para o paciente.

Técnicas de quantificação

Incluem as técnicas quantitativas de PCR (PCRq), que amplificam a molécula a ser detectada, e a do bDNA ("branched DNA", ou DNA ramificado), que amplifica o sinal que mostra a presença da molécula (o RNA-VHC) no soro testado[42].

1. PCR quantitativo (PCRq)

Técnicas "in-house" – foram desenvolvidas em vários laboratórios, inclusive nacionais, com limite de detecção ao redor de 600 cópias/mL. Nos Estados Unidos, utilizou-se uma técnica denominada Superquant (National Genetics Institute, Los Angeles, CA), que utiliza múltiplos ciclos de PCR e com limite de detecção de 100 cópias/mL[120].

Técnicas comerciais – destacam-se a do Amplicor HCV monitor (Roche Molecular Systems) e a da amplificação baseada na seqüência de ácidos nucléicos (NASBA da Organon Teknika, Boxtel, The Netherlands). Esta última segue princípios semelhantes aos da PCR, inclusive os "primers", porém é uma reação que ocorre a temperatura constante (isotérmica) e não está submetida a oscilações periódicas dessa temperatura (ciclagem térmica), como a PCR.

2. DNA ramificado (bDNA) – apresenta algumas vantagens sobre a PCRq, como menor possibilidade de contaminação, além de maior facilidade, reprodutibilidade e padronização.

A segunda geração do bDNA (Quantiplex® HCV RNA 2, ou bDNA-2; Chiron Corporation), entretanto, mostrou menor sensibilidade que o Monitor da Roche e o NASBA da Organon em pacientes com infecção crônica pelo VHC[80].

Unidades de medida

Alguns métodos acima analisados usam unidades diferentes de medida, por exemplo, cópias e genoma-equivalentes, e diferem em seus limites de linearidade (B-17). Assim, 1 cópia/mL no monitor, 1 genoma-equivalente (Eq/mL) no Quantiplex e 1 cópia/mL no Superquant não representam a mesma quantidade de RNA-VHC na amostra[103]. Esse fato dificulta o valor de corte ("cut-off") para diferenciar uma carga viral alta da baixa, que poderia orientar o esquema terapêutico.

Os problemas citados levaram a Organização Mundial de Saúde (WHO) a introduzir uma unidade internacional (UI) estandardizada[118], que foi utilizada como referência primária para o desenvolvimento de um painel de quantificação (NAP; Acro Metrix, Benicia, Calif.) com limites de 0 a 2×10^6UI/mL para vários métodos comerciais e "in-house" que testam ácidos nucléicos[64].

A Roche Diagnostic Systems (Branchburg, NJ) liberou posteriormente[70] a versão 2.0 Cobas Amplicor HCV Monitor (HCV Monitor 2.0) que fornece resultados em unidades internacionais por mililitro (UI/mL).

Um estudo apresentado, dentre outros, mostrou que o limite clinicamente relevante de 2×10^6 cópias/mL corresponde a cerca de 8×10^5UI/mL ($5,9 \log_{10}$ UI/mL)[103]. Como regra prática, pode-se raciocinar que, ao se multiplicar as UI pelo fator 2, chega-se ao número de cópias. Essa conversão não se encontra padronizada (observação pessoal).

Comparações entre métodos de quantificação

Vários estudos têm sido relatados sobre esse tópico[6,70,103]. Cobas Amplicor HCV Monitor 2.0 e Superquant foram comparados em duas pesquisas. A de Pavlotsky e cols.[103] mostrou que o valor de 2.000.000 cópias/mL ($6,3 \log_{10}$ cópias/mL) obtido com a técnica de PCRq Superquant pode ser convertido a cerca de 800.000UI/mL, obtido com o Cobas v2.0, havendo correlação (r = 0,932; p < 0,0001) entre os diferentes resultados obtidos com ambos os métodos. Com relação ao Cobas versão 2.0 os autores verificaram também que o método se mostrou linear nas diferentes cargas virais, incluindo aquelas acima de 850.000UI após diluição (100 vezes). Os autores criticam o novo valor de corte (3.500.000 cópias/mL ou $6,5 \log_{10}$) sugerido por Poynard e cols.[109] em vez de 2.000.000 cópias/mL ou $6,3 \log_{10}$, pois a diferença é de apenas $0,2 \log_{10}$ e variações de até $0,5 \log_{10}$ podem ser causadas pela variabilidade intrínseca dos métodos. Recomendam que 800.000UI representem o valor de corte para decisões terapêuticas.

Capítulo 11

No estudo de Konnick e cols.[70] houve necessidade de diluição acima de 600.000UI, sendo a linearidade observada entre 600 e 600.000UI. Nessa faixa houve boa concordância entre os dois métodos (Cobas e Superquant). Segundo esses autores, o número de cópias/mL de RNA-VHC é aproximadamente duas vezes maior que o de UI/mL, mas, como dito anteriormente, essa conversão não está estandardizada.

Cobas Amplicor HCV Monitor, versão 2.0, e Versant HCV RNA 3.0 (HCV 3.0 bDNA assay) foram comparados por Beld e cols.[6]. Valores obtidos com o Monitor de 5×10^2 a 10^5UI/mL foram geralmente mais altos do que os obtidos com o bDNA 3.0, enquanto valores acima de 10^5 obtidos com o Monitor foram subestimados. Os autores observaram um coeficiente de correlação de 0,941 para valores expressos em unidades internacionais por mililitro obtidos em ambos os métodos. Uma equação de regressão indicou que 1UI correspondia a cerca de 4,8 cópias de RNA-VHC. Quanto ao limite inferior de detecção, o Monitor mostrou-se mais sensível[6].

Segundo os mesmos autores, a subestimação, quando se quantifica pelo HCV Monitor 2.0, pode ser corrigida por meio de diluições (100 vezes). Finalmente, a quantificação por ambos os métodos mostrou-se quase equivalente (menos do que 0,3 log de diferença) para genótipos 1 e 3, embora faltasse maior número de casuísticas de genótipos 2 e 4 para comparações. Os autores concluem que o HCV 3.0 bDNA será clinicamente importante para decisões sobre esquemas terapêuticos.

Conclusões sobre os métodos moleculares

1. A PCR qualitativa é útil para o diagnóstico e a avaliação final da resposta terapêutica.
2. A quantificação é importante para definir o tempo de tratamento: acima de 800.000UI, 48 semanas para genótipo 1 e, provavelmente, genótipo 4. Abaixo de 800.000IU, 24 semanas para genótipos 1, 2, 3 e 4.
Em pacientes com genótipos 2 e 3, o tempo de tratamento será sempre de 24 semanas, independentemente da carga viral. Contudo, nosso grupo tem utilizado o prazo de 48 semanas em pacientes cirróticos com genótipo 3, dada a freqüência com que se observa ausência de resposta ao tratamento combinado: IFN + ribavirina[130].
Quando o RNA-VHC se torna indetectável pelo Monitor (limite de detecção (ld) = 600UI), deve-se utilizar o método qualitativo Amplicor, mais sensível (limite de detecção de cerca de 50UI).
3. De acordo com os resultados semelhantes obtidos com tratamento pelo PEG-IFNα-2a + RBV e pelo PEG-IFNα-2b + RBV, uma resposta virológica precoce pode ser definida pela queda da viremia a

níveis indetectáveis pela PCR após 12 semanas de tratamento ou redução mínima de 2 logs, quando comparados ao pré-tratamento[31]. Analisando os resultados de Fried e cols.[44] e de Manns e cols.[84], podemos observar a importância da resposta virológica precoce (RVP) como fator preditivo de não resposta[31]: somente 2 de 161 (1,2%) sem RVP apresentaram resposta sustentada (Tabela 11.2).

Tabela 11.2 – Freqüência de resposta sustentada (RS) em pacientes com resposta virológica precoce (RVP)[31].

RVP	Resposta sustentada	Sem resposta
Fried e cols. (F-12)		
Sim	71,8%	28,2%
Não	0%	100%
Manns e cols. (M-18)		
Sim	64,9%	35,1%
Não	3,2%	96,8%
Ambos os estudos (D-13)		
Sim	68,3%	31,7%
Não	1,2%	98,8%

4. É muito importante ter em mente que, em virtude do elevado coeficiente de variação das técnicas moleculares quantitativas, a interpretação dos resultados deve ser muito criteriosa, no sentido de valorizar alterações significativas (acima de 0,5 $\log_{10}$) e que sejam consistentes.

Genotipagem do RNA-VHC

O VHC apresenta alta taxa de mutação, decorrente da falta de uma atividade de exonuclease de leitura de prova, que é um importante mecanismo de reparo (capítulo 5).

Com efeito, uma das características mais importantes do VHC é seu alto grau de variabilidade genética, em virtude da baixa fidelidade da maquinária de replicação viral[40]. Como conseqüência, o VHC circula in vivo como uma população de genomas divergentes, embora fortemente relacionados e exibindo uma distribuição que segue o modelo referido como "quasispecie"[40]. A variabilidade genética do VHC é complexa e foi classificada em quatro camadas hierárquicas: genótipos, subgenótipos ou subtipos isolados, variantes e "quasispecies". Os genótipos caracterizam-se pela variação de 31 a 35% na seqüência de bases, enquanto entre "quasispecies" as diferenças são pequenas, de 1 a 9%[18].

Identificou-se um total de seis genótipos, designados pela sua ordem de descoberta em 1 a 6[40]; mais de 50 subtipos foram descritos com letras, por exemplo a, b e c, de acordo também com a ordem de descoberta de cada genótipo. Novos subtipos, de 7 a 11 propostos para isolados no Sudeste Asiático, não foram incluídos na classificação. Com exceção do ge-

Importância e uso clínico dos marcadores virais e sorológicos

nótipo 10, que deveria ser classificado como subtipo divergente do genótipo 3, os outros seriam subtipos divergentes do genótipo 6[40].

A distribuição geográfica dos genótipos, suas implicações clínicas e a resposta à terapêutica antiviral serão analisadas em outros capítulos.

Entre as técnicas utilizadas para a genotipagem, destacam-se a amplificação com "primers" específicos, o seqüenciamento direto de produtos da PCR e RFLP ("restriction fragment lenght polymorphism") e o "line probeassay" (LIPA; V; Inno-LIPA[TM], HCV II, Immunogenetics, Bélgica), que se baseia na imobilização, em membranas de "probes" capazes de detectar seqüências variáveis em produtos de PCR biotinilados[42]. A técnica que fornece mais detalhes e permite a "visualização" mais detalhada é o seqüenciamento. É, entretanto, muito complexa, cara, e exige profissionais experientes para a realização do teste e interpretação dos resultados obtidos. A RFLP se baseia na existência de sítios de restrição de enzimas que cindem o RNA (ou o cDNA) em pontos específicos e que deixam de existir se ocorrer mutação nesse local. É mais simples de ser executada do que a PCR, porém fornece menos detalhes. Já o LIPA, embora bastante simples quanto à sua excução, exige que a "probe" de captura esteja presente na fita de nitrocelulose para que ocorra a hibridização; caso contrário, não poderá ser detectada a variante.

Sorotipagem
Método sorológico imunoenzimático, que se baseia na diferenciação entre os anticorpos dirigidos contra os distintos genótipos. Embora seja mais rápido, mais barato e possa ser realizado em indivíduos sem viremia atual, peca pela falta de estandardização e pela baixa sensibilidade em indivíduos imunossuprimidos[42].

Além disso, não é possível a subtipagem dos genótipos 1a e 1b com os peptídeos atuais disponíveis para a subtipagem[120].

Em estudo comparativo de genotipagem e sorotipagem (Murex HCV Serotyping Assay® version 1-6), verificou-se uma falta de concordância em 6% das amostras[101].

Portanto, a sorotipagem pode ser útil para caracterizar os genótipos principais, porém não os subtipos. Sua importância clínica ainda não está definida.

Resumo dos métodos diagnósticos na hepatite C
Observam-se no quadro 11.4 os principais métodos diagnósticos e sua importância clínica.

VÍRUS DA HEPATITE D (DELTA)

Em 1977, estudando o fígado de um paciente com falência hepática fulminante, Mario Rizzetto e cols.[114] detectaram no núcleo do hepatócito um antígeno com reatividade distinta, porém apresentando alguma semelhança com o antígeno central do VHB. No soro desse paciente foi detectada a presença de anticorpos que, da mesma forma, reagiam contra o antígeno do núcleo do próprio paciente, porém fracamente contra o antígeno central do VHB. Os autores denominaram esse complexo antígeno-anticorpo de sistema

Quadro 11.4 – Métodos diagnósticos e importância clínica (baseado em Schiff e De Medina[120] modificado).

Testes	Objetivos e características	Importância clínica
ELISA, EIA	Detectar a presença de anticorpos a peptídeos do VHC no soro ou plasma	Pacientes de alto risco: sensibilidade e especificidade altas Pacientes de baixo risco: sensibilidade e especificidade subótimas Pacientes imunossuprimidos: baixa sensibilidade
RNA-VHC: PCR qualitativo	Comprovar a presença do VHC. Limite de detecção (ld) em torno de 50UI/mL	Útil para diagnóstico e para critério de resposta terapêutica
Quantificação do RNA-VHC	Acompanhar a terapêutica nas primeiras semanas (ld variável dependendo do método)	Útil para estudo da cinética viral no início do tratamento (ver texto)
Genotipagem	Determinar os seis principais genótipos e subtipos	Útil para definir esquema terapêutico e para epidemiologia
Sorotipagem	Detectar anticorpos genótipo-específico	Mesma da anterior, mas sem indicar subtipos
Biópsia hepática	Fornecer estadiamento e graus de atividade	Diagnóstico, gravidade e prognóstico
Marcadores não-invasivos: ácido hialurônico, peptídeo. Pró-colágeno III, laminina*	Detectar fibrose e/ou cirrose	Avaliar progressão da doença e eventuais efeitos terapêuticos
Crioglobulinas	Diagnosticar de crioglobulinemia	Pacientes com crioglobulinas podem apresentar complicações extra-hepáticas

* A validade desses e outros marcadores não invasivos de fibrose não está bem definida e aguarda outros estudos (F-39).

delta. Os estudos que se seguiram a partir desses achados iniciais puderam caracterizar o sistema delta como constituído por um vírus até então desconhecido e que foi, a partir de então, denominado vírus da hepatite D (VHD).

Sabe-se agora que o VHD é um vírus pequeno, com RNA simples e que é defectivo, isto é, incompleto. O VHD necessita do antígeno de superfície do VHB para sua expressão. Assim, o VHD é composto de um envoltório de AgHBs e de uma porção interna de RNA e uma proteína chamada delta (Fig. 11.11). É um vírus citopático que pode ser transmitido junto com o VHB a indivíduos virgens de contato com o VHB, causando a co-infecção, ou pode ser transmitido a indivíduos já portadores de AgHBs, caracterizando a superinfecção.

Na co-infecção, a história natural da doença é semelhante àquela causada pelo VHB isoladamente. Na superinfecção, a tendência é o agravamento das manifestações clínicas, do quadro bioquímico e histológico.

As características do VHD e dos anticorpos (anti-VHD) de tipos IgM e IgG são demonstradas nas figuras 11.11, 11.12, 11.13[71].

Os aspectos epidemiológicos e clínicos da hepatite D serão analisados nos capítulos 16 e 24, respectivamente.

VÍRUS DA HEPATITE E (VHE)

A hepatite E foi a quinta das cinco hepatites humanas relevantes identificadas. Sua existência foi inicialmente suspeitada por meio de estudos de hepatites transmitidas por água contaminada na Índia em 1980 e confirmada por estudos de transmissão em macacos e em um voluntário em 1983 (capítulo 21).

Reyes e cols.[112] em 1990 relataram a aplicação de recurso semelhante ao empregado por Kuo e cols.[75] para o VHC, porém utilizando como material de partida a bile de macacos infectados com fezes de homens que apresentavam HNANB entérica. O resultado foi a obtenção de uma proteína com a qual se tornou possível o desenvolvimento de um método diagnóstico disponível apenas em alguns laboratórios de pesquisas. Empregando soros imunes de indivíduos na fase de convalescença da HNANB entérica, pode ser tentada a imunomicroscopia eletrônica[71] de partículas virais nas fezes de doentes com suspeita de infecção por esse agente, mas essa metodologia só é empregada para pesquisa.

Foram identificadas três fases abertas ("open reading frames") para a codificação de proteínas *não estruturais* (RNA polimerase RNA-dependente), *estruturais* (proteínas do capsídeo) e outras de função ainda não determinada. Cepas identificadas em regiões geograficamente distintas (México e Burma) apresentaram homologias variáveis (até 74%)[12, 72, 99].

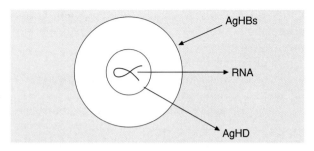

Figura 11.11 – Representação esquemática dos constituintes do VHD.

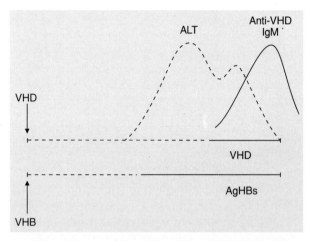

Figura 11.12 – Infecção simultânea (co-infecção) pelo VHB e VHD. A ação deste depende do tempo de persistência do AgHBs.

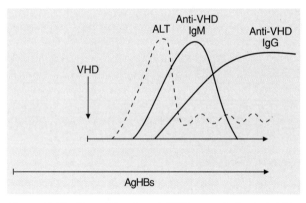

Figura 11.13 – Superinfecção pelo VHD em portador do AgHBs.

Os testes sorológicos baseiam-se principalmente em antígenos derivados de duas fases de leitura aberta (ORF2 e ORF3) do VHE[86], porém os melhores testes sorológicos provêm dos antígenos do ORF2[105]. Alguns testes comerciais são úteis para o diagnóstico da hepatite aguda E, mas não muito sensíveis para estudos epidemiológicos, embora sejam freqüentemente utilizados com esse objetivo (capítulo 25).

A hepatite aguda pode ser diagnosticada pela detecção do anti-VHE, classe IgM, em soros da fase aguda ou na fase incial de convalescença[142]. Tais produtos comerciais são pouco disponíveis entre nós.

Em trabalhos relatados de surtos epidêmicos ocorridos na Somália (1999), 92 entre 102 casos suspeitos foram identificados como positivos em testes como o ELISA[12,72,99].

Inquéritos soroepidemiológicos realizados em bancos de sangue revelam índices variáveis de acometimento dessa população: na Europa, 1 a 2,1%; na Arábia Saudita, 9,5%; e no Egito, 24,5%[72,99,141].

Na China, 10,7% da população sadia com idade superior a 20 anos apresentava anticorpos anti-VHE, enquanto o índice entre escolares e adolecentes foi de 0,3%. Em estudos realizados na Europa e no Japão, foram detectados em pacientes com hepatite aguda, sem outros marcadores sorológicos de hepatite (VHA, VHB, VHC, EBV, CMV), 9,5% e 14,1% de positividade, respectivamente[72,99,141].

RESUMO SOBRE AS CARACTERÍSTICAS SOROLÓGICAS DAS CINCO FORMAS DE HEPATITE VIRAL

As características mais importantes apresentadas neste capítulo estão resumidas na tabela 11.3.

OBSERVAÇÕES FINAIS SOBRE O DIAGNÓSTICO SOROLÓGICO DAS HEPATITES VIRAIS

HEPATITES AGUDAS

Hepatite A – a solicitação do anti-VHA IgM deve ser feita já nas primeiras semanas de história, pois o anticorpo pode ter duração efêmera.

Hepatite aguda B – o encontro do anti-HBc IgM é forte indício de forma aguda. Entretanto, em algumas hepatites B crônicas com exacerbação (grande aumento das transaminases), pode-se detectar o anti-HBc IgM. Deve-se atentar, portanto, para os sinais clínicos, laboratoriais e ultra-sonográficos, objetivando melhor diferenciação entre ambas as formas. O não desaparecimento do AgHBs até o 6º mês ou do AgHBe antes da 12ª semana sugerem evolução para cronicidade ou presença prévia dela.

Hepatite aguda C – no início dos sintomas, os anticorpos anti-VHC são detectados em apenas 50 a 70% dos casos; nos outros pacientes, os anticorpos geralmente surgem após 3 a 6 semanas[104]. Assim, o RNA-VHC deve ser procurado por técnica molecular, já que sua detecção sugere fortemente hepatite aguda C, que é confirmada por soroconversão subseqüente (anti-VHC).

Quando o RNA-VHC e o anti-VHC são simultaneamente detectáveis durante a fase aguda, pode ser difícil discriminar entre hepatite aguda C, exacerbação de uma hepatite crônica C e hepatite aguda de outra causa superimposta em pacientes com hepatite crônica C[104].

A ausência de soroconversão assume particular importância em imunossuprimidos[81]. Por outro lado, parece que a soroconversão é mais freqüente nos casos que evoluem para a forma crônica[138].

HEPATITES CRÔNICAS

Hepatite crônica B – em caso de confirmação, deve-se solicitar o AgHBe, cuja positividade é indício de replicação viral, dispensando, nesse caso, a realiza-

Tabela 11.3 – Características sorológicas das hepatites virais.

	Hepatites				
	A	**B**	**C**	**D**	**E**
VÍRUS	VHA	VHB	VHC	VHD	VHE
Antígenos*	AgVHA	AgHBs AgHBc AgHBe	AgVHC	AgVHD	AgVHE
Anticorpos	Anti-VHA	Anti-HBs Anti-HBc Anti-HBe	Anti-VHC	Anti-VHD	Anti-VHE
Marcadores de replicação	RNA-VHA	DNA-VHB DNA polimerase** AgHBe***	RNA-VHC	RNA-VHD	RNA-VHE
Diagnóstico de fase aguda	Anti-VHA IgM	Anti-HBc IgM AgHBs	PCR Anti-VHC	Anti-VHD IgM	Anti-VHE IgM
Diagnóstico de fase crônica	Não cronifica	AgHBs Anti-HBc total	Anti-VHC PCR	Anti-VHD	Não cronifica

* Na prática, somente os antígenos do VHB são detectados no soro.
** Atualmente não utilizado.
*** Ausência de AgHBe não afasta a possibilidade de alta replicação viral (mutação pré-core).

Capítulo 11

ção da PCR. A replicação pode também ser indicada pela presença do AgHBc no hepatócito em material de biópsia. Vale lembrar que a negatividade do AgHBe e/ou a presença do anti-HBe não afastam a possibilidade de replicação viral[106], particularmente na infecção por formas mutantes do VHB.

Hepatite crônica C – a importância das PCR qualitativa e quantitativa e da genotipagem do RNA-VHC já foi analisada.

Impropriedades no emprego dos marcadores sorológicos (casos ilustrativos)

Caso 1. Paciente com quadro clínico de hepatite aguda. Foi solicitado do laboratório um "perfil viral" para hepatite A, B e C. Baseado nesse pedido, o laboratório enviou os seguintes resultados:

– Anti-VHA IgM +, anti-VHA IgG +

– AgHBs, anti-HBc IgM, anti-HBc IgG (total), AgHBe, anti-HBe negativos

– Anti-VHC negativo

Comentários. Para o diagnóstico etiológico, bastariam o anti-VHA IgM, o AgHBs, o anti-HBc IgM e o anti-VHC. Os outros exames foram feitos em excesso, redundando em gastos inúteis.

Caso 2. Em virtude da presença de um paciente com hepatite crônica B e tendo em vista a utilidade da imunização nos familiares com hepatite crônica B (HCB), solicitaram-se os seguintes exames para esses familiares:

– AgHBs, anti-HBc IgM, anti-HBs, que foram negativos.

Comentários. O anti-HBc IgM nesse caso não tem nenhum valor, devendo ser substituído pelo anti-HBc total (ou IgG).

Caso 3. Doente com quadro sugestivo de hepatite crônica (HC). Por se tratar de paciente do sexo feminino com hipergamaglobulinemia, levantou-se a dúvida diagnóstica entre HC viral e hepatite auto-imune. Solicitaram-se os seguintes exames:

– AgHBs, anti-HBc IgM e total, AgHBe anti-HBe

– Anti-VHC

– Anti-VHD

– Auto-anticorpos contra núcleo, músculo liso e pesquisa de células LE

Comentários. Várias impropriedades podem ser apontadas: a) o anti-HBc IgM, o AgHBe, o anti-HBe e o anti-VHD só devem ser solicitados após diagnóstico de infecção pelo VHB; b) os auto-anticorpos contra núcleo e músculo liso não são suficientes para o diagnóstico de hepatite auto-imune. O antiactina e o antimicrossomo do fígado e do rim são também importantes; c) a pesquisa de células LE não é utilizada com esse objetivo.

O diagnóstico final foi cirrose hepática pelo VHC.

Uso laboratorial de marcadores associados a outros vírus hepatotrópicos

Recentemente, têm surgido publicações relatando a identificação de vírus até então desconhecidos, no soro/plasma de pacientes com hepatites crônicas, agudas, ou mesmo em bancos de sangue, nos quais a pesquisa dos marcadores já citados resultou negativa. Alguns autores se referem a esse tipo de hepatite como não-A-E, indicando que foram pesquisados os marcadores dos vírus A, B, C, D e E, e todos foram negativos.

Mais destaque foi dado aos vírus G (*Flavivirus* semelhante ao VHC) e ao TTV ("transfusion transmitted virus"), que é um circavírus (DNA). Até a presente data não se conseguiu comprovar que esses agentes, bem como outros menos citados, tivessem alguma relevância na gênese de hepatites. Trata-se de vírus por vezes distribuídos na população em geral com certa freqüência (até 8% para VHG em bancos de sangue de São Paulo), mas que isoladamente não parecem ser agentes de hepatites agudas ou crônicas.

A co-infecção por VHG e HIV-1 pareceu, em algumas publicações, conferir certo grau de "proteção" quanto à evolução da doença causada pelo HIV-1 e alterar a história natural da doença.

REFERÊNCIAS BIBLIOGRÁFICAS

1. Abe A, Inoue K, Tanaka T, et al. Quantification of hepatitis B virus genomic DNA by real-time detection PCR. *J Clin Microbiol*, 37:2899-903, 1999. ■ 2. Aldershvile J, Dietrichson O, Skinhoy P, et al and the Copenhagem Hepatitis Acuta Programme. Chronic persistent hepatitis: serological classification and meaning of the hepatitis B system. *Hepatology*, 2:243-6, 1982. ■ 3. Allison AC, Blumberg BS. An immunoprecipitin reaction distinguishing human serum protein types. *Lancet*, 1:634, 1961. ■ 4. Alter HJ, Purcell RH, Holland PV, et al. Donor transaminase and recipient hepatitis: impact on blood transfusion service. *JAMA*, 246:630-4, 1981. ■ 5. Alter MJ, Kuhnert WL, Finelli L. Guidelines fooratory Testing and Result/Reporting of Antibody to Hepatitis V Virus. *MMWR*, 52(RR-3):1-15, 2003. ■ 6. Beld M, Sentyens R, Rebeis S, et al. Performance of the new Bayer Versant™ HCV 3.0 RNA assay (BDNA) for quantitation of HCV RNA in plasma and serum: conversion to international units and comparison the Roche Cobas Amplicor HCV Monitor 2.0 assay. *Hepatology*, 34(Abstract): 197, 223A, 2001. ■ 7. Ben-Porath E, Wands JR, Marciniak RA, et al. Structural analysis of hepatitis B surface antigen by monoclonal anti-bodies. *J Clin Invest*, 76:1338-47, 1985. ■ 8. Bhat RA, Ulrich PP, Vyas GN. Molecular characterization of a new variant of hepatitis B virus in a persistently infected homosexual man. *Hepatology*, 11:271-6, 1991. ■ 9. Bianchi L, De Groote J, Desmet VJ, et al. Acute and chronic hepatitis revisited. *Lancet*, 2:914-9, 1977. ■ 10. Blumberg BS. Polymorphism of serum proteins and the development of iso-precipitins in transfused patient. *Bull N Y Acad Med*, 66:924, 1964. ■ 11. Blumberg BS, Alter HJ, Visnich S. A "new" antigen in leukemic sera. *JAMA*, 191:541-6, 1965. ■ 12. Bodies P, Cousarget P, Goudeau A, et al. Antibody to hepatitis B core antigen in chronic active hepatitis. *Br Med J*, 1:396-7, 1978. ■ 13. Bradley DW, MacCaustland KA, Cook EH, et al. Post-transfusion non-A, non-B hepatitis in chimpanzees - physicochemical evidence that the tubule forming agent is a small, enveloped virus. *Gastroenterology*, 88:773-9, 1985. ■ 14. Bradley DW. Introduction: the diversity of human hepatitis virus. *Semin Virol*, 4:269-71, 1993. ■ 15. Brechot C, Degos F, Lugassy C,

et al. Hepatitis B virus DNA in patients with chronic liver disease and negative tests for hepatitis B surface antigen. *N Engl J Med*, 312:270-6, 1985. ■ 16. Bredehorst R, Wulffen H Von, Granato C. Quantitation of hepatitis B virus (HBV) core antigen in serum in the presence of antibodies to HBV core antigen: comparison with assays of serum HBV, DNA, DNA polymerase, and HBV e antigen. *J Clin Microbiol*, 21:593-8, 1985. ■ 17. Budkowska A, Dubreuil P, Capel F, Pillot J. Hepatitis B virus pre-S encoded antigenic specificity and anti-pre-S antibody: relationship between anti-pre-S response and recovery. *Hepatology*, 6:360-8, 1986. ■ 18. Bukh J, Miller RH, Purcell RH. Genetic heterogeneity of hepatitis C virus: quasispecies and genotypes. *Semin Liver Dis*, 15:41-63, 1995. ■ 19. Burrell CL. Serological markers of hepatitis B infection. *Clin Gastroenterol*, 9:47-63, 1980. ■ 20. Caredda F, D'Arminio Monforte A, Rossi E, et al. HBe Ag/anti-HBe system in the acute phase of HBs Ag-positive hepatitis as a predictive test of developing chronic hepatitis. *Bull Inst Soroter Milan*, 60:568-79, 1981. ■ 21. Caspari G, Beyer HJ, Elbert G, et al. Unsatisfactory specificities and sensitivities of six enzyme immunoassays for antibodies to hepatitis B core antigen. *J Clin Microbiol*, 27:2067-72, 1989. ■ 22. Chan CY, Lee SD, Tsai YT, Lo KJ. Hepatitis B vaccination alone is not adequate for the categorizing of adult subjects with isolated anti-HBc. *K Gastroenterol Hepatol*, 10:192-7, 1995. ■ 23. Chan HLY, Leung NWY, Lau TCM, et al. Comparison of three different sensitive assays for hepatitis B virus DNA in monitoring of responses to antiral therapy. *J Clin Microbiol*, 38(9):3205-8, 2000. ■ 24. Chau KH, Hargie MP, Decker RH, et al. Serodiagnosis of recent hepatitis B infection by IgM class anti-HBc. *Hepatology*, 3:142-9, 1983. ■ 25. Chazouilleres O, Mamish D, Kim M, Carey K. "Ocult" hepatitis B virus as source of infection in liver transplant recipients. *Lancet*, 343:142-6, 1994. ■ 26. Choo QL, Kuo G, Weiner AJ, et al. Isolation of a cDNA cloned-erived from a blood borne non-A, non-B viral hepatitis genome. *Science*, 244:359-62, 1989. ■ 27. Coursaget P, Yvonnet B, Bourdil C, et al. HBsAg positive reactivity in man not due to hepatitis B virus. *Lancet*, 2:1354-8, 1987. ■ 28. Craxi A, Weller IVD, Bassendine MF, et al. Relationship between HBV-specific DNA polymerase and HBe antigen/antibody system in chronic HBV infection: factors determining selection of patients and outcome of antiviral therapy. *Gut*, 24:143-7, 1983. ■ 29. Crosnier J, Jungers P, Couroucé AM, et al. Randomised placebo-controlled trial of hepatitis B surface antigen vaccine in French haemodialysis units: II, haemodialysis patients. *Lancet*, 1:797-800, 1981. ■ 30. Cuthbert JA. Hepatitis C: progress and problems. *Clin Microbiol Rev*, 7:505-32, 1994. ■ 31. Da Silva LC, Bassit L, Ono-Nita SK, Pinho JRR, et al. High rate of sustained response to consensus interferon plus ribavirin in chronic hepatitis C patients resistant to alpha-interferon and ribavirin: a pilot study. *J Gastroenterol*, 37:32-6, 2002. ■ 32. Deinhardt F. Serum markers of hepatitis viruses in natural disease and after vaccination. In: Popper H, Schaffner F. *Progress in Liver Diseases*. New York, Grune & Stratton, 1982, 451-467. ■ 33. Descos B, Scotto J, Fayol V, et al. Anti-HBc screening for the prevention of perinatal transmission of hepatitis B virus in France. *Infection*, 15:434-9, 1987. ■ 34. Dientag JL. Viral hepatitis type A: virology and course. *Clin Gastroenterol* 9:135-54, 1980. ■ 35. Dientag JL. Hepatitis A virus: virologic, clinical and epidemiologic studies. *Human Pathol*, 12:1097-106, 1981. ■ 36. Dientag JL. Non-A, non-B hepatitis I. Recognition, epidemiology, and clinical features. Experimental transmission, putative virus agents. *Gastroenterology*, 85:439-62, 1983. ■ 37. Dientag JL. Non-A, non-B hepatitis II. Experimental transmission, putative virus agents and markers, and prevention. *Gastroenterology*, 85:743-68, 1983. ■ 38. Donahme JG, Munoz A, Ness PM, et al. The declining risk of post-transfusion hepatitis C virus infection. *N Engl J Med*, 327:369-73, 1992. ■ 39. EASL International Consensus Conference on Hepatitis C. Consensus Statement. *J Hepatol*, 30:956-61, 1999. ■ 40. Farci P, Purcell RH. Clinical significance of hepatitis C virus genotypes and quasispecies. *Semin Liver Dis*, 20:103-26, 2000. ■ 41. Fay O, Tanno W, Roldan L, et al. Valor diagnóstico de la anti-VHA-IgM. VII Jornadas Latino-americanas de Hepatologia. Lima, Peru, p 30, 1983. ■ 42. Ferraz MLG, Oliveira PM. Métodos diagnósticos na hepatite C crônica. Biblioteca de Hepatites Virais. Permanyer Publications, 2000, pp. 3-32. ■ 42a. Fontana RJ, Lok ASF. Non invasive monitoring of patients with chronic hepatitis C. *Hepatology*, 36(Suppl 1):S57-S64, 2002. ■ 43. Freiman J, Eckstein R, McCaugran G, et al. Significance of serum and hepatic markers of hepatitis B viral infection hepatitis. *Hepatology*, 5:50-3, 1985. ■ 44. Fried MW, Shiffman ML, Reddy RK, et al. Pegylated (40 kDa) interferon alfa-2a (PEGASYS) in combination with ribavirin: efficacy and safety results from a phase III, randomized, actively-controlled, multicenter study (Abstract). *Gastroenterology*, 120:A55, 2001. ■ 45. Gayotto LC Da C. Lesões hepáticas devidas aos vírus das hepatis B, delta e não-A, não-B. Comparação de variáveis histopatológicas e sua relação com marcadores virais séricos e teciduais. Tese de Livre-Docência. São Paulo, 1985. ■ 46. Gitlin N. Hepatitis B: diagnosis, prevention, and treatment. *Clin Chemistry*, 43:1500-6, 1997. ■ 47. Gitnick G. Immunoglobulin M hepatitis B core antibody: to titer or not to titer/to use or not to use (Editorial). *Gastroenterology*, 84:653-5, 1983. ■ 48. Greenberg HB, Robinson WS, Knauer CM, Gregory PB. Hepatitis B viral markers in severe viral hepatitis: influence of steroid therapy. *Hepatology*, 1:54-7, 1981. ■ 49. Greth S, Monazahian M, Böhme I, Thomssen R. Characterization of unusual scape variants of hepatitis B virus isolated from a hepatitis B surface antigen-negative subject. *J Virol*, 72:7692-6, 1998. ■ 50. Grob P, Jilg W, Bornhak H, Gerken G, et al. Serological pattern "anti-HBc alone": report on a workshop. *J Med Virol*, 62:450-5, 2000. ■ 51. Hadziyannis SJ, Lieberman HM, Karvountzis GG, et al. Analysis of liver disease nuclear HBc Ag, viral replication and hepatitis B virus DNA in liver and serum of HBeAg VS, anti HBe positive carries of hepatitis B virus. *Hepatology*, 3:656-62, 1983. ■ 52. Hollinger FB, Varndam V, Dreesmann ER. Assay of Australia antigen and antibody employing double antibody and solid phase radioimmunoassay techniques and comparison with passive hemagg_lutination methods. *J Immunol*, 107:1099, 1971. ■ 53. Hofer M, Joller-Jemelka HI, Grob PJ, et al and the Swiss HIV Cohort Study. Frequent chronic hepatitis B virus infection in HIV-infected patients positive for antibody to hepatitis B core antigen only. *Eur J Clin Microbiol Infect Dis*, 17:6-13, 1998. ■ 54. Hollinger FB, Vorndam V, Dreesmann ER. Assay of Australia antigen and antibody employing double antibody and solid phase radioimmunoassay techniques and comparison with passive hemagglutination methods. *J Immunol*, 107:1099-111, 1971. ■ 55. Hoofnagle JH, Gerety RJ, Barker LF. Antibody to hepatitis B core antigen. In: Greenwalt TJ, Jamieson GA (eds). *Transmissible Disease and Blood Transfusion*. New York, Grune & Stratton, 1975. ■ 56. Hoofnagle JH. Current concepts in viral hepatitis. *Arq Gastroenterol*, 16:124-32, 1979. ■ 57. Hoofnagle JH, Seeff LB. Natural history of chronic type B hepatitis. In: Popper H, Schaffner F (eds). *Progress in Liver Disease*. Vol VII, New York, Grune & Stratton, 1982, pp. 469-479. ■ 58. Hoofnagle JH. Serodiagnosis of acute viral hepatitis (Editorial). *Hepatology*, 3:267-8, 1983. ■ 59. Hoofnagle JH, Di Bisceglie AM. Serologic diagnosis of acute and chronic viral hepatitis. *Semin Liver Dis*, 11:73-83, 1991. ■ 60. Huo TI, Wu JC, Lee PC, et al. Seroclearance of hepatitis B surface antigen in chronic carriers does not necessarily imply a good prognosis. *Hepatology*, 28: 231-6, 1998. ■ 61. Janot C, Botté C. Epidémiologie et prévention de l'infection par le virus de l'hepatite C. In: Trépo C, Valla D (eds). *Hepatitis Virales*. Paris, Doin Editeurs, 1993, pp.63-75. ■ 62. Jilg W, Sieger E, Zachoval R, Schätzle H. Individuals with antibodies against hepatitis B core antigen as the only serológical marker for hepatitis B infection: high percentage of carriers of hepatitis B and C virus. *J Hepatol*, 23:14-20, 1995. ■ 63. Joller-Jemelka HI, Wicki AN, Grob PJ. Detection of HBs antigen in "anti-HBc alone" positive sera. *J Hepatol*, 21:269-72, 1994. ■ 64. Jorgensen PA, Neuwald PD. Standardized hepatitis C virus RNA panels for nucleic acid testing assays. *J Clin Virol*, 20:35-40, 2001. ■ 65. Kamisango K, Kamogawa C, Sumi M, et al. Quantitative detection of hepatitis B virus by transcription-mediated amplification and hybridization protection assay. *J Clin Microbiol*, 37:310-4, 1999. ■ 66. Kaplan PM, Grrenman RL, Gerin JL, et al. DNA-polymerase associated with human hepatitis B antigen. *J Virol*, 12:995-1005, 1973. ■ 67. Kiyasu PK, Caldwell SH. Diagnosis and treatment of the major hepatotropic viruses. *Am J Med Sci*, **306**:248-61, 1993. ■ 68. Koff RS. Difficult serologic diagnoses in viral hepatitis. **In:** Hollinger FB, Lemon SM, Margolis H (eds). *Viral Hepatitis and Liver Disease*. Baltimore, Williams & Wilkins, 1991, pp. 790-791. ■ 69. Koff RS, Galambos J. Viral hepatitis. **In:** Schiff L, Schiff ER (eds). *Diseases of the Liver*. 5th ed, JB Lippincott, 1982, pp 461-610. ■ 70. Konnick EQ, Erali M, Ashwood ER, Hillyard DR. Performance characteristics of the COBAS Amplicor hepatitis C virus (HCV) Monitor, Version 2.0, international unit assay and the National Genetics Institute HCV Superquant assay. *J Clin Microbiol*, **40**:768-73, 2002. ■ 71. Krawczynski K, Bradley DW. Enterically transmitted non-A, non-B hepatitis: identification of virus associated antigen in experimentally infected Cynomolgus macaques. *J Infect Dis*, **159**:1042-9, 1989. ■ 72. Krawczynski, K. Hepatitis E. *Hepatology*, **17**:932-41, 1993. ■ 73. Krugman S, Gocke DJ. Viral hepatitis. Vol. XV. In the series Major Problems in Internal Medicine. Philadelphia, WB Saunders, 1978. ■ 74. Krugman S, Overby LR, Mushahwar IK, et al. Viral hepatitis, type B. Studies on natural history and prevention re-examined. *N Engl J Med*, **300**:101-6, 1979. ■ 75. Kuo G, Choo QL, Alter HJ, et al. An assay for circulatory antibodies to a major etrologic virus of human non-A, non-B hepatitis. *Science*, **244**:362-4, 1989. ■ 76. Leevy CM, Sherlock S, Tygstrup N, et al. Deseases of the liver and biliary tract. Standardization of nomenclature, diagnostic criteria and prognosis. New York, Raven Press, 1994. ■ 77. Lieberman HM, Shagritz DA. Molecular biology and pathophysiology of hepatitis B virus infection. *Viewpoints Dig Dis*, **16**:13-6, 1984. ■ 78. Lindenschmidt EG, Granato CFH, Salefsky C, et al. Hepatitis B antigen titres for evaluating infectivity during hepatitis B virus infection. *Klin Wochenschr*, **62**:231-7, 1984. ■ 79. Lok AS, Heathcote EJ, Hoofnagle JH. Management of hepatitis B: 2000. Summary of a workshop. *Gastroenterology*, **120**:1828-53, 2001. ■ 80. Lunel F, Cresta P, Vitour D, et al. Comparative evaluation of hepatitis C virus RNA quantitation by branched DNA, NASBA, and monitor assays. *Hepatology*, **29**:528-35, 1999. ■ 81. Lunel-Fabiani F. Bilogie moléculaire et cellulaire, diagnostic de l'infection par le virus de l'hepatite C. **In:** Trepo C, Valla D (eds). *Hepatites Virales*. Paris, Doin Editeurs, 1993, pp. 51-62. ■ 82. Magington J. Observation on 10 year's HBs antigenemia after renal transplantation. *J Clin Pathol*, **34**:412-3, 1981. ■ 83. Magnius LO, Espmark JA. New specificities in Australia antigen positive sera distinct from the Le Bouvier determinants. *J Immunol*, **109**:1017-21, 1972. ■ 84. Manns MP, McHutchison JG, Gordon SC, et al. Peginterferon alfa-2b plus ribavirin compared with interferon alfa-2b plus ribavirin for initial treatment of chronic hepatitis C: a randomized trial. *Lancet*, **358**: 958-65, 2001. ■ 85. Marcellin, P. Histoire naturelle et trautement de l'hepatite virale B. **In:** Trepo C, Valla D. *Hepatites Virales*. Paris, Doin Editeurs, 1993, pp. 33-49. ■ 86. Mast EE, Alter MJ, Holland PV, et al. Evaluation of assays for antibody to hepatitis E virus by a serum panel. *Hepatology*, **27**:857-61, 1998. ■ 87. Matsuyama Y, Omata M, Yokosuka O, et al. Discordance of hepatitis B e antigen/antibody and hepatitis B virus deoxyribonucleic acid in serum. *Gastroenterology*, **89**:1104-8, 1985. ■ 88. Maupas P, Chiron JP, Barin F, et al. Efficacy of hepatitis B vaccine in prevention of early HBs Ag carrier state in children. Controlled trial in an endemic area (Senegal). *Lancet*, **1**:289-92, 1991. ■ 89. McHutchison JG, Gordon SC, SchiFF EF, et al. Interferon alfa-2b alone or in combination with ribavirin as initial treatment for chronic hepatitis C. *N Engl J Med*, **339**:1485-92,1998. ■ 90. McMahon BJ, Parkinson AJ. Clinical significance and management when antibody to hepatitis B core antigen is the sole marker for HBV infection. *Viral Hepat Rev*, **6**:229-39, 2000. ■ 91. Mushahwar IK, Dientag JL, Polesky HF, et al. Interpretation of various serological profiles of hepatitis B virus infection. *Am J Clin Pathol*, **76**:773-7, 1981. ■ 92. Najarian R, Caput D, Gee W, et al. Primary structure and gene organization of human hepatitis A virus. *Proc Natl Acad Sci USA*, **82**:2627-31, 1985. ■ 93. Neurath AR, Kent SBH, Strick N, et al. Genetic restriction of immune responsiveness to synthetic peptides corresponding to sequences in the pre-S region of hepatitis B virus (HBV) envelope gene. *J Med Virol*, **17**:119-25, 1985. ■ 94. Neurath AR, Jameson BA, Huima T. Hepatitis B virus

proteins eliciting protective immunity. *Microbiol Sci*, **4**:45-51, 1987. ■ 95. Norkrans G, Rindberg J, Frosner G, et al. Clearance of hepatitis B e antigen in chronic hepatitis B infection. *Scand J Gastroenterol*, **17**:383-7, 1982. ■ 96. Organization Mundial de la Salud – Progresos en el Estudio de la Hepatitis Virica. Serie de Informes Técnicos. Genebra, **602**:3-69, 1977. ■ 97. Pas SD, Fries E, De Man RA, et al. Development of a quantitative real-time detection assay for hepatitis B virus DNA and comparison with two commercial assays. *J Clin Microbiol*, **38**(8):2897-901, 2000. ■ 98. Paterlini P, Driss F, Nalpas B, et al. Persistence of hepatitis B and hepatitis C viral genomes in primary liver cancers from HBsAg-negative patients: a study of a low-endemic area. *Hepatology*, **17**:20-9, 1999. ■ 99. Paul DA, Knigge MF, Ritter A, et al. Determination of hepatitis E virus seroprevalence by using recombinant fusion proteins and synthetic peptides. *J Infect Dis*, **169**:801-6, 1994. ■ 100. Pawlotsky JM. Measuring hepatitis C viremia in clinical samples: can we trust the assays? *Hepatology*, **26**:1-4, 1997. ■ 101. Pawlotsky JM, Prescott L, Simmonds P, et al. Serological determination of hepatitis C virus genotype: comparison with a standardized genotyping assay. *J Clin Microbiol*, **35**:1734-9, 1997. ■ 102. Pawlotsky JM, Lonjon I, Hezode C, et al. What strategy should be used for diagnosis of hepatitis C virus infection in clinical laboratorial? *Hepatology*, **27**:1700-2, 1998. ■ 103. Pawlotsky JM, Bouvier Alias M, Hezode C, et al. Standardization of hepatitis C virus RNA quantitation. *Hepatology*, **32**:654-9, 2000. ■ 104. Pawlotsky JM. Molecular diagnosis of viral hepatitis. *Gastroenterology*, **122**:1554-68, 2002. ■ 105. Perelson AS. HCV dynamics. A guide to patient management. Postgraduate Course, AASLD, Dallas, Texas, 1999, pp. 42-47. ■ 106. Pinho JRR, Santos CA, Gonzalez CLM, et al. Detection of hepatitis B virus DNA by the polymerase chain reaction in anti-HBe positive chronic hepatitis B patients. *Rev Inst Med Trop (S Paulo)*, **35**:515-20, 1993. ■ 107. Popper H, Thung SN, Gerber MA, et al. Histologic studies of severe delta agent infection in venezuelan indians. *Hepatology*, **3**:906-12, 1983. ■ 108. Poynard T, Marcellin P, Lee SS, et al. Randomized trial of interferon α2b plus ribavirin for 38 weeks or for 24 weeks versus interferon α2b plus placebo for 48 weeks for treatment of chronic infection with hepatitis C virus. *Lancet*, **352**:1432-62,1998. ■ 109. Poynard T, McHutchison J, Goodman Z, et al. Is an "à la carte" combination interferon alfa-2b plus ribavirin regimen possible for the first line treatment in patients with chronic hepatitis C? *Hepatology*, **31**:211-8, 2000. ■ 110. Prayson RA, Proffitt MR, Sharp DE, et al. Application of a second generation recombinant immunoblot assay to assess hepatitis C infection. *Lab Med*, **24**:732-8, 1993. ■ 111. Realdi G, Alberti A, Rugge M., et al. Seroconversion from hepatitis B e antigen to anti-HBe in chronic hepatitis B virus infection. *Gastroenterology*, **79**:195-9, 1980. ■ 112. Reyes GR, Purdy MA, Kim JP, et al. Isolation of a cDNA from the virus responsible for enterically transmitted non-A, non-B hepatitis. *Science*, **247**:1335-9, 1990. ■ 113. Richter, S. Laboratory assays for diagnosis and management of hepatits C virus infection. *J Clin Microbiol*, **40**(12):4407-12, 2002. ■ 114. Rizzetto M, Cavese MG, Arico S, et al. Immunofluorescence detection of a new antigen/antibody system (delta/anti-delta) associated to the hepatitis B virus in the liver and in serum of HBsAg carriers. *Gut*, **18**:997-1003, 1977. ■ 115. Rizzetto M. The delta agent. *Hepatology*, **3**:729-37, 1983. ■ 116. Robinson WS, Lutwick LI. The virus of hepatitis, type B (First of two parts). *N Engl J Med*, **295**:1168-75, 1976. ■ 117. Rosenstraus M, Gutekunst K, Dale B. Utility of hepatitis virus nucleic acid assays in therapeutic drug trials. **In:** Schinazi RF, Sommadossi J-P, Thomas HC (eds). *Therapies for Viral Hepatitis*. International Medical Press, 1998, pp. 115-127. ■ 118. Saldanha H, Lelie N, Heath A, et al. Establishment of the first international standard for nucleic acid amplification technology (NAT) assays for HCV RNA. *Vox Sang*, **76**:149-58, 1999. ■ 119. Sciariada L, Grando D, Lochato A, Magni E. Immune response to hepatitis B vaccine in persons with "anti-HBc alone". **In:** Hollinger FB, Lemon SM, Margoles HS (eds). *Viral Hepatitis and Liver Disease*. Baltimore, Williams & Wilkins, 1991, pp. 782-784. ■ 120. Schiff ER, De Medina M, Kahn RS. New perspectives in the diagnosis of hepatitis C. *Semin Liver Dis*, **19**(Suppl 1):3-15, 1999. ■ 121. Scotto J, Hadchouel M, Hery C, et al. Detection of hepatitis B virus DNA in serum by a simple spot hybridization technique: comparison with results for other viral markers. *Hepatology*, 3:279-84, 1983. ■ 122. Seto G, Coleman Jr WG, Iwarson S, et al. Detection of reverse transcriptase activity in association with the non-A, non-B hepatitis agent(s). *Lancet*, 2:941-3, 1984. ■ 123. Sherertz RJ, Spindel E, Hoofnagle JH. Antibody to hepatitis B surface antigen may not always indicate immunity to hepatitis B virus infection (Letter). *N Engl J Med*, 309:1519, 1983. ■ 124. Shimizu M, Ohyama M, Takahashi Y, et al. Immunoglobulin M antibody against hepatitis B core antigen for the diagnosis of fulminant type B hepatitis. *Gastroenterology*, 84:604-10, 1983. ■ 125. Shimizu YK, Feinstone SM, Purcell RH. Non-A, non-B hepatitis: ultrastructural evidences for two agents in experimentally infected chimpanzees. *Science*, 205:197-200, 1979. ■ 126. Da Silva LC, Carrilho FJ, Saez-Alquezar A, et al. Características dos vírus e marcadores imunológicos das hepatites. Importância clínica. *GED*, 1:79-85, 1982. ■ 127. Da Silva LC, Granato CFH, Carrilho FJ, et al. Significado e avaliação do perfil sorológico de pacientes infectados com os vírus das hepatites. *Rev Bras Med*, 40:413-8, 1983. ■ 128. Da Silva LC, Carrilho FJ, Di Pietro A, et al. Chronic hepatitis in São Paulo, Brazil. General data and clinical form. To be published. ■ 128a. Da Silva LC, Granato CFH. Importância clínica dos marcadores virais. **In:** Da Silva LC (ed). *Hepatites Agudas e Crônicas*. 2ª ed, São Paulo, Sarvier, 1995, pp. 26-39. ■ 129. Da Silva LC, Madruga CL, Carrilho FJ, et al. Spontaneous hepatitis B surface antigen clearance in a long-term follow-up study of patients with chronic type B hepatitis. Lack of correlation with hepatitis C and D virus superinfection. *J Gastroenterol*, 31:696-701, 1996. ■ 130. Da Silva LC, Bassit L, Carrilho FJ, Pinho JRR. Early hepatitis C virus (HCV) kinetcs during daily therapy with consensus interferon (CIFN) and ribavirin (RB) in patients infected with genotype 3 or 1 previously resistant to IFN and RB. *Hepatology,* 32:566A, 2000. ■ 131. Da Silva LC, Pinho JRR, Sitnik R, et al. Efficacy and tolerability of long-term therapy using high lamivudine doses for the treatment of chronic hepatitis B. *J Gastroenterol*, 36:476-85, 2001. ■ 132. Simonetti SRR, Simonetti JP. Os vírus das hepatites e seus marcadores. *Moderna Hepatologia*, 7:1-11, 1982. ■ 132a. Sjogren MH. Hepatitis A. **In:** Achiff ER, Sorrell MF, Maddrey WC (eds). *Schiff's Disease of the Liver*. 8th ed, Philadelphia, Lippincott-Raven, 1999, pp. 745-756. ■ 133. Stevens CE, Szmuness W, Goodman AI, et al. Hepatitis B vaccine: immune responses in haemodialys patients. *Lancet*, 2:1222, 1980.

■ 134. Strauss E, Saéz-Alquezar A, Takeda A, et al. Acute hepatitis B in a patient previously positive for antibody to surface antigen (anti-HBs) determined by radioimmunoassay. Case report and review of the literature. *Rev Inst Med Trop (S Paulo)*, 27(5):258-63, 1985. ■ 135. Strauss E, Trepo C. Detecção dos agentes etiológicos da hepatite não-A, não-B: um desafio metodológico (Editorial). *GED*, 4:1-4, 1985. ■ 136. Summers J. Three recently described animal virus models for human hepatitis B virus. *Hepatology*, 1:179-83, 1981. ■ 137. Szmuness W, Stevens CE, Oleszko WR, Goodman A. Passive active immunisation against hepatitis B: immunogenicity studies in adult americans. *Lancet*, 1:575-7, 1981. ■ 138. Tanaka E, Kiyosawa K, Sodeyama T, et al. Significance of antibody to hepatitis C virus in japanese patients with viral hepatitis: relationship between anti-HCV antibody and the prognosis of non-A, non-B posttransfusion hepatitis. *J Med Virol*, 33:117-22, 1991. ■ 139. Terrault NA. Hepatitis B virus ad liver transplantation. *Clin Liver Dis*, 3:389-415, 1999. ■ 140. Tong MJ, Stevenson D, Gordon I. Correlation of e antigen, DNA polymerase activity, and Dane particles in chronic benign and active type B hepatitis infections. *J Infect Dis*, 135:980-4, 1977. ■ 141. Trepo C, Vitvitski L, Hantz O. Non-A, non-B hepatitis virus: identification of a core antigen-antibody system that cross reacts with hepatitis B core antigen and antibody. *J Med Virol*, 8:31-7, 1981. ■ 142. Tsarev SA, Tsareva TS, Emerson SU, et al. ELISA for antibody to hepatitis E virus (HEV) based on complete open reading frame-2 protein expressed in insect cells: identification of HEV infection in primates. *J Infect Dis*, 168:369-78, 1993. ■ 143. Valentine-Thon E, Van Loon AM, Schirm J, et al. European proficiency testing for molecular detection and quantification of Hepatitis B virus DNA. *J Clin Microbiol*, 39(12):4407-12, 2001. ■ 144. Visona K, Moreno E, Zamora E, et al. Evaluacion de la especificidad del antígeno ICMRT y de la sensibilidad de uma prueba serológica para hepatitis non-A, non-B. Segundo Simposium Internacional hispanoparlante de Hepatologia, Mexico, 1985, pp 104-109. ■ 145. Wands JR, Zurawski VR. High affinity monoclonal antibodies to HBs Ag produced by somatic cell hybrids. *Gastroenterology*, 80:225-32, 1981. ■ 146. Yotsuyanagi H, Iino S, Koike K, et al. Duration of viremia in human hepatitis A viral infection as determined by polymerase chain reaction. *J Med Virol*, 40:35-8, 1993. ■ 147. Zaayer HL, Mimms LT, Cuypers HTM, et al. Variability of IgM response in hepatitis C virus infection. *J Med Virol*, 40:184-7, 1993.

12 Patologia das hepatites

Venâncio Avancini Ferreira Alves
Luiz Carlos da Costa Gayotto

O termo "hepatite" pode ser genericamente compreendido como "qualquer inflamação no fígado", sendo, para fins médicos, muito útil sua restrição às lesões hepáticas necroinflamatórias que têm os hepatócitos como seu principal alvo. Já em 1971, Popper e Schaffner reconheciam que a lesão hepatocelular é a iniciadora da reação inflamatória, podendo "autoperpetuar-se" mediante fatores imunológicos, circulatórios ou virológicos[1].

As infecções por vírus são as causas mais freqüentes das hepatites, servindo como seu principal modelo de estudo. Outras causas importantes são as drogas e as lesões de natureza auto-imune, sendo outros fatores mais brevemente discutidos no presente capítulo, que tem por meta a discussão das apresentações morfológicas das hepatites agudas e crônicas, destacando, quando possível, características próprias de cada agente causal e aspectos de interesse prognóstico ou terapêutico.

HEPATITES AGUDAS
ASPECTOS GERAIS

As expressões morfológicas das hepatites agudas (HA) são mais resultantes da lesões alterativas das células hepáticas do que das clássicas reações mesenquimais próprias do processo inflamatório agudo[2]. Tais lesões incluem tumefação, apoptose, necrose focal e confluente, além da regeneração hepatocelular. Somam-se a elas infiltrado leucocitário, geralmente mononuclear, e acentuada atividade macrofágica, que contribuem ainda mais para que as diferenças em relação a outros processos inflamatórios agudos se acentuem, já que nas HA, em vez de respostas vasculoexsudativas clássicas, há, na realidade, resposta imunitária a antígenos virais mediada por células.

A macroscopia do fígado, na grande maioria dos casos de HA, é pouco conhecida, dada a habitual benignidade do processo. Os casos vistos à laparoscopia mostram edema, congestão e eventualmente exsudação da cápsula de Glisson. Às vezes há irregularidade da superfície, provocada por áreas de necrose confluente e colapso do arcabouço reticular. Nas formas colestáticas, a coloração é fortemente amarela ou esverdeada.

Nas formas fulminantes, há redução do tamanho do órgão devido à extensa necrose, alternando-se áreas de colapso e cicatrização com outras de intensa regeneração. Em casos fatais, a necropsia revela, aos cortes do fígado, ora o aspecto nodular acima descrito (necrose submaciça), ora extensas áreas uniformes de necrose (necrose maciça). Nesses casos, há concomitantemente lesões sistêmicas que incluem edema cerebral, pneumonia, hemorragias, pancreatite e septicemia. Podem ser ainda encontradas linfadenopatias reacionais na área e ulcerações do trato gastrointestinal, destacando-se as do ceco.

À microscopia de luz, encontra-se tumefação hepatocelular, também chamada degeneração balonizante, que pode levar à multinucleação do hepatócito e à sua lise. Concomitantemente, há retração de hepatócitos, principalmente devido aos corpos acidófilos tipo Councilman–Rocha Lima, os quais se encontram em várias doenças do fígado e até mesmo no fígado normal, mas que, em grandes números, são marcadores valiosos das HA[3] (Fig. 12.1). Além da apoptose, a morte celular de conseqüências mais graves é a necrose de hepatócitos que pode ser padrão de focal (Fig. 12.2), com vários graus de intensidade, e a necrose confluente. O resultado final de um processo em que coexistem tumefação, apoptose e necrose com células se destacando das trabéculas hepáticas ("drop-out-necrosis") é a ampla destrabeculação.

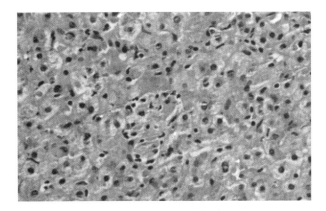

Figura 12.1 – Hepatite aguda por vírus B. No centro observam-se hepatócitos necróticos destacando-se das trabéculas configurando o aspecto de "necrose em placa" (HE 250 ×).

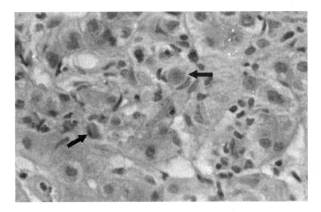

Figura 12.2 – Hepatite aguda por vírus A. Alguns hepatócitos (setas) mostram retração do citoplasma, que se torna fortemente acidófilo, compondo os corpos de Councilman–Rocha Lima (HE 500 ×).

Na hepatite aguda, os fenômenos degenerativos e a necrose hepatocelular iniciam-se nas áreas mais centrais do lóbulo hepático, freqüentemente atingindo os hepatócitos que delimitam as veias centrolobulares (zona 3 do ácino de Rappaport), caracterizando o que se chama erroneamente na linguagem corrente do patologista de "flebite centrolobular"[4]. Esse aspecto histopatológico aparece em pacientes com mais de 10 dias de evolução da doença e tende, quando não sobrevêm outras lesões, a curar-se totalmente, não dando origem a cicatrizes, união de elementos mesenquimais em pontes, base morfológica da formação de nódulos e da potencial evolução para a cirrose[5]. Embora seja reconhecido que na região centrolobular predominam a degeneração balonizante, os corpos acidófilos e a necrose hepatocelular, essas lesões podem acometer todas as partes do ácino de Rappaport[6].

Acompanhando o processo de necrose hepatocelular, há infiltração do parênquima por células inflamatórias, com predomínio das mononucleares. A presença de plasmócitos durante a fase aguda é comum, a maior parte deles contendo IgG[7]. O infiltrado inflamatório não se limita de maneira estanque aos espaços porta, tendendo a transbordar para o parênquima periportal junto à placa limitante, aspecto conhecido como "spill over". Essas alterações não devem levar o patologista a diagnosticar hepatite crônica, embora tal aspecto represente prognóstico desfavorável[8].

Nas áreas de necrose hepatocelular, há acentuada proliferação de células de Kupffer e histiócitos portais. Estes fagocitam pigmentos que se mostram castanhos nos cortes corados por hematoxilina-eosina (HE). A coloração de Perls mostra que esses pigmentos podem ser hemossiderina, ceróide ou mesmo bile, sendo a siderose um bom marcador de hepatite aguda[9], chegando a 65% os casos de hepatite aguda com hemossiderina fagocitada por células de Kupffer e macrófagos portais[10].

Durante o curso da hepatite aguda, podem ocorrer graus variados de colestase morfológica, acompanhada geralmente de manifestações de colestase clínica. Os canalículos biliares, então, contêm cilindros irregularmente distribuídos, mas nunca tão dilatados como os que se encontram nos pacientes com obstrução mecânica de grandes ductos biliares. Por vezes, a colestase morfológica pode persistir após a regressão das demais manifestações e, quando isso coincide com um quadro clínico de colestase, cabe a aplicação do termo hepatite colestática[11].

Nas fases tardias da hepatite aguda, as características histológicas tornam-se menos evidentes, mas os núcleos poliplóides, os hepatócitos tumefeitos e os corpos acidófilos podem persistir por muito tempo, mesmo depois da cura clínica[12]. As células inflamatórias tendem a desaparecer progressivamente, inicialmente dentro do lóbulo e posteriormente nos tratos portais, que retornam ao padrão normal, mostrando placa limitante lobular íntegra[13]. Finalmente, as células de Kupffer e os macrófagos portais, que continuam proeminentes por muito tempo, são as últimas evidências a mostrar o processo de cura histológica[14].

PADRÕES MORFOLÓGICOS DAS FORMAS EVOLUTIVAS GRAVES

A necrose encontrada na hepatite aguda, na maioria dos casos, não acarreta alterações do arcabouço reticular que levem a um comprometimento da estrutura acinar do fígado[14]. Entretanto, em hepatites mais graves, a lesão pode ser mais intensa e, ocasionalmente, lóbulos inteiros podem ser destruídos. Outras vezes, uma necrose hepatocelular de grau elevado pode resultar na confluência das necroses focais, fazendo com que o conseqüente colapso do arcabouço reticular leve à formação de pontes que unem estruturas vasculares, portais e centrolobulares[15], estabelecendo o substrato anatômico de "shunts" portossistêmicos intra-hepáticos (Fig. 12.3).

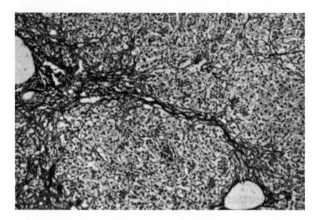

Figura 12.3 – Necrose zonal de hepatócitos levando a colapso das fibras reticulínicas, unindo a estrutura portal à veia centrolobular. É a chamada ponte porta-centro (reticulina 100 ×).

A importância prognóstica da necrose em ponte é discutível. Boyer e Klatskin[16] mostraram com bases estatísticas que pacientes com necroses com ponte são mais suscetíveis à evolução para cirrose. Enquanto alguns autores confirmaram tal fato[17], outros chegaram à conclusão de que a formação de pontes não é um rigoroso marcador de evolução para a cronicidade[18,19]. De tais estudos fica a impressão de que o valor prognóstico de necrose em ponte na fase aguda depende do tempo de duração da doença quando tais necroses são identificadas, da etiologia da hepatite aguda e de sua extensão. As formas mais graves desse processo levam às formas conhecidas como necrose submaciça e maciça ou pan-acinar, analisadas mais adiante.

Além da necrose confluente, o dado de maior importância hoje aceito na predição da cronicidade de uma hepatite aguda é o componente periportal da necrose hepatocelular[8]. Embora possa desaparecer com a cura da hepatite[20], a maior parte dos autores mostra que sua presença é realmente um marcador seguro de evolução para cronicidade[21].

As expressões clínicas mais graves dessas lesões anatomopatológicas caracterizam a hepatite fulminante, definida clinicamente como encefalopatia hepática, que se instala nas duas primeiras semanas após o início da icterícia, ou a hepatite subfulminante, na qual esse período é de 2 a 12 semanas[22].

Menos de 1% dos casos de hepatite viral aguda caracterizam-se clinicamente como "hepatite fulminante", levando à morte aproximadamente 70%[22a] dos pacientes sem o transplante hepático. A sobrevida depende, em grande parte, da regeneração hepatocelular, geralmente acompanhada de elevação dos níveis séricos de alfafetoproteína, marcador de multiplicação de hepatócitos, sendo o antígeno Ki67 e o antígeno nuclear de células em proliferação (PCNA) bons marcadores da intensidade do processo[23-25]. Em recente estudo com pacientes idosos, Sawabe e cols.[25a] consideraram que, ainda que a resposta imune seja suficiente para levar aos quadros de necrose maciça ou submaciça, por vezes a regeneração hepática é insuficiente. Atribuem, ainda, o óbito em casos de hepatite aguda com necrose confluente em pontes, mas menos extensa que as formas submaciças, à freqüente associação com doenças preexistentes ou a complicações sistêmicas graves.

Um achado peculiar na regeneração hepática após NSM é o aspecto de "pseudoductos" em meio ao parênquima, em especial junto à placa limitante. Sua possível origem em "células-tronco" bipotenciais, sugeridas como associadas aos canais de Hering[25b], é reforçada pelo encontro tanto de marcadores imunohistoquímicos, tanto de hepatócitos como de epitélio biliar. Tais dúctulos metaplásicos identificados pela presença de citoqueratinas 7 e 19 em seu citoesqueleto mostram predileção pela área periportal e pela periferia de nódulos recentemente formados de parênquima em regeneração correspondendo a placa ductal do fígado embrionário. Também podem ser identificadas essas citoqueratinas nas próprias trabéculas de hepatócitos, atestando o processo metaplásico[26]. Estudando a evolução de necroses hepáticas nas duas primeiras semanas pós-transplante, Fiel e cols.[27] detectaram tais células desde o primeiro dia, quando expressavam apenas citoqueratina 19, peculiar ao epitélio biliar. A partir do sétimo, passaram a co-expressar o marcador hepatocitário Hep-Par 1, corroborando a bipotencialidade das células progenitoras da placa limitante e sua ativação em necroses extensas.

Apesar da gravidade do quadro anatomopatológico, pode-se encontrar, nos sobreviventes de hepatites fulminantes, cura sem seqüelas funcionais e sem evolução para hepatite crônica ou cirrose[6]. Nos casos de necrose submaciça, entretanto, a presença de pontes tende a induzir graves lesões vasculares e estruturais, levando à hepatite crônica e à cirrose.

Do ponto de vista anatomopatológico, a forma mais grave de hepatite aguda é aquela que envolve destruição maciça de hepatócitos comprometendo ácinos inteiros e por isso é designada pan-acinar (NPA). Quando numerosos ácinos são atingidos, usa-se o termo multiacinar e, se esse fenômeno se estender a uma grande parte do fígado, o termo necrose maciça será utilizado. Quando os ácinos são atingidos difusamente, com formação de necroses em ponte que se alternam com áreas de regeneração, caracteriza-se a necrose submaciça. Tais aspectos são mais bem identificados em necropsias do que em biópsias, devido à heterogeneidade de acometimento. Comparando pares biópsia/necropsia em 16 casos de hepatite fulminante, Hanan e cols. encontravam em 50% das biópsias apenas pequenas figuras de "necrose em ponte", contrastando com a extensa necrose submaciça à necropsia[28].

A causa da NPA não é bem conhecida, podendo ser resultado de grandes cargas virais, superinfecção por outros vírus[29], falência da microcirculação[30] ou vírus mutantes[31].

Microscopicamente há grande quantidade de necrose hepatocelular, metaplasia ductal de hepatócitos, colestase morfológica, infiltrado inflamatório predominantemente mononuclear e principalmente áreas amplas de colapso, caracterizadas pela aproximação de espaços porta adjacentes. As pontes são amplas e envolvem áreas nodulares de intensa regeneração. A distinção com cirrose por vezes é difícil, sendo útil a coloração de fibras elásticas, que só aparecem tardiamente na proliferação do mesênquima e portanto estão ausentes nas hepatites agudas graves[32].

ASPECTOS MORFOLÓGICOS DAS VÁRIAS CAUSAS DE HEPATITE AGUDA

Existem mais semelhanças do que diferenças entre os vários tipos de hepatites agudas virais, constituindo exceção a necrose pan-acinar, que é raramente vista na infecção pelo VHC[33]. Alguns padrões histológicos, entretanto, servem ao diagnóstico diferencial.

VÍRUS DA HEPATITE A (VHA)
A participação acentuada de plasmócitos no infiltrado portal é reconhecida como importante marcador de hepatite aguda pelo VHA[34]. De outra parte, o componente periportal encontrado nessa hepatite pode ser mal interpretado como a necrose em saca-bocados da hepatite crônica de outras etiologias, mormente quando a causa do processo não é conhecida[35]. A predominância de lesão hepatocelular periportal é bem conhecida na hepatite aguda pelo VHA[36], aspecto demonstrado experimentalmente em sagüis[37]. Não obstante, alguns autores relatam lesão de hepatócitos perivenulares e inflamação caracterizando também aqui a "flebite centrolobular"[38]. As características histológicas das formas polifásicas da hepatite A podem confundir-se com outras etiologias que levam à cronicidade do processo[39]. Nas formas fulminantes pode haver desde intensa necrose periportal com colapso variável do parênquima ou proliferação ductal até colapso total da arquitetura hepática[40].

VÍRUS DA HEPATITE B (VHB)
As alterações histológicas da hepatite aguda B são muito semelhantes às provocadas por outras causas. São habitualmente vistas tumefação e retração de hepatócitos que de certa maneira, ao contrário das que ocorrem com hepatite C, são mais destacadas que a resposta inflamatória. Linfócitos e macrófagos mostram-se em contato íntimo com a membrana citoplasmática dos hepatócitos (peripolese) e eventualmente dentro da própria célula hepática muito alterada (emperipolese). Como se sabe, o mecanismo de lesão na hepatite aguda pelo VHB é eminentemente imunológico, donde a importância da expressão de antígenos dos complexos principais de histocompatibilidade[41], moléculas de adesão[42] e antígenos virais na superfície dos hepatócitos[42, 43]. Dessa maneira, a imunofenotipagem revela atividade de linfócitos T contra AgHBc[44,45] e eventualmente contra AgHBs[46]. De outra parte, atestando o envolvimento também humoral na resposta imunológica ao VHB, podem ser identificados, em espaços porta, linfócitos B contendo IgM[46]. Como se sabe, sendo a hepatite aguda uma forma de eliminação do VHB, os antígenos AgHBs e AgHBc não são habitualmente identificados ao exame imuno-histoquímico. Por outro lado, a heterogeneidade do VHB, com as mutações correspondentes, também é causa da gravidade do quadro anatomopatológico[47]. As hepatites agudas em mutação "silenciosa" do VHB podem mostrar os fenômenos necroinflamatórios usuais, e em um quarto dos casos, expressão imuno-histoquímica tanto do AgHBs como do AgHBc[48].

VÍRUS DA HEPATITE C (VHC)
Na hepatite C, predominam os fenômenos infiltrativos, sendo habitualmente intensos o infiltrado mononuclear, tanto intralobular como portal, e a reação das células sinusoidais e de Kupffer[49] (Fig. 12.4). É também uma característica marcante na hepatite C a presença precoce da esteatose, assim como das lesões ductais do tipo hepatítico[50-52]. A lesão ductal, inicialmente descrita por Poulsen e Christoffersen, tem

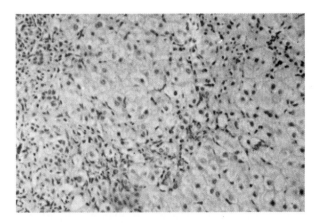

Figura 12.4 – Hepatite pós-transfusional por VHC. Pequenos agregados linfo-histiocíticos intralobulares (HE 160 ×).

sido bastante valorizada, notando-se epitélio hiperplásico, com variável vacuolização citoplasmática, permeado diretamente por número significativo de linfócitos e plasmócitos[53]. Têm sido demonstrados, freqüentemente na fase aguda da hepatite C, os agregados linfóides, a "colangite hepatítica" e a densa inflamação sinusoidal[54].

VÍRUS DA HEPATITE DELTA (VHD)

No que diz respeito à hepatite delta (HD), a análise histológica mostra que não há características específicas do ponto de vista morfológico, sendo entretanto granulação eosinofílica nos citoplasmas dos hepatócitos encontrada em casos de HD em seres humanos e animais de experiência[55]. Outro aspecto peculiar é a possibilidade de detecção, mesmo na fase aguda, do antígeno delta em hepatócitos, denotando atividade replicativa do vírus nesses locais de lesão[56]. As hepatites delta, especialmente quando originadas de superinfecção, apresentam índice de evolução para hepatite fulminante superior ao detectado nas demais hepatites agudas[57]. A morfologia mais freqüentemente relatada nessas hepatites fulminantes delta não difere dos padrões convencionais de necrose submaciça ou maciça. Salienta-se, entretanto, a ocorrência na Amazônia de formas especialmente graves, tendo por vezes como único substrato morfológico a esteatose microgoticular de hepatócitos, incluindo-se alguns com núcleos maiores, conhecidos como células "em mórula" ou "em aranha" (Fig. 12.5). Tais hepatites, conhecidas na Amazônia brasileira (Amazonas, Acre, Rondônia) como febre negra de Lábrea, são em tudo similares às relatadas na Serra de Santa Marta, na Colômbia, e nos índios Yucpa, na Venezuela. Tendem a acometer crianças e, mesmo com morfologia tão pobre em necrose, implicam elevada letalidade, geralmente na primeira semana de manifestação da doença[58-60]. Nosso grupo teve oportunidade de demonstrar positividade para AgHD em núcleos de hepatócitos e, em especial, daqueles que apresentavam características de células em mórula nos três que analisamos de hepatite de Lábrea[61] (Fig. 12.6).

VÍRUS DA HEPATITE E (VHE)

A hepatite pelo vírus E tem aspecto similar às demais hepatites agudas, salientando-se, entretanto, conforme revisto por Tandon[62], algumas alterações peculiares: colestase com presença de bile intra-hepatocitária e em canalículos, dando origem a estruturas pseudoglandulares semelhantes a ductos biliares embrionários, mistura proeminente de células inflamatórias mono e polimorfonucleares, quer em espaços porta, quer em localização intralobular, além de significativa retenção de pigmento lipofuscínico em células de Kupffer.

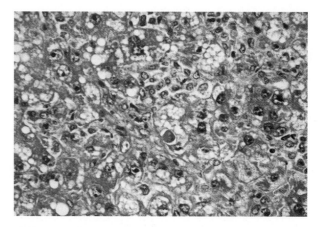

Figura 12.5 – "Hepatite de Lábrea": os hepatócitos exibem acentuada esteatose microgoticular, com núcleos aumentados, caracterizando "células em mórula". Tais alterações contrastam com a escassez do infiltrado inflamatório (HE 150 ×).

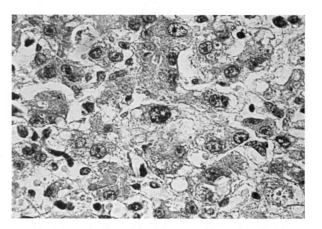

Figura 12.6 – "Hepatite de Lábrea": o antígeno delta é detectado no núcleo de hepatócitos, especialmente naqueles que assumem aspecto de "células em mórula" (AgVHD, PAP 600 ×).

REFERÊNCIAS BIBLIOGRÁFICAS

1. Popper H, Schaffner F. The vocabulary of chronic hepatitis. *N Engl J Med*, 284:1154-6, 1971. ■ 2. Gayotto LCC. Liver-cell mass and nuclear-cytoplasmic ratio in human liver. *J Clin Pathol*, 28:599, 1975. ■ 3. Lau JYN, Xie X, Lai MMC, Wu PC. Apoptosis and viral hepatitis. *Sem Liver Dis*, 18(2):169-76, 1998. ■ 4. Standardization of Nomenclature Diagnostic Criteria and Diagnostic Methodology for Diseases of the Liver and Biliary Tract. Fogarty International Center Criteria Committee US Government Printing Office, 1976. ■ 5. Ishak KG. Viral hepatitis: the morphologic spectrum. In: Gall EA, Mostofi FK. *The Liver*. Baltimore, Williams & Wilkins, 1973, pp. 218-268. ■ 6. Karvountzis GG, Redeker AG, Peters RL. Long term follow-up studies of patients surviving fulminant viral hepatitis. *Gastroenterology*, 67:870-7, 1974. ■ 7. Mietkiewski JM, Scheuer PJ. Immunoglobulin-containing plasma cells in acute hepatitis. *Liver*, 5:84-8, 1985. ■ 8. Bianchi L, De Groote J, Desmet VJ, et al. Acute and chronic hepatitis revisited. *Lancet*, 2:914-9, 1977. ■ 9. Thaler H. Die Virushepatitis. In: Thaler H (ed). *Leberbiopsie*. Berlin, Springer, 1969, p. 51. ■ 10. Graudal N, Milman N, Galloe AM, Christoffersen P. Distribution of liver haemosiderin iron in 187 patients with various types of hepatic diseases. *APMIS*, 104(3):220-6, 1996. ■ 11. Scheuer PJ. *Liver Biopsy Interpretation*. London, Ballière Tindall, 1988. ■ 12. Peters RL. Viral hepatitis: a pathologic

spectrum. *Am J Med Sci*, **270**:17-31, 1975. ■ 13. Desmet VJ, De Groote J. Histological diagnosis of viral hepatitis. *Clin Gastroenterol*, **3**:337-54, 1974. ■ 14. Popper H. Clinical pathologic correlation in viral hepatitis. The effect of the virus on the liver. *Am J Pathol*, **81**:609-28, 1975. ■ 15. Boyer JL. Chronic hepatitis: a perspective on classification and determinants of prognosis. *Gastroenterology*, **70**:1161-71, 1976. ■ 16. Boyer JL, Klatskin G. Pattern of necrosis in acute viral hepatitis. Prognostic value of bridging (subacute hepatic necrosis). *N Engl J Med*, **283**:1063-71, 1970. ■ 17. Ware AJ, Eigenbrodt EH, Combes B. Prognostic significance of subacute hepatic necrosis in acute hepatitis. *Gastroenterology*, **68**:519-24, 1975. ■ 18. Spitz RD, Keren DF, Boitnott JK, Maddrey WC. Binding hepatic necrosis. Etiology and prognosis. *Dig Dis*, **23**:1076-8, 1978. ■ 19. Nisman RM, Ganderson AP, Vlahcevic R, Gregory DH. Acute viral hepatitis with bridging necrosis. An overview. *Arch Intern Med*, **139**:1289-91, 1979. ■ 20. Fauerholdt L, Asnaes S, Ranek L, et al. Significance of suspected "chronic agressive hepatitis" in acute hepatitis. *Gastroenterology*, **73**:543-8, 1977. ■ 21. Bianchi L. Liver biopsy interpretation in hepatitis: Part II. Histopathology and classification of acute and chronic viral hepatitis/differential diagnosis. *Pathol Rev Pract*, **178**:180-213, 1983. ■ 22. Bernuau J, Rueff B, Benhamou J-P. Fulminant and subfulminant liver failure: definitions and causes. *Sem Liver Dis*, **6**:97-106, 1986. ■ 22a. Acharya SK, Dasarathy S, Kumer TL, et al. Fulminant hepatitis in a tropical population: clinical course, cause and early predictors of outcome. *Hepatology*, **23**:1448-55, 1996. ■ 23. Bloomer JR, Waldman TA, McIntire KR, et al. Relationship of serum alfa-fetoprotein to the severity and duration of illness in patients with viral hepatitis. *Gastroenterology*, **68**:342-50, 1975. ■ 24. Gazzard BG, Portmann B, Murray-Lyon IM, et al. Causes of death in fulminant hepatic failure and relationship to quantitative histological assessment of parenchymal damage. *Quart J Med*, **44**:615-26, 1975. ■ 25. Wolf HK, Michalopoulos GK. Hepatocyte regeneration in acute fulminant and nonfulminant hepatitis: a study of proliferating cell nuclear antigen expression. *Hepatology*, **15**(4):707-13, 1992. ■ 25a. Sawabe M, Arai T, Esaki Y, Fukazawa T, Takubo K, Hiroka K. Fulminant hepatic failure in the elderly: a clinicopathological study of autopsycases aged over 65 years. *Pathol Int*, **50**(2):98-105, 2000. ■ 25b. Theise ND, Saxena R, Portmann BC, et al. The canals of Hering and hepatic stem cells in humans. *Hepatology*, **30**(6):1425-33, 1999. ■ 26. Delladetsima JK, Kyriakou V, Vafiadis I, Karakitsos P, Smyrnoff T, Tassopoulos NC. Ductular structures in acute hepatitis with panacinar necrosis. *J Pathol*, **175**(1):69-76, 1995. ■ 27. Fiel MI, Antonio LB, Nalesnik MA, Thung SN, Gerber MA. Characterization of ductular hepatocytes in primary liver allograft failure. *Mod Pathol*, **10**(4):348-53, 1997. ■ 28. Hanau C, Munoz SJ, Rubin R. Histopathological heterogeneity in fulminant hepatic failure. *Hepatology*, **21**(2):345-51, 1995. ■ 29. Smedile A, Farci P, Verme G, et al. Influence of delta infection on severity of hepatitis B. *Lancet*, **2**:945-7, 1982. ■ 30. Horney JT, Galambos JT. The liver during and after fulminant hepatitis. *Gastroenterology*, **73**:639-45, 1977. ■ 31. Omata M, Ehata T, Yokosuka O, Hosoda K, Ohto M. Mutations in the precore region of hepatitis B virus DNA in patients with fulminant and severe hepatitis. *N Engl J Med*, **324**:1699-704, 1991. ■ 32. Thung SN, Gerber MA. The formation of elastic fibers in livers with massive hepatic necrosis. *Arch Pathol Lab Med*, **106**:468-9, 1982. ■ 33. Kuwada SK, Patel VM, Hollinger FB, et al. Non-A, non-B fulminant hepatitis is also non-E and non-C. *Am J Gastroenterol*, **89**:57-61, 1994. ■ 34. Okuno T, Sano A, Deguchi T, et al. Pathology of acute hepatitis A in humans. Comparison with acute hepatitis B. *Am J Clin Pathol*, **81**:162-9, 1984. ■ 35. Kryger P, Christoffersen P. Liver histopathology of the hepatitis. A virus infection: a comparison with hepatitis type B and non-A, non-B. *J Clin Pathol*, **36**:650-4, 1983. ■ 36. Abe H, Beninger PR, Ikejiri N, et al. Light microscopic findings of liver biopsy specimens from patients with hepatitis type A and comparison with type B. *Gastroenterology*, **82**:938-47,

1982. ■ 37. Krawczynski KK, Bradley DW, Murphy BL, et al. Pathogenetic aspects of hepatitis A virus infection in enterally inoculated marmosets. *Am J Clin Pathol*, **76**:698-706, 1981. ■ 38. Teixeira Jr MR, Weller IVD, Murray A, et al. The pathology of hepatitis A in man. *Liver*, **2**:53-60, 1982. ■ 39. Villari D, Raimondo G, Attard L, Verucchi G, Spinella S, Pernice M, Rodino G. Polyphasic type A hepatitis: histological features. *Infection*, **21**(1):46-8, 1993. ■ 40. Masada CT, Shaw Jr BW, Zetterman RK, Kaufman SS, Markin RS. Fulminant hepatic failure with massive necrosis as a result of hepatitis A infection. *J Clin Gastroenterol*, **17**(2):158-62, 1993. ■ 41. Nagafuchi Y, Scheuer PJ. Expression of β_2-microglobulin in hepatocytes in acute and chronic type B hepatitis. *Hepatology*, **6**:20-3, 1986. ■ 42. Volpes R, van den Oord JJ, Desmet VJ. Immunohistochemical study of adhesion molecules in liver inflammation. *Hepatology*, **12**:59-65, 1990. ■ 43. Volpes R, van den Oord JJ, Desmet VJ. Hepatic expression of intercellular adhesion molecule-1 (ICAM-1) in viral hepatitis B. *Hepatology*, **12**:148-54, 1990. ■ 44. Jung M-C, Splengler U, Schraut W, et al. Hepatitis B virus antigen-specific T-cell activation in patients with acute and chronic hepatitis B. *J Hepatol*, **13**:310-7, 1991. ■ 45. Mohite BJ, Rath S, Bal V, et al. Mechanisms of liver cell damage in acute hepatitis B. *J Med Virol*, **22**:199-210, 1987. ■ 46. Desmet VJ. Immunopathology of chronic viral hepatitis. *Hepatogastroenterol*, **38**:14-21, 1991. ■ 47. Bonino F, Brunetto MR. Hepatitis B virus heterogeneity, one of many factors influencing the severity of hepatitis B. *J Hepatol*, **18**(1):5-8, 1993. ■ 48. Uchida T, Shimijima S, Gotoh K, Shikata T, Mima S. Pathology of livers infected with "silent" hepatitis B virus mutant. *Liver*, **14**(5):251-6, 1994. ■ 49. Goodman ZD, Ishak KG. Histopathology of hepatitis C virus infection. *Semin Liver Dis*, **15**(1):70-81, 1995. ■ 50. Phillips MJ, Poucell S. Modern aspects of the amorphology of viral hepatitis. *Hum Pathol*, **12**:1060-84, 1981. ■ 51. Trepo CG, Magnius LO, Scharfer R, et al. Detection of e antigen and antibody: correlations with hepatitis B surface and hepatitis B core antigens, liver disease, and outcome in hepatitis B infections. *Gastroenterology*, **71**:804-8, 1976. ■ 52. Lefkowitch JH, Apfelbaum TF. Non-A, non-B hepatitis: characterization of liver biopsy pathology. *J Clin Gastroenterol*, **11**:225-32, 1989. ■ 53. Poulsen H, Christoffersen P. Abnormal bile duct epithelium in chronic aggressive hepatitis and cirrhosis: a review of morphology and clinical, biochemical and immunologic features. *Hum Pathol*, **3**:217-25, 1972. ■ 54. Kobayashi K, Hashimoto E, Ludwig J, Hisamitsu T, Obata H. Liver biopsy features of acute hepatitis C compared with hepatitis A, B, and non-A, non-B, non-C. *Liver*, **13**(2): 69-72, 1993. ■ 55. Sagnelli E, Felaco FM, Filippini P, et al. Influence of HDV infection on clinical, biochemical and histological presentation of HBsAg positive chronic hepatitis. *Liver*, **9**:229-34, 1989. ■ 56. Bonino F, Brunetto MR, Negro F, Smedile A, Ponzetto A. Hepatitis delta virus, a model of liver cell pathology. *J Hepatol*, **13**:260-6, 1991. ■ 57. Gayotto LCC. Hepatitis delta in South America and especially in the Amazon Region. **In:** Gerin JL, Purcell RH, Rizzetto M (eds). *The Hepatitis Delta Virus*. New York, Wiley-Liss Inc., 1991, pp. 123-135. ■ 58. Dias LB, Moraes MAP. Hepatite de Lábrea. *Rev Inst Med Trop (S Paulo)*, **15**:86-93, 1973. ■ 59. Popper H, Thung SN, Gerber MA, et al. Histologic studies of severe delta agent infection in Venezuelan Indians. *Hepatology*, **3**:906-12, 1983. ■ 60. Bensabath G, Hadler SC, Soares MCP, et al. Hepatitis delta virus infection and Labrea hepatitis – prevalence and role in fulminant hepatitis in the Amazon Basin. *JAMA*, **258**:479-83, 1987. ■ 61. Fonseca JCF, Gayotto LCC, Ferreira LCL, Araújo JR, Alecrim WD, Santos RTM, Simonetti JP, Alves VAF. Labrea hepatitis – hepatitis B and delta antigen expression in liver tissue: report of three autopsy cases. *Rev Inst Med Trop (S Paulo)*, **27**(4):224-7, 1985. ■ 62. Tandon BN. Hepatitis E: etiological, clinical and pathological update. Syllabus of the plenary lectures, the VIII Biennial Scientific Meeting, Asian-Pacific Association for the Study of the Liver. Seoul, Korea, april, 1992, pp. 153-160.

13 Patologia das hepatites crônicas

Venâncio Avancini Ferreira Alves
Luiz Carlos da Costa Gayotto

ASPECTOS GERAIS

O conceito de hepatite crônica origina-se das descrições clássicas da hoje chamada hepatite auto-imune (HAI), então designada por Mackay e cols. como hepatite lupóide. Atualmente, o diagnóstico baseia-se na integração de dados clínicos, bioquímicos e imunológicos, identificando especialmente os padrões virológicos e de auto-imunidade, com os achados histopatológicos. Estes últimos são habitualmente obtidos pela biópsia hepática, já que, apesar de os limites devidos à amostragem representarem aproximadamente 1/50.000 da massa hepática, são o melhor indicador da presença das alterações que definem a presença da doença hepática difusa, oferecendo também evidências para a graduação da atividade inflamatória nos diversos compartimentos hepáticos e para o "estadiamento" da distorção estrutural, desde a normalidade até a cirrose[1a].

Em 1968, trinta e nove entidades diferentes mais tarde compiladas por Desmet[2] foram classificadas por um grupo internacional, com bases anatomopatológicas, sob a designação de hepatites crônicas[3]. Os pontos patogênicos em comum eram as alterações enzimáticas persistentes por longo tempo, o potencial evolutivo para cirrose, as características originais da HAI, sua preferência pelo sexo feminino e o acometimento etário bifásico acometendo mulheres na época da menarca e da menopausa. A classificação de 1968 baseou-se essencialmente em padrões anatomopatológicos, tendo como critério fundamental o da integridade da placa limitante lobular (PLL), camada formada pelos hepatócitos localizados na interface entre o lóbulo e o espaço porta. Nas hepatites crônicas persistentes, a PLL, não sendo lesada, definiria uma história natural presumivelmente autolimitada, não evoluindo para cirrose. A arquitetura lobular é preservada, o infiltrado inflamatório, linfomononu-

clear, limita-se aos espaços porta, e as alterações lobulares são discretas, restringindo-se a ocasionais focos de necrose.

Já na hepatite crônica ativa, existem graus variáveis de "hepatite de interface" (conhecida como "necrose em saca-bocados", mas correspondendo mais precisamente à apoptose de hepatócitos de zona 1, periportal, induzida por linfócitos T), o grau de comprometimento estrutural é variável de acordo com a fase da doença e há componente parenquimatoso também variável, podendo encontrar-se desde focos ocasionais de necrose até extensas áreas de necrose confluente. Em 1971 Popper e Schaffner introduzem na classificação mais um tipo de hepatite crônica, a hepatite crônica lobular (HCL)[4], que se caracteriza pela persistência das alterações lobulares encontradas na fase aguda das hepatites que persistem após seis meses de duração. Na HCL, a arquitetura acinar está preservada, sendo geralmente discreta a lesão da placa limitante. Presumia-se que a hepatite crônica lobular, dada sua semelhança com a hepatite aguda, tivesse potencial evolutivo menos grave que o da hepatite crônica ativa.

Na evolução para cirrose sempre se aceitou que as hepatites crônicas seriam tanto mais graves quanto maiores a sua alteração estrutural, a agressão à placa limitante e as alterações lobulares. Baseados nessa visão, Knodell e cols[5]. propuseram em 1981 um índice histológico de gravidade da HC que, desde então, vem sendo largamente utilizado no diagnóstico, na avaliação prognóstica e na monitorização terapêutica dos pacientes.

A tendência da classificação atual das hepatites crônicas é incorporar os conceitos de Knodell no sentido de se estabelecer separadamente ou por somatórios os graus de gravidade dessas condições. O grau de detalhe com que se aborda o problema varia, tentando alguns, por meio de avaliações complexas e detalhadas, estabelecer com máxima precisão o grau de comprometimento em seus variados aspectos[6], enquanto outros optam por abordagens mais amplas, facilmente compreensíveis e principalmente mais reprodutíveis[7,8]. Embora o trabalho de Knodell tenha influenciado as classificações atualmente adotadas, ele tem aspectos sujeitos a críticas, como a superposição de estadiamento e atividade necroinflamatória, a descontinuidade dos graus atribuídos às lesões e, com o objetivo de obter o "score" final, a adição de valores atribuídos a variáveis que têm significados biológicos independentes.

O conceito mais aceito para a definição de hepatite crônica é o de conjunto de manifestações clínicas, bioquímicas, sorológicas e anatomopatológicas com inflamação hepática não resolvida no prazo de seis meses.

Numerosas entidades, de causas muito variadas, podem ser incluídas nessa definição, mas há franca tendência entre os hepatologistas em restringir o conceito de hepatites crônicas àquelas de origem viral, auto-imune e às relacionadas à ação de drogas, aceitando-se ainda as de causa incerta[7,9].

Internacionalmente, as hepatites por vírus são as mais freqüentes, destacando-se os vírus das hepatites B (VHB), C (VHC) e D (VHD), este último geralmente em co-infecção ou superinfecção com o VHB.

Ainda que haja superposição de vários parâmetros entre essas entidades e outras hepatopatias como cirrose biliar primária, colangite esclerosante primária, doença de Wilson e síndrome da deficiência de alfa-1-antitripsina, ou, mais remotamente, a hepatopatia alcoólica, os principais autores consideram que essas condições devem ser estudadas separadamente. Não deve ser minimizada, entretanto, a opinião de Ludwig e demais componentes do International Working Party[10], que preferem incluir no rol das hepatites crônicas a doença de Wilson e a síndrome da deficiência de alfa-1-antitripsina.

De outra parte, apesar de o álcool sabidamente induzir quadros clínico, bioquímico e histológico habitualmente diferentes, caracterizando as esteato-hepatites, ainda hoje há autores que defendem sua inclusão entre os fatores causais da hepatite crônica[11].

As hepatites crônicas, portanto, compõem um conjunto de entidades com várias causas, algumas polêmicas, que representam um problema de grande importância clínica e terapêutica, especialmente diante da possibilidade de uma fração de esses casos evoluírem para cirrose ou, até mesmo, para carcinoma hepatocelular.

HISTOPATOLOGIA

O parâmetro básico para o diagnóstico de hepatite crônica é anatomopatológico, sendo a biópsia hepática considerada indispensável também para a avaliação prognóstica e o monitoramento terapêutico.

O diagnóstico histológico da hepatite crônica deve ser reservado a quadros de acometimento difuso da amostra do fígado por infiltrado inflamatório portal predominantemente linfocitário, com quantidade variável de histiócitos e plasmócitos concomitantes. Os polimorfonucleares, se presentes, devem estar em proporção reduzida.

Como veremos adiante, esse infiltrado pode estar restrito ao interstício portal, acompanhado por neoformação variável de colágenos, podendo haver linfomononucleares permeando o epitélio biliar e agredindo os hepatócitos da placa limitante lobular.

Infiltrado portal similar ao descrito pode ser detectado no envolvimento hepático em doenças sistêmicas, condição conhecida como "fígado reacional" (ou "hepatite reativa inespecífica"), quando esse infiltrado é discreto e respeita a placa limitante, nunca se associando à "necrose em saca-bocados".

Nas hepatites crônicas, além das alterações portais, existem, ainda, graus variáveis de lesões parenquimatosas. Dentre aquelas já descritas individualmente no capítulo sobre as hepatites agudas, destacam-se as variadas combinações de tumefação e retração acidofílica/apoptose de hepatócitos, em quadros focais ("necrose focal"), ou mais extensos ("necrose confluente"), podendo ser vistas, em raras hepatites crônicas, áreas de necrose confluente extensas, gerando padrão de "necrose submaciça" ou maciça de lóbulos hepáticos. Siderose intra-hepatocitária ou, preferencialmente, em células de Kupffer são achados recentemente mais valorizados, sendo rara a colestase. Os hepatócitos sobreviventes exibem graus variados de regeneração, que, sob a forma de "placas múltiplas", levam ao surgimento de trabéculas hepatocelulares espessas.

Também em meio ao parênquima lesado aportam os leucócitos, predominando os linfócitos e os histiócitos. Em várias situações podem formar-se "cordões linfocitários" ao longo dos sinusóides, mesmo em áreas de menor lesão hepatocelular.

PRINCIPAIS CAUSAS DE HEPATITES CRÔNICAS

As hepatites crônicas mais freqüentes em nosso meio são as induzidas pelos VHB e VHC. Seu diagnóstico diferencial inclui também a hepatite auto-imune e as induzidas por drogas.

HEPATITE C (HC)

Quando a triagem sorológica para o VHB em doadores de sangue reduziu drasticamente sua transmissão parenteral, muitos dos receptores de hemoderivados ainda apresentavam hepatites[12], que passaram a ser denominadas hepatites não-A, não-B (HNANB).

Dentre as hepatites virais esporádicas, não relacionadas a transmissão parenteral, sabemos que as hepatites A e E (HA e HE) não evoluem para a cronicidade. Verificou-se, entretanto, que um elevado contingente dessas hepatites esporádicas, negativo para os testes sorológicos para VHA e para VHB, evoluía para cronicidade[13]. Cuthbert[14], estudando diversas séries publicadas em vários centros, mostrou que as hepatites agudas C pós-transfusionais e esporádicas evoluem entre 60 e 90% para formas crônicas.

As alterações histológicas das HNANB foram descritas em diversos trabalhos na década de 1980[15,16]. Nessas hepatites, nota-se ampla superposição de alterações histológicas antes consideradas próprias da fase aguda, com o predomínio de lesões histológicas lobulares sobre aquelas convencionalmente atribuídas à hepatite crônica, cujo acometimento dominante é portal e/ou periportal. Nesse sentido, a definição morfológica de cronicidade obedeceria a critérios diferentes na HB e nas HNANB. Gayotto e cols.[17] mostraram que a esteatose é um parâmetro útil na discriminação das formas NANB pós-transfusionais, enquanto o componente mononuclear do infiltrado inflamatório é um aspecto mais marcante nas HNANB de tipo esporádico. Ainda que não freqüentemente encontrada, a degeneração do epitélio ductal foi considerada um valioso marcador da HNANB esporádica.

Com o surgimento de provas sorológicas para determinação de anticorpos antiproteínas estruturais ou não-estruturais do VHC, verificou-se que a vasta maioria dos casos de HNANB de transmissão parenteral e uma proporção significativa dos casos esporádicos têm participação etiológica desse vírus[18,19].

Estudando 45 pacientes com sorologia positiva para VHC, Scheuer e cols.[19] encontraram predomínio dos quadros de hepatite crônica em baixa atividade histológica portal/periportal, sendo marcante a presença de folículos linfóides em 78% das biópsias (Fig. 13.1). Também o componente parenquimatoso, em grau variável, mostrou-se evidente. Em estudo multicêntrico de 317 biópsias de hepatite C e 299 de hepatite B, Lefkowitch e cols.[20] encontraram 4,7 vezes mais lesões de ductos biliares na HC (Fig. 13.2), que também apresentou freqüência de folículos linfóides e de esteatose 2,4 vezes superior às da HB (Fig. 13.3). Esses autores encontraram, ainda, material hialino similar ao corpúsculo de Mallory em 17% das biópsias de HC e em nenhuma de HB, considerando esses quatro parâmetros muito úteis para o diagnóstico histológico presuntivo de hepatite C. Em 180 casos de VHC que reanalisamos em 1998[21], os agregados linfóides portais foram detectados em 32,2% dos casos, e folículos bem constituídos em outros 24,5%. Encontramos lesões biliares leves em 30,6% e acentuadas em outros 30%, salientando-se, em muitos casos, a associação entre o infiltrado linfóide e a agressão ao epitélio biliar.

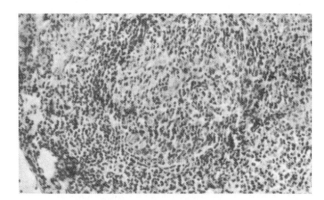

Figura 13.1 – Hepatite crônica ativa por VHC. Espaço porta com folículo linfóide exibindo centro germinativo (HE 250 ×).

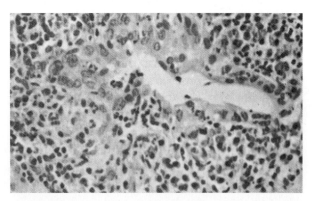

Figura 13.2 – Hepatite crônica por VHC. Ducto intralobular com alterações degenerativas e regenerativas intensas do epitélio (HE 400 ×).

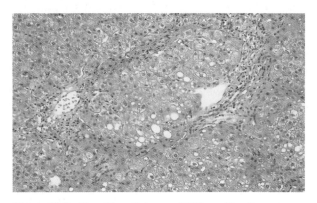

Figura 13.3 – Hepatite crônica por VHC genótipo 3a apresentando baixo grau de atividade necroinflamatória periportal e parenquimatosa. Esteatose macrogoticular é encontrada em menos de 25% dos hepatócitos (esteatose grau 1) (HE 150 ×).

O estudo imuno-histoquímico de antígenos do VHC é, até os dias atuais, restrito à pesquisa, tendo contribuído para a compreensão de alguns aspectos da patogênese da hepatite C, não tendo ainda aplicabilidade à prática diagnóstica. Desde antes da caracterização do vírus da hepatite C, vários trabalhos partiram de soro total de humanos infectados pelo vírus NANB, abordagem até hoje preconizada por

Krawczinsky e cols., no CDC, usando soro total humano[21a]. Essa abordagem, ainda hoje considerada uma das mais relevantes para a imunodetecção de antígenos do VHC[21b], permite a detecção de várias proteínas reconhecidas pelos vários anticorpos da resposta imunológica desse indivíduo infectado, mas não a caracterização de qual das proteínas virais está sendo aí identificada. No outro extremo, temos trabalhos, como os da equipe de Hiramatsu e cols., utilizando anticorpos monoclonais contra proteínas das várias regiões do genoma viral, com significativa perda da sensibilidade[21c]. É preciso lembrar que o vírus da hepatite C é reconhecidamente pobre em expressão de proteínas virais, tanto que para o diagnóstico sorológico é necessária a identificação de anticorpos séricos, sendo muito baixa a antigenemia.

Em outra estratégia de seleção de antígenos, caracterizam-se, inicialmente, regiões antigênicas de importância no genoma do vírus da hepatite C e a partir daí sintetizam-se seqüências de aminoácidos. São, então, sintetizados peptídeos imunogênicos que, isolados ou em soluções, são inoculados em animais altamente responsivos, como o coelho, purificando-se então anticorpos policlonais específicos contra algumas das regiões, salientando-se os estudos de proteínas do core, NS3 e NS4. Os índices ainda variam muito entre as determinações, mas a positividade nas hepatites crônicas tem variado de 30 a 70% na maioria das publicações. No Laboratório de Imuno-histoquímica do Instituto Adolfo Lutz e no LIM-14/HC-FMUSP, temos trabalhado em conjunto com a Divisão de Pesquisas em Virologia do Laboratório Innogenetics, Ghent, Bélgica, cuja equipe obteve treze anticorpos selecionados a partir da caracterização das várias regiões do genoma, seguindo-se a síntese de peptídeos sintéticos de cada área bem caracterizada e sua inoculação em animais. Estudamos, até agora, seis anticorpos produzidos em camundongos, todos resultando em reações negativas em nossa pesquisa imuno-histoquímica. Dentre os produzidos em coelho, um anticorpo anti-E1 (Rb 347), um anticorpo anti-NS4 (Rb 228) e um anticorpo Rb 246 dirigido contra regiões do core do VHC implicaram clara reatividade imuno-histoquímica, destacando-se esta última.

Desde os estudos preliminares de Choo e cols.[21d] e Okamoto e cols.[21e], verificou-se que, depois da região 5', o core do VHC é a região mais conservada ao longo de todo o genoma, sendo que, em vários isolados provindos de várias origens geográficas, sempre a homologia da região core supera os 91%.

Os estudos de padronização levaram à seleção do anticorpo anticore Rb 246, com reatividade para epitopos das regiões 3 (aa 13-32), 7 (aa 37-56) e 9 (49-68) do core do VHC. A amplificação foi obtida pelo sistema peroxidase-antiperoxidase[21f].

O estudo dos primeiros 50 casos de infecção crônica pelo VHC em material fixado em formol e incluído em parafina mostrou positividade em 27 deles (54%), apresentando o mesmo padrão descrito por Krawczinsky e cols.[21a] de padrão granular, citoplasmático, com preferência à distribuição submembranosa (Fig. 13.4). Muitos desses casos apresentavam qualitativamente uma preferência de células positivas nas áreas de NSB, exatamente aquelas onde os linfócitos estão envolvendo hepatócitos que parecem estar evoluindo para a morte[21f].

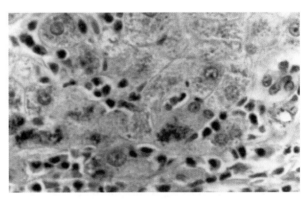

Figura 13.4 – Hepatite crônica por VHC genótipo 1a. Antígeno core do VHC está presente em grânulos citoplasmáticos em hepatócitos perisseptais em área de "hepatite de interface" (AgCoreVHC, Rb246, PAP 600 ×).

A ampliação do estudo para 180 casos permitiu a detecção do Ag core em 62 (34,4%). Ainda que menos sensível, a detecção imuno-histoquímica do Ag core mostrou associação significativa com a detecção do RNA-VHC no soro desses pacientes por PCR, sugerindo sua utilidade como marcador de replicação viral. A detecção do antígeno core mostrou-se também relacionada ao estadiamento histológico e ao grau de necrose periportal e, inversamente, com os fenômenos lobulares. Esses achados sugerem eficiência parcial da atividade necroinflamatória lobular na eliminação de antígenos virais. Por outro lado, a persistência de antígenos virais em hepatócitos sofrendo "necrose em saca-bocados" indicaria uma ineficiência dessa forma de resposta imune do hospedeiro na eliminação de antígenos virais[21g].

HEPATITE B

As infecções pelo VHB podem evoluir para formas crônicas em aproximadamente 1,7-10%[22,23]. O portador de VHB pode apresentar larga gama de alterações morfológicas no fígado, desde formas leves, apenas com fenômenos reacionais, até formas graves, incluindo as hepatites crônicas com graus variados de lesão histológica e a cirrose, ou mesmo o carcinoma hepatocelular. Considera-se que o "portador crônico" verdadeiramente "são" do vírus B seja caracterizado por fígado morfologicamente normal, no máximo com alterações inflamatórias discretas de padrão reacional. Os demais pacientes são compreendidos como portadores de hepatites crônicas, cujos prognósticos dependem principalmente do estado de replicação viral, da resposta imune, da resposta à terapia antiviral e da eventual associação com outras agressões ao fígado[24].

As infecções pelo VHB parecem corresponder, em nosso meio, a 23,9% das hepatites crônicas, além de outros 3,6% de casos em associação VHB + VHC e 0,6% de associação VHB + VHD[25].

A avaliação histológica pode sugerir a presença do VHB: o encontro de hepatócitos com citoplasma de padrão de "vidro fosco" ("ground glass") (Fig. 13.5) é correlacionado com grandes acúmulos do antígeno de superfície do VHB (AgHBs) no citoplasma dos hepatócitos (Fig. 13.6), havendo indícios de que núcleos pálidos, granulosos ("sanded nuclei"), correspondem a acúmulos do antígeno core do nucleocapsídeo (AgHBc) identificáveis imuno-histoquimicamente (Fig. 13.7).

Também útil para tal acompanhamento é a pesquisa imuno-histoquímica de antígenos do VHB. De acordo com os marcadores virais no tecido hepático, podemos distinguir dois tipos de portadores do VHB[26,27].

1. Ausência de AgHBc nos hepatócitos, contrastando com a presença de AgHBs em número variável de hepatócitos com citoplasma em vidro fosco. Considera-se que esse tipo seja comumente encontrado no mundo ocidental, cujos indivíduos têm história natural estável durante muitos anos.

2. AgHBc em numerosos núcleos de hepatócitos, predominando sobre quantidade menor de células com citoplasma em vidro fosco. É visto com freqüência no Extremo Oriente, sobretudo em crianças que tiveram transmissão vertical do vírus por meio da mãe. Esse é também o padrão que mais ocorre em indivíduos imunossuprimidos, como os portadores da AIDS, transplantados renais, pacientes submetidos a quimioterapia ou transplantados por cirrose do vírus B, especialmente nos que sofrem recidiva da infecção por esse vírus.

Em estudo realizado em nosso laboratório, Santos e cols.[28] confirmaram a eficácia dos estudos imuno-histoquímicos do VHB, trazendo importantes avanços na metodologia. Todos os 42 casos de hepatite crônica B (HCB) apresentaram positividade imuno-histoquímica para AgHBs detectado com amplificação pelo sistema ABC, demonstrando sua utilidade no diagnóstico etiológico. Adicionalmente, a identificação do AgHBc em hepatócitos pelo mesmo sistema de amplificação mostrou correlação com o marcador sorológico de replicação viral AgHBe, con-

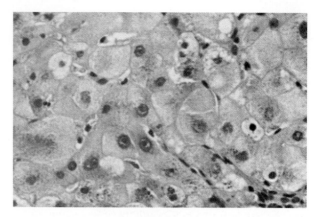

Figura 13.5 – Hepatite crônica ativa por vírus B. Numerosos hepatócitos com citoplasma em vidro fosco (HE 500 ×).

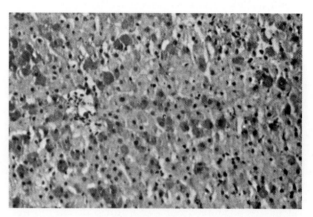

Figura 13.6 – Hepatite crônica persistente por vírus B. Numerosos hepatócitos contêm AgHBs em seu citoplasma (imunoperoxidase 250 ×).

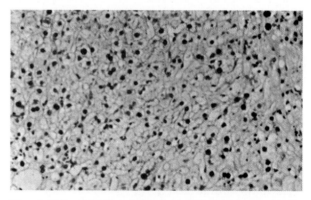

Figura 13.7 – Hepatite crônica persistente por vírus B. AgHBc intensamente positivo nos núcleos dos hepatócitos em padrão difuso (imunoperoxidase 250 ×).

firmando achados internacionais anteriores[26] e do nosso próprio laboratório[17,29], sendo essa concordância ainda mais precisa atualmente.

Diante de evidências de integração do genoma do VHB ao do hepatócito infectado em fases mais avançadas da hepatite B crônica, com ativação da expressão do gene X do VHB, tem crescido recentemente o interesse no estudo do AgHBx. A transativação de genes celulares e a inativação do antioncogene p53 pela proteína X do VHB são propostas como possíveis mecanismos de indução de carcinoma hepatocelular (CHC), mas as tentativas de sua detecção mostram resultados variáveis. Para superar tais inconsistências, Su e cols.[29a] compararam os resultados de onze anticorpos, oriundos de cinco laboratórios. Destes, apenas um anticorpo policlonal e dois monoclonais exibiram reação imuno-histoquímica específica para AgHBx, permitindo sua identificação no citoplasma de hepatócitos em 53% dos casos de cirrose e 59% dos de CHC. Padronizamos recentemente a determinação imuno-histoquímica em amostras fixadas em formol e incluídas em parafina em nosso laboratório, por meio do anticorpo monoclonal anti-HBx (clone 146), dirigido contra a região de aminoácidos 50-88[29b]. A pesquisa resultou positiva em 59 dentre 196 casos de infecção crônica pelo VHB, mais especificamente no citoplasma de hepatócitos (Fig. 13.8). A reatividade nuclear foi encontrada em 10 casos, 9 dos quais em concomitância com a imunoexpressão citoplasmática. A positividade para AgHBx mostrou relação direta com o estádio da hepatopatia crônica, sendo muito mais evidente nos casos de cirrose e de carcinoma hepatocelular, enquanto nas etapas iniciais poucos casos expressavam imunologicamente tal antígeno, geralmente no citoplasma de raros hepatócitos.

A hepatite crônica causada pela associação dos vírus B e delta tende a apresentar características histológicas que traduzem a maior gravidade do quadro clínico. A identificação do AgHD nos núcleos dos hepatócitos é valioso recurso diagnóstico para o patologista[30] (Fig. 13.9).

HEPATITE AUTO-IMUNE

As formas auto-imunes das hepatites crônicas que cursam com hipergamaglobulinemia, presença de auto-anticorpos séricos e manifestações sistêmicas, como artrite e vasculite, são tidas como freqüentes em países anglo-saxões[31]. Entre nós, Da Silva e cols.[32] observaram que apenas 13,5% das hepatites crônicas apresentavam características de auto-imunidade, contrastando com 58,3% da hepatite B e com 25,7% de presumível etiologia por vírus NANB.

Quanto à histologia, as hepatites auto-imunes geralmente se apresentam como hepatites crônicas ativas, de grau moderado e intenso. São freqüentes e acentuadas as figuras de necrose "em saca-bocados", notando-se quantidade de plasmócitos muito superior à encontrada em casos de outras causas (Fig. 13.10).

Esses aspectos também caracterizam as hepatites crônicas auto-imunes na infância. Em nosso meio, Porta[33] observou que esse grupo auto-imune respon-

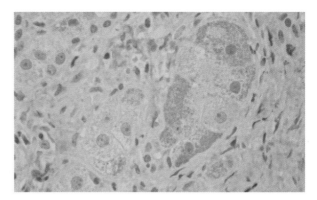

Figura 13.8 – Cirrose hepática pelo VHB. Imunoexpressão de AgHBx no citoplasma de hepatócitos (AgHBx, Envision 600 ×).

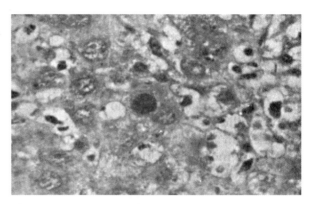

Figura 13.9 – Hepatite crônica ativa. AgHD positivo em núcleo de hepatócitos (imunoperoxidase 1.000 ×).

de por 11/59 (18,6%) das hepatites crônicas, sendo o grau de atividade e o estado evolutivo encontrado à primeira biópsia muito mais avançados que em casos de outras etiologias, o que faz supor maior agressividade desses casos.

O Painel Internacional de Especialistas da Associação Internacional para o Estudo das Doenças do Fígado (IASL) considera que o próprio conceito de hepatite auto-imune já inclui a idéia de cronicidade[31]. Efetivamente, Burgart e cols.[34] demonstraram que, mesmo quando de "instalação clínica recente", as hepatites auto-imunes apresentam, à histologia, quadros de alta gravidade, quer quanto à atividade necroinflamatória, quer quanto aos distúrbios na arquitetura dos lóbulos hepáticos.

Foram recentemente semiquantificados em nosso serviço dez marcadores etiológicos de hepatite crônica em 213 biópsias de etiologia conhecida: auto-imune 16%, VHB 22,5% e VHC 61,5%.

Áreas de necrose lobular maciça constituíram-se no melhor marcador de hepatite auto-imune, nas quais os percentuais de regeneração em "roseta" e o infiltrado plasmocitário foram muito superiores aos encontrados nas outras etiologias, embora em níveis estatisticamente não significativos em relação ao

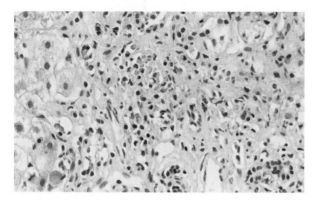

Figura 13.10 – Hepatite crônica auto-imune. O infiltrado inflamatório portal/periportal é rico em plasmócitos (HE 150 ×).

VHC. A displasia nuclear e os hepatócitos com citoplasma em "vidro fosco" marcaram a etiologia pelo VHB, sendo este último altamente específico. Sua sensibilidade entretanto foi baixa, 40%, sendo esta elevada para 96% por marcação imuno-histoquímica.

Em relação ao VHC, os marcadores etiológicos com significância estatística foram a esteatose (50% dos casos) e os folículos/agregados linfóides (67,4%).

A lesão ductal, embora mais freqüente nos casos de VHC, não atingiu níveis de significância estatística. Quanto à "flebite centrolobular", sua presença foi comparável aos casos de hepatite auto-imune e àqueles causados pelo VHC.

OUTRAS FORMAS DE HEPATITE CRÔNICA

Além das hepatites por vírus e das hepatites auto-imunes, diversas drogas podem estar relacionadas ao surgimento de hepatites crônicas, quer por ação tóxica, quer por hipersensibilidade do indivíduo.

Em função dos aspectos morfológicos típicos e sua história natural, o consenso brasileiro de patologistas incluiu a doença de Wilson no espectro etiológico das hepatites crônicas.

Em número considerável de casos, a causa da hepatite crônica ativa não é identificada. Cabe ao patologista, além de estabelecer o diagnóstico, lançar mão de recursos histoquímicos, imuno-histoquímicos e ultra-estruturais para identificar sua etiologia, graduar a atividade histológica do processo e as alterações estruturais acarretadas por ele[36].

CLASSIFICAÇÃO HISTOPATOLÓGICA E ESTADIAMENTO DAS HEPATITES CRÔNICAS

A nova classificação histopatológica das hepatites crônicas[7] surgiu da consciência da necessidade de se oferecer parâmetros mais objetivos, reprodutíveis e com correlação com aspectos clínico-terapêuticos. Para tal, impõe-se analisar separadamente:

1. Aspectos ligados ao "estadiamento", significando distúrbios arquiteturais (quanto da arquitetura lobular já foi destruída).
2. Alterações de natureza necroinflamatória, oferecendo uma "graduação da atividade" das lesões em curso, que devem ser subcompartimentalizadas em portais, periportais e lobulares.

Conforme sugere a nova classificação da IASL[6,7], a graduação dos diversos itens deve buscar respostas às situações mais habitualmente vividas em cada ambiente. Em um estudo, analisamos[21] a reprodutibilidade da semiquantificação do estadiamento e da graduação da atividade das hepatites crônicas, por meio de parâmetros individualizados medindo a alteração arquitetural e o grau de atividade atual em cada compartimento separado, ou seja, os espaços porta, a interface parênquima lobular/espaços porta e os lóbulos propriamente ditos. Verificamos, entre os patologistas de nosso meio, boa concordância quanto aos itens "estadiamento" e "necrose periportal", sendo ainda importante a variação quanto à graduação dos fenômenos lobulares.

Visando à uniformização da nomenclatura usada nos laudos de biópsias de Hepatites Crônicas nos Programas de Saúde Pública e no monitoramento dos casos em tratamento com antivirais, os participantes do Clube de Patologia Hepática da Sociedade Brasileira de Patologia elaboraram a seguinte proposta, aprovada no XV Congresso Brasileiro da Sociedade Brasileira de Hepatologia (Rio de Janeiro, outubro de 1999), para semiquantificação dos principais critérios histológicos de diagnóstico, estadiamento e graduação da atividade necroinflamatória[36a]:

Critérios básicos

1. **Espectro etiológico.** A classificação será sempre centrada na etiologia do processo, cuja história natural dará o peso biológico adequado às variáveis analisadas. O patologista deverá oferecer sempre a melhor contribuição possível, integrando-a com os dados clínicos e sorológicos a ser fornecidos pelo clínico.
São consideradas causas de hepatites crônicas (HC) os vírus B, C e delta, outros vírus, auto-imunidade e drogas, além das criptogenéticas. É incluída também a doença de Wilson.
2. **Graduação/integração anatomoclínica.** É padronizada de 0 a 4 tanto para estadiamento como para a avaliação da atividade necroinflamatória.
A graduação das variáveis histológicas ganha sentido no trabalho em equipe, constituída de clínicos e patologistas, devendo os primeiros conhecer os critérios de semiquantificação adotados e sua implicação biológica.

3. **Aplicabilidade da classificação.** Deve-se ter sempre em mente que esses critérios aplicam-se especificamente às hepatites crônicas, não podendo ser adotados indiscriminadamente em relação a outras doenças hepáticas, mesmo que também levem a alterações estruturais e eventualmente à cirrose, por mecanismos diferentes (esteato-hepatites, por exemplo).

Nos casos em que haja associações etiológicas, a classificação proposta pode ser aplicada como, por exemplo, na associação VHC/álcool desde que o quadro histológico básico seja o de uma hepatite crônica. Deve-se aplicar também essa classificação nas hepatites crônicas nas quais haja associações dos vírus: VHB/VHD, VHC/VHB, vírus hepatotrópicos/HIV. Nesses casos, alertar para eventuais alterações biológicas resultantes de tais associações.

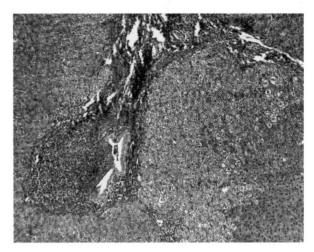

Figura 13.11 – Hepatite crônica com grau 2 de alterações estruturais, com septo porta-porta (Tricrômico de Masson 60 ×).

Critérios de semiquantificação

1. Alterações estruturais:
   - 0 arquitetura lobular normal;
   - 1 expansão fibrosa de espaços porta;
   - 2 expansão fibrosa portal com septos porta-porta (Fig. 13.11);
   - 3 preservação apenas parcial da arquitetura lobular, com septos porta-porta e porta-centro, podendo ser vistos esboços de nódulos (Fig. 13.12);
   - 4 cirrose, plenamente identificada à biópsia, ou predomínio de áreas nodulares em relação a lóbulos remanescentes.

2. Infiltrado inflamatório portal/septal
   Semiquantificação de 0 a 4, independentemente da formação de folículos linfóides:
   - 0 raros linfócitos portais;
   - 1 aumento discreto do número de linfócitos portais;
   - 2 aumento moderado do número de linfócitos portais (Fig. 13.13);
   - 3 aumento acentuado do número de linfócitos portais;
   - 4 aumento muito acentuado do número de linfócitos portais.

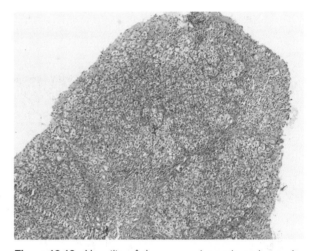

Figura 13.12 – Hepatite crônica com septos porta-porta e porta-centro, já com esboços nodulares, caracterizando alterações estruturais grau 3 (Tricrômico de Masson 60 ×).

3. Atividade periportal/perisseptal:
   - 0 ausência de lesões da interface espaço-porta/parênquima (Fig. 13.14);
   - 1 extravasamento de linfócitos para a interface ("spill-over"), não caracterizando a presença de necrose em saca-bocados;
   - 2 necrose em saca-bocados discreta (pequenas áreas em poucos espaços porta);
   - 3 necrose em saca-bocados moderada (extensas áreas em poucos espaços porta ou pequenos focos em muitos espaços porta);
   - 4 necrose em saca-bocados em extensas áreas de muitos espaços porta (Fig. 13.15).

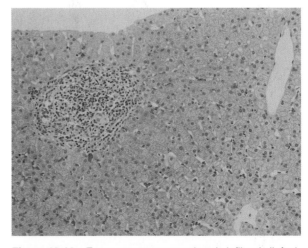

Figura 13.13 – Espaço-porta com moderado infiltrado linfocitário (densidade do infliltrado portal grau 2) (HE 60 ×).

Capítulo 13

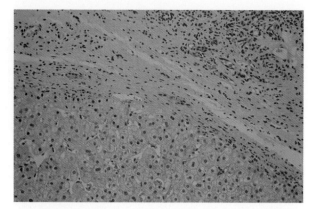

Figura 13.14 – Cirrose hepática pelo VHC tratada, não apresentando lesão de interface septo-parênquima, caracterizando o contraste entre o estádio arquitetural 4 e o grau 0 de atividade perisseptal (HE 150 ×).

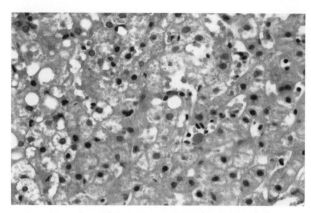

Figura 13.16 – Hepatite crônica com figura de necrose focal de hepatócitos, em aspecto próprio de "atividade parenquimatosa grau 1", vendo-se ao centro hepatócito retraído em apoptose, compondo corpúsculo de Councilman–Rocha Lima (HE 400 ×).

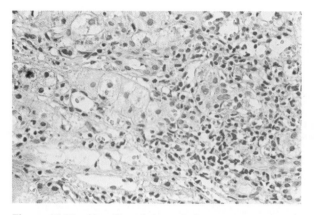

Figura 13.15 – Hepatite crônica auto-imune com acentuada "hepatite de interface" ("necrose em saca-bocados"), correspondendo à atividade periportal grau 4 (HE 150 ×).

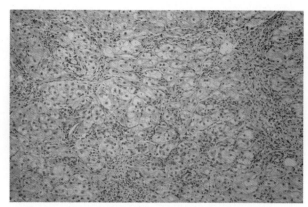

Figura 13.17 – O encontro de extensas áreas de necrose confluente caracteriza grau 4 da atividade parenquimatosa nas hepatites crônicas (HE 150 ×).

4. Atividade parenquimatosa:
   0 hepatócitos normais, isomorfos;
   1 alterações discretas de hepatócitos, incluindo tumefação ou retração acidofílica, eventualmente acompanhada de infiltrado linfo-histiocitário e raros focos de necrose;
   2 necrose focal de hepatócitos circundados por agregados linfo-histiocitários em numerosos sítios (Fig. 13.16);
   3 necrose focal de hepatócitos circundados por agregados linfo-histiocitários em muitos sítios, associada a áreas limitadas de necrose confluente;
   4 necrose focal de hepatócitos circundados por agregados linfo-histiocitários em numerosos sítios, associada a necrose confluente extensa/ múltipla.

Marcadores etiológicos

Além desses parâmetros, válidos genericamente para as hepatites crônicas, merecem ainda ser mencionados vários marcadores mais relacionados a cada um dos agentes etiológicos. Assim, os agregados ou folículos linfóides portais, a agressão ao epitélio de ductos biliares, a esteatose e o componente necroinflamatório lobular merecem especial estudo nos casos de hepatites pelo VHC[19,20,36] (Fig. 13.17). A presença de hepatócitos hialinizados ("ground-glass") deve ser anotação específica nas hepatites pelo VHB, enquanto o infiltrado linfocítico e plasmocítico, a presença de necrose confluente e a transformação acinar de hepatócitos são marcas importantes da hepatite auto-imune (HAI)[37,38]. Além dos marcadores de atividade necroinflamatória amplamente mencionados, a presença em hepatócitos periportais de núcleos vacuolizados, lipofuscina e hialino de Mallory, além de depósitos de cobre no tecido, sugere o diagnóstico de doença de Wilson. Os marcadores histológicos de etiologia por drogas incluem esteatose, vacuolização nuclear, hepatócitos com "citoplasma induzido", desproporção entre o grau de lesão hepática e a densidade do infiltrado inflamatório, entre outros.

Fígado reacional

O estudo dos espécimes de biópsias colhidas em portadores de marcadores sorológicos de vírus das hepatites pode revelar, além de quadros histológicos plenamente compreendidos na classificação das hepatites ou cirroses, ausência de qualquer lesão significativa, devendo, então, ser emitido o diagnóstico de "normalidade histológica", sem prejuízo do estadiamento do caso, sobretudo no contexto de avaliação evolutiva. Contingente não desprezível de casos, entretanto, exibe lesões relativamente menores que as conceituadas como "hepatites", mas, ainda assim, diferindo da normalidade. Tais alterações incluem discretos edema, fibrose portais e infiltrado portais (que respeita a placa limitante) e até mínimas alterações hepatocelulares, mais comumente tumefação e/ou retração acidofílica, com raras figuras de necrose focal de hepatócitos e até ativação de células de Kupffer. Esses achados podem ser devidos à ação agressiva mínima dos próprios agentes etiológicos, à baixa resposta imunológica do hospedeiro diante deles ou até à resposta inespecífica do fígado diante de outros processos sistêmicos. Tal conjunto de pequenas alterações é conhecido como "fígado reacional" (também chamado "hepatite reativa inespecífica").

Diante da subjetividade inerente a esse conceito e a seus limites, a presente proposta do Clube de Patologia Hepática é restringir o diagnóstico de fígado reacional a casos com histologia limítrofe entre a normalidade e a hepatite crônica, cuja semiquantificação do estadiamento seja 0 ou 1, infiltrado inflamatório portal 1, atividade periportal 0 e atividade lobular 0, 1 ou 2.

Recomendações

1. Aspectos técnicos
   - O espécime deve ter pelo menos 1cm ou 10 espaços porta. O critério final de adequação para a aplicação da classificação fica a cargo do patologista, o qual deverá sempre mencionar o número de espaços porta e, no caso de considerá-lo inadequado, registrar tal fato.
   - Além da coloração pela hematoxilina eosina, os espécimes devem ser submetidos a técnicas de identificação de colágenos e pigmentos.
2. Aplicação dos critérios
   - Deve-se evitar a avaliação equivocada de variáveis superponíveis como, por exemplo, expansão portal por infiltrado inflamatório (inflamação) ou por fibrose (estadiamento).
   - Não são somados nenhum grau atribuído, mencionando-se apenas os compartimentos analisados.
   - O termo "atividade lobular" foi substituído por "atividade parenquimatosa", que abrange também as alterações necroinflamatórias encontradas em nódulos cirróticos.

   - A atividade parenquimatosa deve merecer especial atenção, já que é parâmetro de difícil avaliação, sendo, ainda hoje, baixo seu grau de reprodutibilidade em todas as experiências.
3. Siderose

Devido a prováveis associações de hepatites crônicas com mutações genéticas do gene HFE e a alterações da resposta terapêutica em pacientes com depósitos de ferro no tecido hepático, aconselha-se que o estudo da "siderose" deva ser realizado pelo método do azul-da-prússia, de Perls, com semiquantificação de 0 a 4.

REFERÊNCIAS BIBLIOGRÁFICAS

1. Mackay IR, Taft LI, Cowling DC. Lupoid hepatitis. *Lancet*, 2:1323-6, 1956. ▪ 1a. Bravo AA, Sheth SG, Chopra S. Liver biopsy. *N Engl J Med*, 344(7):495-500, 2001. ▪ 2. Desmet VJ. The liver. In: Gall EA (ed). Baltimore, Williams & Wilkins, 1972, p. 286. ▪ 3. DeGroote J, Desmet VJ, Gedigk P, Korb G, Popper H, Poulsen H, Scheuer PJ, Schmid M, Thaler H, Uehlinger E, Wepler W. A classification of chronic hepatitis. *Lancet*, 2:626, 1968. ▪ 4. Popper H, Schaffner F. The vocabulary of chronic hepatitis. *N Engl J Med*, 284:1154-6, 1971. ▪ 5. Knodell RG, Ishak KG, Black WC, et al. Formulation and application of a numerical scoring system for assessing histological activity in asymptomatic chronic active hepatitis. *Hepatology*, 4:431-5, 1981. ▪ 6. Ishak K, Baptista A, Bianchi L, Callea F, De Groote J, Gudat F, Denk H, Desmet V, Korb G, Macsween RNM, Phillips MJ, Portmann BG, Poulsen H, Scheuer PJ, Schmid M, Thaler H. Histological grading and staging of chronic hepatitis. *J Hepatol*, 22:696-9, 1995. ▪ 7. Desmet VJ, Gerber M, Hoofnagle JH, Manns M, Scheuer PJ. Classification of chronic hepatitis: Diagnosis, grading and staging. *Hepatology*, 19:1513-20, 1994. ▪ 8. Bedossa P, Poynard T. An algotithm for the grading of activity in chronic hepatitis C. *Hepatology*, 24:289-93, 1996. ▪ 9. Ishak K, Baptista A, Bianchi L, Callea F, De Groote J, Gudat F, Denk H, Desmet V, Korb G, Macsween RNM, Phillips MJ, Portmann BG, Johnson PJ, McFarlane IG. Meeting report: International Auto-imune Hepatitis Group. *Hepatology*, 18:998-1005, 1993. ▪ 10. International Working Party – Terminology of chronic Hepatitis. *Am J Gastroenterol*, 90:181-9, 1995. ▪ 11. Serov VV. Does alcoholic chronic hepatitis exist? *Arch Pathol*, 61:54-7, 1999. ▪ 12. Genesca J, Esteban JI, Alter HJ. Blood-borne non-A, non-B hepatitis: hepatitis C. *Semin Liver Dis*, 11:147-64, 1991. ▪ 13. Di Bisceglie AM, Goodman ZD, Ishak KG, Hoofnagle JH, Melpolder JJ, Alter HJ. Long-term clinical and histopathological follow-up of chronic post transfusion hepatitis. *Hepatology*, 14:969-74, 1991. ▪ 14. Cuthbert JA. Hepatitis C: progress and problems. *Clin Microbiol Rev*, 7:505-32, 1994. ▪ 15. Bamber M, Murray AK, Weller IVD, Morelli A, Scheuer PJ, Thomas HC, Sherlock S. Clinical and histological features of a group of patients with sporadic non-A, non-B hepatitis. *J Clin Pathol*, 34:1175-80, 1981. ▪ 16. Dienes HP, Popper H, Arnold W, Lobeck H. Histologic observations in human hepatitis non-A, non-B. *Hepatology*, 2:562-71, 1982. ▪ 17. Gayotto LCC, Alves VAF, Vianna MR, et al. Histopathological, immunohistochemical and serological markers in chronic liver disease due to HBV. *J Hepatol*, 7(Suppl. 1):S131, 1988. ▪ 18. Aach RD, Stevens CE, Hollinger FB, Mosley JW, Peterson DA, Taylor PE, Johnson RG, Barbosa LH, Nemo GJ. Hepatitis C virus infection in post-transfusion hepatitis. An analysis with first and second-generation assays. *N Engl J Med*, 325:1325-9, 1991. ▪ 19. Scheuer PJ. Classification of chronic hepatitis: A need for reassessment. *J Hepatol*, 13:372-4, 1992. ▪ 20. Lefkowitch JH, Schiff ER, Davis GL, Perrillo RP, Lindsay K, Bodenheimer HC, Balart LA, Ortego TJ, Payne J, Dienstag JL, Gibas A, Jacobson IM, Tamburro CH, Carey W, O'Brien C, Sampliner R, Van Thiel DH, Feit D, Albrecht J, Meschievitz C, Sanghvi B, Vaughan RD. The Hepatitis Interventional Therapy Group

Pathological diagnosis of chronic hepatitis C: A multicenter comparative study with chronic hepatitis B. *Gastroenterology*, **104**:595-603, 1993. ■ 21. Alves VAF, Nonogaki S, Wakamatsu A, Cardoso RA, Ballas D, Vianna MR, Cavalcanti FB, Gayotto LCC. Hepatite crônica C (HC) – Concordância inter-observadores quanto aos critérios histopatológicos. *GED*, **17**(Supl):S45, 1998. ■ 21a. Krawczynski K, Beach MJ, Bradley DW, Kuo G, Di Bisceglie AM, Houghton M, Reyes GR, Kim JP, Choo Q-L, Alter MJ. Hepatitis C virus antigen in hepatocytes: Immunomorphologic detection and identification. *Gastroenterology*, **103**:622-9, 1992. ■ 21b. Gowans EJ. Distributions of markers of hepatitis C virus infection throughout the body. *Semin Liver Dis*, **20**:85-102, 2000. ■ 21c. Hiramatsu N, Hayashi N, Haruna Y, Kasahara A, Fusamoto H, Mori C, Fuka J, Okayama H, Kamada T. Immunohistochemical detection of hepatitis C virus – infected hepatocytes in chronic liver disease with monoclonal antibodies to core, envelope and NS3 regions of the hepatitis C virus genome. *Hepatology*, **16**(2):306-11, 1992. ■ 21d. Choo QL, Richman KH, Han JH, Berger K, Lee C, Dong C, Gallegos C, Coit D, Medinaselby A, Barr PJ, Weiner AJ, Bradley DW, Kuo G, Houghton M. Genetic organization and diversity of the hepatitis C virus. *Proc Natl Acad Sci USA*, **88**:2451-5, 1991. ■ 21e. Okamoto H, Kurai K, Okada SI, Yamamoto K, Lizuka H, Tanaka T, Fukuda S, Tsuda F, Mishiro S. Full length sequence of hepatitis C virus genome having poor homology to reported isolates: comparative study of four distinct genotypes. *Virology*, **188**:331-41, 1992. ■ 21f. Wakamatsu A. Hepatite C. Análise crítica da detecção de marcadores imuno-histoquímicos em comparação com parâmetros histológicos de gravidade de lesão. São Paulo, 1996. Dissertação (Mestrado) – Faculdade de Ciências Farmacêuticas, USP. ■ 21g. Alves VAF, Wakamatsu A, Nonogaki S, Santos RTM, Stuyvert L, Maertens G, Van Der Borght B, Gayotto LCC. Hepatitis C – Immunohistochemical detection of HCV core antigen and possible pathogenetic implications. *Modern Pathology*, **11**:150A, 1998. ■ 22. Ferraz ML, Yoradjian A, Barbieri A, Figueiredo V, Lopes Neto E, Cruz CN, Silva AE. Epidemiology of acute hepatitis B in a University Hospital in São Paulo, Brazil: retrospective study of two five-year periods. *Rev Paul Med*, **116**:1695-9, 1998. ■ 23. Sherlock S, Dooley J. *Diseases of the Liver and Biliary System*. Oxford, Blackwell Science, 1997, p. 279. ■ 24. Alves VAF, Gayotto LCC. Patologia das Hepatites. In: Da Silva LC. *Hepatites Agudas e Crônicas*. 2ª ed, São Paulo, Sarvier, 1995, pp. 40-55. ■ 25. Da Silva LC, Da Silva Jr LC, Mendes LCA, Carrilho FJ. Aspectos peculiares e história natural da Hepatite C. In: Da Silva LC. *Hepatites Agudas e Crônicas*. 2ª ed, São Paulo, Sarvier, 1995, pp. 155-162. ■ 26. Gudat F, Bianchi L, Sonnabend W, Thiel G, Aenishaenslin W, Stalder GA. Pattern of core and surface expression in liver tissue reflects state of specific immune response in hepatitis B. *Lab Invest*, **32**:1-9, 1975. ■ 27. Alves VAF, Wakamatsu A, Santos RTM, Nonogaki S, Kanamura CT, Gayotto LCC. Fígado. In: Alves VAF, Bacchi CE, Vassalo J. *Manual de Imuno-histoquímica*. Sociedade Brasileira de Patologia, São Paulo, 1999, pp. 216-236. ■ 28. Santos RTM. Hepatite B – Detecção do genoma viral por hibridização *in situ* e correlação com expressão imuno-histoquímica do AgHBs e AgHBc. [Dissertação de Mestrado]. Faculdade de Ciências Farmacêuticas USP, São Paulo, 1995. ■ 29. Gayotto LCC. Lesões hepáticas devidas aos vírus das hepatites B, delta e não-A, não-B. Comparação de variáveis histopatológicas e sua relação com marcadores virais séricos e teciduais. [Tese de Livre-Docência]. Faculdade de Medicina da USP, São Paulo, 1985, 400p. ■ 29a. Su Q, Schröder CH, Hofmann WJ, Otto G, Pichilmayr R, Bannasch P. Expression of hepatitis B virus X protein in HBV-infected human livers and hepatocellular carcinomas. *Hepatology*, **27**:1109-20, 1998. ■ 29b. Santos RTM. Detecção imuno-histoquímica do AgHBx e do AgHBe. Tese, Doutorado, Departamento de Análises Clínicas, Faculdade de Ciências Farmacêuticas da Universidade de São Paulo, 2001. ■ 30. Lau JY, Hansen LJ, Bain VG, Chaggar K, Smith HM, Portman BC, Vergani D, Alexander GJ, Williams R. Expression of intrahepatic hepatitis D viral antigen in chronic hepatitis D virus infection. *J Clin Pathol*, **44**:549-53, 1991. ■ 31. Johnson PJ, McFarlane IG. Meeting report: International autoimmune hepatitis group. *Hepatology*, **18**:998-1005, 1993. ■ 32. Da Silva LC, Carrilho FJ, Di Pietro AL, Sette H, Granato CFH, Correa NS, Antoneli RH, Franco CFF, Saez-Alquezar A, Alves VAF, Gayotto LCC. Hepatitis cronica en São Paulo, Brasil. Datos generales y formas clínicas. *Gastroenterol Hepat*, **9**:340-3, 1986. ■ 33. Porta G. Contribuição ao estudo das hepatites crônicas na infância. [Tese de Doutoramento]. Faculdade de Medicina da USP, São Paulo, 1986. ■ 34. Burgart LJ, Batts KP, Ludwig J, Nikias G, Czaja AJ. Recent onset autoimmune hepatitis: Biopsy findings and clinical correlations. *Am J Surg Pathol*, **19**:699-708, 1995. ■ 35. Gayotto LCC, Correa L, Queiróz E, Miyahara KL, Strauss E. Hepatites crônicas: marcadores etiológicos ao exame histopatológico. *GED*, **16**(5):174, 1997. ■ 36. Bianchi L. Liver biopsy interpretation in hepatitis: Part II. Histopathology and classification of acute and chronic viral hepatitis/differential diagnosis. *Pathol Res Pract* **178**:180-213, 1983. ■ 36a. Gayotto LCC e Comitê SBP/SBH. Visão histórica e consenso nacional sobre a classificação das hepatites crônicas. *GED*, **19**(3):137-40, 2000. ■ 37. Bach N, Thung SN, Schaffner F. The histological features of chronic hepatitis C and autoimmune chronic hepatitis: a comparative analysis. *Hepatology*, **15**:572-7, 1992. ■ 38. Porta G. Hepatite auto-imune na infância – Análise clínico-laboratorial, histológica e evolutiva. [Tese de Livre-Docência]. Faculdade de Medicina da USP, São Paulo, 1993.

14 Imunopatogenia das hepatites agudas e crônicas

Ivete Bedin Prado
Maria Cristina Nakhle
Luiz Caetano da Silva

IMUNIDADE CONTRA VIROSES

Vírus são microorganismos de ciclo de vida intracelular obrigatório. Necessitam, portanto, para seu metabolismo e sua sobrevivência, da maquinaria da célula do hospedeiro que infectam. A capacidade de infecção, de persistir ou ser eliminado, ou mesmo de provocar doenças, é extremamente variável entre os diferentes vírus. A entrada dos vírus se dá, na maior parte das vezes, pelo tecido epitelial, principalmente por invasão das superfícies mucosas[14]. A picadura de insetos e a puntura acidental por agulhas contaminadas constituem meios de introdução do vírus através do epitélio não mucoso. Após introdução, a replicação viral ocorre geralmente na camada epitelial, podendo haver viremia e infecção de outros tecidos. O tropismo viral para certo tecido ou tipo celular é característica própria de cada vírus, determinada pela especificidade de ligações com receptores celulares. Por exemplo, na pesquisa da infecção do vírus C da hepatite em tecido hepático, demonstrou-se que a proteína E2 desse vírus apresenta ligação com a principal alça extracelular da molécula CD-81, uma proteína de superfície celular de expressão ampla em linfócitos T e B e em outras células, incluindo hepatócitos. É possível, portanto, que essa ligação tenha papel na localização da infecção por esse vírus nas células hepáticas.

Dentro da célula, após migrar para o compartimento apropriado, o vírus libera seu genoma, havendo assim a transcrição, a translação e a replicação do genoma viral, com a formação de novas partículas virais, denominadas vírions. Essas partículas são liberadas para promover a infecção de outras células e, posteriormente, de outro hospedeiro.

O sistema imune desenvolveu diferentes mecanismos de combate à infecção viral, tanto para prevenir a invasão como para eliminar o microorganismo invasor. Esses mecanismos estão presentes não apenas na circulação sangüínea e em todos os órgãos, mas também na grande extensão das superfícies mucosas. Atuam nas diferentes fases de vida dos vírus e constituem uma rede complexa de funções que se sobrepõem e se complementam. Para sobreviver, os vírus devem procurar minimizar ao máximo sua capacidade de estimular o sistema imune. Este, por outro lado, deve combater a infecção de forma rápida e eficiente, procurando provocar o mínimo possível de lesão tecidual.

Os mecanismos que atuam no controle das infecções virais envolvem todas as funções do sistema imune, inespecíficas e específicas. Englobam a ação celular lítica e a de fagocitose, e também de fatores como citocinas, anticorpos e complemento. Embora se tenha estabelecido o conceito de que a eliminação viral depende principalmente da lise das células infectadas, por meio da ação de células citotóxicas, estudos mais recentes demonstram que a ação dessas células pela produção de citocinas, e não apenas lítica, parece ser também importante no combate à infecção viral.

Deve-se também ressaltar que o organismo possui mecanismos de defesa contra a infecção viral que não dependem do sistema imunológico[1,2,3].

DEFESA NÃO IMUNOLÓGICA

As superfícies epiteliais possuem mecanismos não imunológicos de defesa contra a invasão de vírus e de outros microorganismos. A própria barreira epitelial formada pelas células epiteliais unidas por "tight-junctions" dificulta a invasão. O movimento peristáltico das vísceras e ciliar das mucosas impele os microorganismos invasores. A presença de muco dificulta a adesão, sendo que a camada superior do muco, por ser mais fluida, facilita a propulsão dos microorganismos.

Ainda, a produção de substâncias como o ácido clorídrico, que torna o meio ambiente inóspito para a infecção, e de sais biliares, lisozima e outros fatores que apresentam atividade bactericida, contribui para o controle não imunológico de infecções[23].

DEFESA IMUNOLÓGICA

A fase inicial da reação imunológica é constituída pela resposta inespecífica, que não necessita de estimulação prévia. Ocorre mais precocemente e limita a replicação viral. É representada pela liberação de citocinas, principalmente interferons, e ação de fagócitos e de células "natural killer" (células NK). A resposta específica, constituída pela função de células T e B, necessita de estímulo específico, é efetivada em tempo posterior, contribui para a erradicação da infecção e leva à imunização contra novos ataques[8].

RESPOSTA IMUNE INESPECÍFICA

Os principais mecanismos de imunidade inata contra os vírus são a ação do interferon (IFN) tipo I e a lise de células infectadas mediada pelas células NK. A infecção viral estimula diretamente a produção de IFN tipo I por células infectadas. A função é inibir a atividade viral tanto na célula infectada como na célula não infectada pela indução de um estado antiviral. Células NK lisam alvos infectados com uma variedade de vírus e constituem um mecanismo importante de imunidade contra as viroses no curso da infecção antes de a resposta imune adaptativa ter sido desenvolvida[12,17].

Citocinas

Citocina é um termo geral que engloba um grande grupo de moléculas envolvidas na sinalização entre células. Atuam no processo inflamatório, na comunicação intercelular e na regulação da resposta imune. Linfocinas são citocinas produzidas principalmente por linfócitos e monocinas, por monócitos. Interleucinas são produzidas principalmente por células T, mas também por outras células, e atuam principalmente na regulação do crescimento celular ou na comunicação entre leucócitos. As quimiocinas são citocinas que têm ação na quimiotaxia de células. Assim, o termo citocinas engloba linfocinas, monocinas, interleucinas e quimiocinas.

As citocinas em geral são polipeptídeos de baixo peso molecular e têm como características a produção transiente e o pleomorfismo, ou seja, têm meia-vida curta e apresentam ações diferentes sobre uma variedade de células, com redundância de atividades entre si. Assim, a ação de citocinas provoca uma cascata de reações, de forma sinérgica ou antagônica. Atuam por meio da ligação a receptores específicos em superfícies celulares, o que determina o campo de ação de cada citocina.

Os efeitos antivirais das citocinas ocorrem por estimulação de mecanismos intracelulares que interferem em uma ou mais etapas do sistema de replicação de cada vírus, determinando, assim, o "clearance" parcial ou total da infecção viral com a manutenção da integridade celular.

Das citocinas com ação imune antiviral, merecem destaque os interferons[15,18,20].

Interferons

Interferons são um grupo de proteínas relacionadas entre si que apresentam diversas atividades biológicas, incluindo função antiviral, ação em crescimento e diferenciação celular e efeitos imunomoduladores. São três os principais IFN conhecidos: α, β e γ. IFN-α é produzido por macrófagos e leucócitos, IFN-β por fibroblastos e células endoteliais, e IFN-γ por células T ativadas e células NK.

Os três tipos de IFN são codificados por genes que não possuem íntrons e amplamente presentes em vertebrados. IFN-α constitui um grupo de mais de 20 proteínas homólogas codificadas por diferentes genes localizados no cromossomo 9. Em ponto bastante próximo localiza-se, também no cromossomo 9, o único gene que codifica IFN-β, uma glicoproteína que apresenta 30% de homologia de seqüência de aminoácidos com IFN-α. IFN-γ é estruturalmente diferente e codificado por um único gene localizado no cromossomo 12.

IFN-α e IFN-β utilizam o mesmo receptor celular e são denominados IFN tipo I[9]. IFN-γ, que utiliza receptor distinto, é denominado IFN tipo II. Os IFN do tipo I formam uma família de citocinas que inclui IFN-α, IFN-β, IFN-δ, IFN-ω e IFN-τ. IFN-δ foi descrito em porco, IFN-ω, em gado e humanos, e IFN-τ, em gado e carneiro. Embora todos os IFN tipo I aparentemente tenham atividade antiviral, a ação imunológica dos IFN tipo I foi bem caracterizada apenas para IFN-α e IFN-β[4,6].

Os vários tipos de IFN parecem ter atividades preferenciais distintas. Assim, IFN tipo I (α/β) exercem potente atividade antiviral, enquanto IFN tipo II é potente imunomodulador. No entanto, ambos os tipos, I e II, têm ação antiviral e imunomoduladora.

A atividade antiviral do IFN-α/β foi demonstrada contra diferentes vírus, tanto *in vitro* como *in vivo*, entre eles picornavírus, retrovírus, vírus da influenza, *Herpes simplex*, adenovírus, vírus da *vaccinia* e outros. A administração clínica de IFN-α tem a aprovação da organização americana FDA (Food and Drug Adminstration) e do Ministério da Saúde do Brasil para o tratamento clínico das hepatites crônicas B e C. Por outro lado, nem todos os vírus são igualmente sensíveis à ação do IFN-α/β. Diferentes linhagens do mesmo vírus também podem variar quanto à sensibilidade à ação do IFN-α/β. Por exemplo, a variabilidade genética na região da proteína não-estrutural 5A do vírus C da hepatite está associada a diferentes graus de sensibilidade ao IFN-α/β apresentada pelos diferentes genótipos do vírus[13].

A produção de IFN é aumentada pela infecção viral. Quando infectadas por vírus, células que normalmente não produzem IFN podem também sintetizar IFN-α e IFN-β. A síntese de IFN-α/β é extremamente rápida, dentro de algumas horas da infecção viral. O reconhecimento celular da infecção viral geralmente se dá pela detecção de moléculas de RNA viral produzidas durante a fase de replicação viral. Entretanto, esse reconhecimento pode ser mais precoce, pela detecção de fases anteriores do ciclo de vida viral. Assim, a infecção por Sindbis vírus é reconhecida pelos neurônios ainda na fase de invasão celular, pela fusão do envelope viral com a membrana celular plasmática.

O IFN induzido pode ter ação autócrina ou parácrina, isto é, pode atuar na célula em que foi produzido ou ligar-se ao receptor de outra célula. A ação antiviral do IFN-α/β se faz tanto de forma direta, com efeitos antivirais propriamente ditos, como de forma indireta, pelo estímulo do sistema imune.

A ação antiviral direta é realizada com a indução de genes protetores "IFN-induzíveis", cuja expressão confere resistência celular contra a infecção viral, inibe a replicação viral e impede a disseminação viral. Minutos após a ligação de IFN ao receptor celular, estímulos sinalizadores são enviados ao núcleo celular, resultando na produção de mais de 40 proteínas. Foram identificados vários genes cuja expressão é induzida por IFN, porém ainda não se conhece a função exata de todos esses genes. Acredita-se que os efeitos antivirais diretos do IFN-α/β sejam mediados, pelo menos em parte, pela ativação de quatro genes, até o momento os mais bem caracterizados. São eles os que ativam os sistemas 2'5'-oligoadenilato sintetase, proteína quinase ativada por RNA de fita dupla (PKR), adenosino-deaminase específica para RNA de fita dupla e proteína Mx.

A ação antiviral do IFN-α/β se completa por sua atividade indireta por outros mecanismos, como a inibição da divisão celular, a indução de síntese de anticorpos por células B, o estímulo de função citolítica de células T e NK, o estímulo de macrófagos e o aumento de expressão de moléculas de MHC classes I e II.

Os efeitos conhecidos do IFN-γ no combate à infecção viral são principalmente imunomoduladores, embora essa citocina apresente também ação antiviral e antiproliferativa diretas. IFN-γ é produzido por células T ativadas e células NK. A produção de IFN-γ pela ativação do sistema imune leva a um estímulo de função de apresentação de antígenos. Essa citocina é um dos mais potentes ativadores de ma-

crófagos e de indução de expressão de moléculas de MHC classe II. Dessa forma, atua como amplificador da resposta imune, permitindo a ativação adicional de células imunocompetentes. Além de estimular células apresentadoras de antígeno, ativa granulócitos e células endoteliais, estimula a diferenciação e inibe a proliferação de células B, além de ativar células T e NK.

Células "natural killer" (NK)

As células NK compreendem uma terceira população de linfócitos que possuem marcadores de superfície característicos, diferentes daqueles presentes em células B e T. Essas células contêm grânulos citoplasmáticos abundantes e são referidas como linfócitos granulares grandes (LGL = "large granules lymphocytes") e compreendem aproximadamente 10% dos linfócitos sangüíneos. As células NK são ativadas por citocinas como IFN-α, IFN-β e por IL-12. Essas células possuem receptores para a porção Fc da imunoglobulina G em sua superfície e também são ativadas pela ligação desse receptor às células opsonizadas pelo anticorpo. A ligação do receptor às células opsonizadas por anticorpos inicia a liberação de mediadores contidos nos grânulos citoplasmáticos como granzimas e perforinas.

Uma vez ativadas, as células NK respondem de várias maneiras. As proteínas dos grânulos citoplasmáticos contidas nas células NK são então liberadas, levando à lise celular. Os mecanismos citolíticos das células NK são os mesmos mecanismos de lise celular utilizados pelas células T citotóxicas, que serão descritos posteriormente. A lise da célula infectada faz com que, assim como a célula T citotóxica, a célula NK elimine reservatórios celulares da infecção e erradique infecções por microorganismos intracelulares obrigatórios tais como vírus. Por outro lado, as células NK, uma vez ativadas, sintetizam e secretam citocinas como IFN-γ que ativam macrófagos, tornando-os mais efetivos para a destruição de microorganismos fagocitados. Dessa forma, as células NK e os macrófagos cooperam na eliminação de microorganismos intracelulares fagocitados.

Duas famílias estruturalmente distintas de receptores de células NK têm sido identificadas, a família das imunoglobulinas-like – KIR ("killer cell immunoglobulin-like receptors") e LIR ("leukocyte immunoglobulin-like receptors") – e a família das lecitinas tipo C-like (Ly49, CD-94/ NKG2A, NKG2D, CD-69)[5,11,19].

Fagócitos mononucleares

São células originárias da medula óssea que circulam no sangue, maturam e são ativadas em vários tecidos. O monócito é o tipo celular mais imaturo que entra no sangue periférico após deixar a medula e é uma célula incompletamente diferenciada. Nos tecidos, essas células amadurecem e são chamadas macrófagos, podendo assumir diferentes formas morfológicas. No fígado, por exemplo, os macrófagos da região dos sinusóides vasculares são denominados "células de Kupffer". Promovem a fagocitose e a produção de citocinas que recrutam e ativam outras células inflamatórias.

Os fagócitos mononucleares atuam também nas fases de reconhecimento e ativação da resposta imune adaptativa. Uma de suas funções é processar e apresentar o antígeno à célula T. Também secreta e sintetiza proteínas de membrana que servem como sinal secundário para ativação celular.

RESPOSTA IMUNE ESPECÍFICA

Com a progressão da infecção, a resposta imune específica ou adaptativa é ativada. Há então a estimulação de células T citotóxicas, que combatem a infecção, e a síntese de anticorpos específicos, que bloqueiam a ligação e a entrada do vírus na célula hospedeira[21].

Anticorpos

Os anticorpos antivirais produzidos são bastante efetivos durante o estágio extracelular de vida desses microorganismos: antes da infecção celular ou, no caso de vírus citopáticos, quando são liberados das células infectadas lisadas.

Os principais mecanismos de ação antiviral dos anticorpos são:

a) neutralização viral, prevenindo a ligação e a entrada dos vírus na célula;

b) opsonização de partículas virais, facilitando o seu "clearance" pelos fagócitos mononucleares;

c) ativação do sistema de complemento, promovendo a fagocitose e possivelmente a lise direta de vírus com envelopes lipídicos;

d) citotoxicidade celular dependente de anticorpo ("antibody dependent cellular citotoxity" – ADCC), promovida por células que possuem receptores para a porção Fc da imunoglobulina.

Célula T

Os linfócitos T são as células da denominada "imunidade celular". Os receptores de antígeno dos linfócitos T reconhecem fragmentos peptídicos dos antígenos protéicos que estão ligados às moléculas do MHC na superfície de células especializadas chamadas células apresentadoras de antígeno (APC). Os linfócitos T são subdivididos em linfócitos T "helper" (T auxiliadores) (TH) e linfócitos T citotóxicos (TC) ou citolíticos. São células originárias de um precursor linfóide originário da medula óssea (órgão linfóide primário). Após o amadurecimento, dirigem-se aos órgãos linfóides secundários onde irão atuar. Os linfócitos T emigram da medula e sofrem amadureci-

mento no timo. Embora sejam células semelhantes morfologicamente aos linfócitos B, diferem na expressão de moléculas de superfície[10,16].

Célula T "helper" ("helper"/TH)

As células T "helper" (TH) são caracterizadas pela expressão de moléculas de superfície CD4+ e por essa razão são chamadas T CD4+. São as células centrais da resposta imune. São assim chamadas pois colaboram por meio da secreção de citocinas ativando as células B na produção de anticorpos. Dependendo das citocinas secretadas, as células T "helper" podem ainda ser classificadas em Th1 e Th2[9]. As células Th1 secretam citocinas pró-inflamatórias como IL-2 e IFN-γ e são responsáveis pela modulação da resposta imune mediada por células. As células Th2 secretam citocinas com ação contra-reguladora das citocinas Th1 como IL-4, IL-5, IL-6 e IL-10, responsáveis pela modulação da imunidade humoral.

Complexo principal de histocompatibilidade (MHC – "molecular histocompatibility complex")

A maioria dos linfócitos reconhece antígenos peptídicos ligados a moléculas do complexo principal de histocompatibilidade e apresentados a elas (MHC) em células apresentadoras de antígeno ("antigen-presenting cells" – APC).

As moléculas do MHC são proteínas integrais de membrana. O *locus* do MHC é uma coleção de genes encontrada em todos os mamíferos. As proteínas do MHC humano são chamadas HLA ("human leukocyte antigen"). São codificadas por dois grupos de genes altamente polimórficos, chamados genes de classe I e de classe II do MHC. As moléculas de classe I são expressas em todas as células nucleadas, enquanto as de classe II são expressas principalmente nas células do sistema imune[7,22].

Os antígenos peptídicos podem ser apresentados às células T de duas maneiras. Os antígenos exógenos são capturados por células apresentadoras de antígeno (APC), degradados e complexados com HLA classe II e apresentados na superfície celular para uma célula T "helper" CD4+ estimulando a função auxiliadora. Quando antígenos endógenos, como os virais, estão replicando dentro da célula, pequenos peptídeos são carregados para o retículo endoplasmático onde formam complexos com as proteínas de classe I do HLA e são levados para fora da superfície celular. Esses peptídeos são apresentados pelo receptor da célula T (TCR) nas células T citotóxicas CD8+.

Receptor da célula T (TCR – "T cell receptor")

O TCR para o antígeno peptídico é um heterodímero composto de uma cadeia polipeptídica α e uma cadeia polipeptídica β, e cada cadeia contém uma região variável (V) e uma região constante (C), homólogas às regiões variáveis e constantes das imunoglobulinas. Ao contrário do que ocorre nos anticorpos, ambas as cadeias do TCR estão ancoradas na membrana plasmática e não são secretadas.

Ambas as cadeias, α e β, do TCR participam do reconhecimento específico das moléculas do MHC e dos peptídeos ligados. Entretanto, são incapazes de transmitir sinais para a célula T. O complexo de proteínas chamado CD3, que está associado ao TCR, transmite alguns dos sinais que são iniciados quando o TCR reconhece o antígeno. A ativação da célula T requer ainda a ação de outras moléculas co-receptoras, entre elas CD4 e CD8. Essas moléculas co-receptoras reconhecem porções não polimórficas das moléculas do MHC, estabilizando a ligação entre elas.

Células T citotóxicas (TC CD8+)

Células T citotóxicas são células T efetoras. Expressam a molécula CD8 e reconhecem antígenos peptídicos em associação às moléculas de classe I do MHC. A diferenciação final e a estimulação de células T CD8+ requerem o duplo sinal, ou seja, o reconhecimento do peptídeo associado à classe I do MHC (sinal 1) e co-estimuladores e/ou citocinas (sinal 2). Células T CD8+ maturam no timo e, ao se localizarem no tecido linfóide periférico, não estão totalmente diferenciadas, sendo incapazes de lisar a célula-alvo. Nesse estágio, são denominadas células pré-T citotóxicas, funcionalmente inativas.

A iniciação de uma resposta de célula T citotóxica requer a ativação da célula pré-T citotóxica virgem para proliferar e diferenciar em célula T citotóxica efetora. O primeiro sinal para ativação da célula T CD8+ é o reconhecimento do antígeno associado ao MHC classe I. A natureza do segundo sinal para a ativação da célula T CD8+ tem dois caminhos. Primeiro, as células infectadas (freqüentemente apoptóticas) são ingeridas e processadas por uma APC profissional e apresentadas em associação com as moléculas de classe I do MHC. A APC profissional pode produzir uma co-estimulação para as células T pela mesma molécula que co-estimula a célula T CD4+. O outro caminho é aquele em que a célula T CD4+ pode produzir citocinas ou sinais que estimulem a diferenciação de células T CD8+ por vários mecanismos: T "helper" secretam citocinas tais como IL-2 que estimula a expansão clonal e a diferenciação de células T CD8+.

A diferenciação de células pré-T citotóxicas para células T citotóxicas ativas envolve a aquisição de maquinaria para realizar a lise celular. A característica mais específica da diferenciação de células T citotóxicas é o desenvolvimento dos grânulos citoplasmáticos ligados à membrana. Esses grânulos contêm proteínas, tais como perforina e granzimas, com funções de dano celular. Além disso, as células T citotóxicas diferenciadas adquirem a capacidade de secretar citocinas, freqüentemente IFN-γ, linfotoxinas (LT) e TNF, que ativam fagócitos e induzem a inflamação.

A lise da célula infectada pela célula T citotóxica é antígeno-específica e contato-dependente. A célula T citotóxica reconhece alvos que expressam o mesmo antígeno associado ao MHC classe I que ativou a proliferação e diferenciação de células pré-T citotóxicas. Essa lise é altamente específica.

No conjugado célula-alvo–célula TC, o TCR reconhece peptídeos associados ao MHC. Esse reconhecimento induz agrupamentos dos receptores do TCR e geram sinais bioquímicos que ativam as células T citotóxicas. Esses sinais são semelhantes aos sinais envolvidos na ativação da célula T "helper". Co-estimuladores e citocinas requeridos para diferenciação da célula pré-T citotóxica em célula T citotóxica ativa não são necessários para ativar a função efetora das células T citotóxicas.

As células T citotóxicas reconhecem seus alvos em poucos minutos. Um dos principais mecanismos de citólise mediado pela célula T citotóxica é a liberação de proteínas citotóxicas do grânulo para a célula-alvo. Assim que os receptores de antígeno da célula T citotóxica reconhecem peptídeos associados às moléculas do MHC na célula-alvo, o citoesqueleto da célula T citotóxica é reorganizado de tal forma que o centro do microtúbulo da célula T citotóxica move-se para uma área do citoplasma perto do contato com a célula-alvo. Os grânulos citoplasmáticos das células T citotóxicas tornam-se concentrados nessa mesma região e fundem-se com a membrana citoplasmática, resultando na exocitose dos conteúdos granulares na superfície da célula-alvo. Os dois grupos de proteínas granulares mais importantes para a citólise são as perforinas e granzimas. A perforina é uma proteína formadora de poro que está presente como um monômero nos grânulos das células T citotóxicas (também nas células NK). Quando ela é liberada dos grânulos, monômeros de perforina entram em contato com altas concentrações de cálcio extracelular e sofrem polimerização. A polimerização da perforina ocorre preferencialmente na camada lipídica da membrana plasmática da célula-alvo e forma um grande canal aquoso. Se um número suficiente desses canais estiver reunido, a célula-alvo será incapaz de excluir íons e água. A célula-alvo morre parcialmente devido ao influxo de água que induz inchaço osmótico e parcialmente devido à alta concentração de íons cálcio que entram na célula e ativam a apoptose.

Granzimas (enzimas dos grânulos) são serina-proteases das quais a mais importante é a granzima B, que cliva substratos protéicos tais como resíduos de ácido aspártico. São também liberadas das células T citotóxicas e penetram na célula-alvo através dos canais criados pelas perforinas. Uma vez dentro das células-alvo, a granzima B é ativada proteoliticamente e, desse modo, ativa enzimas celulares, como as caspases, que, por sua vez, promovem uma série de reações em cascata e culminam na apoptose da célula-alvo. A célula T citotóxica utiliza um segundo mecanismo de citólise, que é mediado por interações moleculares na membrana nas células T citotóxicas e nas células-alvo. Até a ativação, as células T citotóxicas expressam uma proteína de superfície celular chamada ligante FAS (FAS-L), que se liga à molécula FAS, expressa em muitos tipos celulares. Essa interação também resulta na ativação de caspases e apoptose da célula-alvo.

Após a interação, a célula T citotóxica é liberada da célula-alvo, um processo que pode ser facilitado pela diminuição na afinidade das moléculas acessórias pelos seus ligantes. Essa liberação ocorre normalmente antes de a célula-alvo ser destruída. As células T citotóxicas não são lisadas durante a destruição da célula-alvo. Além de sua função citolítica, as células T citotóxicas CD8+ são fontes importantes de citocinas, principalmente IFN-γ.

Citocinas secretadas por células T

Acredita-se que a ação lítica das células T tenha papel importante na eliminação da infecção viral por meio da lise da célula infectada, pelo mecanismo da liberação de perforinas/granzimas ou pela indução de apoptose por meio do estímulo FAS. Entretanto, estudos demonstram que citocinas secretadas por células T específicas ativadas podem eliminar a infecção viral com a manutenção da integridade celular, e que esse mecanismo pode ser tão eficiente quanto o potencial destrutivo das células T líticas.

Em órgãos sólidos e vitais, como cérebro e fígado, é possível supor que, mesmo em face de uma resposta lítica vigorosa, seja pouco provável que as células T citotóxicas específicas contra o agente infeccioso consigam manter contato com todas as células infectadas. Por outro lado, se o controle da infecção de um vírus que se replica na maioria dos hepatócitos depender apenas de lise celular, a ocorrência de doença hepática fulminante poderia ser evento freqüente, o que não se verifica. Os primeiros autores a supor que outros mecanismos não líticos também atuem de forma importante foram Guidotti e Chisari[12]. Seus experimentos demonstraram que citocinas produzidas pela ativação de células T específicas contra o vírus exercem papel essencial no controle da replicação viral, de forma independente da ação lítica celular.

Esses autores estabeleceram linhagens de camundongos transgênicos que expressavam forma replicativa de VHB. O animal é tolerante ao vírus, de forma que a atividade imunológica não está operante. A transferência adotiva para esses animais de clones de células T citotóxicas específicas contra VHB leva à produção intra-hepática de IFN-γ e IFN-α, com inibição da replicação viral no fígado do animal. A demonstração de que a ação antiviral é devida à ação das citocinas produzidas baseia-se em que o efeito antiviral é observado em tempo inferior a 24 horas da infusão, que pode ser bloqueado pelo tratamento prévio dos animais com anticorpos contra IFNγ e IFN-α e, finalmente, que a replicação viral também é abolida pela transferência de células T citotóxicas específicas contra VHB provenientes de camundongos deficientes em perforina e ligante de FAS.

A hipótese de que células específicas possam atuar no "clearance" viral por meio de citocinas produzidas, independentemente de ação lítica, foi confirmada em outros modelos animais, incluindo infecção por VHB em chimpanzés.

Em resumo, o controle da replicação de alguns vírus pode ser alcançado sem a lise celular direta, sendo que esse efeito parece ser mediado, pelo menos em parte, pela produção de citocinas como IFN-γ e IFN-α pelas células T citotóxicas.

Células B

Os linfócitos B são células precursoras de plasmócitos, isto é, células capazes de produzir anticorpos. As células B expressam imunoglobulinas de superfície. Essas moléculas são os receptores para antígenos extracelulares e antígenos presentes na superfície celular. A ativação desses receptores inicia o processo de ativação das células B. Diferenciam-se em células secretoras de anticorpos (plasmócitos), funcionando, assim, como mediadores da imunidade humoral.

O anticorpo antiviral funciona principalmente como anticorpo neutralizante, evitando a ligação do vírus à membrana e sua posterior entrada na célula do hospedeiro. Esses anticorpos neutralizantes costumam ligar-se a antígenos do envelope viral ou a antígenos do capsídeo[2]. Por outro lado, após a entrada do vírus na célula, ele se torna inacessível aos anticorpos.

A formação do folículo linfóide rico em célula B intra-hepático é uma das alterações histológicas mais comumente observadas na hepatite crônica C, inclusive com a formação de centros germinativos. Provavelmente, folículo e centro germinativo têm as mesmas características dos nódulos linfáticos, quanto à expansão e à maturação das células B[19a].

Células apresentadoras de antígeno ("antigen-presenting cells" – APC)

Como vimos, as células T reconhecem somente fragmentos peptídicos derivados de antígenos protéicos e ligados às moléculas na superfície celular, que são codificados por genes do MHC. As células que apresentam peptídeos associados ao MHC são denominadas células apresentadoras de antígeno (APC). Estas podem apresentar antígenos às células T durante a fase inicial de reconhecimento imune e, mais tardiamente, durante a fase efetora.

Em várias situações, as APC, que provocam reações das células T, podem também responder a moléculas produzidas pelas células T. Em outras palavras, as APC não são somente indutoras, mas também alvos das ações de células T.

As células T CD4+ reconhecem peptídeos ligados às moléculas do MHC classe II, enquanto as células T CD8+ reconhecem peptídeos ligados às moléculas do MHC classe I.

As células CD4+ reconhecem peptídeos derivados principalmente de proteínas extracelulares, enquanto as células CD8+ reconhecem peptídeos derivados de proteínas citosólicas, em geral sintetizadas endogenamente.

A conversão de proteínas nativas a fragmentos peptídicos pelas APC é denominada processamento antigênico.

Somente poucas células especializadas podem funcionar como APC para linfócitos T CD4+, principalmente as células dendríticas, os fagócitos mononucleares e os linfócitos B. Essas células são denominadas APC profissionais.

As células dendríticas apresentam antígenos a linfócitos T CD4+ e CD8+, inclusive as células T virgens, ou seja, não expostas previamente ao antígeno. Entre as APC profissionais, as células dendríticas são as mais eficientes para iniciar a resposta imune dependente de célula T ("priming"). Tal fato se deve principalmente à capacidade das APC, em particular das células dendríticas, de fornecer outros estímulos às células T, além dos iniciados pelos complexos peptídeos–MHC, que são reconhecidos pelo TCR.

Tal estímulo ("segundo sinal"), denominado co-estimulador, é necessário para otimizar a resposta da célula T[2]. Os co-estimuladores mais bem estudados são as moléculas B7 de APC profissionais que se ligam à molécula CD28 das células T.

Os macrófagos são APC que fagocitam ativamente partículas grandes. Expressam níveis baixos de moléculas MHC classe II, porém tal expressão pode ser estimulada pelo interferon-gama (IFN-γ) produzido por células NK ou por células T durante reações imunes inespecíficas e específicas, respectivamente.

Os linfócitos B utilizam seus receptores para captar e interiorizar antígenos protéicos solúveis, apresentando os peptídeos derivados desses antígenos às células Th. Essa função é essencial para a produção de anticorpos dependentes de célula Th.

VÍRUS E MECANISMOS IMUNES DE EVASÃO

Os vírus podem desenvolver vários mecanismos de evasão à resposta imune. Primeiramente, vale lembrar que os vírus existem sob duas formas: o vírion,

partícula extracelular, e o genoma, intracelular. O vírion é mais resistente ao estresse físico que o genoma, mas é suscetível ao controle imune humoral[4a].

Inibição da resposta humoral

A variabilidade antigênica foi uma das primeiras estratégias de evasão a ser identificada. Devido à baixa fidelidade das RNA polimerases (por exemplo, do vírus da hepatite C), os genomas de RNA incluem um aglomerado de espécies de RNA ("quasispecies"), com mutações ao acaso. Esse fenômeno perturba o reconhecimento por parte dos anticorpos neutralizantes.

A variabilidade genética também pode gerar variantes nas seqüências peptídicas, formando novos antígenos ou perturbando a ligação do peptídeo com o antígeno de histocompatibilidade (MHC).

Interferência viral no interferon (IFN)

A importância do IFN do tipo I (α e β) e II (γ) como um dos primeiros mecanismos de defesa explica por que a maioria dos vírus desenvolve estratégias anti-IFN.

Os vírus podem bloquear as respostas de transcrição induzidas por IFN, transdutores de sinal e ativadores de transcrição (STAT) e inibir a ativação dos caminhos efetores de IFN capazes de induzir a um estado antiviral (capítulo 34). Por exemplo, o vírus consegue inibir a ativação da quinase protéica RNA-dependente (PKR), a fosforilação do fator de iniciação de translação eucariótica 2α (eIF-2α) e o sistema RNase, que pode degradar o RNA viral[4a].

Inibição e modulação de citocinas

Numerosos tipos de vírus aprenderam como bloquear a produção, a atividade e a transdução de sinal das citocinas.

Um dos mecanismos mais interessante identificado recentemente é o mimetismo das citocinas (virocinas) e os receptores das citocinas (virorreceptores) por grandes vírus DNA (herpesvírus e pox-vírus).

Inibidores da apoptose

A apoptose, ou morte celular programada, pode ser desencadeada por uma série de indutores, incluindo ligantes da família TNF, irradiação, inibidores do ciclo celular e agentes infecciosos, como os vírus.

A apoptose pode ser considerada uma resposta celular inata para limitar a propagação viral, e os vírus expressam proteínas que bloqueiam essa resposta. Contudo, a apoptose também pode facilitar a disseminação viral, tendo sido descritos mecanismos virais pró-apoptóticos[4a]. Linfócitos T citotóxicos (TC) e NK destroem células infectadas por vírus por meio da indução de apoptose via secreção de citocinas, como o fator de necrose tumoral (TNF), liberação de perforinas e granzimas ou ativação do FAS na célula-alvo.

As proteínas celulares implicadas no controle da apoptose constituem alvo de mecanismos antiapoptóticos virais. Assim, o vírus inibe a ativação de caspases, codifica homólogos da proteína antiapoptótica Bcl-2 e bloqueia sinais apoptóticos desencadeados pela ativação de membros da família de receptores TNF. Além disso, inativa o PKR induzido por IFN e o supressor tumoral p53, ambos capazes de promover a apoptose[4a].

Evasão de linfócitos T citotóxicos, de células NK e da função moduladora do MHC

Um grande complexo intracelular de protease, o proteasoma, degrada proteínas celulares e os peptídeos resultantes dessa degradação são translocados por transportadores, associados com moléculas de processamento de antígeno dentro do retículo endoplasmático. Contribuem, dessa forma, para a reunião das moléculas do MHC classe I, que vão indicar a composição das proteínas celulares às células do sistema imune. Assim, a apresentação de peptídeos ativa e atrai células T CD8+.

Os vírus usam vários mecanismos para modificar a maturação, a reunião e a exportação das moléculas do MHC classe I, com o objetivo de reduzir as funções dessas moléculas ou de alguns de seus alelos. Tais alterações, se por um lado dificultam o reconhecimento de células infectadas por parte dos linfócitos T CD8+, por outro, tornam-se alvo de células NK. Esses fatos ilustram bem os mecanismos virais de agressão e os mecanismos de defesa do organismo.

Quanto à expressão do MHC classe II, os mecanismos virais são dirigidos para a transcrição e a translação, porém os alvos dessas alterações ainda não estão bem definidos[4a].

Inibição da síntese protéica do hospedeiro

Vários vírus podem inibir a síntese protéica em células do hospedeiro.

Com relação ao vírus da hepatite C (VHC), das sete proteínas (core, NS2, NS3, NS4A, NS4B, NS5A e NS5B), a NS4A e a NS4B inibiram a síntese protéica celular alterando o processo de translação[13a]. Esse processo pode estar envolvido na infecção pelo VHC, contribuindo para sua sobrevida nas células do hospedeiro[13a].

Em que pesem os conhecimentos recentes sobre os mecanismos de evasão, é possível que os vírus utilizem ainda outros processos para escapar da agressão imune do hospedeiro. Também não se sabe se existe uma hierarquia na utilização viral desses mecanismos ou se alguns deles são aplicados somente em certos tecidos. É possível também que as funções de um gene viral sejam moduladas pelo seu contexto genético.

Esses e outros aspectos são fundamentais para melhor compreensão da patogenia das infecções virais e de estratégias para seu controle.

REFERÊNCIAS BIBLIOGRÁFICAS

1. Abbas AK, Lichtman AH. *Basic Immunology*. Philadelphia, WB Saunders, 2001. ■ 2. Abbas AK, Lichtman AH, Pober JS. Effector mechanisms of immune responses. In: *Cellular and Molecular Immunology*. 4th ed, London, Mosby, 2000, pp 233-340. ■ 3. Abbas AK, Lichtman AH, Pober JS. Immunity to microbes. In: *Cellular and Molecular Immunology*. 4th ed, London, Mosby, 2000, pp 343-362. ■ 4. Akbar AN, Lord JM, Salmon M. IFN-α and IFN-β: a link between immune memory and chronic inflammation. *Immunol Today*, 21(7):337-42, 2000. ■ 4a. Alcami A, Koszinowski VH. Viral mechanisms of immune evasion. *Immunol Today*, 21(9):447-55, 2000. ■ 5. Biassoni R, Cantoni C, Pende D, et al. Human natural killer receptors and co-receptors. *Immunol Rev*, 181:203-14, 2001. ■ 6. Bogdan C. The function of type I interferons in antimicrobial immunity. *Curr Opin Immunol*, 12:419-24, 2000. ■ 7. Boyington JC, Brooks AG, Sun PD. Structure of killer cell immunoglobulin-like receptors and their recognition of the class I MHC molecules. *Immunol Rev*, 181:66-78, 2001. ■ 8. Doherty PC. Immune responses to viruses. In: Rich RR, Fleisher TA, Schwartz BD, Shearer WT, Strober W (eds). *Clinical Immunology. Principles and Practice*. 2nd ed, St Louis, Mosby, 1996, pp 535-549. ■ 9. Farrar JD, Murphy KM. Type I interferons and T helper development. *Immunol Today*, 21(10):484-8, 2000. ■ 10. Globerson A, Effros RB. Ageing of lymphocytes and lymphocytes in the aged. *Immunol Today*, 21(10):515-21, 2000. ■ 11. Godfrey DI, Hammond KJL, Poulton LD, et al. Cells: facts, functions and fallacies. *Immunol Today*, 21(11):573-83, 2000. ■ 12. Guidotti LG, Chisari FV. Noncytolytic control of viral infections by the innate and adaptative immune response. *Ann Rev Immunol*, 19:65-91, 2001. ■ 13. Huang L, Koziel MJ. Immunology of hepatitis C virus infection. *Curr Opin Gastroenterol*, 16:558-64, 2000. ■ 13a. Kato J, Kato N, Yoshida H, et al. Hepatitis C vírus NS4A and NS4B proteins suppress translation in vivo. *J Med Virol*, 66:187-99, 2002. ■ 14. Kelsall BL, Strober W. Host defenses at mucosal surfaces. In: Rich RR, Fleisher TA, Schwartz BD, Shearer WT, Strober W. (eds). *Principles and Practice. Clinical Immunology*. 2nd ed, St Louis, Mosby, 1996, pp 299-332. ■ 15. Koziel MJ. Cytokines in viral hepatitis. *Semin Liver Dis*, 19(2):157-69, 1999. ■ 16. Lydyard P, Grossi C. The lymphoid system. In: Roitt I, Brostoff J, Male D (eds). *Immunology*. 5th ed, London, Mosby, 2000, pp 3.1-3.11. ■ 17. Mackay I, Rosen FS. Innate immunity. *Engl J Med*, 343(5):338-44, 2000. ■ 18. Maher JJ. Cytokines: overview. *Semin Liver Dis*, 19(2):109-15, 1999. ■ 19. Moretta A, Biassoni R, Bottino C, et al. Natural cytotoxicity receptors that trigger human NK-cell-mediated cytolysis. *Immunol Today*, 21(5):228-34, 2000. ■ 19a. Murakami J, Shimizu Y, Kashü Y, et al. Functional B cell response in intrahepatic lymphoid follicles in chronic hepatitis C. *Hepatology*, 30:143-50, 1999. ■ 20. Peters M. Action of cytokines on the immune response and viral interactions: an overview. *Hepatology*, 23:909-16, 1996. ■ 21. Peters MG. Immunological aspects of liver disease. In: Schiff E, Sorrell MF, Maddrey WC (eds). *Schiff's Diseases of the Liver*. 8th ed, Philadelphia, Lippincott-Raven, 1999, pp 909-917. ■ 22. Sawicki MW, Dimasi N, Natarajan K, et al. Structural basis of MHC class I recognition by natural killer cell receptors. *Immunol Rev*, 181:52-65, 2001. ■ 23. Singh IP, Baron S. Innate defenses against viraemia. *Rev Med Virol*, 10:395-403, 2000.

15 Laparoscopia nas hepatites virais

Flair José Carrilho

Os métodos não invasivos de imagem apresentam um valor diagnóstico baixo no estudo das hepatites. Portanto, nessa área, o critério para o uso da laparoscopia não apresentou mudanças importantes nos últimos anos. O estudo anatomopatológico é ainda crucial para o diagnóstico e para o esclarecimento das diversas formas de hepatite.

As hepatites virais são classificadas, segundo a sua forma, em agudas e crônicas.

ASPECTOS LAPAROSCÓPICOS

HEPATITES AGUDAS

Nos casos de hepatites agudas típicas com evolução normal e resolução completa, tanto a laparoscopia quanto a biópsia hepática não estão indicadas.

Laparoscopicamente, os casos típicos apresentam um fígado aumentado de tamanho, de coloração vermelha mais intensa que a normal, com o "desenho lobular" não perceptível. A superfície comumente é lisa, apresentando, às vezes, exsudação capsular. Também podemos observar algumas pequenas depressões que indicam áreas de necrose hepática subcapsular e colapso de reticulina. A borda hepática é romba e a consistência normal (mole) ou discretamente aumentada. A vesícula biliar apresenta discreta hiperemia e flacidez nas fases iniciais da doença, tornando-se tensa posteriormente.

Naturalmente, os achados laparoscópicos[1] são de grande valor teórico na interpretação exata do processo, sendo a avaliação laboratorial muito mais importante para o diagnóstico. A única exceção se faz nos casos de formas colestáticas das hepatites.

A laparoscopia pode ser útil na diferenciação das colestases extra-hepáticas[2]. Nestas, o fígado apresenta-se com coloração que varia do verde avermelhado ao verde intenso. O achado importante é o de uma vesícula biliar normal, o que descarta uma doença vesicular ou localizada abaixo da inserção do ducto cístico como causa de colestase extra-hepática.

Nas hepatites agudas graves, com necrose confluente, o aspecto do fígado pode ser semelhante ao de uma hepatite aguda típica. Por outro lado, nos casos de necrose hepática submaciça ou maciça, a gravidade do processo inflamatório e da necrose do parênquima, assim como a intensa regeneração celular, poderá levar a alterações importantes da superfície hepática. As áreas de colapso extenso pós-necrótico são visualizadas deprimidas e pálidas, com um espessamento capsular esbranquiçado. Em algumas regiões é possível observar elevações de vários tamanhos, de coloração vermelha e superfície lisa, com a conformação de ilhas.

HEPATITES CRÔNICAS

Na evolução para a cronicidade, clinicamente definida como maior do que seis meses de início do quadro agudo, os achados laparoscópicos poderão variar desde um aspecto normal ou próximo da forma aguda típica, nos casos de hepatite crônica sem fibrose, até um aspecto das formas avançadas, com transformação nodular ou com cirrose hepática. Entretanto, o diagnóstico definitivo das hepatites crônicas somente será estabelecido com base anatomopatológica.

Na antiga hepatite crônica persistente, ou seja, com alterações estruturais grau zero e sem atividade necroinflamatória periportal, o fígado costuma apresentar-se aumentado de tamanho, com borda fina, cortante ou romba. A superfície em geral é lisa, sem "desenho lobular", devido ao processo inflamatório estar localizado nos espaços porta, sem infiltração lobular e sem fibrose. A consistência é mole (normal). A coloração pode variar do vermelho ao róseo pálido. Nos pacientes com hepatite crônica com componente lobular, devido ao componente inflamatório parenquimatoso, freqüentemente alguns vasos sangüíneos e linfáticos são visualizados na cápsula de Glisson.

Na hepatite crônica com componente necroinflamatório periportal, o fígado está aumentado de tamanho, com borda romba e às vezes irregular. A superfície é irregular, podendo ir do aspecto de "casca de laranja" até a transformação nodular, dependendo da intensidade da inflamação lobular, portal, periportal e da fibrose hepática. Observam-se abundantes vasos (arteriais, venosos e linfáticos) na superfície capsular, conforme o grau de hipertensão portal e linfática. O "desenho lobular" é infreqüente, porém o espessamento capsular poderá estar presente. A coloração do fígado pode ir do vermelho intenso ao pálido, devido às alterações flogísticas e à fibrose. A consistência está aumentada. Com a objetiva de magnificação, podemos identificar alterações vasculares lembrando aranhas vasculares.

Em cerca de 10% dos casos de hepatite crônica com componente periportal e fibrose diagnosticada pela biópsia hepática, a transformação nodular para cirrose hepática é demonstrada ao exame endoscópico. Isso se deve a um erro de amostragem, que é evitado pela visualização laparoscópica.

O diagnóstico laparoscópico é mais acurado do que a biópsia hepática em reconhecer cirrose em pacientes com infecção crônica pelo vírus da hepatite C (VHC)[3]. Nesse estudo, laparoscopicamente a cirrose foi diagnosticada em 29,2% (21/72) e hepatite crônica sem cirrose em 70,8% (51/72) dos pacientes. Histologicamente, a cirrose foi confirmada em 11,1% (8/72) e hepatite sem cirrose em 88,9% (64/72). Pacientes macroscopicamente diagnosticados de cirrose[21] demonstraram histologicamente o mesmo diagnóstico em 38,1% (8/21). Em contraste, pacientes macroscopicamente sem cirrose[51], histologicamente tiveram o diagnóstico confirmado em todos os casos (51/51). Portanto, o diagnóstico laparoscópico está indicado no reconhecimento de pacientes com cirro-

se hepática em sua fase precoce em pacientes com infecção crônica pelo VHC, haja vista que o diagnóstico de cirrose pode influenciar a conduta a ser adotada pelo clínico.

Outros estudos têm demonstrado que um erro de amostragem pode levar a um "subdiagnóstico" de cirrose entre 15 e 20% dos pacientes[4,5], sendo essas diferenças não atribuíveis a uma variação intraobservador[4].

Outra indicação importante da laparoscopia nos casos de hepatites que se encontram na fase cirrótica é o diagnóstico diferencial entre nódulos de regeneração, nódulos displásicos e carcinoma hepatocelular. Essa técnica permite a realização de biópsias múltiplas e, quando indicada, a alcoolização de pequenos nódulos de carcinoma hepatocelular.

CONCLUSÃO

A laparoscopia tem se mostrado extremamente útil no diagnóstico diferencial das hepatites virais, particularmente nas formas agudas graves e nas crônicas, em que o exame macroscópico e o direcionamento da biópsia hepática aumentam a acuidade diagnóstica.

REFERÊNCIAS BIBLIOGRÁFICAS

1. Bruguera M, Bordas JM, Rodés J (eds). *Atlas of Laparoscopy and Biopsy of the Liver*. Philadelphia, WB Saunders Co., 1979. ■ 2. Dagnini G (ed). *Laparoscopy and Imaging Techniques*. Springer-Berlin, Verlag, 1989. ■ 3. Wietzke-Braun P, Braun F, Schott P, Ramadori G. Is laparoscopy an advantage in the diagnosis of cirrhosis in chronic hepatitis C virus infection? *World J Gastroenterol*, 9(4):745-50, 2003. ■ 4. Regev A, Berho M, Jeffers LJ, Milikowski C, Molina EG, Pyrsopoulos NT, Feng ZZ, Reddy KR, Schiff ER. Sampling error and intraobserver variation in liver biopsy in patients with chronic HCV infection. *Am J Gastroenterol*, 97(10):2614-8, 2002. ■ 5. Markiewicz W, Dadan H, Miegoc H, Zalewski B, Okulczk B. Value of laparoscopy in the diagnosis of liver cirrhosis and chronic hepatitis. *Wiad Lek*, 45(11-12):414-7, 1992. ■ 6. Ribeiro A, Reddy R, Bernstein DE, Roth D, Jeffers L, Schiff ER. Laparoscopic evaluation of liver disease in chronic renal failure prior to renal transplantation. *Gastrointest Endosc*, 47(3):323-4, 1998.

16 Epidemiologia

Cintia Mendes Clemente
Flair José Carrilho

Avanços no conhecimento das hepatites virais ocorreram na última década e vários novos agentes virais foram identificados. As hepatites por vírus A e E, transmitidos preferencialmente por via fecal-oral, ainda apresentam alta prevalência nos países em desenvolvimento onde as condições sanitárias e socioeconômicas são precárias. Já a hepatite B vem diminuindo sua freqüência em países onde a vacinação contra o vírus da hepatite B (VHB) foi implementada, persistindo prevalente em grupos de risco e em países onde as transmissões horizontal intradomiciliar e vertical não são controladas. A hepatite C vem sendo considerada uma epidemia, haja vista o grande número de casos diagnosticados, a alta freqüência de transmissão via transfusão de sangue e hemoderivados contaminados antes de 1993, e ainda não existir vacina desenvolvida contra o vírus da hepatite C (VHC). O vírus da hepatite delta (VHD) prevalece onde o VHB é endêmico e é um importante agente de hepatites fulminantes ou causador de piora de dano hepático em portadores assintomáticos de VHB. O "transfusion transmitted virus" (TTV) e o vírus da hepatite G (VHG) foram descritos a partir de 1995 como possíveis agentes de hepatites pós-transfusionais, porém sua patogenicidade ainda necessita ser elucidada.

HEPATITE A

O vírus da hepatite A (VHA) permanece uma importante causa de hepatite adquirida na comunidade, em todo o mundo. O VHA é um pequeno vírus RNA, esférico, fita simples, que infecta células hepáticas. A transmissão viral ocorre por via fecal-oral, geralmente evoluindo com remissão espontânea da hepatite aguda e soroconversão viral[139,150].

Período de incubação e transmissibilidade

O período de incubação do VHA é de 15 a 45 dias, com média de 30 dias[72,125]. O ser humano agudamente infectado é o único reservatório natural significativo do VHA, apesar de outros primatas também poderem ser infectados[53].

O VHA é potencialmente infeccioso em superfícies, no meio ambiente e em alimentos malcozidos. O VHA persiste infectante por até 3 meses a 25°C em água contaminada, 30 dias em superfícies secas (a 25°C) e alimentos contaminados (a 21°C) experimentalmente[259].

Estudos de transmissão humana e a informação epidemiológica indicam que a infectividade das fezes, baseada na detecção do antígeno do VHA, é observada desde 5 dias antes do início das alterações bioquímicas de hepatite até 2 semanas após o início da doença[63,269]. O RNA viral pode ser detectado nas fezes por PCR até 2 meses depois do pico de elevação enzimática, porém a infectividade das fezes apresenta redução significativa acompanhando a resolução da agressão hepática[150].

A transmissão parenteral pode ocorrer apenas no período de incubação e fase inicial da hepatite aguda, período de viremia quantitativamente significante[150].

Distribuição geográfica

A hepatite A é uma doença de distribuição universal, com alta prevalência em regiões com más condições sanitárias e higiênicas. Não há diferenças na freqüência de anti-VHA entre homens e mulheres ou indivíduos de raças diferentes, porém é diferente de acordo com o nível socioeconômico da população[76,206,269]. Estudo de prevalência de VHA em São Paulo constatou 95% de positividade em indivíduos de nível socioeconômico baixo e 19,6% de anti-VHA positivo em indivíduos de nível socioeconômico alto[216].

No Brasil, a alta prevalência (98,4%) do anti-VHA em candidatos a doadores de sangue (Tabela 16.1), aos quais se exige ausência de história de hepatite nos antecedentes mórbidos, mostra que a infecção pelo VHA cursa, na maioria das vezes, sem manifestações clínicas. Essa freqüência elevada do anti-VHA é atingida na primeira década de vida (Estados de São Paulo, Amazonas e Pará)[107,206,234,257], enquanto nos EUA é de cerca de 20 a 50% na fase adulta[74,98].

Tabela 16.1 – Freqüência de anti-VHA em candidatos a doadores de sangue na América Latina[190].

País	Número de casos	Anti-VHA+ (%)
Argentina	1.005	94,2
Barbados	489	64,2
Brasil	1.023	98,4
Colômbia	484	97,3
Costa Rica	444	99,8
Chile	491	98,0
Equador	483	99,4
México	496	98,4
Peru	492	97,0
Porto Rico	484	84,3
República Dominicana	468	99,8
Suriname	486	81,5
Venezuela	497	96,0

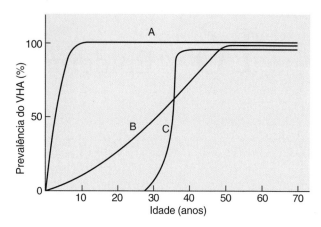

Figura 16.1 – Padrões de prevalência do VHA distribuídos por idade dos pacientes. A = países hiperendêmicos; B = países desenvolvidos; C = população virgem de contato[115].

Na figura 16.1[115] observamos a soroprevalência do VHA por idade em três curvas distintas. A curva A mostra a epidemiologia do VHA típica de países hiperendêmicos, como os da Ásia, ilhas do Pacífico, África, América Central e do Sul. A maior exposição ao VHA ocorre antes dos 10 anos de idade, com anti-VHA positivo em cerca de 100% dos adultos. São países com má qualidade de saneamento básico e higiene. A curva B é peculiar de países desenvolvidos, como o Japão e os da Escandinávia, América do Norte e Oeste da Europa. A exposição ao VHA é rara na infância, aumenta gradativamente da adolescência até a vida adulta, com altos níveis de prevalência acima dos 50 anos. Nota-se melhora das condições sanitárias e higiênicas ao longo dos anos. Em situação intermediária entre os padrões A e B, encontram-se países como os do Leste Europeu, do Mediterrâneo e países da antiga União Soviética, onde ocorre um declínio da soroprevalência geral do VHA e aumento da exposição ao VHA em adolescentes. Isso se deve ao seguimento dos padrões de condições de saneamento e higiene, porém com ocasionais contaminações alimentares. A curva C representa uma população virgem de contato com VHA em que ocorreu um surto epidêmico de hepatite A trazido de fora. Esse padrão foi descrito em populações isoladas do Alasca e da Groenlândia[115].

Estudos de prevalência sorológica nas Américas indicam que a hepatite A é uma infecção da infância (Tabela 16.2) na maioria das regiões, com exceção dos EUA, Canadá e possivelmente algumas ilhas do

Tabela 16.2 – Freqüência da hepatite aguda A nas Américas.

Países	Crianças (%)	Adultos (%)	Período	Referências
Argentina	85	43,8	1985	91,156
Chile	80	71	1983	283, 297
Colômbia	81	50	1984	155
EUA	78	51	1984	98
EUA	51	—	2001	74
Espanha	—	77,2	1999	156
Brasil	85	48	1986	142, 206, 207, 247, 248
Brasil (PR)	—	86,4	1992	260
Brasil	50	83	1997	57
Brasil (RJ)	—	85,7	2000	235

Caribe[292]. Embora dados de crianças não sejam conhecidos em alguns países, estudos realizados no México, Chile e Brasil mostram que a infecção é adquirida em uma idade muito precoce nas classes socioeconômicas baixas, atingindo uma prevalência de 95% de infecção no período pré-escolar, sendo que nas classes média e alta esses níveis ocorrem na faixa etária adulta[162,190,206]. Estudo realizado no Rio de Janeiro pesquisou a prevalência de VHA por idade em duas populações de baixo nível socioeconômico em períodos distintos e constatou 65,6% de anti-VHA positivo na população 1 (crianças na faixa etária de < 1 mês até 6 anos – 1978), com 88% de positividade em crianças de 3 anos. Já na população 2 (idade de 1 ano a 23 anos – 1995), a prevalência de anti-VHA foi de 32,1%, variando de 4,5% em crianças menores de 3 anos até 66% em adolescentes maiores de 14 anos. Provavelmente melhorias nas condições sanitárias e de higiene levaram à queda da prevalência do VHA em crianças na população 2[287].

Estudo multicêntrico avaliou a prevalência de VHA em 3.653 indivíduos de quatro regiões brasileiras, encontrando 64,7% de positividade para anti-VHA. Nota-se pelos dados da tabela 16.3 a prevalência mais alta nas Regiões Norte e Nordeste. Quando analisamos a prevalência de anti-VHA por faixas etárias, evidenciamos menor positividade de anti-VHA entre as crianças e prevalência de até 90% em adultos maiores de 30 anos (Tabela 16.4). Já a diferenciação por grupos socioeconômicos confirmou a maior freqüência de anti-VHA em classes socioeconômicas baixas, com exceção da Região Norte, onde foi observada alta prevalência de anti-VHA na infância em ambas as classes socioeconômicas (Tabela 16.5)[57].

Vias de propagação

O contato interpessoal é um dos maiores fatores de risco para a transmissão do VHA, através de contaminação fecal, contato íntimo (familiares e homossexuais) e pessoas responsáveis pelos cuidados higiênicos, como em creches, escolas, instituições para deficientes mentais, prisões e serviço militar no campo. O confinamento e a falta de higiene favorecem a infecção[53].

Tabela 16.3 – Prevalência de anti-VHA em populações sadias voluntárias de diferentes centros do Brasil no período de abril/1996 a maio/1997, com idade variando de 1 a 40 anos[57].

Região	Número de casos	Anti-VHA+ (%)
Norte (Manaus – AM)	613	92,8
Nordeste (Fortaleza – CE)	489	76,5
Sudeste (Rio de Janeiro – RJ)	2.090	55,7
Sul (Porto Alegre – RS)	461	55,7

Tabela 16.4 – Prevalência de anti-VHA por idade em populações sadias voluntárias de diferentes centros do Brasil no período de abril/1996 a maio/1997[57].

Idade (anos)	Número de casos	Anti-VHA (%)
1-5	655	35,1
6-10	726	53,9
11-15	621	60,7
16-20	665	72,9
21-30	625	85,9
31-40	361	95,3

As crianças com idade até 5 anos são as principais fontes de disseminação do VHA, visto não apresentarem hábitos higiênicos e freqüentemente apresentarem quadro subclínico da infecção[53].

Um dos veículos importantes na propagação do VHA é a água não submetida a medidas adequadas de saneamento[293]. Viajantes para países em desenvolvimento são candidatos a infecção aguda pelo VHA ao consumirem frutos do mar e alimentos preparados ou lavados com água contaminada. Outra possível fonte de epidemias é representada pela manipulação de alimentos por pessoas infectadas e que disseminam o vírus durante o período de incubação da doença. Freqüentemente o alimento não foi cozido ou foi manipulado após o cozimento[53,58].

Os mariscos criados em água contaminada também podem transmitir o VHA. Nem sempre a cocção pelo vapor destrói o vírus, provavelmente porque as conchas se abrem e o conteúdo é consumido antes que se alcancem temperaturas viricidas[58].

Tabela 16.5 – Prevalência de anti-VHA por idade e classe socioeconômica em populações sadias voluntárias de diferentes centros do Brasil no período de abril/1996 a maio/1997[57].

Idade (anos)	Classe alta		Classe baixa	
	Número de casos	Anti-VHA (%)	Número de casos	Anti-VHA (%)
1-5	280	17,1	182	48,5
6-10	311	29,9	248	71,8
11-15	327	51,4	209	71,1
16-20	428	65,0	207	87,3
21-30	401	80,8	213	95,1
31-40	208	94,7	147	96,1

O risco de adquirir hepatite A está relacionado à atividade sexual, principalmente em circunstâncias promíscuas envolvendo freqüentes contatos oroanal, orogenital, dígito-retal e manipulação de preservativos após intercurso anal, descrito em homossexuais nos EUA e Holanda[53,62,64].

Outras vias de propagação

Embora o VHA tenha sido encontrado na secreção respiratória, saliva e urina, não há provas convincentes de que a infecção seja transmitida por essas vias[72].

Durante o período de incubação e primeiro estágio da hepatite aguda, a viremia é quantitativamente significante. Doadores de sangue e usuários de drogas ilícitas injetáveis que compartilham seringas nesse período podem transmitir o VHA via parenteral[150]. Estudos epidemiológicos em centros de hemodiálise não mostraram evidência de propagação do VHA[268]. Estudos apontam evidências de transmissão parenteral do VHA em hemofílicos[138,272,285].

A hepatite A aparentemente não tem preferência pelos grupos de alto risco descritos para a hepatite B. Não se demonstrou efetivamente nenhum comportamento diferente em profissionais de saúde em hospitais, unidades de hemodiálise ou em pacientes submetidos a transfusões de sangue[269].

Diferentemente da hepatite B, o VHA não é usualmente transmitido da mãe infectada para o recémnascido. Por outro lado, quando a mãe é imune, o anti-VHA atravessa a placenta, observando-se títulos decrescentes do anticorpo até os 7 a 13 meses de vida[173].

Estudo realizado na Bahia demonstrou que a transmissão transplacentária do anti-VHA foi de 98,7%, permanecendo próximo desse nível até o 6º mês de idade, sendo que a partir do 7º até o 12º mês a ocorrência desse anticorpo contra o VHA diminui para 5,4% e 4,5%, respectivamente[162].

Evolução

As infecções em adultos, na maioria, são sintomáticas e associadas a hepatite aguda ictérica, enquanto em crianças a hepatite A geralmente é assintomática.

Estudo brasileiro avaliou a evolução de 151 casos de hepatite aguda pelo VHA e constatou que 96% apresentaram evolução clássica, 3,3% evoluíram com hepatite polifásica e 0,7% com hepatite colestática[20].

Hepatite fulminante decorrente de hepatite A é rara, mas está associada a 100 mortes por ano nos EUA. Geralmente ocorre em indivíduos infectados acima dos 40 anos de idade e o risco aumenta proporcionalmente ao avanço da idade[71,294]. A infecção pelo VHA em pacientes previamente portadores de hepatite C aumenta o risco de hepatite A fulminante. Um estudo evidenciou que 7 de 17 pacientes com hepatite C e hepatite A superposta evoluíram com

hepatite fulminante fatal[284]. Há casos fatais descritos de superinfecção do VHA em hepatopatas crônicos pelo vírus B, particularmente em cirróticos[149].

Mortalidade

A taxa de mortalidade em 2.174 pacientes com hepatite aguda A foi de 0,14%[115]. Nos raros casos publicados de hepatite fulminante em nosso meio, a mortalidade foi de 3 em 6 pacientes (50%)[246].

HEPATITE B

O VHB é responsável por 350 milhões de indivíduos infectados no mundo. A sobrevida e a persistência do VHB na população devem-se a reservatórios virais em portadores crônicos, à estabilidade do vírus e aos vários mecanismos de transmissão do VHB[303]. O VHB pode ser detectado em sangue e derivados, saliva, sêmen, secreção vaginal e em exsudatos serosos de úlceras cutâneas. Tais possibilidades de propagação, aliadas ao fato de que o indivíduo infectado pode tornar-se portador crônico, explicam sua alta prevalência na população em geral.

Período de incubação e transmissibilidade

O período de incubação é geralmente de 14 a 180 dias, com média de 90 dias[125,269,303]. Demonstrou-se que o sangue de voluntários infectados experimentalmente é infectante várias semanas antes dos primeiros sintomas. O sangue continua infectante durante toda a evolução clínica da doença aguda e, dependendo da replicação viral, durante o estado de infecção crônica pelo VHB, o que pode persistir por vários anos[43,125,269].

História natural e prevalência

A infecção pelo VHB pode causar um amplo espectro de doença, desde a infecção aguda assintomática até hepatite fulminante. Em países onde a prevalência de VHB é baixa, como os Estados Unidos, 90% dos casos de infecção pelo VHB evoluem para cura, 5 a 10% persistem como portadores crônicos. Esses indivíduos podem não apresentar doença hepática (portadores sãos) ou evoluírem como portadores crônicos do VHB, com variável atividade inflamatória no fígado. Esses casos podem evoluir para cirrose hepática e hepatocarcinoma em fase tardia da doença[152,163,213]. O portador crônico é o indivíduo que persiste com VHB (AgHBs positivo) por mais de seis meses[120,205,303]. Há maior predisposição a esse estado em pessoas:

a) do sexo masculino;
b) com infecção adquirida na infância;
c) com imunodeficiência natural ou adquirida.

Esquematicamente, os índices de prevalência do AgHBs e anti-HBs são agrupados em: alta, intermediária e baixa (Quadro 16.1). A infecção pelo VHB geralmente é adquirida no período perinatal e na in-

Epidemiologia

fância em regiões da alta endemicidade, como África, China e Sudeste Asiático. Já em regiões de baixa endemicidade, como Europa, EUA e Austrália, a contaminação pelo VHB ocorre na vida adulta, principalmente em grupos de alto risco (Quadro 16.2)[69].

A prevalência de portadores do VHB no Brasil é variável, visto ser um país de grande extensão geográfica e diversidade cultural, étnica e socioeconômica. A maioria das regiões brasileiras apresenta endemicidade intermediária, variando de 1 a 2% (freqüência dos AgHBs positivos) em estudos envolvendo população sadia e candidatos a doadores de sangue (Tabela 16.6). Apenas indivíduos do Sudoeste do Paraná e algumas populações indígenas da Região Norte do Brasil apresentam soropositividade de AgHBs em torno de 8% (alta endemicidade) (ver Tabela 16.9).

Dois estudos realizados em regiões distintas do Brasil evidenciaram tendências de prevalência de VHB diferentes. Em Florianópolis, constatou-se um crescimento significativo de novos casos de hepatite B entre doadores de sangue no período de 1991 a 1996 (4.000 casos AgHBs positivos entre 1991 e 1993 e 6.000 casos entre 1993 e 1996)[145]. Já em São Paulo, evidenciou-se declínio de novos casos de hepatite B em um Hospital Universitário no período entre 1985 e 1994 (50 novos casos/ano entre 1985 e 1989 e 25 novos casos/ano entre 1990 e 1994). A transmissão sexual entre homossexuais masculinos e o risco em profissionais de saúde foram os principais fatores de risco responsáveis pela queda na freqüência de infecção pelo VHB nesse estudo, provavelmente devido às medidas de prevenção à AIDS e programas de vacinação contra o VHB[89].

Quadro 16.1 – Prevalência dos marcadores do VHB por áreas de endemicidade[69].

	Baixa	Intermediária	Alta
AgHBs (+)	0,1- 1%	2-7%	8-15%
Infecção passada	4-15%	16-55%	40-90%
Infecção perinatal	Rara (< 10%)	Incomum (10-60%)	Comum (> 20%)
Infecção na infância	Rara (< 10%)	Comum (10-60%)	Muito comum (> 60%)
Infecção na adolescência/adulta	Comum (70-90%)	Comum (20-50%)	Incomum (10-20%)

Quadro 16.2 – Prevalência dos VHB em várias regiões do mundo[10,13,159].

Alta	Intermediária	Baixa
Sudeste Asiático/África	**Sudeste Asiático/África**	**Sudeste Asiático/África**
China África	Índia Taiwan Coréia Tailândia Filipinas Tunísia Marrocos	Japão Paquistão Bangladesh Sri Lanka Singapura Malásia
América	**América**	**América**
Região amazônica Parte da Venezuela Colômbia Peru Alasca República Dominicana Haiti	Países vizinhos a Amazônia Venezuela Equador Peru Bolívia Brasil Honduras Guatemala	Canadá EUA México Chile Argentina Uruguai Paraguai
Europa/Ásia	**Europa/Ásia**	**Europa/Ásia**
Albânia Azerbadjão Cazaquistão Kusbequistão Moldova Partes da Federação Tazaquistão Turbequistão Usbequistão	Belarus Bulgária Macedônia Geórgia Lituânia Russa Partes da Federação Russa	República Tcheca Hungria República Eslovaca Armênia Croácia Romênia Estônia Latvia Polônia Eslovênia Ucrânia

Capítulo 16

Tabela 16.6 – Prevalência dos marcadores do VHB em candidatos a doadores de sangue e em populações normais no Brasil.

Região	Nº de casos	AgHBs (%)	Anti-HBc (%)	Anti-HBs (%)	Período	Referência
Sudeste						
Rio Janeiro–RJ	1.022	2,1	–	26,7	1980	170
Sorocaba–SP	17.102	0,5	–	–	1982	288
Ribeirão Preto–SP	3.990	0,7	–	–	1982	288
Bauru–SP	6.595	0,7	–	–	1982	288
Araçatuba–SP	8.852	0,6	–	–	1982	288
Presidente Prudente–SP	9.778	0,8	–	–	1982	288
Taubaté–SP	10.585	0,3	–	–	1982	288
São Paulo–SP	500	1	–	25,9	1984	176
Belo Horizonte–MG	22.470	1,6	–	–	1986	102
Niterói–RJ	397	1,0	–	–	1986	2
Nova Iguaçu–RJ	680	1,8	–	–	1986	2
C. Linhares–SP	1.951	0,10	7,64	1,69	1986-1990	210
Rio Janeiro–RJ	90.631	0,6	–	–	1988-1997	105
Rio Janeiro–RJ	32.272	0,45	–	–	1994-1997	106
Belo Horizonte–MG	1.959	0,56	–	–	1994	12
Ribeirão Preto–USP	632	0,3	13,9	15	1995	178
São Paulo–EPM	6.572	2,57	39,36	–	1998-2000	111
Sul						
Londrina–PR	6.795	1,7	–	–	1984	43
Paraná	575	5,5	16,8	2,74	1992	260
Sudoeste–PR	doadores de sangue Sudeste PR	8,33	52,2	–	1994	184
	doadores de sangue Estado PR	1,62	20,3	–		
Florianópolis–SC	2.583	0,7	9,2	–	1994	277
Paraná	1.918	0,7	25,5	84,1	1994	59
Campo Mourão–PR	111 classes altas 110 classes baixas	2 (2 grupos)	2,7 14,54	15 (2 grupos)	1997	264
Londrina–PR	1.502	0,8	–	–	1996-1998	226
Centro-Oeste						
Goiânia–GO	1.033	1,9	12,8	10,9	1988	164
Goiânia–GO	62.814	0,7-1,8	–	–	1985-1987	68
Campo Grande–MS	552	0,7	9,8	85,1	1992	65
Mato Grosso	740 cid sul 783	1,2 3,9	22,8 54,5	– –	1997	262
Norte do Mato Grosso	497	1,2	11,1	–	1998	17
N.Mutum–Mato Grosso	754	2,4	30,8	20	1999	261
Mato Grosso do Sul	552	0,7	9,4	2,5	2000	6
Nordeste						
Bahia	1.024	0,6	–	7,62	1991	78
João Pessoa–PB	309.031	0,12	1,09	–	1995-1999	81
Ceará	401	1,3	4,6	–	1998	100
Recife–PE	420	3,11	–	–	1999	129
Recife–PE	1.000	10	120	–	2000	15

(continua na página seguinte)

Epidemiologia

Tabela 16.6 – Prevalência dos marcadores do VHB em candidatos a doadores de sangue e em populações normais no Brasil *(continuação)*.

Região	Nº de casos	AgHBs (%)	Anti-HBc (%)	Anti-HBs (%)	Período	Referência
Norte						
Rio Buá–AM	29	10,3	–	89,7	1981	107
Rio Juruá–AM	152	5,1	–	–	1984	27
Rio Puá–AM	251	6	–	89,6	1984	107
PAC Carajás–PA	734	5,6	–	36,2	1985,1987	108, 266
Serra Navio–AP	748	0,9	–	16,6	1985,1987	108, 266
Pará	4.244	A = 0,8, B = 2,9	–	–	1983-1991	237
Pará	80	8,75	91,2	11,5	1984	99
Xingu–PA	222	4,5	44,1	39,6	1994	19
Manaus	499	2,3	–	12,5	1994	212
Kaitina–RO	119	3,4	35,3	16,1	1994	86
Amazonas	688	9,7	54,5	–	2001	33

Na tabela 16.7 podem-se observar achados da prevalência do VHB nas Américas. Nota-se diminuição na freqüência do marcador anti-HBc em seis países entre 1980 e 1999 (quase 20 anos). Isso se deve provavelmente aos programas de vacinação contra hepatite B na população e profissionais da área de saúde, cuidados e campanhas de prevenção à AIDS, como uso de preservativos e seringas descartáveis por usuários de drogas injetáveis, e melhoria das condições de esterilização e descarte de material hospitalar potencialmente contaminado pelo VHB.

Em estudo multicêntrico envolvendo seis países da América Latina, a prevalência de anti-HBc total foi avaliada em quatro cidades brasileiras de diferentes regiões: Manaus – 21%, Porto Alegre – 7,5%, Rio de Janeiro – 5,5% e Fortaleza – 1,2%. Constatou-se ainda que no Brasil há maior soroprevalência de VHB em indivíduos do sexo masculino que feminino, e que o VHB é duas vezes mais freqüente em grupos socioeconômicos baixos (renda menor que três salários mínimos). Esses dados confirmam a diferença de soroprevalência do VHB no Brasil, apesar de utilizar apenas um marcador viral de infecção anterior[57].

Vias de propagação
Sangue e seus derivados

Nas zonas de baixa prevalência, um dos principais modos de propagação do VHB continua sendo a inoculação de sangue e derivados por transfusões, inoculação acidental com quantidades mínimas de sangue (intervenções cirúrgicas e odontológicas), injeções, imunização em massa, tatuagens, acupuntura, "piercings" em região oral e nasal, acidentes em laboratório, aparelhos de barba ou escovas de dente usadas por mais de uma pessoa[303]. Estudo recente so-

Tabela 16.7 – Freqüência dos marcadores do VHB em países da América Latina.

Países	AgHBs (%)	Anti-HBs (%)	Anti-HBc(%)	
			1980[171]	1999[57]
Argentina	0,8	14,7	9,4	2,1
Barbados	1,4	9,0	11,9	–
Brasil	2,1	26,7	27,6	7,9
Chile	0,4	3,8	5,3	0,6
Colômbia	1,0	25,1	18,1	–
Costa Rica	0,6	17,3	16,7	–
Equador	2,0	29,4	21,9	–
México	1,6	11,6	9,0	1,4
Porto Rico	0,2	9,2	10,1	–
República Dominicana	4,1	55,3	81,1	21,4
Suriname	2,3	28,1	37,9	–
Peru	2,2	20,2	20,4	–
Venezuela	2,8	11,6	15,5	3,2

115

bre transmissão pós-transfusional de hepatites B e C em São Paulo, Brasil, evidenciou taxa de infecção do VHB de 1 caso para 2.488 unidades de sangue transfundidas, concluindo que a prevalência dos agentes infecciosos está diretamente relacionada com a quantidade de unidades de sangue transfundidas[197].

Nas zonas de prevalência intermediária e alta, destacam-se a transmissão perinatal, a possibilidade de propagação por insetos hematófagos e a transmissão horizontal[24,28,114,135].

Em estudos até 1986, não se demonstrou replicação do vírus nos insetos. Com efeito, a detecção do AgHBs em mosquitos e em triatomídeos ingurgitados de sangue, mas não em insetos fertilizados ou não alimentados, sugeria que a replicação do vírus não ocorria nesses artrópodes, mas que poderia ocorrer a transmissão mecânica ao hospedeiro humano[114]. Estudo chinês de 1995 mostrou evidência de transmissão do VHB em macacos, por picadas de mosquitos contaminados pelo vírus através de alimento rico em sangue com VHB. De 29 macacos, nove apresentaram marcadores sorológicos de VHB e DNA-VHB positivo por hibridização, quatro com atividade inflamatória em histologia hepática, com replicação viral comprovada por imuno-histoquímica[301]. Outro estudo mais recente mostrou evidências moleculares que o VHB persiste em insetos do gênero *Hemiptera*. Detectaram-se fezes contaminadas pelo VHB 2 a 6 semanas após alimentarem os insetos com comida contendo sangue humano com altos títulos de VHB[249]. Em que pese tal possibilidade, ainda não se comprovou a associação entre a atividade do mosquito e a prevalência do AgHBs e anti-HBs no homem.

Transmissão perinatal

A transmissão materno-fetal do VHB representa um fator de risco maior de infecção crônica, principalmente na África, Sudeste Asiático e em certas regiões da Amazônia. O AgHBs pode ser detectado no sangue, colostro e secreção vaginal das mães, enquanto os recém-nascidos apresentam o AgHBs no suco gástrico[11]. Infecções intra-uterinas são incomuns, visto que o VHB não atravessa a placenta intacta, e os poucos casos de ocorrência intra-útero provavelmente foram por extravasamento de sangue materno para a circulação fetal via placenta danificada. A transmissão do VHB perinatal provavelmente ocorre durante o parto ou logo após o nascimento, quando o sangue materno entra em contato com a circulação do recém-nascido, ou por ingestão inadvertida de sangue por ele[303]. A transmissão materno-fetal está fortemente relacionada com o perfil do VHB presente na mãe. Mães AgHBs positivas e AgHBe positivas representam risco de 90% de infecção em seus recém-nascidos. Já mães AgHBs positivas e anti-HBe positivas apresentam índices de 17% de infecção em recém-

nascidos[179]. Estudo realizado no México em 1.500 gestantes, apenas cinco (0,33%) apresentavam AgHBs positivos. Destas, um marido e quatro recém-nascidos apresentavam anti-HBc positivo, e apenas um dos quatro recém-nascidos era AgHBs positivo. Logo, comprova-se que a prevalência de VHB é baixa, porém o risco de transmissão perinatal é alto[122]. Estudo realizado no Japão relata 29 recém-nascidos de mães AgHBe positivas, todos vacinados e receptores de imunoglobulina para hepatite B (HBIG) e acompanhados por um ano. Duas crianças apresentaram DNA-VHB no soro durante um ano de seguimento, uma com vírus selvagem evoluindo com soroconversão posteriormente e a outra com mutação do determinante *a* do gene *s* com persistência da replicação viral[169]. Mesmo vacinadas e recebendo HBIG, é essencial o controle pós-vacinal dessas crianças, visto haver casos de não resposta vacinal (anti-HBs ausente ou em baixos títulos) e risco contínuo de exposição ao VHB pelas mães AgHBs positivas. Estudos evidenciam a transmissão horizontal como meio de transmissão do VHB em áreas de alta endemicidade. A definição de transmissão horizontal é vaga e os mecanismos como o vírus é transmitido ainda são pouco compreendidos. Sabe-se que a ocorrência intradomiciliar é mais freqüente entre irmãos[82]. Envolve contato íntimo, compartilhamento de toalhas de banho, goma de mascar, balas e material de higiene dentária, ou ainda o hábito de roer unhas após coçar as costas de portadores VHB[166]. A probabilidade de uma criança mais jovem da casa tornar-se portadora AgHBs está fortemente relacionada ao número de irmãos AgHBs positivos. O risco é significativamente maior do que o risco na população normal[80].

Outras vias de propagação

As fezes humanas não apresentam infectividade quando administradas a chimpanzés e não têm ocorrido epidemias de hepatite B causadas por alimentos ou águas contaminados. O AgHBs foi detectado na bile e no suco pancreático[124]. A presença na bile pode ser conseqüência da replicação do vírus na célula hepática, porém tal fato ainda não foi demonstrado no pâncreas ou em outros tecidos, à exceção dos leucócitos[243,245]. Parece haver fatores no trato gastrointestinal que destroem o VHB.

A saliva contém AgHBs e pode ser infectante, fato comprovado por inoculação em chimpanzé e gibão[241].

Como pode haver AgHBs no sêmen, na secreção vaginal e no sangue menstrual, é possível que durante a relação sexual o VHB atravesse as superfícies mucosas expostas[173,241]. Esses fatos podem explicar a maior freqüência de hepatite B em familiares de portadores do VHB. Em alguns países, as prostitutas parecem constituir importantes reservatórios do VHB[173].

O AgHBs também foi encontrado em exsudatos serosos de úlceras cutâneas.

População de alto risco

Devido ao contato freqüente com o VHB, más condições de higiene, promiscuidade ou imunodeficiência, certos grupos populacionais tornam-se de alto risco em adquirir o VHB: profissionais da área médica e odontológica, pacientes em hemodiálise, hemofílicos, homossexuais masculinos, prostitutas, toxicômanos, presidiários, familiares de portadores crônicos do VHB, portadores de esquistossomose hepatoesplênica, deficientes mentais e hansenianos na forma virchowiana. Estudo em pacientes atendidos em uma clínica de doenças sexualmente transmissíveis (DST) no Rio de Janeiro evidenciou freqüência de 3,4% de AgHBs positivos, 13% de anti-HBc e 8,5% de anti-HBs, sendo fatores preditivos de exposição ao VHB o comportamento homo/bissexual, prática de sexo anal, infecção pelo HIV, sorologia positiva para sífilis e transfusões sangüíneas prévias[203]. Já no Espírito Santo, a prevalência de VHB em 410 mulheres atendidas em uma clínica de DST foi de 5,4% (AgHBs positivas), sendo que 67% não usavam preservativos e 18,2% já apresentaram outras DST[177].

Nas tabelas 16.8 a 16.12, podemos observar a prevalência dos marcadores do VHB nas populações de alto risco e em indígenas no Brasil. Chama a atenção a grande variabilidade de freqüência do AgHBs e anti-HBc nas diferentes populações indígenas, havendo tribos com nenhum caso AgHBs positivo, porém com freqüências de anti-HBc de até 78%, indicando contato prévio com VHB e altamente endêmico.

Estudo em famílias

A disseminação do VHB entre familiares de portadores é um fato observado e a ocorrência dos marcadores do VHB em diferentes áreas geográficas no mundo pode ser observada na tabela 16.13.

Estudos de prevalência têm mostrado freqüência 10 vezes maior dos marcadores em familiares quando há um portador do AgHBs. Foi observada maior prevalência de AgHBs entre pais e irmãos e menor entre cônjuges[173]. Tais observações mostram a importância da transmissão vertical (perinatal) e horizontal intradomiciliar do VHB e inferem a redução da freqüência de transmissão do VHB por sexo.

Tabela 16.8 – Freqüência do AgHBs em populações da alto risco no Brasil.

Grupos de risco	Nº de casos	AgHBs (%)	Região	Referência
Hemodiálise	104	25	RS	143
	408	7,8	SP	126
	140	7,0	SP	52
	813	10,0	SC	46
	282	12,0	GO	271
HIV	1.693	5,7	SP	174
	404	1,0	SP	181
	220	5,5	PR	231
Funcionários de hemodiálise	38	5,3	RS	142
	41	22	SP	52
	149	2,7	SC	46
Residentes/internos	143	0,4	SP	267
Enfermeiros/técnicos de laboratório	184	1,1	SP	267
Médicos	121	0,4	SP	267
Cirurgiões-dentistas	34	3,0	SP	42
Prisioneiros	201	2,1	GO	164
Prisioneiras	91	2,2	RJ	173
Hemofílicos	150	8,7	RJ	35
Homossexuais masculinos	89	6,7	RJ	173
	26	23,0	SP	88
	39	15,4	BA	278
Prostitutas	223	3,6	RJ	173
	145	7,6	BA	278
Hansenianos	85	2,3	RJ	173
Esquistossomóticos HE	103	7,7	BA	158
	103	23,3	BA	158
	47	12,8	BA/MG	265
	693	9,4	MG	242
Cônjuges ocidentais	25	4,0	SP	47
Cônjuges orientais	14	7,1	SP	47

Capítulo 16

Tabela 16.9 – Prevalência dos marcadores do VHB em algumas populações indígenas do Brasil.

Tribo (região)	Nº de casos	AgHBs (%)	Anti-HBc (%)	Anti-HBs (%)	Referência
Mekranhotire (PA)	80	8,7	91,2	11,5	19
Katukinos (AM)	32	0	–	96,9	107
Ticuna (AM)	117	0,8	–	60,7	96
Yanomani (AM)	141	11,3	95,7	78,7	51
Xingu (PA)	222	4,5	44,1	39,6	19
Kaitinas (RO)	119	3,4	35,3	16,1	86
Apurinã (AM)	144	18,1	64,4	–	33
Kanamari (AM)	56	0	78,6	–	33
Deni (AM)	100	0	48,1	–	33
Jamamadi (AM)	71	0	19,7	–	33
Kulina (AM)	109	11,9	67,7	–	33
Paumari (AM)	136	20,6	62	–	33
Mura-Pirahã (AM)	109	11,9	32,3	–	33

Tabela 16.10 – Prevalência dos marcadores séricos do VHB em funcionários do Hospital das Clínicas da FMUSP – São Paulo, distribuída por categoria profissional[93].

Função	Nº de casos	AgHBs (%)	Anti-HBc (%)	Anti-HBs (%)
Atendentes de enfermagem	144	1,39	15,97	20,83
Auxiliares de enfermagem	57	1,75	17,54	35,09
Enfermeiras	55	1,82	18,18	23,64
Médicos	131	4,58	12,21	22,90
Técnicos	108	0	16	22,22

Tabela 16.11 – Prevalência de positividade de marcadores séricos do VHB distribuídos por categoria profissional e tempo decorrido de atividades hospitalares – HC-FMUSP – São Paulo[93].

Função	< 5 anos (%)	> 10 anos (%)
Atendentes de enfermagem	21,25	29,03
Auxiliares de enfermagem	27,28	39,28
Enfermeiras	15,79	27,27
Médicos	18,95	40
Técnicos	17,14	50
Total	18,94	37,17

Tabela 16.12 – Prevalência de marcadores sorológicos do VHB em profissionais da área da saúde – Hospital Universitário de Natal – RN[85].

Grupos	Nº de casos	AgHBs (%)	Anti-HBc (%)	Anti-HBs (%)
Profissionais da saúde	210	2,9	8,1	5,2
Controles	45	0	4,4	2,2

118

Tabela 16.13 – Ocorrência do AgHBs e anti-HBs em familiares de portadores do VHB.

País	Nº de casos	AgHBs (%)	Anti-HBs (%)	Total	Referências
Itália	270	27	44,1	71,1	60
Espanha	178	15,7	23,5	39,2	40
Brasil*	212	12,3	26,8	39,1	47, 48
Brasil**	267	44,6	35,2	79,8	47, 48

* Ocidentais.
** Japoneses.

Em nosso meio, o estudo de familiares de casos-índices com hepatite crônica pelo VHB, de origem étnica ocidental e oriental, mostrou a maior incidência de marcadores do VHB em famílias orientais (44,6%) do que em famílias ocidentais (12,3%)[45,47,193]. A transmissão vertical parece ser o principal mecanismo de disseminação da doença entre os consangüíneos, visto a maior prevalência de AgHBs nas mães, irmãos e filhos de orientais. Os filhos de mães orientais AgHBs positivas tornaram-se portadores com maior freqüência do que os ocidentais. Já os não-consangüíneos (pais do sexo masculino e cônjuges) têm maior tendência de desenvolver anticorpo anti-HBs[43,45,46]. Já o marcador de replicação viral AgHBe apresentou-se semelhante entre orientais e ocidentais, porém o "clearance" do AgHBe é proporcionalmente maior entre ocidentais que orientais. Os marcadores anti-HBc e AgHBs foram mais prevalentes nos familiares orientais[193].

Nos heredogramas de famílias ocidental e oriental (Figs. 16.2 e 16.3), observa-se que a transmissão vertical é o principal fator de transmissão do VHB entre os orientais, presente principalmente em consangüíneos, e com grande prevalência de hepatopatas crônicos e óbitos. Já no grupo de ocidentais, a transmissão do VHB parece ser predominantemente horizontal, com aparente evolução menos grave que nos orientais (anti-HBc isolado e soroconversão mais freqüente).

Classificação do VHB por sorotipos e genótipos

O VHB foi inicialmente classificado em nove subtipos sorológicos (sorotipos) com base na heterogeneidade imunológica do AgHBs, partícula viral presente em grandes quantidades no soro e detectável por radioimunoensaio e imunoensaio enzimático[22,148]. Posteriormente, o vírus da hepatite B teve seu genoma seqüenciado e nova classificação foi proposta, agora em seis genótipos: A, B, C, D, E e F, com divergência intergrupo mínima de 8%[196,201]. A correlação entre sorotipos e genótipos, com distribuição geográfica, está descrita no quadro 16.3.

Os avanços na área de biologia molecular vêm permitindo comparações filogenéticas entre as seqüências genômicas de VHB, habilitando hipóteses de via de transmissão do VHB e a migração geográfica dos portadores sãos.

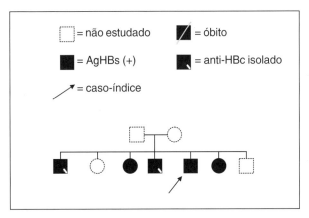

Figura 16.2 – Ocorrência dos marcadores VHB em familiares de origem ocidental.

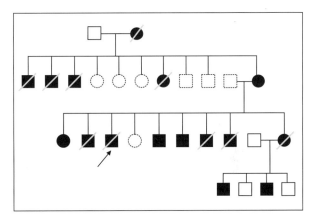

Figura 16.3 – Ocorrência de marcadores do VHB em familiares de origem oriental (japonesa).

A possível influência da diferença genotípica na patogênese do VHB ainda não está confirmada. Alguns estudos no Sudeste Asiático sugerem que o genótipo C estaria associado a doença hepática mais grave, ou que o genótipo A responderia melhor a tratamento com interferon, porém estudos em grande escala são necessários para confirmar essas hipóteses[133,244,300].

A prevalência dos genótipos de VHB no Brasil ainda não está bem estabelecida, visto a escassez de estudos publicados envolvendo algumas de suas regiões. A tabela 16.14 mostra distribuição genotípica

Capítulo 16

Quadro 16.3 – Correlação entre sorotipos e genótipos do VHB e distribuição geográfica[160].

Genótipos	Sorotipos	Áreas geográficas de maior prevalência
A	adw2 ayw1	Noroeste da Europa África Central
B	adw2 ayw1	Indonésia, China Vietnã
C	adw2 adrq+ adrq– ayr	Leste Asiático Coréia, China, Japão Polinésia Vietnã
D	ayw2 ayw3	Mediterrâneo Índia
E	ayw4	Oeste da África
F	adw4q–	Nativos da América, Polinésia

Tabela 16.14 – Prevalência de genótipos do VHB no Brasil.

Região	Nº	A (%)	B (%)	C (%)	D (%)	E (%)	F (%)	Período	Referência
Sudeste	84	53,3	2,4*	20,2*	16,7	–	7,1	–	255
Sul	1.719	31	–	–	57	–	12	2000	46
Centro-Oeste	26	50	–	–	57	–	12	1995	271
Norte	46	89	–	–	2	–	9	1995-1999	61

* Todos de origem oriental (japoneses).

do VHB em alguns Estados do Brasil. Genótipos A, D e F predominam no Brasil, enquanto indivíduos de etnia oriental habitantes no Brasil apresentam genótipos B e C.

HEPATITE C

A infecção pelo VHC é endêmica na maior parte do mundo, acometendo cerca de 3% da população mundial. Evoluem para hepatite crônica cerca de 75% dos indivíduos infectados pelo VHC e 20% soroconvertem espontaneamente. Tanto a hepatite aguda quanto a crônica pelo VHC geralmente são assintomáticas e resultam em morbidade grave em 20 a 30% dos pacientes infectados[31,289].

A prevalência do VHC em relação à idade dos indivíduos infectados pode ser caracterizada em três grupos:

1. Países como EUA e Austrália – diagnóstico da infecção pelo VHC em pessoas de 30 a 49 anos: indica que o fator de risco para infecção pelo VHC foi maior em passado recente (10 a 30 anos atrás) e ocorreu principalmente em adultos jovens. Principal fator de risco: uso de drogas injetáveis.
2. Países como Japão e Itália – diagnóstico do VHC em pessoas idosas: compatível com infecção em passado distante.
3. Países como o Egito – altas taxas de infecção pelo VHC em todos os grupos etários: indicam alto risco de aquisição de infecção pelo VHC.

Países do grupo 2 e 3 apresentam como principais fatores de risco o uso de injeções "não seguras" e material contaminado em procedimentos médicos e de enfermagem[289].

Prevalência da hepatite C

A prevalência mundial do VHC vem sendo pesquisada principalmente em candidatos a doação de sangue e estima-se que essa freqüência seja 25 a 50% menor que a prevalência real da população. **Prevalência muito baixa** (0,04 a 0,09%) do VHC foi encontrada em países do Reino Unido, Escandinávia, na Nova Zelândia e na região de Okinawa, no Japão. Já **baixa prevalência** (0,15 a 0,5%) foi descrita nos Estados Unidos, Jamaica, Oeste europeu e Austrália. **Moderada prevalência** (0,6 a 1,5%) do VHC foi constatada no Sudeste da Europa, Quênia, Tailândia, Rússia, Índia, China, Cuba e Etiópia. São regiões de **alta prevalência** (1,6 a 3,5%) Japão, Indonésia, algumas áreas da Rússia e Brasil. **Prevalência muito alta** de VHC encontra-se em países como Camarões (6,4%) e Egito (14%)[223].

A prevalência do anti-VHC em candidatos a doadores de sangue na América Latina consta da tabela 16.15.

Estudos da prevalência do vírus da hepatite C no Brasil evidenciam que a maioria das regiões brasileiras encontra-se em moderada prevalência (Tabela 16.16), sendo apenas alguns Estados classificados como de alta prevalência (Acre, Pará e Rio de Janei-

Tabela 16.15 – Prevalência do anti-VHC em candidatos à doação de sangue na América Latina[83].

País	Nº de casos	Anti-VHC (%)
Argentina	106.306	0,8
Brasil	7.557	1,6
Costa Rica	450	0,0
Chile	2.000	0,9
El Salvador	500	1,2
Guatemala	500	0,6
Honduras	500	0,8
Nicarágua	530	1,7
Venezuela	22.427	0,7
Uruguai	10.127	0,6

Tabela 16.16 – Prevalência do anti-VHC em candidatos à doação de sangue no Brasil[227].

Região	Estado	Anti-VHC (%)
Sul		**0,65**
	Paraná	0,7
	Rio Grande do Sul	0,6
Sudeste		**1,43**
	Espírito Santo	1,2
	Rio de Janeiro	2,6
	Minas Gerais	0,4
	São Paulo	1,5
Centro-Oeste		**1,04**
	Goiás	1,4
	Distrito Federal	0,9
	Mato Grosso	1,4
Nordeste		**1,19**
	Bahia	1,7
	Piauí	0,7
	Ceará	1,3
	Rio Grande do Norte	0,8
	Sergipe	1,0
Norte		**2,12**
	Acre	5,9
	Amazonas	0,8
	Pará	2,0
	Amapá	0,9

ro). Estudo em doadores de sangue do Rio de Janeiro constatou maior freqüência de VHC em indivíduos do sexo masculino, com risco de infecção aumentando com a idade, sendo maior no grupo de 40 a 49 anos do que no grupo de 20 a 29 anos[211].

Dados de estudos de prevalência de VHC em populações sadias em Estados brasileiros estão descritos na tabela 16.17. Nota-se a diversidade de freqüência do VHC de acordo com a idade do indivíduo, evidenciando que o VHC geralmente é adquirido na vida adulta ao submeter-se a fatores de risco. Observa-se ainda a alta prevalência do VHC na população rural do Mato Grosso, enquanto na população indígena na Região Norte é semelhante à população urbana. Esses dados diferem comparados à epidemiologia do VHB.

Mecanismos de transmissão do VHC

Transfusões de sangue e uso de drogas endovenosas são os principais modos de transmissão do VHC em todo o mundo. A transmissão parenteral representa cerca de 30 a 70% dos meios de aquisição do VHC, dependendo da região. Outros possíveis fatores de risco de infecção pelo VHC são as exposições percutâneas ou não-parenterais, como intervenções médicas, tatuagens, acupuntura, transmissão sexual, acidentes com agulhas potencialmente infectadas e transmissão intradomiciliar.

Transfusão de sangue ou hemoderivados

Até 1990, quando houve a implementação obrigatória em bancos de sangue de testes sorológicos para a detecção do VHC, a maioria das hepatites pós-transfusionais era classificada como hepatites não-A, não-B. Constatou-se posteriormente tratar-se da hepatite pelo vírus C em aproximadamente 90% dos casos. Hoje o risco de haver transfusão de sangue de portador em período de janela imunológica (VHC ELISA negativo) nos Estados Unidos é de 1/100.000[239]. Estudo recente da freqüência de infecção pelo VHC pós-transfusional em São Paulo constatou que, em um grupo de 1.103 pacientes receptores de sangue, um em cada 515 apresentaram sorologia positiva para VHC (ELISA II) no seguimento clínico-laboratorial semestral[197].

Tabela 16.17 – Prevalência do anti-VHC em populações sadias no Brasil.

População estudada	Nº	Anti-VHC (%)	Região	Referência
Indivíduos sadios	1.059	1,42	SP	94
Crianças sadias	922	0	AM	32
Adultos sadios	1.623	1,9	AM	52
População rural	780	4,3	MT	263
Índios	119	1,7	RO	86
Gestantes	499	0,6	AM	211
Gestantes	1.006	0,8	PR	37

Na tabela 16.18 observa-se claramente a distinção pré e pós-"screening" de VHC em bancos de sangue do Brasil, com queda da prevalência em politransfundidos de 18% até 1991, para 1,4% após 1991.

Tabela 16.18 – Prevalência de VHC em grupos de risco no Brasil[227].

População	Nº de casos	Anti-VHC (%)
Presidiários	480	46,2
Prostitutas	539	15,8
HIV (+)	577	13,0
Alcoolistas	540	11,8
Contatantes VHC	207	11,1
Profissionais de saúde	761	2,2
Meninos de rua	491	1,4
Politransfundidos (até 1991)	150	18,0
Politransfundidos (após 1991)	72	1,4

Tabela 16.19 – Prevalência de VHC em pacientes com doenças hematológicas no Brasil[227].

População	Nº de amostras	Anti-VHC (%)
Hemofílicos	1.049	51,6
Sem especificação	1.271	38,2
Trombastenia de Glanzmann	31	22,6
Leucemias	65	18,5
Doença de Von Willebrand	175	16,0
Drepanocitoses	1.097	2,7

A prevalência do VHC em pacientes dependentes de hemoderivados, como hemofílicos e portadores de doenças hematológicas outras como leucemias e trombastenia de Glanzmann, está diretamente relacionada à quantidade e ao tipo de produto transfundido. No Brasil, a freqüência do VHC em hemofílicos varia de 50 a 80%, conforme dados das tabelas 16.19 e 16.20, e isso se deve à exposição a concentrados de fatores de coagulação não tratados. Quando os hemofílicos recebem componentes de coagulação inativados ou de um único doador, o risco de aquisição do VHC reduz sensivelmente[290].

Hemodiálise

A prevalência da infecção pelo vírus da hepatite C em pacientes renais crônicos em hemodiálise varia de 5 a 30% no mundo, sendo que no Brasil varia de 20 a 50%, de acordo com a região (Tabelas 16.20 e 16.21).

Tabela 16.21 – Prevalência de VHC em pacientes em hemodiálise no Brasil[227].

Regiões	Nº de amostras	Anti-VHC (%)
Norte	378	45,5
Centro-Oeste	590	30,5
Nordeste	395	23,8
Sudeste	314	35,3
Sul	401	43,6
Total	2.078	38,3

Tabela 16.20 – Freqüência do anti-VHC em populações de risco no Brasil.

População	Região	Nº de casos	Anti-VHC (%)	Referência
Hemofílicos	RJ	150	87,3	36
	RJ	154	81,8	232
	MG	269	62	128
Hemodiálise	PR	193	20,2	128
	SC	274	33,7	182
	SP	50	48	215
	SP	46	16	26
	SP	41	14,6	183
	SP	83	18	55
	BA	82	25	208
	CE	390	52	172
	AM	74	6,7	50
Usuários de drogas	SP	69	15,9	34
	RJ	71	69,6	204
	RS	20	14	104
HIV	SP	104	31,3	87
	SP	140	20	230
	SP	258	11,5	175
Alcoolistas	RS	42	11,6	54
	RS	114	4	103
	MG	131	4,2	202
	DF	117	1,75	90
Transmissão sexual (cônjuges)	SP	68	14,5	274
	SP	83	7,2	90
Profissionais de saúde	RJ	2.797	3	7
	RJ	2.106	655	16

Os pacientes em hemodiálise podem adquirir a infecção pelo VHC via transfusões sangüíneas, porém a hemodiálise representa um fator de risco maior para a aquisição do VHC, provavelmente devido a falhas de controle de infecção nas unidades de hemodiálise. Há unidades de diálise em que pacientes sabidamente VHC positivos compartilham a mesma máquina de diálise com indivíduos isentos de infecção viral[223]. No Estado de Santa Catarina, um estudo realizado em 22 unidades de hemodiálise envolvendo 813 pacientes constatou prevalência de VHC de 33,7%. Os principais fatores de risco estatisticamente relevantes foram tempo em hemodiálise, número de reutilizações dos filtros e equipos de hemodiálise, higienização da máquina de diálise e contato prévio com VHB[182].

Transplante de órgãos

Receptores de órgãos transplantados representam um grupo de alto risco de aquisição do VHC. Pode ocorrer via transfusão de sangue durante o transplante, recorrência de infecção pelo VHC adquirida pelo receptor pré-transplante ou presença do VHC no órgão doado[223].

Uso de drogas endovenosas

Usuários de drogas endovenosas representam um grupo de alto risco para infecção pelo VHC. Nos Estados Unidos, de 1986 a 1988, 42% dos casos de hepatite aguda por VHC ocorreram nessa população, sendo que a prevalência mundial de VHC em usuários de drogas varia entre 70 e 90%[8,67]. No Brasil, estudos evidenciaram uma freqüência de VHC entre 14 e 70% em usuários de drogas ilícitas e o Rio de Janeiro apresentou a maior prevalência (69,6%) de VHC nesta população (ver Tabela 16.20).

Transmissão nosocomial e ocupacional

Indivíduos com antecedentes de internações hospitalares, sem outros fatores de risco como transfusões de sangue ou uso de drogas, apresentam um risco de aquisição do VHC de 2 a 20%, por meio de procedimentos pouco assépticos ou compartilhamento com outros pacientes de material hospitalar contaminado[9,223]. Já profissionais da área de saúde apresentam o risco em torno de 3% de se infectarem pelo VHC por acidentes com material perfurocortante contaminado com sangue de paciente VHC positivo[139]. A prevalência de VHC nessa população é variável: em países desenvolvidos como Estados Unidos e os da Europa varia de 1 a 2% e no Brasil está em torno de 3%[223] (ver Tabela 16.20).

Acupuntura e tatuagem

A acupuntura representa risco de transmissão do VHC quando as agulhas não são adequadamente esterilizadas. Na Coréia é considerado um fator de risco em adultos com hepatites crônicas[140]. A tatuagem também pode estar envolvida na transmissão do VHC, porém acredita-se que a tatuagem seja um indicador de uso de drogas endovenosas em indivíduos que não o admitem[223].

Transmissão não-parenteral
Transmissão perinatal

Estudos recentes comprovaram evidências de transmissão vertical do VHC, com prevalência variável entre diferentes regiões do mundo. No Egito, a freqüência chega a 36% de recém-nascidos infectados por mães RNA-VHC positivas[136]. Já em países desenvolvidos como Inglaterra, Irlanda e Alemanha, o risco de transmissão vertical do VHC é baixa, variando de 0,16 a 6,7%[4,110,123]. Partos cesáreos estão associados a menor risco de transmissão do VHC[110].

O risco de transmissão do VHC está diretamente relacionado com a carga viral da mãe. Admite-se não haver transmissão do VHC quando a viremia da mãe for inferior a 10^6Eq/mL medida por bDNA ou PCR[153,199]. O aleitamento materno não oferece risco de transmissão do VHC[198].

Transmissão sexual e horizontal

O papel da transmissão sexual do VHC é controverso. Há evidências de transmissão do VHC entre parceiros sexuais com dados relevantes de prevalência e similaridade genômica viral. Estudo brasileiro constatou freqüência de VHC de 11,76% em parceiros sexuais de indivíduos VHC positivos, com outros fatores de risco para infecção VHC estatisticamente não significantes[273]. Em Baltimore, mulheres com parceiros sexuais VHC positivos apresentaram três vezes mais risco do que a população em geral de adquirir o VHC, com identificação genômica viral de 94%[22]. Estudo realizado no Hospital das Clínicas da USP, São Paulo, constatou a prevalência de 20,2% de casais RNA-VHC positivos, a partir de um dos cônjuges já sabidamente infectado pelo VHC. Houve concordância genotípica do VHC em 16 dos 20 casais estudados, com maior freqüência de genótipo 1 (Medeiros Filho, comunicação pessoal, 2001). Porém, esses dados não provam a transmissão sexual do VHC, visto não ser possível afastar definitivamente outros fatores de risco, como uso de drogas injetáveis não admitido ou transmissão parenteral inaparente[223].

Outros dados falam contra a transmissão sexual do VHC. Estudo africano comparando mulheres prostitutas com gestantes evidenciou prevalência de VHC em 6,6% e 4,3%, respectivamente, apesar do maior risco sexual e incidência de DST entre as prostitutas. A prevalência de HIV foi bastante diferente entre os dois grupos (34,1% x 2,8%)[147]. A prevalência de infecção pelo VHC em homossexuais nos Estados Unidos (1,6%) foi semelhante à da população em geral, independente do número de parceiros sexuais ou estado do HIV[192].

As transmissões perinatal e sexual podem ter alguma importância na disseminação intrafamiliar do VHC, porém a transmissão horizontal pode ocorrer a partir de um caso-índice de VHC intradomiciliar. Possivelmente a disseminação do VHC ocorre por via parenteral inaparente, como exposição percutânea, ato de compartilhar aparelhos de barbear e escovas de dente, entre outros. Estudo recente constatou prevalência de VHC de 4% entre pais e contatos intradomiciliares. Comparando-se casais japoneses com não-japoneses, a prevalência é de 17% e 10,4%, respectivamente. A concordância genotípica foi de 66% entre contatos não-sexuais e de 74% entre contatos sexuais[3].

Genótipos de VHC

Os avanços nas pesquisas na área de biologia molecular vêm permitindo caracterizar o genoma do VHC na última década. A divergência na seqüência do VHC é variável de acordo com a região do genoma estudada, sendo a melhor distinção entre os diferentes genótipos do VHC aquela encontrada nas regiões C, E1 e NS5B[39]. A classificação dos genótipos do VHC hoje vigente foi uniformizada por Simmonds e cols.[250] e divide-se em: 1a, 1b, 2, 3, 4, 5 e 6. Os principais métodos de genotipagem e seqüenciamento estão descritos no capítulo 5.

Na tabela 16.22 há dados da prevalência dos genótipos do VHC na América Latina. Nota-se a maior ocorrência do genótipo 1b no Brasil, Argentina, Chile e Porto Rico, seguido pelos genótipos 1a e 3. Em nosso meio, o genótipo 2 tem-se mostrado o menos freqüente (< 10%), enquanto na Argentina apresentou freqüência maior que o genótipo 3, ou seja, acima de 20%. Estudos já constataram que o VHC genótipo 1b é uma cepa mais agressiva e menos responsiva a tratamento com interferon, em relação aos genótipos 2 e 3[298]. A alta heterogeneidade do genoma viral pode levar a comportamentos diferentes da interação vírus–hospedeiro de acordo com o genótipo do VHC infectante, mostrando variações no grau de patogenicidade e também na evolução da doença.

HEPATITE DELTA

O vírus da hepatite delta (VHD) é um RNA-vírus defeituoso, dependente do vírus da hepatite B para sua replicação e transmissão. O ser humano infectado é o único hospedeiro do VHD conhecido e cerca de 10 milhões de pessoas no mundo estão infectadas[109,118].

A epidemiologia do VHD é similar à da hepatite B e os principais meios de transmissão são transfusões sangüíneas, uso de drogas injetáveis, transmissão sexual, perinatal e horizontal; em áreas de alta endemicidade como a Amazônia, lesões cutâneas. A distribuição mundial do VHD difere em parte com a prevalência do VHB no globo. Em áreas de baixa endemicidade do VHB, a prevalência do VHD também é geralmente baixa em portadores assintomáticos e hepatopatas crônicos por VHB. Já em regiões de moderada e alta endemicidade do VHB, a prevalência de VHD é variável. Em algumas áreas, a freqüência de VHD também é alta em pacientes infectados pelo VHB, como na África, Sudeste Asiático e região amazônica. Porém, há regiões onde o VHD é incomum apesar da alta prevalência de VHB, como na Grécia, Itália e Espanha (Tabela 16.23). A epidemiologia do VHD parece estar mudando, diminuindo em certas áreas e aparecendo novos focos endêmicos em outros[215]. Em indivíduos de grupos de risco, a prevalência do VHD também é variável, sendo bastante freqüente em usuários de drogas injetáveis, porém pouco freqüente em pacientes em hemodiálise ou politransfundidos (Tabela 16.24). A co-infecção pelo VHB e VHD piora o prognóstico da doença hepática, sendo alta a freqüência de hepatite crônica grave e cirrose hepática (Tabela 16.25).

Tabela 16.22 – Prevalência dos genótipos de VHC na América Latina[44].

País	Nº	1a (%)	1b (%)	2 (%)	3a (%)	3 (%)	4 (%)	4 + 5 (%)	Misto (%)
Argentina	434	30,3	68,5	25,6	–	8,3	0,9	–	6,7
Buenos Aires									
Rosário	212	19,3	29,7	1,4	31,6	0,5	0,9	–	1,8
Brasil									
São Paulo	423	24,6	39,7	3,1	–	32,6	–	0,9	–
Sul	85	27	24,7	3,5	–	44,7	–	–	–
Sudeste	548	26,7	42,2	2,5	–	27,9	–	0,7	–
Norte/Nordeste	66	31	50	–	–	18,2	–	–	–
Brasil	705	27,2	40,8	2,4	–	29	–	0,6	–
Chile	164	3	73,8	1,2	20,7	–	–	1,2	–
Porto Rico	35	11,4	65,7	2,8	20	–	–	–	–
Venezuela	122	–/66	–/66	20	–	2,5	0,8	–	10
República Dominicana	33	59,5	3,6	9,6	–	–	–	–	19

Epidemiologia

Tabela 16.23 – Freqüência do anti-VHD em portadores de AgHBs de várias regiões geográficas.

País	Anti-VHD (%)	Período	Referência
EUA	1,9	1980	229
EUA	4,6	1987	187
Havaí	6,9	1987	187
França	1,1	1984	278
Alemanha	1,9	1980	229
Alemanha	0,5	1984	233
Itália	7,2	1980	229
Itália	8,3	1997	101
Espanha	9,6	1992	191
Grécia	30,8	1984	119
Suécia	3,0	1982	121
Polônia	2,0	1980	229
Albânia	1,1	1997	56
New Greenland	40	1994	146
Arábia Saudita	20	1984	219
Austrália	4,5	1983	293
Taiwan	7,5	1980	229
Japão	1,3	1980	229
Japão	23,6	1995	236
Japão	21,1	1998	189
Japão	8,5	2000	14
China	8,1	1993	299
Usbequistão	14	1997	161
Rússia	8,9	1997	131
Moldávia	18,3	1999	79
Índia	3,3	1998	29
Nigéria	6,5	1998	200
África	10,0	1997	157
Tunísia	44,0	1997	279
Argentina	1,4	1986	84
México	1,58	1994	276
México	4	1997	186
Colômbia	13,7*	1983	286
Colômbia	22**	1983	286
Peru	17,9	1994	40
Bolívia	0	1996	151
Brasil (Amazônia)	24	1986	55
Brasil	0	1994	258
Brasil	0	1996	18

* Município de Julio Zawady.
** Município de Santa Rosália (Colômbia).

Capítulo 16

Tabela 16.24 – Freqüência do anti-VHD em grupos de risco.

População	País	Anti-VHD (%)	Período	Referência
Usuários de drogas	Suécia	23,5	1983	180
	Itália	27,0	1983	256
	Dinamarca	44,0	1982	225
	Alemanha	50,0	1984	233
	França	60,0	1984	278
	Inglaterra	60,0	1983	291
	Suíça	33,0	1982	225
	EUA	44,8	1984	187
	Arábia	13,6	1998	194
	Brasil	0,0	1999	204
Hemodiálise	Itália	12,5	1984	73
	Alemanha	0,4	1984	233
	Romênia	4,25	1995	30
HIV	Espanha	26,0	1993	70

Tabela 16.25 – Freqüência do anti-VHD de acordo com a gravidade da doença hepática.

Doença	País	Anti-VHD (%)	Período	Referência
Hepatite aguda	Venezuela	86,0	1984	118
	Colômbia	60,0	1984	157
	EUA	6,1	1984	189
	Alemanha	0	1984	233
	Suécia	2,7	1982	121
	Kuwait	5,1	1984	195
	Argentina	0,7	1986	84
	Japão	10,6	1998	189
	China	4,6	1993	299
	Índia	10,7	1995	254
	Brasil (RJ)	0	1985	251
	Brasil (SP)	5,2	1985	172
	Brasil (AM)	28	1986	26
Hepatite crônica	França	20,0	1984	278
	Inglaterra	18,9	1983	291
	Alemanha	1,5	1984	233
	Escandinávia	42,0	1985	144
	Kuwait	66,0	1984	195
	Argentina	2,2	1986	84
	Japão	32,0	1998	189
	China	7,7	1993	299
	Índia	21,4	1995	254
	Brasil (RJ)	0	1985	251
	Brasil (SP)	20,0	1985	170
	Brasil (AM)	100,0	1986	26
Cirrose	Itália	29,2	1980	229
	Suíça	5,1	1980	229
	França	21,8	1984	278
	EUA	41,2	1980	229
	Japão	3,6	1980	229
	Japão	40,0	1998	189
	Argentina	5,7	1986	84
	China	11,9	1993	299

O estudo do genoma do VHD permitiu classificá-lo em três genótipos:

- Genótipo I – encontrado em todo o mundo.
- Genótipo II – predomina no Japão, China e Taiwan e aparentemente apresenta menor patogenicidade.
- Genótipo III – prevalente na América do Sul[47].

Estudo realizado na Venezuela pesquisou a prevalência dos genótipos de VHD em ameríndios da região sul e oeste do país. O genótipo I foi o mais freqüente em ameríndios do oeste, provavelmente trazido por imigrantes europeus, e o genótipo III prevaleceu em ameríndios do sul, devendo estar associado à evolução para hepatite fulminante e à maior taxa de mortalidade[223].

HEPATITE E

A hepatite pelo vírus E (VHE) é uma doença aguda, sintomática e autolimitada, encontrada em vários países tropicais, subtropicais e no Sudeste Asiático geralmente como epidemia ou esporadicamente em países da Ásia Central, centro-leste da África, América Central e do Sul, e países da antiga República Soviética[5,21,217]. As tabelas 16.26 e 16.27 apresentam dados de prevalência do VHE em populações sadias e grupos de risco no mundo. Estudo recente na Bahia, Brasil, pesquisou a prevalência de VHE em 147 pacientes com quadro de hepatite aguda viral, sendo cinco (3,4%) os casos relacionados ao VHE. Todos evoluíram com remissão completa da doença nos primeiros 6 meses[209].

A transmissão do VHE ocorre principalmente por via fecal-oral (por água e alimentos contaminados), podendo também ser transmitido por via parenteral e vertical[5,21,127]. O período de incubação é de 8 a 10 semanas e afeta preferencialmente adultos jovens. Quando acomete gestantes pode levar a quadros de hepatite grave, com mortalidade de até 25%. A taxa de mortalidade geral por VHE é baixa, variando de 0,07 a 0,6%[5,21]. Há dados recentes de isolamento do VHE em suínos e ratos, aventando a possibilidade de que a infecção pelo VHE seja uma zoonose[5,21,130,295].

O estudo do genoma do VHE permitiu classificá-lo em três grupos genotípicos, porém há poucos dados em literatura da sua prevalência mundial e relevância clínica[296].

HEPATITE POR TTV

Em 1997, um novo DNA-vírus denominado "transfusion transmitted virus" (TTV) foi isolado e aparentemente associado à hepatite pós-transfusional não-A-G. Esse vírus foi identificado por reação em cadeia de polimerase (PCR), visto não haver teste sorológico de rotina padronizado para seu diagnóstico. A classificação do TTV já chega a 16 genótipos[75]. A transmissão viral provavelmente ocorre por via parenteral, visto que 25% dos receptores de sangue ne-

Tabela 16.26 – Prevalência do anti-VHE em populações sadias de alguns países do mundo.

Região	Anti-VHE (%)	Período	Referência
Espanha	2,8	1999	167
Espanha	2,9	2000	270
Alemanha	3	1997	146
África	0	1995	146
África	4,4	1999	228
África	5,5	2000	270
Egito	60	2000	92
Índia	28,7	1996	222
Brasil (SP)	3	2000	112
Brasil (RJ)	4,3	2001	280

Tabela 16.27 – Prevalência do anti-VHE em grupos de risco.

População de risco	Região	Anti-VHE (%)	Período	Referência
Hemodiálise	Espanha	6,3	1999	167
	Brasil	6,2	2001	280
Hepatite aguda NANBNC	EUA	4,9	1999	134
	Brasil	2,1	2001	280
Profissionais da área da saúde	Brasil	2,6	2000	112
Funcionários da limpeza hospitalar	Brasil	13,2	2000	112
Usuários de drogas	Brasil	11,8	2001	280

gativos para TTV contaminaram-se por transfusão e a incidência de novas infecções aumenta de acordo com a quantidade de bolsas transfundidas[23,168]. O grande número de indivíduos saudáveis e assintomáticos infectados pelo TTV nunca expostos a transfusões de sangue sugere uma via fecal-oral de transmissão[220]. O TTV foi detectado na bile de pacientes com colestase, em títulos 10 a 100 vezes maiores que no soro, e sua presença nas fezes foi confirmada posteriormente em estudo recente[188,281]. O risco de transmissão vertical do TTV é elevado, visto que a maioria dos recém-nascidos apresenta positividade para esse vírus. Sugere-se a via intra-uterina como a sua principal via de transmissão. O TTV foi encontrado em altos títulos na saliva (96%), leite materno (35%) e sangue do cordão umbilical (12%), porém não se confirmou que sua transmissão se dê por essas vias[113,240]. A transmissão sexual do TTV ainda não foi confirmada e são poucos os estudos de sua prevalência em grupos de comportamento sexual de risco.

A prevalência do TTV é alta em indivíduos saudáveis, chegando a quase 100% em alguns países[25]. A tabela 16.28 apresenta dados de prevalência do TTV no mundo. A sua ocorrência varia de 1,2 a 62% em doadores de sangue, de 0,5 a 83% em hemofílicos e de 1 a 71% em pacientes com hepatopatia crônica em diferentes regiões do mundo[75].

Estudo recente no Brasil sobre a prevalência do TTV na população de São Paulo evidenciou alta positividade viral em crianças (81%), em doadores de sangue (85%) e coagulopatas (98%); sendo que crianças de 2 a 4 anos de idade apresentaram 92% de freqüência viral, enquanto em adolescentes de 15 a 17 anos a soropositividade foi inferior a 50%[23].

A patogênese do TTV ainda não está estabelecida, visto não haver relatos de casos de hepatite crônica ou pós-transfusional desencadeada por esse vírus isoladamente. A associação de TTV e hepatite B ou C parece não agravar o quadro clínico ou histológico da hepatite crônica. O TTV é provavelmente um vírus oportunista, mas inocente quanto à possibilidade de dano hepático[75].

HEPATITE G

O vírus da hepatite G (VHG) é um RNA-vírus de fita simples pertencente à família Flaviviridae, identificado, em 1995, em soros de pacientes com hepatite pós-transfusional não-A, não-B, não-C, não-D, não-E (não-A-E) por meio de técnicas de amplificação de ácidos nucléicos[154,253].

O diagnóstico do VHG no soro de pacientes infectados é possível pela reação de transcrição reversa seguida de reação em cadeia da polimerase (RT-PCR)[252]. Testes sorológicos de detecção de anticorpos contra o envelope viral definem infecção passada pelo VHG e são negativos durante a viremia[77].

A prevalência do vírus da hepatite G no mundo varia de 1 a 1,4% nas populações sadias de países desenvolvidos e de 8 a 14% em países em desenvolvimento[1]. O VHG é responsável por cerca de 10% das hepatites pós-transfusionais não-A-E[188].

A transmissão viral ocorre principalmente por transfusão de sangue e hemoderivados, sendo freqüente em hemofílicos, talassêmicos, pacientes em hemodiálise e usuários de drogas injetáveis. A transmissão vertical pode ocorrer durante o parto e a transmissão sexual também já foi descrita[117,221].

A patogenicidade do VHG ainda não está bem definida, mas parece causar hepatites aguda e crônica, sendo sensível à terapia com interferon[238]. O vírus da hepatite G é freqüentemente encontrado em soros de pacientes com hepatites B e C, porém não parece influenciar na evolução natural da doença[117,132]. O VHG aparentemente não suprime a viremia de VHB e VHC. Já estudo recente de co-infecção de VHG em pacientes HIV positivos constataram redução na mortalidade e retardo na progressão para AIDS, pela possível inibição da replicação do HIV pelo VHG[275].

REFERÊNCIAS BIBLIOGRÁFICAS

1. Abe K. GB virus-C/ hepatitis G virus. *J Infect Dis*, **54**(2):55-63, 2001. ■ 2. Abuzwaida AR, Sidoni M, Yoshida CJ, et al. Seroepidemiology of hepatitis A and B in two urban communities of Rio de Janeiro, Brazil. *Rev Inst Med Trop São Paulo*, **29**(4):219-23, 1987. ■ 3. Ackerman Z, Ackerman E, Paltiel O. Intrafamilial transmission of hepatitis C virus: a systematic review. *J Viral Hepat*, 7(2):93-103, 2000. ■ 4. Ades AE, Parker S, Walker J, et al. HCV prevalence in pregnant women in the UK. *Epidemiol Infect*, **125**(2):399-405, 2000. ■ 5. Aggarwal R, Krawczynski K. Hepatitis E: an overview and recent advances in clinical and laboratory research. *J Gastroenterol Hepatol*, 15(1):9-20, 2000. ■ 6. Aguiar FI, Aguiar E, Paniago A, et al. Prevalence of antibodies to hepatitis B core antigen in blood donors in the Middle West Region. *Mem Inst Oswaldo Cruz*, **96**(2):185-7, 2001. ■ 7. Almeida PRL, Costa MBG, Pereira MV, et al. Viremia pelo vírus da hepatite C (VHC) está presente apenas em

Tabela 16.28 – Prevalência de TTV em populações sadias no mundo.

Região	Nº de casos	TTV (%)	Período	Referência
Brasil	130	44,0	2000	220
Indonésia	244	42,0	2001	282
Grécia	?	84,0	2001	185
China	471	53,3	2001	137
Tailândia	200	49,5	2000	302

parte dos indivíduos anti-VHC positivos: um estudo em profissionais da área da saúde. *GED*, 20:S40, PO-009, 2001. ■ 8. Alter MJ, Margolis HS, Krawczynski K, et al. The natural history of community-acquired hepatitis C in the United State. *N Engl J Med*, 327:1899-905, 1992. ■ 9. Alter MJ. Epidemiology of hepatitis C in the West. *Semin Liver Dis*, 15:5-14, 1995. ■ 10. Alter MJ, Shapiro CN. Epidemiology and prevention of chronic hepatitis B and C in North and South America. In: Schinazi RF, Sommadossi JP, Thomas HC (eds). *Therapies for Viral Hepatitis*. London, International Medical Press, 1998, pp 3-6. ■ 11. Alvarez-Munoz MT, Vazquez-Rosales JG, Torres-Lopez FJ, et al. Infection of pregnant women with hepatitis B and C viruses and risks for vertical transmission. *Arch Med Res*, 28(3):415-9, 1997. ■ 12. Andrade VM, Lima Martins MV, Costa JO, et al. Soroprevalência do HIV-1/2, HTLV-I/II and hepatites B e C em parturientes da Maternidade Odete Valadares, Belo Horizonte, Minas Gerais. *Rev Patol Trop*, 28(1):41-8, 1999. ■ 13. André Francis. Hepatitis B epidemiology in Asia, the Middle East and Africa. *Vaccine*, 18:S20-2, 2000. ■ 14. Arakawa Y, Moriyama M, Taira M, et al. Molecular analysis of hepatitis D virus infection in Miyako Island, a small Japanese island. *J Viral Hepat*, 7(5):375-81, 2000. ■ 15. Arraes LC, Ximenes R, Andrieu JM, et al. Presença do vírus B em doadores HBsAg negativos e anti-HBc positivos: associação com os marcadores sorológicos. *GED*, 20(Supl):S71, 2001. ■ 16. Artemenko S, Coelho HS, Nogueira C, et al. Prevalência do anti-HCV em profissionais de saúde. *GED*, 16:195, PO-65, 1997. ■ 17. Assis SB, Valente JG, Souto FJD, et al. Soroprevalência de marcadores de VHA, VHB e VHE em crianças de 3 a 9 anos no Norte do Mato Grosso. *GED*, 18(Suppl 1):S72, 1999. ■ 18. Azevedo RA, Silva AE, Ferraz ML, et al. Prevalence of serologic markers of hepatitis B and D viruses in children of the Caiabi and Txucarramae tribes from the Indian Reservation of Xingu, central Brazil. *Rev Soc Bras Med Trop*, 29(5):431-9, 1996. ■ 19. Azevedo RA, Silva AE, Ferraz ML, et al. Prevalência dos marcadores sorológicos do HBV e HDV em crianças do Parque Indígena do Xingu (PIX). (Abstract) *GED*, 14(4):141, 1995. ■ 20. Azevedo RA, Vieira CP, Portorreal A, et al. Avaliação clínica e laboratorial de 151 casos de hepatite A. *Rev Paul Pediatr*, 16(2):77-80, 1998. ■ 21. Balayan MS. Epidemiology of hepatitis E virus infection. *J Viral Hepat*, 4(3):155-65, 1997. ■ 22. Bancroft WH, Mundon FK, Russell PK. Detection of additional antigenic determinants of hepatitis B antigen. *J Immunol*, 109:842-48,1972. ■ 23. Bassit LC. TTV: Prevalência e caracterização do novo vírus DNA transmissível pelo sangue em diferentes populações de São Paulo. Dissertação de doutorado. Faculdade de Ciências Farmacêuticas da Universidade de São Paulo, 2001. ■ 24. Beasley RP, Hwang LY. Postnatal infectivity of hepatitis B surface antigen-carrier mothers. *J Infect Dis*, 147:185-90, 1983. ■ 25. Bendinelli M, Pistello M, Maggi F, et al. Molecular properties, biology, and clinical implications of TT virus, a recently identified widespread infectious agent of humans. *Clin Microbiol Rev*, 14(1):98-113, 2001. ■ 26. Bensabath G, Hadler S, Soares MCP, et al. Infecções pelos vírus delta (VHD) e sua participação nas hepatites fulminantes na microrregião de Purus, Amazonas, Brasil. Anais da IX Jornada Latino-Americana. *Hepatologia*. São Paulo, Brasil, 1986, p 120. ■ 27. Bensabath G, Soares MCP, Barros VLRS. Aspectos epidemiológicos da infecção associada delta-vírus da hepatite B no município de Boca do Acre, microrregião do Purus, Amazonas. Anais do Congresso da Soc Bras Med Trop, Salvador, Bahia, 1984, p107. ■ 28. Bernier RH, Sampliner R, Gerety R, et al. Hepatitis B infection in house holds of chronic carriers of hepatitis B surface antigen. *Am J Epidemiol*, 116:199-211, 1982. ■ 29. Bhattacharyya S, Dalal BS, Lahiri A. Hepatitis D infectivity profile among hepatitis B infected hospitalised patients in Calcutta. *Indian J Public Health*, 42(4):108-12, 1998. ■ 30. Bocsan IS, Neamtu A, Radulescu A, et al. The markers of hepatitis B, C and D viral infection in multiply transfused patients. *Bacteriol Virusol Parazitol Epidemiol*, 40(2):109-13, 1995. ■ 31. Bonkovsky HL, Mehta S. Hepatitis C: a review and update. *J Am Acad Dermatol*, 44(2):159-82, 2001. ■ 32. Botelho R, Castilho MC, Borborema CAT, et al. Prevalência da infecção pelo vírus da hepatite C (VHC) em crianças: um estudo em áreas endêmicas de infecção pelo vírus da hepatite B (VHB). *GED*, 14(4):141,

TL-20, 1995. ■ 33. Braga WS, Brasil LM, Souza RA, et al. The ocurrence of hepatitis B and delta virus infection within seven Amerindian ethnic groups in the Brazilian western Amazon. *Rev Soc Bras Med Trop*, 34(4):349-55, 2001. ■ 34. Brandão-Mello CE, Figueiredo VM, Adania RS, et al. Hepatite viral em toxicômanos, Estudo clínico, sorológico e histológico. Anais XII Congresso Bras. Hepatologia, Salvador, Bahia, 22-25/09/93, p 94. ■ 35. Brandão-Mello CE, Gonzaga AL, Pitella AM, et al. Hepatitis A and B virus serum markers in haemophiliacs. *Bol Soc Bras Hemat Hemot*, 7:114, 1985. ■ 36. Brandão-Mello CE, Oliveira CAB, Gonzaga AL. Hepatitis C and liver disease in hemophilia. *Hepatology*, 19:441, 1994. ■ 37. Brandão-Melo CE, Silva AE, Ferraz MLG, et al. Avaliação do HCV-RNA em hemofílicos infectados pelo HIV. *GED*, 17:S62, 1998. ■ 38. Bruguera M, Caballeria J, Acero D, et al. Transmisión intrafamiliar del virus de la hepatitis B. *Gastroenterologia Y Hepatologia*, 3:1-6, 1980. ■ 39. Bukn J, Miller RH, Puscell RH. Genetic heterogeneity of hepatitis C virus: quasispecies and genotypes. *Semin Liver Dis*, 15:41-63, 1995. ■ 40. Cabezas C, Gotuzzo E, Escamilla J, et al. Prevalencia de marcadores serológicos de hepatitis viral A, B y delta en escolares aparentemente sanos de Huanta (Peru). *Rev Gastroenterol*, 14(2):123-34, 1994. ■ 41. Campiotto S, Pinho JRR, Da Silva LC, et al. Distribuição dos genótipos do vírus da hepatite C nas diferentes regiões do Brasil. Dados preliminares. *GED*, 17:S50, 1998. ■ 42. Campos EP, Colauto EMR, Curi PR, et al. Hepatite B: investigação em farmacêuticos, barbeiros, manicures e dentistas da cidade de Botucatu–São Paulo. *F Med (BR)*, 90:93-6, 1985. ■ 43. Carrilho FJ, Baldy JLS, Takata PK, et al. Prevalence and study of asymptomatic carriers of hepatitis B surface antigen in blood donors in Londrina, South of Brazil. *GED*, 3:13-20, 1984. ■ 44. Carrilho FJ, Correa MCJM. Magnitude of hepatitis B and C in Latin America. In: Schinazi RF, Sommadossi FP, Thomas HC. *Therapies for Viral Hepatitis*. London, International Medical Press. 1998, pp 25-34. ■ 45. Carrilho FJ, Gayotto LCC, Silva LC, et al. Sexual transmission of HBV within brazilian spouses of oriental and occidental origin. *Acta Hepatol* (abstract), 1:25, 1991. ■ 46. Carrilho FJ, Moraes CR, Pinho JRR, et al. Infecção pelo vírus da hepatite B (VHB) em unidades de hemodiálise do Estado de Santa Catarina. Fatores preditivos de infecção e epidemiologia molecular. *GED*, 20(Supl):S70, 2001. ■ 47. Carrilho FJ, Porta G, Silva LC, et al. Estudo dos marcadores do vírus da hepatite B em familiares de pacientes com hepatite crônica B. Anais do II Simp. Int. Hispanoparlante de Hepatologia. México, Cocoyoc, 1985, p 71. ■ 48. Carrilho FJ. Estudo comparativo da prevalência de marcadores do vírus da hepatite B (AgHBs e anti-HBs) em familiares de hepatopatas crônicos AgHBs positivos de ascendência oriental (japonesa) e ocidental. Dissertação de Mestrado, Faculdade de Medicina da Universidade de São Paulo, 1987. ■ 49. Casey JL, Gerin JL. Hepatitis delta virus: RNA editing and genotype variations. In: Dinter-Gottlieb G (ed). *The Unique Hepatitis Delta Virus*. Heidelberg, Springer Verlag, 1995, pp 111-124. ■ 50. Castilho MC, Botelho R, Brasil LM, et al. Hepatitis C virus infection in the Brazilian Amazon Basin: a study of prevalence. *Hepatology*, 19:511, 1994. ■ 51. Castro EJM, Farias RHG, Rosa Filho SM, et al. Prevalência dos marcadores do vírus da hepatite B e delta em populações indígenas da tribo Yanomami. Anais da IX Jornada Latino-Americana. *Hepatologia*. São Paulo, Brasil, 1986, p 40. ■ 52. Castro-Figueiredo JF, Moyses-Neto M, Gomes UA, et al. Hepatitis B virus infection in hemodialysis units: clinical features, epidemiological markers and general control measures. *Braz J Med Biol Res*, 19(6):735-42, 1986. ■ 53. Catton MG, Locarnini AS. Epidemiology. In: Zuckerman AJ, Thomas HC (eds). *Viral Hepatitis*. 2nd ed, London, Churchill Livingstone, 1998, pp 29-41. ■ 54. Cavazolla LT, Arruda CA, Reckziegel R, et al. Frequency of positive antibodies against the hepatitis C virus in alcoholics in Brazil – a pilot study. *Hepatology*, 19:511, 1994. ■ 55. Cendoroglo M, Draibe SA, Silva AE, et al. Incidence and risk factors for hepatitis B virus and hepatitis C virus infection among haemodialysis and CAPD patients: evidence for environmental transmission. *Nephrol Dial Transpl*, 10(2):240-6, 1995. ■ 56. Chironna M, Germinario C, Lopalco PL, et al. HBV, HCV and HDV infections in Albanian refugees in Southern Italy (Apulia region). *Epidemiol Infect*, 125(1):163-

7, 2000. ■ 57. Clemens SA, Fonseca JC, Azevedo T, et al. Hepatitis A and hepatitis B seroprevalence in 4 centers in Brazil. *Rev Soc Bras Med Trop*, 33(1):1-10, 2000. ■ 58. Cliver DO. Ocurrence and sources of viruses in foods. In: Riemann H, Bryan FL (eds). *Food-Borne Infections and Intoxications*. 2nd ed, New York, Academic Press, 1979, pp 311-316. ■ 59. Colli LD, Silveira TGV, Bertolini DA, et al. Prevalência da hepatite B em doadores de sangue do Núcleo de Hemoterapia de Apucarana, Estado do Paraná, Brasil. *Acta Sci*, 21(2):362-8, 1999. ■ 60. Coltorti M, Del Vecchio BC, Caporaso N. Familial clustering of HBV infection and chronic liver disease. *Fon Gastroent Res*, 8:169-9, 1984. ■ 61. Conde SRSS, Moia LJP, Barbosa MSO, et al. Prevalência dos genótipos do vírus da hepatite B e sua correlação com a apresentação clínica-epidemiológica, em uma população da Amazônia Oriental. (Abstract) *GED*, 20(Supl):S30, 2001. ■ 62. Corey L, Homes KK. Sexual transmission of hepatitis A in homosexual men: incidence and mechanism. *N Engl J Med*, 302:435-8, 1980. ■ 63. Coulepis AG, Locarnini AS, Lehman NI, et al. Detection of hepatitis A virus in the faeces of patients with naturally acquired hepatitis. *J Infect Dis*, 141:151-6, 1980. ■ 64. Coutinho RA, Lent PA, Lelie N. Prevalence and incidence of hepatitis A among male homosexuals. *Br Med J*, 287:1743-5, 1983. ■ 65. Daher RR, Aguiar JIA, Siufi JR P, et al. Determinação do anti-HBc e de fatores de risco para hepatite B em Campo Grande–MS. (Abstract) *GED*, 14(4):157, 1995. ■ 66. Dai CY, Yu ML, Chuang WL, et al. The epidemiology of TT virus (TTV) infection in a hepatitis C and B virus hyperendemic area of southern Taiwan. Kaoshing. *J Med Sci*, 16(10):500-9, 2000. ■ 67. Dawson GJ, Lesniewski RR, Stewart JL, et al. Detection of antibodies to hepatitis C virus in US blood donors. *J Clin Microbiol*, 29:551-6, 1991. ■ 68. De Andrade AL, Martelli CM, Pinheiro ED, et al. Serologic screening of infectious diseases in blood banks as a indicator of morbidity in the population. *Rev Saúde Públ*, 23(1):20-5, 1989. ■ 69. De Margolis HS, Alter MJ, Hadler SC. Viral hepatitis. In: Evans AS, Kaslow RA (eds). *Viral Infections of Humans*. 4th ed, New York, Plenum Medical Book Co., 1997, pp 363-418. ■ 70. De Pouplana M, Soriano V, Garcia-Samaniego J, et al. Characteristics of chronic delta hepatitis in patients with HIV'infection. *Rev Esp Enferm Dig*, 87(10):721-4, 1995. ■ 71. Debray D, Cullufi P, Devictor D, et al. Liver failure in children with hepatitis A. *Hepatology*, 26:1018-22, 1997. ■ 72. Deinhardt F. Viral hepatitis: virology. In: Berk JE (ed). *Bockus' Gastroenterology*. Vol 5, 4th ed, Philadelphia, WB Saunders Co., 1985, pp 2798-810. ■ 73. Dentico P, Bungiorno R, Baldi L, et al. Prevalence of delta infection on hemodialysis units of southern Italy. In: Proc of the 1984 Int Symp on Viral Hepatitis, Calif, USA, 1984, p 612. ■ 74. Dentiger CM, Heirinch NL, Bell BP, et al. A prevalence study of hepatitis A virus infection in a migrant community. Is hepatitis A vaccine indicated ? *J Pediatr*, 138(5):705-9, 2001. ■ 75. Dhenain M, Bouletrau A, Bourguignon F, et al. The TT virus: review of the literature. *Clin Invest Med*, 24(1):4, 2001. ■ 76. Dienstag JL. Viral hepatitis A: virology and course. *Clin Gastroenterol*, 9:135-54, 1980. ■ 77. Dille BJ, Sudowy TK, Gutierrez RA, et al. An Elisa for detection of antibodies to the E2 protein of GB virus C. *J Infect Dis*, 175:458-61, 1997. ■ 78. Dos Santos JI, Lopes MA, Deliege-Vasconcelos E, et al. Seroprevalence of HIV, HTLV-I/II and other perinatally-transmitted pathogens in Salvador, Bahia. *Rev Inst Med Trop S Paulo*, 37(4):343-8, 1995. ■ 79. Drobeniuc J, Hutin YJ, Harpaz R, et al. Prevalence of hepatitis B, D and C virus infections among children and pregnant women in Moldova: additional evidence supporting the need for routine hepatitis B vaccination of infants. *Epidemiol Infect*, 123(3):463-7, 1999. ■ 80. Dumpis U, Holmes EC, Mendy M, et al. Transmission of hepatitis B infection in Gambian families revealed by phylogenetic analysis. *J Hepatol*, 35:99-104, 2001. ■ 81. Duques P, Amorim PD, Araújo RSA, et al. Prevalência de marcadores sorológicos do vírus da hepatite B em doadores de sangue do hemocentro de João Pessoa, Paraíba. (Abstract) *GED*, 20(Supl): S71, 2001. ■ 82. Edmunds WJ, Medley GF, Nokes DJ, et al. Epidemiological patterns of hepatitis B virus (HBV) in highly endemic areas. *Epidem infect*, 313-25, 1996. ■ 83. Fay O, Schatzmayer H, Visona C, et al. Prevalence of HCV antibodies in Latin America. *Hepatology*, 19:601, 1984. ■ 84. Fay

OH, Tanno HE, Gatti H, et al. Antidelta en población HBsAg de Argentina. Anais da IX Jornad Latino-Am Hepatologia, São Paulo–Brasil, 1986, p 26. ■ 85. Fernandes JV, Braz RJS, Neto FV, et al. Prevalência de marcadores sorológicos do vírus da hepatite B em trabalhadores do serviço hospitalar. *Rev Saúde Pública*, 33(2):122-8, 1999. ■ 86. Ferrari JO, Ferreira MU, Tanaka A, et al. The seroprevalence of hepatitis B and C in an Ameridian population in the southwestern Brazilian Amazon. *Rev Soc Bras Med Trop*, 32(3):299-302, 1999. ■ 87. Ferraz ML, Diaz R, Yoshida C, et al. Prevalence of hepatitis B, hepatitis delta and hepatitis C seromarkers in HIV seropositive patients in São Paulo, Brazil. Anais do Scientific Meeting of International Association for Study of the Liver Diseases, Brighton, United Kingdom, 1992, p 175. ■ 88. Ferraz MLG, Vilela MP, Silva AE, et al. Marcadores sorológicos do VHB e anticorpo delta em homossexuais masculinos brasileiros. *Rev Paul Med*, 103:228-30, 1985. ■ 89. Ferraz MLG, Yoradjian A, Barbieri A, et al. Epidemiology of acute hepatitis B in a university hospital in São Paulo, Brazil: retrospective study of two five-year periods. *São Paulo Med J*, 116(3):1695-9, 1998. ■ 90. Figueiredo VM, Cruz CN, Oliveira PM. Evidência da transmissão sexual do vírus da hepatite C: estudo sorológico em cônjuges. *GED*, 14(4):150, PO-53, 1995. ■ 91. Findor KA, Igartua EB, Domecq P. Epidemiologia de la hepatitis viral en Buenos Aires. *Bol Soc Latino Am Hepatologia*, p 5, 1984. ■ 92. Fix AS, Abdel-Hamid M, Purcell RH, et al. Prevalence of antibodies to hepatitis E in two rural Egyptian communities. *Am J Trop Med Hyg*, 62(4):519-3, 2000. ■ 93. Focaccia R. Etio-epidemiologia das hepatites virais tipo A e B. Contribuição ao estudo da prevalência e risco de contágio em funcionários hospitalares. Tese de Mestrado – Faculdade de Medicina da Universidade de São Paulo, Brasil, 1982. ■ 94. Foccacia R, Da Conceição J, Sette HJJR, et al. Estimated prevalence of viral hepatitis in the general population of the municipality of São Paulo, measured by a serological survey of a stratified, randomized and residence-based population. *Braz J Infect Dis*, 2(6):269-84, 1998. ■ 95. Fonseca JCF. Aspectos peculiares das hepatites na Amazônia. *Monografia*, 1984. ■ 96. Fonseca JCF. Prevalência dos marcadores do VHB nos índios Ticuna (Alto Solimões)– Amazonas, 1986, Comunicação pessoal. ■ 97. Fontoura AR, Macedo PG, Pires JAA, et al. Hepatites B e C e alteração laboratorial hepática em pacientes alcoolistas. *GED*, 19(2):S41, PO-251, 2000. ■ 98. Francis DP, Hadler SC, Prendergast TJ. Occurrence of hepatitis A, B, non-A, non-B in the United States. CDC Sentinel County Hepatitis Study I. *Am J Med*, 76:69-74, 1984. ■ 99. Franco VS, Guimarães RS, Franco LJ, et al. Marcadores sorológicos da hepatite viral B e alfa-1-antitripsina em índios da tribo Mekranhotire. *Rev Paul Med*, 103:223-7, 1985. ■ 100. Furlani SMT, Lima JMC, Mota RMS, et al. Estudo de prevalência do vírus da hepatite B, C e HIV em doadores de sangue inaptos por comportamento de risco. (Abstract) GED, 20(Supl):S74, 2001. ■ 101. Gaeta GB, Stroffolini T, Chiaramonte M, et al. Chronic hepatitis D: a vanishing disease? An Italian multicenter study. *Hepatology*, 32(4 Pt 1):824-7, 2000. ■ 102. Galizzi Filho J. Comunicação pessoal, 1986. ■ 103. Galperin B, Cheinquer H, Cheinquer N, et al. Prevalência de vírus C em alcoolistas com e sem uso de drogas injetáveis. *GED*, 18:S99, PO-225, 1999. ■ 104. Galperin B, Cheiquer H, Stein A, et al. Prevalência do vírus C em usuários de drogas injetáveis e não-injetáveis internados em uma unidade de dependência química. *GED*, 20:S40, PO-008, 2001. ■ 105. Galvão Alves J, Tyll J, Brum A, et al. Incidência de HBsAg em 90632 doadores de sangue. *GED*, 17(Suppl):S59, 1998. ■ 106. Galvão J, Tyll J, Brum A, et al. Incidência de HBsAg em 35223 doadores de sangue. (Abstract) *GED*, 16(5):202, 1997. ■ 107. Gayotto LCC, Quarentei AA, Cabral GL. Soroepidemiologia das hepatites A e B nas áreas dos rios Biá e Alto Juruá, Amazonas Oriental. *GED*, 3:106-16, 1984. ■ 108. Gayotto LCC. Soroepidemiologia da hepatite pelo vírus B: experiência brasileira. *Rev Paul Med*, 103:219-21, 1985. ■ 109. Gerin JL. Animal models of hepatitis delta virus infection and disease. *Ilar J*, 42(2):103-6, 2001. ■ 110. Gibb DM, Goodall RL, Dunn DI, et al. Mother-to-infant transmission of hepatitis C virus: evidence for preventable peripartum transmission. *Lancet*, 356(9233):904-7, 2000. ■ 111. Gil-Júnior LA, Figueiredo-Mendes CG, Perez RM, et al. Proporção dos diferentes achados na triagem de hepatites em banco de sangue – comparação com a ocorrência dos mesmos eventos em serviço especializado no atendimento de doadores. *GED*, **20**(Supl):S71, 2001. ■ 112. Gonçales NS, Pinho JR, Moreira RC, et al. Hepatitis E virus immunoglobin G antibodies in different populations in Campinas, Brazil. *Clin Diagn Lab Immunol*, 7(5):813-6, 2000. ■ 113. Goto K, Sugyiama K, Ando T, et al. Detection rates of TT virus DNA in serum of umbilical cord blood, breast milk and saliva. Tohoku. *J Exp Med*, **191**:203-7, 2000. ■ 114. Granato C, Amato Neto V, Moreira AAB, et al. Importância de triatomídeos na transmissão do vírus da hepatite B. *Rv Soc Bras Med Trop*, **19**:121, 1986. ■ 115. Gust ID. The epidemiology of viral hepatitis. In: Vyas GN, Dienstag JL, Hoofnagle JH (eds). *Viral Hepatitis and Liver Disease*. New York, Grune & Stratton, Inc, 1984, pp 415-421. ■ 116. Hadler SC, Monzon M, Ponzetto A, et al. Delta virus infection and severe hepatitis. An epidemic in the Yucpa Indians of Venezuela. *Ann Int Med*, 100:339-4, 1984. ■ 117. Hadziyannis S, Hess G. Epidemiology and natural history of HGV (GBV-C.). In: Zuckerman AJ, Thomas HC (eds). *Viral Hepatitis*. 2nd ed, United Kingdom, Churchill Livingstone, 1998, pp 427-436. ■ 118. Hadziyannis SJ. Review: hepatitis delta. *J Gastroenterol Hepatol*, 12(4):289-98, 1997. ■ 119. Hadziynnis SJ, Hatzakis A, Karamanos B. Clinical features of chronic delta infection. In: Proc of the 1984 Int Symp on Viral Hepatitis. USA, Calif, 1984, p 701. ■ 120. Hadziynnis SJ. Diagnostic flow chart in the hepatitis B carrier. In: McIntyre N, Benhamou JP, Bircher J, Rizzeto M, Rodes J (eds). *Oxford Textbook of Clinical Hepatology*. Oxford, Oxford University Press, 1991, pp 599-605. ■ 121. Hansson BG, Moestrup T, Widell A, et al. Infection with delta agent in Sweden: introduction of a new hepatitis agent. *J Infect Dis*, 146:472-8, 1982. ■ 122. Hernandez A, Jorge L, Ramirez C, et al. Marcadores serológicos de hepatitis B en la etapa perinatal. *Bol Med Hosp Infant Méx*, 57(12):682-5, 2000. ■ 123. Hillemanns P, Dannecker C, Kimmig R, et al. Obstetric risks and vertical transmission of hepatitis C infection in pregnancy. *Acta Obstet Gynecol Scand*, 79(7):543-7, 2000. ■ 124. Hoefs JC, Renner IG, Ashcavai M, et al. Hepatitis B virus surface antigen in pancreatic and biliary secretions. *Gastroenterology*, 79:191-4, 1980. ■ 125. Hoofnagle JH. Acute viral hepatitis: clinical features, laboratory findings and treatment. In: Berk JE (ed). *Bockus'Gastroenterology*. Vol. 5, 4th ed., Philadelphia, WB Saunders Co., 1985, pp 2856-2901. ■ 126. Ianhez LE,Cuelar MKS, Leaf L, et al. Prognóstico hepático em pacientes transplantados com HBsAg positivo pré-transplante. *Rev Hosp Clin Fac Med S Paulo*, 40:53-7,1985. ■ 127. Irshad M. Hepatitis E virus: a global view of its seroepidemiology and transmission pattern. *Trop Gastroenterol*, 18(2):45-9, 1997. ■ 128. Jabur A, Carrilho FJ, Baldy JLS, et al. Prevalence of anti-HCV in patients with chronic renal failure submitted do dialysis in Londrina–PR. *Acta Hepatol*, 1:25, 1991. ■ 129. Junior BM, Costa AM, Pereira LMMB. Prevalência do marcador de superfície para hepatite B (HBsAg) em gestantes que freqüentaram o pré-natal do Centro Integrado de Saúde Amaury de Medeiros (CISAM). *GED*, 20(Supl):S72, 2001. ■ 130. Kabrane-Lazizi Y, Fine JB, Elm J, et al. Evidence for widespread infection of wild rats with hepatitis E virus in the United States. *Am J Trop Med Hyg*, 61(2):331-5, 1999. ■ 131. Kalinin AL, Zhavoronok SV, Mikhailov MI, et al. Viral hepatitis delta in the republic of Belarus. *Zh Mikrobiol Epidemiol Immunobiol*, nov-dec (6):74-7, 1998. ■ 132. Kao J, Chen D. GB virus-C/hepatitis G virus infection in Taiwan: a virus that fails to cause a disease? *J Biomed Sci*, 6(4):220-5, 1999. ■ 133. Kao JH, Chen PJ, Lai MY, et al. Hepatitis B genotypes correlate with clinical outcomes in patients with chronic hepatitis B. *Gastroenterology*, 118:554-9, 2000. ■ 134. Karetnyi YV, Gilchrist MJ, Naides SJ. Hepatitis E virus infection prevalence among selected populations in Iowa. *J Clin Virol*, 14(1):51-5, 1999. ■ 135. Kashiwagi S, Hayashi J, Ikematsu H, et al. Transmission of hepatitis B virus among siblings. *Am J Epidemiol*, 120:617-25, 1984. ■ 136. Kassem AS, El-Nawawy AA, Massoud MN, et al. Prevalence of hepatitis C virus (HCV) infection and its vertical transmission in Egyptian pregnant women and their newborns. *J Trop Pediatr*, 46(4):231-3, 2000. ■ 137. Katsoulidou A, Paraskevis D, Anastassopoulou CG, et al. Prevalence and genotypic distribution of TT virus in Athens, Greece. *J*

Med Virol, **65**(2):423-9, 2001. ■ 138. Kedda MA, Kew MC, Cohn RJ, et al. An outbreak of hepatitis A among South African patients with hemophilia: evidence implicating contaminated factor VIII concentrate as the source. *Hepatology*, **22**:1363-7, 1995. ■ 139. Kemmer NM, Miskovsky EP. Hepatitis A. *Infect Dis Clin North Am*, 14(3):605-15, 2000. ■ 140. Kim YS, Ahn YO, Kim DW. Familial clustering of hepatitis B and C viruses in Korea. *J Korean Med Sci*, 9:444-9, 1994. ■ 141. Kiyosawa K, Sodeyama T, Tanaka E, et al. Hepatitis C virus infection in health care workers. In: Nishioka K, Suzuki H, Mishiro S, Oda T (eds). *Viral Hepatitis and Liver Disease*. Tokyo, Springer-Verlag, 1994, pp 479-482. ■ 142. Koff RS, Pannuti CS, Pereira MLG, et al. Hepatitis A and non-A, non-B viral hepatitis in São Paulo, Brazil: epidemiological, clinical and laboratory comparisons in hospitalizes patients. *Hepatology*, 2:445-8, 1982. ■ 143. Kopstein J, Ugalde CB, Fiori AMC, et al. Hemodiálise e hepatite a vírus B. *J Brasil Nefrol*, 6:9-11, 1984. ■ 144. Krogsgaard K, Aldershvile J, Kryger P, et al. Hepatitis B virus DNA, HBeAg and delta infection during the course from acute to chronic hepatitis B virus infection. *Hepatology*, 5:778-82, 1985. ■ 145. Kupek E. Tendências temporais em soroprevalência de HIV, sífilis e hepatites B e C em doadores de sangue da Grande Florianópolis. *J Bras Patol*, 37(1):17-23, 2001. ■ 146. Langer BC, Frosner GG, Von Brunn A. Epidemiological study of viral hepatitis types A, B, C, D and E among Inuits in West Greenland. *J Viral Hepat*, 4(5):339-49, 1997. ■ 147. Laurent C, Henzel D, Mulanga-Kabeya C, et al. Seroepidemiological survey of hepatitis C virus among commercial sex workers and pregnant women in Kinshasa, Democratic Republic of Congo. *Int J Epidemiol*, 30(4):872-7, 2001. ■ 148. Lebouvier GL. The heterogeneity of Australia antigen. *J Infect Dis*, **123**:671-5, 1971. ■ 149. Lefilliatre P, Villeneuve JP. Fulminant hepatitis A in patients with chronic liver disease. *Can J Public Health*, 91(3):168-70, 2000. ■ 150. Lemon SM. Hepatitis A virus. In: Shiff ER, Hoofnagle JH (ed). *Postgraduate Course 2000 – Update on Viral Hepatitis*. ■ 151. Leon P, Venegas E, Bengoechea L, et al. Prevalence of infections by hepatitis B, C, D and E viruses in Bolivia. *Rev Panam Salud Publica*, 5(3):144-51, 1999. ■ 152. Liaw YF, Tai DI, Chu CM, et al. The development of cirrhosis in patients with chronic type B hepatitis: a prospective study. *Hepatology*, 8(3):493-6, 1988. ■ 153. Lin HH, Kao JH, Hsu HY, et al. Possible role of high titer maternal viremia in perinatal transmission of hepatitis C virus. *J Infect Dis*, **169**:638-41, 1994. ■ 154. Lisitsyn N, Wigler M. Cloning the differences between two complex genomes. *Science*, 259:946-51, 1993. ■ 155. Ljunggren K, Patarroyo ME, Engle R, et al. Viral hepatitis and delta agent in Colombia. In: Proc of the 1984 Int Symp on Viral Hepatitis, Calif, USA, 1984, p 616. ■ 156. Lopez SA, Anton CMD, Alcaraz SMJ, et al. Prevalence of hepatitis A virus antibodies in patients with chronic liver diseases. *Rv Esp Enf Dig*, 92(8):508-17, 2000. ■ 157. Lopez-Velez R, Turrientes C, Gutierrez C, et al. Prevalence of hepatitis B, C and D markers in sub-Saharan African immigrants. *J Clin Gastroenterol*, 25(4):650-2, 1997. ■ 158. Lyra LG. Esquistossomose e vírus B (do início ao estágio atual). *Moderna Hepatologia*, 8:1-7, 1983. ■ 159. Magkzik W. Hepatitis B epidemiology in Poland, Central and Eastern Europe and the Newly Independent States. *Vaccine*, 18:S13-6, 2000. ■ 160. Magnius LO, Norder H. Subtypes, genotypes and molecular epidemiology of the hepatitis B virus as reflected by sequence variability of the S gene. *Intervirology*, 38:24-34, 1995. ■ 161. Makhmudov OS, Inoyatova FI, Kadirov BA, et al. Delta infection in children with chronic viral hepatitis B. *Turk J Pediatr*, 39(1):75-80, 1997. ■ 162. Mano MJ, Silva L, Motta E, et al. Transmissão passiva do anticorpo do vírus da hepatite A (anti-VHA) em Salvador–BA. Anais da IX Jornadas Latino-Americana de Hepatologia, São Paulo, Brasil, 1986, p 118. ■ 163. Marco V, Iacono O, Camma C, et al. The long-term course of chronic hepatitis B. *Hepatology*, 30(1):257-64, 1999. ■ 164. Martelli CMT, Andrade ALSS, Cardoso DDP, et al. Soroprevalência e fatores de risco para a infecção pelo vírus da hepatite B pelos marcadores AgHBs e anti-HBs em prisioneiros e primodoadores de sangue. *Rev Saúde Publ SP*, 24(4):270-6, 1990. ■ 165. Martinson FE, Marfo VY, Degraaf J. Hepatitis E virus seroprevalence in children living in rural Ghana. *West Afr J Med*, 18(2):76-9, 1999. ■

166. Martinson FE, Weigle KA, Royce RA, et al. Risk factors for horizontal transmission of hepatitis B virus in a rural district in Ghana. *Am J Epidemiol*, 147(5):478-87, 1998. ▪ 167. Mateos ML, Camarero C, Lasa E, et al. Hepatitis E virus: relevance in blood donors and risk groups. *Vox Sang*, 76(2):78-80, 1999. ▪ 168. Matsumoto A, Yeo AE, Shih JWK, et al. Transfusion-associated TT virus infection and its relationship to liver disease. *Hepatology*, 30:283-8, 1999. ▪ 169. Matsumoto T, Nakata K, Hamasaki K, et al. Efficacy of immunization of high-risk infants against hepatitis B virus evaluated by polymerase chain reaction. *J Med Virol*, 53(3):255-60, 1997. ▪ 170. Mazzucato G, Simonetti JP, Asato MS, et al. Pesquisa do agente delta (anticorpo sérico anti-delta) em indivíduos infectados pelo vírus B da hepatite. Anais do XXI Congresso da Soc Bras Med Trop , São Paulo, Brasil, 1985, p180. ▪ 171. Mazzur S, Nath N, Fang C, et al. Distribuición de marcadores de virus da hepatite B (VHB) en la sangre de donantes de 13 países del hemisfério occidental: actas del taller latinoamericano de la Cruz Roja sobre hepatitis B. *Bol Sanit Panam*, 89:239-48, 1980. ▪ 172. Medeiros MTG, Lima JMC, Lima JWO, et al. Prevalência, incidência e fatores associados ao anti-VHC em pacientes de clínicas de hemodiálise em Fortaleza, Ceará, no ano de 1997. *GED*, 18:S39, PO-133, 1999. ▪ 173. Mendes TF, Cruz PRS, Pitella AMM, et al. Transmissão sexual do vírus da hepatite B. *Moderna Hepatologia*, 7:1-6, 1982. ▪ 174. Mendes-Correa MCJ, Barone AA, Cavalheiro NP, et al. Prevalence of hepatitis B and C in the sera of patients with HIV infection in São Paulo, Brazil. *Rev Inst Med Trop S Paulo*, 42(2):81-5, 2000. ▪ 175. Mendes-Corrêa MCJ, Barone AA, Guastini C. Hepatitis C virus seroprevalence and risk factors among patients with HIV infection. *Rev Inst Med Trop*, 43(1):15-9, 2001. ▪ 176. Mincis M, Guimarães RX, Farinazzo Neto J, et al. Marcadores imunológicos do vírus B da hepatite em alcoólatras e indivíduos normais. *Rev Paul Med*, 102:205-13, 1984. ▪ 177. Miranda AEB, Nogueira EG, Ribeiro ES, et al. Soroprevalência de HBsAg positivo em mulheres atendidas em clínica de Doenças Sexualmente Transmissíveis. *DST J Bras Doenças Sex Transm*, 11(1):22-5, 1999. ▪ 178. Miranda LVG, Passos ADC, Figueiredo JFC, et al. Marcadores sorológicos de hepatite B em indivíduos submetidos a exames de sangue em unidades de saúde. *Rev Saúde Pública*, 34(3): 286-91, 2000. ▪ 179. Mittal SK, Rao S, Rastogi A, et al. Hepatitis B – potential of perinatal transmission in India. *Trop Gastroenter*, 17(3):190-2, 1996. ▪ 180. Moestrup T, Hansson BG. Clinical aspects of delta infection. *Br Med J*, 286:87, 1983. ▪ 181. Monteiro MRCC, Passos ADC, Figueiredo JFC, et al. Marcadores sorológicos da hepatite B em usuários de um Centro de Testagem para o HIV. *Rev Soc Bras Med Trop*, 34(1):53-9, 2001. ▪ 182. Moraes CR. Estudo epidemiológico caso-controle da infecção pelo vírus da hepatite C em pacientes e funcionários das Unidades de Hemodiálise do Estado de Santa Catarina. Dissertação de Doutorado, Faculdade de Medicina da Universidade de São Paulo, 1998. ▪ 183. Moreira RC. A infecção pelo vírus da hepatite C em pacientes submetidos a tratamento por hemodiálise: análise dos parâmetros sorológicos e virológicos. Tese de doutorado. Instituto de Ciências Biomédicas da Universidade de São Paulo, 2000. ▪ 184. Moreira SDR, Pianovski MAD, Aldenucci M, et al. Alta prevalência de AgHBs e anti-HBcT em doadores de sangue da região sudoeste do Paraná. (Abstract) *GED*, 14(4):173, 1995. ▪ 185. Muljono DH, Nishizawa T, Tsuda F, et al. Molecular epidemiology of TT virus (TTV) and characterization of two novel TTV genotypes in Indonesia. *Arch Virol*, 146(7):1249-66, 2001. ▪ 186. Munoz E, Linda E, Ibarra S, et al. Prevalencia de hepatitis D en una población del Noreste de México y su relación con otros virus. *Rev Gastroenterol*, 62(4):246-9, 1997. ▪ 187. Mushahwar IK, Decker PH. Prevalence of delta antigen and anti-delta detected by immunoassays in various HBsAg positive populations. In: Proc of the 1984 Int Symp on Viral Hepatitis. Calif, USA, 1987, p 617. ▪ 188. Nakagawa N, Ikoma J, Ishihara T, et al. Biliary excretion of TT virus (TTV). *J Med Virol*, 61:462-7, 2000. ▪ 189. Nakasone H, Sakugawa H, Shokita H, et al. Prevalence and clinical features of hepatitis delta virus infection in the Miyako Islands, Okinawa, Japan. *J Gastroenterol*, 33(6):850-4, 1998. ▪ 190. Nath N, Mazzur S, Fang C, et al. Prevalencia de los anticorpos contra el virus de la hepatitis A en donantes de sangue de 13 países y territorios del hemisferio occidental. *Bol Sanit Panam*, 90:425-9, 1981. ▪ 191. Navascues CA, Rodriguez M, Sotorrio NG, et al. Epidemiology of hepatitis D virus infection: changes in the last 14 years. *Am J Gastroenterol*, 90(11):1981-4, 1995. ▪ 192. Nelson JG, Donahue A, Munoz L, et al. Risk factors for hepatitis C virus (HCV) infection in cohorts of homosexual men and intravenous drug users (IVDUs). Proceedings of the Third International Symposium on HCV, Strasbourg, France, 1991, p 100. ▪ 193. Nita, SKO. Comportamento de infecção pelo vírus da hepatite B em grupos familiares de origem oriental e ocidental. Dissertação de Mestrado, Faculdade de Medicina da Universidade de São Paulo, 1995. ▪ 194. Njoh J, Zimmo S. Prevalence of antibody to hepatitis D virus among HBsAG-positive drug-dependent patients in Jeddah, Saudi Arabia. *East Afr Med J*, 75(6):327-8, 1998. ▪ 195. Nordenfelt E, Al-Kandari S, Al-Na-Kib B, et al. Non-A, non-B and delta hepatitis in Kuwait. In: Proc of the 1984 Int Symp on Viral Hepatitis, USA, Calif, 1984, p 617. ▪ 196. Norder H, Hammas B, Lofdahl S, Couroucé AM, et al. Comparison of the amino acid sequences of nine different serotypes of hepatitis B surface antigen and genomic classification of the corresponding hepatitis B virus strains. *J Gen Virol*, 73:1201-8, 1992. ▪ 197. Nukui Y, Strauss D, Ballas D, et al. Transmissão pós-transfusional de hepatites B e C. (Abstract) *GED*, 17:S73, 1998. ▪ 198. Ogasawara S, Kage M, Kosai KI, et al. Hepatitis C virus RNA in saliva and breastmilk of hepatitis C carrier mothers. *Lancet*, 341:561, 1993. ▪ 199. Ohto H, Terazawa S, Sasaki N, et al. Transmission of hepatitis C virus from mothers to infants. *N Engl J Med*, 330:744-50, 1994. ▪ 200. Ojo OS, Akonai AK, Thursz M, et al. Hepatitis D virus antigen in HBsAg positive chronic liver disease in Nigeria. *East Afr Med J*, 75(6):329-31, 1998. ▪ 201. Okamoto H, Imai M, Tsuda F, Sakigawa H, et al. Typing hepatitis B virus by homology in nucleotide sequence: comparison of surface antigen subtypes. *J Gen Virol*, 69:2575-83, 1988. ▪ 202. Oliveira LCM, Pereira RG, Reis VC, et al. Prevalence of human immunodeficiency virus infection in alcoholics. *Mem Inst Oswaldo Cruz*, 96(1):21-3, 2001. ▪ 203. Oliveira LHS, Silva IR, Xavier BLS, et al. Hepatitis B infection among patients attending a sexually transmitted diseases clinic in Rio de Janeiro, Brazil. *Mem Inst Oswaldo Cruz*, 96(5):635-40, 2001. ▪ 204. Oliveira ML, Bastos FI, Telles PR, et al. Prevalence and risk factors for HBV, HCV and HDV infections among injecting drug users from Rio de Janeiro, Brazil. *Braz J Med Biol Res*, 32(9):1107-14, 1999. ▪ 205. Organização Pan-Americana Da Saúde – Hepatitis in the Americas. PAHO collaborating group, 1985. ▪ 206. Pannuti CS, Mendonça JS, Carvalho MJM, et al. Hepatitis A antibodies in two socioeconomically distinct populations in São Paulo, Brasil. *Rv Inst Med Trop S Paulo*, 27:162-4,1985. ▪ 207. Pannuti CS, Pereira M, Hansson B, et al. Epidemiological-clinical studies of hepatitis A and non-A, non-B viral hepatitis in São Paulo, Brazil. *Gastroenterology*, 78:1315, 1980. ▪ 208. Paraná R, Cotrim H, Mascarenhas R, et al. Incidence of markers of hepatitis B and C in patients undergoing hemodialysis. *Acta Hepatol*, 1:23, 1991. ▪ 209. Paraná R. Estudo clínico e sorológico da hepatite aguda não-A e não-B em Salvador – Bahia. Tese de Doutorado apresentada à Universidade Federal da Bahia, 1977. ▪ 210. Passos ADC, Gomes UA, Figueiredo JFC, et al. Prevalência de marcadores sorológicos de hepatite B numa pequena comunidade rural do Estado de São Paulo, Brasil. *Rev. Saúde Pública*, 26(2):119-24, 1992. ▪ 211. Patino-Sarcinelli F, Hyman J, Camacho LA, et al. Prevalence and risk factors for hepatitis C antibodies in volunteer blood donors in Brazil. *Transfusion*, 34:138-41, 1994. ▪ 212. Perdiz RHO, Perdiz RO, Ferreira CA, et al. Estudo da prevalência de infecção pelos vírus das hepatites B (VHB), C (VHC) e D (VHD) em gestantes. (Abstract) *GED*, 14(4):148, 1995. ▪ 213. Perrilo RP, Aach RD. The clinical course and chronic sequelae of hepatitis B virus infection. *Semin Liver Dis*, 1:15-25, 1981. ▪ 214. Pinho JR, Da Silva LC. GB virus C/ hepatitis G virus and other putative hepatitis non A-E viruses. *Rev Inst Med Trop S Paulo*, 38(6):441-50, 1996. ▪ 215. Pinho JRR, Fares J, Oba IT, et al. Acompanhamento dos marcadores das hepatites B e C em uma unidade de diálise. *Rev Soc Bras Med Trop*, 27(Supl 1):372, 1994. ▪ 216. Pinho JRR, Sumita LM, Moreira RC, et al. Duality of

patterns in hepatitis A epidemiology: a study involving two socio-economically distinct populations in Campinas, São Paulo State, Brazil. *Rev Inst Med Trop S Paulo*, 40(2):105-6, 1998. ■ 217. Piper-Jenks N, Horowitz HW, Shwartz E. Risk of hepatitis E infection to travelers. *J Travel Med*, 7(4):167-9, 2000. ■ 218. Polish LB, Gallagher M, Fields HA, et al. Delta hepatitis: molecular biology and clinical and epidemiological features. *Clin Microbiol Rev*, 6:211-29, 1993. ■ 219. Ponzetto A, Forzani B, Shuja Shafi M. Delta agent infection in Saudi Arabia. A general population study. In Proc of the 1984 Int Symp on Viral Hepatitis. USA, Calif, 1984, p 643. ■ 220. Poovorawan Y, Tangkijvanich P, Theamboonlers A, et al. Transfusion transmissible virus TTV and its putative role in the etiology of liver disease. *Hepatogastroenterology*, 48(37):256-60, 2001. ■ 221. Poovorawan Y, Theamboonlers A, Hirsch P. Does hepatitis G virus cause significant clinical liver disease? *Southeast Asian J Trop Med Public Health*, 28(4):678-82, 1997. ■ 222. Prasha Mathur NK, Arora SK, Panda SK, et al. Sero-epidemiology of hepatitis E virus (HEV) in urban and rural children of North India. *Indian Pediatr*, 38:461-75, 2001. ■ 223. Quer J, Esteban JI. Epidemiology. In: Zuckerman AJ, Thomas HC (eds). *Viral Hepatitis*. 2nd ed, United Kingdom, Churchill Livingstone, 1998, pp 271-283. ■ 224. Quintero A, Uzcategui N, Loureiro CL, et al. Hepatitis delta virus genotypes I and III circulate associated with hepatitis B virus genotype F in Venezuela. *J Med Virol*, 64(3):356-9, 2001. ■ 225. Raimondo G, Gallo L, Ponzetto A, et al. Multicentre study of prevalence of HBV-associated delta infections and liver disease in drug addicts. *Lancet*, 1:249-51, 1982. ■ 226. Reiche EMV, Morimoto HK, Farias GN, et al. Prevalence of american trypanossomiasis, syphilis, toxoplasmosis, rubella, hepatitis B, hepatitis C, human immunodeficiency virus infection, assayed through serological tests among pregnant patients, from 1996 to 1998, of the Hospital Universitário Regional Norte do Paraná (Londrina State University, Paraná, Brazil). *Rev Soc Bras Med Trop*, 33(6):519-27, 2000. ■ 227. Relatório do Grupo de Estudo da Sociedade Brasileira de Hepatologia. *GED*, 18:S3, 1999. ■ 228. Richard-Lenoble D, Traore O, Kombila M, et al. Hepatitis B, C, D and E markers in rural equatorial African villages (Gabon). *Am J Trop Med Hyg*, 53(4):338-41, 1995. ■ 229. Rizzeto M, Purcell RH, Gerin JL. Epidemiology of HBV-associated delta agent: geographical distribution anti-delta and prevalence in polytransfused HBsAg carriers. *Lancet*, 1:1215-9, 1980. ■ 230. Rocha MDC, Elias JA, Grimm L, et al. Soroprevalência de HIV, hepatite B, hepatite C e sifilis em população com comprometimento de risco HIV. *Rev Soc Bras Med Trop*, 27(Supl 1):353, 1994. ■ 231. Rocha MR, Pedroso MLA. Infecção pelos vírus das hepatites B e C: prevalência em indivíduos HIV positivos no Hospital de Clínicas da UFPR. *GED*, 20(Supl):S48, 2001. ■ 232. Rocha VG, Varmo RA, Murao M, et al. Fatores preditivos da presença do anticorpo contra vírus da hepatite C em hemofílicos – análise multivariada. *Rev Soc Bras Med Trop*, 27(Supl 1):368, 1994. ■ 233. Roggendorf M, Gmelin K, Zoulek G, et al. Epidemiology studies on the prevalence of delta infections in the Federal Republic of Germany. In: Proc of the 1984 Int Symp on Viral Hepatitis. USA, Calif, 1987, p 619. ■ 234. Rosolino F, Silva EA, Mendonça JS, et al. Surto de hepatite por vírus A em creche: considerações epidemiológicas, sorológicas e preventivas. *Rev Soc Bras Med Trop*, 19:120, 1986. ■ 235. Saback Fl, Palmer TE, Sabino RR, et al. Infection with hepatitis A and TT viruses and socioeconomic status in Rio de Janeiro, Brasil. *Scand J Inf Dis*, 33(2)121-5, 2001. ■ 236. Sakugawa H, Nakasone H, Shokita H, et al. Seroepidemiological study on hepatitis delta virus infection in the Irabu Islands, Okinawa, Japan. *J Gastroenterol Hepatol*, 12(4):299-304, 1997. ■ 237. Santos AK, Ishak MO, Santos SE, et al. A possible correlation between the host genetic background in the epidemiology of hepatitis B virus in the Amazon region of Brazil. *Mem Inst Oswaldo Cruz*, 90(4):435-42, 1995. ■ 238. Sathar M, Soni P, York D. GB virus C/hepatitis G virus (GBV-C/HGV): still looking for disease. *Int J Exp Pathol*, 81(5):305-22, 2000. ■ 239. Schreiber GB, Busch MP, Kleinman SH, et al. The risk of transfusion-transmitted viral infections. *N Engl J Med*, 334:1685-90, 1996. ■ 240. Schroter M, Polywka S, Zollner B, et al. Detection of TT virus DNA and GB virus type C/hepatitis G virus RNA in serum and breast milk: deter-

mination of mother-to-child transmission. *J Clin Microbiol*, 38:745-7, 2000. ■ 241. Scott RM, Snitbhan R, Bancroft WH, et al. Experimental transmission of hepatitis B virus semen and saliva. *J Infect Dis*, 142:67-71, 1980. ■ 242. Serufo JC, Antunes CM, Pinto-Silva RA, et al. Chronic carriers of hepatitis B surface antigen in an endemic area for schistosomiasis mansoni in Brazil. *Mem Inst Oswaldo Cruz*, 93(Supl 1):249-53, 1998. ■ 243. Shames B, Fung LS, Bradbury WC, et al. Presence of integrated hepatitis B virus (HBV) DNA in blood mononuclear cells (PBM) of patients with HBV infections. *Hepatology*, 5:1030, 1985. ■ 244. Shiina S, Fujino F, Uta Y, et al. Relationship of HBsAg subtypes with HBeAg/antiHBe status and chronic liver disease. Part I: analysis of 1744 HBsAg carriers. *Am J Gastroent*, 86:866-71, 1991. ■ 245. Shorey J. Does hepatitis B virus grow outside the liver? Editorial. *Gastroenterology*, 79:391-5, 1980. ■ 246. Silva EF. Contribuição ao estudo da hemostasia nas hepatites agudas graves. Tese de doutoramento – Faculdade de Medicina da Universidade de São Paulo, Brasil, 1985. ■ 247. Silva LC, Carrilho FJ, Chavez BA, et al. Frequency of A, B and non-A, non-B hepatitis in São Paulo liver unit. *Gastroenterology*, 84:1369, 1983. ■ 248. Silva LC, Carrilho FJ, Di Pietro DI, et al. Epidemiological aspects of acute viral hepatitis in São Paulo, Brazil. *Rev Inst Med Trop S Paulo*, 28(6):400-5, 1986. ■ 249. Silverman AL, Qu LH, Blow J, et al. Assessment of hepatitis B virus DNA and hepatitis C virus RNA the common bedbug (Cimex lectularius L.) and kissing bug (Rodnius prolixus). *Am J Gastroenterol*, 96(7):2194-8, 2001. ■ 250. Simmonds P, Alberti A, Alter HJ, et al. A proposed system for the nomenclature of hepatitis C viral genotypes. *Hepatology*, 19:1321-4, 1995. ■ 251. Simonetti JP. Hepatite por vírus delta: desenvolvimento da técnica imunoenzimática para a determinação do anti-HD e estudo de sua prevalência em populações brasileiras. Tese de Mestrado – Instituto Oswaldo Cruz–FIOCRUZ, Rio de Janeiro, Brasil, 1985. ■ 252. Simons JN, Leary TP, Dawson GJ, et al. Isolation of novel virus-like sequences associated with human hepatitis. *Nature Medicine*, 1:564-9, 1995. ■ 253. Simons JN, Pilot-Matias TJ, Leary TP, et al. Identification of two flavivirus-like genomes in the GB hepatitis agent. *Proceedings of the National Academy of Sciences of the United States of America*, 92:3401-5, 1995. ■ 254. Singh V, Goenka MK, Bhasin DK, et al. A study of hepatitis delta virus infection in patients with acute and chronic liver disease from northern India. *J Viral Hepat*, 2(3):151-4, 1995. ■ 255. Sitnik R, Pinho JRR, Da Silva, LC, et al. Genótipos do vírus da hepatite B e mutações na região pré-core (VHB) em pacientes brasileiros com hepatite crônica B. *GED*, 18(Supl 1):25, 1999. ■ 256. Smedile A, Lavarini C, Farci P, et al. Epidemiologic patterns of infections with the hepatitis B virus-associated delta agent in Italy. *Am J Epidemiol*, 117:223-9, 1983. ■ 257. Soares MCP, Bensabath G. Inquérito soroepidemiológico sobre as infecções pelos vírus das hepatites A e B em crianças assintomáticas, residentes em Marabá–Pará, Brasil. Anais do XXI Congresso da Soc Bras Med Trop, São Paulo, Brasil, 1985, p 181. ■ 258. Soares MCP, Menezes RC, Martins SJ, et al. Epidemiologia dos vírus das hepatites B, C e D na tribo indígena Parakana, Amazônia Oriental Brasileira. *Bol Oficina Sanit Panam*, 117(2):124-35, 1994. ■ 259. Sobsey MD, Shields PA, Hauchman FS, et al. Survival and persistence of hepatitis A virus in environmental samples. In: Hollinger FB, Lemon SM, Margolis HS (eds). *Viral Hepatitis and Liver Diseases*. Baltimore, Williams & Wilkins, 1991, pp 121-124. ■ 260. Somensi CC, Zaha-Inoue MM, Pontello R, et al. Marcadores sorológicos dos vírus da hepatite A e B em pacientes ambulatoriais do Hospital Universitário Regional do Norte do Paraná. *Semina*, 13(2):111-4, 1992. ■ 261. Souto FJD, Espírito Santo GA, Philippi JC, et al. Prevalência da hepatite B em população do médio-norte do Estado de Mato Grosso. Implicações para a saúde pública. (Abstract) *GED*, 20(Supl):S69, 2001. ■ 262. Souto FJD, Fontes CJF, Freire JJA, et al. Prevalência do VHB em 2 regiões de Mato Grosso, Brasil. *GED*, 17(Suppl):S42, 1998. ■ 263. Souto FJD, Fontes CJF, Marteli CMT, et al. Hepatitis C prevalence among an immigrant community to the Southern Amazon, Brazil. *Mem Inst Oswaldo Cruz*, 94(6):719-23, 1999. ■ 264. Souza CF, Muzzillo-Jackson DA. Prevalência de infecção pelo vírus da hepatite B em estudantes de Campo Mourão–Paraná. *GED*, 18(Supl 1):S39, 1999.

265. Strauss E, Lacet C. Comunicação pessoal, 1986. ■ 266. Strauss E, Gayotto LCC, Silva LC, et al. Unexpected low prevalence of delta antibodies in the East Amazon region and São Paulo: evidence for regional differences in the epidemiology of delta hepatitis virus within Brazil. *Trans Royal Soc Trop Med Hyg*, 81:73-4, 1987. ■ 267. Strauss E, Maffei Júnior RA, De SA MF, et al. Incidence of HBsAg and anti-HBsAg. Frequency of the hepatitis B surface antigen and its antibodies detected by radioimmunoassay, in hospital personnel. *Rev Inst Med Trop S Paulo*, 25(5):246-53, 1983. ■ 268. Szmuness W, Dienstag JL, Purcell RH, et al. Hepatitis type A and hemodialysis. A seroepidemiologic study in 15 U.S. centers. *Ann Intern Med*, 87:8-12, 1977. ■ 269. Tabor E.Viral hepatitis: epidemiology and prevention. In: Berk JE, ed. *Bockus' Gastroenterology*. Vol 5, 4th ed, Philadelphia, WB Saunders Co., 1985, pp 2811-2824. ■ 270. Tarrago D, Lopez-Velez R, Turrientes C, et al. Prevalence of hepatitis E antibodies in immigrants from developing countries. *Eur J Clin Microbiol Infect Dis*, 19(4):309-11, 2000. ■ 271. Teles AS, Martins RM, Vanderborght B, et al. Hepatitis B virus: genotypes and subtypes in Brazilian hemodialysis patients. *Artif Org*, 23(12):1074-8, 1999. ■ 272. Temperley IJ, Cotter KP, Walsh TJ, et al. Clotting factors and hepatitis A. *Lancet*, 340:1466, 1992. ■ 273. Tengan FM, Eluf-Neto J, Cavalheiro NP, et al. Sexual transmission of hepatitis C virus. *Rev Inst Med Trop*, 43(3):133-7, 2001. ■ 274. Thomas DL, Zenilman JM, Alter HJ, et al. Sexual transmission of hepatitis C virus among patients attending sexually transmitted diseases clinics in Baltimore. An analysis of 309 sex partnerships. *J Infect Dis*, 171:768-75, 1995. ■ 275. Tillmann HL, Heiken H, Knapik-Botor A, et al. Infection with GB virus C and reduced mortality among HIV infected patients. *N Engl J Med*, 345:715-24, 2001. ■ 276. Torres NC, Angulo GB, Escorza CA. Hepatitis viral de tipo delta: frecuencia en un Centro Médico. *Rev Mex Patol Clin*, 40(2):54-7, 1993. ■ 277. Treitinger A , Spada C, Ferreira LA, et al. Hepatitis B and hepatitis C prevalence among blood donors and HIV-1 infected patients in Florianópolis–Brazil. *Braz J Infect Dis*, 4(4):192-6, 2000. ■ 278. Trepo D, Fontages ATH, Laperche P, et al. Evidence for delta antigenemia in chronic HBsAg carriers in France. Association with HBeAg-CAH and usefulnes for anti-delta testing. In: Proc of the 1984 Int Symp on Viral Hepatitis. USA, Calif, 1987, p 623. ■ 279. Triki H, Said N, Ben Salah A, et al. Seroepidemiology of hepatitis B, C and delta viruses in Tunisia. *Trans R Soc Trop Med Hyg*, 91(1):11-4, 1997. ■ 280. Trinta KS, Liberto MI, De Paula VS, et al. Hepatitis E virus infection in selected Brazilian populations. *Mem Inst Oswaldo Cruz*, 96(1):25-9, 2001. ■ 281. Ukita M, Okamoto H, Kato N, et al. Excretion into bile of a novel unenveloped DNA virus (TT virus) associated with acute and chronic non-A-G hepatitis. *J Infect Dis*, 179:1245-8, 1999. ■ 282. Vasconcelos HC, Menezes ME, Niel C. TT virus infection in children and adults who visited a general hospital in the south of Brazil for routine procedure. *Mem Inst Oswaldo Cruz*, 96(4):519-22, 2001. ■ 283. Velasco M, Puelma E, Katz R. Marcadores virales de la hepatitis aguda: Estudio de 291 niños y adultos en Chile. *Rev Med Chile*, 100:542-6,

1982. ■ 284. Vento S, Garofano T, Renzini C, et al. Fulminant hepatitis associated with hepatitis A virus superinfection in patients with chronic hepatitis C. *N Engl J Med*, 338:286-90, 1998. ■ 285. Vermylen J, Peerlinck K. Review of the hepatitis A epidemiology in hemophiliacs in Europe. *Vox Sang*, 67(Suppl 4):8-11, 1994. ■ 286. Villanueva A, Fraser PA, Garcia R, et al. Hepatitis fulminante en la Sierra Nevada: una forma de superinfección del virus delta con el virus de la hepatitis B. *Biomédica* (Bogotá), 12(2):49-60, 1992. ■ 287. Vitral CL, Yoshida CFT, Lemos ERS, et al. Age-specific prevalence of antibodies to hepatitis A in children and adolescents from Rio de Janeiro, Brazil, 1978 and 1995. Relationship of prevalence to environmental factors. *Mem Inst Oswaldo Cruz*, 93(1):1-5, 1998. ■ 288. Waldman EA, Sannazzaro CR, Gouveia JF, et al. Freqüência de portadores de infecção chagásica e de AgHBs em doadores de sangue de alguns municípios do Estado de São Paulo. Anais do XVIII Congresso da Soc Bras Med Trop , Ribeirão Preto–SP, Brasil, 1982, p A17. ■ 289. Wasley A, Alter MJ. Epidemiology of hepatitis C: geographic differences and temporal trends. *Semin Liver Dis*, 20(1)1-16, 2000. ■ 290. Watson HG, Ludlam CA, Rebus S. Use of several second generation serological assays to determine the true prevalence of hepatitis C infection in haemophiliacs treated with non-virus inactivated fator VIII and IX concentrates. *Br J Haematol*, 80:514-8, 1992. ■ 291. Weller IVD, Karayiannis P, Lok ASF, et al. Significance of delta agent infection in chronic hepatitis B virus infection: a study in British carriers. *Gut*, 24:1061-3, 1983. ■ 292. Who – Statistical Reports, 1980-1983. ■ 293. Williams GV, Cossart YE. Delta associated hepatitis in Australia. *Aust NZ J Med*, 13:231-5, 1983. ■ 294. Willner IR, Uhl MD, Howard SC, et al. Serious hepatitis A: an analysis of patients hospitalized during an urban epidemic in the United States. *Ann Intern Med*, 128:111-4, 1998. ■ 295. Wu JC, Chen CM, Chiang TY, et al. Clinical and epidemiological implications of swine hepatitis E virus infection. *J Med Virol*, 60(2):166-1, 2000. ■ 296. Yarbough PO. Hepatitis E virus. Advances in HEV biology and HEV vaccine approaches. *Intervirology*, 42(2-3):179-84, 1999. ■ 297. Zacarias J, Rakela J, Velasco M. Prevalencia de los virus de hepatitis en las hepatitis agudas en niños. *Rev Chilena Ped*, 54:316, 1983. ■ 298. Zein NN. Clinical significance of hepatitis C virus genotypes. *Clin Microbiol Rev*, 13(2):223-5, 2000. ■ 299. Zhang JY, Jin SH, Wang CJ. A seroepidemiological study on hepatitis D virus (HDV) infection in Henan Province, China. *Zhonghua Liu Xing Bing Xue Za Zhi*, 16(6):365-8, 1995. ■ 300. Zhang X, Zoulim F, Habersetzer F, et al. Analysis of hepatitis B genotypes and pre-core region variability during interferon treatment of HBe antigen negative chronic hepatitis B. *J Med Virol*, 48:8-16, 1996. ■ 301. Zheng Y, Liu D, Feng D, et al. An animal study on transmission of hepatitis B virus through mosquitoes. *Chinese Med J*, 108(12):895-7, 1995. ■ 302. Zhong S, Yeo W, Lin CK, et al. Quantitative and genotypic analysis of TT virus infection in Chinese blood donors. *Transfusion*, 41(8):1001-7, 2001. ■ 303. Zuckerman JN, Zuckerman AJ. The epidemiology of hepatitis B. *Clin Liver Dis*, 3(2):179-87, 1999.

17 Aspectos clínicos e diagnósticos das hepatites por vírus e por outras causas

Luiz Caetano da Silva

Embora seja um importante problema de saúde pública, ainda existem falhas em nossos conhecimentos sobre a prevalência das hepatites por vírus em diferentes regiões de nosso país, apesar de alguns estudos importantes realizados no Brasil[16] e na América Latina[50] (capítulo 16).

Entre os vírus das hepatites A, B, C, D e E, o menos conhecido em nosso meio é o da hepatite E, em que pesem algumas publicações a respeito na Bahia e Região Amazônica[31,34,35,48].

A hepatite A é a mais comum, quando se analisa a freqüência dos tipos de hepatite em todas as faixas etárias. Em uma revisão sobre 154 pacientes com hepatite aguda por vírus, atendidos consecutivamente de 1980 a 1984, encontramos 81 (52,6%), 42 (27,3%) e 31 (20,1%) de casos de hepatite A, B e não-A, não-B, respectivamente[46], porém nessa época não se conheciam os vírus das hepatites C e E.

ASPECTOS CLÍNICOS

Neste capítulo daremos ênfase às formas benignas, pois as graves e prolongadas serão descritas separadamente. Julgamos aconselhável analisar os sintomas e os sinais de maneira global, não somente porque os diferentes tipos de hepatites apresentam manifestações semelhantes[21], como porque as peculiaridades de cada tipo serão mencionadas em capítulos separados.

É importante assinalar que as conseqüências do contato do indivíduo com o vírus são bastante variáveis, podendo surgir quadro clínico evidente, com ou sem icterícia, ou apenas alterações laboratoriais. Finalmente, o indivíduo pode apresentar o vírus ou seus anticorpos, sem qualquer manifestação clínico-laboratorial (Fig. 17.1).

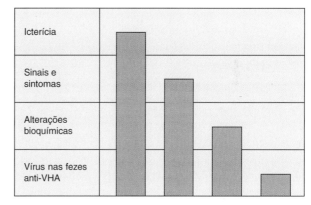

Figura 17.1 – Manifestações clínico-laboratoriais após contato com o vírus da hepatite A.

O decurso de uma hepatite típica consiste de várias fases:

a) o período de incubação, que é o período compreendido entre a entrada do vírus no organismo e o aparecimento dos sintomas. Nos últimos dias desse período, pode haver evidência bioquímica de lesão hepática;

b) a fase prodrômica ou pré-ictérica, na qual há sintomas, mas não icterícia. Nos últimos dias dessa fase o paciente começa a observar urina colúrica;

c) a fase ictérica, de duração e intensidade muito variáveis;

d) a fase de convalescença.

HEPATITE AGUDA BENIGNA

Forma ictérica

A icterícia é manifestação freqüente das hepatites por vírus, embora possa estar ausente em grande número de pacientes (forma anictérica).

Período de incubação

Depende do tipo de hepatite, variando de duas a seis semanas na hepatite A, com média de 30 dias. Quanto à hepatite B, o conceito do período de incubação depende do ponto de vista do qual se analisa o problema. O intervalo entre exposição e início do quadro clínico varia entre 60 e 110 dias, enquanto o intervalo entre exposição e início de alteração das transaminases varia entre 40 e 108 dias. Quando se considera, entretanto, o tempo de detecção do antígeno de superfície do vírus (AgHBs), o intervalo é bem mais curto, com mínimo de seis dias pela técnica do radioimunoensaio[25]. De maneira geral, podemos dizer que o período de incubação sob o ponto de vista clínico varia entre dois e seis meses, com média de 70 dias.

Quanto à hepatite C, o período de incubação varia entre 15 e 150 dias[42] e na hepatite E entre 15 e 65 dias[35].

Quadro clínico

Por ser o sinal mais objetivo da doença, a icterícia permite-nos situar os sintomas em três fases: pré-ictérica ou prodrômica, ictérica ou de estado e de convalescença.

Fase pré-ictérica

De duração variável, em geral de 5 a 15 dias na hepatite A, podendo prolongar-se de quatro a seis semanas ou mais nas outras formas. Caracteriza-se pelo aparecimento de sintomas de "tipo gripal", com febre, astenia, dores musculares ou articulares e sintomas digestivos, principalmente anorexia, náuseas e vômitos. Por vezes, surgem cefaléia, repulsa ao cigarro e fenômenos urticariformes. A febre, que é um sintoma comum na hepatite A, porém pouco freqüente nas outras hepatites, situa-se geralmente entre 37,5°C e 38,5°C, podendo chegar a níveis de 39°C a 40°C. São raros os calafrios intensos, como os observados nas colangites purulentas e bacteriemias. A febre atenua-se ou regride com o aparecimento da icterícia.

Segundo alguns autores[20], a associação de febre, cefaléia e mialgias é muito comum na hepatite A e rara na hepatite C.

Manifestações extra-hepáticas podem surgir, particularmente, na hepatite B[24]:

1. Pródromos semelhantes à doença do soro, com manifestações febris, cutâneas e articulares. Essas manifestações são, por alguns, denominadas de "tríade de Caroli"[21]. O "rash", mais freqüentemente urticariforme, pode ser maculopapular. A febre é geralmente pouco intensa e por vezes intermitente. As artralgias tipicamente afetam punhos, cotovelos, joelhos e tornozelos, são migratórias e às vezes intensas[21]. Essa síndrome provavelmente é devida à formação e ao depósito de imunocom-

plexo[3,14] e, embora muito mais comum na hepatite B, pode ocasionalmente ser observada nas hepatites A e NANB[21]. Na hepatite B, o anti-HBs pode ser detectado precocemente em 10-20% dos pacientes que desenvolvem artrite e "rash" cutâneo conseqüentes à formação de imunocomplexos[29]. Em 30% de crianças sudanesas com hepatite E foi observada artralgia[22].

2. Outras manifestações como poliarterite nodosa e glomerulonefrite membranosa são ainda mais específicas de hepatite B[24].

3. A crioglobulinemia mista, polimialgia reumática e acrodermatite papular infantil necessitam ser mais bem estudadas. Dada a importância das manifestações extra-hepáticas, serão descritas com detalhes no capítulo 36.

Fase ictérica

A icterícia é de intensidade variável, sendo precedida por dois a três dias de colúria. Esta é devida à passagem de bilirrubina conjugada para a urina, sendo freqüentemente identificada pelo fato de manchar a roupa de amarelo.

A descoloração das fezes (acolia) pode surgir por prazos curtos, em geral de 7 a 10 dias. A acolia fecal por vezes se acompanha de prurido, também de curta duração.

Nesse período persistem alguns sintomas da fase pré-ictérica, principalmente os digestivos, porém febre, artralgias e cefaléia tendem a desaparecer.

Após períodos variáveis, em geral de duas a oito semanas, a icterícia regride. Em certas situações, entretanto, ela pode ser mais prolongada e acompanhar-se de alterações persistentes do fluxo biliar (hepatite colestática).

Na fase ictérica o fígado é freqüentemente palpável, pouco consistente e doloroso, sendo a hepatomegalia discreta. O baço é palpável logo abaixo do rebordo costal em 30 a 50% dos pacientes.

Alguns aspectos clínicos merecem destaque:

a) a febre, quando surge na fase pré-ictérica, tende a desaparecer ou manter-se discreta (abaixo de 37,5°C) por alguns dias após o início da icterícia. Se a febre persistir elevada por vários dias na fase ictérica, as seguintes hipóteses podem ser aventadas: 1. hepatite grave, com necrose hepática extensa; 2. associação da hepatite por vírus com outro processo infeccioso; 3. erro diagnóstico, por exemplo, confusão com colangite, outros agentes patogênicos, abscesso hepático ou icterícia por infecção a distância ("hepatite transinfecciosa");

b) a anorexia, a astenia e a alteração de cor na urina são os sintomas mais freqüentes. A perda de apetite é usualmente mais acentuada no fim do dia, não sendo infreqüente o paciente se alimentar bem no desjejum[23]. A aversão pelo alimento pode acompanhar-se de aversão pelo cigarro e outros odores fortes. Há perda de 2 a 4kg, podendo ser bem mais acentuada em alguns pacientes[21];

c) quando os vômitos se tornam progressivamente mais intensos e por vários dias, há possibilidade de tratar-se de hepatite grave;

d) a hepatomegalia acentuada não é comum na hepatite viral aguda, sendo mais freqüente nas obstruções mecânicas das vias biliares. Fígado de consistência muito aumentada sugere cirrose ou neoplasia hepática;

e) aranhas vasculares, edema e ascite não são observados na hepatite aguda típica, sendo sua presença indicativa de insuficiência hepática mais avançada.

Fase de convalescença

Durante a fase ictérica ou em seu final, os sintomas clínicos desaparecem. Gradativamente as fezes e mais tardiamente a urina vão adquirindo coloração normal. A icterícia cutânea regride, persistindo, por vezes, discreta coloração conjuntival. O paciente, dessa forma, vai atingindo a fase de convalescença, em que se encontram apenas pequenas alterações enzimáticas.

Forma colestática

O termo hepatite colestática é freqüentemente utilizado em duas situações:

1. quando o quadro clínico se acompanha de intensas alterações do fluxo biliar, tornando difícil o diagnóstico com a icterícia obstrutiva;

2. para descrever um conjunto de lesões histopatológicas associadas à alteração de fluxo biliar. Tais lesões, entretanto, podem também ser observadas na hepatite ictérica clinicamente típica[23].

Do ponto de vista clínico, devemos adotar a denominação de hepatite colestática quando as alterações do fluxo biliar são muito acentuadas, podendo provocar confusão com a icterícia obstrutiva. Prolonga-se, portanto, o período de fezes acólicas e de prurido. Deve-se lembrar também que algumas hepatites graves, associadas à necrose confluente, em particular a submaciça, podem acompanhar-se de icterícia intensa, prolongada e de colestase morfológica. Contudo, a gravidade dessas hepatites é sugerida pelas manifestações clínicas de insuficiência hepática e por alterações laboratoriais, como veremos oportunamente.

A forma colestática benigna caracteriza-se por hepatite inicialmente típica, porém acompanhada de emagrecimento, prurido evidente e icterícia progressiva, intensa e prolongada, que pode persistir por vários meses. Sua semelhança com a obstrução biliar pode obrigar-nos a recorrer a métodos complementares de diagnóstico, como ultra-sonografia, colangiorressonância e, por vezes, colangiografia endoscópica. Como veremos, além da hiperbilirrubinemia, dois elementos laboratoriais são importantes: a atividade

das transaminases, que no início da icterícia é elevada, mas se reduz rapidamente, e a atividade da protrombina, que é normal ou se normaliza com a administração parenteral de vitamina K.

Em que pesem a intensidade e a duração da icterícia, o processo é benigno, com evolução habitual para a cura[26]. Em nossa experiência, a hepatite colestática é pouco freqüente, tendo sido observada em adultos com hepatite A ou B.

Forma anictérica

Os sintomas e os sinais da hepatite anictérica são semelhantes à exceção da icterícia[23]. Sua freqüência é de difícil avaliação, pois exigiria um estudo sistematizado de todos os indivíduos que entram em contato com os portadores. Assim, conseguimos diagnosticar alguns casos anictéricos e mesmo assintomáticos, quando de uma pesquisa de AgHBs em familiares de pacientes com hepatite B.

Sua freqüência é grande em surtos epidêmicos, particularmente em crianças. A ausência de icterícia clínica (bilirrubinemia inferior a 2mg%) e a escassa sintomatologia podem não motivar o paciente a procurar o médico, ficando a hepatite sem diagnóstico.

Embora habitualmente benigna, a forma anictérica pode evoluir para a crônica nas hepatites B e C. Era o caso, por exemplo, de indivíduos submetidos a grandes operações, em que o contato com o sangue ou derivados propiciava o aparecimento de hepatite, na maioria das vezes do tipo C. Essa possibilidade é atualmente rara.

Forma inaparente ou assintomática

Esse termo refere-se à infecção que não produz sintomas. Pode ser diagnosticada quando se detectam alterações laboratoriais em pacientes monitorados por motivo de exposição à doença ou às transfusões. Há alguns anos vimos casos de hepatite assintomática, particularmente após cirurgia cardíaca (hepatite C) e em estudos de familiares de pacientes com hepatite B. A ausência de sintomas não afasta a possibilidade de evolução para a cronicidade. É o que acontece freqüentemente com a hepatite C[29].

HEPATITE AGUDA GRAVE

Necrose hepática confluente

Em algumas situações e por motivos ainda não estabelecidos, as lesões do hepatócito adquirem caráter confluente, podendo levar a necroses submaciças ou maciças, que por sua vez acarretam, particularmente nas maciças, um quadro de insuficiência hepática aguda, coma e morte. Esse quadro, por alguns denominado de hepatite fulminante, é descrito no capítulo 19.

Outras vezes, as lesões, ainda que confluentes, poupam grandes porções do fígado e não levam à morte.

Esse tipo de *necrose hepática confluente*, que sob forma de ponte ("bridging") une espaços portais e veias centrais ou que atinge grandes porções de lóbulos contíguos (necrose submaciça), apresenta manifestações clínicas sugestivas e continua sendo designado por alguns autores de *hepatite subaguda*. Essa denominação é criticável, pois tem implicações cronológicas e prognósticas que não se aplicam necessariamente àquela entidade[23].

A necrose hepática confluente (NHC) parece ser mais freqüente na hepatite B, embora a tenhamos observado também na hepatite NANB, provavelmente hepatite C (Fig. 17.2). O curso clínico é variável, podendo manifestar-se como hepatite típica ou apresentar início insidioso. Alguns sintomas como febre, anorexia, vômitos e icterícia tendem a ser mais intensos e persistentes. O mesmo se observa com as alterações laboratoriais, como veremos oportunamente. Edema e ascite desenvolvem-se em 5 a 25% dos casos e encefalopatia em 15 a 20%[23]. Ocasionalmente, essa afecção se acompanha de insuficiência renal. Não é raro o aparecimento de aranhas vasculares, e a esplenomegalia é mais comum que na hepatite típica.

Nas formas menos graves de necrose hepática confluente, é possível a biópsia hepática, único meio diagnóstico definitivo e, de preferência, associada à laparoscopia para escolha de locais adequados.

A maioria dos pacientes recupera-se. Insuficiência hepática aguda, com prognóstico sombrio, pode desenvolver-se em 2 a 20% dos casos[23]. Detalhes sobre o potencial evolutivo desse tipo de hepatite são comentados nos capítulos 22, 23 e 24.

HEPATITE AGUDA PROLONGADA

Não se trata propriamente de um tipo clínico especial, mas de uma forma atípica de evolução das hepatites. Como veremos no capítulo 18, as hepatites por vírus podem apresentar duração superior a seis meses e a biópsia hepática nos dará informações sobre as características da hepatite, se de tipo agudo ou crônico.

Em geral, o prolongamento da doença é apenas representado pela persistência de alterações bioquímicas, sendo os sintomas discretos ou ausentes.

EXAMES LABORATORIAIS

Analisaremos neste capítulo as provas laboratoriais para diagnóstico da hepatite por vírus em geral. O único meio de identificarmos o tipo de hepatite é pela detecção dos marcadores virais, como descrito no capítulo 11.

Para melhor compreensão da utilidade dos exames de laboratório nas hepatites por vírus, faremos alguns comentários sobre sua classificação e características mais importantes.

A classificação mais prática das impropriamente denominadas "provas de função hepática" baseia-se nas alterações estruturais ou funcionais da célula hepática, do sistema biliar e do sistema imune.

Vale ressaltar que o termo "hepatograma" não tem utilidade prática e pode abranger exames desnecessários para o caso em estudo. Devemos sempre utilizar o mínimo necessário de provas.

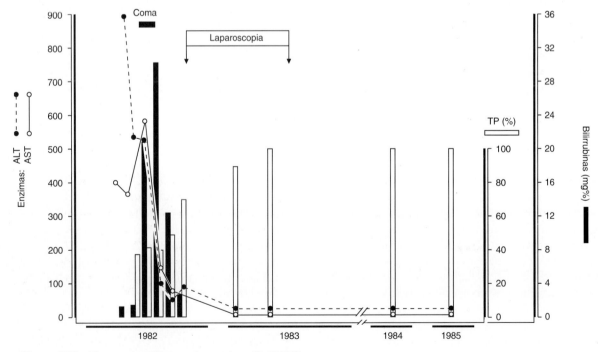

Figura 17.2 – Necrose hepática maciça por hepatite NANB.

PROVAS QUE REFLETEM ALTERAÇÕES DO HEPATÓCITO

Esse é o grupo mais numeroso, incluindo exames que indicam distúrbios estruturais da célula, entre eles a determinação da atividade das enzimas hepáticas, e aqueles que indicam distúrbios funcionais hepáticos, em particular as alterações dos fatores de coagulação e das proteínas.

Determinação da atividade das enzimas séricas

Transaminases ou aminotransferases

Em que pese a descrição de várias enzimas hepatocelulares que podem estar elevadas no sangue em caso de lesão celular, a determinação da atividade das aminotransferases constitui-se na maneira mais prática e objetiva de detectar lesão celular ou alteração da permeabilidade da membrana. A transaminase glutâmico-pirúvica (TGP) é denominada atualmente alanina aminotransferase (ALT), e a glutâmico-oxalacética (TGO) de aspartato aminotransferase (AST). Dependendo da técnica utilizada, os valores normais podem variar entre 15 e 45 unidades. Há necessidade, portanto, de que cada laboratório mencione a técnica e os valores normais.

Nas hepatites por vírus ou tóxicas, em que há lesão mais ou menos difusa do parênquima hepático, há grandes elevações da atividade sérica das aminotransferases, ultrapassando freqüentemente níveis de 500 unidades internacionais (UI/L). Esse fato é utilizado para o diagnóstico das hepatites agudas e para a sua diferenciação com as obstruções biliares, em que o nível de atividade está, quase sempre, abaixo de 500UI/L.

Na hepatite por vírus, a hiperaminotransferasemia pode preceder de 7 a 10 dias o início dos sintomas e atingir o máximo em cerca de uma semana após o seu início[23].

Nas hepatites B e principalmente C, os níveis máximos podem ser atingidos em períodos mais tardios. A evolução das enzimas séricas é também variável. Para alguns autores, os níveis de aminotransferases diminuem em 75% por semana[23], porém essa proporção nem sempre é mantida, sendo que a queda tende a um patamar quando em níveis mais baixos. Além disso, em significativo número de pacientes, observa-se nova elevação das transaminases (curva bifásica). Tais fatos são compatíveis com a cura do paciente, particularmente na hepatite A, porém podem sugerir a evolução para a cronicidade, como na hepatite C[27], e serão analisados no capítulo 18. Veremos também que a persistência da hiperaminotransferasemia por mais de seis meses obriga-nos a indicar biópsia hepática.

O pico de atividade dessas enzimas pode chegar a níveis de 2.000 a 3.000UI/L. Valores mais altos sugerem hepatite grave, porém os inferiores não ex-

cluem esse diagnóstico, devendo-se lembrar que, nesse caso, a atividade sérica se reduz rapidamente. Nas hepatites benignas, a ALT é superior à AST[41], mas nas graves o inverso pode ser observado.

Além das vantagens já descritas, a determinação da atividade das transaminases oferece outras:

1. é o melhor exame para critério de alta e acompanhamento dos pacientes;
2. pode ser executada por qualquer laboratório de análise;
3. não há necessidade de jejum para coleta do sangue.

Gamaglutamiltransferase (GGT)

É considerada enzima de colestase e se altera bastante, bem mais que as transaminases, nas icterícias obstrutivas. Também se eleva em processos que se acompanham de indução enzimática, como na ingestão de álcool ou de certas drogas e nas lesões hepáticas alcoólicas. Três grupos de afecções costumam acompanhar-se de acentuadas elevações (superior a 500UI/L) de GGT: icterícias por lesão ou obstrução de ductos biliares, tumores hepáticos e hepatopatias alcoólicas.

Quanto às hepatites por vírus, a GGT, embora alterada, não acompanha as elevações das transaminases, pelo menos nas primeiras semanas da doença. Por essa razão, pode-se utilizar o índice ALT/GGT para diagnóstico diferencial entre hepatite por vírus e icterícia obstrutiva. No primeiro caso, o índice costuma ser superior a 2 e, no segundo, inferior a 1[44]. Curiosamente, os níveis de GGT podem ser discretamente elevados ou mesmo normais na hepatite com intensa hiperbilirrubinemia, na segunda metade da gravidez e em pacientes que tomam anticoncepcionais[11], provavelmente por influência hormonal. A GGT também pode estar normal na hepatite fulminante.

Os valores normais oscilam entre 18 e 25UI/L para o sexo feminino e entre 28 e 35UI/L para o masculino.

Eletroforese de proteínas

A albumina, a alfa e a betaglobulinas são total ou parcialmente sintetizadas pela célula hepática. Nas hepatites agudas pode haver queda de albumina e, nas formas mais graves, das alfa e betaglobulinas. Estas últimas, por outro lado, elevam-se quando há pouca lesão parenquimatosa e grande alteração do fluxo biliar (hepatite colestática). Percebe-se, portanto, que a eletroforese é também útil para indicar gravidade de lesão hepática[45].

A gamaglobulina eleva-se pouco (raramente acima de 2,5g%) ou mantém-se dentro dos limites normais nas hepatites agudas típicas. Níveis acima de 3% sugerem hepatite com necrose (submaciça) ou hepatite crônica ativa (Fig. 17.3), ou hepatite auto-imune.

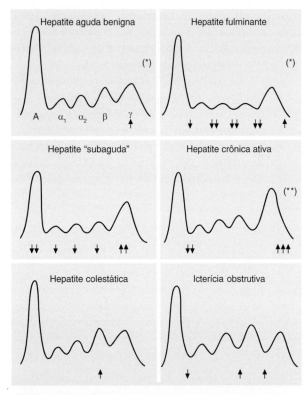

Figura 17.3 – Padrões eletroforéticos das proteínas séricas nas hepatites agudas, crônicas e na icterícia obstrutiva.
(*) Nem sempre observado; (**) bem menos freqüente nas hepatites crônicas virais.

Estudos dos fatores de coagulação

O exame mais utilizado é a determinação do tempo de protrombina (TP), que mede alterações dos fatores II (protrombina), V (pró-acelerina), VII (pró-convertina), IX (fator de Christmas) e X (fator de Stuart-Prower). Todos são sintetizados pela célula hepática, sendo os fatores II, VII, IX e X dependentes da vitamina K, cuja absorção no intestino exige a presença de bile. Por essa razão, nas icterícias obstrutivas e nas hepatites colestáticas benignas, um TP alterado tende a normalizar-se após administração de vitamina K, o que não acontece na hepatite grave, na qual existe grande deficiência de síntese hepática.

Pesquisa dos pigmentos biliares

A alteração do metabolismo do pigmento biliar, com conseqüente hiperbilirrubinemia e bilirrubinúria, pode ser detectada na vigência de lesão hepatocelular, mas é mais evidente quando há colestase e, por isso, será analisada no próximo item.

PROVAS QUE REFLETEM ALTERAÇÕES DO FLUXO BILIAR (COLESTASE)

Enzimas indicativas de colestase

As enzimas mais estudadas nesse grupo são a fosfatase alcalina e a gamaglutamiltransferase (enzimas de colestase).

Fosfatase alcalina (FA)
Na hepatite por vírus sua atividade sérica apresenta-se normal ou pouco elevada, a não ser em alguns casos de hepatite colestática. Eleva-se bastante nas icterícias obstrutivas.

Gamaglutamiltransferase (GGT)
Pelas razões apontadas anteriormente, é a enzima de colestase mais utilizada nas hepatites. Na gravidez há normalmente elevação da fosfatase alcalina, em virtude do aumento da fração placentária. Por essa razão, a GGT é também preferida para o diagnóstico diferencial das colestases na gravidez.

Outras enzimas, como a leucinoaminopeptidase e a 5-nucleotidase, não são utilizadas rotineiramente.

Pesquisa dos pigmentos biliares

A bilirrubinúria é freqüentemente observada na fase pré-ictérica da hepatite, portanto, traduzindo aumentos muito discretos da bilirrubina conjugada no soro, ainda insuficientes para produzir icterícia. Curiosamente, tal fato não é observado nas fases tardias da hepatite.

O mecanismo da detecção precoce de pigmento biliar na urina é pouco conhecido, podendo tratar-se de diminuição do limiar renal para a bilirrubina conjugada, ou, menos provavelmente, de predominância do diglicuronato sobre o monoglicuronato de bilirrubina, ou, ainda, de um aumento na concentração plasmática de sais biliares[23].

A determinação da bilirrubina sérica é um dos exames mais freqüentemente utilizados, devendo ser realizado logo após a colheita de sangue para se evitar a deterioração da bilirrubina.

Na fase pré-ictérica e mesmo na hepatite anictérica pode-se observar aumento da bilirrubina conjugada ou de reação direta quando a bilirrubina total ainda está normal. Com o aparecimento da icterícia aumentam as frações direta e indireta (não conjugada) e, portanto, a bilirrubina total. Esta pode alcançar níveis de até 20mg na hepatite típica. Em hepatites colestáticas e hepatites graves, os níveis podem ultrapassar os 30mg%, principalmente se houver insuficiência renal associada.

Enquanto nas hepatites típicas a bilirrubinemia geralmente se normaliza antes das transaminases e gama-GT, nas formas colestáticas o inverso é mais comum.

Outras provas

As dosagens de colesterol, triglicérides e sais biliares não são habitualmente utilizadas.

PROVAS QUE REFLETEM ALTERAÇÕES DO SISTEMA IMUNE

Além da dosagem da gamaglobulina, pode-se utilizar a determinação das imunoglobulinas e a pesquisa de auto-anticorpos. Esses exames, entretanto, são mais solicitados nas hepatites crônicas. Os marcadores virais (antígenos e anticorpos) foram analisados extensamente no capítulo 11.

OUTROS EXAMES LABORATORIAIS

Hemograma

A concentração de hemoglobina e o hematócrito estão em níveis normais ou levemente diminuídos, provavelmente como conseqüência de um discreto componente hemolítico, que pode acompanhar-se de reticulocitose[23].

O número de leucócitos é freqüentemente normal, ocasionalmente leucopênico. Número de leucócitos acima de 12.000 sugere necrose hepática intensa ou associação com outra doença. Pode haver linfocitose relativa ou absoluta, porém a freqüência de linfócitos atípicos usualmente não excede os 10%[23].

Estudo em 16.196 indivíduos com idade igual ou superior a 18 anos nos EUA[49] mostrou uma freqüência significativamente maior de neutropenia (abaixo de 1.000 neutrófilos/mm^3) ou de plaquetopenia (inferior a 100.000 plaquetas/mm^3) em pacientes com o vírus da hepatite C do que naqueles sem essa infecção. Os autores aconselham a pesquisa do VHC em indivíduos com neutropenia ou plaquetopenia inexplicáveis, já que o VHC foi detectado em mais de 20% dos pacientes com essas alterações[49].

Exames de comprometimento renal

Além da presença de pigmentos biliares e do aumento do urobilinogênio na urina, há ocasionalmente hematúria e proteinúria discretas. Nas hepatites graves ou com intensa icterícia, aconselha-se a dosagem de creatinina e uréia sangüíneas. Raros casos de insuficiência renal foram observados na hepatite aguda benigna[28].

Ultra-sonografia

Exame complementar importante, geralmente é solicitado quando se deseja fazer o diagnóstico diferencial de uma icterícia colestática ou em outras situações específicas[8].

INDICAÇÕES DOS EXAMES LABORATORIAIS

Os exames acima descritos podem ser utilizados com várias finalidades.

Diagnóstico precoce

Observa-se, já na fase pré-ictérica, elevação das aminotransferases, ALT, (TGP) e AST (TGO), particularmente da primeira. Tal alteração é evidente no início da fase ictérica.

O diagnóstico etiológico da hepatite por vírus A (VHA) pode ser realizado pela pesquisa do anticorpo anti-VHA tipo IgM (capítulo 7). O diagnóstico da hepatite aguda por vírus B (VHB) faz-se pela pesquisa do antígeno Austrália (AgHBs) e pela pesquisa do anticorpo contra a parte central do vírus (anti-HBc IgM). Já o diagnóstico da hepatite C pode ser realizado pela detecção do anti-VHC e, se possível, do RNA do VHC, já que o aparecimento do anticorpo pode tardar por mais de quatro semanas. A fração IgM do anti-VHC não tem se mostrado útil para o diagnóstico de hepatite aguda C (capítulo 11).

Em fases mais tardias do período prodrômico podem-se observar aumento do urobilinogênio urinário e aparecimento de pigmento biliar na urina. Esses dados, contudo, são de pouca utilidade diagnóstica.

Diagnóstico da fase ictérica

A atividade sérica das aminotransferases pode continuar se elevando, atingindo níveis superiores a 1.000UI/L. Geralmente a ALT (TGP) está mais elevada que a AST (TGO), exceto em alguns casos graves. Isso porque a ALT é enzima apenas citoplasmática, enquanto parte da AST está contida nas mitocôndrias, delas se liberando em lesões mais graves dos hepatócitos.

Valores de transaminases acima de 500UI/L são freqüentes nas hepatites agudas e raros nas icterícias obstrutivas, com exceção de alguns casos de obstrução aguda, principalmente por coledocolitíase[18], possivelmente devido ao escape das enzimas pela membrana do hepatócito[43]. Em caso de dúvida, podemos utilizar a determinação da GGT e principalmente do índice ALT/GGT.

Vale lembrar que as transaminases podem elevar-se bastante na hepatite auto-imune[13], por vezes em níveis observados na hepatite aguda viral.

A eletroforese de proteínas pode mostrar queda de albumina e elevação das gamaglobulinas na hepatite por vírus. Nas obstruções biliares há, principalmente, elevação de beta e, eventualmente, das alfaglobulinas. Estas contêm mucoproteínas (alfa-1-glicoproteína ácida), cuja dosagem pode também ser útil para o diagnóstico, pois elas aumentam nas obstruções, estando normais ou diminuídas nas hepatites por vírus.

Quanto à dosagem das bilirrubinas, há aumento predominante da fração direta, tanto nas hepatites por vírus como nas icterícias obstrutivas, não servindo para diferenciá-las.

Atualmente o exame propedêutico mais sensível para o diagnóstico das obstruções biliares é a ultra-sonografia. Ocasionalmente se utiliza a colangiorressonância com esse objetivo.

Avaliação da gravidade

Na prática, essa avaliação baseia-se no estudo dos fatores de coagulação, em particular na determinação do tempo de protrombina (TP), além da atividade da pseudocolinesterase.

Estudo dos fatores de coagulação
(ver capítulo 20)

De todos, o mais valioso é a determinação do TP, não somente por sua simplicidade, como também por ser uma prova fidedigna e sensível. Nas hepatites graves, a alteração do TP é devida à falta de síntese pelos hepatócitos e, portanto, não se normaliza com a administração parenteral de vitamina K, como acontece nas icterícias obstrutivas. TP inferior a 30% é indício de hepatite grave.

A diminuição dos fatores de coagulação acompanhada de monômeros solúveis de fibrina, de produtos de degradação do fibrinogênio e eventualmente de plaquetopenia traduz fenômenos de coagulação intravascular ("coagulopatia de consumo").

Nas hepatites agudas benignas, as alterações dos fatores de coagulação, quando presentes, são discretas, destacando-se a elevação do tempo de trombina[9].

Eletroforese de proteínas

Nas hepatites graves observa-se, além da hipoalbuminemia, redução das frações globulínicas alfa e beta. Tal redução é mais precoce que a da albumina, pois esta apresenta catabolismo mais lento[45].

Pseudocolinesterase

Sua atividade está bastante reduzida nas hepatites graves[41], podendo observar-se níveis séricos inferiores a 600UI/L (valor normal: 1.900-3.600UI/L). Esse exame tem sido pouco utilizado.

Outras alterações

Colesterolemia – como o colesterol é sintetizado pelo hepatócito, seu nível pode cair a níveis inferiores a 100mg% nas hepatites graves.

Transaminases – para avaliação de seu comportamento deve-se lembrar que:

1. níveis extremamente elevados (acima de 5.000UI/L) são bastante sugestivos de hepatite grave;
2. níveis não tão elevados (em torno de 2.000UI/L) mas mantidos por longos períodos (acima de quatro semanas) significam processo persistente e intenso de necrose;
3. níveis pouco elevados de atividade enzimática, por exemplo inferiores a 500UI/L, não indicam necessariamente processo benigno, já que a dosagem pode ter sido feita após um surto grave de necrose, havendo depleção progressiva da enzima;
4. nas formas graves pode haver predominância da AST (TGO) sobre a ALT (TGP), ao contrário do que acontece nas hepatites benignas.

Alguns autores[40] observaram correlação entre níveis de bilirrubina e transaminases e entre hiperbilirrubinemia e idade dos pacientes com hepatites por vírus.

Critério de alta

O parâmetro mais utilizado é a determinação da atividade das aminotransferases. Entretanto, seu tempo de normalização pode variar em função do tipo de hepatite, sendo mais curto na hepatite A e mais prolongado nas demais. Além disso, não há necessidade de se aguardar a normalização das transaminases para se permitir a deambulação do paciente. Isoladamente, os níveis de bilirrubina têm pouco valor como critério de alta.

Seguimento

Nos pacientes que se curam, a determinação enzimática das transaminases deve ser repetida após 30, 60 e 90 dias, a fim de se detectar eventuais recaídas. Os pacientes que apresentam hipertransaminasemias por mais de seis meses são considerados portadores de hepatites agudas prolongadas ou crônicas.

Finalmente, vale lembrar que, uma vez estabelecido o diagnóstico de hepatite benigna, seu acompanhamento pode ser feito apenas com a dosagem de bilirrubina total e de uma das aminotransferases[40] preferencialmente a ALT (TGP).

A repetição dos marcadores virais na hepatite aguda é necessária para as hepatites B e C, como foi exposto no capítulo 11.

DIAGNÓSTICO

O diagnóstico das hepatites por vírus baseia-se em dados epidemiológicos, clínicos, laboratoriais e, ocasionalmente, morfológicos.

Quanto aos dados epidemiológicos, algumas vezes obtêm-se informações que podem ser muito úteis para o diagnóstico. Assim, antecedentes de surtos epidêmicos, ingestão de mariscos, transfusões, cirurgias, injeções com seringas e agulhas não descartáveis, contatos com portadores de hepatite, uso de drogas por via parenteral, homossexualismo com vários parceiros constituem dados importantes.

Para a interpretação desses antecedentes há necessidade de lembrar que o período de incubação varia de acordo com o tipo de hepatite, sendo em torno de 30 dias na hepatite A, 70 dias na hepatite B e de 50 dias na hepatite C. Contudo, o período de incubação não se constitui em bom elemento para o diagnóstico diferencial dos diferentes tipos de hepatite, pois varia muito de um caso para outro[21].

Em relação ao *quadro clínico,* as informações do paciente sobre o modo de início, as características da fase prodrômica e da fase ictérica são bastante úteis. Assim, o diagnóstico clínico é relativamente simples quando o paciente refere início abrupto com febre, sintomas do tipo gripal e digestivo, seguidos após alguns dias de icterícia. Esse quadro inicial com febre é muito mais freqüente na hepatite A.

Na hepatite B e principalmente na hepatite C, a doença pode instalar-se insidiosamente, com sintomas pouco significativos na fase prodrômica. Às vezes há apenas relato de astenia ou anorexia. Em certos casos, o quadro é totalmente assintomático, baseando-se o diagnóstico em dados laboratoriais. A pobreza de sintomas pode dificultar o diagnóstico diferencial das doenças que produzem icterícia.

Na grande maioria das vezes, o quadro clínico associado a alguns exames *laboratoriais* é suficiente para o diagnóstico. Como vimos, as seguintes enzimas são extremamente úteis para o diagnóstico: aminotransferase da alanina (ALT ou TGP), do aspartato (AST ou TGO), gamaglutamiltransferase (GGT) e ocasionalmente a fosfatase alcalina (FA).

Ocasionalmente, a associação de dados clínicos e laboratoriais não é suficiente para o diagnóstico, necessitando-se recorrer a outros exames, como ultra-sonografia e biópsia hepática.

Nos primeiros seis meses de hepatite aguda, a biópsia hepática só estará indicada em casos de dúvida diagnóstica, não devendo ser praticada rotineiramente.

As causas de hipertransaminasemia podem ser didaticamente divididas em dois grupos – grupo I: elevações discretas (abaixo de 5 vezes o normal) (Quadro 17.1); grupo II: elevações intensas (superiores a 15 vezes o normal) (Quadro 17.2).

Quadro 17.1 – Causas de elevações discretas das transaminases: inferiores a 5 vezes o normal (grupo I)[1].

Hepáticas: predominância da ALT
Hepatite crônica C
Hepatite crônica B
Algumas hepatites virais agudas (A-E, VEB, CMV)
Esteatose/esteato-hepatite
Hemocromatose
Medicações/toxinas
Deficiência de alfa-1-antitripsina
Doença de Wilson
Doença celíaca
Hepáticas: predominância da AST
Lesão hepática alcoólica
Esteatose/esteato-hepatite
Cirrose
Não hepática
Hemólise
Miopatia
Doença da tireóide
Exercício intenso
Macro-AST

Quadro 17.2 – Causas de elevações intensas das transaminases: superiores a 15 vezes o normal (grupo II)[1].

Hepatite viral aguda (A-E, herpes)
Medicações/toxinas
Hepatite auto-imune
Hepatite isquêmica
Doença de Wilson
Obstrução aguda do colédoco
Síndrome de Budd-Chiari aguda
Ligadura da artéria hepática

FORMAS CLÍNICAS DAS HEPATITES VIRAIS

O conjunto dos elementos clínicos, laboratoriais e morfológicos permite-nos agrupar os indivíduos infectados em várias categorias.

Hepatite anictérica

Caracteriza-se pelos sinais clínicos e laboratoriais de lesão hepática aguda, na ausência de icterícia. Uma vez feito o diagnóstico de hepatite aguda e descartadas outras causas, cabe ao clínico estabelecer o diagnóstico etiológico por meio da pesquisa do anti-VHA de tipo IgM, do anti-HBc IgM, do anti-VHC e do anti-VHD para as hepatites A, B, C e D respectivamente (ver capítulo 11).

Hepatite ictérica

Quando surge icterícia clínica. Nesses casos, deve-se tomar muito cuidado para descartar outras causas de icterícia, em particular as obstruções biliares, que são potencialmente cirúrgicas (Quadro 17.3).

Como já vimos, as enzimas são muito úteis para o diagnóstico diferencial das icterícias. Entretanto, algumas vezes as elevações das transaminases nas hepatites são pouco significativas, não ultrapassando a faixa de duas a dez vezes o limite máximo normal, habitualmente encontrada nas icterícias obstrutivas. Da mesma forma, a GGT, que se eleva mais nas icterícias obstrutivas do que nas hepatocelulares, pode mostrar alterações insuficientes para o diagnóstico. Por outro lado, as transaminases podem apresentar acentuadas elevações (acima de 1.000UI/L) em alguns casos de obstrução biliar de instalação abrupta, particularmente na coledocolitíase[13]. Tais elevações, contudo, são de duração muito curta, observando-se redução superior a 60% em 12 a 72 horas[18], à semelhança do que pode acontecer nas lesões hepáticas isquêmicas e na hepatite' fulminante. Tal fato não é habitualmente observado na hepatite aguda benigna.

Em caso de dúvida, está indicada a ultra-sonografia, método útil para o diagnóstico diferencial das icterícias. Em algumas situações pode-se recorrer à colangiografia endoscópica ou à colangiorressonância, exame não invasivo.

Hepatite grave

Além do diagnóstico da hepatite por vírus, cabe ao clínico verificar a gravidade do processo. Entre as manifestações clínicas, vale realçar as alterações neuropsíquicas e os sinais de sangramento espontâneo.

Laboratorialmente, um tempo de protrombina inferior a 30%, que não melhore com administração parenteral de vitamina K_1, indica hepatite grave,

Capítulo 17

Quadro 17.3 – Elementos de valor no diagnóstico diferencial das icterícias colestáticas.

	Obstrutivas		Não obstrutivas	
	Coledocolitíase	**Carcinoma**	**Hepatite viral**	**Icterícia por droga**
Anamnese				
Antecedentes	Dispéticos, crises anteriores	Não	Epidemiológicos	Droga
Dor	Quase sempre	Variável	Leve	Não
Prurido	Sim	Sim	Temporário	Sim
Início da icterícia	Variável	Lento	Brusco	Brusco
Febre	Freqüente	Infreqüente	Início apenas*	Variável
Emagrecimento	Leve a moderado	Progressivo	Leve a moderado	Leve
Exame físico				
Fígado	Pouco aumentado	Aumento progressivo	Pouco aumentado e doloroso	Pouco aumentado
Vesícula palpável	Não	Às vezes	Não	Não
Baço palpável	Não	Ocasionalmente	20-40%	Não
Exames laboratoriais				
Hipertransaminasemia	+ a ++	+	++++	+ a +++
GGT	Muito elevada	Muito elevada	Pouco elevada	Pouco elevada
Fosfatase alcalina	Muito elevada	Muito elevada	Pouco elevada	Elevada
Número de leucócitos	Aumentado ou normal	Aumentado ou normal	Baixo ou normal; aumentado (hepatite grave)	Normal
Marcadores virais	Não	Não	Sim	Não
Ultra-sonografia				
Vias biliares	Dilatadas; cálculos	Dilatadas	Normais	Normais

* Principalmente na hepatite A.

havendo necessidade de internação. Outras alterações próprias da hepatite grave serão analisadas no capítulo 19.

A persistência, por várias semanas, de intensas alterações das transaminases, sugere a instalação de áreas de necrose confluente.

Hepatite recorrente

Como enfatizado no capítulo 18, as alterações bioquímicas, particularmente as transaminases, podem apresentar caráter recorrente na hepatite aguda. Esse caráter evolutivo foi observado nas hepatites A, B, C e D. Como exemplo, citemos a co-infecção aguda B e D, que geralmente se apresenta como uma hepatite aguda recidivante, de curso clínico bifásico, com dois picos séricos das transaminases[17].

Hepatite "aguda prolongada"

A persistência das alterações enzimáticas, com ou sem alterações clínicas, por mais de seis meses torna imperativa a biópsia hepática.

O estudo morfológico poderá detectar alterações de tipo agudo ou crônico.

Hepatite crônica

O diagnóstico é feito pela biópsia hepática, que poderá mostrar lesões próprias da hepatite crônica (capítulos 12 e 13). Algumas vezes o processo já se encontra em fase cirrótica.

Estado de portador

Quando se detecta persistentemente o AgHBs por mais de seis meses[30], alguns pacientes, apesar de assintomáticos, apresentam alterações de transaminases, e a biópsia hepática mostra desde alterações discretas até lesões de hepatite crônica ou de cirrose hepática. Outras vezes, há normalidade laboratorial e histológica (portador são). Tais aspectos também têm sido verificados na infecção pelo VHC.

DIAGNÓSTICO DIFERENCIAL COM OUTRAS CAUSAS DE LESÃO HEPÁTICA

O quadro 17.4 resume os principais meios diagnósticos para diferenciação das hepatites com características agudas.

Hepatites por outros vírus (ver capítulo 31)

Mononucleose infecciosa (vírus B)

É sabido que a infecção pelo vírus Epstein-Barr (VEB) pode ocasionar lesões hepáticas e quadro clínico-laboratorial de uma hepatite aguda. O diagnóstico é sugerido pelo quadro clínico (febre, tonsilite, adenopatia, esplenomegalia) e confirmado pela detecção do anti-VEB do tipo IgM. Esse teste é particularmente importante em crianças abaixo de 8 anos[32], enquanto no adulto o diagnóstico pode também ser estabelecido pelo encontro de anticorpos heterófilos (reação de Paul-Bunnell-Davidson)[7].

144

Aspectos clínicos e diagnósticos das hepatites por vírus e por outras causas

Quadro 17.4 – Principais meios diagnósticos para diferenciação das hepatites com características agudas.

Doença	Exames principais
Hepatite A	Anti-VHA IgM
Hepatite B	Anti-HBc IgM, AgHBs
Hepatite C	Anti-VHC, RNA-VHC
Hepatite D	Anti-VHD, AgHBs
Hepatite E	Anti-VHE IgM
Mononucleose (vírus EB)	Adultos: anticorpos heterófilos (Paul-Bunnel-Davidson) Crianças: anti-VEB IgM
Infecção por citomegalovírus (CMV)	Anti-CMV IgM
Grupo herpes*	Ver texto
Febre amarela	Ver texto
Parvovírus B19	Ver texto
Leptospirose	Clínica, pesquisa em campo escuro; sorologia
Sépsis ("hepatite transinfecciosa")	Cultura (sangue, urina, etc.)
Sífilis	Clínica; sorologia
Toxoplasmose	Clínica; sorologia (anticorpos IgM)
Hepatite por drogas	Dados de história
Hepatite isquêmica	Clínica; DHL
Hepatite crônica	História; auto-anticorpos
Doença de Wilson	Anel de Kayser-Fleischer; ceruloplasmina; cobre urinário
Esteatose aguda da gravidez	Terceiro trimestre; transaminases pouco elevadas; insuficiência renal
Colecistite aguda	Enzimas; ultra-sonografia

* Em pacientes imunodeprimidos.

Além da sorologia, a contagem de leucócitos com diferencial permite verificar o aumento de linfócitos igual ou superior a 50% e a presença de linfócitos atípicos (igual ou superior a 10%) em 50 a 60% dos casos[15].

Mononucleose por citomegalovírus (CMV)
Na citomegalomononucleose também há febre, envolvimento hepático e alterações hematológicas semelhantes à da mononucleose pelo VEB. Contudo, os anticorpos heterófilos estão ausentes e, no adulto, a linfadenopatia cervical e a tonsilite exsudativa são raras[33]. Na criança, ambas são comuns[32], e sua associação com a hepatoesplenomegalia confere à doença um quadro muito semelhante ao da mononucleose por VEB. Além disso, Pannuti e cols.[33] observaram níveis de transaminases acima de 500UI/L em 4 de 13 (31%) crianças, enquanto em 17 adultos os níveis estiveram sempre abaixo de 300UI/L.

O diagnóstico é confirmado pela detecção de anticorpos de tipo IgM contra CMV.

Outros vírus do grupo herpes (herpes simples, varicela-zoster)
Esses vírus geralmente produzem lesões benignas. Contudo, em pacientes imunodeficientes podem disseminar e produzir grave necrose hepática[6]. Surgem febre, prostração, icterícia e sinais de insuficiência hepática e de coagulopatia. O diagnóstico pode ser feito pela cultura do vírus, pela demonstração dos típicos corpúsculos de inclusão em biópsia hepática ou pela sorologia[21].

Febre amarela
Infecção aguda produzida por um arbovírus do grupo B. Epidemiologicamente ela se apresenta sob forma urbana ou silvestre, a primeira transmitida pelo *Aedes aegypti* e a segunda por mosquito do gênero *Haemagogus*[2]. Doença própria de regiões tropicais, pode manifestar-se sob forma de hepatite grave, com insuficiência hepática e renal. Aliás, a evidente elevação de transaminases e a tendência ao sangramento e às alterações renais precoces são freqüentes nessa infecção.

O diagnóstico baseia-se em dados epidemiológicos, clínicos e laboratoriais: cultura, sorologia e estudo histopatológico do fígado (biópsia contra-indicada nas formas graves).

Parvovírus B19
É um membro da família Parvoviridae, gênero *Erythrovirus* e que pode causar um largo espectro de manifestações clínicas, incluindo hepatite aguda[51] e hepatite fulminante[4].

Nosso grupo descreveu o caso de uma paciente de 56 anos com necrose submaciça à biópsia hepática e com forte evidência de infecção pelo parvovírus B19, que foi detectado pela PCR no tecido hepático, e o antígeno do parvovírus VP1 demonstrado no fígado por imuno-histoquímica[38].

Infecções não virais
Sépsis
É sabido que a sépsis pode produzir icterícia, porém as transaminases geralmente estão pouco elevadas. Mesmo infecções aparentemente mais benignas, como pneumonia e pielonefrite, podem acompanhar-se de icterícia, particularmente em recém-nascidos e em pacientes com hepatopatia prévia, durante a gravidez ou no período pós-operatório.

Leptospirose
Termo que engloba várias doenças agudas e febris causadas por espiroquetas patogênicas do gênero *Leptospira*. A infecção é generalizada, mas acomete particularmente fígado, rins, músculo esquelético e coração. Descreve-se como padrão a leptospirose produzida pelo sorotipo *icterohemorragiae*, também

145

denominada moléstia de Weil. É o sorotipo mais freqüente em nosso meio, secundado por outros como *grippotyphosa*, *panamá* e *canicola*[12].

Além do início abrupto, com febre, cefaléia, dores musculares intensas e congestão conjuntival, chamam a atenção a concomitância do comprometimento hepático e renal, a leucocitose e a elevação das transaminases menos acentuada do que na hepatite viral e na febre amarela. O diagnóstico etiológico pode basear-se na cultura das leptospiras e na sua pesquisa no plasma e urina em campo escuro. É difícil sua visualização com essa técnica, não sendo método recomendado rotineiramente. Entre as reações sorológicas, preferem-se a soroaglutinação microscópica, a imunofluorescência e a hemaglutinação[12].

Sífilis

Observa-se icterícia em cerca de 0,5% de pacientes com sífilis primária ou secundária e alteração das aminotransferases em maior porcentagem[21]. A fosfatase alcalina e a desidrogenase láctica elevam-se em duas a três vezes seu valor normal[21]. O diagnóstico baseia-se no quadro clínico e nas reações sorológicas.

DIAGNÓSTICO DIFERENCIAL COM OUTRAS ENFERMIDADES

Hepatite por drogas

A forma aguda é responsável por menos de 5% dos casos de icterícia clínica[27]. Pode assemelhar-se à hepatite por vírus, o que nos obriga a obter uma história detalhada sobre o uso de drogas. Entre essas, destacam-se: metildopa, isoniazida, rifampicina, halotano, propiltiouracil, sulfamidas, acetaminofen, aspirina, difenil-hidantoína, dantrolene, oxacilina e carbenicilina[42].

O diagnóstico de hepatite aguda ou crônica produzida por drogas é, por vezes, extremamente difícil. Critérios foram estabelecidos em reunião internacional de especialistas[39].

No quadro 17.5 constam diferentes substâncias capazes de produzir hipertransaminasemia.

Esteato-hepatite não alcoólica (NASH)

Extensa revisão de 354 pacientes submetidos à biópsia hepática por apresentarem alterações de transaminase (ALT), gamaglutamiltransferase (GGT) ou fosfatase alcalina (FA), na ausência de história de ingestão de drogas ou de álcool ou de exames de sangue diagnósticos, foi realizada por Skelly e cols.[47]. Esses autores observaram uma freqüência de 34% de esteato-hepatite não alcoólica e de 32% de esteatose hepática, vindo a seguir hepatite criptogênica (9%), lesões induzidas por drogas (7,6%) e fígado normal (5,9%).

Mais informações sobre a esteatose e a esteato-hepatite não alcoólica são encontradas no capítulo 35.

Quadro 17.5 – Medicações, ervas, drogas ilícitas e toxinas que podem causar elevações de transaminases (AGA Technical Review, 2002[1]), com algumas modificações (ordem alfabética).

Medicações/drogas	Ervas, medicações alternativas
Acetaminofen	
Ácido nicotínico	Cartilagem de tubarão
Ácido valpróico	Ephedra
Alfa-metildopa	Folha de chaparral
Amoxicilina – ácido clavulânico	Genciana
	Germander
Amiodarona	Jin Bu Huan
Antiinflamatórios não esteróides	Kava-kava (raiz)
	Sacaca (chá)
Carbamazepina	Scutellaria
Dantrolene	Senna
Dissulfiram	Vitamina A
Etretinato	
Fenilbutazona	**Drogas ilícitas**
Fenitoína	Cocaína
Fluconazol	Ecstasy
Gliburida	Esteróides anabólicos
Halotano	Fenciclidina
Heparina	
Inibidores da HMG-CoA redutase	**Toxinas**
	Clorofórmio
Inibidores da protease	Dimetilformamida
Isoniazida	Hidrazina
Ketoconazol	Hidroclorofluorocarbono
Labetolol	2-Nitropropano
Metotrexato	Tetracloreto de carbono
Nitrofurantoína	Tolueno
Propiltiouracil	Tricloroetileno
Sulfonamidas	
Trazadona	
Trogliadazona	
Zafirlukast	

Esteato-hepatite alcoólica

A presença de história e sinais de alcoolismo, grande hepatomegalia, febre associada à leucocitose com desvio à esquerda, macrocitose, aumento desproporcional da AST (TGO) sobre a ALT (TGP) e grande elevação da GGT são dados importantes. A biópsia hepática fornece elementos bastante sugestivos, como fibrose pericentral, esteatose, degeneração hialina de Mallory, megamitocôndrias e infiltrado polimorfonuclear.

Doença celíaca

A hipertransaminasemia é encontrada em cerca de 50% de pacientes com doença celíaca, havendo usualmente normalização das transaminases após dieta sem glúten[37]. Comparação entre doença celíaca e espru tropical mostrou que 7/18 (39%) com doença celíaca e 4/36 (11%) com espru tropical apresentaram aumento de pelo menos 2 vezes na ALT e/ou AST (p < 0,05). Após 6 meses de tratamento, todos os valores estavam normais. Os achados sugerem que a lesão da mucosa do delgado não é importante para a elevação das transaminases. Na doença celíaca deveriam ser investigadas a toxicidade por glúten e a maior expressão de citocinas pró-inflamatórias[37].

O aumento de transaminases na doença celíaca tem sido descrito em numerosas publicações e deve constituir-se em uma das investigações diagnósticas, pela pesquisa de anticorpos antiendomísio e antigliadina[1].

Em conseqüência de sua alta especificidade, próxima a 100%, o anticorpo antiendomísio é considerado o "gold standard" no diagnóstico sorológico da doença celíaca[10]. A verificação de que a transglutaminase tecidual (TG) é o antígeno para o anticorpo antiendomísio (EMA) e a maior facilidade para sua pesquisa levaram vários laboratórios a abandonar a pesquisa do EMA em favor da TG[19]. Tal conduta pode subestimar a freqüência da doença celíaca, sendo aconselhável a utilização de ambos os testes, pois pode haver falta de concordância em cerca de um terço dos pacientes[19].

Distúrbios circulatórios

Alguns pacientes com insuficiência cardíaca aguda, hipotensão prolongada ou choque podem apresentar icterícia e grande elevação das transaminases. Geralmente há outros dados clínicos que auxiliam no diagnóstico diferencial.

Infecções abdominais agudas

A dor abdominal intensa na hepatite por vírus é rara, porém quando associada a febre, vômitos e dor à palpação pode simular um processo abdominal agudo[21], por exemplo, colecistite aguda; esse quadro foi por nós observado em dois pacientes com hepatite A.

Hepatite crônica

A exacerbação da hepatite crônica, particularmente auto-imune, pode simular quadro de hepatite aguda. Contudo, os dados de história e exame físico, a hipergamaglobulinemia e a presença de auto-anticorpos são importantes para o diagnóstico diferencial. A exacerbação da hepatite crônica B pode também simular uma hepatite aguda B, inclusive com detecção do anti-HBc IgM (capítulo 22).

Doença de Wilson

Raramente se manifesta com quadro semelhante ao de uma hepatite aguda[21]. Os dados bioquímicos e o anel de Kayser-Fleischer auxiliam o diagnóstico.

Esteatose aguda da gravidez

A síndrome aparece quase sempre no terceiro trimestre ou imediatamente após o parto. As alterações das transaminases são discretas e há sinais de insuficiência hepática e renal (capítulo 28).

REFERÊNCIAS BIBLIOGRÁFICAS

1. AGA Technical Review on the valuation of liver chemistry tests. *Gastroenterology*, **123**:1367-84, 2002. ■ 2. Almeida Netto JC, Leite MSB. Febre amarela. In: Veronesi R (ed). *Doenças Infecciosas e Parasitárias*. 7ª ed, Rio de Janeiro, Guanabara Koogan, 1982, pp. 163-71. ■ 3. Alpert E, Isselbacher KJ, Schur PH. The pathogenesis of arthritis associates with viral hepatitis. Complement-component studies. *N Eng J Med*, **285**:185-9, 1971. ■ 4. Bernuau J, Surand F, Valla D. Parvovirus B19 infection and fulminant hepatitis. *Lancet*, **353**:754-55, 1999. ■ 5. Bove KE. Reye's syndrome. In: Zakim D, Boyer TD (eds). *Hepatology. A textbook of Liver Disease*. Philadelphia, WB Saunders, 1982, pp. 1212-20. ■ 6. Carneiro SJC, Veronesi R. Herpes simples. In: Veronesi R, Focaccia R, Dietze R (eds). 8 ed, *Doenças Infecciosas e Parasitárias*, Rio de Janeiro, Guanabara Koogan, 1991, pp. 41-8. ■ 7. Carvalho RPS, Evans AS, Pannuti CS, et al. EBV infections in Brazil. III – Infectious mononucleosis. *Rev Inst Med Trop (S. Paulo)*, **23**:167-72, 1981. ■ 8. Cerri GG. A ultrasonografia no fígado, vias biliares e pâncreas. *Rev Bras Med*, **41**:98-108, 1984. ■ 9. Chamone DAF, Cunha ACF, Silva AO, et al. Estudo sistemático da hemostasia na hepatite aguda por vírus. *Arq Gastroent (S. Paulo)*, **12**:233-7, 1975. ■ 10. Ciclitita PJ, King Al, Fraser JS. AGA Technical Review on celiac sprue. American Gastroenterological Association. *Gastroenterology*, **120**:1526-40, 2001. ■ 11. Combes B, Shore GM, Cunningham FG, et al. Serum glutamyl transpeptidase activity in viral hepatitis; suppression in pregnancy and by bitrh control pills. *Gastroenterology*, **72**:271-74, 1977. ■ 12. Corrêa MOA, Lomar AV, Veronesi R, et al. Leptospirosis. In: Veronesi R, Focaccia R, Dietze R (eds). *Doenças Infecciosas e Parasitárias*. 7 ed, Rio de Janeiro, Guanabara Koogan, 1982, pp. 565-79. ■ 13. Czaja AJ, Carpenter HA. Diagnostic gold standart for chronic hepatitis (Letter). *Gastroenterology*, **106**:1723, 1994. ■ 14. Dienstag JL, Rhodes AR, Bhan AK, et al. Urticaria associated with acute viral hepatitis type B. Studies of pathogenesis. *Ann Int Med*, **89**:34-40, 1978. ■ 15. Flesher GR, Collins M, Fager S. Limitations of available tests for diagnosis of infectious mononucleosis. *J Clin Microb*, **17**:619-24, 1983. ■ 16. Focaccia R, Conceição OJG, Sette Jr H, et al. Estimated prevalence of viral hepatitis in the general population of the municipality of São Paulo, measured by a serologic survey of a stratified randomized and residence – based population. *Braz J Inf Dis*, **2**:269-85, 1998. ■ 17. Fonseca JCF. Hepatite Delta. Imprensa Universitária, Manaus, 1993. ■ 18. Fortson WC, Tedesco FJ, Starnes EC, et al. Marked elevation of serum transaminase activity associated with extrahepatic biliary tract disease. *J Clin Gastroenterol*, **7**:502-5, 1985. ■ 19. Green P, Barry M, Matsutani M. Serologic tests for celiac disease (Letter). *Gastroenterology*, **124**:585-6, 2003. ■ 20. Hoofnagle JH, Gerety RJ, Tabor E, et al. Transmission of non-A, non-B hepatitis. *Ann Int Med*, **87**:14-20, 1977. ■ 21. Hoofnagle, JA. Acute viral hepatitis: clinical features laboratory findings, and treatment. In: Berck JE (ed). *Bockus Gastroenterology*. 4th ed, Philadelphia, WB Saunders, pp. 2856-901, 1985. ■ 22. Hyms KC, Purdy MA, Kaur M, et al. Acute spordic hepatitis E in Sudanese children: analysis basead on new western blot assay. *J Infect Dis*, **165**:1001-5, 1992. ■ 23. Koff RS & Galambos J. Viral hepatitis. In: Schiff L & Schiff ER (eds). *Diseases of the Liver*. 5th ed, JB Lippincott, 1982, pp. 461-610. ■ 24. Krugman S, Gocke DJ. Viral hepatitis. Vol. XV in the series Major Problems in International Medicine. Philadelphia, WB Saunders, 1978. ■ 25. Krugman S, Overby LR, Mushahwar IK, et al. Viral hepatitis, type B. Studies on natural history and prevention re-examined. *N Eng J Med*, **300**:101-6, 1979. ■ 26. Losowsky MS. The clinical course of viral hepatitis. *Clin Gastroent*, **9**:3-21, 1980. ■ 27. Madrey WC. Drug and chemical-induced hepatic injury. In: Berk JE (ed). *Bockus Gastroenterology*. Vol 5, 4th ed, Philadelphia, WB Saunders, 2922-56, 1985. ■ 28. Montoliu J, Coca A, Martinez-Orosco, F. et al. Acute renal failure complicating viral hepatitis. *Nephrology*, **5**:372-4, 1985. ■ 29. Nowat AP. Liver Disorders in Childhood. Butterworths, London, 1994, pp. 97-137. ■ 30. Organización Mundial De La Salud. Progresos en el estudio de la hepatitis virica. *Serie de Informes Técnicos, Genebra*, **602**:3-69, 1977. ■ 31. Pang L, Alencar FE, Cerutti,

et al. Short report: hepatitis E infection in the Brazilian Amazon. *Am J Trop Med Hyg*, **52**:347-8, 1995. ▪ 32. Pannuti CS, Stewien KE, Carvalho RPS, et al. Síndrome "mononucleose simile" na infância. Incidência da infecção por citomegalovírus diagnosticada através de detecção imunoenzimática de anticorpos IgM. *Rev Inst Med Trop (S Paulo)*, **25**:300-4, 1983. ▪ 33. Panuti CS, Vilas-Boas LS, Angelo MJO, et al. Cytomegalovirus mononucleose in children and adults: differences in clinical presentaion. *Scand J Infect Dis*, **17**:153-6, 1985. ▪ 34. Paraná R, Cotrim H, Silva F, et al. Etiology of acute sporadic viral hepatitis in Brazil. *J Hepatol*, **22**:484, 1995. ▪ 35. Paraná R, Schinoni MI. Hepatite E. *Rev Soc Brasil Med Trop*, **35**:247-53, 2002. ▪ 36. Pastore G, Monno L, Santantonio T, et al. Monophasic and poliphasic pattern of alanineaminotransferase in acute non-A, non-B hepatitis. Clinical and prognostic implications. *Hepato/gastroenterol*, **32**:155-8, 1985. ▪ 37. Pelaez-Nuna M, Robles-Diaz G. Hypertransaminasemia in celiac disease: a common finding non-dependent on intestinal involvement (Abstract). *J Hepatol*, **36**(Suppl 1):271A (981), 2002. ▪ 38. Pinho JRR, Alves VAF, Vieira AF, et al. Detection of human parvovirus B19 in a patient with hepatitis. *Braz J Med Biol Res*, **34**:1131-8, 2001. ▪ 39. Report of an International Consensus Meeting. Criteria of drug-induced liver disorders. *J Hepatol*, **11**:272-6, 1990. ▪ 40. Rozen P, Korn RJ, Zimmerman HJ. Computer analysis of liver function tests and their interrelationships in 347 cases of viral hepatitis. Israel. *J Med Sci*, **6**:67-79, 1970. ▪ 41. Saéz-Alquézar A, Carrilho FJ, Raia SA, et al. Níveis séricos de atividade enzimática nas hepatopatias. *Rev Bras Med*, **40**:284-93, 1983. ▪ 42. Sherlock S, Dooley J. Diseases of the liver and biliary system. 9th ed, Oxford, Blackwell Scientific Publications, 1992, pp. 452-9. ▪ 43. Shora W & Danovitch SH. Marked elevation of serum transaminase activities in extra-hepatic biliary tract disease. *Am J Gastroenterol*, **55**:575-88, 1971. ▪ 44. Silva LC Da, Saéz-Alquezar A, Camargo EP, et al. Determinação da gama-glutamitransferase (GGT) no diagnóstico diferencial das icterícias: valor do índice. ALT/GGT. *Rev Hosp Clin Fac Med S Paulo*, **33**:234-6, 1978. ▪ 45. Silva LC Da, Saéz-Alquézar A & Carrilho FJ. Proteínas séricas. Eletroforese e importância clínica. *Rev Bras Med*, **40**:386-92, 1983. ▪ 46. Silva LC Da, Carrilho FJ, Pietro A De, et al. Epidemiological aspects of acute viral hepatitis in São Paulo, Brazil. *Rev Inst Med Trop (S Paulo)*, **28**:400-5, 1986. ▪ 47. Skelly MM, James PD, Ryder SD. Findings on liver biopsy to investigate abnormal liver function tests in the absence of diagnostic serology. *J Hepatol*, **35**:195-9, 2001. ▪ 48. Souto FJ, Fontes CJ, Paraná R, Lyra LG. Short report: further evidence for hepatitis E in the Brazilian Amazon. *Am J Trop Med Hyg*, **57**:149-50, 1997. ▪ 49. Streiff MB, Mehta S, Thomas DL. Peripheral blood count abnormalities among patients with hepatitis C in the United States. *Hepatology*, **35**:947-52, 2002. ▪ 50. Tanno H, Fay O. Viral hepatitis in Latin America. *Viral Hepat Rev*, **5**:45-61, 1999. ▪ 51. Yoto Y, Kudoh T Haseyama K, et al. Human parvovirus B19 infection associated with acute hepatitis. *Lancet*, **347**:868-9, 1996. ▪ 52. Zimmerman HJ. *Hepatoxicity. The Adverse Effects of Drugs and Other Chemicals on the Liver*. New York, Appleton-Century-Crofts, 1978.

18 Clínica e evolução das hepatites por vírus – aspectos gerais

Luiz Caetano da Silva

As características clínico-evolutivas das hepatites A, B, C, D e E serão analisadas nos capítulos correspondentes, porém algumas delas são semelhantes, permitindo uma análise conjunta.

FORMAS EVOLUTIVAS

Sob o ponto de vista prático, consideramos como pertencente à fase aguda o período compreendido entre o início dos sintomas e até o sexto mês. Esse limite é arbitrário, mas baseia-se em algumas comprovações importantes. Assim, é freqüente a persistência de alterações laboratoriais durante aquele período, particularmente na hepatite aguda C. Além disso, as biópsias hepáticas realizadas até o sexto mês da doença mostram, em sua maioria, lesões compatíveis com a fase aguda. Finalmente, a conceituação da hepatite crônica pela Associação Internacional das Doenças do Fígado baseia-se em período superior a seis meses[19]. Esse conceito foi ulteriormente confirmado pelo mesmo grupo[20], que define a hepatite crônica viral como a persistência de lesão hepática associada com níveis elevados de aminotransferase ou de marcadores virais por mais de seis meses. Analisaremos as possibilidades evolutivas no período agudo, ou seja, nos primeiros seis meses, e na fase tardia. Em outros capítulos descreveremos não somente a história natural da hepatite de acordo com o tipo de vírus, como também as manifestações extra-hepáticas.

PERÍODO AGUDO (SEIS MESES)

FORMAS BENIGNAS
Hepatocelular
A evolução para a cura é freqüentemente observada nas formas benignas, sejam elas típicas ou colestáticas. Verificam-se desaparecimento do quadro clínico em poucas semanas e normalização da transaminasemia em menos de seis meses (Fig. 18.1).

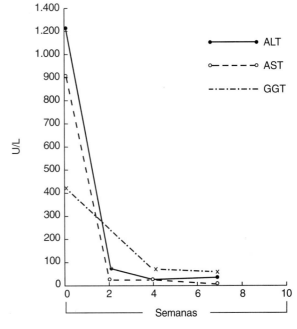

Figura 18.1 – Evolução normal das enzimas em um paciente com hepatite aguda B.

No período agudo da doença observam-se, com certa freqüência, novas elevações das transaminases[36], por vezes de bilirrubinas, em uma fase em que tais parâmetros ainda se encontram alterados (Fig. 18.2). Poder-se-ia rotular tal comportamento de recrudescência, porém alguns autores[18] preferem denominá-lo evolução bifásica ou polifásica[11,18]. Laverdant e cols.[18] observaram evolução monofásica em 67% e polifásica em 33% de 704 pacientes estudados. Contudo, todos se curaram.

Temos observado em algumas recrudescências que a segunda elevação das transaminases é mais evidente do que a primeira, podendo acompanhar-se de novo aumento da bilirrubinemia e, por vezes, do reapare-

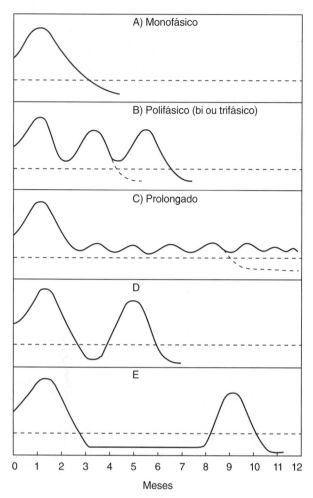

Figura 18.2 – Padrões de comportamento clínico-laboratorial, particularmente das transaminases, nas hepatites virais agudas.

cimento de sintomas. A biópsia hepática corresponde ao quadro típico de hepatite aguda, com lesões focais, ou pode mostrar áreas de necrose confluente.

Menos freqüentemente, logo após a normalização do quadro clínico-laboratorial, observa-se o reaparecimento dos sinais de hepatite. Esse fato, por alguns denominado de recaída, é relativamente comum na hepatite NANB[26], ou seja, na hepatite C[36] e nos raros pacientes tratados com corticóides. A atividade prematura e a ingestão de álcool foram também apontadas como fatores predisponentes, mas sua importância é discutível. As recaídas costumam ser menos intensas e de duração mais curta que o episódio original. O quadro histológico é semelhante ao inicial.

Quando o reaparecimento do quadro clínico ocorre alguns meses após a cura do paciente (Fig. 18.2) torna-se ainda mais difícil assegurar que o segundo episódio tenha sido causado pelo mesmo vírus que o primeiro[16]. Em tais casos, surgem as seguintes possibilidades:

1. o primeiro surto foi produzido, por exemplo, pelo vírus da hepatite C (VHC), e o segundo pelo vírus da hepatite B (VHB), já que um não imuniza contra o outro;
2. recidiva do quadro clínico conseqüente à persistência do vírus causador do episódio inicial;
3. erro diagnóstico, sendo os surtos de icterícia devidos, por exemplo, à reagudização de hepatopatia crônica ou a obstruções biliares parciais, com ou sem quadro clínico de colangite.

Mosley e cols.[23] estudaram 13 pacientes com dois ou mais episódios de hepatite aguda (comprovados por biópsia hepática), permitindo as seguintes conclusões:

1. a hepatite A foi relativamente rara (2 de 30 episódios) como causa de hepatite nesse grupo de adultos;
2. a hepatite B foi comum e responsável por um dos episódios em 12 dos 13 pacientes;
3. os viciados em drogas, que usam injeções ilícitas, são os maiores candidatos a vários episódios de hepatite aguda, sendo um deles provavelmente devido à hepatite C.

Na forma colestática de hepatite por vírus, a evolução se faz geralmente para a cura, mas algumas de suas características justificam análise em separado.

Hepatite colestática

Variante benigna da hepatite por vírus, caracteriza-se por quadro clínico-laboratorial semelhante ao das obstruções mecânicas das vias biliares[17]. Contudo, nossa experiência tem mostrado que freqüentemente nas primeiras semanas de doença as manifestações clínico-laboratoriais são semelhantes às da forma típica, com níveis de transaminases compatíveis com o diagnóstico de hepatite aguda. Com o passar dos dias, a icterícia e a hiperbilirrubinemia vão se acentuando, ao mesmo tempo que se observa queda progressiva das transaminases (Fig. 18.3). Chega-se, assim, a um determinado momento em que o paciente está intensamente ictérico, com prurido e fezes descoradas, apresentando baixa atividade sérica das transaminases. Esse quadro, associado a níveis por vezes elevados de fosfatase alcalina e de colesterol, é muito semelhante ao das obstruções mecânicas.

Segundo alguns autores[17], na hepatite colestática, a icterícia pode permanecer por períodos que variam entre 2 e 8 meses. Em nossa casuística, contudo, não a observamos por períodos superiores a 5 meses. A evolução se faz habitualmente para a cura.

Vale lembrar que alguns casos de hepatite aguda grave, traduzidos morfologicamente por necrose confluente de tipo submaciço, podem manifestar-se clinicamente por icterícia colestática. Uma indicação cirúrgica precipitada poderá levar o paciente à morte.

Clínica e evolução das hepatites por vírus – aspectos gerais

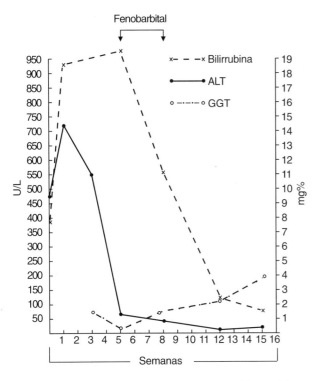

Figura 18.3 – Evolução das enzimas e bilirrubinas séricas em um paciente com 60 anos de idade com hepatite aguda B colestática.

FORMAS GRAVES
Hepatite fulminante

Forma felizmente rara, que se caracteriza pelo aparecimento de insuficiência hepática, encefalopatia e, na maioria das vezes, morte. Morfologicamente traduz-se por necrose maciça ou submaciça.

Os sintomas de hepatite fulminante podem estar presentes desde o início ou desenvolver-se durante a evolução de uma hepatite aparentemente benigna.

São dados sugestivos de gravidade os vômitos repetidos e a febre prolongada. Constituem-se em elementos prognósticos mais importantes o hálito hepático acentuado, as hemorragias espontâneas e, principalmente, a redução rápida do tamanho do fígado e o aparecimento de fenômenos neuropsíquicos como asterixe ("flapping"), sonolência, agitação psicomotora e, finalmente, coma hepático.

Do ponto de vista laboratorial sobressaem as intensas alterações dos fatores de coagulação, particularmente do tempo de protrombina, que não responde à administração parenteral de vitamina K. É também comum a redução das alfa e betaglobulinas, do colesterol e, mais tardiamente, da albumina. A leucocitose com desvio para a esquerda é freqüente nas formas graves, enquanto nas benignas sobressaem a linfocitose e a eosinofilia[4].

A evolução é quase sempre fatal, particularmente em indivíduos acima de 40 anos[32]. Observam-se, à necropsia, necrose maciça e difusa do fígado e graus variáveis de edema cerebral (Fig. 18.4).

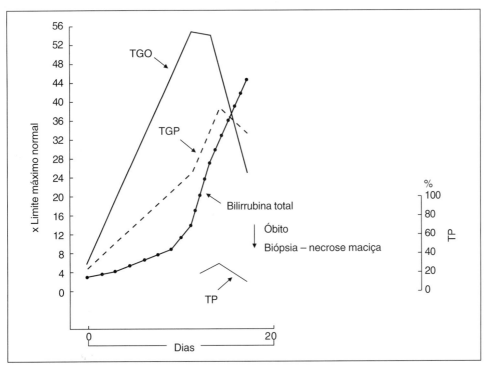

Figura 18.4 – Evolução dos exames bioquímicos em uma paciente de 34 anos com hepatite B fulminante.

Em casos não-fatais, o paciente recupera-se do coma após alguns dias de tratamento. Morfologicamente, observa-se necrose confluente na zona 3 de Rappaport ou necrose multilobular ("submaciça"), portanto necrose envolvendo segmento maior da microcirculação hepática. Apesar da intensidade das lesões, o seguimento clínico e por biópsias desses pacientes mostra recuperação morfofuncional em dois terços[13] ou mais dos pacientes.

Hepatite subaguda

Termo impróprio, passível de confusão. Refere-se a formas relativamente graves de hepatite, em que a biópsia hepática revela áreas de necrose confluente que unem, sob forma de ponte ("bridging"), veias centrolobulares e espaços porta ou comprometem parcialmente vários lóbulos vizinhos (necrose multilobular ou submaciça). Mais encontradiça na hepatite por vírus B, a freqüência dessa variante de hepatite parece estar entre 1 e 4%[17,34].

A necrose submaciça surge em tempos variáveis de evolução da hepatite aguda, em particular nas primeiras semanas da doença, e acompanha-se freqüentemente de intensa atividade regenerativa hepatocelular.

Durante sua evolução, podem-se observar edema, ascite e aranhas vasculares. São evidentes a hipoalbuminemia e a hipergamaglobulinemia, por vezes com fusão beta-gama à eletroforese.

A evolução de necrose hepática submaciça é variável, havendo recuperação clínica na maioria dos casos (Figs. 18.5 e 18.6), mas 2 a 20% podem desenvolver insuficiência hepática semelhante à observada na forma fulminante[17]. Cerca de 15 a 30% dos pacientes evoluem para a hepatite crônica e, não obrigatoriamente, para a cirrose hepática[17]. Temos visto pacientes evoluírem para cirrose macronodular (antigamente denominada pós-necrótica) ou para a fibrose cicatricial ("cicatrização pós-necrótica") com recuperação clínica.

FASE TARDIA (APÓS SEIS MESES)

De maneira geral, considera-se crônica a hepatite cujos sinais clínico-laboratoriais de atividade inflamatória, entre outros a hipertransaminasemia, persistem por mais de seis meses, justificando a biópsia hepática para esclarecimento diagnóstico.

Em raros casos de hepatite A, que caracteristicamente não evolui para a forma crônica, as transaminases persistem por pouco mais de seis meses, de forma contínua ou recorrente.

A hiperbilirrubinemia indireta pós-hepatite pode surgir isoladamente e não deve ser incluída nesse grupo. Sua causa é discutível, podendo ser devida a defeitos de captação ou de conjugação da bilirrubina ou, menos provavelmente, a pequeno componente hemolítico. A icterícia, pouco intensa, tende a desaparecer após algumas semanas ou meses, a não ser que a hepatite tenha apenas tornado manifesto um defeito latente (hiperbilirrubinemia tipo Gilbert). Em qualquer hipótese, o prognóstico é excelente.

Em certo número de pacientes, após o desaparecimento da fase aguda com normalização dos exames laboratoriais, há persistência de alguns sintomas gerais ou digestivos, provavelmente psicogênicos, pois a biópsia não evidencia lesão hepática. Denominava-se esse quadro de "síndrome pós-hepatite", nome impróprio, atualmente abolido.

Hepatite crônica

Após surto agudo de hepatite, as lesões podem persistir por mais de seis meses e a biópsia hepática revelar quadro compatível com o diagnóstico de hepatite crônica. Essa forma de evolução é particularmente freqüente na hepatite pós-transfusional C[31], mas pode também ser observada em pacientes com hepatite aguda B e que se mantêm por mais de 8 a 16 semanas com AgHBe detectável no soro e por mais de 6 meses com AgHBs.

Cirrose hepática

É indiscutível a evolução da hepatite por vírus para a cirrose. Contudo, a freqüência com que se observa tal fenômeno é muito variável, dependendo de muitos fatores, entre outros, a persistência do vírus no organismo, a associação com outros vírus (capítulo 26), a influência de fatores externos como álcool e drogas, as características imunes do paciente e o grau de lesão hepática na fase aguda.

Carcinoma hepatocelular

A associação de infecção por VHB a esse carcinoma, sugerida inicialmente por Sherlock e cols.[35], foi inequivocadamente estabelecida em estudos soroepidemiológicos. Tal associação etiológica é mais evidente nas áreas de alta endemicidade, como alguns países da África e do Sudeste Asiático, do que nas de baixa endemicidade, como Estados Unidos, alguns países da Europa Ocidental e Austrália.

É provável que a redução da prevalência por meio de imunização ativa em áreas de alta endemicidade resulte em diminuição do número de hepatocarcinomas[25] (capítulo 39).

Quanto à hepatite C, a evolução da hepatite aguda para a crônica é bastante freqüente, podendo caminhar para a cirrose hepática e para o hepatocarcinoma (capítulo 23). Dada a impossibilidade atual de vacinação contra a hepatite C, esta tem se tornado a causa mais freqüente de hepatopatias crônicas.

Clínica e evolução das hepatites por vírus – aspectos gerais

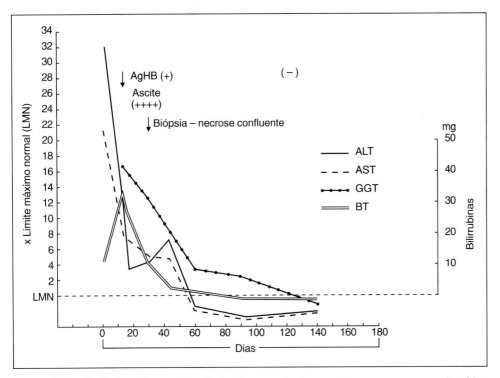

Figura 18.5 – Evolução clínica e laboratorial de um paciente com 50 anos com necrose hepática submaciça conseqüente à hepatite B.

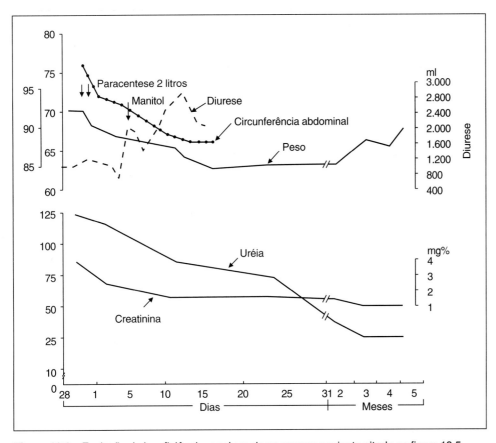

Figura 18.6 – Evolução de insuficiência renal aguda no mesmo paciente citado na figura 18.5.

Estado de portador

Estudos clínicos e experimentais mostram que tanto a infecção por VHB como por VHC pode levar ao estado de portador crônico. Esse se caracteriza pela persistência do vírus durante período superior a 6 meses.

Portador do VHB – admite-se que cerca de 10% dos indivíduos infectados se tornem incapazes de eliminar o VHB. A biópsia hepática nesses indivíduos pode ser compatível com fígado praticamente normal ou demonstrar a presença de lesões que vão desde a hepatite crônica de baixa atividade até a cirrose hepática. Em 583 portadores selecionados entre doadores de sangue, Helske[12] encontrou apenas 8 com evidência de hepatite crônica. A possibilidade de lesão hepática aumenta quando existe hipertransaminasemia[14]. Assim, lesões de hepatite crônica ativa com ou sem cirrose foram observadas em 22% de 264 pacientes com atividade sérica anormal de transaminase e em apenas 1% de 418 com atividade normal[17].

Em nossa experiência, a normalidade da transaminasemia não é garantia de normalidade histológica. Esse fato é particularmente evidente entre portadores orientais, que apresentam com freqüência o AgHBe no soro.

A evolução tardia dos portadores assintomáticos com ou sem evidência histológica de lesão hepática não está estabelecida[17]. Estudos evolutivos sugerem que o antígeno de superfície da hepatite B (AgHBs) possa desaparecer em uma proporção de 2 a 6% ao ano e que seja infreqüente a progressão da lesão hepática[17]. Em nossa experiência, o desaparecimento do AgHBs em hepatopatas crônicos raramente é observado[38]. Outras características dos portadores serão analisadas no capítulo 22.

Portador do VHC – a transmissão de hepatite NANB por sangue de doadores ou de chimpanzés com níveis normais de ALT foi a primeira demonstração da existência de portadores crônicos assintomáticos[11]. A possível disparidade entre níveis de RNA-VHC e de ALT indica que a replicação do VHC não está sempre associada com lesões hepáticas graves, por motivos ainda não definidos[11].

Testes de seleção de doadores para anti-VHC indicam que uma proporção significativa de doadores assintomáticos com anti-VHC tem doença hepática progressiva[7]. Alguns estudos histológicos mostraram nesses indivíduos que 45 a 62% deles tinham hepatite crônica e 7 a 15% cirrose ativa[2,7]. Um estudo de McLindon e cols.[22], em 224.700 doadores consecutivos, revelou uma prevalência de anti-VHC, confirmada por RIBA-II, de 0,04%. Um algoritmo baseado na relação "teste/cut-off" superior a 5 mostrou-se muito importante em relação à positividade da PCR (90%) e à presença de lesões histológicas (91%).

O estado de portador com ALT normal, mas persistência de RNA-VHC, ocasionalmente pode ser observado após terapêutica com interferon[15].

Outras características dos portadores do VHC serão analisadas no capítulo 23. Como veremos nesse capítulo, os melhores fatores preditivos de progressão da fibrose na hepatite crônica C são a intensidade de elevação da ALT (acima de 5 vezes o limite máximo normal) e o grau de lesão necroinflamatória na primeira biópsia[11a]. Nesse estudo, a progressão da fibrose foi mínima em pacientes com lesões necroinflamatórias leves ou ausentes e particularmente acentuadas naqueles com necrose em ponte ou necrose submaciça[11a].

DETERMINANTES EVOLUTIVOS

TIPOS DE NECROSE

Como foi analisado nos capítulos 12 e 13, sobre morfologia das hepatites por vírus, os seguintes tipos de necrose podem ser encontrados:

- a) focal;
- b) confluente, em ponte ou submaciça (multilobular);
- c) maciça;
- d) perilobular.

O potencial evolutivo desses tipos de necrose foi discutido nos capítulos sobre patologia.

RESERVA FUNCIONAL DO FÍGADO

A sobrevida do paciente a curto prazo depende da reserva funcional do fígado. Em termos práticos, essa reserva pode ser avaliada pelo quadro clínico, e laboratorialmente, pelo tempo de protrombina e pela atividade da pseudocolinesterase.

CAPACIDADE REGENERATIVA

Em alguns pacientes com hepatite grave, observa-se regeneração deficiente do parênquima. A doença arrasta-se por várias semanas ou meses, sendo habitual o óbito em insuficiência hepática. Esse quadro recebeu a denominação de síndrome de regeneração deficiente ("impaired regeneration syndrome"). Clinicamente pode surgir edema e ascite, sendo a icterícia geralmente intensa. Laboratorialmente, não se observam sinais de melhora funcional. Morfologicamente, os sinais de regeneração são escassos ou ausentes.

Alguns autores[39] observaram ser a elevação da alfafetoproteína sérica um bom índice de regeneração hepática. Contudo, tal regeneração não é garantia de sobrevida[5].

TIPOS DE VÍRUS E REPLICAÇÃO VIRAL

A hepatite A é a mais benigna, pois raramente leva à forma fulminante e nunca às formas crônicas. A hepatite B é a mais freqüente entre as formas graves[37] e a hepatite C pós-transfusional é a que mais comumente evolui para as formas crônicas. As infecções pelo VHB e VHC constituem-se em importantes fatores de risco para o aparecimento de cirrose, com ou sem hepatocarcinoma[40]. A superinfecção do portador do VHB pelo VHD (delta) representa, também, importante fator de risco (capítulo 24).

Como veremos na história natural das infecções por VHB, a persistência do AgHBe e de altas concentrações de partículas de Dane são altamente sugestivas de evolução para formas crônicas[24]. Por outro lado, a seroconversão para anti-HBe é geralmente acompanhada de redução dos sinais de atividade inflamatória. Foram recentemente descritas mutações no VHB, principalmente na região pré-core que podem associar-se a formas graves de hepatopatias, inclusive fulminantes[8].

Para alguns autores[42], as infecções virais múltiplas (hepatite B associada à hepatite D ou à hepatite C) constituem as causas mais freqüentes de formas fulminantes e subfulminantes.

Um estudo mostrou que o genótipo 1b do VHC está mais freqüentemente associado à maior carga viral e à lesão hepática mais intensa[1]. Em 45 pacientes com infecção adquirida na comunidade e submetidos à biópsia hepática, o genótipo 1b associou-se a lesões hepáticas mais graves[28]. Contudo, essa correlação foi negada em outros estudos (capítulo 23).

ESTADO IMUNOLÓGICO DO PACIENTE

Embora esse problema não esteja definido, admite-se que as formas agudas e superagudas representem o resultado de lesão hepática por linfócitos bem funcionantes, enquanto as formas crônicas e de portadores sejam conseqüentes à imunidade celular deprimida (capítulos 14, 22 e 23). Pacientes sobreviventes de hepatite fulminante não costumam evoluir para formas crônicas[24].

Ainda do ponto de vista imunológico, Dietrichson e cols.[10] verificaram maior freqüência de hipergamaglobulinemia e de auto-anticorpos, antinúcleo e antimúsculo liso nos pacientes com hepatite aguda viral que evoluíram para hepatopatias crônicas, quando comparados com aqueles que se curaram.

Manifestação fundamental da participação imune na evolução da hepatite é observada com o VHB, notando-se forte tendência à cronicidade no recém-nascido e baixa tendência no adulto (capítulo 22).

FATORES COADJUVANTES
Idade
A taxa de mortalidade nas hepatites fulminantes em pacientes acima dos 40 anos é maior do que a em pacientes mais jovens (capítulo 19).

Quanto às hepatites benignas, observam-se formas colestáticas mais freqüentemente em pacientes idosos do que em jovens.

Gravidez
Em algumas áreas geográficas a mortalidade é maior em grávidas, sendo tal suscetibilidade observada no último trimestre da gravidez[6] (capítulo 28). A hepatite E mostra-se particularmente grave em grávidas[6a] (capítulo 25).

Associação com outras doenças
A hepatite B que se instala na esquistossomose mansônica tende a ser mais protraída, com freqüente evolução para a forma crônica (capítulo 37).

Corticoidoterapia na fase aguda
A administração de corticóide na fase aguda parece propiciar evolução para a hepatite prolongada ou crônica. Felizmente, essa prática tem sido abandonada.

Atualmente, a interrupção brusca de corticóides, de outros imunossupressores ou de terapêutica citotóxica, com conseqüente reativação viral e grave exacerbação da hepatopatia crônica, tem sido ocasionalmente observada[21,36].

Viciados em drogas
São particularmente sujeitos a vários episódios de hepatite aguda[23] ou à evolução para a hepatite crônica[10].

ESQUEMA GERAL

Em conclusão, a hepatite por vírus pode apresentar diferentes modalidades evolutivas, como demonstra a figura 18.7.

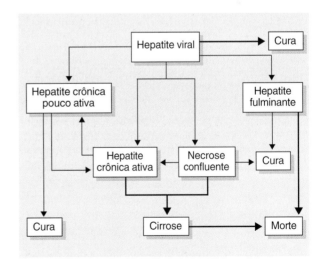

Figura 18.7 – Formas evolutivas da hepatite por vírus (evolução: ⟶ = freqüente; ⟶ = pouco freqüente). Não foram incluídos o estado de portador e o carcinoma hepatocelular.

REFERÊNCIAS BIBLIOGRÁFICAS

1. Akahane Y, Iino S, Suzuki, H. The BM 532 therapy Group – Short course treatment of chronic hepatitis C with interferon-beta: analysis of factors influencing responsiveness to the therapy. *Int Hepatol Commun*, 2:147-55, 1994. ■ 2. Alberti A, Chemello L, Cavaletto D, et al. Antibody to hepatitis C virus and liver disease in volunteer bloody donors. *Ann Int Med*, 1010-2, 1991. ■ 3. Aldershvile J, Dietrichson O, Skinhoy P, et al. And the Copenhagen Hepatitis Acute Programme. Chronic persistent hepatitis: serological classification and meaning of hepatitis B e system. *Hepatology*, 2:243-6, 1982. ■ 4. Alvarez FG. Hepatite aguda a vírus. *J Bras Med*, 19:56-94, 1970. ■ 5. Bloomer JR, Waldman TA, McIntire KR, et al. Serum alpha-fetoprotein in patients with massive hepatic necrosis. *Gastroenterology*, 72:479-82, 1977. ■ 6. Borhanmanesh F, Haghighi P, Hekmat K, et al. Viral hepatitis during pregnancy. Severity and effect on gestation. *Gastroenterology*, 64:304-12, 1973. ■ 6a. Bradley DW, Krawczynski K, Purdy MA. Epidemiology, natural history and experimental models. In: Zuckerman AJ, Thomas HC (eds). *Viral Hepatitis. Scientific Basis and Clinical Management*. Edinburgh, Churchill Livingstone, 1993, pp 379-383. ■ 7. Brown D, Dusheiko G. Diagnosis. In: Zuckerman AJ, Thomas HC (eds). *Viral Hepatitis. Scientific Basis and Clinical Management*. Edinburgh, Churchill Livingstone, 1993, pp 283-301. ■ 8. Carman WF, Fagan EA, Hadziyammis S, et al. Association of a precore genomic variant of hepatitis B virus with fulminant hepatitis. *Hepatology*, 14:219-22, 1991. ■ 9. Deinhardt F, Zachoval R, Schmidt M, et al. Active and passive-active immunization against hepatitis B virus infection. INSERM Symposium nº 18, 167-71, 1981. ■ 10. Dietrichson O, Juhl E, Christoffersen P, et al. Acute viral hepatitis: factors possibly predicting chronic liver disease. *Acta Path Microb Scand Sect A*, 83:183-8, 1975. ■ 11. Farci P, Purcell RH. Natural history and experimental models. In: Zuckerman AJ, Thomas HC (eds). *Viral Hepatitis. Scientific Basis and Clinical Management*. Edinburgh, Churchill Livingstone, 1993, pp 241-167. ■ 11a. Ghany MG, Kleiner DE, Alter H, et al. Progression of fibrosis in chronic hepatitis C. *Gastroenterology*, 124:97-104, 2003. ■ 12. Helske, T. Background and practical aspects of hepatitis B surface antigen carrier state. *Ann Clin Res*, 8:158-61, 1976. ■ 13. Horney JT, Galambos JT. The liver during and after fulminant hepatitis. *Gastroenterology*, 73:639-45, 1977. ■ 14. Javitt NB, Hand R, Finlayson NDC. Persistent viral hepatitis. *Am J Med*, 55:799-810, 1973. ■ 15. Kakumu S, Yoshika K, Tanaka K, et al. A long-term carriage of hepatitis C virus with normal aminotransferase after interferon treatment in patients with chronic hepatitis C. *J Med Virol*, 41:65-70, 1993. ■ 16. Karvountzis GG, Mosley JW, Redeker AG. Serologic characterization of patients with two episodes of acute viral hepatitis. *Am J Med*, 58:815-22, 1975. ■ 17. Koff RS, Galambos J. Viral hepatitis. In: Schiff L, Schiff ER (eds). *Diseases of the Liver*. 5th ed, JB Lippincott Comp, 1982, pp 461-610. ■ 18. Laverdant C, Cristan P, Esseoux H, et al. L'hépatite virale et son évolution polyphasique, Étude de 704 cas suivis pendant 6 à 12 moies. *Arch Fr Mal App Dig*, 63:305-14, 1974. ■ 19. Leevy CM, Popper H, Sherlock S. (Criteria Committee) Diseases of the liver and biliary tract. Standardization of nomenclature, diagnostic criteria, and diagnostic methodology. Fogarty International Center Proceeding nº 22. Chicago Year Book Medical Publishers, 1976. ■ 20. Leevy CM, Sherlock S, Tygstrup N, Zetterman R. *Diseases of the Liver and Biliary Tract. Standardization of Nomenclature, Diagnostic Criteria and Prognosis*. New York, Raven Press, 1994. ■ 21. Lok ASF, Liang RHS, Chiu EKW, et al. Reactivaction of hepatitis B virus replication in patients receiving cytotoxic therapy: report of a prospective study. *Gastroenterology*, 100:182-8, 1991. ■ 22. McLindon JP, Paver WK, McMahon RFT, et al. An algorithm to predict hepatitis C virus related chronic liver disease in asymptomtic blood donors (Abstract). *J Hepatol*, 21(Suppl 1):S31, 1994. ■ 23. Mosley JW, Redeker AG, Feinstone SM, et al. Multiple hepatitis viruses in multiple attacks of acute viral hepatitis. *N Engl J Med*, 296:75-8, 1977. ■ 24. Nielsen JO. Clinical course and prognosis of acute hepatitis *Ann Clin Res*, 8:151-7, 1976. ■ 25. Okuda K, Nakashima T. Primary carcinomas of the liver. In: Berk JE (ed). *Bockus Gastroenterology*. 4th ed, Philadelphia, WB Saunders Company, 1985, pp 3315-3376. ■ 26. Pastore G, Monno L, Santantonio T, et al. Monophasic and poliphasic pattern of alanineaminotransferase in acute non-A, non-B hepatitis. Clinical and prognostic implication. *Hepato-Gastroenterol*, 32:155-8, 1985. ■ 27. Perrilho RP, Campbell CR, Sanders GE, et al. Spontaneous clearance and reactivation of hepatitis B virus infection among male homosexuals with chronic type B hepatitis. *Ann Int Med*, 100:43-6, 1984. ■ 28. Pistello M, Maggi F, Vatteroni L, et al. Prevalence of hepatitis C virus genotypes in Italy. *J Clin Microb*, 32:232-4, 1994. ■ 29. Popper H, Schaffner F. The vocabulary of chronic hepatitis. *N Engl J Med*, 284:1154-6, 1971. ■ 30. Popper H, Schaffner F. Chronic hepatitis: taxonomic, etiologic, and therapeutic problems. In: Popper H, Schaffner F (eds). *Progress in Liver Disease*. N. York, Grune & Stratton, Vol V, 1976, pp 531-558. ■ 31. Realdi G, Alberti A, Rugge M, et al. Long-term follow-up of acute and chronic non-A, non-B post-transfusion hepatitis: evidence of progression to liver cirrhosis. *Gut*, 23:270-5, 1982. ■ 32. Redeker AG. Hepatitis fulminante. In: Schaffner F, Sherlok S, Leevy CM (eds). *El Hígado y Sus Enfermedades*. Madrid, Edit Científico-Médica, 1978, pp 176-183. ■ 33. Seeff LB. Prospects for prevention of non-A, non-B hepatitis. In: Gerety RJ (ed). *Non-A, Non-B Hepatitis*. New York, Academic Press, 1981, pp 271-288. ■ 34. Seeff LB. Diagnosis, therapy, and prognosis of viral hepatitis. In: Zakin D, Boyer TD (eds). *Hepatology. A Textbook of Liver Disease*. Philadelphia, WB Saunders Co, 1982, pp 911-971. ■ 35. Sherlock S, Fox RA, Niazi SP, et al. Chronic liver disease and primary liver-cell cancer with hepatitis-assicated (Australia) antigen in serum. *Lancet*, 1:1243-7, 1970. ■ 36. Sherlock, S. Clinical features of hepatitis. In: Zuckerman J, Thomas HC (eds). *Viral Hepatitis. Scientific Basis and Clinical Management*. Edinburgh, Churchill Livingstone, 1993, pp 1-17. ■ 37. Silva EF da. Contribuição ao estudo da hemostasia nas hepatites agudas graves. Tese de Doutoramento. Faculdade de Medicina da Universidade de São Paulo, 1985. ■ 38. Silva LC da, Madruga-Gonzales CL, Carrilho FJ, et al. Spontaneous hepatitis B surface antigen clearance in a long-term follow-up study of patients with chronic type B hepatitis (CHB). Lack of correlation with hepatitis C and D virus superinfection. *J Gastroenterol*, 31:696-701, 1996. ■ 39. Smith JB, Barker LF. Alpha-fetoprotein and liver-specific antigen in viral hepatitis, type B. *Arch Int Med*, 133:437-9, 1974. ■ 40. Tsai J-F, Chang W-Y, Jeng J-E, et al. Hepatitis B and C virus infection as risk factors for liver cirrhosis and cirrhotic hepatocellular carcinoma: a case-control study. *Liver*, 14:98-102, 1994. ■ 41. Tygstrup N, Nielsen JO. Prognosis of viral hepatitis, Israel. *J Med Sci*, 15:257-60, 1979. ■ 42. Wu J-C, Chen C-L, Hou M-C, et al. Multiple viral infection as the most common cause of fulminant and subfulminant viral hepatitis in an area endemic for hepatitis B: application and limitations of the polimerase chain reaction. *Hepatology*, 19:836-40, 1994.

19 Insuficiência hepática aguda grave

Angels Escorsell
Joan M. Salmerón
Antoni Mas
Joan Rodés

DEFINIÇÕES

Em 1970, Trey e Davidson[117] descreveram a falência hepática fulminante (FHF) como uma "condição potencialmente reversível, conseqüente a uma lesão hepática grave, com aparecimento de encefalopatia hepática nas primeiras oito semanas de evolução da enfermidade e ausência de hepatopatia prévia"[117]. Todavia, essa definição não reflete a heterogeneidade desta síndrome que se caracteriza por um déficit repentino e grave das funções do fígado, ao qual se segue uma recuperação absoluta nos casos de sobrevivência espontânea.

Atualmente, todas as formas possíveis de falência hepática aguda estão englobadas sob o termo insuficiência hepática aguda que, com o aparecimento da encefalopatia, passa a denominar-se insuficiência hepática aguda grave (IHAG). Portanto, existe um estágio prévio ao desenvolvimento da encefalopatia definido por uma queda do índice de protrombina abaixo de 50% no decorrer de uma hepatopatia aguda (insuficiência hepática aguda eminente ou incipiente)[11,97]. A IHAG, ou seja, quando aparece encefalopatia, subdivide-se em diferentes tipos, de acordo com a cronologia do quadro. Isso é relevante, já que o intervalo de tempo entre o aparecimento de icterícia (sinal facilmente reconhecível de hepatopatia) e o desenvolvimento de encefalopatia tem importância prognóstica. As nomenclaturas mais aceitas são as que dividem a IHAG em fulminante, quando o intervalo icterícia–encefalopatia é inferior a 2 semanas, e subfulminante, quando esse intervalo se situa entre 2 semanas e 3 meses[9]; e aquela que classifica a IHAG em hiperaguda, aguda e subaguda. Neste caso, a IHAG hiperaguda corresponde aos pacientes que desenvolvem encefalopatia hepática dentro dos 7 dias após o aparecimento de icterícia; IHAG aguda é aquela na qual ambos os sinais estão separados por um intervalo de 8 a 28 dias; e denomina-se IHAG subaguda aquela em que a encefalopatia aparece entre 5 e 26 semanas após o aparecimento da icterícia[89]. Superpondo-se entre a IHAG subfulminante e a subaguda existe uma doença pouco freqüente denominada IHAG de início tardio ("late onset hepatic failure"), caracterizada pelo aparecimento de encefalopatia entre 8 e 24 semanas após o início da icterícia.

Como já foi mencionado, essas classificações têm importância prognóstica, sendo o quadro de IHAG fulminante ou hiperaguda o de melhor prognóstico (sobrevivência espontânea superior a 30% segundo vários trabalhos). Além disso, em linhas gerais, tem-se observado que os quadros com evolução mais rápida (fulminante ou hiperagudo) tendem a afetar pacientes mais jovens, com etiologia preferencialmente viral, ou por toxicidade direta (paracetamol) ou *idiossincrásica*, progredindo rapidamente para a encefalopatia grau 4, com edema cerebral e engasgamento como causa mais freqüente de morte. Nas formas de IHAG de evolução mais lenta (subfulminante ou subaguda), predominam os sinais de insuficiência hepatocelular, as complicações sistêmicas (infecções, insuficiência renal) e a falência múltipla de órgãos, que pode ser a causa de morte. A sobrevivência espontânea nesses casos está abaixo de 10%. Atualmente também se aceita englobar sob a denominação IHAG aqueles pacientes cuja insuficiência hepática aguda se apresenta como a primeira manifestação de uma hepatopatia crônica anterior e, até então, assintomática[9,89].

EPIDEMIOLOGIA

A incidência real de IHAG não tem sido avaliada corretamente. Estima-se que 0,8-0,9% dos pacientes com hepatite aguda ictérica morrem na Austrália[79] e nos Estados Unidos[56]. Assumindo-se uma sobrevivência espontânea de 20 a 25%, resulta uma incidência de IHAG de 1 a 1,2% dos casos de hepatite aguda[12].

A distribuição por etiologia é heterogênea e apresenta uma variação geográfica. Assim, as hepatites virais, especialmente a hepatite B, são a causa mais prevalente nos países em desenvolvimento. Nos países desenvolvidos, a IHAG de origem tóxica (e, de forma destacada, a "overdose" de paracetamol nos países anglo-saxões) e medicamentosa está aumentando[123], embora a hepatite de origem viral, incluindo nesse grupo a de origem desconhecida (com marcadores de hepatites A, B, C, e E negativos), continua sendo a responsável por mais da metade dos casos de IHAG (com exceção da Grã-Bretanha).

ETIOLOGIA

Existem várias causas capazes de desencadear IHAG (Quadro 19.1). A identificação do agente causador do quadro é de suma importância, visto que condiciona tanto o seu prognóstico como a sua terapêutica. O diagnóstico etiológico resulta da investigação em cada caso de variáveis epidemiológicas, clínicas e sorológicas.

HEPATITE AGUDA VIRAL

As hepatites virais podem evoluir para um quadro de IHAG independentemente de sua etiologia, embora a probabilidade de seu aparecimento varie em função do vírus responsável.

Hepatite aguda A

Não é uma causa freqüente de IHAG, cujo diagnóstico se estabelece pela presença de anticorpos IgM contra o vírus da hepatite A. A incidência de IHAG entre os pacientes afetados por hepatite A está entre 0,01 e 0,05%. Essa entidade é responsável por aproximadamente 2 a 8% dos casos de IHAG nos países desenvolvidos[12,56,123]. A evolução da enfermidade pode ser fulminante e ela apresenta melhor prognóstico que as outras IHAG de origem viral, com sobrevivência espontânea entre 33 e 62%[7].

Hepatite aguda associada ao vírus da hepatite B (VHB)
Hepatite aguda B

A hepatite aguda B é a causa identificável mais freqüente de IHAG no mundo, especialmente nos países asiáticos. Calcula-se que 1% dos pacientes com hepatite aguda B apresenta risco de desenvolver IHAG[71].

Quadro 19.1 – Etiologia da insuficiência hepática aguda grave.

Hepatite aguda viral

Vírus da hepatite A
Vírus da hepatite B (primoinfecção, reativação, outros em portadores de VHB)
Vírus da hepatite C
Vírus da hepatite D (co-infecção, superinfecção)
Vírus da hepatite E
Vírus da hepatite G
Vírus não-hepatotrópicos: herpes simples I e II, varicela-zoster, citomegalovírus, Epstein-Barr, herpesvírus tipo 6, parvovírus, adenovírus, febre hemorrágica, Coxsackie B etc.

Fármacos

Paracetamol ("overdose", doses terapêuticas em casos selecionados)
Antibióticos, isoniazida, pirazinamida, tetraciclinas
Halotano e derivados
Antidepressivos: IMAO, derivados imidazopiridínicos etc.
Antiinflamatórios não-esteróides
Antitireóideos
Outros: hidantoínas, alfa-metildopa, ketoconazol, anfetaminas, sulfonamidas etc.

Tóxicos

Espécies do grupo *Amanita: A. phalloides, A. verna*
Solventes industriais: hidrocarboretos clorados (tetracloreto de carbono), fósforo branco, tricloroetileno etc.
Toxinas de origem vegetal: aflatoxinas, ervas medicinais
Drogas ilegais: cocaína, "ecstasy" (3,4-metilendioximetanfetamina) etc.

Patologia vascular

Hepatite isquêmica: fígado de choque, insuficiência cardíaca
Ligadura da artéria hepática (em especial se coexiste trombose portal)
Síndrome de Budd-Chiari
Enfermidade venoclusiva
Hipertermia (golpe de calor)

Outras

Gravidez: esteatose maciça, eclampsia, síndrome HELLP
Infiltração tumoral maciça
Doença de Wilson
Infecções bacterianas sistêmicas
Síndrome de Reye
Hepatite crônica auto-imune (como forma de apresentação)
Transplante ortotópico de fígado: falência primária do enxerto, rejeição hiperaguda, trombose da artéria hepática, hepatite viral
Pós-hepatectomia parcial
Causas indeterminadas

O VHB é considerado responsável por 10 a 60% dos casos de IHAG[12], observando-se a menor prevalência na Grã-Bretanha, onde as hepatites virais representam apenas 30% das IHAG[123]. Na Espanha, 40% dos casos de IHAG são atribuídos ao VHB[84].

A infecção tende a seguir uma evolução fulminante. Com maior freqüência afeta adultos jovens, usuários de drogas por via parenteral ou seus cônjuges ou companheiros sexuais de portadores crônicos do VHB[40]. Contudo, também existe a transmissão acidental no hospital ou por meio de transfusões sangüíneas ou infecções não controladas (atualmente excepcional). O diagnóstico baseia-se na detecção de anticorpos IgM contra o antígeno do core do VHB (anti-HBc IgM). O antígeno de superfície do VHB (AgHBs) pode não ser detectado em 15 a 21% dos pacientes[90a]. Existem alguns casos inicialmente considerados de origem criptogenética, nos quais a infecção se diagnostica pela detecção do DNA-VHB no fígado de pacientes sem marcadores sorológicos de infecção pelo VHB[76]. Nesses pacientes, o AgHBs pode positivar-se após o transplante ortotópico de fígado (TOF)[56].

Reativação de uma infecção pelo VHB
Esse quadro caracteriza-se pelo reaparecimento de DNA-VHB no soro em portadores de infecção crônica pelo VHB, mas com baixa ou nula taxa de replicação viral até então[90]. O espectro clínico da reativação do VHB abrange desde pacientes assintomáticos até quadros de IHAG. Nestes últimos, podem-se detectar níveis baixos de anti-HBc IgM.

Tem-se descrito a reativação do VHB de forma espontânea, especialmente em homens com cirrose[56], após a retirada das drogas antineoplásicas ou imunossupressoras, ou em diversas situações que podem desencadear a replicação viral (administração de drogas citotóxicas, transplante de medula óssea, infecção recente pelo vírus da imunodeficiência humana tipo 1 etc.)[12].

Infecção por mutantes do VHB
A variável do VHB com uma mutação pré-core responsável pela ausência de síntese do antígeno e (AgHBe) tem sido implicada em alguns casos de IHAG em diferentes áreas geográficas, entre as quais se destacam Japão[90] e Israel[73]. Nos países ocidentais parece que a importância desse mutante nos quadros de IHAG é limitada[26].

IHAG em portadores crônicos do VHB
A infecção crônica pelo VHB é considerada um fator predisponente para o desenvolvimento de IHAG quando se associa a outras agressões hepáticas[8], como: hepatite aguda viral (A ou não-A, não-B); hepatite tóxica; ou superinfecção pelo vírus da hepatite delta (VHD) ou da hepatite C (VHC).

Hepatite aguda C
O vírus da hepatite C (VHC) é um vírus de transmissão parenteral, esporádica, com um período de incubação amplo, freqüente em pacientes usuários de drogas por via parenteral ou que tenham recebido hemoderivados, e que tem sido identificado como

responsável ou associado a uma proporção importante de hepatopatias crônicas. Contudo, seu papel na patogênese da IHAG denominada não-A, não-B, antes do descobrimento do VHC, é controverso[63a,74,115]. Assim, nos países ocidentais, o RNA-VHC e os anticorpos contra o VHC (anti-VHC) limitam-se a 0-2% dos casos de IHAG[56,122]. A prevalência do RNA-VHC no soro de pacientes de países asiáticos com IHAG é, contudo, muito superior[124,128]. Às vezes, a infecção crônica pelo VHC pode ser considerada um co-fator no desenvolvimento de IHAG em pacientes com hepatite aguda B[43], nesse caso apresentando um pior prognóstico[127]. Tem sido sugerido que a infecção crônica pelo VHC comporta um risco aumentado de má evolução da hepatite aguda A[120], embora os estudos a respeito ofereçam resultados conflitantes[70].

Infecção aguda pelo vírus da hepatite D (VHD)
O diagnóstico de hepatite aguda pelo VHD é estabelecido pela positividade do antígeno do VHD, anticorpos do tipo IgM contra o VHD (anti-VHD IgM) ou RNA-VHD em paciente infectado de maneira coincidente com o VHB (co-infecção) ou um portador crônico do VHB (superinfecção).

Co-infecção VHB-VHD
A incidência desta entidade apresentou um decréscimo espetacular durante os anos 1980 e 1990. A clínica não se diferencia muito do que acontece na IHAG por hepatite aguda B, exceto na possível ausência de AgHBs[25]. A infecção por VHD em pacientes com IHAG e anti-HBc IgM positivo (30%)[46a] é superior à observada em pacientes que desenvolvem hepatite aguda pelo VHB não complicada com IHAG. O prognóstico dos pacientes com IHAG devida à co-infecção B e D é semelhante ao da IHAG pelo VHB isolado[66].

Superinfecção pelo VHD
Essa entidade costuma afetar pacientes adictos de drogas por via parenteral e os portadores crônicos do VHB em países desenvolvidos[8]. O diagnóstico baseia-se na detecção de marcadores sorológicos do VHD. A mortalidade da IHAG por superinfecção delta é superior à da co-infecção B e D. Além disso, nos sobreviventes ao quadro, a hepatite crônica ativa pelo VHD e a cirrose são a regra[30].

Hepatite aguda E
O vírus da hepatite E (VHE) é um vírus RNA de transmissão exclusivamente fecal-oral, com um período de incubação curto e unicamente responsável por quadros agudos. A hepatite aguda E afeta de forma epidêmica a população de países do Sudeste Asiático e África, ainda que tenham sido descritos casos em pacientes ocidentais que tenham viajado por zo-

Capítulo 19

nas endêmicas[63] ou em casos esporádicos sem história de viagens anteriores[106].

O risco de desenvolver IHAG durante uma hepatite aguda E é grande, especialmente durante o terceiro trimestre de gravidez[49]. Nesse caso, a mortalidade materna é elevada (15-20%)[61], assim como o risco de transmissão vertical com necrose hepática no recém-nascido[62].

Hepatite aguda G

Ainda que a infecção pelo vírus da hepatite G (da família dos flavivírus e com certa homologia com o VHC) apareça em porcentagem elevada de pacientes com hepatopatia aguda e crônica, esse vírus não parece ter um papel relevante na fisiopatologia da IHAG em pacientes com hepatite viral não-A, B, C, D, E)[105].

Hepatite aguda por TTV

O TTV é um vírus DNA de identificação recente que tem sido associado à hepatite pós-transfusional. Um estudo realizado em nossa unidade mostrou que a infecção por TTV é freqüente em doadores de sangue, embora não se tenha observado doença relacionada a tal infecção[45].

Infecções por vírus não-hepatotrópicos

De forma esporádica, os vírus não-hepatotrópicos da família dos herpesvírus e outras famílias (ver Quadro 19.1) têm sido considerados responsáveis por quadros de IHAG. A implicação de paromixovírus em quadros de IHAG, especialmente aqueles associados ao achado de células sinciciais gigantes, ainda é controversa[95a].

Afetam de maneira predominante pacientes imunodeprimidos, transplantados (de medula óssea ou fígado), recém-nascidos e mulheres no terceiro trimestre de gestação (herpesvírus), pacientes com antecedentes de cirurgia recente e, em casos excepcionais, indivíduos aparentemente sadios[12]. A forma de apresentação costuma ter riscos clínicos específicos. É comum o achado de febre alta, astenia acentuada, alterações do hemograma etc.

HEPATOTOXICIDADE POR FÁRMACOS

A lista de fármacos capazes de causar um quadro de IHAG é muito grande e aumenta dia a dia. As drogas mais comumente implicadas estão apresentadas no quadro 19.1. Assim, diante de qualquer paciente com IHAG, é necessário realizar uma pesquisa exaustiva em busca do antecedente de uso de fármacos, especialmente nos casos em que a etiologia não é clara. Nesse sentido, cabe ressaltar que o aparecimento de sinais de envolvimento hepático, especialmente de citólise, em paciente sob tratamento farmacológico, obriga a suspensão de tal tratamento, visto que existem dados que indicam que o risco de desenvolver IHAG aumenta se houver persistência da ingestão do fármaco nessa situação[12].

O risco do aparecimento de IHAG em pacientes que apresentam hepatite por fármacos com icterícia é claramente superior (aproximadamente 20%) que nos casos em que a hepatite é de origem viral (1%)[12].

Cabe destacar a IHAG por paracetamol, responsável por 50 a 60% dos casos de IHAG na Grã-Bretanha[60], embora em porcentagem menor nos países anglo-saxões.

Paracetamol

A IHAG por paracetamol ocorre após a ingestão de "overdose" desse fármaco nas tentativas de suicídio, embora se tenham descrito casos de hepatites fulminantes acidentais ou após a administração de doses muito pouco superiores às consideradas terapêuticas. A associação do consumo de álcool[2,110] e desnutrição[2], ou a ingestão de fármacos como fenobarbital[16] ou isoniazida[82], potencializa a hepatotoxicidade do paracetamol.

Clinicamente, caracteriza-se pelo aparecimento de insuficiência renal, acidose metabólica por hiperlactacidemia e hipofosfatemia[36].

A sobrevivência espontânea nos casos de IHAG por "overdose" de paracetamol situa-se entre 35 e 65%[60]. Tem-se sugerido que a monitorização diária do tempo de protrombina seja útil na identificação dos pacientes com risco de má evolução[52].

Tratamento tuberculostático

O risco de IHAG em pacientes que recebem tratamento com isoniazida é relativamente baixo e relaciona-se a uma dose excessiva do fármaco ou à associação com indutores enzimáticos diversos como a rifampicina[95]. Contudo, o risco de desenvolver IHAG aumenta de maneira exponencial quando ao tratamento se acrescenta pirazinamida[53]. É por isso que os pacientes que recebem essa combinação terapêutica devem ser monitorizados de maneira cuidadosa e informados previamente do risco de sua administração.

Têm-se descrito casos de hepatotoxicidade por rifampicina que obedecem a um mecanismo imunoalérgico e estão relacionados com a administração intermitente do fármaco.

Halotano e derivados

São os responsáveis pela maioria dos casos de IHAG que acontecem entre 5 e 15 dias após uma anestesia geral. Esse período se reduz no caso de administrações repetidas que, por sua vez, aumentam o risco de apresentar IHAG[27,72].

O quadro geralmente se inicia com o aparecimento de febre e apresenta mau prognóstico, com sobrevida espontânea inferior a 10%[12].

Outros fármacos

Finalmente, devemos lembrar que, nos casos de pacientes que se apresentam com IHAG de etiologia obscura, qualquer medicamento cuja administração coincida com o aparecimento do quadro pode ser considerado potencialmente responsável, ou seja, à exceção da insulina, o resto dos medicamentos deve ser retirado nos pacientes com IHAG criptogênica. A lista de fármacos responsáveis por casos isolados de IHAG é muito grande e inclui antiarrítmicos como a amiodarona, antibióticos como a eritromicina, antidepressivos como a fluoxetina ou a fenelcina, antirreumáticos como a sulfassalazina ou fármacos administrados com freqüência em pacientes com hepatopatia crônica como o dissulfiram ou o omeprazol.

HEPATITE POR TÓXICOS

Entre as substâncias tóxicas descritas como causa de IHAG destacam-se, por sua freqüência, as espécies do grupo *Amanita*, diversos solventes industriais e o fósforo branco. Existem outros tóxicos que se destacam como causa de IHAG em contextos específicos, como seriam as ervas medicinais e as drogas ilegais (por exemplo, cocaína e "ecstasy").

Intoxicação por espécies do grupo *Amanita*

Trata-se de uma entidade relativamente freqüente na Europa (onde a responsável vem a ser a *Amanita phalloides*) e nos Estados Unidos (por *Amanita verna*). Considera-se dose letal aproximadamente 50g. A *Amanita phalloides* provoca hepatotoxicidade por meio das denominadas amatoxinas, dentre as quais se destaca a alfa-amanitina[41].

A enfermidade segue uma evolução determinada por uma fase assintomática (6-12 horas após a ingestão), um período prodrômico com vômitos e diarréia (1-4 dias) e um período de envolvimento hepático, quando a segunda fase desaparece. O quadro de IHAG (com presença de encefalopatia) ocorre nos 4-8 dias da ingestão do tóxico.

O prognóstico é altamente variável, sendo que os pacientes comatosos e aqueles com um índice de protrombina inferior a 10% são os que apresentam maior índice de mortalidade[44].

Hepatotoxicidade por drogas ilegais

Têm sido descritos casos de IHAG relacionados ao consumo de cocaína[94]. Além disso, tem-se sugerido que os consumidores de "crack", uma forma não parenteral de cocaína, apresentam maior risco de hepatite fulminante por VHB ou VHD adquirida por via sexual[31].

Em nosso meio cabe destacar a IHAG devido ao consumo de "ecstasy", anfetamina de uso popular entre adolescentes[1]. O espectro da enfermidade varia desde formas benignas que se assemelham a uma hepatite viral aguda até quadros de IHAG por necrose hepática maciça[1]. Deve-se investigar seu consumo em pacientes, especialmente menores de 25 anos, com quadros de IHAG de etiologia desconhecida.

PATOLOGIA VASCULAR

Entre 5 e 10% dos casos de IHAG parecem ser devidos a doenças distintas das hepatites virais, por fármacos ou tóxicos. Entre essas doenças destacam-se o envolvimento de diferentes estruturas vasculares hepáticas e outras, como a IHAG associada à gravidez (ver Quadro 19.1).

Com o uso cada vez mais freqüente de técnicas terapêuticas complexas para o tratamento do choque de qualquer etiologia, estamos assistindo ao aumento dos casos de necrose hepatocelular isquêmica detectada após a recuperação de uma situação de instabilidade hemodinâmica. Pode-se tratar de um aumento isolado das transaminases acompanhado ou não de icterícia[22]. São poucos os casos que levam a uma IHAG com mortalidade muito elevada[86]. A hepatite isquêmica é considerada uma contra-indicação ao transplante hepático. Freqüentemente é acompanhada de insuficiência renal também de origem isquêmica. Esse quadro também aparece em aproximadamente 20% dos pacientes admitidos em unidade coronariana por quadros que se acompanham de baixo débito cardíaco, como a insuficiência cardíaca congestiva, o embolismo pulmonar, o infarto do miocárdio etc.[5]

A redução do fluxo sangüíneo hepático por obstrução das veias supra-hepáticas é a causa de falência hepática em pacientes com síndrome de Budd-Chiari que, em sua forma aguda, também pode manifestar-se como IHAG. A clínica caracteriza-se pelo aparecimento de ascite, dor abdominal e hepatomegalia dolorosa. A causa mais comum dessa doença é a existência de uma síndrome mieloproliferativa latente ou manifesta[116], embora existam outras causas menos freqüentes. De forma excepcional, a enfermidade venoclusiva hepática pode dar lugar à IHAG. A ligadura cirúrgica da artéria hepática nos casos de trombose portal leva ao aparecimento de necrose hepática maciça e IHAG de evolução fatal.

Por último, devemos mencionar a IHAG por hipertermia ou golpe de calor, cujo diagnóstico se baseia na presença de necrose na zona 3 na anatomia patológica, exclusão de outras causas e existência de condições prévias que a favoreçam[111].

OUTRAS DOENÇAS

A esteatose aguda da gravidez é um quadro clínico excepcional, com prevalência estimada de 1:15.000 gestações. Aparece no terceiro trimestre de gravidez e associa-se, em 50% dos casos, à toxemia gravídica. Classicamente, havia sido considerada um quadro de extraordinária gravidade, com rápido aparecimento de IHAG. Contudo, recentemente tem-se comprovado a existência de formas menos graves, sem sinais de insuficiência hepatocelular, provavelmente mais freqüentes que as formas graves[6]. Desconhece-se o mecanismo responsável da falência hepática. A anatomia patológica mostra uma microvesiculação gordurosa dos hepatócitos de predomínio centrolobular, sem necrose nem infiltração inflamatória evidente[10].

Uma lesão semelhante surge na síndrome de Reye, de etiologia incerta, embora tenham sido implicados certos vírus (em particular influenza e varicela) ou tóxicos (ácido aminossalicílico). O quadro de insuficiência hepatocelular com envolvimento neurológico que os pacientes apresentam, habitualmente crianças, é superponível, embora não idêntico, ao da IHAG[33]. Parece existir uma doença mitocondrial que afeta outros órgãos além do fígado.

As causas restantes de IHAG (ver Quadro 19.1) são ainda mais raras. Destacamos que a IHAG pode ser a primeira manifestação da doença de Wilson[78a] e que certas infecções, neoplasias (primitivas ou metastáticas) ou discrasias sangüíneas (leucemias, linfomas) podem ser causa de IHAG por infiltração ou necrose do parênquima hepático[12].

CAUSA INDETERMINADA

Apesar de uma investigação exaustiva das possíveis causas de IHAG, ainda restam muitos casos (cerca de 40%) nos quais não se consegue determinar a causa final do quadro (IHAG de causa criptogênica ou idiopática ou desconhecida). A maioria dos autores os considera hepatites virais não-A, não-B, não-C e dever-se-ia acrescentar não-D, não-E, não-F, não-G, embora em muitos casos não se encontrem marcadores de infecção viral[76].

PATOGENIA

O mecanismo responsável pela IHAG varia em função de sua etiologia. No caso da IHAG de origem viral, desconhece-se o mecanismo pelo qual uma hepatite aguda viral desencadeia insuficiência hepatocelular grave. Inclusive, é provável que o mecanismo varie de acordo com o vírus responsável. Em relação ao VHB, o mais bem estudado, os dados obtidos indicam que a gravidade da lesão hepática se deve a uma resposta imunológica excessiva por parte do hospedeiro, o que se traduz em uma detecção precoce de anticorpos contra o AgHBs, sendo excepcional o achado de DNA-VHB[37]. Assim, no caso da infecção por VHB, considera-se que o mecanismo de lesão é a destruição dos hepatócitos infectados pelo vírus. Ao contrário, o VHA e o VHD[21] são diretamente citopáticos, desconhecendo-se seu mecanismo exato de lesão.

A patogenia das lesões produzidas por tóxicos é mais conhecida. As amanitinas parecem ser tóxicas pelo bloqueio da síntese de RNA que exercem (por inibição da RNA polimerase do tipo II), com interrupção da transcrição genética e da síntese protéica[96]. Os fármacos podem causar toxicidade direta, dose-dependente, como no caso das tetraciclinas, que inibem a síntese protéica, ou o paracetamol, que satura seus mecanismos normais de metabolização dependentes da glutationa, razão pela qual um produto tóxico não pode ser inativado e eliminado pela urina e se acumula, causando a lesão e morte celular[35,55]. A outros fármacos têm-se atribuído mecanismos de hipersensibilidade. Seria o caso de halotano e derivados[9,120A].

ANATOMIA PATOLÓGICA

A biópsia hepática é considerada muito importante no diagnóstico da IHAG, especialmente nos casos de etiologia indeterminada. Dada a presença de transtornos graves da coagulação, que contra-indicam a realização de uma biópsia percutânea, deve-se considerar a obtenção de tecido hepático por biópsia transjugular[68].

O aspecto macroscópico do fígado na IHAG é o de um órgão atrófico, de tamanho e peso inferiores ao normal e de consistência reduzida. Sua inspeção não permite avaliar a etiologia. É óbvio que existem casos concretos, como a invasão tumoral maciça ou as doenças vasculares, nas quais o fígado está aumentado de tamanho e o aspecto macroscópico das lesões é diferente.

Microscopicamente, a IHAG de origem viral caracteriza-se pela presença de necrose hepatocelular maciça ou submaciça. Não existe correlação estreita entre o grau de envolvimento histológico e a gravidade clínica da IHAG. Os hepatócitos periportais sobreviventes podem adotar uma disposição glandular. Nas zonas necróticas observa-se colapso reticulínico e um certo grau de infiltrado inflamatório junto a histiócitos carregados de detritos celulares. Nos casos de necrose isquêmica, o envolvimento é principalmente centrocelular e, dependendo do grau de insuficiência cardíaca direita, pode existir dilatação sinusoidal. Esta é muito intensa na síndrome de Budd-Chiari. Pode-se observar colestase variável.

A esteatose aguda da gravidez, a síndrome de Reye e a toxicidade hepática por tetraciclinas caracterizam-se pela microvesiculação gordurosa hepática sem necrose celular nem infiltrados inflamatórios.

CLÍNICA

A manifestação clínica mais aparente na IHAG é a encefalopatia hepática, que é acompanhada por outros sintomas derivados da lesão hepática, como a icterícia e as alterações da coagulação. Além disso, pode-se observar envolvimento da hemodinâmica esplâncnica (hipertensão portal) e sistêmica (com aparecimento de alterações respiratórias, cardiovasculares e insuficiência renal) e elevada incidência de infecções bacterianas e fúngicas. Também podem aparecer, dependendo da etiologia da IHAG, outras alterações que orientem a um diagnóstico, como o aparecimento de um quadro gastroenterítico precedendo a encefalopatia na ingestão de *Amanita phalloides*[19,96] ou de um quadro pseudogripal na hepatite viral aguda.

ENCEFALOPATIA HEPÁTICA

A encefalopatia pode aparecer de maneira precoce no curso da IHAG, mesmo antes do aparecimento de icterícia. Nesses casos, devemos estabelecer o diagnóstico diferencial com alterações neuropsiquiátricas devidas a outras doenças. Ademais, a encefalopatia que acompanha a IHAG é indistinguível daquela que complica doenças hepáticas crônicas. O quadro tende a iniciar-se com a presença de sonolência e estupor progressivos e conduta inadequada. É possível a presença de agitação psicomotora ou complicações como as convulsões, o que indica certa patogenia distinta da encefalopatia que acompanha a cirrose[32]. Além disso, o fato de que pode estar acompanhada de edema cerebral e aumento da pressão intracraniana (PIC) implica a presença de mecanismos fisiopatológicos distintos dos que acompanham a falência de múltiplos órgãos na sepse primária[3]. A progressão da encefalopatia até o coma pode ser rápida, embora possa permanecer durante dias em graus intermediários (2 e 3 da classificação de Trey), sofrendo oscilações mais ou menos acentuadas.

A encefalopatia pode agravar-se por certos fatores extra-hepáticos que devem ser levados em consideração. Entre eles, cabe destacar a administração imprópria de fármacos ou drogas com efeito sedativo, a presença de insuficiência renal que atuaria diminuindo a excreção de substâncias endógenas ou exógenas, a presença de hipoglicemia, hiponatremia ou hipóxia etc.

Um dos achados característicos da encefalopatia hepática que complica a IHAG é o desenvolvimento de edema cerebral, especialmente nos casos de menor intervalo entre icterícia e alterações neurológicas (casos fulminantes ou hiperagudos). Têm-se postulado muitas hipóteses sobre a patogenia do edema cerebral na IHAG, entre elas destacam-se os mecanismos citotóxicos por acúmulo de glutamina nos astrócitos[114] relacionado à hiperamoniemia[17] ou produtos derivados do fígado necrótico, como citocinas pró-inflamatórias, inibição da Na^+-K^+ATPase, trocas na permeabilidade da barreira hematoencefálica e alterações da circulação cerebral (fator vasogênico)[32,129]. Entre estas últimas destacam-se a vasodila-

tação (mediada por óxido nítrico?) e a perda da autorregulação vascular cerebral, postulando-se sua relação com substâncias tóxicas excretadas pelo fígado necrótico[65]. Nesse sentido, tem-se aventado a hipótese de que a hepatectomia total poderia ser benéfica em pacientes com falência de múltiplos órgãos em relação à IHAG[98].

Seja qual for sua origem, o edema cerebral é um achado freqüente em pacientes com IHAG que atingem graus 3 ou 4 de encefalopatia. Essa incidência aumenta a mais de 75% quando se avaliam achados de necropsia de edema cerebral ou se monitoriza a PIC mediante a colocação de um sensor ou se realizam estudos de imagem cerebral (tomografia computadorizada ou ressonância magnética)[50,81].

Os sinais clínicos mais freqüentes são: anomalias no tamanho e na reatividade das pupilas, posturas de descerebração espontâneas ou após estímulos nociceptivos, rigidez muscular, hiperventilação e hipertermia, sudorese profusa, taquicardia (freqüentemente acima de 150 batimentos) ou outras arritmias cardíacas e crises convulsivas. No paciente ventilado e sedado, só é possível observar as alterações pupilares e as mudanças súbitas de pressão arterial. As crises convulsivas podem manifestar-se clinicamente ou, ao contrário, passar despercebidas. A importância das crises convulsivas está no fato de que podem aumentar a demanda metabólica cerebral e contribuir para o desenvolvimento de edema cerebral. É por isso que se recomenda a monitorização eletroencefalográfica de pacientes em grau 3 ou 4 de encefalopatia[38].

A monitorização da PIC mediante a colocação de um transdutor de pressão extradural é altamente debatida. Esse procedimento invasivo não é acompanhado de maior sobrevida, embora seja utilizado amplamente na maioria das unidades de Hepatologia porque permite um melhor manuseio clínico do paciente e acompanha-se de baixa incidência de efeitos adversos, principalmente hemorragia durante a inserção do transdutor[38]. O uso combinado da saturação venosa da jugular e a monitorização eletroencefalográfica e/ou o estudo Doppler da artéria cerebral média poderiam, em futuro, tornar-se equivalentes à medida invasiva da PIC no manuseio clínico desses pacientes[38].

Nos casos de evolução favorável, a encefalopatia que acompanha a IHAG tende a recuperar-se de maneira completa, observando-se seqüelas neurológicas em muito poucos casos[12].

A morte cerebral por engasgamento é a causa direta do falecimento de 35 a 50% dos casos. Clinicamente, manifesta-se como parada respiratória em pacientes com respiração espontânea ou como midríase não reativa bilateral, poliúria, redução brusca da taquicardia e hipotonia muscular difusa em pacientes ventilados.

SINTOMAS DE INSUFICIÊNCIA HEPATOCELULAR

A presença de icterícia é praticamente constante. A exploração física tende a mostrar uma franca diminuição do tamanho do fígado à percussão. A constatação de uma redução progressiva da área de macicez hepática traduziria maior grau de atrofia do órgão e constituiria sinal de mau prognóstico[109]. Na síndrome de Budd-Chiari aguda existe sempre importante hepatomegalia dolorosa característica do quadro, sempre que se exclua a insuficiência cardíaca direita.

No âmbito analítico, tende-se a comprovar importante hiperbilirrubinemia, com predomínio de bilirrubina conjugada. Os aumentos de fosfatase alcalina e gamaglutamiltranspeptidase tendem a ser discretos. Ao contrário, existe hipertransaminasemia, especialmente nas fases iniciais da doença. Seus níveis plasmáticos não se relacionam com o grau de insuficiência hepatocelular[109]. Nos casos de IHAG de origem vascular ou tóxica, sofrem uma queda rápida[22] que tem sido relacionada a mau prognóstico ao traduzir a ausência de hepatócitos viáveis por necrose maciça. Os níveis séricos de albumina tendem a ser normais, embora possam diminuir em quadros de evolução subaguda. Na maioria dos casos existe hiperamoniemia, embora possam encontrar-se níveis normais de amônio no sangue arterial. Os achados do hemograma compreendem desde a normalidade absoluta até a anemia moderada, leucocitose em relação com a necrose hepática maciça ou a uma infecção bacteriana, agranulocitose e anemia aplástica em casos excepcionais de hepatites virais ou anemia hemolítica, de relevância especial na doença de Wilson.

Merecem destaque a hipoglicemia e as alterações da função renal e pulmonar, como veremos a seguir.

HIPERTENSÃO PORTAL

A hipertensão portal, definida como um gradiente de pressão venosa hepática superior a 5mmHg, é uma constante na IHAG[67,85]. O aumento da pressão sinusoidal obedece a um colapso dos sinusóides com redução do leito vascular intra-hepático e relaciona-se com o grau de necrose hepática e com o tempo de evolução da IHAG[85].

A hipertensão portal é um fator determinante nos transtornos hemodinâmicos que acompanham a IHAG e levam ao aparecimento de ascite e insuficiência renal funcional.

ALTERAÇÕES DA FUNÇÃO RENAL

As alterações da função renal aparecem em mais da metade dos pacientes com IHAG, provocando oligúria na maioria dos casos, embora também se possa observar anúria[75,122]. De fato, encontram-se alterações na concentração sérica de creatinina em 41 a 79% dos pacientes[12], embora o achado de creatinina normal não exclua a presença de insuficiência renal. Isso se deve ao fato de que a medida dos níveis séricos de creatinina se acha influenciada por vários fatores, como a hiperbilirrubinemia (que pode mascarar os valores séricos de creatinina apresentando medidas mais baixas que as reais) ou a expansão do volume extracelular[113].

Da mesma forma, os níveis plasmáticos de uréia tendem a reduzir-se por queda em sua síntese hepática[104].

Não se conhecem com exatidão os mecanismos responsáveis pela insuficiência renal na IHAG. Tem-se implicado desde mecanismos similares aos da insuficiência renal que acompanha a cirrose terminal (com sódio urinário baixo, sedimento de urina normal e quociente de osmolaridade urinária/osmolaridade plasmática superior a 1) até casos de necrose tubular aguda (com sódio urinário superior a 20mEq/L, sedimento de urina patológico e quociente de osmolaridade urinária/plasmática inferior a 1), passando por quadros de características indeterminadas ou mistas em 18% dos casos[99].

Deve-se investigar ou, melhor ainda, prevenir as causas extra-hepáticas de insuficiência renal, como a administração de fármacos nefrotóxicos, inclusive o contraste radiopaco, as infecções bacterianas ou fúngicas com aparecimento de endotoxemia, a sepse ou hipotensão sistêmica ou doses excessivas de diuréticos com quadros de desidratação[13,75,122].

A deterioração da função renal pode associar-se à piora da encefalopatia hepática, ao aumento da pressão intracraniana e ao aparecimento de instabilidade hemodinâmica.

O manuseio desses pacientes implica hidratação correta, administração de furosemida (10mg/h) em caso de persistência da oligúria e instauração precoce de técnicas de depuração extra-renal (hemofiltração ou hemodiafiltração venovenosa contínua preferentemente), de forma prévia ao transplante. Estas últimas são recomendadas nas seguintes condições: creatinina sérica superior a 300µmol/L, presença de acidose metabólica, hipercaliemia, hiponatremia ou sobrecarga de fluidos ou fracasso do manitol no controle de uma pressão intracraniana elevada[38]. Quando não existe risco de aumento da pressão intracraniana, a hemofiltração ou hemodiafiltração contínua pode ser substituída pela hemodiálise intermitente convencional até a recuperação da função renal[38].

A mortalidade espontânea (antes da era do transplante hepático) dos pacientes com IHAG que desenvolvem insuficiência renal aguda aproximava-se de 100%[99].

ALTERAÇÕES RESPIRATÓRIAS

A piora da encefalopatia e da insuficiência hepática tende a acompanhar-se de aumento da freqüência respiratória de origem central que leva ao aparecimento de hipocapnia e alcalose respiratória. Os episódios de hiperventilação também podem traduzir aumentos bruscos da pressão intracraniana.

Em mais de um terço dos pacientes podem-se detectar sinais clínicos e radiológicos de edema pulmonar[116]. Trata-se de edema não cardiogênico ligado a diversos fatores, alguns deles dependentes da falência hepática, como vasodilatação intrapulmonar e aumento do líquido pulmonar extravascular[12].

ALTERAÇÕES CARDIOVASCULARES

É freqüente observar-se vários graus de hipotensão arterial na IHAG causados por diversos fatores, entre os quais se destaca uma tendência à vasodilatação com diminuição das resistências vasculares periféricas e gasto cardíaco elevado[13]. A situação seria comparável à circulação hiperdinâmica existente na cirrose hepática. Têm-se implicado diversas substâncias na patogenia dessas alterações, entre as quais se destaca o óxido nítrico[47]. É por isso que as drogas vasodilatadoras estão, a princípio, contra-indicadas na IHAG.

O desenvolvimento de hipertensão intracraniana pode agravar as alterações cardiocirculatórias desses pacientes, com aparecimento de hipertensão arterial paroxística, hipotensão sistêmica grave brusca e surtos de taquicardia com freqüências superiores a 150bpm e intervalo QT prolongado[121].

ALTERAÇÕES DA COAGULAÇÃO E DIÁTESES HEMORRÁGICAS

Os graves transtornos da coagulação presentes na IHAG condicionam a um risco elevado de hemorragias, ainda que, uma vez excluídas as intracranianas (menos de 1% dos pacientes), não costumem apresentar demasiada importância clínica. Podem localizar-se em qualquer ponto do organismo, sendo o mais freqüente a cavidade gástrica, a partir de erosões agudas da mucosa (menos de 6% dos pacientes com falência hepática fulminante ou subfulminante)[12].

Na IHAG observa-se déficit dos fatores II, V, VII, IX e X por falência da síntese hepática[93]. Em certos casos, pode existir um componente de coagulação intravascular disseminada, que parece ter um papel escasso nos transtornos globais da coagulação nesses pacientes[54]. A contagem plaquetária tende a ser normal à entrada do paciente no hospital para cair a cifras inferiores a 100.000 plaquetas/mL em 2-5 dias do aparecimento de encefalopatia[87].

INFECÇÕES BACTERIANAS E FÚNGICAS

Os pacientes com IHAG apresentam suscetibilidade especial às infecções em razão de várias causas, entre as quais se destacam: alterações funcionais dos granulócitos, função kuppferiana deficiente, queda dos níveis séricos de complemento e fibronectina, assim como a própria insuficiência hepatocelular e a necessidade de manobras invasivas[3,24,126].

A incidência de infecção bacteriana demonstrada situa-se em 80% dos pacientes com IHAG e os germes mais comumente implicados são enterobactérias e estafilococos. As infecções mais habituais são, por ordem de freqüência decrescente: pneumonias (50%), bacteriemias e infecções urinárias (20-25% cada uma delas)[102]. Como traço característico cabe destacar a ausência de febre e leucocitose em um terço dos pacientes[102].

Também existe elevada incidência de infecções fúngicas (32%), predominantemente candidíase.

A utilização de profilaxia antimicrobiana reduz de maneira acentuada o risco de complicações infecciosas na IHAG, ainda que, nesse caso, se aparecer infecção, esta pode ser causada por germes resistentes.

Assim, nos pacientes com IHAG, recomenda-se: em primeiro lugar, procurar a colonização por germes resistentes, incluindo Staphylococcus aureus resistente à meticilina, bacilos gram-negativos multirresistentes e fungos; em segundo lugar, realizar cultivos microbiológicos múltiplos, e, em terceiro lugar, iniciar profilaxia antimicrobiana (ver mais adiante).

HIPOGLICEMIA

A hipoglicemia é uma complicação freqüente da IHAG. Sua patogenia deve-se à incapacidade de manter as reservas hepáticas de glicogênio somada à gliconeogênese ineficaz e à redução da degradação da insulina.

A hipoglicemia assintomática pode agravar a encefalopatia e ser responsável por crises convulsivas, devendo-se, portanto, monitorizar no mínimo a cada 2 horas os pacientes comatosos.

SÍNDROME DE RESPOSTA INFLAMATÓRIA SISTÊMICA (SIRS)

Define-se como SIRS a presença dos seguintes componentes: temperatura superior a 38°C ou inferior a 36°C; freqüência cardíaca superior a 90bpm; taquipnéia superior a 20rpm; contagem de leucócitos superior a 12.000/mm^3 ou inferior a 4.000/mm^3 ou com a presença de mais de 10% de bastonetes[79a]. Em um estudo recente estimou-se que 60% de incidência de SIRS ocorre em pacientes com IHAG[103]. Nesse mesmo estudo, foi observada uma correlação significativa entre a presença de SIRS e a mortalidade em pacientes com infecção bacteriana ou fúngica. Assim, Rolando e cols. concluem que, na IHAG, a presença de SIRS relaciona-se com a progressão da encefalopatia, reduzindo as probabilidades de receber transplante e conferindo mau prognóstico evolutivo[103].

OUTRAS ALTERAÇÕES

Um achado habitual de necropsia em pacientes com IHAG é a presença de pancreatite, embora sua tradução clínica seja escassa[91].

De forma excepcional, pode-se observar a associação de IHAG de origem viral e anemia aplástica[120c]. A associação de hemólise com IHAG fulminante ou subfulminante sugere doença de Wilson[99a].

DIAGNÓSTICO

Deve-se fazer o diagnóstico de IHAG com base em critérios clínicos, como presença de icterícia, queda do índice de protrombina abaixo de 40% e presença de encefalopatia de instalação aguda e sem relação com o consumo de álcool. Podem aparecer dificuldades no diagnóstico se os sinais clínicos de encefalopatia precederem o desenvolvimento de icterícia.

O diagnóstico também pode ser difícil em casos de hepatopatas não diagnosticados previamente que apresentem descompensação brusca de sua doença. Nesse caso, devemos nos basear na presença de dados clínicos (estigmas de hepatopatia crônica, hepatoesplenomegalia) ou biológicos (hipergamaglobulinemia) de hepatopatia crônica para estabelecer o diagnóstico diferencial. Todavia, às vezes deve-se recorrer à biópsia hepática para descartar com certeza a existência de hepatopatia prévia.

Outras doenças que podem causar dúvidas diagnósticas são púrpura trombocitopênica trombótica, leptospirose, sepses graves (especialmente de origem intra-abdominal) ou malária. Nesses casos, deve-se estabelecer o diagnóstico diferencial com base na história clínica, na exploração física e nos exames biológicos.

Em todos os casos de IHAG deve-se investigar se houve alguma eventualidade (por exemplo, administração de fármacos) capaz de agravar alguns sintomas como a encefalopatia, estabelecendo, dessa forma, a indicação de transplante hepático de maneira precipitada.

Finalmente, para estabelecer o diagnóstico etiológico devemos valorizar os seguintes pontos:
- História de pródromos sugestivos de hepatite aguda viral ou síndrome gastroentérica na intoxicação por *Amanita*.
- História de ingestão de tóxicos ou o uso de drogas por via parenteral.
- Determinação de marcadores sorológicos de infecção viral (IgM contra o VHA, IgM anticore contra o VHB, antígeno delta e anticorpos antidelta no soro para a infecção por VHD).
- Determinação plasmática de alguns tóxicos se houver a suspeita (alfa-amanitina, paracetamol).
- Determinação de possíveis marcadores de hepatopatias congênitas (cupremia, cuprúria e ceruloplasmina plasmática para a doença de Wilson).

Cabe destacar a importância que pode haver no estabelecimento do diagnóstico diferencial o exame histológico hepático, que deve ser obtido por via venosa transjugular quando houver alteração acentuada dos fatores da coagulação[58], ou de forma excepcional, por via percutânea após a administração de plasma e/ou plaquetas.

PROGNÓSTICO

O prognóstico da IHAG depende de diversos fatores, entre os quais se destacam a causa da IHAG, o grau de necrose hepática, a capacidade de regeneração do parênquima íntegro, a resistência do paciente e, em último lugar, as manobras terapêuticas ou iatrogênicas.

Os fatores prognósticos descritos em diferentes estudos referem-se apenas a pacientes que desenvolvem encefalopatia, visto que os pacientes que não a apresentam (hepatite aguda grave) recuperam-se entre 95 e 100%.

A idade do paciente parece ser um fator prognóstico independente da sobrevida, sendo esta superior em pacientes adultos com menos de 40 anos e crianças com mais de 11 anos[118]. O grau máximo de encefalopatia alcançado pelo paciente também se correlaciona inversamente com a sobrevida. A sobrevida global é menor em pacientes que apresentam encefalopatia de graus 3-4 do que aqueles com encefalopatia de graus 0-2[118]. Também parece haver valor prognóstico o intervalo de tempo entre o aparecimento da icterícia e o desenvolvimento de encefalopatia; assim, tem sido sugerido que os casos fulminantes evoluem mais favoravelmente que os de evolução subfulminante[9]. A presença de complicações como o edema cerebral, a insuficiência renal e a insuficiência respiratória confere pior prognóstico evolutivo[84].

A etiologia da IHAG também desempenha um papel importante no prognóstico dessa entidade. Assim, a sobrevida em pacientes com IHAG devida a intoxicação por paracetamol fica em torno de 50%[52], enquanto a IHAG de etiologia viral indeterminada (hepatite não-A a não-G) está associada a cifras inferiores a 10-20%[9].

Analiticamente, identificam-se como fatores prognósticos os parâmetros da coagulação (tempo de protrombina e atividade do fator V)[115]; bilirrubina[29]; níveis séricos de alfafetoproteína[83], especialmente em pacientes com IHAG por VHB; e os valores das transaminases[69].

A mortalidade espontânea (sem transplante) da IHAG tem sido estimada entre 70 e 90%, conforme os estudos. Os pacientes que superam essa situação podem recuperar a função e a estrutura hepáticas estritamente normais ou, com menor freqüência, desenvolver hepatopatia crônica[57]. O transplante hepático tem mudado esse panorama desolador, pois a sobrevida dos pacientes com IHAG transplantados fica em 50-75%[15] ou 46-89%[78], em diversos estudos.

TRATAMENTO MÉDICO

NORMAS GERAIS DE CONTROLE

Os pacientes com IHAG devem ser submetidos a controles clínicos freqüentes, a cada hora ou a intervalos mais freqüentes se necessário, dos sinais vitais (pressão arterial, freqüência cardíaca e respiratória, temperatura e diurese). Essa necessidade faz com que a ubiquação adequada desses pacientes seja em uma unidade de cuidados intensivos. Deve-se assegurar hidratação correta, para a qual a maioria dos autores considera imprescindível a colocação de um cateter que meça a pressão venosa central. Da mesma maneira, faz-se a sondagem vesical se necessário (se o paciente não controlar os esfíncteres ou em caso de dúvidas sobre a função renal correta); e a sondagem gástrica se o paciente tiver dificuldades para deglutir ou em pacientes comatosos.

Deve-se efetuar uma exploração física completa ao menos a cada 12 horas. Os controles biológicos devem ser realizados diariamente e incluir: hemograma, provas de coagulação, ionograma plasmático e urinário, uréia e creatinina no plasma e na urina, "clearance" da creatinina, determinação de gases arteriais e provas de função hepática.

PREVENÇÃO, DETECÇÃO E TRATAMENTO DAS COMPLICAÇÕES

Como já foi mencionado, o aparecimento de complicações é um fator determinante da evolução e prognóstico da IHAG. Assim, devem-se evitar situações que possam agravar a encefalopatia ou o dano cerebral como hipoxemia, hipoglicemia, hipofosfatemia ou acidose; ao mesmo o tempo que se evita a administração de sedativos e drogas antieméticas capazes de alterar o estado de consciência do paciente. A administração de flumazenil só é recomendada a pacientes com suspeita de agravamento da encefalopatia pela administração de benzodiazepinas[12]. Deve-se tratar a encefalopatia mediante a administração de lactulose ou lactitol e/ou neomicina por via oral ou sonda nasogástrica e a administração de enemas. Estes últimos são considerados contra-indicados no caso de existir hipertensão intracraniana.

Nos pacientes instáveis ou com encefalopatia graus 3-4 deve-se procurar sinais de edema cerebral mediante exploração neurológica freqüente. Nesse sentido, existe um método especialmente útil, que consiste na colocação de um sensor de pressão intracraniana, habitualmente epidural. A colocação desse sensor é altamente debatida, visto que existem autores que consideram o risco de potenciais complicações (hemorragias intracranianas) superior ao benefício obtido. Contudo, um estudo realizado em nossa unidade demonstrou que a ausência ou o controle definitivo de hipertensão intracraniana significativa (30mmHg) melhorava o prognóstico dos pacientes,

conferindo elevada probabilidade de sobrevida[107]. Diversos autores apóiam a necessidade de monitorizar a PIC[50]. Nesse sentido, em nossa unidade monitoriza-se a pressão intracraniana nos pacientes com encefalopatia de graus 3-4 e inicia-se tratamento ativo quando esta supera os 20mmHg (Quadro 19.2). Nesse mesmo subgrupo de pacientes poderia estar indicada a monitorização eletroencefalográfica para detectar a presença de atividade convulsiva subclínica que requer a administração de fenitoína[39].

Quadro 19.2 – Medidas diagnósticas e terapêuticas do edema cerebral na insuficiência hepática aguda grave.

1. Avaliação freqüente do estado neurológico (escala de Glasgow):
   - Nível de consciência, tamanho e reatividade pupilar
   - Tono muscular, reflexos osteotendíneos
   - Resposta à dor
   - Exploração neurológica completa duas vezes ao dia
2. Registro encefalográfico contínuo em pacientes com encefalopatia graus III e IV[39]
3. Monitorização da pressão intracraniana em pacientes com encefalopatia graus III e IV
4. Assegurar a drenagem venosa craniana correta (paciente colocado a 30° e cabeça em semiflexão)
5. Manter a hiperventilação[37a]
   - $pO_2 > 90mmHg$
   - $pCO_2 < 32mmHg$
6. Sedação e relaxamento do paciente em caso de agitação incontrolável
7. Tratamento da hipertensão intracraniana (pressão intracraniana > 20mmHg de maneira contínua ou sinais de sofrimento cerebral)
   - Administração rápida de manitol a 20% (0,5-1g/kg de peso) ou soro fisiológico hipertônico, no máximo 3 vezes/dia
     O manitol está contra-indicado em caso de insuficiência renal sem resposta diurética
   - Diurese forçada mediante administração EV de furosemida ou hemofiltração ou hemodiafiltração venovenosa contínua em caso de insuficiência renal ou ausência de resposta à furosemida
   - Indução de coma barbitúrico nos casos de hipertensão intracraniana refratária às medidas descritas
   - Fenitoína profilática[39]

O controle horário da diurese e o estudo da função renal permitirão detectar de maneira precoce a insuficiência renal. Deve-se evitar a insuficiência renal pré-renal pela hipovolemia que apresentam esses pacientes, mas sem uma expansão excessiva que possa aumentar a pressão intracraniana. No caso de expandir a volemia, utiliza-se soro fisiológico ou albumina humana. Não se recomenda administrar plasma fresco, pois pode mascarar os fatores da coagulação de importância prognóstica nessa complicação. Quando se tratar de uma insuficiência renal estabelecida, sem resposta a altas doses de furosemida, devem-se considerar de maneira precoce as técnicas de depuração extra-renal (hemofiltração ou hemodiafiltração venosa contínua), principalmente se houver edema cerebral ou pulmonar[34].

Diante da suspeita de infecções bacterianas ou fúngicas, deve-se estabelecer tratamento antibiótico. Como as infecções na IHAG podem manifestar-se de maneira silenciosa, sem febre nem leucocitose, é útil realizar culturas de sangue, urina, secreções endotraqueais durante a intubação e outros fluidos biológicos, assim como radiografias de tórax ante a menor suspeita de infecção. Na ausência de culturas positivas e seu antibiograma, recomenda-se o uso de cefalosporinas de terceira geração, que cobrem a maioria dos germes responsáveis por infecções bacterianas nessa situação[42]. Como na cirrose hepática, os aminoglicosídeos devem ser evitados em razão de sua nefrotoxicidade[23]. Devem-se administrar antifúngicos no caso da obtenção de culturas positivas em amostras significativas[104].

A profilaxia das infecções nos pacientes críticos obriga a um estrito cumprimento das normas de assepsia na manipulação de sondas e cateteres, assim como nos cuidados gerais de enfermaria. A profilaxia antibiótica sistêmica na IHAG é motivo de controvérsia, visto que não aumenta a sobrevida[2], mas parece reduzir a incidência e a gravidade das infecções posteriores ao transplante[121a], assim como aumentar as probabilidades de receber um transplante hepático[102]. Atualmente parece evidente que a administração de diversos regimes de antibióticos, como a descontaminação intestinal seletiva[108] ou a administração de antibióticos de amplo espectro por via parenteral mais antifúngicos por via oral[100], reduz a incidência de infecções nos pacientes com IHAG.

Como já foi mencionado, apesar da grave coagulopatia que esses pacientes apresentam, não é aconselhável administrar de maneira profilática plasma fresco ou concentrados de fatores da coagulação que, inclusive, poderiam desencadear ou agravar uma coagulopatia de consumo ou um edema cerebral. Assim, a administração desses fatores deve-se restringir a situações especiais, como a presença de hemorragias ou a necessidade de colocar um sensor de pressão intracraniana. As transfusões sangüíneas devem manter um hematócrito ao redor de 30%.

Deve-se realizar a profilaxia da hemorragia digestiva alta por úlceras de estresse mediante a administração de sucralfato ou antagonistas anti-histamínicos H_2 ou inibidores da bomba de prótons.

A hipoglicemia deve ser prevenida mediante a administração intravenosa de soluções glicosadas hipertônicas e o controle freqüente da glicemia. É recomendável a administração de polivitamínicos (especialmente vitaminas do grupo B) e, se necessário, de potássio, fósforo, magnésio ou bicarbonato em caso de acidose metabólica. A utilização de um cateter de Swan-Ganz deve ser considerada naqueles pacientes com IHAG que apresentam doença pulmonar, renal, risco de edema cerebral ou alterações da hemodinâmica cardiovascular. A informação obtida nos permitirá um manuseio ótimo dos expansores vasculares.

A função respiratória deve ser vigiada de maneira estrita mediante exploração física e radiológica, assim como a determinação dos gases arteriais. Faz-se a intubação orotraqueal nos pacientes em graus 3-4 de encefalopatia e no caso de insuficiência respiratória (requerendo ventilação mecânica).

MEDIDAS TERAPÊUTICAS ESPECÍFICAS

Em primeiro lugar, deve-se interromper de maneira imediata a administração de drogas, inclusive as ervas medicinais, e fármacos (com exceção de tratamentos como a insulina em pacientes diabéticos) para evitar o agravamento da lesão (se forem os responsáveis por ela) ou interferir na evolução do paciente. Os medicamentos potencialmente nefrotóxicos também devem ser evitados.

A diurese forçada neutra é uma medida eficaz para eliminar as toxinas na IHAG por *Amanita phalloides*. Em caso de insuficiência renal estabelecida devemos recorrer à depuração extra-renal. Também é fundamental a correção da desidratação e dos desequilíbrios eletrolíticos secundários aos vômitos e à diarréia iniciais. A aspiração contínua do suco duodenal diminui a circulação entero-hepática de toxinas. Essas medidas podem ser associadas à administração de fármacos de eficácia ainda não demonstrada (penicilina, ácido tiótico, silimarina)[19,96].

Na intoxicação por paracetamol tem-se demonstrado que a administração precoce de N-acetilcisteína (NAC), nas primeiras 36-48 horas, aumenta a sobrevida de pacientes com IHAG estabelecida[60]. Nesses casos é de especial utilidade conhecer tanto o período de tempo transcorrido desde a ingestão do fármaco até o tratamento como a concentração plasmática do tóxico para indicar ou não tratamento[35].

Tem-se sugerido que a administração de NAC, mediante a melhora da perfusão e oxigenação hepática pelo aumento de atividade do óxido nítrico[51], poderia ser de utilidade em todas as IHAG de forma independente à sua etiologia. Nesse sentido, devemos esperar os resultados de um estudo prospectivo realizado nos EUA.

Com respeito à IHAG de origem viral, dispomos de tratamentos específicos no caso de hepatite por vírus do tipo herpes simples e reativação do VHB. No primeiro caso devemos administrar aciclovir da maneira mais precoce possível (com suspeita clínica e de forma concomitante à obtenção de amostras para cultura e sorologias)[46]. Com respeito à reativação do

VHB, que caracteristicamente se acompanha da presença de DNA-VHB no plasma, existem dados que sugerem que a administração de ganciclovir[80], fanciclovir[18] ou lamivudina[4] é capaz de deter a replicação viral. O tratamento da IHAG associada à síndrome de Budd-Chiari ou à doença venoclusiva baseia-se na rápida derivação do sangue procedente do eixo esplenomesentérico para a circulação sistêmica mediante anastomose portossistêmica cirúrgica ou percutânea (TIPS)[64].

SUPORTE HEPÁTICO BIOARTIFICIAL

Apesar do grande avanço suprido pela realização de transplantes hepáticos na IHAG, ainda existe um grupo numeroso de pacientes que não pode beneficiar-se dessa técnica devido à escassez de órgãos para transplante e/ou por apresentar contra-indicações à sua realização. É por isso que atualmente estão sendo desenvolvidos múltiplos sistemas de suporte bioartificial, ainda em fase experimental ou de avaliação.

Na atualidade existem dois tipos de "fígado artificial", que consistem em cartuchos recobertos de células hepáticas procedentes de uma linhagem celular de hepatoblastoma ou de hepatócitos de origem porcina (HepatAssist™ 2000). Parecem promissores os resultados com este último sistema. Portanto, já existe experiência no tratamento de pacientes com IHAG em lista de espera para transplantes em, pelo menos, dois centros[120b]. Possivelmente a eficácia deste sistema aumente com a criopreservação de hepatócitos que permita sua viabilidade durante horas e, quiçá, dias.

O transplante de hepatócitos ainda é uma técnica experimental que tem sido utilizada em poucos casos selecionados como ponte para o transplante hepático[14].

Finalmente, deve-se mencionar a obtenção de resultados clínicos interessantes com o sistema MARS ("Molecular Adsorbent Recycling System") que se baseia na diálise do sangue através de uma membrana recoberta de albumina que a separa de um sistema rico também em albumina, o que permite o intercâmbio de toxinas hidrossolúveis e unidas a proteínas através da membrana, com recirculação do líquido dialisado que contém proteínas[112].

TRANSPLANTE HEPÁTICO

A introdução do transplante hepático urgente representa o maior avanço terapêutico na IHAG. Deve-se acentuar que o transplante hepático constitui atualmente o tratamento de eleição dos doentes com IHAG, obtendo-se sobrevidas de 86% em nosso centro[28]. Os maiores problemas com os quais nos deparamos são a seleção de candidatos e do momento correto para estabelecer a indicação do transplante (Quadro 19.3) a fim de evitar transplantes desnecessários ou o aparecimento de complicações que contra-indiquem sua realização e dispor do tempo necessário para a obtenção do órgão[28]. A idoneidade desses critérios no estabelecimento da indicação de transplante reflete-se nos resultados obtidos no estudo realizado em nossa unidade (Fig. 19.1). Cabe mencionar que os critérios mais utilizados em todo o mundo para indicar ou não a necessidade de um transplante urgente são os do King's College[88] e os estabelecidos por Bernuau e cols. em Clichy[8]. Ambos os critérios estão mostrados no quadro 19.4 e apresentam um valor preditivo de sobrevida de 0,91 e 0,93, respectivamente, para a IHAG não devida à intoxicação por paracetamol. Neste último caso, os crité-

Quadro 19.3 – Critérios para a indicação e causas de contra-indicação para o transplante ortotópico de fígado na insuficiência hepática aguda grave em nossa unidade.

Indicações
- Encefalopatia hepática grau III ou IV de forma independente da evolução da IHAG
- Falta de resposta ao tratamento conservador mantido por mais de 72 horas no caso de hepatite subfulminante, de forma independente ao grau de encefalopatia
- Piora após um período prévio de melhora de forma independente ao curso e grau de encefalopatia

Contra-indicações
- Idade avançada
- Infecção pelo vírus da imunodeficiência humana
- Enfermidades de base com mau prognóstico a curto prazo
- Trombose portal
- Complicações incontroláveis da IHAG

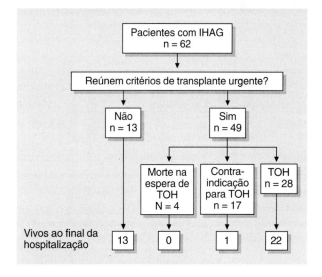

Figura 19.1 – Evolução de 62 pacientes com IHAG. A indicação de transplante urgente baseou-se nos critérios expostos no quadro 19.3[28].

Capítulo 19

Quadro 19.4 – Critérios prognósticos de mortalidade e indicação de transplante urgente na IHAG segundo os grupos do King's College[88] e Clichy[8].

CRITÉRIOS DO KING'S COLLEGE

IHAG por paracetamol

- pH < 7,30 (de forma independente à presença de encefalopatia) ou
- Tempo de protrombina > 100s (INR > 7,7) e creatinina sérica > 3,4mg/dL e encefalopatia graus 3-4

IHAG por causas distintas ao paracetamol
- Tempo de protrombina > 100s (de forma independente à presença de encefalopatia) ou
- 3 dos seguintes critérios (de forma independente à presença de encefalopatia)
  ⇒ Idade < 10 ou > 40 anos
  ⇒ Hepatite não-A, não-B, halotano, reação idiossincrásica a fármacos
  ⇒ Intervalo icterícia–encefalopatia > 7 dias
  ⇒ Tempo de protrombina > 50s
  ⇒ Bilirrubina sérica > 17mg/dL

CRITÉRIOS DE CLICHY

- Fator V < 20% e idade < 30 anos
- Fator V < 30% e idade > 30 anos

---

rios estabelecidos por O'Grady e cols. parecem superiores aos dos franceses[59]. De qualquer modo, estudos posteriores avaliando ambos os critérios não têm obtido resultados tão bons como os publicados por seus autores[92].

Como alternativas ao transplante de fígado completo procedente de cadáver dispomos do transplante auxiliar parcial[48] e transplante parcial procedente de doador vivo[77], com resultados interessantes, mas de difícil valorização devido à escassez de casos tratados.

REFERÊNCIAS BIBLIOGRÁFICAS

1. Andreu V, Mas A, Bruguera M, et al. Ecstasy: a common cause of severe acute hepatotoxicity. *J Hepatol Sep*, 29(3):394-7, 1998. ▪ 2. Andreu V, Gomez-Angelats E, Bruguera M, Rodes J. Severe hepatitis from therapeutic doses of paracetamol in an alcoholic patient. *Gastroenterol Hepatol*, 22(5):235-7, 1999. ▪ 3. Bailey RS, Woolf IL, Cullens H, et al. Metabolic inhibition of polymorphonuclear leukocytes in fulminant hepatic failure. *Lancet*, 1:1162-3, 1976. ▪ 4. Bain VG, Kneteman NM, Ma MM, et al. Efficacy of lamivudine in chronic hepatitis B patients with active viral replication and decompensated cirrhosis undergoing liver transplantation. *Transplantation*, 62(10):1456-62, 1996. ▪ 5. Bellary S, Hassanein T, Van Thiel DH. Liver transplantation for Wilson's disease. *J Hepatol*, 23(4):373-81, 1995. ▪ 6. Bernuau J, Dergott C, Nouel O, et al. Non-fatal acute fatty liver of pregnancy. *Gut*, 24:340-4, 1983. ▪ 7. Bernuau D, Rogier E, Feldmann G. Decreased albumin and increased fibrinogen secretion by single hepatocytes from rats with acute inflammatory reaction. *Hepatology*, 3(1):29-33, 1983. ▪ 8. Bernuau J, Goudeau A, Poynard T, et al. Multivariate analysis of prognosis factors in fulminant hepatitis B. *Hepatology*, 6:648-1, 1986. ▪ 9. Bernuau J, Rueff B, Benhamou JP. Fulminant and subfulminant liver failure: definitions and causes. *Semin Liver Dis*, 6:97-106, 1986. ▪ 10. Bernuau J, Levardon M, Huisse MG. Acute hepatic steatosis of pregnancy: an easily curable disease. *Gastroenterol Clin Biol*, 11(2):128-

32, 1987. ▪ 11. Bernuau J, Benhamou JP. Classifying acute liver failure. *Lancet*, 342:252, 1993. ▪ 12. Bernuau J, Benhamou JP. Fulminant and subfulminant liver failure. In: McIntyre N, Benhamou JP, Bircher J, Rizzeto M, Rodés J (eds). *Oxford Textbook of Clinical Hepatology*. Oxford, Oxford University, 1999, pp 1341-1372. ▪ 13. Bihari D, Gimson AES, Williams R. Cardiovascular, pulmonary and renal complications of fulminant hepatic failure. *Semin Liver Dis*, 6:119-26, 1986. ▪ 14. Bilir BM, Guinette D, Karrer F, et al. Hepatocyte transplantation in acute liver failure. *Liver Transpl*, 6(1):32-40, 2000. ▪ 15. Bismuth H, Samuel D, Castaing D, et al. Liver transplantation in Europe for patients with acute liver failure. *Semin Liver Dis*, 16(4):415-25, 1996. ▪ 16. Black M, Cornell JF, Rabin L, Shachter N. Late presentation of acetaminophen hepatotoxicity. *Dig Dis Sci*, 27(4):370-4, 1982. ▪ 17. Blei AT, Olafsson S, Therrien G, Butterworth RF. Ammonia-induced brain edema and intracranial hypertension in rats after portacaval anastomosis. *Hepatology*, 19(6):1437-44, 1994. ▪ 18. Boker KH, Ringe B, Kruger M, et al. Prostaglandin E plus famciclovir—a new concept for the treatment of severe hepatitis B after liver transplantation. *Transplantation*, 57(12):1706-8, 1994. ▪ 19. Bory F, Rimola A, Teres J, et al. Intoxicación por Amanitaphalloides. *Gastroenterol Hepatol*, 3:60-6, 1980. ▪ 20. Bray GP, Mowat C, Muir DF, et al. The effect of chronic alcohol intake on prognosis and outcome in paracetamol overdose. *Hum Exp Toxicol*, 10(6):435-8, 1991. ▪ 21. Buti M, Mas A, Sanchez-Tapias JM, et al. Chronic hepatitis D in intravenous drug addicts and non-addicts. A comparative clinico-pathological study. *J Hepatol*, 7(2):169-74, 1988. ▪ 22. Bynum TE, Boitnott JK, Maddrey WC. Ischemic hepatitis. *Dig Dis Sci*, 24:129-35, 1979. ▪ 23. Cabrera J, Arroyo V, Ballesta A, et al. Aminoglycoside nephrotoxicity in cirrhosis. Value of urinary beta2-microglobulin to discriminate functional renal failure from acute tubular failure. *Gastroenterology*, 82:97-105, 1982. ▪ 24. Canalese J, Gove CD, Gimson AES, et al. Reticuloendothelial system and hepatocyte function in fulminant hepatic failure. *Gut*, 82:97-105, 1982. ▪ 25. Caredda F, Antinori S, Pastecchia C, et al. Incidence of hepatitis delta virus infection in acute HBsAg-negative hepatitis. *J Infect Dis*, 159(5):977-9, 1989. ▪ 26. Carman WF, Fagan EA, Hadziyannis S, et al. Association of a precore genomic variant of hepatitis B virus with fulminant hepatitis. *Hepatology*, 14(2):219-22, 1991. ▪ 27. Carney FM, Van Dyke RA. Halothane hepatitis: a critical review. *Anesth Analg*, 51(1):135-60, 1972. ▪ 28. Castells A, Salmeron JM, Navasa M, et al. Liver transplantation for acute liver failure: analysis of applicability. *Gastroenterology*, 105(2):532-8, 1993. ▪ 29. Christensen E, Bremmelgaard A, Bahnsen M, et al. Prediction of fatality in fulminant hepatic failure. *Scand J Gastroenterol*, 19(1):90-6, 1984. ▪ 30. Colombo M, Cambieri R, Rumi MG, et al. Long-term delta superinfection in hepatitis B surface antigen carriers and its relationship to the course of chronic hepatitis. *Gastroenterology*, 85(2):235-9, 1983. ▪ 31. Comer GM, Mittal Mk, Donelson Ss, Lee TP. Cluster of fulminant hepatitis B in crack users. *Am J Gastroenterol*, 86(3):331-4, 1991. ▪ 32. Cordoba J, Blei AT. Brain edema and hepatic encephalopathy. *Semin Liver Dis*, 16(3):271-80, 1996. ▪ 33. Crocker JFS. Reye's syndrome. *Semin Liver Dis*, 2:340-52, 1982. ▪ 34. Davenport A, Will EJ, Davison AM, et al. Changes in intracranial pressure during haemofiltration in oliguric patients with grade IV hepatic encephalopathy. *Nephron*, 53(2):142-6, 1989. ▪ 35. Davis, M. Protective agents for acetaminophen overdose. *Semin Liver Dis*, 6:138-47, 1986. ▪ 36. Dawson DJ, Babbs C, Warnes TW, Neary RH. Hypophosphataemia in acute liver failure. *Br Med J* (Clin Res Ed), 295(6609):1312-3, 1987. ▪ 37. De Cock RM, Govindarajan S, Valinlinck, et al. Hepatitis B virus DNA in fulminant hepatitis B. *Ann Intern Med*, 105:546-7, 1986. ▪ 38. Ellis A, Wendon J. Circulatory, respiratory, cerebral, and renal derangements in acute liver failure: pathophysiology and management. *Semin Liver Dis*, 16(4):379-88, 1996. ▪ 39. Ellis AJ, Wendon JA, Williams R. Subclinical seizure activity and prophylactic phenytoin infusion in acute liver failure: a controlled clinical trial. *Hepatology*, 32(3):536-41, 2000. ▪ 40. Fagan EA, Smith PM, Davison F, Williams R. Fulminant hepatitis B in successive female sexual partners of two anti-HBe-positive males. *Lancet*, 2(8506):538-40, 1986. ▪ 41. Faulstich

H. New aspects of amanita poisoning. *Klin Wochenschr*, 57(21):1143-52, 1979. ∎ 42. Felisart J, Rimola A, Arroyo V, et al. Cefotaxime is more effective than is ampicillin-tobramycin in cirrhotics with severe infection. *Hepatology*, 5:457-62, 1985. ∎ 43. Feray C, Gigou M, Samuel D, et al. Hepatitis C virus RNA and hepatitis B virus DNA in serum and liver of patients with fulminant hepatitis. *Gastroenterology*, 104(2):549-55, 1993. ∎ 44. Floersheim GL, Weber O, Tschumi P, Ulbrich M. Clinical death-cap (Amanita phalloides) poisoning: prognostic factors and therapeutic measures. Analysis of 205 cases. *Schweiz Med Wochenschr*, 112(34):1164-77, 1982. ∎ 45. Gimenez-Barcons M, Forns X, Ampurdanes S, et al. Infection with a novel human DNA virus (TTV) has no pathogenic significance in patients with liver diseases. *J Hepatol*, 30(6):1028-34, 1999. ∎ 46. Glorioso DV, Molloy PJ, Van Thiel DH, Kania RJ. Successful empiric treatment of HSV hepatitis in pregnancy. Case report and review of the literature. *Dig Dis Sci*, 41(6):1273-5, 1996. ∎ 46a. Govindarajan S, Chin KR, Redeker AG, et al. Fulminant viral hepatitis: role of the delta agent. *Gastroenterology*, 86:1417-20, 1984. ∎ 47. Groszmann RJ. Hyperdynamic circulation of liver disease 40 years later: pathophysiology and clinical consequences. *Hepatology*, 20(5):1359-63, 1994. ∎ 48. Gubernatis G, Pichlmayr R, Kemnitz J, Gratz K. Auxiliary partial orthotopic liver transplantation (APOLT) for fulminant hepatic failure: first successful case report. *World J Surg*, 15(5):660-5; discussion 665-6, 1991. ∎ 49. Hamid SS, Jafri SM, Khan H, et al. Fulminant hepatic failure in pregnant women: acute fatty liver or acute viral hepatitis? *J Hepatol*, 25(1):20-7, 1996. ∎ 50. Hanid MA, Davies M, Mellon PD, et al. Clinical monitoring of intracranial pressure in fulminant hepatic failure. *Gut*, 21:866-9, 1980. ∎ 51. Harrison P, Wendon J, Williams R. Evidence of increased guanylate cyclase activation by acetylcysteine in fulminant hepatic failure. *Hepatology*, 23(5):1067-72, 1996. ∎ 52. Harrison PM, O'Grady JG, Keays RT, et al. Serial prothrombin time as prognostic indicator in paracetamol induced fulminant hepatic failure. *BMJ*, 301(6758):964-6, 1990. ∎ 53. Henrion J, Luwaert R, Colin L, et al. Hypoxic hepatitis. Prospective, clinical and hemodynamic study of 45 cases. *Gastroenterol Clin Biol*, 14(11):836-41, 1990. ∎ 54. Hillenbrand P, Parbhoo SP, Jedrychowski A, Sherlock S. Significance of intravascular coagulation and fibrinolysis in acute hepatic failure. *Gut*, 15(2):83-8, 1974. ∎ 55. Holme JA, Dahlin DC, Nelson SD, Dybing E. Cytotoxic effects of N-acetyl-p-benzoquinone imine, a common arylating intermediate of paracetamol and N-hydroxyparacetamol. *Biochem Pharmacol*, 33(3):401-6, 1984. ∎ 56. Hoofnagle JH, Carithers Jr RL, Shapiro C, Ascher N. Fulminant hepatic failure: summary of a workshop. *Hepatology*, 21(1):240-52, 1995. ∎ 57. Horney TJ, Galambos JT. The liver during and after fulminant hepatitis. *Gastroenterology*, 73:639-45, 1977. ∎ 58. Ichai P, Aguilera V, Samuel D, et al. Bioartificial liver systems. In: Arroyo V, Bosch J, Bruix J, Ginès P, Navasa M, Rodés J. *Therapy in Hepatology*. Barcelona, Ars Medica, 2001, pp 167-174. ∎ 59. Izumi S, Langley PG, Wendon J, Ellis AJ, Pernambuco RB, Hughes RD, Williams R. Coagulation factor V levels as a prognostic indicator in fulminant hepatic failure. *Hepatology*, 23(6):1507-11, 1996. ∎ 60. Keys R, Harrison PM, Wendon J, et al. Intravenous acetylcysteine in paracetamol induced fulminant hepatic failure: a prospective controlled trial. *BMJ*, 303(6809):1026-9, 1991. ∎ 61. Khuroo MS, Kamili S, Jameel S. Vertical transmission of hepatitis E virus. *Lancet*, 345(8956):1025-6, 1995. ∎ 62. Klein NA, Mabie WC, Shaver DC, et al. Herpes simplex virus hepatitis in pregnancy. Two patients successfully treated with acyclovir. *Gastroenterology*, 100(1):239-44, 1991. ∎ 63. Krawczynski K. Hepatitis E. *Hepatology*, 17(5):932-41, 1993. ∎ 63a. Kuo G, Choo QL, Alter HJ, et al. An assay for circulating antibodies to a major etiologic virus of human non-A, non-B hepatitis. *Science*, 244:362, 1989. ∎ 64. Kuo PC, Johnson LB, Hastings G et al. Fulminant hepatic failure from the Budd-Chiari syndrome. A bridge to transplantation with transjugular intrahepatic portosystemic shunt. *Transplantation*, 62(2):294-6, 1996. ∎ 65. Larsen FS. Cerebral circulation in liver failure: Ohm's law in force. *Semin Liver Dis*, 16(3):281-92, 1996. ∎ 66. Lau JY, Sallie R, Fang JW, et al. Detection of hepatitis E virus genome and gene products in two patients with fulminant hepatitis E. *J Hepatol*,

22(6):605-10, 1995. ∎ 67. Lebrec D, Nouel O, Bernuau J, et al. Portal hypertension in fulminant viral hepatitis. *Gut*, 21:962-4, 1980. ∎ 68. Lebrec D, Goldfarb G, Degott T, et al. Transvenous liver biopsy. An experience based on 1000 hepatic tissue samplings with this procedure. *Gastroenterology*, 83:338-40, 1982. ∎ 69. Lee WM, Galbraith RM. The extracellular actin-scavenger system and actin toxicity. *N Engl J Med*, 326(20):1335-41, 1992. ∎ 70. Leino T, Leinikki P, Hyypia T, et al. Hepatitis A outbreak amongst intravenous amphetamine abusers in Finland. *Scand J Infect Dis*, 29(3):213-6, 1997. ∎ 71. Lettau LA, McCarthy JG, Smith MH, et al. Outbreak of severe hepatitis due to delta and hepatitis B viruses in parenteral drug abusers and their contacts. *N Engl J Med*, 317(20):1256-62, 1987. ∎ 72. Lewis JH, Zimmerman HJ, Ishak KG, Mullick FG. Enflurane hepatotoxicity. A clinicopathologic study of 24 cases. *Ann Intern Med*, 98(6):984-92, 1983. ∎ 73. Liang Tj, Hasegawa K, Rimon N, et al. A hepatitis B virus mutant associated with an epidemic of fulminant hepatitis. *N Engl J Med*, 324(24):1705-9, 1991. ∎ 74. Mas A, Rodes J. Fulminant hepatic failure. *Lancet*, 349(9058):1081-5, 1997. ∎ 75. Mas A, Bosch J, Rodes J, et al. Insuficiencia renal en la hepatitis fulminante. *Rev Clin Esp*, 135:423-8, 1974. ∎ 76. Mason A, Sallie R, Perrillo R, et al. Prevalence of herpesviridae and hepatitis B virus DNA in the liver of patients with non-A, non-B fulminant hepatic failure. *Hepatology*, 24(6):1361-5, 1996. ∎ 77. Matsunami H, Makuuchi M, Kawasaki S, et al. Living-related liver transplantation in fulminant hepatic failure. *Lancet*, 340(8832):1411-2, 1992. ∎ 78. McCashland TM, Shaw BW JR, Tape E. The American experience with transplantation for acute liver failure. *Semin Liver Dis*, 16(4):427-33, 1996. ∎ 78a. McCullough AJ, Fleming R, Thistle JL, et al. Diagnosis of Wilson's disease presenting as fulminant hepatic failure. *Gastroenterology*, 84:161-7, 1983. ∎ 79. McNeil M, Hoy JF, Richards MJ, Lehmann NI, et al. Aetiology of fatal viral hepatitis in Melbourne. A retrospective study. *Med J Aust*, 141(10):637-40, 1984. ∎ 79a. Members - American College of Chest Physicians/Society of Critical Care Medicine Consensus Conference: definitions for sepsis and organ failure and guidelines for the use of innovative therapies in sepsis. *Crit Care Med*, 20(6):864-74, 1992. ∎ 80. Mertens T, Kock J, Hampl W, et al. Reactivated fulminant hepatitis B virus replication after bone marrow transplantation: clinical course and possible treatment with ganciclovir. *J Hepatol*, 25(6):968-71, 1996. ∎ 81. Muñoz SJ, Robinson M, Northrup B, et al. Elevated intracranial pressure and computed tomography of the brain in fulminant hepatocellular failure. *Hepatology*, 13:209-12, 1991. ∎ 82. Murphy R, Swartz R, Watkins PB. Severe acetaminophen toxicity in a patient receiving isoniazid. *Ann Intern Med*, 113(10):799-800, 1990. ∎ 83. Murray-Lyon IM, Orr AH, Gazzard B, et al. Prognostic value of serum alpha-fetoprotein in fulminant hepatic failure including patients treated by charcoal haemoperfusion. *Gut*, 17(8):576-80, 1976. ∎ 84. Navasa M, Panes J, Teres J, et al. Insuficiencia hepática aguda grave. Análises de 51 casos. *Gastroenterol Hepatol*, 9:221-7, 1985. ∎ 85. Navasa M, Garcia-Pagan JC, Bosch J, et al. Portal hypertension in acute liver failure. *Gut*, 33(7):965-8, 1992. ∎ 86. Nouel O, Henrion J, Bernuau J, et al. Fulminant hepatic failure due to transient circulatory failure in patients with chronic heart disease. *Dig Dis Sci*, 25(1):49-52, 1980. ∎ 87. O'Grady J, Langley PG, Isola LM, et al. Coagulopathy of fulminant hepatic failure. *Semin Liver Dis*, 6:159-63, 1986. ∎ 88. O'Grady JG, Alexander GJM, Hayllar KM, et al. Early indicators of prognosis in fulminant hepatic failure. *Gastroenterology*, 97:439-45, 1989. ∎ 89. O'Grady JG, Schalm SW, Williams R. Acute liver failure: redefining the syndromes. Erratum in. *Lancet*, 342(8866):273-75, 1993. ∎ 90. Omata M, Ehata T, Yokosuka O, et al. Mutations in the precore region of hepatitis B virus DNA in patients with fulminant and severe hepatitis. *N Engl J Med*, 324(24):1699-704, 1991. ∎ 90a. Papaevangelou G, Tassapoulos N, Roumeliotou-Karayannis A, et al. Etiology of fulminant viral hepatitis in Greece. *Hepatology*, 4:369-72, 1984. ∎ 91. Parbhoo SP, Welch J, Sherlock S. Acute pancreatitis in patients with fulminant hepatic failure. *Gut*, 14(5):428, 1973. ∎ 92. Pauwels A, Mostefa-Kara N, Florent C, Levy VG. Emergency liver transplantation for acute liver failure. Evaluation of London and Clichy criteria. *J Hepatol*,

17(1):124-7, 1993. ■ 93. Pereira LM, Langley PG, Hayllar KM, et al. Coagulation factor V and VIII/V ratio as predictors of outcome in paracetamol induced fulminant hepatic failure: relation to other prognostic indicators. *Gut*, 33(1):98-102, 1992. ■ 94. Perino LE, Warren GH, Levine JS. Cocaine-induced hepatotoxicity in humans. *Gastroenterology*, 93(1):176-80, 1987. ■ 95. Pessayre D, Bentata M, Degott C, et al. Isoniazid-rifampin fulminant hepatitis. A possible consequence of the enhancement of isoniazid hepatotoxicity by enzyme induction. *Gastroenterology*, 72(2):284-9, 1977. ■ 95a. Phillips MJ, Blendis LM, Pourcell S, et al. Syncitial giant-cell hepatitis. Sporadic hepatitis with distinctive pathological features, severe clinical course, and paramyxoviral features. *N Engl J Med*, 324:455-60, 1991. ■ 96. Piqueras J. Intoxicación por setas tipo Amanita phalloides. *Med Clin* (Barcelona), 85:330-40, 1985. ■ 96a. Publication Types Editorial. The A to F of viral hepatitis. *Lancet*, 336(8724): 1158-60, 1990. ■ 97. Ranek L, Andreasen PB, Tygstrup N. Galactose elimination capacity as a prognostic index in patients with fulminant liver failure. *Gut*, 17:959, 1976. ■ 98. Ringe B, Lubbe N, Kuse E et al. Total hepatectomy and liver transplantation as two-stage procedure. *Ann Surg*, 218(1):3-9, 1993. ■ 99. Ring-Larsen H, Palazzo U. Renal failure in fulminant hepatic failure and terminal cirrhosis: a comparison between incidence, types, and prognosis. *Gut*, 22(7):585-91, 1981. ■ 100. Rolando N, Harvey F, Brahm J, et al. Prospective study of bacterial infection in acute liver failure: an analysis of fifty patients. *Hepatology*, 11:49-53, 1990. ■ 101. Rolando N, Harvey F, Brahm J, et al. Fungal infection: a common, unrecognised complication of acute liver failure. *J Hepatol*, 12:1-9, 1991. ■ 101a. Rolando N, Gimson A, Wade J, Philpott-Howard J, Casewell M, Williams R. Prospective controlled trial of selective parenteral and enteral antimicrobial regimen in fulminant liver failure. *Hepatology*, 17(2):196-201, 1993. ■ 102. Rolando N, Philpott-Howard J, Williams R. Bacterial and fungal infection in acute liver failure. *Semin Liver Dis*, 16(4):389-402, 1996. ■ 103. Rolando N, Wade J, Davalos M, et al. The systemic inflammatory response syndrome in acute liver failure. *Hepatology*, 32(4 Pt 1):734-9, 2000. ■ 104. Rudman D, Difulco TJ, Galambos JT, et al. Maximal rates of excretion and synthesis of urea in normal and cirrhotic subjects. *J Clin Invest*, 52(9):2241-9, 1973. ■ 105. Saiz JC, Sans M, Mas A, et al. Hepatitis G virus infection in fulminant hepatic failure. *Gut*, 41(5):696-9, 1997. ■ 106. Sallie R, Silva AE, Purdy M, et al. Hepatitis C and E in non-A non-B fulminant hepatic failure: a polymerase chain reaction and serological study. *J Hepatol*, 20(5):580-8, 1994. ■ 107. Salmeron JM, Navasa M, Mas A, et al. Prognostic value of records from continuos monitoring of intracranial pressure (ICP) in patients with acute liver failure (ALF). *J Hepatol*, 13(Suppl. 2):S67, 1991. ■ 108. Salmeron JM, Tito L, Rimola A, et al. Selective intestinal decontamination in the prevention of bacterial infection in patients with acute liver failure. *J Hepatol*, 14:280-5, 1992. ■ 109. Scheuer P. *Liver Biopsy Interpretation*. Baillière-Tindall, 3rd ed, 1980. ■ 110. Seeff LB, Cuccherini BA, Zimmerman HJ, et al. Acetaminophen hepatotoxicity in alcoholics. A therapeutic misadventure. *Ann Intern Med*, 104(3):399-404, 1986. ■ 111. Sort P, Mas A, Salmeron JM, et al. Recurrent liver involvement in heatstroke. *Liver*, 16(5):335-7, 1996. ■ 112. Stange J, Mitzner SR, Klammt S, et al. Liver support by extracorporeal blood purification: a clinical observation. *Liver Transpl*, 6(5):603-13, 2000. ■ 113. Takabatake T, Ohta H, Ishida Y, et al. Low serum creatinine levels in severe hepatic disease. *Arch Intern Med*, 148(6):1313-5, 1988. ■ 114. Takahashi H, Koehler RC, Brusilow SW, Traystman RJ. Inhibition of brain glutamine accumulation prevents cerebral edema in hyperammonemic rats. *Am J Physiol*, 261(3 Pt 2):H825-9, 1991. ■ 115. Theilmann L, Solbach C, Toex U, et al. Role of hepatitis C virus infection in German patients with fulminant and subacute hepatic failure. *Eur J Clin Invest*, 22(8):569-71, 1992. ■ 116. Trewby PN, Warren R, Contini S, et al. Incidence and pathophysiology of pulmonary edema in fulminant hepatic failure. *Gastroenterology*, 74(5 Pt 1):859-65, 1978. ■ 117. Trey C, Davidson CF. The management of fulminant hepatic failure. In: Popper H, Schaffner F (eds). *Progress in Liver Diseases*. New York, Grune and Stratton, 1970, p 292. ■ 118. Tygstrup N, Ranek L. Assessment of prognosis in fulminant hepatic failure. *Semin Liver Dis*, 6:129-37, 1986. ■ 119. Valla D, Casadevall N, Lacombe C, et al. Primary myeloproliferative disorder and hepatic vein thrombosis. A prospective study of erythroid colony formation in vitro in 20 patients with Budd-Chiari syndrome. *Ann Intern Med*, 103(3):329-34, 1985. ■ 120. Vento S, Garofano T, Renzini C, et al. Fulminant hepatitis associated with hepatitis A virus superinfection in patients with chronic hepatitis C. *N Engl J Med*, 338(5):286-90, 1998. ■ 120a. Vergani D, Mieli-Vergani G, Alberti A, Neuberger J, Eddleston AL, Davis M, Williams R. Antibodies to the surface of halothane-altered rabbit hepatocytes in patients with severe halothane-associated hepatitis. *N Engl J Med*, 303(2):66-71, 1980. ■ 120b. Watanabe FD, Mullon CJ, Hewitt WR, Arkadopoulos N, Kahaku E, Eguchi S, Khalili T, Arnaout W, Shackleton CR, Solomon B, Demetriou AA. Clinical experience with a bioartificial liver in the treatment of severe liver failure. A phase I clinical trial. *Ann Surg*, 225(5):484-91, 1997. ■ 120c. Watananukul P, Israsena S, Dechakaisaya S. Aplastic anemia associated with submassive hepatic necrosis. Report of four cases. *Arch Intern Med*, 137(7):898-901, 1977. ■ 121. Weston MJ, Talbot IC, Horoworth PJ, et al. Frequency of arrhythmias and other cardiac abnormalities in fulminant hepatic failure. *Br Heart J*, 38(11):1179-88, 1976. ■ 121a. Wiesner RH. The incidence of gram-negative bacterial and fungal infections in liver transplant patients treated with selective decontamination. *Infection*, 18(Suppl 1):S19-21, 1990. ■ 122. Wilkinson SP, Blendis LM, Williams R. Frequency of renal and electrolyte disorders in fulminant hepatic failure. *Br Med J*, 2:186-9, 1974. ■ 123. Williams R. Classification, etiology, and considerations of outcome in acute liver failure. *Semin Liver Dis*, 16(4):343-8, 1996. ■ 124. Williams R. Acute hepatic failure: a british perspective. **In:** Arroyo V, Bosch J, Bruix J, Ginès P, Navasa M, Rodés J. *Therapy in Hepatology*. Barcelona, Ars Medica, 2001, pp. 141-147. ■ 125. Wright TL. Etiology of fulminant hepatic failure: is another virus involved? *Gastroenterology*, 104(2):640-3, 1993. ■ 126. Wyke RJ, Rajkovic IA, Eddleston ALWF, et al. Defective opsonisation and complement deficiency in serum from patients with fulminant hepatic failure. *Gut*, 21:643-9, 1980. ■ 127. Yanagi M, Kaneko S, Unoura M, et al. Hepatitis C virus in fulminant hepatic failure. *N Engl J Med*, 27, 324(26):1895-6, 1991. ■ 128. Yoshiba M, Dehara K, Inoue K, et al. Contribution of hepatitis C virus to non-A, non-B fulminant hepatitis in Japan. *Hepatology*, 19(4):829-35, 1994. ■ 129. Zaki AEO, Roland J, Davis M, et al. Experimental studies of blood brain barrier permeability in acute hepatic failure. *Hepatology*, 4:359-63, 1984. ■ 130. Zimmerman HJ, Maddrey WC. Acetaminophen (paracetamol) hepatotoxicity with regular intake of alcohol: analysis of instances of therapeutic misadventure. *Hepatology*, 22(3):767-73, 1995.

20 Hemostasia nas doenças hepáticas

Elbio Antonio D'Amico
Paula Ribeiro Villaça
Dalton Alencar Fischer Chamone

O fígado apresenta papel central e complexo nos mecanismos hemostáticos, visto que é o principal local de síntese e de depuração dos fatores da coagulação, de alguns componentes do sistema fibrinolítico e de inibidores fisiológicos da coagulação. Também no fígado é produzida a trombopoetina, que, por apresentar ação reguladora na megacariocitopoese e na plaquetopoese, tem importante ação na hemostasia primária[1].

Dessa maneira, as doenças hepáticas, agudas ou crônicas, freqüentemente, estão associadas com distúrbios hemostáticos, geralmente presentes em combinação. Essas alterações hemostáticas podem ser decorrentes de: a) síntese deficiente de fatores da coagulação; b) síntese de fatores da coagulação com alterações moleculares; c) síntese deficiente dos inibidores fisiológicos da coagulação; d) coagulação intravascular disseminada; e) alterações quantitativas e qualitativas das plaquetas; f) alteração do metabolismo das prostaglandinas; e g) fibrinólise anormal. Com exceção das colestases e na ausência de situações específicas, como gestação, as alterações hemostáticas são semelhantes em todas as hepatopatias, e, de modo geral, a sua gravidade é diretamente proporcional à extensão da lesão hepatocelular[2].

As hepatopatias, comumente, estão associadas a problemas hemorrágicos, sendo os mais freqüentes os sangramentos de origem esofágica e gástrica, geralmente associados a varizes esofágicas, nos locais de biópsia e no período perioperatório. São menos comuns, embora possam ocorrer, as hemorragias em tecidos moles. As alterações anatômicas e hemodinâmicas que ocorrem no curso das hepatopatias são também mais importantes para o desenvolvimento da tendência hemorrágica do que os distúrbios da hemostasia. Isso porque, embora alguns desses distúrbios possam predispor às hemorragias, como hiperfibrinólise e redução dos níveis plasmáticos dos fatores da coagulação, eles tendem a ser contrabalançados pela diminuição dos valores dos inibidores fisiológicos da coagulação, como proteína C e antitrombina III, resultando em um estado de equilíbrio hemostático[3].

A meia-vida biológica dos fatores da coagulação é uma característica que muito influencia na expressão laboratorial dos distúrbios hemostáticos. Assim, como o fator VII é o que tem a menor meia-vida, ele é o primeiro a apresentar redução dos níveis plasmáticos, resultando em prolongamento do tempo de protrombina. Por outro lado, devido à maior meia-vida do fator V, suas reduções seriam indicadores mais sensíveis do dano hepático.

Síntese deficiente de fatores/inibidores fisiológicos da coagulação

O hepatócito é responsável pela síntese da maior parte dos fatores da coagulação e do sistema fibrinolítico. Somente o fator Von Willebrand, uma parte do fator XIII (cadeia a), o ativador tecidual do plasminogênio (t-PA), o ativador do plasminogênio tipo uroquinase (U-PA) e o inibidor do ativador do plasminogênio tipo 1 (PAI-1) não são produzidos pelo fígado (Tabela 20.1).

Quatro fatores da coagulação, a protrombina (fator II), os fatores VII, IX e X, e dois inibidores fisiológicos, as proteínas C e S, são sintetizados no fígado, porém, somente apresentam atividade no mecanismo de coagulação quando a vitamina K está disponível. A vitamina K atua como co-fator de uma γ-glutamilcarboxilase microssomal hepática, que catalisa a modificação pós-translacional desses fatores e inibidores dependentes da vitamina K. A γ-glutamilcarboxilase faz com que ocorra a inserção de um grupo carboxil no carbono γ de alguns resíduos de ácido glutâmico presentes na porção aminoterminal nos precursores dessas proteínas, após sua síntese no hepatócito (Fig. 20.1). Esses resíduos de ácido γ-carboxiglutâmico farão com que essa região das molé-

Capítulo 20

Tabela 20.1 – Proteínas envolvidas nos mecanismos de coagulação e fibrinólise.

Proteína	Local de síntese	Cromossomo	Meia-vida	Nível hemostático*	Concentração plasmática
Fibrinogênio	Hepatócitos	4	3-5 dias	50-100mg/dL	200-400mg/dL
Protrombina	Hepatócitos	11	~72 horas	10-25%	10mg/dL
Fator tecidual	Diversos tipos celulares	1	–	–	–
Fator V	Hepatócitos, células endoteliais, megacariócitos, células musculares lisas	1	15-36 horas	10-30%	1mg/dL
Fator VII	Hepatócitos	13	2-6 horas	10-25%	0,05mg/dL
Fator VIII	Hepatócitos	X	8-12 horas	**	0,01mg/dL
Fator Von Willebrand	Células endoteliais, megacariócitos	12	24 horas	–	1mg/dL
Fator IX	Hepatócitos	X	18-24 horas	***	0,3mg/dL
Fator X	Hepatócitos	13	24-40 horas	10-40%	1mg/dL
Fator XI	Hepatócitos	4	40-84 horas	20-30%	0,5mg/dL
Fator XII	Hepatócitos	5	50-70 horas		3mg/dL
Fator XIII Cadeia a Cadeia b	Hepatócitos e megacariócitos	6 (a) 1 (b)	9-12 dias	< 5%	1-2mg/dL
Pré-calicreína	Hepatócitos	4	35 horas		5mg/dL
Cininogênio de alto peso molecular	Hepatócitos	3	150 horas		6mg/dL
Antitrombina III	Hepatócitos e células endoteliais	1	2,5-4 dias	–	18-30mg/dL
Proteína C	Hepatócitos	2	6 horas		5µg/mL
Proteína S	Hepatócitos e células endoteliais	3	42 horas		25µg/mL
Trombomodulina	Células endoteliais	20	–	–	–
Inibidor da via extrínseca (TFPI)	Células endoteliais	2	–	–	100ng/mL
Plasminogênio	Hepatócitos	6	2,6 dias	–	200µg/mL
α_2-antiplasmina	Hepatócitos e células endoteliais	18	3 dias	–	70µg/mL
Ativador tecidual do plasminogênio (t-PA)	Células endoteliais	8	4 minutos	–	0,005µg/mL
Ativador do plasminogênio tipo uroquinase	Células renais	10	5 minutos	–	0,008µg/mL
α_2-macroglobulina	Diversos tipos celulares, incluindo hepatócitos e macrófagos	12	5-6 dias	–	250mg/dL
Inibidor do ativador do plasminogênio 1 (PAI-1)	Células endoteliais	7	10 minutos	–	0,2µg/mL
Inibidor do ativador do plasminogênio 2 (PAI-2)	Placenta, leucócitos	18	–	–	< 0,05µg/mL

 * Nível hemostático desejado em paciente cirúrgico com sangramento.
 ** Cirurgia de pequeno porte: 30-40%;
   cirurgia de grande porte: 80-100%,
   30-50%: pós-operatório;
   procedimento odontológico: 30-40%.
 *** Cirurgia de pequeno porte: 30-40%;
   cirurgia de grande porte: 50-80%,
   40%: pós-operatório;
   procedimento odontológico: 30-40%.

culas tenha maior carga elétrica negativa, permitindo a ligação de íons cálcio. O cálcio ligando-se às superfícies fosfolipídicas irá funcionar como ponte, permitindo a formação do complexo "tenase", que irá promover a ativação do fator X em Xa, e do complexo protrombinase, que irá transformar a protrombina (fator II) em trombina (fator IIa) (Fig. 20.2). As proteínas C e S, ligadas às superfícies fosfolipídicas, irão promover a proteólise dos fatores Va e VIIIa.

Deficiências da vitamina K, por má absorção, doença hepática ou interferência na sua utilização (uso de anticoagulantes orais, uso prolongado de antibióticos), levam à redução de múltiplos fatores da coagulação vitamina K dependentes. A diminuição do fator VII apresenta boa relação com o prolongamento do tempo de protrombina, enquanto as reduções dos fatores IX e X mostram correlação com a predisposição para manifestações hemorrágicas[4]. Nessas situações de falta da vitamina K, embora exista redução da atividade funcional dos fatores vitamina K dependentes, eles podem ser evidenciados por meio de testes imunológicos[5].

Vitamina K é o nome genérico dado para um grupo de compostos com funções semelhantes, sendo os mais importantes a filoquinona ou fitomenadiona (vitamina K_1), de origem vegetal, e as menaquinonas (vitamina K_2), produzidas por bactérias[6,7]. A vitamina K_3 é um produto sintético, atualmente conhecido como menadiona, que teve seu uso substituído pela vitamina K_1, devido à associação da sua utilização por via parenteral com anemia hemolítica, hiperbilirrubinemia e kernicterus, em recém-nascidos[8]. Em seres humanos, a forma dietética mais importante é a da filoquinona, embora certos alimentos também contenham menaquinonas[6]. A produção de vitamina K_2 pela flora bacteriana do intestino grosso representa uma fonte potencial de vitamina K, porém não se sabe qual é a sua quantidade que pode ser utilizada e como ocorre a sua absorção[6]. Todas as formas de vitamina K são lipossolúveis (hidrofóbicas), sendo sua absorção realizada no intestino delgado e dependente de uma concentração adequada de sais biliares e de produtos da lipólise pancreática[6]. A filoquinona e as menaquinonas são transportadas no plasma principalmente por meio de lipoproteínas ricas em triglicerídeos, sendo que o polimorfismo genético da apolipoproteína E interfere nos níveis plasmáticos circulantes dessas formas de vitamina K. Nos adultos, a vitamina K é estocada no fígado, nas formas de fitoquinona e, principalmente, menaquinonas; contudo, não se sabe a participação relativa dessas diferentes formas moleculares de vitamina K no processo de γ-carboxilação dos fatores da coagulação[6]. O fígado de um recém-nascido contém somente 1/5 dos estoques de vitamina K observados no fígado de um adulto, estando toda essa quantidade na forma de filoquinona[6]. A vitamina K é encontrada nas membranas celulares (membrana dos cloroplastos, membrana plasmática, membrana das mitocôndrias e do retículo endoplasmático). Embora a filoquinona apresente grande associação com tecidos que têm atividade de fotossíntese, com as maiores concentrações sendo encontradas em vegetais de folhas verdes, quantidades nutricionalmente significantes estão presentes em vegetais sem folhas, frutas, óleos, laticínios e alguns

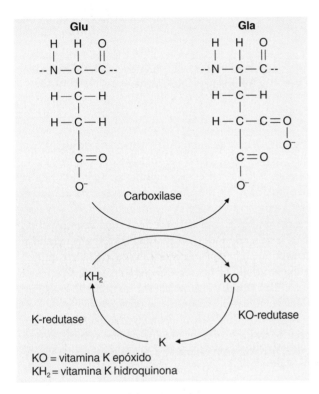

Figura 20.1 – Carboxilação de resíduos de ácido glutâmico em resíduos de ácido γ-carboxiglutâmico.

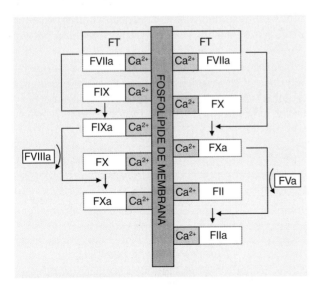

Figura 20.2 – Formação dos complexos tenase e protrombinase.

Capítulo 20

produtos de origem animal[6]. Admite-se que a ingestão diária de 1μg/dia/kg de peso de vitamina K é o suficiente para a manutenção adequada da coagulação do sangue em seres humanos[7]. Embora a filoquinona seja produzida exclusivamente por vegetais de folhas verdes, a ingestão diária de vitamina K_1 ficará abaixo de 100μg somente em situações dietéticas extremas, uma vez que ela também se encontra solubilizada na fração lipídica dos laticínios, de onde é melhor absorvida do que dos vegetais de folhas verdes[7]. Pouco se sabe sobre a participação das menaquinonas e de suas concentrações nos alimentos. Sabe-se que, após sua ingestão oral, apresentam boa absorção pelo intestino delgado. A causa mais comum de deficiências de vitamina K em crianças é a alimentação baseada somente no aleitamento materno. Nas formas secundárias, outros fatores estão presentes, incluindo pequena ingestão, menor absorção e maior consumo da vitamina K (Quadro 20.1)[9].

Quadro 20.1 – Causas de deficiências secundárias de vitamina K.

1. Menor ingestão de vitamina K: • Baixa concentração de vitamina K no leite materno   • Dieta pobre em vitamina K (dietas especiais)   • Nutrição parenteral

2. Redução da absorção da vitamina K:
 • Colestase:
   – Hereditária: deficiência de α_1-antitripsina, mucoviscidose, abetalipoproteinemia, doença de Byler
   – Adquirida: atresia biliar, doença viral, colestase subclínica
 • Doença gastrointestinal: síndrome do intestino curto, diarréia prolongada, processos inflamatórios
 • Medicações: antibióticos, salicilatos

3. Consumo anormal da vitamina K: • Devido a outras proteínas vitamina K dependentes (osteocalcina)   • Devido à ineficiência do ciclo da vitamina K: hereditária, medicamentos (cumarínicos)

Atualmente, admite-se que as proteínas do assim chamado "sistema de contato da coagulação" (cininogênio de alto peso molecular, pré-calicreína e fator XII) aparentemente não são essenciais para a resposta pró-coagulante, embora tenham importantes atividades suplementares. No conceito atual, a reação pró-coagulante tem início quando o fator tecidual é exposto, em conseqüência de uma lesão mecânica ou inflamatória da célula endotelial[10,11]. O fator tecidual (FT) forma um complexo enzimático com o fator VIIa, de duas cadeias, resultando na ativação dos fatores X e IX, pela proteólise limitada. O fator IXa, em complexo com o seu co-fator, o fator VIIIa, irá ativar o fator X em Xa em uma taxa aproximadamente 50 vezes superior à produzida pelo complexo FT-FVIIa. Por sua vez, o fator Xa, com fosfolípi-

des, pode ativar o fator VII aumentando a ativação dos fatores IX e X. O fator Xa formado pelos dois complexos enzimáticos (FT-FVIIa e FIXa-FVIIIa) liga-se a uma superfície fosfolipídica, tendo o fator Va como co-fator, formando o "complexo protrombinase", que converte a protrombina em trombina. A trombina, assim formada, irá proteolisar o fibrinogênio solúvel, produzindo os monômeros de fibrina, que, ao se polimerizarem, tornam o coágulo insolúvel. Esse processo pró-coagulante pode ser dividido em duas fases: a) a fase de iniciação, caracterizada não só pelo aparecimento de pequenas quantidades de trombina e outras enzimas, como também pelas baixas taxas das suas formações; e b) a fase de propagação, quando a ativação da protrombina acontece muito rapidamente, com grande geração de trombina[10,11]. Na fase de iniciação, a trombina gerada em pequena quantidade promoverá as ativações dos fatores V, VIII e XI, além de ativar as plaquetas, que irão expor uma superfície fosfolipídica, sobre a qual ocorrerão as reações de coagulação[12]. Já, na fase de propagação, as maiores quantidades formadas de trombina serão responsáveis pela formação dos polímeros de fibrina[12]. As fases de iniciação e de propagação são reguladas de maneira diferente pela antitrombina III, pelo inibidor da via extrínseca da coagulação (TFPI) e pelo sistema da proteína C ativada. O TFPI regula principalmente a fase de iniciação, uma vez tem como alvos principais o fator Xa e o complexo FT-FVIIa[11]. A antitrombina III, ao reagir com as serinoproteases produzidas no sistema de coagulação, atuará regulando a fase de propagação. Na mesma fase atua o sistema da proteína C ativada/proteína S, cuja função fisiológica é promover a proteólise dos fatores V e VIII ativados (Fig. 20.3).

Os níveis da antitrombina III estão reduzidos, por menor produção ou maior consumo, na doença hepática crônica, na necrose hepática aguda grave e na insuficiência hepática aguda gordurosa da gravidez. Contudo, esses baixos valores da ATIII normalmente não se associam à trombose, uma vez que os outros defeitos da hemostasia parecem exercer um efeito protetor[5]. Nas hepatites agudas, na icterícia obstrutiva, na cirrose biliar primária e no carcinoma hepático primário, a ATIII encontra-se elevada[5].

O fator XIII é a forma precursora da enzima (fator XIIIa/fator estabilizador da fibrina) responsável pela formação das ligações co-valentes entre os monômeros de fibrina, de modo a dar força tênsil aos polímeros de fibrina. Além disso, ao promover ligações entre a fibrina e a α_2-antiplasmina, confere maior resistência do coágulo à ação da plasmina[5]. Os níveis plasmáticos do fator XIII são descritos como reduzidos ou normais nas doenças hepáticas agudas e crônicas, particularmente cirrose hepática e doença hepática metastática, sendo normal na icterícia obstru-

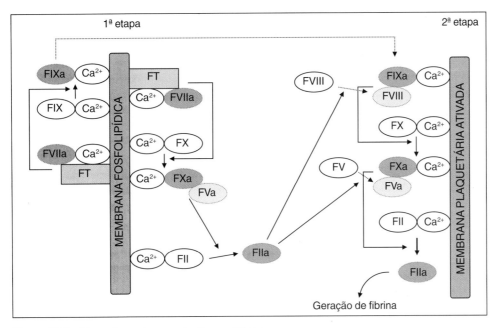

Figura 20.3 – Mecanismo de coagulação sangüínea.

tiva. A discrepância dos resultados obtidos é atribuída à metodologia laboratorial empregada para a quantificação do fator XIII. A concentração plasmática dessa proteína, nas doenças hepáticas, é normalmente suficiente para não causar manifestações hemorrágicas, porém pode aumentar a suscetibilidade dos coágulos à atividade fibrinolítica[5].

Síntese de fatores da coagulação com alterações moleculares

A presença de moléculas de fibrinogênio com alterações moleculares é uma observação comum em pacientes com doenças hepáticas. Essa situação de disfibrinogenemia adquirida foi inicialmente relatada na cirrose hepática, porém, posteriormente, foi descrita em associação com carcinoma hepático, hepatite aguda grave, hepatite crônica ativa e, raramente, na doença hepática metastática[5,13,14]. Essa alteração molecular do fibrinogênio é admitida como a responsável pelo freqüente achado de prolongamento do tempo de trombina (2 a 4 vezes superior ao controle normal)[5], associado a níveis normais ou discretamente reduzidos do fibrinogênio, e valores normais ou discretamente elevados dos produtos de degradação do fibrinogênio/fibrina (PDF)[13]. A anormalidade estrutural foi caracterizada, em alguns casos, pela presença de alteração no conteúdo de carboidratos na molécula, particularmente com aumento de ácido siálico[4,5,14,15]. Funcionalmente, essa alteração leva a um retardo na agregação dos monômeros de fibrina[5], porém ainda é incerto se isso pode contribuir para manifestações hemorrágicas anormais[5,13].

Em muitos pacientes com doença hepática ou icterícia obstrutiva, é observado um prolongamento não tão exuberante do tempo de trombina (< 2 vezes o tempo controle), atribuído a alterações moleculares do fibrinogênio, redução da agregação dos monômeros de fibrina ou deficiência de um "acelerador da fibrina", ainda não identificado[5]. Outra condição que pode levar ao prolongamento do tempo de trombina é a presença de anticoagulantes circulantes, como os produtos de degradação do fibrinogênio/fibrina ou imunoglobulinas[4,5].

Coagulação intravascular disseminada crônica (CIVD)

Muito se tem enfatizado a possível participação da CIVD na patogênese das manifestações hemorrágicas associadas às doenças hepáticas. Contudo, como os hepatopatas apresentam várias razões para ter reduções dos níveis plasmáticos de muitos fatores da coagulação e plaquetopenia, é difícil estimar a contribuição da CIVD para a tendência hemorrágica de cada caso[5].

Em alguns pacientes com hepatite fulminante, observa-se redução acentuada dos níveis do fibrinogênio e de todos os outros fatores da coagulação (exceto do fator VIII), plaquetopenia, elevação das taxas dos produtos de degradação do fibrinogênio/fibrina e redução da sobrevida do fibrinogênio[3,13]. Esses achados são sugestivos da presença da coagulação intravascular disseminada, que seria decorrente da liberação e circulação de material necrótico de origem hepática; expressão do fator tecidual pelas células endoteliais ou células mononucleares do sangue, induzida pela presença de vírus, de endotoxinas ou de mediadores inflamatórios; redução das proteínas anticoagulantes naturais; e acúmulo de fatores ativados da coagulação, devido à menor depuração hepática[3,13,14]. Contudo, nem todos estão de acordo com a presença da CIVD na hepatite fulminante, explicando todos os achados acima mencionados por ação de outros mecanismos[3,13]. Além disso, o estudo anatomopatológico do fígado, rins, pulmões e baço (biópsia ou necropsia) não mostra a presença de microtrombos intravasculares, os quais poderiam ter sido dissolvidos por ação da plasmina ou de outras proteases[5].

Por outro lado, nas hepatopatias crônicas (hepatite crônica ativa, cirrose hepática e esquistossomose hepatosplênica) uma situação de coagulação intravascular disseminada de baixo grau tem sido relatada como de ocorrência freqüente[13], contribuindo para o catabolismo acentuado do fibrinogênio e de outros fatores da coagulação, como os fatores V, VIII e XIII. Os mesmos mecanismos, citados como tendo um papel patogênico da CIVD na hepatite fulminante, também estão implicados na patogenia da coagulação intravascular disseminada presente na hepatite crônica ativa e na cirrose hepática[13]. Porém, a eles deve-se acrescentar a presença de endotoxinas, de origem intestinal, na circulação portal, que apresenta fluxo lento; a redução dos níveis plasmáticos da ATIII, da proteína C e da proteína S, e o dano endotelial, decorrente da anoxia, da intensa circulação colateral, resultante da hipertensão portal[5,13].

Nos pacientes que apresentam "shunts" peritoniovenosos, a origem da CIVD é mais clara, uma vez que as células em suspensão no líquido ascítico apresentam atividade pró-coagulante[5]. Outra possibilidade é a presença, no líquido ascítico, de proteínas semelhantes ao colágeno, que podem promover a agregação plaquetária ou a ativação do fator XII[5].

Alterações plaquetárias quantitativas e qualitativas

Nas hepatites agudas, virais ou tóxicas, a redução da contagem plaquetária não é freqüente ou não é acentuada (100.000-150.000/mm^3), não apresentando, dessa maneira, significado clínico[3,13]. Os mecanismos patogênicos são vários, incluindo esplenomegalia (que ocorre em 20% dos pacientes); redução da plaquetopoese, por invasão e alteração dos megacariócitos pelos agentes virais; interação direta dos agentes virais com as plaquetas, resultando em fagocitose, ativação plaquetária e sua remoção precoce da circulação; destruição plaquetária, mediada por anticorpos ou imunocomplexos, e, nas formas mais agudas e graves de lesão hepatocelular, pelo consumo plaquetário (CIVD)[4,5,13]. Em geral, na fase de recuperação da lesão hepática aguda ocorre melhora do quadro trombocitopênico[13]. Contudo, formas graves e tardias de plaquetopenia podem ser observadas nos pacientes que evoluem para aplasia medular, em decorrência do dano à célula pluripotente ("stem cell") provocado pelo agente viral[5,13].

Nas doenças hepáticas crônicas, particularmente na cirrose, a plaquetopenia é um achado freqüente, chegando a acometer mais de 35% dos pacientes, que podem apresentar contagens plaquetárias mais reduzidas (< 100.000/mm^3)[3,4,5,13]. O principal mecanismo responsável por essa forma de plaquetopenia é a esplenomegalia congestiva[3,4,5,13], em que 60% a 90% da massa plaquetária total pode ser seqüestrada[13]. Contudo, como não há correlação entre o tamanho do baço e a contagem plaquetária[3,4,5], outros mecanismos devem contribuir para a redução do número das plaquetas. Entre esses, descreve-se o aumento da destruição plaquetária por mecanismos imunológicos (anticorpos e imunocomplexos), associada à incapacidade medular em aumentar a plaquetopoese[13] e à redução da produção de trombopoetina pelo fígado. Outras duas causas de plaquetopenia, na doença hepática alcoólica, incluem a deficiência de ácido fólico, por dieta inadequada ou maior necessidade metabólica, e a depressão da plaquetopoese induzida pelo etanol[3,4,5,13]. Além da plaquetopenia de origem central/medular, o álcool leva à redução da sobrevida plaquetária, por destruição periférica não seletiva das plaquetas e alteração da bioquímica e função plaquetária[4,5,13]. Após um período variável, descrito como de 1 a 21 dias, de abstinência alcoólica, pode-se observar aumento da contagem plaquetária, mostrando que o etanol tem efeito sobre a fase final da plaquetopoese[4,5]. Em até 30% dos pacientes pode ocorrer trombocitose reacional, que, em algumas situações, é descrita como responsável por episódios trombóticos[4].

Uma outra possível causa de plaquetopenia nos pacientes hepatopatas é a transfusão de grandes volumes de sangue, empregada no tratamento das hemorragias digestivas graves[4,5]. A transfusão maciça pode não só agravar a plaquetopenia preexistente, como também levar à redução da contagem plaquetária[4,5].

Ainda não está claro o quanto a redução da contagem plaquetária contribui para as manifestações hemorrágicas de um paciente hepatopata. Nessas situações, não só a plaquetopenia é multifatorial, como também o são as manifestações hemorrágicas. Quando se aceita que a plaquetopenia tem importância patogênica nas manifestações hemorrágicas de um paciente, isso pode ser tratado com a transfusão de concentrados plaquetários.

De maneira paradoxal, são poucos os pacientes com hipertensão portal que apresentam grandes aumentos da contagem plaquetária, uma situação que pode ser complicada pela presença de tendência hemorrágica[5].

Várias alterações da função plaquetária são descritas nos pacientes hepatopatas: diminuição da retração do coágulo, redução da agregação plaquetária induzida pelo difosfato de adenosina (ADP), colágeno, trombina e ristocetina[4,5,13]. Enquanto os mecanismos patogênicos das plaquetopatias são desconhecidos nas hepatites fulminantes, nas doenças hepáticas crônicas as alterações da função plaquetária são multifatoriais[4]. Como a maioria desses pacientes apresenta ativação primária do sistema fibrinolítico, com aumento plasmático dos produtos de degradação do fibrinogênio/fibrina (PDF), alguns admitem que esses fragmentos possam comprometer a função plaquetária[4], enquanto outros discordam dessa afirmação[13]. Por outro lado, outros mecanismos propostos incluem a alteração da função plaquetária decorrente de anormalidade do conteúdo lipídico da membrana, que tem redução do conteúdo do ácido araquidônico[5]; alteração metabólica do esterato e do palmoato da membrana[4]; redução do conteúdo plaquetário de nucleotídeos da adenosina e aumento da relação trifosfato de adenosina/difosfato de adenosina (achados sugestivos de doença de estoque plaquetário adquirida)[13]; aumento do colesterol da membrana plaquetária[13]; e alteração dos mecanismos de sinalização transmembrana[13]. Em pacientes com doença hepática alcoólica, o efeito direto do etanol pode contribuir para a disfunção plaquetária[4,13]. O etanol pode causar alteração das plaquetas de tipo doença de estoque; reduzir a síntese de tromboxano A_2; alterar o metabolismo intraplaquetário dos nucleotídeos da adenosina, prostaglandinas e tromboxano; alterar a disponibilidade do fator plaquetário 3; e produzir alterações morfológicas das plaquetas, incluindo vacuolização, presença de grânulos anormais e fragmentação tubular[4].

Muito embora a presença de todas essas alterações funcionais plaquetárias descritas no paciente hepatopata, é possível que elas tenham pouca expressão clínica, exceto quando o tempo de sangramento estiver desproporcionalmente prolongado em relação ao grau de plaquetopenia[3].

Fibrinólise anormal

Exceto nas situações acompanhadas de insuficiência hepática, a presença de fibrinólise acentuada raramente é demonstrada nas hepatites agudas, no carcinoma hepático, na cirrose biliar primária e na icterícia obstrutiva[5,13]. Mesmo na presença de atividade fibrinolítica aumentada, é somente especulativa sua importância nas manifestações hemorrágicas que ocorrem nas condições clínicas acima citadas[13].

Nos pacientes cirróticos, a hiperfibrinólise é uma condição bem estabelecida[3,4,5,13]. Esse estado de ativação fibrinolítica poderia ser decorrente de vários mecanismos: a) maior concentração plasmática dos ativadores do plasminogênio, principalmente o ativador tecidual do plasminogênio (t-PA), mas também do ativador do plasminogênio tipo uroquinase

(u-PA), associada à menor depuração hepática desses ativadores[3,4,5,13]; b) redução plasmática da α_2-antiplasmina[3,4,13], por sua menor síntese[3], e da glicoproteína rica em histidina[5,13], que normalmente inibe a fibrinólise ao reduzir a ligação do plasminogênio à fibrina[5]; e c) aumento não apropriado dos inibidores do t-PA e do u-PA, especialmente do inibidor do ativador do plasminogênio, tipo 1 (PAI-1)[13], embora existam relatos do aumento dos seus níveis plasmáticos[5]. Em pacientes cirróticos, é descrito que a ligação da α_2-antiplasmina à fibrina não é muito eficiente, o que tornaria os coágulos mais sensíveis à atividade fibrinolítica[5]. Quanto à ativação do sistema fibrinolítico através da via intrínseca, ela se encontra deprimida pelas reduções do fator XII, do cininogênio de alto peso molecular e da pré-calicreína, além da ativação decorrente da proteína C ativada[13]. A ativação da fibrinólise que ocorre nos cirróticos pode, ainda, ser secundária ao estado de coagulação intravascular disseminada, uma vez que o uso de heparina corrige, parcialmente, a sobrevida diminuída do plasminogênio[13].

Em decorrência da ativação da fibrinólise, há redução dos níveis plasmáticos do plasminogênio, aumento do dímero D e do fibrinopeptídeo Bβ 15-42, aumento sérico dos produtos de degradação do fibrinogênio/fibrina (PDF) e presença no plasma do complexo plasmina–antiplasmina[4,13].

A ação proteolítica da plasmina sobre o fibrinogênio gera os fragmentos X, Y, D e E, que constituem os produtos de degradação do fibrinogênio. A presença desses fragmentos gera efeitos deletérios sobre a hemostasia, uma vez que: a) o fragmento X tem ação antitrombínica, por ser ainda coagulável pela trombina, porém em uma velocidade mais lenta do que o fibrinogênio intacto; b) os fragmentos D formam complexos com os monômeros da fibrina, interferindo com a sua polimerização; e c) todos os fragmentos, mas principalmente os fragmentos D e E, apresentam maior afinidade pela membrana plaquetária, de modo que a revestem, tornando-a disfuncionante[4]. Em alguns casos, os PDF são responsáveis pelo aumento da temperatura corpórea[4].

Se a hiperfibrinólise aumenta a tendência hemorrágica do paciente cirrótico, é incerto. Embora alguns autores acreditem que o aumento da atividade fibrinolítica tenha correlação com o maior risco hemorrágico, aparentemente o que existe é a relação entre a hepatopatia mais grave e os pacientes com maior atividade fibrinolítica[5].

ALTERAÇÕES HEMOSTÁTICAS NAS DOENÇAS HEPATOCELULARES AGUDAS E CRÔNICAS

Alterações hemostáticas e tendência hemorrágica podem ser encontradas em pacientes com hepatite aguda viral ou com hepatite tóxica, sendo a intensidade dessas alterações proporcional à lesão hepatocelular. As formas leves de hepatite não apresentam alterações hemostáticas; porém, alguns pacientes apresentam reduções discretas dos fatores dependentes da vitamina K, principalmente o fator VII, de modo a mostrarem prolongamento do tempo de protrombina (TP)[15,16]. Com a piora da função hepática, outros fatores terão redução dos seus níveis plasmáticos. O fibrinogênio pode estar elevado (reação de fase aguda) e o complexo fator VIII/fator Von Willebrand está normalmente aumentado. Nos pacientes com hepatite fulminante ou com insuficiência hepática em evolução pode haver queda das taxas do fibrinogênio, o que freqüentemente reflete o desenvolvimento de CIVD[15,16]. Podem aparecer moléculas anormais do fibrinogênio nas formas graves de hepatites, o que levaria ao prolongamento do tempo de trombina (TT). Na hepatite viral, pode ser encontrada plaquetopenia sem repercussão clínica, por ação viral direta sobre os megacariócitos e sobre as plaquetas, ou por destruição plaquetária imunológica[15,16]. Hiperfibrinólise não é achado freqüente.

ALTERAÇÕES HEMOSTÁTICAS
NA CIRROSE HEPÁTICA

O paciente cirrótico freqüentemente apresenta múltiplas alterações hemostáticas, acometendo as plaquetas, a coagulação e a fibrinólise[16]. Com a perda funcional progressiva da célula parenquimatosa, a maioria dos pacientes apresentará redução dos fatores da coagulação e da fibrinólise[15,16]. Como na lesão hepatocelular, a alteração inicial se manifestará pela redução dos fatores vitamina K dependentes, iniciando-se pelo fator VII e, a seguir, os fatores II e X; as concentrações do fator IX são menos comprometidas[15,16]. Os níveis da proteína C caem paralelamente às reduções do fator VII, enquanto a proteína S sofre redução tardia[15]. Além da menor síntese dos fatores vitamina K dependentes, também são encontradas moléculas hipocarboxiladas, refletindo utilização anormal da vitamina K ou secreção prematura dessas proteínas[15,16]. Com a progressão do processo cirrótico, outros fatores da coagulação também apresentam redução dos seus níveis plasmáticos, de modo que as taxas do fator V apresentam boa correlação com o dano hepático. Somente os níveis dos fatores VIII e Von Willebrand não se afetam pela lesão parenquimatosa. Os valores do fator Von Willebrand podem estar elevados ou apresentar alterações moleculares[15]. As concentrações do fibrinogênio, usualmente, estão reduzidas e são descritas moléculas anormais, com maior conteúdo de ácido siálico[14,15]. A redução dos fatores da coagulação, associada à presença de moléculas anormais, explica os prolongamentos do TP, TTPA e TT[15,16]. A

menor síntese protéica também resulta em menor produção de antitrombina III, inibidor da proteína C, plasminogênio e α_2-antiplasmina[15,16].

Outra característica da cirrose hepática grave é o aumento da atividade fibrinolítica, que pode ser primária ou secundária à coagulação intravascular disseminada[15].

Quanto à hemostasia primária, na cirrose hepática pode haver plaquetopenia ou plaquetopatia. A redução da contagem plaquetária pode ser decorrente do aumento do baço, CIVD e redução de folato[15]. As alterações funcionais seriam decorrentes dos PDF, do uso de medicamentos e da ingestão alcoólica[15].

ALTERAÇÕES HEMOSTÁTICAS
NO HEPATOMA

Como a maioria dos casos de hepatoma encontra-se associada à cirrose hepática, as alterações hemostáticas citadas anteriormente são também encontradas nesses pacientes. Além disso, encontram-se moléculas anormais de fibrinogênio, de protrombina (des-gamacarboxi protrombina) e de proteína C (des-gama-carboxi proteína C). A alteração molecular da protrombina, que não é decorrente da falta de vitamina K, desaparece com a remoção do hepatoma[16].

Embora fosse relatado que o prolongamento do TT seria mais freqüente nos pacientes com hepatocarcinoma do que nos cirróticos, e isso seria uma maneira de diferenciá-los, estudo posterior não confirmou essa afirmação[13].

Na doença hepática metastática podem ocorrer complicações hemorrágicas e trombóticas. Nesses pacientes os distúrbios hemostáticos são semelhantes aos da cirrose hepática, exceto que os níveis de fibrinogênio e, menos comumente, do fator V estão aumentados[13].

COLESTASE

Nas situações de obstrução prolongada das vias biliares, devido à diminuição da absorção da vitamina K_1, pode ocorrer redução dos fatores II, VII, IX e X, com níveis normais dos outros fatores da coagulação ou mesmo elevação dos fatores V e VIII e do fibrinogênio. Além disso, a fibrinólise pode estar reduzida. Como a ATIII e a proteína C podem se elevar, isso justifica porque após cirurgias biliares a incidência de trombose venosa profunda não é maior do que em procedimentos cirúrgicos de complexidade semelhante[13]. Nos pacientes com obstrução biliar e infecção por germes gram-negativos pode ocorrer coagulação intravascular disseminada[13].

Na cirrose biliar primária os achados são similares, até que a lesão hepática se torne grave, quando ocorrerão alterações da hemostasia semelhantes às da lesão hepatocelular avançada. Nesses pacientes também pode ocorrer plaquetopenia por mecanismo imune[13].

ALTERAÇÕES HEPÁTICAS ASSOCIADAS ÀS CIRURGIAS HEPÁTICAS E A OUTROS PROCEDIMENTOS INVASIVOS

Muitos pacientes com cirrose hepática e ascite intratável serão submetidos ao implante de um "shunt" peritoniovenoso ou de LeVeen[16]. No período pós-operatório, poderão ocorrer manifestações hemorrágicas causadas por CIVD, que apresenta importante componente fibrinolítico[13,15,16]. Essa complicação pode ser minimizada pela remoção do líquido ascítico, na ocasião da colocação do "shunt"[13,15].

As cirurgias para a correção de hipertensão portal, com "shunts" portocava e mesocava, podem-se associar a sangramento excessivo e piora das anormalidades hemostáticas preexistentes, particularmente a hiperfibrinólise[13]. Pacientes com hepatopatias avançadas e com coagulopatias associadas, quando submetidos à cirurgia abdominal, particularmente colecistectomia e cirurgia das vias biliares, apresentam alta incidência de complicações hemorrágicas[13].

Pacientes com traumatismos hepáticos ou com neoplasias freqüentemente são submetidos à ressecção hepática parcial. As hemorragias que ocorrem nessas situações apresentam um grande componente mecânico, tendo em vista a exposição de extensa superfície rica em vasos[15]. Contudo, ainda é controversa a importância da hipercoagulabilidade e da CIVD e da redução dos fatores vitamina K dependentes, nessas ocasiões[13,15,16].

O transplante hepático é acompanhado de grandes alterações nos sistemas da coagulação e da fibrinólise e por altos riscos hemorrágicos durante o procedimento[5]. Os momentos mais críticos ocorrem durante a fase anepática e após a restauração da circulação no órgão doado[3,13]. Durante, e logo após, a fase anepática há redução dos níveis do fibrinogênio e de outros fatores da coagulação, plaquetopenia eventual e aumento da atividade fibrinolítica[4,5]. Essas alterações têm sido atribuídas à falta de produção de fatores da coagulação, à coagulação intravascular disseminada, à menor atividade de depuração hepática e à liberação do ativador tecidual do plasminogênio[4,5]. Uma vez restabelecida a circulação no fígado transplantado, ocorre aumento transitório da fibrinólise, provavelmente decorrente da liberação de t-PA, pelos vasos do órgão transplantado[5], e redução dos níveis do PAI-1[13]. Nas primeiras horas após a reperfusão, os títulos dos fatores V e VIII e dos fatores vitamina K dependentes (II, VII, IX e X) continuam a cair, atingindo os valores normais 1 a 3 dias após a cirurgia. Contudo, nos adultos, a normalização das proteínas da coagulação, bem como da ATIII e das proteínas C e S, pode ser mais lenta e associada a níveis elevados do complexo trombina–antitrombina III. Nos primeiros dias pós-transplante, ocorre redução da contagem plaquetária, decorrente, provavelmente, do seqüestro das plaquetas pelo fígado transplantado, sendo descrita fagocitose plaquetária pelas células de Kupffer[5,13]. Nas crianças, o transplante hepático pode ser complicado pela trombose portal, atribuída a uma tendência pró-coagulante no período pós-operatório, quando há aumento relativo de fatores da coagulação, particularmente os fatores II e X, associado à redução dos níveis da proteína C[3]. A trombose da artéria hepática pode ser observada em 2 a 12% dos pacientes nos primeiros dias (1-3) após o transplante[13].

A gravidade e a duração da coagulopatia que ocorre no transplante de fígado parecem ter grande correlação com a qualidade do órgão transplantado. Quando houve boa preservação, as anormalidades hemostáticas cedem rapidamente, porém, quando o fígado transplantado não foi bem conservado e apresenta lesões, os defeitos hemostáticos persistem e podem piorar, pela ativação posterior dos sistemas de coagulação e fibrinólise[13].

OUTRAS HEPATOPATIAS

Pacientes com anormalidades hereditárias do metabolismo da bilirrubina (síndromes de Dubin-Johnson, de Gilbert e de Rotor) podem apresentar reduções do fator VII, associadas a manifestações hemorrágicas somente quando os seus níveis plasmáticos são inferiores a 20%. Não se sabe qual a relação entre a redução do fator VII e o metabolismo anormal da bilirrubina[13].

A insuficiência hepática aguda gordurosa da gestação pode-se associar a sangramento anormal e alterações hemostáticas compatíveis com CIVD e síntese reduzida dos fatores da coagulação[13].

AVALIAÇÃO LABORATORIAL DA HEMOSTASIA NA DOENÇA HEPÁTICA

Por meio de alguns exames laboratoriais é possível avaliar a extensão da doença hepática, além do tipo e da gravidade do distúrbio hemostático (Tabela 20.2). Esses exames incluem: contagem plaquetária (CP), tempo de sangramento (TS), tempo de protrombina (TP), tempo de tromboplastina parcial ativado (TTPA), tempo de trombina (TT), D-dímero e tempo de lise das euglobulinas ou tempo de lise do coágulo de sangue total diluído (TLC)[13].

A CP e o TS mostrarão eventual alteração da hemostasia primária (plaquetopenia/plaquetopatia).

Capítulo 20

Tabela 20.2 – Alterações hemostáticas nas doenças hepáticas e na deficiência de vitamina K.

	CP	TTPA	TP	Fator V	Fator VII	TT	Fibrinogênio	PDF/ D-dímero	TLC
Hepatite aguda – sem falência hepática – com falência hepática	N N ou↓	N ↑	N ou↑ ↑↑	N ou↓ ↓↓	N ou↓ ↓↓	N ou↑ ↑↑	N ou↑ ↓	N N ou↑	N ↓
Cirrose hepática	N ou↓	N ou↑	↑	N ou↓	↓	N ou↑	N ou↓	N ou↑	N ou↓
Cirrose hepática descompensada	↓	N ou↑	↑↑	↓	↓↓	N ou↑	N ou↓	N ou↑	N ou↓
Cirrose biliar	N ou↓	↑	↑↑	N ou↓	↓↓	N ou↑	N ou↑	N ou↑	N ou↓
Icterícia obstrutiva	N	N ou↑	↑↑	N ou↑	↓↓	N ou↑	N ou↑	N	N
Deficiência de vitamina K	N	N ou↑	↑↑	N	↓↓	N	N	N	N

Como nas hepatopatias geralmente há redução da síntese dos fatores da coagulação, haverá prolongamento do TP e do TTPA, proporcionais à lesão hepatocelular. Contudo, o TP usualmente é mais prolongado do que o TTPA, uma vez que este último teste não reflete as reduções do fator VII, como também não se prolonga com reduções moderadas do fator V ou dos fatores vitamina K dependentes[13]. Nos prolongamentos isolados do TP, devem ser dosados os fatores V e VII. A redução isolada do fator VII é consistente com deficiência de vitamina K. A redução dos dois fatores é compatível com doença hepática. Por sua vez, a diminuição isolada do fator V seria mais compatível com CIVD[13]. O fibrinogênio pode estar normal, reduzido ou aumentado, conforme o tipo e a gravidade da doença hepática.

Como nos pacientes com doença hepatocelular avançada pode haver CIVD e/ou fibrinólise, testes para a degradação do fibrinogênio/fibrina e fibrinólise seriam particularmente úteis em pacientes com redução da contagem plaquetária e prolongamento do tempo de trombina, embora não sejam testes específicos para CIVD. Porém, deve ser enfatizado que tem sido relatada nas hepatopatias a elevação dos PDF e do D-dímero[13].

Com relação a qual seria o teste que melhor indicaria o prognóstico ou a tendência hemorrágica, aparentemente este ainda é o TP, especialmente a longo prazo, sendo superior à albumina, ao colesterol e à acetilcolinesterase[13].

TRATAMENTO DAS ALTERAÇÕES HEMOSTÁTICAS NAS HEPATOPATIAS

A diátese hemorrágica que ocorre na doença hepática tem vários fatores e mecanismos e, dessa maneira, em um hepatopata é difícil determinar a participação individual de cada um deles em um evento hemorrágico. Assim, as medidas terapêuticas devem ser individualizadas de acordo com a natureza, o tipo e a extensão da hemorragia. Além disso, as medidas empregadas para a correção de um distúrbio hemostático devem ser feitas associadas a outras condutas, como compressão mecânica ou esclerose de varizes esofageanas, uso de drogas para reduzir a acidez gástrica, medidas clínicas ou cirúrgicas para a redução da pressão portal.

A não ser que a deficiência da vitamina K tenha sido adequadamente afastada, é sempre prudente administrar a vitamina K_1 (10mg) e avaliar a correção do TP após 6 a 8 horas[13].

O plasma fresco congelado, por conter todos os fatores e inibidores fisiológicos da coagulação, é, teoricamente, o agente mais adequado para corrigir as múltiplas alterações da coagulação presentes nas hepatopatias. Na prática, contudo, a substituição efetiva é difícil, tendo em vista o grande volume de plasma a ser infundido (6 a 8 unidades) para corrigir o TP para menos de 3 segundos do controle normal, o que não é bem tolerado pelos pacientes, que já apresentam expansão volêmica[3,13]. Além disso, como o fator VII tem meia-vida biológica de 6 horas, infusões adicionais a cada 6 a 12 horas podem ser necessárias para manter suas concentrações plasmáticas adequadas[13].

Os concentrados comerciais de complexo protrombínico apresentam grandes concentrações dos fatores II, IX e X, com concentrações variáveis do fator VII. Como esses produtos não contêm outros fatores da coagulação, também reduzidos na doença hepática, sua administração irá corrigir somente parcialmente as alterações hemostáticas[3,13]. Além disso, seu uso apresenta o risco de complicações trombóticas, como trombose venosa profunda, tromboembolismo pulmonar e CIVD, uma vez que esses produtos apresentam fatores ativados da coagulação, que não são neutralizados adequadamente devido à depuração hepática reduzida[3,13] e aos baixos níveis de ATIII[13].

O uso de concentrados de plaquetas pode ser útil nos pacientes plaquetopênicos e com hemorragias graves[13]. Porém, o incremento plaquetário é reduzido, visto que as plaquetas são removidas da circulação pelo baço e pelo fígado. Embora a esplenectomia possa melhorar a contagem plaquetária e as anormalidades hemostáticas, alguns autores a contra-indicam em pacientes com hipertensão portal e hiperesplenismo[13].

Para o preparo de cirurgia de grande porte, os concentrados plaquetários devem ser administrados para manter a contagem plaquetária superior a 100.000/mm^3. Já a contagem plaquetária superior a 50.000/mm^3 é segura para procedimentos invasivos, como endoscopia, toracocentese, paracentese e punção lombar. Para biópsia hepática, a contagem plaquetária deve ser superior a 80.000/mm^3 e o TP não superior a 3 segundos em relação ao controle normal, correspondendo a uma relação dos tempos (TP paciente/TP normal) de 1,3 e atividade de 30%[13].

O uso do DDAVP (1-deamino-8-D-arginina vasopressina) em pacientes cirróticos é associado com melhora geral dos testes de coagulação e dos valores dos fatores VII, VIII, IX, XI e XII, e com redução do TS[13]. Enquanto alguns autores admitem que a aplicação do DDAVP (0,3µg/kg, EV) em pacientes com TS prolongado seja útil antes de procedimentos invasivos[3], outros acham que os benefícios são incertos[13].

A heparina tem sido proposta para pacientes com doenças hepáticas agudas e crônicas, em razão das evidências laboratoriais de CIVD e dos relatos de melhora das anormalidades hemostáticas, como prolongamento das sobrevidas do fibrinogênio e plasminogênio. Contudo, alguns estudos não mostram benefícios clínicos com a terapia heparínica[13].

Nos pacientes com falência hepática fulminante e nas alterações hemostáticas da cirrose têm sido descritos benefícios clínicos com o uso de concentrados de ATIII, o que não ocorre na CIVD associada aos "shunts" peritoniovenosos[13].

O uso de drogas antifibrinolíticas, como ácido tranexâmico e ácido ε-aminocapróico, tem sido proposto em vista das evidências laboratoriais de fibrinólise acentuada, tendo sido empregado em cirróticos submetidos a anastomoses cirúrgicas portocava e em pacientes com manifestações hemorrágicas após exodontias[13]. Cuidado especial deve ser tomado nos pacientes com derivações portossistêmicas, em uso de antifibrinolíticos, devido ao risco de trombose da anastomose[17].

REFERÊNCIAS BIBLIOGRÁFICAS

1. Espanõl I, Hernández A, Muñiz-Diaz E, Ayatz R, Pujol-Moix N. Usefulness of thrombopoietin in the diagnosis of peripheral thrombocytopenias. *Haematologica*, 84:608-13; 1999. ■ 2. Denninger MH. Maladies du foie et hémostase. *Pathol Biol*, 47:1006-15; 1999. ■ 3. Mannucci PM, Giangrande PLF. Acquired disorders of coagulation. In: Bloom AL, Forbes CD, Thomas DP, Tuddenham EGD. *Haemostasis and Thrombosis*. 3rd ed, Edinburgh, Churchill Livingstone, vol. 2, 1994, pp 949-968. ■ 4. Bick RL. Hemostasis in liver and renal disease. In: Bick RL. *Disorders of Thrombosis and Hemostasis. Clinical and Laboratory Practice*. Chicago, ASCP Press, 1992, pp 175-193. ■ 5. Ratnoff OD. Hemostatic defects in liver and biliary tract disease and disorders of vitamin K metabolism. In: Ratnoff OD, Forbes CD. *Disorders of Hemostasis*. 3rd ed, Philadelphia, Saunders, 1996, pp 422-442. ■ 6. Shearer MJ. Chemistry, sources and metabolism of vitamin K with special reference to the newborn. In: Sutor DH, Hathaway WE (eds). *Vitamin K in Infancy*. Roche, Basel, 1995, pp 21-34. ■ 7. Vermeer C, Soute BAM, Groenen-van Dooren MMCL, Gijsbers MLMG. Role of vitamin K in the biosynthesis of gla proteins. In: Sutor DH, Hathaway WE (eds). *Vitamin K in Infancy*. Roche, Basel, 1995, pp 35-44. ■ 8. Grüter J. Vitamin K preparations available in the future for the prophylaxis of hemorrhagic disease of the newborn. In: Sutor DH, Hathaway WE (eds). *Vitamin K in Infancy*. Roche, Basel, 1995, pp 363-373. ■ 9. Sutor AH. Vitamin K deficiency bleeding in infancy: a status report. In: Sutor DH, Hathaway WE (eds). *Vitamin K in Infancy*. Roche, Basel, 1995, pp 3-18. ■ 10. Butenas S, van't Veer C, Mann KG. Evaluation of the initiation phase of blood coagulation using ultrasensitive assays for serine proteases. *J Biol Chem*, 272:21527-33, 1997. ■ 11. Butenas S, van't Veer C, Mann KG. "Normal" thrombin generation. *Blood*, 94:2169-78; 1999. ■ 12. Roberts HR, Monroe DM, Oliver JA, Chang J-Y, Hoffman M. Newer concepts of blood coagulation. *Haemophilia*, 4:331-4, 1998. ■ 13. Joist JH. Hemostatic abnormalities in liver disease. In: Colman RW, Hirsh J, Marder VJ, Salzman EW (eds). *Hemostasis and Thrombosis: Basic Principles and Clinical Practice*. 3rd ed, Philadelphia, JB Lippincott, 1994, pp 906-920. ■ 14. D'Amico EA, Oliveira GA. Patología de la coagulatión en hepatopatías. In: Borrasca AL, Piñango CLA, Guerra CC, Parreira A, Pavlovsky S, Argüelles GR, San Miguel JF. *Enciclopedia Iberoamericana de Hematologia*. 1ª ed, Salamanca, Ediciones Universidad Salamanca, 1992, pp 500-507. ■ 15. Mammen EF. Coagulation defects in liver disease. *Med Clin North Am*, 78:545-54, 1994. ■ 16. Mammen EF. Coagulation abnormalities in liver disease. *Hematol Oncol Clin North Am*, 6:1247-57, 1992. ■ 17. Gomes OM, Langer B, Chamone DAF. Distúrbios da coagulação sangüínea nas hepatopatias. In: Gomes OM, Alencar B, Chamone DAF. *Coagulação e Cirurgia*. São Paulo, Sarvier, 1974, pp 49-55.

21 Aspectos peculiares e história natural da hepatite A

Luiz Caetano da Silva
Carmen Lúcia de Assis Madruga

Desde que o vírus da hepatite A (VHA) pôde ser visualizado por Feinstone e cols.[15] em 1973 por meio de microscopia eletrônica, vários conhecimentos foram-se acumulando e tornaram-se úteis para a compreensão da estrutura, da replicação viral, da patogenia, da epidemiologia e da prevenção da doença com o aperfeiçoamento dos métodos sorológicos[49].

EVOLUÇÃO DOS CONHECIMENTOS

Embora a hepatite A seja uma doença descrita há vários séculos, sua verdadeira participação no quadro nosológico das hepatites somente agora pôde ser avaliada pela demonstração do vírus e, principalmente, pelas reações sorológicas específicas.

A eliminação fecal dessas partículas é maior durante a fase prodrômica e por cinco dias antes do início da icterícia, quando os níveis de transaminases estão no ápice. Tais partículas mantêm-se detectáveis nas fezes por duas semanas[8].

O passo fundamental para essa caracterização foi dado em 1973, quando Feinstone e cols.[15] visualizaram por microscopia eletrônica, em fezes de pacientes infectados, partículas do vírus da hepatite A (VHA) agregadas pelo anticorpo (imunoeletromicroscopia). Em 1975, Provost e cols.[39] descreveram partículas viróticas no fígado e no soro concentrado de sagüis, morfologicamente semelhantes às descritas em fezes humanas.

Imediatamente surgiram métodos sorológicos para detecção de anticorpos contra o VHA (anti-VHA), inicialmente a reação de fixação do complemento e, logo a seguir, os testes de hemaglutinação por imunoaderência[14]. Tais reações foram recentemente suplantadas por técnicas de maior sensibilidade, ou sejam, de "terceira geração"; inicialmente, a de radioimunoensaio e, posteriormente, a imunoenzimática ou ELISA ("Enzyme-Linked Immuno-Sorbent Assay"). Esta última é bastante sensível, não apresentando as desvantagens do uso de radioisótopos, além de seus reagentes serem mais duráveis[14].

A partir de 1979, as reações de "terceira geração" foram utilizadas para detecção do anti-VHA de tipo IgM[4,31], o que simplificou sobremaneira o diagnóstico de hepatite A.

Finalmente, ainda em 1979, Provost e Hilleman[40] foram bem-sucedidos em cultivar o VHA *in vitro*, acontecimento de suma importância por ter aberto o caminho para a confecção de vacina contra a hepatite A, testada em animais[41] e no homem[21].

DADOS EXPERIMENTAIS

Enquanto não se obtinha um sistema de cultura celular[10] para estudos *in vitro*, foram testados vários tipos de animais, que permitissem:

a) estudar a patogenia da infecção;
b) obter material para a caracterização do agente infeccioso e
c) preparar reativos para provas sorológicas. Verificou-se que apenas os primatas (sagüi e chimpanzé) se revelaram úteis para tais estudos. Entretanto, a maioria dos chimpanzés capturados apresentava anticorpos (anti-VHA) e, portanto, não servia para estudos de infectividade[35]. Passou-se, então, a utilizar chimpanzés nascidos em cativeiro. A administração do VHA por via oral ou endovenosa a animais suscetíveis provoca hepatite, acompanhada de excreção do vírus nas fezes durante o período de incubação e no começo da fase aguda[35].

O intervalo entre a inoculação e o momento em que começam a elevar-se as transaminases varia entre 15 e 30 dias[35].

Entre os sagüis, o *Saguinus mystax* é o mais suscetível[23], embora a porcentagem de infecção oscile entre 30 e 100%[35].

Nos animais de experimentação, o VHA é detectável no tecido hepático e na bile[23] durante a fase inicial da doença. Mas, usualmente, não é demonstrável no soro, embora este possa mostrar-se infectante e contenha o anticorpo contra o vírus. Tais fatos sugerem não somente a ocorrência de baixo nível de viremia, obscurecida pela presença de excesso de anti-VHA, como também a formação de complexos imunes circulantes na fase inicial da doença[20].

A administração de material infectante oriundo de pacientes com hepatite A a chimpanzés e sagüis mostrou relação direta entre a dose infectante e a gravidade da hepatite, bem como uma relação inversa entre a dose e o período de incubação. Enquanto as fezes se mostravam muito infectantes, o soro e a saliva apresentavam baixo grau de infectividade, sendo esta nula em amostras de urina e de sêmen[27].

ASPECTOS EPIDEMIOLÓGICOS

A epidemiologia das hepatites por vírus foi extensamente analisada no capítulo 16. Julgamos oportuno, entretanto, realçar alguns aspectos referentes à hepatite A.

ELIMINAÇÃO DO VHA PELAS FEZES

Durante o período de incubação, usualmente de duas a quatro semanas, chegando raramente a seis[13], a quantidade de partículas virais nas fezes pode ser muito grande, ou seja, superior a 10^8 partículas por grama[10]. Isso explica a facilidade com que a infecção é disseminada por via fecal-oral. Por exemplo, uma mínima contaminação do alimento, durante seu preparo por um indivíduo que esteja no período de incubação ou na fase sintomática inicial, pode acarretar o aparecimento de surto epidêmico[20].

Vale lembrar ainda que o vírus pode ser detectado nas fezes em aproximadamente 50% dos pacientes quando o exame é realizado na semana que segue o início da colúria. A probabilidade de detectar o vírus cai para 10 a 25% na segunda semana e para menos de 10% na terceira semana[12].

A transmissão fecal-oral tem sido comprovada em várias epidemias, como a de Shangai[65], em 1988, atribuída à ingestão de mexilhões. Estudo caso-controle no Japão[19] mostrou a importância da ingestão de ostra crua na maior freqüência de casos em março de cada ano.

Quanto a outros alimentos manipulados por pessoas infectadas, existe a possibilidade de que o emprego de microondas anule a transmissão do VHA[27].

IDADE

A prevalência do anti-VHA, anticorpo protetor, é maior e mais precoce em camadas socioeconômicas mais baixas[44], provavelmente como conseqüência das más condições higiênicas e da maior promiscuidade[59]. O contato mais precoce com o VHA explica o aparecimento de anticorpos já nos primeiros anos de vida. Em consonância com esses fatos, observamos maior freqüência de hepatite A em adultos nas camadas socioeconômicas mais altas. Assim, a idade média em 157 pacientes com hepatite A foi de 22,5 ± 10,7 anos[51] e limites entre 3 e 62 anos. Nessa casuística predominou o grupo etário de 21 a 30 anos, observando-se idades mais avançadas em 21% dos pacientes, enquanto, no Hospital do Servidor Público de São Paulo, 116 dos 123 pacientes com hepatite A (94,3%) apresentavam idade inferior a 21 anos[36].

A distribuição dos pacientes com hepatite A, B ou NANB, de acordo com a idade, pode ser observada na figura 21.1.

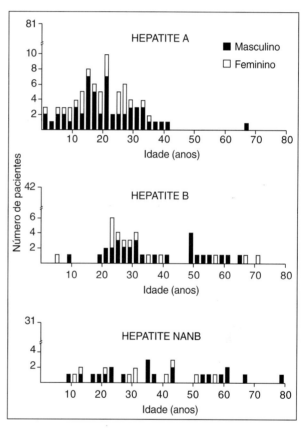

Figura 21.1 – Distribuição dos pacientes com hepatite A, B ou NANB de acordo com a idade em casuística prévia[51].

TRANSMISSÃO VERTICAL

Diferentemente da hepatite B, não se observa transmissão do VHA da mãe infectada para o recém-nascido[63]. Isso talvez se deva ao curto período de viremia e à ausência de contaminação fecal[63].

GRUPOS DE ALTO RISCO

Ao contrário do que acontece com a hepatite B, a hepatite A não parece ter preferência por grupos de alto risco, como o pessoal hospitalar[33], o que trabalha em unidades de hemodiálise[58] e os pacientes submetidos a transfusões de sangue[56]. Contudo, estudos realizados nos Estados Unidos, entre homossexuais masculinos, mostraram que a homossexualidade é um fator de risco na transmissão das hepatites A e B[9].

OUTROS DADOS

Em nossa publicação[52] com estudo de 84 pacientes, enfatizamos três aspectos epidemiológicos na hepatite A: contato prévio (24,7%), alimento suspeito (17,3%) e ausência de dados (39,5%).

A freqüência do primeiro e último fatores de risco coincide com aquela encontrada em outras publicações[28].

PATOGENIA E PATOLOGIA

Identificou-se um receptor celular essencial para a ligação do VHA com células suscetíveis.

Na grande maioria dos sistemas de culturas de células investigadas, a replicação do VHA estabelece uma relação vírus–célula persistente, mas não progressivamente citolítica. Dessa forma, o vírus sintetizado é constantemente liberado das células infectadas na ausência de morte celular. Não se sabe se isso também acontece no fígado de um paciente recentemente infectado. Na infecção mais tardia, contudo, a lesão hepática desenvolve-se simultaneamente à imunidade celular específica[49,64].

INFECÇÃO DO TRATO GASTROINTESTINAL

Estudos com modelos animais forneceram dados conflitantes quanto à replicação do VHA dentro do epitélio gastrointestinal apesar da grande quantidade de vírus presente nas fezes de 1 a 4 semanas após a exposição[29]. Dados recentes indicam replicação do vírus dentro das células das criptas do intestino delgado, o que explicaria o encontro de alterações histológicas significativas nesses tecidos durante a hepatite aguda[29]. Após a replicação, o vírus é secretado preferencialmente através da superfície apical (luminal)[3].

O vírus que se replica no hepatócito é secretado através de sua superfície apical canalicular para a bile e, daí, para as fezes. A eliminação fecal do vírus é máxima logo antes do início da doença.

O antígeno do VHA também tem sido detectado no citoplasma dos hepatócitos, centros germinativos do baço e dos gânglios linfáticos e ao longo da membrana basal glomerular em alguns primatas[29].

O antígeno viral pode ser detectado nas fezes até duas semanas após o início dos sintomas. O RNA viral já foi detectado nas fezes por PCR até dois meses após o pico de elevação das enzimas[29]. Não foi demonstrada eliminação prolongada do vírus[38], a não ser em crianças prematuras[29].

A presença do vírus no sangue persiste por algumas semanas durante a fase prodrômica e no início da fase clínica da hepatite, sendo sua concentração 100 a 1.000 vezes menor que nas fezes. Contudo, a viremia pode constituir-se em fonte de propagação entre viciados em drogas injetáveis.

MECANISMOS DE LESÃO HEPÁTICA

São pouco conhecidos, parecendo ser uma resposta imunopatológica a antígenos expressos nos hepatócitos e não a um efeito citopático direto do vírus[29]. Com efeito, foram recuperadas células citotóxicas T CD8+ vírus-específicas no fígado de pessoas com hepatite aguda. Ações antivirais diretas das citocinas, inclusive interferons e fator de necrose tumoral[69], parecem ter importância para a resolução do processo.

Biópsias hepáticas realizadas precocemente em alguns pacientes com hepatite A têm revelado intenso infiltrado inflamatório mononuclear nos espaços portais e comprometimento da placa limitante do lóbulo[1], à semelhança do que foi observado em sagüis[20]. Por outro lado, o parênquima próximo à veia central mostra-se conservado ou pouco atingido. Ainda segundo Abe e cols.[1], a colestase foi geralmente leve e não se correlacionou com o grau de hiperbilirrubinemia ou de icterícia clínica.

A localização das lesões parenquimatosas com relação ao fluxo de sangue portal sugere transporte do VHA do intestino para os hepatócitos periportais[20], que seriam os mais lesados pelo vírus. Por outro lado, a inoculação endovenosa em chimpanzés e sagüis resulta em distribuição mais uniforme do antígeno do VHA nos hepatócitos[20]. Contudo, há várias evidências contra uma ação citopática direta do VHA, embora não esteja descartada a possível associação de efeito lesivo do vírus com um componente imunológico[42]. Aliás, uma das incógnitas em relação ao VHA é porque esse agente não produz lesão citopática em todas as células de tecido de cultura, à semelhança do que acontece com a maioria dos picornavírus[42].

Finalmente, o possível papel do VHA como fator desencadeante de hepatite auto-imune tipo 1[66] ainda não foi por nós observado.

ASPECTOS CLÍNICOS

DIAGNÓSTICO

Baseia-se na detecção do anticorpo (anti-VHA) tipo IgM, que deve ser solicitada imediatamente, para não se perder a chance do diagnóstico de hepatite aguda A. Por outro lado, a detecção apenas do anti-VHA tipo IgG indica infecção passada ou vacinação, sendo esse anticorpo protetor contra novas infecções pelo VHA.

Recentemente, foi desenvolvido um teste sorológico que detecta anticorpos contra a proteinase 3C do VHA[57], que surgiria em pacientes infectados pelo vírus, mas não em pessoas imunizadas pela vacina[29].

FORMAS CLÍNICAS

O VHA produz geralmente quadro benigno de hepatite, muitas vezes subclínico e, portanto, não diagnosticado. Explica-se, assim, a grande freqüência de pessoas com anticorpo (anti-VHA).

Esquematicamente, podemos classificar as manifestações clínicas da hepatite A em (Fig. 21.2):

1. forma assintomática;
2. forma anictérica;
3. forma ictérica;
4. forma colestática;
5. forma polifásica
6. forma fulminante;
7. forma prolongada;
8. forma associada (em portador do VHB);
9. manifestações extra-hepáticas.

Embora as características clínicas tenham sido abordadas de maneira geral no capítulo 18, parece-nos oportuno destacar alguns aspectos peculiares.

Além da instalação geralmente súbita, a hepatite A destaca-se pelo aparecimento de febre, por vezes superior a 39°C e freqüentemente acompanhada de quadro "gripal" com astenia, dores musculares e sintomas digestivos. Dos 157 pacientes com hepatite A estudados, predominaram os sintomas de febre (81%) e mialgias (24%)[53]. A febre é observada com freqüência bem menor nas hepatites B e C.

O quadro clínico é mais intenso à medida que aumenta a idade do paciente[12]. Quando incide em adultos, a hepatite A pode adquirir feições de hepatite colestática[48], com intensa icterícia, hiperbilirrubinemia progressiva, apesar da queda precoce das transaminases. Podem surgir prurido e hiperfosfatasemia. Esse quadro, semelhante ao da icterícia obstrutiva, foi por nós observado em 5 dos 157 pacientes com hepatite A. Quanto ao nível de bilirrubinas no grupo geral, encontramos valores de 10,1 a 20mg% em 17 pacientes (10,8%) e superior a 20mg% em 5 (3,2%)[53].

A forma polifásica caracteriza-se pelo aumento dos níveis de transaminases, principalmente ALT, após recuperação inicial dos aspectos clínicos e laboratoriais. 1. Em alguns pacientes, uma recaída (bifásica) e raramente uma segunda recaída (polifásica) podem ser observadas nas semanas ou meses subseqüentes[24]. 2. Tanno e cols.[61] observaram a forma bifásica em cerca de 10% dos casos de hepatite A na Argentina. 3. Segundo alguns autores[48,69], essa forma incide em 4 a 25% dos pacientes. 4. De 128 pacientes por nós estudados, observamos a forma bi ou polifásica em 33 (25,8%). Evolução monofásica foi detectada em 95 pacientes (74,2%), com valor máximo de ALT de 5.960UI.

Manifestação clínica rara, por nós observada[52] em dois adultos (foi a representada por um quadro sugestivo de abdome agudo. A associação de febre, discreta icterícia, vômito e intensa dor espontânea ou provocada pela palpação do abdome, principalmente do hipocôndrio direito, sugeria colecistite aguda, mas a grande atividade sérica das transaminases e da desidrogenase láctica levaram à hipótese de hepatite aguda, confirmada pela detecção do anti-VHA IgM e pela evolução.

A hepatite A raramente evolui para a forma fulminante, não somente em crianças como em adultos. Assim, em casuística americana de 188 casos, ela foi responsável, isoladamente, por 2% e associada ao VHB por outros 2%[2], percentagem menor que a de

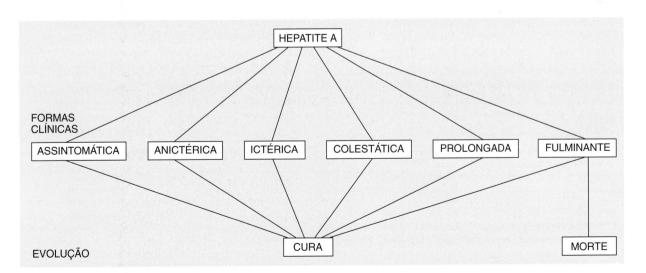

Figura 21.2 – Formas clínicas e evolução da hepatite A. Evolução natural para a cura ou, raramente, para a morte (não foram incluídas as manifestações extra-hepáticas e a associação com portador do VHB).

10% observada em outra casuística[43]. Entre nós, Silva[50] pesquisou os marcadores virais no soro de 20 pacientes com hepatite fulminante, tendo diagnosticado hepatite A em 6 (30,0%), B em 7 (35,5%) e NANB em 7 (35,5%).

Em nossa casuística de 157 pacientes, observamos 1 paciente com hepatite fulminante, que veio a falecer cerca de três semanas após início do quadro clínico.

De acordo com Villamil[67a], a hepatite A representa um grande problema de saúde pública na Argentina: 1. é a causa mais freqüente de insuficiência hepática fulminante em crianças (58%); 2. 60% das crianças com hepatite fulminante A apresentam idade inferior a 5 anos; 3. 70% de adultos e crianças com hepatite fulminante pelo VHA ou faleceram ou exigiram transplante hepático; 4. a sobrevida sem transplante foi de 29% em crianças e 30% em adultos[66a].

INFECÇÕES VIRAIS MÚLTIPLAS

A hepatite A pode instalar-se em portador do VHB. Nesse caso, são detectados o anti-VHA IgM, o AgHBs, porém não o anti-HBc IgM. Alguns autores não encontraram evidências de que a hepatite A em portador do VHB tenha evolução diferente[18,68]. Entretanto, 4 de 13 pacientes de nossa casuística (30,8%) apresentaram evolução prolongada com persistência de ALT por mais de 6 meses, vindo a se curar, posteriormente, da hepatite A. Biópsia hepática realizada em 4 pacientes com essa associação mostrou quadro histológico sugestivo de hepatite A, ou seja, inflamação e necrose periportal com mínimas alterações centrolobulares, além de hepatócitos com aspectos de vidro despolido, próprio dos portadores do VHB.

Vale lembrar que a superinfecção com o VHA em pacientes com hepatite crônica B pode produzir lesão grave, por vezes fatal[22].

Quanto à influência da hepatite A sobre os marcadores do VHB em portadores sãos ou com hepatite crônica, alguns autores encontraram queda temporária do título de AgHBs[68], enquanto outros observaram desaparecimento do AgHBe e da DNA polimerase[46], cujo significado será comentado no próximo capítulo.

Pacientes com hepatite crônica C podem evoluir para hepatite fulminante se sofrerem superinfecção por hepatite A. Em um estudo, 7 de 17 pacientes com hepatite crônica C e hepatite aguda A superajuntada desenvolveram hepatite fulminante[67].

MANIFESTAÇÕES RARAS DA HEPATITE A

Diferentemente da hepatite B, a hepatite A não se encontra associada a manifestações extra-hepáticas, como artrite, glomerulonefrite ou vasculite sistêmica necrotizante[14]. Outras manifestações são excepcionais, tendo-se observado associação com urticária[47] e com anemia aplástica[17,55]. Em nosso estudo de 157 pacientes, não observamos tal associação, o mesmo acontecendo com relação à encefalite[62]. Também, raramente, a recaída da hepatite A pode associar-se com artrite, vasculite e crioglobulinemia[11].

Nos últimos anos, têm surgido relatos que descrevem o aparecimento de pancreatite aguda em associação com a hepatite A[34].

HISTÓRIA NATURAL

A infecção pelo VHA é autolimitada, não levando à hepatite crônica ou cirrose[14,22]. Também não se descreveu estado de portador crônico do vírus[31].

Uma análise de nossa casuística mostrou que, de 115 pacientes, 54 (46,9%) apresentaram cura em até 8 semanas, 43 (37,3%) entre 9 e 16 semanas, 13 (11,3%) entre 17 e 24 semanas e 5 (4,3%) maior que 24 semanas.

A evolução da hepatite A para a cura é a regra, embora em poucos casos essa infecção adquira caráter protraído, observando-se níveis anormais de atividade das transaminases por períodos de quatro a seis meses ou até mais[5,27] (Fig. 21.3).

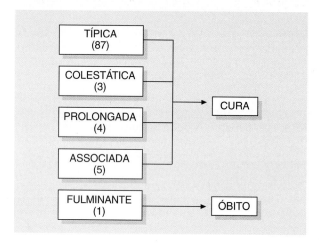

Figura 21.3 – Formas clínicas e evolução de 100 pacientes com hepatite A.

Em 9 de 157 pacientes acompanhados prospectivamente, observamos alterações de ALT por mais de seis meses. A biópsia hepática revelou quadro compatível com hepatite aguda prolongada em 3, hepatite A em portador do vírus B em 4 e hepatite crônica prévia em 2 pacientes.

Não se conhece o mecanismo de prolongamento dessa hepatite. Quanto aos marcadores, não parece haver correlação entre persistência do anti-VHA IgM e resolução lenta da doença[5].

Durante a fase aguda da doença, particularmente nos primeiros três meses, a atividade das aminotransferases pode mostrar oscilação acentuada. Assim, não é rara a queda brusca dos níveis enzimáticos nas primeiras semanas de doença, seguida de nova elevação. Não se conhece bem o mecanismo dessa recrudescência (Fig. 21.4). Sjögren e cols.[54] e Tanno e cols.[61] detectaram partículas do VHA nas fezes de pacientes durante esses episódios. Glikson e cols.[16] detectaram o RNA do VHA em 3 de 8 pacientes cujo soro foi examinado durante a fase de recaída. Tais achados são de grande importância e exigem mais estudos.

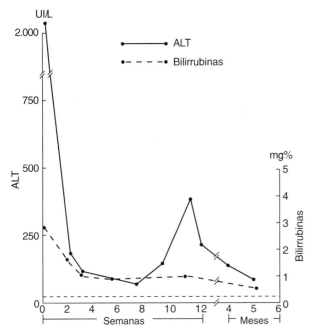

Figura 21.4 – Evolução de um paciente de 18 anos com hepatite aguda A mostrando episódio de recrudescência.

É muito raro o desenvolvimento de um segundo episódio de hepatite algumas semanas após completa normalização clínica e bioquímica[7]. Embora o único marcador sorológico detectado nesses pacientes tenha sido o anti-VHA IgM, não se pode afastar totalmente a hipótese de associação com outros vírus.

Como vimos, tanto a hepatite fulminante como as formas protraídas, por vezes recidivantes, são mais comuns no adulto após os 40 anos, mas podem surgir em pacientes jovens, inclusive na infância[6]. Pacientes com formas protraídas podem transmitir prolongadamente a infecção[49].

PROFILAXIA E TRATAMENTO

As medidas preventivas devem levar em consideração o período que precede o quadro clínico e suas fases iniciais, quando é máxima a eliminação fecal do vírus. A transmissão parenteral pode ser verificada em usuários de drogas ilícitas por via parenteral e, raramente, em doadores de sangue que se encontrem na fase pré-clínica da hepatite A.

Além dos cuidados de higiene, deve-se utilizar a vacinação, que confere imunidade protetora em mais de 90% dos indivíduos já na primeira dose[49].

Como não há necessidade de tratamento antiviral, utiliza-se apenas medicação sintomática contra náuseas, vômitos e prurido, se houver necessidade.

A impossibilidade de evolução para as formas crônicas permite a interrupção mais ou menos precoce do repouso, independentemente dos níveis de aminotransferases, desde que o paciente esteja assintomático. Além disso, o paciente deixa de ser infectante em prazo curto após início da icterícia, geralmente em duas semanas de doença[28]. A partir daí, não há necessidade de cuidados especiais para evitar o contágio.

Nos raros casos de evolução da hepatite A para a forma fulminante, o tratamento de escolha é o transplante hepático[26]. Aspecto interessante foi mencionado por Lau e cols.[26], que detectaram o VHA nos fígados transplantados em dois pacientes, um deles com evidência histológica de hepatite aguda, com o VHA também nas fezes.

REFERÊNCIAS BIBLIOGRÁFICAS

1. Abe H, Beninger PR, Ikejiri N, et al. Light microscopic findings of liver biopsy specimens from patients with hepatitis type A and comparison with type B. *Gastroenterology*, 82:938-47, 1982. ■ 2. Acute Hepatitis Failure Study Group. Etiology and prognosis in fulminant hepatitis. *Gastroenterology*, 77:33A, 1979. ■ 3. Blank CA, Anderson DA, Beard M, Lemon SM. Infection of polarized cultures of human intestinal epithelial cells with hepatitis A virus: vectorial release of progeny virions through apical cellular membranes. *J Virol*, 74: 6476-84, 2000. ■ 4. Bradley DW, Fields HA, McCaustland KA, et al. Serodiagnosis of viral hepatitis A by a modified competitive binding radioimmunoassay for immunoglobulin M anti-hepatitis A virus. *J Clin Microbiol*, 9:120-7, 1979. ■ 5. Careda F, D'Arminio Monforte A, Rossi E, et al. Prolonged course and relapses of acute type A hepatitis. *Boll Inst Sieroter Milan*, 63:34-6, 1984. ■ 6. Ciocca M. Clinical course and consequences of hepatitis A infection. *Vaccine*, 18:571-74, 2000. ■ 7. Cobden I, James OFW. A biphasic illness associated with acute hepatitis A virus infection. *J Hepatol*, 2:19-23, 1986. ■ 8. Coulepis AG, Anderson BN, Gust ID. Hepatitis A. *Adv Virus Rese*, 32:129-69, 1987. ■ 9. Corey L, Holmes KK. Sexual transmission of hepatitis A in homosexual men: incidence and mechanisms. *N Engl J Med*, 302:435-8, 1980. ■ 10. Daemer RJ, Feinstone SM, Gust ID, et al. Propagation of human hepatitis A virus in Africa green monkey kydney cell culture. Primary isolation and serial passage. *Infect Immun*, 32:388-92, 1981. ■ 11. Dan M, Yaniv R. Cholestatic hepatitis, cutaneous vasculites, and vascular deposits of immunoglobulin M and complex associated with hepatitis A virus infection. *Am J Med*, 89:103-4, 1990. ■ 12. Deinhardt F, Gust ID. L'hepatiti virale. *Bull Org Mond Santé*, 61:199-323, 1983. ■ 13. Dienstag JL. Viral hepatitis type A: virology and course. *Clinc Gastroent*, 9:135-54, 1980. ■ 14. Dienstag JL. Hepatitis A virus: virologic, clinical and epidemiologic studies. *Human Pathol*, 12:1097-106, 1981. ■ 15. Feinstone SM, Kapikian AZ, Purcell RH. Hepatitis A: detection by immune electron microscopy of a virus like antigen associated with acute illness. *Science*, 182:1026-8, 1973. ■ 16. Glikson M, Galum E, Oren R, et al. Relapsing hepa-

titis A. Review of 14 cases and literature review. *Medicine*, **71**:14-23, 1992. ▪ 17. Hagler L, Pastore RA, Bergin JJ. Aplastic anemia following viral hepatitis: report of two fatal cases and literature review. *Medicine*, **54**:139-64, 1975. ▪ 18. Hindman SH, Maynard JE, Bradley DW, et al. Simultaneous infection with type A and B hepatitis viruses. *Am J Epidemiol*, **105**:135-9, 1977. ▪ 19. Hino, K. Epidemiological and experimental study of acute hepatitis type A with special reference to seasonal occurence. *Acta Hepatol Japon*, **28**:853-62, 1987. ▪ 20. Hoofnagle JH. Acute viral hepatitis: clinical features laboratory findings, and treatment. In: Berk JE (ed). *Bockus. Gastroenterology*. 4th ed, Philadelphia, WB Saunders, 1985, pp 2856-2901. ▪ 21. Iwarson S. Hepatitis A virus immunization. *Lancet*, **336**:1590, 1990. ▪ 22. Keeffe EB. *Acute hepatite A in patients with chronic hepatic B virus infection*. International Symposium on Viral Hepatitis, *Athens*, p 24, 1994. ▪ 23. Koff RS, Galambos J. Viral hepatitis. In: Schiff L, Schiff ER (eds). *Diseases of the Liver*. 5th ed, New York, JB Lippincott, 1982, pp 461-610. ▪ 24. Koff RS. Viral hepatitis. In: Schiff L, Schiff ER. *Diseases of the Liver*. 7th ed, Philadelphia, JB Lippincont, 1993, pp 492-577. ▪ 25. Krawczynski KK, Bradley DW, Murphy BL, et al. Pathogenetic aspects of hepatitis A virus infection in enterally inoculated marmosets. *Am J Clin Pathol*, **76**:698-706, 1981. ▪ 26. Lau JYN, Alexander GJM, Alberti A. Viral hepatitis. *Gut* (Suppl) S47-S62, 1991. ▪ 27. Lavine JE, Bull FG, Millward-Sadler GH, et al. Acute viral hepatitis In: Millward-Sadler GH, Wright R, Arthur MJP (eds). *Wright's Liver and Biliary Disease. Pathophysiology, Diagnosis and Management*. 3rd ed, London, WB Saunders, 1992, pp 679-786. ▪ 28. Lemon SM. Type A viral hepatitis. New developments in an old disease. *N Engl J Med*, **313**:1059-67, 1985. ▪ 29. Lemon SM. Hepatitis A virus. Postgraduate Course 2000. Update on Viral hepatitis. AASLD, Dallas, Texas, 2000, pp 48-53. ▪ 30. Locarnini SA, Gust ID, Ferris AA, et al. A prospective study of acute viral hepatitis with particular reference to hepatitis A. *Bull World Heath Organ*, **54**:199-206, 1976. ▪ 31. Locarnini SA, Coupelis AG, Stratton AM, et al. Solidphase enzyme linked immunosorbent assay for detection of hepatitis A specific immunoglobulin. *M J Clin Microbiol*, **9**:459-65, 1979. ▪ 32. Mathiesen LR, Hardt F, Dietrichson O, et al. Copenhagen hepatitis acuta Programme – The role of acute hepatitis A, B and non-A, non-B in the development of chronic active liver disease. *Scand J Gastroent*, **15**:49-54, 1980. ▪ 33. Maynard JE. Viral hepatitis as an occupational hazard in the health care profession. In: Vyas GN, Cohen SN, Schmid R (eds). *Viral Hepatitis*. Philadelphia, Franklin Institute Press, 1978, pp 321-331. ▪ 34. Mishra A, Saigal S, Gupta R, Sarin SK. Acute pancreatitis associated with viral hepatitis: a report of six cases with review of literature. *Am J Gastroenterol*, **94**:2292-5, 1999. ▪ 35. Organización Mundial De Salud. Progresos en el estudio de la hepatitis virica. *Serie de informes técnicos. Genebra*, **602**:3-69, 1977. ▪ 36. Pannuti CS, Mendonça JS De, Pereira MLG, et al. Sporadic acute hepatitis A, B and non-A, non-B. A prospective study of 150 consecutive cases in São Paulo, Brazil. *Trop Geogr Med*, **37**:136-8, 1985. ▪ 37. Pereira CA, Mercier G, Oth D, et al. Induction of natural killer cells and interferon during mouse hepatitis virus infection of resistant and susceptible inbred mouse strains. *Immunobiol*, **166**:35-44, 1984. ▪ 38. Polish LB, Robertson BH, Khanna B, et al. Excretion of hepatitis A virus (HAV) in adults: comparison of immunologic and molecular detection methods and relationship between HAV positivity and infectivity in tamarins. *J Clin Microbiol*, **37**:3615-7, 1999. ▪ 39. Provost PJ, Wolanski BS, Miller WJ, et al. Physical, chemical and morphologic dimension of human hepatitis A virus strain CR326. *Proc Soc Exp Biol Med*, **148**:532-9, 1975. ▪ 40. Provost PJ, Hilleman MR. Propagation of human hepatitis A virus in cell culture *in vitro*. *Proc Soc Exp Biol Med*, **160**:213-21, 1979. ▪ 41. Provost PJ, Conti PA, Giesa PA, et al. Studies in chimpanzees of liver, attenuated hepatitis A vaccine candidates. *Proc Soc Exp Biol Med*, **172**:357-63, 1983. ▪ 42. Purcell RH, Feinstone SM, Ticehurst JR, et al. Hepatitis A virus. In: Vyas GN, Dienstag JL, Hoofnagle JH (eds). *Viral Hepatitis and Liver Disease*. Orlando, Grune & Stratton, 1984, pp 9-22. ▪ 43. Rakela J, Redeker AG, Edwards VM, et al. Hepatitis A virus infection in fulminant hepatitis and chronic active hepatitis. *Gastroenterology*, **74**:879-82, 1978. ▪ 44. Schatzmayr HG, Yoshida CFT.

Hepatite A: uma visão global. *Moderna Hepatologia*, **10**:1-6, 1985. ▪ 45. Schulman AN, Dienstag JL, Jackson DR, et al. Hepatitis A antigen particles in liver, bile and stool of chimpanzees. *J Infect Dis*, **134**:80-4, 1976. ▪ 46. Scullard GH, Merigan TC, Robinson WS, et al. Changes in hepatitis B viral markers during apparent relapses in patients with chronic hepatitis. (Abstract) *Gastroenterology*, **80**:1053, 1980. ▪ 47. Scullu LJ, Ryan AE. Urticaria and acute hepatitis A virus infection. *Am J Gastroent*, **88**:277-8, 1993. ▪ 48. Sherlock S. Clinical features of hepatitis. In: Zuckerman J, Thomas HC (eds). *Viral Hepatitis. Scientific Basis and Clinical Management*. Edinburgh, Churchill Livingstone, 1993, pp 1-17. ▪ 49. Siegl G. *Hepatitis A: the presence and the future*. 10th International Symposiumon Viral Hepatitis and Liver Disease. Eds.: Margolis HS, Alter MJ, Liang TJ, Dienstag JL. International Medical Press, 2000, pp 7-8. ▪ 50. Silva EF da. *Contribuição ao estudo da hemostasia nas hepatites agudas graves*. Tese de Doutoramento. Faculdade de Medicina da Universidade de São Paulo, São Paulo, 1985. ▪ 51. Silva LC da, Carrilho FJ, Pietro A de, et al. Epidemiological aspects of acute viral hepatitis in São Paulo, Brazil. *Rev Inst Med Trop (S Paulo)*, **28**:400-5, 1986. ▪ 52. Silva LC da. Aspectos peculiares e história natural da hepatite A. In: Silva LC da, et al. (eds). *Hepatites Agudas e Crônicas*. São Paulo, Sarvier, 1986, pp 127-132. ▪ 53. Silva LC da, Madruga CL, Carrilho FJ. *Hepatite A – A clinical and evolutive study of 153 patients*. Apresentado no XII Congresso Nacional de Hepatologia. Jornada Latino-Americana Extra de Hepatologia, realizado em Foz do Iguaçu, em abril, 1991. ▪ 54. Sjögren MH, Tanno H, Fay O, et al. Hepatitis A virus in stool during clinical relapse. *Ann Int Med*, **106**:221-6, 1987. ▪ 55. Smith D, Gribble TJ, Yeager AS, et al. Spontaneous resolution of severe aplastic anemia associated with viral hepatitis A in a 6-year old child. *Am J Hematol*, **5**:247-52, 1978. ▪ 56. Stevens CE, Silbert JA, Miller DR, et al. Serologic evaluation of hepatitis A and B virus infection in thalassemia patients: a retrospective study. *Transfusion*, **18**:356-60, 1978. ▪ 57. Stewart DR, Morris TS, Purcell RH, Emerson SU. Detection of antibodies to the nonstructural 3C proteinase of hepatitis A virus. *J Infect Dis*, **176**:593-601, 1997. ▪ 58. Szmuness W, Dienstag JL, Purcell RH, et al. Hepatitis type A and hemodialysis: a seroepidemiological study int 15 U.S. centers. *Ann Int Med*, **87**:8-12, 1977. ▪ 59. Tabor E. Viral hepatitis: epidemiology and prevention. In: Berk JE (ed). *Bockus Gastroenterology*. 4th ed, Philadelphia, WB Saunders, 1985, pp 2811-2824. ▪ 60. Tanno H, Fay O, Sileoni S, et al. Excretion of virus in stools and bile in hepatitis A relapse (Abstract). In: Vyas, GN, Dienstag JL, Hoofnagle JH (eds). *Viral Hepatitis and Liver Disease*. Orlando, Grune & Stratton, 1984, p 663. ▪ 61. Tanno H, Fay OH, Rojman JA, et al. Biphasic form of hepatitis A virus infection: a frequent variant in Argentina. *Liver*, **8**:53-7, 1988. ▪ 62. Thomas WJ, Bruno P. Holtzmuller K. Hepatitis A virus anicteric encephalitis coexistent with hepatitis C virus infection. *Am J Gastroent*, **88**:279-81, 1993. ▪ 63. Tong MJ, Thurby M, Rakela J, et al. Studies on the maternal-infant transmission of the viruses which cause acute hepatitis. *Gastroenterology*, **80**:999-1004, 1981. ▪ 64. Vallbracht A, Gabriel P, Maier K, et al. Mediated cytotoxicity in hepatitis A virus infection. *Hepatology*, **6**:1308-14, 1986. ▪ 65. Vento S, Garofano T, Di Perri G, et al. Identification of hepatitis A virus as a trigger for autoimmune chronic hepatitis type 1 in susceptible individuals. *Lancet*, **1**:1183-7, 1991. ▪ 66. Vento S, Garofano T, Renzini C. Fulminant hepatitis associated with hepatitis A virus superinfection in patients with chronic hepatitis C. *N Engl J Med*, **338**:286-90, 1998. ▪ 66a. Villamil FG. *Fulminant viral hepatitis A*. Latin American Association for the Study of the Liver. Buenos Aires, Argentina, 2002. ▪ 67. Yao, G. Clinical spectrum and natural history of viral hepatitis A in a 1988 Shangai epidemic. In: Hollinger FB, Lemon SM, Margolis H (eds). *Viral Hepatitis and Liver Disease*. Baltimore, Williams & Wilkins, 1991, pp 76-78. ▪ 68. Zachoval R, Roggendorf M, Deinhardt F. Hepatitis A infection in chronic carriers of hepatitis B virus. *Hepatology*, **3**:528-31, 1983. ▪ 69. Zachoval R, Deinhardt F. Natural history and experimental models. In: Zuckerman AJ, Thomas HC (eds). *Viral Hepatitis. Scientific Basis and Clinical Management*. Edinburgh, Churchill Livingstone, 1993, pp 35-53.

22 Aspectos peculiares e história natural da hepatite B

Luiz Caetano da Silva

A infecção pelo vírus da hepatite B (VHB) é um problema de saúde pública mundial, pois se estima que haja entre 300 milhões[13] e 350 milhões[46a] de portadores do VHB no mundo, dos quais 1,25 milhão nos Estados Unidos[58]. Dos portadores em geral, mais de 250.000 morrem por ano em conseqüência de doença hepática produzida pelo VHB[13]. Cifras ainda mais impressionantes são citadas por outros autores[86]: a hepatite B seria responsável por cerca de 1,2 milhão de óbitos anualmente. É possível que mais de 2 bilhões de pessoas tenham sido ou ainda estejam infectadas pelo VHB e que cerca de 5% da população mundial seja portadora crônica[86].

EVOLUÇÃO DOS CONHECIMENTOS
Como vimos no capítulo 1, a hepatite B foi reconhecida há mais de 100 anos, quando do relato de uma epidemia de icterícia[44].

Durante a primeira metade do século XX, as descrições de epidemia provinham principalmente de grupos de pacientes que recebiam transfusões de sangue, vacinas ou que procuravam clínica de doenças venéreas, diabetes ou tuberculose. Em todos esses relatos, a origem da icterícia baseava-se no uso de agulhas e seringas contaminadas por sangue ou derivados[44].

Desde essa época, a hepatite B esteve sempre relacionada à via parenteral, tendo recebido várias denominações, como, entre outras, hepatite por soro homólogo, hepatite pós-transfusional, hepatite de incubação longa, todas elas atualmente abandonadas.

Graças à descoberta do "antígeno Austrália", hoje antígeno de superfície da hepatite B (AgHBs), por Blumberg e cols.[4], tornou-se patente que o vírus da hepatite B (VHB) não era responsável por todos os casos de hepatite pós-transfusional ou outros casos transmitidos por via parenteral e que podia provocar hepatite por diferentes meios, como, por exemplo, o contato sexual.

Durante as últimas duas décadas, estudos clínicos e experimentais desenvolvidos em todo o mundo expandiram nossos conhecimentos sobre o VHB, sua estrutura genômica e protéica, sua epidemiologia e diferentes modos de transmissão, seu diagnóstico e, finalmente, os meios de profilaxia ativa e passiva.

Graças à descoberta do AgHBs e às experiências em chimpanzés, observou-se que seu anticorpo, o anti-HBs, confere ao indivíduo a capacidade de proteção contra o VHB. Surgiu, assim, a vacina contra a hepatite B (capítulo 39), outra importante descoberta do século XX.

A aplicação de técnicas em biologia celular e molecular permitiu notáveis avanços no conhecimento do VHB e sua importância na gênese de hepatopatias crônicas e do hepatocarcinoma[106].

Nos últimos anos, descreveu-se o modo de replicação dos hepadnavírus, entre os quais o VHB[26,57]. A patogenia da hepatite B tornou-se mais bem conhecida[37,63], inclusive a importância de mutantes moleculares do VHB[12,36]. Assim, verificou-se que o VHB (vírus DNA) replica-se por meio de um intermediário RNA, usando uma transcriptase reversa que parece não possuir uma função de leitura de prova. Como conseqüência, o VHB exibe maior freqüência de mutação do que a maioria dos vírus DNA[36]. Com efeito, descreveram-se mutações em todos os quatro genes: do envelope (pré-S e S), do nucleocapsídeo (pré-core e core), da polimerase e da proteína X[36].

DADOS EXPERIMENTAIS
Durante alguns anos, o chimpanzé foi adotado como o modelo experimental mais importante para o estudo da hepatite B. Assim, as experiências iniciais confirmaram a transmissibilidade do VHB por inoculação parenteral, a presença de antígenos virais no fígado e no sangue e a infectividade do sêmen e da saliva[25].

Posteriormente, o chimpanzé foi utilizado para estudo da vacina comercial e da infectividade do soro após terapêutica antiviral.

A importância do chimpanzé para estudos de hepatite B reduziu-se significativamente em virtude da descoberta de outros modelos experimentais. Assim, demonstrou-se que alguns animais, como a marmota, o esquilo e o pato de Pequim, podem estar naturalmente infectados com vírus de estrutura semelhante à do VHB. Tais vírus foram denominados hepadnavírus (ou seja, vírus hepatotrópicos, tipo DNA).

A infecção desses animais por hepadnavírus permitiu a realização de importantes pesquisas sobre virologia, patogenia e terapêutica do vírus. Por exemplo, verificou-se que o receptor para o VHB do pato parece ser uma carboxipeptidase D[102]. Além do chimpanzé e de outros animais, camundongos transgênicos têm sido utilizados para investigação dos mecanismos imunopatogênicos da hepatite B[63].

DADOS EPIDEMIOLÓGICOS

Embora se encontrem indivíduos cronicamente infectados pelo VHB em todo o mundo, esse vírus é especialmente endêmico na Ásia, no Sul do Pacífico, na África, em certos grupos populacionais indígenas do Ártico (por exemplo, Alasca, nordeste do Canadá), Austrália, Nova Zelândia e algumas populações da América do Sul e do Oriente Médio[52,58].

A infecção pelo VHB é também mais freqüente em alguns grupos populacionais de países desenvolvidos, como imigrantes de áreas endêmicas, homossexuais masculinos, usuários de drogas injetáveis e pessoas com múltiplos parceiros sexuais[58].

Vale lembrar que os dados de prevalência da infecção pelo VHB na comunidade, baseados na experiência em bancos de sangue, subestimam a extensão do problema, pois os grupos de alta prevalência estão pouco representados entre os doadores[29].

A epidemiologia das hepatites virais foi extensamente analisada no capítulo 16.

ASPECTOS CLÍNICOS E HISTÓRIA NATURAL

O VHB pode causar hepatite aguda ou crônica, não estando bem estabelecidas as razões pelas quais a maioria dos pacientes adultos desenvolve doença aguda com ulterior "clearance" do vírus, enquanto outros persistem com a infecção[92], podendo desenvolver hepatopatia crônica (Fig. 22.1).

HEPATITE AGUDA B

FORMAS CLÍNICAS

A hepatite aguda B caracteriza-se por um período de incubação longo, entre 50 e 180 dias, com média de aproximadamente 70 dias[44].

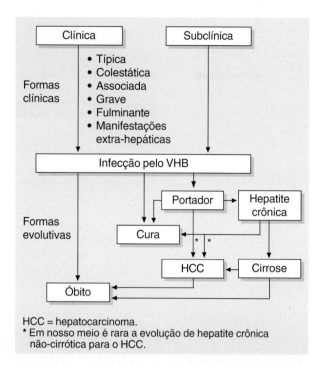

Figura 22.1 – Formas clínicas e evolutivas após infecção pelo vírus da hepatite B (VHB) (Segundo Silva e Madruga[90], modificado).

Os sintomas surgem mais insidiosamente do que na hepatite A, sendo relativamente comum na fase pré-ictérica o aparecimento de urticária, artralgia ou mesmo de artrite. Esses sintomas, que podem manifestar-se como quadro de doença do soro ou de outras síndromes extra-hepáticas, serão descritos no capítulo 36. A hepatite B surge em qualquer idade, sendo menos freqüente do que a hepatite A quando se consideram todas as faixas etárias. Assim, entre 154 pacientes com forma esporádica de hepatite e consecutivamente atendidos a partir de 1980, a hepatite B foi encontrada em 42 pacientes (27,3%). A média de idade foi de 36,7 ± 16, semelhante à encontrada na hepatite NANB, porém significativamente mais elevada ($p < 0,05$) do que na hepatite A[89].

Esquematicamente, podemos classificar as manifestações clínicas da hepatite aguda B em (Fig. 22.1):

1. forma assintomática;
2. forma anictérica;
3. forma ictérica;
4. forma colestática;
5. formas grave e fulminante;
6. forma "subaguda";
7. formas associadas;
8. com manifestações extra-hepáticas.

Embora as características clínicas tenham sido abordadas de maneira geral no capítulo 12, parece-nos oportuno destacar alguns aspectos peculiares de algumas dessas formas.

Forma assintomática (subclínica) – pode ser diagnosticada quando se realiza a determinação da atividade sérica das transaminases em cônjuges ou familiares de pacientes com hepatite B. Assim, temos observado numerosos casos familiares, dentre os quais alguns assintomáticos, embora com transaminases superiores a cinco vezes o limite máximo normal (observações não publicadas). No período de 1971 a 1975, observou-se que muitos desses pacientes haviam recebido imunoglobulina comercial com fins profiláticos. Alguns lotes dessa gamaglobulina mostraram-se ulteriormente estar contaminados com o VHB[88].

Forma colestática – em que pese a intensidade do quadro clínico-laboratorial, é benigna, evoluindo para a cura na quase totalidade dos casos. Há, porém, necessidade de diferenciá-la da forma "subaguda", que também se caracteriza por icterícia intensa, mas onde se observam sinais clínicos de insuficiência hepática (aranhas vasculares, edema, ascite) e, laboratorialmente, hipoalbuminemia, hipergamaglobulinemia e alteração do tempo de protrombina, apesar da administração parenteral de vitamina K. A biópsia, quando possível, mostra áreas de necrose confluente, submaciça.

Formas grave e fulminante – foram descritas nos capítulos 12 e 19. Podem manifestar-se em forma pura ou associadas à hepatite delta.

Formas associadas – referem-se à co-infecção com o vírus da hepatite delta e/ou à associação com outros tipos de vírus e serão analisadas nos capítulos 24 e 26.

EVOLUÇÃO

Embora mais grave que a hepatite A, a hepatite aguda B evolui para a cura na grande maioria dos casos. Classicamente se admite que evolua para a cura em 85 a 90% dos casos e para a hepatite crônica em 5 a 10%[34]. Essas porcentagens parecem estar relacionadas ao sexo masculino, pois no feminino a evolução para a cronicidade se faz em torno de 1 a 3%[33]. Tais diferenças foram atribuídas a fatores hormonais, pois não são observadas nos primeiros anos de vida[33]. Entretanto, alguns estudos prospectivos[108], particularmente os baseados na detecção do anti-HBc IgM[2], mostram taxas de evolução abaixo de 5% para ambos os sexos. Outros autores[82] afirmam que, diferentemente do que acontece em recém-nascidos, os adultos raramente desenvolvem antigenemia crônica após hepatite aguda B clinicamente aparente. Assim, de 176 pacientes, todos os que sobreviveram ao episódio agudo mostraram desaparecimento do AgHBs no sexto mês. É possível, portanto, que nas estatísticas mais antigas tenham sido incluídos casos de portadores crônicos assintomáticos do AgHBs acometidos de uma hepatite NANB, ou casos de exacerbação aguda de uma infecção crônica[82]. Evolução igualmente benigna da hepatite aguda B foi também observada em crianças[2,21].

Por outro lado, a alta freqüência de portadores do AgHBs ou do anti-HBc em pessoas que não apresentam quadro agudo da hepatite sugere que os episódios subclínicos devem ser extremamente freqüentes[87].

Em 1% dos pacientes, a hepatite B pode evoluir para a forma fulminante, enquanto em cerca de 4% se observa necrose confluente, menos grave e demonstrável à biópsia hepática[42].

Baseados no período de vida em que houve infecção pelo VHB, Jacyna e Thomas[37] propuseram os esquemas evolutivos observados na figura 22.2.

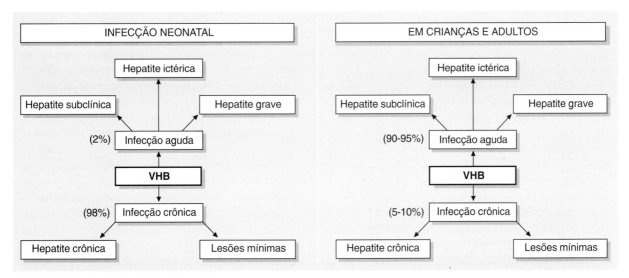

Figura 22.2 – História natural da infecção pelo VHB após exposição neonatal ou em crianças e adultos (segundo Jacyna e Thomas[37], modificado).

Em extensa casuística nacional de pacientes infectados pelo VHB, Moutinho[72] analisou a evolução de 222 pacientes com hepatite aguda B, tendo encontrado evolução para a cura sorológica em 177 pacientes: negativação do AgHBs e seroconversão para anti-HBs. Esse marcador não surgiu em outros 27 pacientes. A cronificação foi observada em 14 pacientes (6,3%) e a forma fulminante em 4 pacientes (1,8%).

Com relação à viremia após recuperação da hepatite aguda autolimitada, alguns autores têm observado a persistência do DNA-VHB por longos períodos de tempo[66,67,110], não somente no homem[66,110], mas também na marmota[67]. Nesse animal, o fígado e o sistema linfático constituem os locais da persistência do hepadnavírus oculto e replicante[67]. Segundo alguns autores que observaram persistência da viremia após a hepatite aguda, esta raramente evolui para a forma crônica no Japão[110]. Além disso, o VHB foi detectado em forma livre e complexado à imunoglobulina G (IgG) na fase aguda, havendo predominância do VHB ligado à IgG na fase de "janela", quando tanto o AgHBs como o anti-HBs estão ausentes. Finalmente, esses autores não detectaram o VHB livre após seroconversão para anti-HBs, porém persistindo o VHB ligado à IgG. Ainda segundo esses autores[110], somente o VHB livre é infectante, sendo improvável que o VHB ligado à IgG tenha a mesma capacidade, embora possa replicar em certos locais, provavelmente no fígado e em células mononucleares do sangue periférico.

DIAGNÓSTICO

Embora o diagnóstico de hepatite aguda B seja geralmente simples, graças ao quadro clínico-laboratorial e à detecção do anti-HBc IgM, algumas vezes esses elementos não são suficientes. Titó e cols.[101] descreveram o caso de um paciente com quadro clínico e sorológico muito sugestivo de hepatite aguda grave e com anti-HBc IgM positivo. Contudo, a imuno-histoquímica de uma biópsia hepática por via transjugular mostrou a presença de necrose submaciça e de AgHBs, cuja distribuição topográfica era característica de doença crônica por VHB. Para os autores, a localização submembranosa ou em hepatócitos agrupados é própria de infecção de longa duração. Cerca de 20 meses depois, o paciente apresentava hepatite crônica ativa com replicação viral.

Tais constatações levaram-nos a comparar algumas características clínicas e laboratoriais de pacientes com diagnóstico clínico de hepatite aguda B (grupo I) e de pacientes já diagnosticados histologicamente como portadores de HCB (grupo II). As diferenças significativas foram observadas em relação a idade, hepatomegalia, transaminases e "clearance" do AgHBs nos primeiros seis meses de observação. No grupo I, apenas um paciente evoluiu para a forma crônica (Tabela 22.1).

A figura 22.3 mostra um exemplo típico de evolução para a cura da hepatite aguda B, com rápida regressão dos níveis de AgHBe.

Tabela 22.1 – Comparação entre pacientes com hepatite aguda B (grupo I) e com hepatite crônica B que apresentaram exacerbação e anti-HBc IgM (grupo II).

Características	Grupo I n = 23	Grupo II n = 12	p*
Sexo masculino	8 (34,7%)	12 (100,0%)	0,1036
Idade			
média ± DP**	32,0 ± 10,6	44,9 ± 20,2	0,0173
mediana	31,0	44,5	
mínimo–máximo	15–52	13–73	
Bilirrubinas totais			
média ± DP	8,8 ± 7,7	4,9 ± 12,9	0,2732
mediana	7,5	1,0	
mínimo–máximo	1–32,0	0,1–46,0	
AST (nº x LMN***)			
média ± DP	34,1 ± 32,6	11,8 ± 11,9	0,0277
mediana	6,2	8,7	
mínimo–máximo	4,6–142,5	1,5–41,0	
ALT (nº x LMN)			
média ± DP	62,3 ± 62,8	20,1 ± 15,	0,0279
mediana	51,7	19,6	
mínimo–máximo	9,6–325,5	3,6–54,5	
Hepatomegalia	10 (43,4%)	10 (83,3%)	0,0258
Esplenomegalia	2 (8,6%)	4 (33,3%)	0,0889
Desaparecimento do AgHBs (até o 6º mês)	22 (95,6%)	0 (0%)	0,00002

* p = nível descritivo de probabilidade.
** DP = desvio-padrão.
*** LMN = limite máximo normal.

Aspectos peculiares e história natural da hepatite B

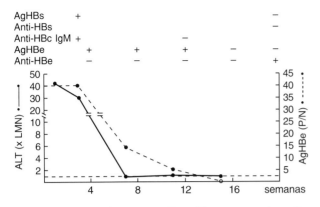

Figura 22.3 – Paciente masculino, 32 anos, com hepatite aguda B. Exames sorológicos mostram desaparecimento do anti-HBc IgM e do AgHBs e queda progressiva dos níveis de AgHBe, com seroconversão para anti-HBe.

INFECÇÃO CRÔNICA PELO VHB

A hepatite crônica B (HCB) permanece como um grande problema de saúde pública, pois a prevalência mundial de portadores do vírus (VHB) varia entre 0,1 e 20%[59].

Graças à pesquisa sistemática dos marcadores, a evolução da HCB tem sido estudada com detalhes[7,32,72,91,104,105]. Segundo algumas publicações[32,105],
os pacientes com hepatite crônica referem história de hepatite aguda em apenas 20 a 40% dos casos. Tal fato foi também observado em crianças[7].

TERMINOLOGIA E HISTÓRIA NATURAL DA INFECÇÃO CRÔNICA PELO VHB

Terminologia (Quadro 21.1)

Inicialmente descreveremos os termos clínicos utilizados na infecção pelo VHB adotados pelo Instituto Nacional de Saúde (NIH), de acordo com uma reunião de consenso realizada nos EUA[57] em 2000[58].

História natural da infecção crônica pelo VHB

Hepatite crônica AgHBe positivo

A hepatite crônica B consiste geralmente de uma fase replicativa inicial e uma fase tardia, com níveis baixos ou indetectáveis de replicação viral e remissão da hepatopatia[59] (Fig. 22.4).

Em pacientes com infecção adquirida na fase perinatal, a *primeira fase* é caracterizada pela presença do AgHBe e de altos níveis de DNA-VHB, mas com transaminases normais (Fig. 22.4, linha contínua). Esses pacientes apresentam tolerância imune ao VHB, o que explica os índices muito baixos de "clearance" do AgHBe, espontâneo ou provocado pelo tratamento[59].

Quadro 22.1 – Glossário de termos clínicos utilizados[57,58].

DEFINIÇÕES	CRITÉRIOS DIAGNÓSTICOS
Hepatite crônica B (HCB) Doença necroinflamatória crônica do fígado, causada pela infecção persistente pelo VHB. A HCB pode ser subdividida em AgHBe positiva e AgHBe negativa **Estado de portador inativo do AgHBs** Infecção persistente pelo VHB sem doença necro-inflamatória significativa **Hepatite B resolvida** Infecção prévia pelo VHB sem evidência bioquímica, virológica ou histológica de doença viral ativa **Exacerbação aguda ("flare") de hepatite B** Elevações intermitentes de atividade das aminotransferases a mais de dez vezes o limite máximo normal e mais de duas vezes o valor basal **Reativação da hepatite B** Reaparecimento de doença necroinflamatória ativa em uma pessoa com prévio estado de portador inativo do AgHBs ou com hepatite B resolvida **"Clearance" do AgHBe** Perda do AgHBe em um paciente previamente AgHBe positivo (+) **Seroconversão do AgHBe** Perda do AgHBe e detecção do anti-HBe em paciente previamente AgHBe (+) e anti-HBe negativo (–), associada à redução do DNA-VHB sérico a < 10⁵ cópias/mL* **Reversão do AgHBe** Reaparecimento do AgHBe em paciente previamente AgHBe (–), anti-HBe (+)	**Hepatite crônica B** 1. AgHBs positivo por mais de seis meses 2. DNA-VHB sérico > 10⁵ cópias/mL* 3. Elevação persistente ou intermitente dos níveis de ALT/AST 4. Biópsia hepática demonstrando hepatite crônica (opcional) **Estado de portador inativo do AgHBs** 1. AgHBs positivo por mais de seis meses 2. AgHBe (–), anti-HBe (+) 3. DNA-VHB sérico < 10⁵ cópias/mL 4. Níveis de ALT/AST persistentemente normais 5. Ausência de lesão necroinflamatória significativa pela biópsia hepática (opcional) **Hepatite B resolvida** 1. História prévia conhecida de hepatite B aguda ou crônica ou presença do anti-HBc ± anti-HBs 2. AgHBs negativo 3. DNA-VHB sérico indetectável (exceto com técnicas sensíveis de PCR) 4. Níveis normais de ALT

* Ver texto, sobre esses critérios.

195

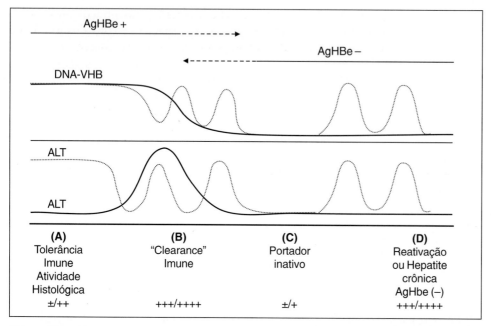

Figura 22.4 – Evolução natural da infecção crônica pelo vírus da hepatite B. Linhas contínuas indicam transição da fase replicativa para a não replicativa ou com mínima replicação. Linhas pontilhadas indicam exarcebação associada com tentativas de "clearance" ou com reativação do VHB.

Por outro lado, a *primeira fase* da hepatite crônica B adquirida na infância ou na fase adulta é caracterizada pela presença do AgHBe e níveis altos do DNA-VHB e da ALT (Fig. 22.4, linha pontilhada). Tais características são também observadas na *segunda fase* da infecção perinatal.

Durante a evolução, observam-se por vezes exacerbações agudas ("flares"), com bruscas elevações de transaminases (Fig. 22.4, linha pontilhada), que representam tentativas imunes de "clearance" ou reativação do VHB. O "clearance" imune do VHB e a destruição de hepatócitos infectados manifestam-se pelo aumento das transaminases (Fig. 22.4 B). Pode ser espontâneo ou induzido pelo tratamento antiviral, particularmente pelo interferon.

O desenvolvimento do anti-HBe é usualmente acompanhado de níveis baixos ou indetectáveis do DNA-VHB e níveis normais de ALT (estado de portador inativo, Fig. 22.4C).

Entretanto, alguns pacientes persistem com altos níveis de DNA-VHB e de transaminases (hepatite crônica AgHBe (–), Fig 22.4D). Esses pacientes podem possuir variantes (mutações) do VHB com incapacidade de produzir AgHBe, ou possuem VHB residual do tipo selvagem[59]. Outras vezes surgem episódios de reativação (ver definições no Quadro 22.1).

Como vimos (Fig. 22.4), durante a fase inicial da infecção crônica pelo VHB os níveis de DNA-VHB são altos e o AgHBe está presente. Com o progredir da doença, a maioria dos pacientes perde o AgHBe e desenvolve o anti-HBe. Embora muitos dos que apresentaram a seroconversão do AgHBe para o anti-HBe passem a mostrar baixos níveis de DNA-VHB e ALT normal, com grande redução do processo necroinflamatório[22,31], em alguns pacientes a doença persiste ou retorna após um período de inatividade. A maioria desses pacientes possui variantes do pré-core ou do promotor core.

Identificaram-se três padrões sorológicos da infecção crônica B[58]. Na Ásia e na Oceania, onde pelo menos 50% da infecção resultam da transmissão perinatal, a persistência do AgHBe é mais longa (fase de tolerância imune) e a seroconversão ocorre mais tardiamente, já na fase adulta (*padrão 1*). Após a fase de tolerância, surge a hepatite crônica ativa, com AgHBe positivo e ALT elevada (*padrão 2*). Na África, ao sul do Saara, no Alasca e em países mediterrâneos, a transmissão do VHB usualmente ocorre de pessoa a pessoa na infância, sendo a transmissão perinatal menos comum (*padrão 2*). Nessas populações, a maioria das crianças é AgHBe (+) apresentando alterações da ALT, observando-se a seroconversão para anti-HBe proximamente ou logo após o início da puberdade. O *padrão 3* é usualmente observado em indivíduos que adquirem a infecção na fase adulta. Esse padrão é semelhante ao padrão 2, sendo mais comum nos países desenvolvidos, onde a transmissão predominante é a sexual. Poucos estudos longitudinais foram realizados nesses pacientes[58]. Em nossa experiência, a grande maioria dos pacientes que adquiriram a infecção na fase adulta e desenvolveram a hepatite aguda evoluiu para cura e não para hepatite crônica.

Em pacientes com os padrões 2 e 3, a freqüência de "clearance" espontâneo do AgHBe oscila entre 8 e 12% ao ano[58], embora alguns autores mencionem a freqüência anual de 15 a 20%[32] e outros[21], de 16% no sexo masculino e 30% no feminino. Tal freqüência é bem menor em crianças asiáticas, a maioria com ALT normal (padrão 1) e em imunodeprimidos.

Estudo prospectivo executado no Alasca em 1.536 crianças e adultos portadores do VHB e acompanhados durante 12 anos mostrou "clearance" espontâneo do AgHBe em 45% após 5 anos e em 80% após 10 anos[64]. Resultados semelhantes foram observados em Taiwan e Itália: freqüências de "clearance" do AgHBe de 50 e 70% em períodos de 3 e 5 anos em crianças não tratadas, com níveis elevados de ALT[8,59].

O "clearance" do AgBHe pode suceder a uma exacerbação da hepatite ("flare"). Pessoas com mais idade e ALT elevada são mais propensas ao "clearance".

É importante frisar que a evolução da hepatite crônica nem sempre apresenta a benignidade que os fenômenos descritos podem sugerir. Assim:

1. quando se verificam a seroconversão e a redução das transaminases e da atividade inflamatória, a doença hepática pode encontrar-se já em fase cirrótica[77].
2. nem sempre se observa regressão da atividade da hepatite após a seroconversão. Esse fato é verificado com alguma freqüência e poderia ser devido a vários fatores como:
   a) persistência de replicação viral apesar do anti-HBe; observam-se níveis baixos e intermitentes de DNA-VHB e de DNA polimerase ou AgHBc no fígado[1];
   b) possibilidade de associação com outra causa, como vírus da hepatite delta, da hepatite NANB, alcoolismo, drogas[21];
   c) após a seroconversão pode surgir o fenômeno de "reativação", caracterizado pelo reaparecimento no soro do DNA do VHB e da DNA polimerase e pela exacerbação da atividade bioquímica e histológica. Tal "reativação" pode surgir espontaneamente ou após emprego de drogas, em particular imunossupressoras, ou as utilizadas em quimioterapia de câncer[32].

O fenômeno da seroconversão do AgHBe tem sido estudado sob o ponto de vista bioquímico e histológico. Assim, Liaw e cols.[47] observaram elevação abrupta das transaminases e lesão hepática compatível com o diagnóstico de hepatite crônica lobular em 13 de 20 pacientes (65%) em que houve "clearance" espontâneo do AgHBe. Esses autores, estudando 99 pacientes com AgHBe, observaram desaparecimento desse antígeno em uma freqüência de 17% ao ano, semelhante, portanto, à observada por Hoofnagle e cols.[33]

É possível que o fenômeno da seroconversão se antecipe com o emprego de drogas. Assim, alguns autores têm-no observado após suspensão do corticóide[32] ou após emprego de drogas antiviróticas tipo interferon e arabinosídeo[20,27].

A figura 22.5 mostra um exemplo de elevação espontânea das transaminases, coincidindo com a seroconversão AgHBe anti-HBe em paciente cirrótica de 65 anos.

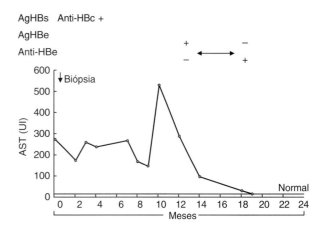

Figura 22.5 – Comportamento da AST antes e após seroconversão do AgHBe para anti-HBe em uma paciente de 65 anos com cirrose hepática pelo VHB.

Hepatite crônica AgHBe negativo

Já na década de 1980, tornou-se evidente que o VHB podia replicar na ausência do AgHBe, e em 1989 foi descrita a base molecular dessa forma de HVB, com a identificação de mutantes do VHB incapazes de produzir o AgHBe[30].

A grande maioria de indivíduos AgHBs (+) e AgHBe (–) apresenta níveis normais de ALT, porém 15 a 30% sofrem de hepatite crônica B[30].

A freqüência de detecção do DNA-VHB pela reação em cadeia da polimerase (PCR) foi estudada por nós em diferentes condições sorológicas na hepatite crônica B (Tabela 22.2)[90].

Tabela 22.2 – Detecção do DNA-VHB em diferentes alterações sorológicas[90].

Marcadores	DNA-VHB / PCR (+)
AgHBs+ / AgHBe+	13/13 (100%)
AgHBs+ / anti-HBe +	26/32 (81,3%)*
AgHBs + / AgHBc + (fígado)	4/4 (100%)
AgHBs + / AgHBc – (fígado)	8/13 (61,5%)
AgHBs + / DNA-p –**	10/12 (83,3%)
AgHBs – (após "clearance")	1/20 (5%)

* Pelo "dot-blot": 3/21 (14,3%).
  Pela DNA-p: 0/8 (0%).
** DNA polimerase.

Estudo de correlação entre viremia e fases clínicas da HCB foi realizado por Lindh e cols.[53] em 160 pacientes, 124 AgHBe (–) e 36 AgHBe (+). Esses autores verificaram, nos pacientes AgHBe (–), que a média geométrica dos níveis de DNA-VHB pela técnica do Amplicor Monitor foi de 33.000 genomacópias/mL. Inflamação intensa foi observada em 83%, 36% e em apenas 3% dos pacientes com DNA-VHB > 10^7, > 2×10^5 e < 10^4 cópias/mL, respectivamente. Nos pacientes com hepatite mais evidente, o tipo selvagem ("wild type") do VHB apresentava menor viremia que o mutante pré-core.

Em interessante investigação sobre níveis de DNA-VHB em diferentes fases da infecção crônica pelo VHB, Chu e cols.[16] observaram queda significativa da viremia em pacientes com perda do AgHBe, mas não conseguiram definir um limiar de viremia associado ao "clearance" do AgHBe. Dado o curso flutuante da hepatite crônica AgHBe (–), julgaram não ser possível definir um valor de corte ("cutoff") de DNA-VHB para diferenciar portadores inativos de pacientes com HCB-AgHBe (–).

Está havendo um aumento na prevalência da HCB-AgHBe (–) em todo o mundo, sendo que na Itália, de 41% entre 1975 e 1985, a prevalência subiu para 90% na última década[80].

A HCB-AgHBe (–) desenvolve-se no curso da HCB-AgHBe (+), durante ou após a perda do AgHBe e sua seroconversão para anti-HBe[30]. Com efeito, dados clínicos e experimentais mostram que uma infecção primária com pré-core mutante raramente ou nunca evolui para a cronicidade. Assim, crianças nascidas de mães AgHBe (–) e adultos que adquirem o VHB de portadores AgHBe (–) não evoluem para a cronicidade[30,100].

Estudos com seguimento longo têm mostrado que o desenvolvimento dessa HCB pode ocorrer anos ou décadas após a seroconversão do AgHBe. Desconhecem-se os determinantes desse ressurgimento tardio da replicação do VHB e que é seguido de uma resposta imune suficiente para produzir uma inflamação do fígado[30].

A maioria dos pacientes com HCB-AgHBe (–) possui mutações do VHB na região pré-core ou do promotor core[58].

Após estudo de seqüenciamento da região pré-core de pacientes com HCB-AgHBe (–), Carman e cols.[11] descreveram a presença de mutação na região pré-core, no códon 28, nucleotídeo 1896 (G1986A), resultante da troca de apenas uma base nitrogenada, guanina (G) por adenina (A). No mesmo ano, Brunetto e cols.[9] chegaram a resultados semelhantes.

A troca de guanina por adenina modifica a seqüência do códon 28, TGG (que codifica o aminoácido triptofano) para TAG, uma seqüência "stop códon", levando à síntese de uma proteína truncada,

impedindo a formação da pré-proteína codificada pela região pré-core e core e, conseqüentemente, à síntese do antígeno AgHBe[9,11].

Essa mutação não interfere na síntese da proteína AgHBc nem na replicação viral (capítulo 3). Ocorre mundialmente em cerca de 7 a 30% dos pacientes com infecção crônica pelo VHB[80]. Surge mais freqüentemente durante a seroconversão AgHBe/anti-HBe de forma espontânea ou após tratamento com interferon[96].

No Brasil, a freqüência relatada da mutação pré-core G1896A tem variado entre 24 e 59%, sendo de apenas 5% no grupo AgHBe positivo[79].

A mutação pré-core é comumente encontrada em associação com o genótipo D, sendo pouco freqüente em pacientes com genótipo A, como veremos.

Quanto às mutações do promotor core, as mais comuns são: A1762T e G1764A, que reduzem a transcrição do mensageiro RNA pré-core e a produção do AgHBe[10].

Significado clínico e patogênico das exacerbações agudas ("flares") espontâneas

As exacerbações agudas na HCB são comuns e podem ser causadas por vários fatores identificáveis e potencialmente tratáveis[75]. É produzida por uma exacerbação da resposta imune ao vírus (VHB), de causa não identificável ou desencadeada por um aumento da replicação viral ou por alteração genotípica (Quadro 22.2 e Fig. 22.6).

Vale lembrar que nem todas as exacerbações se devem unicamente ao VHB. Assim, em algumas regiões geográficas, 20 a 30% das exacerbações podem ser causadas por infecções com outros vírus hepatotrópicos, capazes mesmo de inibir a replicação do VHB.

A história natural da HCB é freqüentemente marcada por exacerbações, com aumentos bruscos dos níveis de transaminases e, muitas vezes, precedidos pelo aumento da viremia[66].

Como a infecção crônica pode ter passado totalmente despercebida, a exacerbação simula um episódio de hepatite aguda[19].

O diagnóstico diferencial entre as duas eventualidades clínicas pode ser bastante difícil, inclusive porque o anti-HBc IgM se mostra positivo em alguns pacientes com hepatite crônica (ver Tabela 22.1).

O mecanismo da reativação espontânea é desconhecido. Após a perda dos marcadores de replicação viral (AgHBe, DNA-VHB), um ou ambos podem reaparecer. Essa reativação foi observada em 12 de 100 pacientes estudados por Hoofnagle e Alter[33] e parece ser mais comum em homossexuais masculinos[18]. A reativação também foi observada por Davis e cols.[18] em 8/25 pacientes (32%) e acompanhou-se do reaparecimento do AgHBe em sete. Os episódios ocorreram dentro de um ano da perda do AgHBe.

Quadro 22.2 – Classificação etiológica das exacerbações agudas na hepatite crônica B[75].

Reativação espontânea da HCB*

Provocada por medicação imunossupressora (após suspensão)
  - Quimioterapia do câncer
  - Drogas anti-rejeição
  - Corticosteróides

Resultante da terapêutica antiviral
  - Interferon
  - Análogos de nucleosídeos

Induzida por variação genotípica do VHB*
  - Mutação pré-core
  - Mutação do promotor core
  - Mutação na DNA-VHB polimerase

Devida à superinfecção com outros vírus hepatotrópicos
  - Vírus da hepatite A
  - Vírus da hepatite C
  - Vírus da hepatite D

Causada por interação com infecção pelo HIV
  - Hepatite reativada
  - Reconstituição imune pela terapêutica

*Neste capítulo analisaremos apenas os dois tipos assinalados de exacerbação.

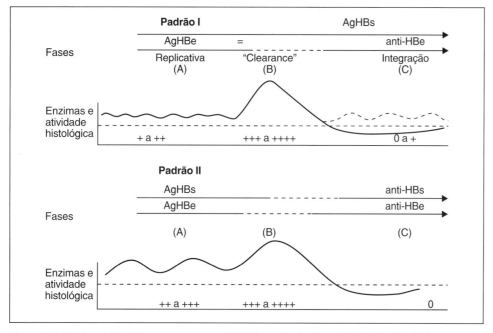

Figura 22.6 – Possíveis diferenças entre padrão I de evolução (persistência do AgHBs) e padrão II (desaparecimento do AgHBs). Neste haveria: 1. maior lesão hepatocelular (menor "tolerância imune", fase A); 2. pouca integração do DNA-VHB (fase C).

As exacerbações espontâneas são clinicamente importantes, pois podem apresentar conseqüências graves ou, mesmo, fatais. Assim, em estudo realizado na Grécia, a reativação espontânea foi responsável por 27% dos casos de hepatite aguda aparente em portadores do AgHBs e por 18% de óbito[97]. Além disso, a exacerbação pode instalar-se em paciente já na fase de cirrose, como demonstrado na figura 22.5, em que se observa seroconversão AgHBe/anti-HBe e normalização da AST.

Segundo algumas estimativas, 10 a 30% dos portadores do VHB apresentam exacerbação a cada ano[85]. Exacerbações menos intensas são ainda mais comumente detectadas se os pacientes são monitorados com grande freqüência[75]. Esta tem variado em diferentes publicações, sendo mais comum durante a fase adulta, devido à quebra da imunotolerância ao VHB[50].

Existem grandes diferenças nas características das exacerbações entre pacientes orientais e ocidentais[75]. Assim, em um estudo de 224 pacientes asiáticos

AgHBe positivos, as exacerbações ocorreram em 40%, mas, diferentemente do que acontece nos ocidentais, esse fenômeno levou raramente à seroconversão ou à resposta virológica sustentada[55].

Incidências tão variáveis em freqüência de exacerbação devem ser devidas também aos critérios utilizados para seu diagnóstico. Por exemplo, Lok e McMahon[58] referem-se a elevações de mais de 10 vezes o limite máximo normal (LMN) das transaminases e mais de duas vezes o valor basal. Na literatura, contudo, outros autores definem exacerbação aguda como uma elevação abrupta de ALT acima de 300UI/L (normal < 40) em pacientes cujos níveis originais de ALT eram inferiores a 5 vezes o LMN[48] ou uma elevação abrupta da ALT acima de 200UI/L (acima de 5 vezes o LMN)[56].

Um estudo em grande número de pacientes mostrou que níveis superiores a 5 vezes o LMN já na entrada do hospital implicavam uma taxa de negativação do AgHBe acima de 50% ao fim de 12 meses e acima de 60% em 18 meses de seguimento, em contraste com < 10% e < 15%, respectivamente, em pacientes com ALT menor que 5 vezes o LMN[49]. Esses achados sugerem que o critério de > 5 vezes o LMN é o mais apropriado[51].

As exacerbações são freqüentemente assintomáticas, mas alguns pacientes podem apresentar fadiga, náusea, anorexia[75] e até icterícia, à semelhança do quadro clínico da hepatite aguda (ver Tabela 22.1).

Em resumo, as exacerbações agudas são comuns, provavelmente resultantes de resposta imune mediada por linfócitos T citotóxicos (ver Imunopatogenia) e podem provocar "clearance" do AgHBe e redução da carga viral, por vezes às custas de um agravamento da hepatopatia.

Em nossa casuística[60], observamos "clearance" do AgHBe em 51/81 episódios de exacerbação (63%), havendo desaparecimento do AgHBs em 18/81 (22%) e persistência desse marcador nos outros 33 (41%). Possíveis diferenças patogênicas entre esses padrões estão esquematizadas na figura 22.6.

Conclui-se, portanto, que na maioria dos pacientes (±70%) a seroconversão espontânea AgHBe/anti-HBe significa uma evolução favorável a longo prazo, com remissão sustentada. Entretanto, em uma parcela dos infectados (±30%), pode surgir hepatite AgHBe (–), principalmente por mutação pré-core, sendo raro o reaparecimento do AgHBe. Tais episódios podem levar à cirrose e, mais raramente, ao hepatocarcinoma[35]. A propósito, foi recentemente demonstrado que o risco de aparecimento do hepatocarcinoma na hepatopatia B AgHBe (+) é significantemente maior que na AgHBe (–)[109].

Importância clínica das mutações

O vírus da hepatite B (VHB) replica-se com um intermediário RNA, usando uma transcriptase reversa que parece não possuir a função de leitura de prova ("proofreading"). Conseqüentemente, o VHB exibe maior freqüência de mutação que a grande maioria dos vírus DNA[36]. Têm sido descritas mutações nos quatro genes, mas foram mais bem caracterizadas nas regiões pré-core/core da superfície e da polimerase[36].

Uma das primeiras mutações clinicamente reconhecidas e funcionalmente caracterizadas foi a mutação pré-core (G para A no nucleotídeo 1896), resultando na perda do AgHBe[3]. Mais recentemente, foram descritas mutações na região do promotor core. A mutação mais prevalente compreende uma mutação dupla (A para T no nucleotídeo 1762 e G para A no nucleotídeo 1764), estando presente em até 80% dos indivíduos cronicamente infectados com VHB[3].

Análises repetidas de soros de 45 chineses com HCB após seroconversão do AgHBe mostraram maior freqüência de alterações do promotor core (42%), seguidas de mutações pré-core (38%), enquanto 12% apresentavam alterações em ambas as regiões[14]. ALT persistentemente normal foi observada em 73%, com exacerbações múltiplas em apenas 8% dos pacientes após a seroconversão do AgHBe[14]. Tais observações sugerem que essas mutações não são necessariamente patogênicas e que talvez outros fatores adicionais, como resposta imune do hospedeiro, mutações em outras regiões do VHB ou infecção desde o início com mutantes pré-core ou do promotor possam ser importantes em determinar a evolução dos pacientes anti-HBe (+)[14].

Vale ressaltar, finalmente, que as mutações do promotor (A-T no nucleotídeo 1762 e G-A no nucleotídeo 1764) tendem a preceder a do pré-core (A 1896)[14,38]. Essas alterações mais precoces do promotor core podem estar relacionadas à sua ineficácia em prevenir a produção do AgHBe, já que elas reduzem mas não abolem por completo a secreção do AgHBe, sendo necessários outros fenômenos, como o "clearance" imune ou o surgimento de outras mutações como a pré-core[14].

Mutação na região S foi descrita em crianças vacinadas contra o VHB e que desenvolveram hepatite, apesar do desenvolvimento do anti-HBs ("vaccine escape mutant"), e foi mencionada no capítulo 4.

As mutações na região YMDD da polimerase serão descritas no capítulo sobre tratamento da HCB.

Significado clínico dos genótipos do VHB

Estudando a homologia na seqüência de nucleotídeos do genoma, Okamoto e cols.[73] descreveram quatro grupos genéticos com variabilidade superior a 8% e denominados A, B, C e D. Posteriormente, foram descritos os genótipos E, F e, mais recentemente, o genótipo G[95], perfazendo um total de sete genótipos[41].

A maioria dos genótipos apresenta distribuição geográfica distinta[61,95]: o genótipo A é mais freqüente nos EUA, no Norte da Europa e na África Central;

os genótipos B e C são observados no Sudeste Asiático e no Extremo Oriente. Os genótipos E e F são encontrados na região Oeste da África e nas Américas, respectivamente[61].

Alguns estudos no Brasil mostraram predomínio dos genótipos A e D e baixa prevalência do genótipo F[71,79,93,98] (ver capítulo sobre Epidemiologia).

Os dados da literatura são ainda insuficientes para concluir se as diferentes evoluções da hepatite B se correlacionam aos genótipos[57].

Reconhece-se hoje que a ocorrência da mutação pré-core (G1896A) restringe-se a genótipos com timosina (T) no nucleotídeo 1858, o que explica a alta prevalência da mutação na Ásia e na bacia do Mediterrâneo, onde os genótipos predominantes (B, C e D) freqüentemente têm T1858, e sua baixa prevalência na América do Norte e no norte da Europa, onde o genótipo predominante (A) quase sempre possui o C1858[14].

Durante a infecção persistente pelo VHB, podem ocorrer rearranjos entre genomas de diferentes genótipos, o que explicaria a detecção do AgHBe em indivíduos com genótipo G, por meio da co-infecção com o genótipo A[41].

Segundo algumas publicações, o genótipo C está associado a hepatites crônicas mais graves que o genótipo B na Ásia[40,74]. Em estudo caso-controle comparando genótipos B e C no Japão, Orito e cols.[74] verificaram que o AgHBe é significativamente menos freqüente e o anti-HBe, mais comum nos pacientes com genótipo B. Não houve diferenças em relação à mutação pré-core (A 1896) entre esses genótipos, mas a mutação dupla do promotor ("basic core promotor", BCP) (nt 1762 e 1764) foi mais comum no genótipo C. A análise de regressão logística mostrou que apenas os seguintes fatores estavam associados com o genótipo C: BCP, idade $\geq$ 35 anos e doença hepática mais avançada, mas não sexo, AgHBe, DNA-VHB ou mutação pré-core. Esses resultados sugerem a importância da BCP na associação com o genótipo C e duração mais longa da infecção no agravamento da HCB[74]. A distribuição dos genótipos nesse estudo de 466 pacientes foi: A = 8 (1,7%); B = 51 (10,9%); C = 405 (86,9%); D = 1 (0,2%) e não-classificado = 1 (0,2%).

Curiosamente, Kao e cols.[40] de Taiwan referem-se à associação entre genótipo B e hepatocarcinoma (HCC) na idade jovem, fato não observado por Fujie e cols.[24] no Japão, onde o HCC foi mais freqüente em pacientes com genótipo C, independentemente da idade.

Mais recentemente, Chu e cols.[17] demonstraram que o genótipo B está associado a seroconversão AgHBe/anti-HBe mais precoce do que o genótipo C, o que pode explicar a hepatopatia menos ativa e menos progressiva em pacientes com genótipo B[17].

A escassez de dados sobre a importância dos genótipos em pacientes ocidentais com infecção crônica pelo VHB foi compensada pela recente publica-

ção de Sanchez-Tapias e cols.[83] baseada em estudos de 258 pacientes espanhóis. Segundo esses autores, eventos favoráveis, como remissão bioquímica, negativação do DNA-VHB e do AgHBs são mais freqüentes em pacientes com genótipo A do que naqueles com genótipo D, os mais comuns na Europa Ocidental. Dados sobre 20 pacientes com genótipo F sugerem que o prognóstico possa ser pior nesses casos. Os autores[83] chamam a atenção sobre a necessidade de mais estudos longitudinais, com o intuito de comparar a importância das mutações virais nos pacientes com genótipos A, D e F.

Cirrose hepática

É uma evolução não obrigatória da hepatite crônica, geralmente se instalando de maneira oligo ou assintomática, apesar da gravidade da lesão hepática[83a]. Nessa fase podem-se observar, ainda, sinais de replicação viral, por vezes representados pela presença do AgHBe, sendo mais freqüente, entretanto, o encontro do anti-HBe[21].

Estima-se que a progressão da hepatite crônica para a cirrose e da cirrose compensada para descompensação hepática e hepatocarcinoma, durante cinco anos, varie entre 12 e 20%, 20 e 23% e 6 e 15%, respectivamente[13].

A sobrevida na cirrose compensada é inicialmente favorável (85% em 5 anos), mas diminui dramaticamente após o início da descompensação (55 a 70% em 1 ano e 14 a 35% em 5 anos)[13].

Vale ressaltar que o prolongamento da fase replicativa condiciona prognóstico pior, particularmente quando há persistência do AgHBe[109]. Com efeito, o paciente com cirrose compensada, porém com persistência do AgHBe, é mais sujeito a apresentar exacerbação espontânea e a evoluir para a descompensação hepática e para o hepatocarcinoma.

Carcinoma hepatocelular

Este tipo de evolução[48a,83a] será analisado no capítulo 44.

Em nossa casuística de 184 pacientes com hepatite crônica B, 60 (36,6%) evoluíram para cirrose hepática e, destes, 11 (18,3%) para hepatocarcinoma[90].

Quanto à relação entre infecção pelo VHB e hepatocarcinoma em crianças e adultos, Buendia e cols.[10a] propõem o esquema observado na figura 22.7.

RESPOSTA IMUNE AO VÍRUS DA HEPATITE B (VHB)

A resposta anticórpica aos antígenos do envelope do VHB é um processo dependente de células T, e de grande importância para o "clearance" do vírus mediante sua união com partículas virais livres. Previne-se, assim, a infecção de células suscetíveis. É me-

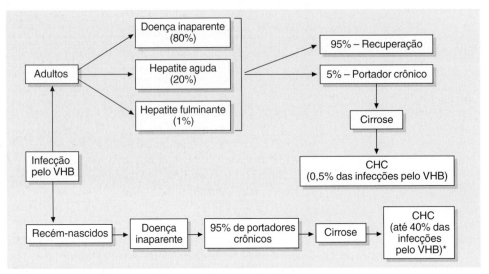

Figura 22.7 – Associação epidemiológica entre VHB e carcinoma hepatocelular (CHC) (segundo Buendia e cols.[10a], levemente modificado). * = regiões de alta prevalência.

nos definida a importância de anticorpos contra o capsídeo e proteínas não estruturais, embora a administração passiva de anticorpos anti-HBc possa proteger chimpanzés contra a infecção pelo VHB[94].

Em pacientes com hepatite aguda, a resposta de células T ao VHB é intensa, policlonal e multiespecífica e costuma levar ao "clearance" do vírus.

O número de diferentes epítopos reconhecidos pelos linfócitos T citotóxicos (LTC) representa sua multiespecificidade, enquanto o número de diferentes receptores de células T (TCR) capazes de interagir com um dado complexo de histocompatibilidade (MHC/peptídeo, ver capítulo 14) representa a policlonalidade da resposta do LTC[63]. Nos pacientes com hepatite crônica, a resposta é fraca ou discretamente detectável, exceto durante as exacerbações agudas espontâneas ou provocadas por medicamentos, como o interferon-alfa[45,103].

Acredita-se que a resposta dos linfócitos T citotóxicos (LTC) produza o "clearance" do vírus com morte das células infectadas. Entretanto, esse processo de destruição não é muito eficiente, pois exige contato físico direto entre os linfócitos T e as células infectadas[23]. Como veremos a seguir, um segundo mecanismo, que não envolve a morte do hepatócito, mas interfere diretamente na replicação viral, parece representar um papel importante no "clearance" do vírus.

DESTRUIÇÃO DE CÉLULAS INFECTADAS

Admite-se que a ativação de linfócitos T citotóxicos (LTC) com a destruição de hepatócitos infectados representa uma fase essencial de erradicação do VHB intracelular, considerado vírus não diretamente citopático. De acordo com esse conceito, a hepatite aguda B seria o resultado de uma eficiente resposta coordenada celular e humoral que acarretaria: a) destruição, pelos LCT, de hepatócitos infectados; b) neutralização de partículas virais circulantes por anticorpos; c) inibição da reinfecção celular. Já a hepatite crônica seria devida à menor atividade dos LTC, com conseqüente destruição de somente parte das células infectadas. Finalmente, a ausência de atividade dos LTC resultaria numa infecção crônica pelo VHB, sem lesão hepática ou "estado de portador são"[23].

A tendência a aceitar-se apenas o mecanismo de destruição pelos LTC esbarra no fato de que, nas fases iniciais da infecção pelo VHB, a maioria ou a totalidade dos hepatócitos pode estar infectada pelo VHB[23]. A destruição dessas células poderia levar a um quadro fulminante de necrose maciça. Além disso, o sistema imune deveria ter a capacidade de destruir mais de 1.000g de tecido (10^{11} hepatócitos) no espaço de poucas semanas, o que é improvável, pois existem somente 10^{12} linfócitos em todo o organismo. Daí o novo conceito de que os LTC, VHB-específicos, podem também agir sobre o vírus sem destruir os hepatócitos[28].

EFEITO ANTIVIRAL SEM DESTRUIÇÃO DO HEPATÓCITO

De acordo com as figuras 22.8A e 22.8B, como conseqüência do reconhecimento de antígenos do VHB pelos linfócitos T citotóxicos (LTC), dois eventos são observados: 1. destruição do hepatócito infectado; 2. secreção de interferon-gama (IFN-γ) e fator de necrose tumoral alfa (TNF-α), citocinas que abolem a expressão do gene viral e a replicação do VHB. Esse segundo mecanismo parece ser mais eficiente do que o efeito destrutivo, mas, se for apenas parcial, pode levar à persistência do vírus.

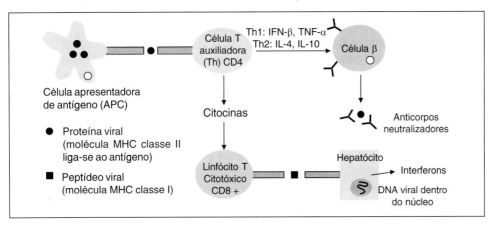

Figura 22.8A – Esquema do mecanismo global da resposta imune ao vírus[43]. Os mecanismos citolítico e não-citolítico do "clearance" do VHB estão detalhados na figura 22.8B.

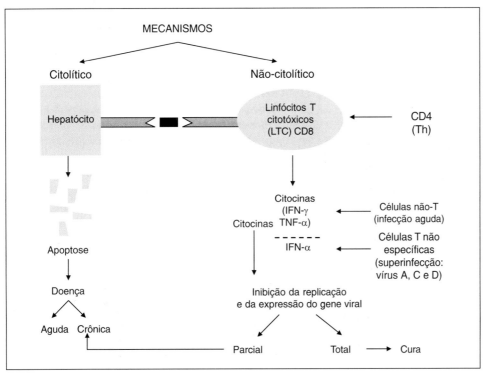

Figura 22.8B – "Clearance" do vírus da hepatite B por mecanismos citolítico (LTC) e não-citolítico (citocinas) (ver texto).

Para melhor compreensão, a figura 22.8 foi desmembrada em duas partes: A e B.

Observa-se, também, a produção de citocinas por células não-T durante a infecção aguda ou por células não específicas para o VHB na eventualidade de superinfecção, seja pelo vírus da hepatite D (VHD) ou pelo VHC ou pelo VHA.

Além do mecanismo de apoptose, a liberação de citocinas por LTC ativados produz um influxo de células inflamatórias não-antígeno específicas na vizinhança de cada LTC, levando à amplificação de seu potencial destrutivo e à morte de hepatócitos vizinhos.

Há evidências de que a resposta de células CD4+ vírus-específicos, com fenótipo predominantemente Th1 (capítulo 14), seja um importante componente de manutenção efetiva das respostas dos LTC. Nesse contexto, a interleucina 12 (IL-12) parece desempenhar função relevante[84], sendo capaz de mudar o fenótipo Th2 para uma predominância Th1 em camundongos transgênicos AgHBe positivos[69]. Além disso, a IL-12 aumenta a seroconversão AgHBe/anti-HBe e o "clearance" do AgHBs induzidos pelo interferon em pacientes com HCB, graças à ação de citocinas Th1[81].

Imunopatogênese da hepatite aguda

Os conhecimentos sobre mecanismos imunes da hepatite aguda são principalmente devidos a estudos experimentais em chimpanzés[28] e estudos clínicos em seres humanos[62,107].

No chimpanzé, todas as formas de DNA do VHB, inclusive o cccDNA, atingem seu máximo aproximadamente 8 semanas após a infecção, declinando rapidamente a seguir. Entre as semanas 5 e 9, mais de 70 a 80% dos hepatócitos tornam-se AgHBc positivos[15]. Por outro lado, o aumento de ALT e a evidência histológica de hepatite surgem a partir da 10ª à 12ª semana após a infecção, atingindo o máximo entre a 16ª e a 21ª semana (Fig. 22.9). Nesses experimentos, o desaparecimento do DNA viral correspondeu ao aparecimento de IFN-γ no fígado enquanto os marcadores clássicos de célula T (CD3 RNAm) coincidiram com a elevação da ALT e com a lesão hepática. Portanto, a redução inicial do DNA-VHB é resultante de processos não-citolíticos, independentes da célula T.

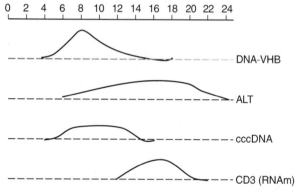

Figura 22.9 – "Clearance" não-citolítico do VHB em um chimpanzé infectado, experimentalmente, com hepatite aguda e submetido a exames de sangue e a biópsias semanais. Notar que a cinética do "clearance" viral (por PCR) precede a cinética da doença e que o cccDNA parece ser suscetível a mecanismo não-citolítico. A redução do DNA viral coincide com o aparecimento do IFN-γ, enquanto a doença hepática correlaciona-se primariamente com o aparecimento de CD3 RNAm, marcador de célula T (adaptado de Ferrari e Chisari, 2001[23]).

Ainda não está estabelecida a natureza das células não-T responsáveis pelo "clearance" não citolítico do VHB. Os candidatos mais prováveis são as células NK e NKT, por sua abundância no fígado e pela riqueza de citocinas com ação antiviral, como IFN-γ e TNF-α que elas produzem (capítulo 14).

No homem, a replicação do VHB é controlada antes do início dos sintomas clínicos, quando a ALT está ainda normal[107]. As células CD4 e CD8 são detectáveis no sangue periférico durante a fase inicial de incubação (8 a 10 semanas após a infecção).

Estudos recentes em animais e em humanos têm fornecido informações que permitem esquematizar os eventos virais e imunes mais importantes após infecção pelo VHB (Fig. 22.10).

A lesão hepática hepatocelular resultaria do efeito combinado de células T específicas para o VHB e células mononucleares não-específicas, que representam o principal componente dos infiltrados intra-hepáticos[23]. O controle da replicação viral e a eliminação da maior parte do VHB ocorre antes da instalação da lesão e dos sintomas clínicos.

Em resumo, o "clearance" do VHB é o resultado tanto da imunidade inata (não-específica) como da específica[28,39]. Os mecanismos inatos precoces incluem ações de células "natural killer"(NK), células NKT e citocinas secretadas que reduzem a replicação sem necrose franca dos hepatócitos. Os mecanismos específicos ocorrem mais tarde e incluem o recrutamento de células inflamatórias VHB-específicas e não-específicas, com efeitos citolíticos diretos e mediados por citocinas[103]. Com a recuperação, surgem anticorpos neutralizadores. Estes e as células T VHB-específicas persistem por décadas, talvez por toda a vida do indivíduo[78].

Como veremos, a evolução para a hepatite crônica parece ser devida à resposta imune insuficiente. Assim, na HCB as respostas CD4 e CD8 são fracas e localizadas. Dessa forma, o "clearance" do vírus é usualmente devido a uma exacerbação da hepatite, quando as respostas de células T específicas para VHB são exacerbadas e ampliadas[57].

Imunopatogênese da infecção crônica

O paciente com hepatite crônica em atividade é incapaz de controlar o vírus e apresenta alto grau de lesão hepática e altos níveis de replicação viral. Os LTC específicos para o VHB são detectáveis somente dentro do fígado, onde sua freqüência é baixa, porque estão diluídos no meio de grande número de células T não vírus-específicas e que podem ter importância na patogenia da lesão hepática.

A evolução para a hepatite crônica parece resultar da ausência de uma resposta imune rápida e vigorosa aos antígenos do VHB[57]. As respostas de células T CD4 e CD8 são tipicamente fracas e localizadas. O "clearance" do VHB é usualmente concomitante a uma brusca exacerbação da hepatite, com aumento de respostas dos linfócitos T[57].

A produção do AgHBe, nucleoproteína secretada e não particulada, parece mediar a função imunorreguladora[63]. Assim, Milich e cols.[70] mostraram, experimentalmente, que o AgHBe pode atravessar a placenta e estabelecer uma tolerância de células Th[68]. O AgHBe é capaz de deletar células Th1, AgHBe-específicas, e mudar a resposta das células T para Th2[63]. Em outras palavras, altos níveis de AgHBe poderiam desviar a resposta CD4 específica para HBe/core na direção do Th2 e favorecer a persistência viral[63].

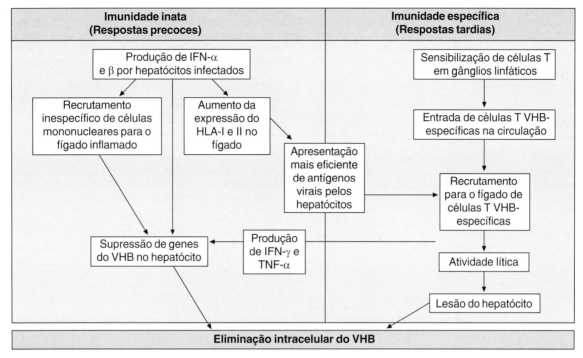

Figura 22.10 – Imunidades inata e vírus-específica na patogênese da lesão hepatocelular no "clearance" do VHB (segundo Ferrari e Chisari, 2001).

Parece, mesmo, que existe uma supressão mais generalizada das respostas CD4 a antígenos de memória e mitógenos na infecção crônica pelo VHB[54]. Não está afastada, portanto, a possibilidade de produção de um "fator supressivo", possibilidade apoiada por dados recentes de reconstituição de respostas CD4 após terapêutica com lamivudina[5]. Nessa pesquisa, a rápida recuperação das respostas CD4 não-específicas e específicas para VHB sugere que a replicação do VHB pode levar à produção de fatores por ele codificados (entre os quais o AgHBe seria um candidato), que interferem diretamente na resposta de células T, à semelhança do que foi descrito para outros vírus[63], que produzem fatores capazes de bloquear a produção ou atividade de certas citocinas[76].

O sistema imune também parece importante para manter a recuperação do paciente. Assim, doentes com hepatite B resolvida e que desenvolvem imunossupressão grave podem apresentar reativação, com o retorno de altos níveis de VHB[57].

Para alguns autores, o tratamento com lamivudina é capaz de restaurar as funções vírus-específicas das células T auxiliadoras[5] e dos LTC[6]. Contudo, a recaída observada na maioria dos pacientes após suspensão da droga sugere que a resposta dos LTC não é suficiente para erradicar a infecção.

Em indivíduos considerados portadores sãos, o contato direto célula–célula deve ser mínimo, estando o controle viral na dependência quase exclusiva de citocinas solúveis que podem se difundir através do parênquima[23].

COMENTÁRIOS FINAIS

A estandardização dos termos utilizados na infecção pelo VHB é fundamental para que se conheça melhor sua evolução natural e o significado clínico dos diferentes fenômenos observados a partir da infecção inicial.

Na fase crônica, deve-se atentar para: 1. presença ou ausência do AgHBe e do DNA do VHB no soro; 2. níveis séricos das transaminases; 3. alterações histológicas (atividade necroinflamatória e grau de fibrose).

É importante acentuar que, mesmo em presença de transaminases séricas normais, pode haver lesão histológica importante em cerca de 10 a 20% de pacientes positivos para AgHBs e anti-HBe, inclusive sem mutação pré-core[99].

REFERÊNCIAS BIBLIOGRÁFICAS

1. Alberti A, Tremolada F, Fattovich G, et al. Virus replication and liver disease in chronic hepatitis B vírus ifeccion. *Dig Dis Science*, 28:962-6, 1983. ■ 2. Bänninger P, Altorfer J, Frosner G, et al. Prevalence and significance of anti-HBc IgM (radiommunoassay) in acute and chronic hepatitis B and in blood donors. *Hepatology*, 3:337-42, 1983. ■ 3. Baumert TF, Blum HE. Hepatitis B virus mutants: molecular biology and clinical relevance. *Viral Hepat Rev*, 6:177-92, 2000. ■ 4. Blumberg BS, Alter JS, Visnich S. A "new" antigen in leukemic sera. *JAMA*, 191:541-6, 1965. ■ 5. Boni C, Bertoletti A, Penna A, et al. Lamivudine treatment can restore T cell responsi veness in chronic hepatitis. *B J Clin Invest*, 102:968-75, 1998. ■ 6. Boni B, Penna A, Ogg GS, et al. Lamivudine treatment can overcome cytotoxic t-cell hyporesponsiveness in chronic hepatitis: new perspectives for immune therapy. *Hepatology*, 33:963-71, 2001. ■ 7. Bortolotti F, Cadrobbi P, Crivallaro C, et al. Chronic hepatitis type B in childhool: longitudinal study of 35 cases. *Gut*, 22:499-504, 1981. ■ 8. Bortolotti F, Cadrobbi P, Crivellaro C, et al. Long term out come of chronic type B hepatitis in patients who acquire hepatitis B infec-

tion in childhood. *Gastroenterology*, 99:805-10, 1990. ■ 9. Brunetto MR, Stemler M, Schodel F, et al. Identification of HBV variants which cannot produce precoce derived HBeAg and may be responsible for severe hepatitis. *Italian J Gastroent Hepatol*, 21:151-4, 1989. ■ 10. Buckwold VE, Xu Z, Chen M, et al. Effects of a naturally occurring mutation in the hepatitis B virus basal core promoter on precoce gene expression and viral replication. *J Virol*, 70:5845-51, 1996. ■ 10a. Buendia MA, Paterlini P, Trollais P, Bréchot C. Liver cancer. In: Zuckerman AJ, Thomas HC (eds). *Viral Hepatitis. Scientific Basis and Clinical Management*. Edinburgh, Churchill Livingstone, 1993, pp 137-164. ■ 11. Carman WF, Jacyra MR, Hadziyannis S, et al. Mutation preventing formation of hepatitis B e antigen in patients with chronic hepatitis B infection. *Lancet*, 2:588-91, 1989. ■ 12. Carman WF, Thomas HC, Zuckerman AJ, et al. Molecular variants. In: Zuckerman AJ, Thomas HC (eds). *Viral Hepatitis, Scientific Basis and Clinical Management*. Edinburgh, Churchill Livingstone, 1993, pp 115-136. ■ 13. Chan HL, Ghany MG, Lok ASF. Hepatitis B. In: Schiff ER, Sorrell MF, Maddrey WC (eds). *Schiff's Diseases of the Liver*. 8th ed, Philadelphia, Lippincott-Raven, 1999. ■ 14. Chan HLY, Hussain M, Lok ASF. Different hepatitis B virus genotypes are associated with different mutations in the core promoter and precoce regions during hepatitis B antigen seroconversion. *Hepatology*, 29:976-84, 1999. ■ 15. Chisari FV. *Immunopathogenesis of Hepatitis B*. Update on Viral Hepatitis. Postgraduate course 2000. Dallas, Texas, 2000, pp 92-94. ■ 16. Chu C-J, Hussain M, Lok ASF. Quantitative serum HBV DNA levels during different stages of chronic hepatitis B infection. *Hepatology*, 36:1408-15, 2002. ■ 17. Chu C-J, Hussain M, Lok ASF. Hepatitis B virus genotype B is associated with earlier HbeAg seroconversion compared with hepatitis B virus genotype C. *Gastroenterology*, 122:1756-62, 2002. ■ 18. Davis GL, Hoofnagle JH, Waggoner JG. Spontaneous reactivation of chronic hepatitis B virus infection. *Gastroenterology*, 86:230-5, 1984. ■ 19. Davis GL, Hoofnagle JH. Reactivation of chronic type B hepatitis presenting as acute viral hepatitis. *Ann Inst Med*, 102:762-5, 1985. ■ 20. Dooley JS, Davis GL, Peters M, et al. Pilot study of recombinant human-interferon for chronic type B hepatitis. *Gastroenterology*, 90:150-7, 1986. ■ 21. Fattovich G, Alberti A, Tremolada F, et al. Natural history of liver disease associated with hepatitis B virus VHB infection. In: Vyas GN, Dienstag JL, Hoofnagle JH (eds). *Viral Hepatitis and Liver Disease*. Orlando, Grune & Stratton, (Abstract) 1984, p 706. ■ 22. Fattovich G, Rugge M, Brollo L, et al. Clinical, virologic and histologic outcome following seroconversion from HBeAg to anti-HBe in chronic hepatitis type B. *Hepatology*, 6:167-72, 1986. ■ 23. Ferrari C, Chisari FV. Immune mechanisms of viral clearance and disease pathogenesis during viral hepatitis. In: Arias IM, Boyer JL, Chisari FV, Fausto N, Schachter D (eds). *The Liver. Biology and Pathobiology*. 4th ed, Philadelphia, Lippincot-Williams & Wilkins, 2001. ■ 24. Fujie H, Moiya K, Shintani Y, et al. Hepatitis B virus genotypes and hepatocellular carcinoma in Japan (Letter). *Gastroenterology*, 120:1564-5, 2001. ■ 25. Ganem D. Animal models in hepatitis research. In: Vyas GN, Dienstag JL, Hoofnagle JH (eds). *Viral Hepatitis and Liver Disease*. Orlando, Grume & Stratton, 1984, pp 439-441. ■ 26. Gerlich W. Structure and molecular virology. In: Zuckerman AJ, Thomas JC (eds). *Viral Hepatitis, Scientific Basis and Clinical Management*. Edinburgh, Churchill Livingstone, 1993, pp 83-113. ■ 27. Gregory PB. Interferon in chronic hepatitis B (Editorial). *Gastroenterology*, 90:237-40, 1986. ■ 28. Guidotti LG, Rochford R, Chung J, et al. Viral clearance without destruction of infected cells during acute HBV infection. *Science*, 284:825-9, 1999. ■ 29. Gust ID. The epidemiology of viral hepatitis. In: Vyas GN, Dienstag JL, Hoofnagle JH (eds). *Viral Hepatitis and Liver Disease*. Orlando, Grune & Stratton, 1984, pp 415-421. ■ 30. Hadziyannis S, Vassilopoulos D. Hepatitis B e antigen-negative chronic hepatitis B. *Hepatology*, 34:617-24, 2001. ■ 31. Hoofnagle JH, Dusheiko GM, Seef LB, et al. Seroconversion from hepatitis B e antigen to antibody in chronic type B hepatitis. *Ann Int Med*, 94:744-8, 1981. ■ 32. Hoofnagle JH, Seeff LB. Natural history of chronic type B hepatitis. In: Popper J, Schaffner F (eds). *Progress in Liver Diseases*. Vol VII, New York, Grune & Stratton, 1982, pp 469-479. ■ 33. Hoofnagle JH, Alter JH. Chronic viral hepatitis. In: Vyas GN, Dienstag JL, Hoofngle JH (eds). *Viral Hepatitis and Liver Dis-*

ease. Orlando, Grune & Stratton, 1984, pp 97-113. ■ 34. Hoofnagle JA. Acute viral hepatitis: clinical features, laboratory findings, and treatment. In: Berk JE (ed). *Bockus Gastroenterology*. 4th ed, Philadelphia, WB Saunders Company, 1985, pp 2856-2901. ■ 35. Hsu Y-S, Chien R-N, Yeh C-T, et al. Long-term outcome after spontaneous HBeAg seroconversion in patients with chronic hepatitis B. *Hepatology*, 35:1522-7, 2002. ■ 36. Hunt CM, McGill JM, Alen MI, Condreay LD. Clinical relevance of hepatitis B viral mutation. *Hepatology*, 31:1037-44, 2000. ■ 37. Jacyna MR, Thomas JC. Pathogenesis and treatment of chronic infection. In: Zuckerman AJ, Thomas HC (eds). *Viral Hepatitis, Scientific Basis and Clinical Management*. Edinburgh, Churcill Livingstone, 1993, pp 185-205. ■ 38. Kajiya Y, Hamasaki K, Nakata K, et al. A long-term follow-up analysis of serial core promoter and precoce sequences in japanese patients chronically infected by hepatitis B virus. *Dig Dis Sci*, 46:505-15, 2001. ■ 39. Kakimi K, Guidotti LG, Koezuka Y, et al. Natural killer T cell activation inhibits hepatitis B virus replication in vivo. *J Exp Med*, 192:921-30, 2000. ■ 40. Kao JH, Chen PJ, Lai MY, Chen DS. Hepatitis B genotypes correlate with clinical outcomes in patients with chronic hepatitis B. *Gastroenterology*, 226:554-9, 2000. ■ 41. Kato H, Orito E, Gish RG, et al. Hepatitis e antigen in sera from individuals infectes with hepatitis B virus of genotype G. *Hepatology*, 35:922-9, 2002. ■ 42. Koff RS, Galambos J. Viral hepatitis. In: Schiff L, Schiff ER (eds). *Diseases of the Liver*, 5th ed, Philadelphia, Lippincott, 1982, pp 461-610. ■ 43. Koziel MJ. The immunopathogenesis of hepatitis B virus infection In: Schinazi RF, Sommadossi J-P, Thomas HC. *Therapies for Viral Hepatitis*. London, Internation Medical, 1998, pp 53-64. ■ 44. Krugman S, Gocke DL. *Viral Hepatitis. In the Series Major Problems in Internal Medicine*. Vol XV, Philadelphia, Saunders, 1978. ■ 45. Lau DT-Y, Khokhar MF, Doo E, et al. Long-term therapy of chronic hepatitis B with lamivudine. *Hepatology*, 32:828-34, 2000. ■ 46. Lee PI, Chang MH, Lee CY, et al. Changes in serum hepatitis B DNA and aminotranfcrasc lcvcls during the course of chronic hepatitis B virus infection in children. *Hepatology*, 12:657-60, 1990. ■ 46a. Lee W. Hepatitis B virus infection. *N Eng J Med*, 337:1733-45, 1997. ■ 47. Liaw YF, Chu CM, Su IJ, et al. Clinical and histological events preceding hepatitis B e antigen seroconversion in chronic type B hepatitis. *Gastroenterology*, 84:216-9, 1983. ■ 48. Liaw YF, Yang SS, Chen TJ, et al. Acute exacerbation in hepatitis B e antigen-positive chronic type B hepatitis: a clinico-pathological study. *J Hepatol*, 1:227-33, 1985. ■ 48a. Liaw YF, Tai DI, Chu CM, et al. Early detection of hepatocellular carcinoma in patients with chronic B hepatitis. A prospective study. *Gastroenterology*, 90:263-7, 1986. ■ 49. Liaw YF. Current trends in therapy for chronic viral hepatitis. *J Gastroenterol Hepatol*, 12:S346-S353, 1997. ■ 50. Liaw YF, Tsai SL. Pathogenesis and clinical significance of spontaneous exacerbations and remissions in chronic hepatitis B virus infection. *Viral hepatitis Rev*, 3:143-54, 1997. ■ 51. Liaw Y-F. Chronic hepatitis B guidelines: East versus West. *Hepatology*, 15:979-82, 2002. ■ 52. Lie-Injo LE, Balase Garam M, Lopez C, et al. Hepatitis B DNA in liver and white blood cells of patients with hepatoma. *DNA Cell Biol*, 2:301-8, 1983. ■ 53. Lindh M, Horal P, Dhillon AP, Norkrans G. Hepatitis B virus DNA levels, precore mutations, genotypes and histological activity in chronic hepatitis B. *J Viral Hepat*, 7:258-67, 2000. ■ 54. Livingston B, Alexander J, Crimi C, et al. Altered helper T limphocyte function associated with chronic hepatitis B virus infection and its role in response to therapeutic vaccination in humans. *J Immunol*, 162:3088-95, 1999. ■ 55. Lok ASF, Lai CL, WU PC, et al. Spontaneous hepatitis B e antigens to antibody seroconversion and reversion in chinese patients with chronic hepatitis B virus infection. *Gastroenterology*, 92:1839-43, 1987. ■ 56. Lok ASF, Lai CL. Acute exacerbation in chinese patients with chronic hepatitis B virus (HBV) infection. Incidence, predisposing factors and etiology. *J Hepatol*, 10:29-34, 1990. ■ 57. Lok AS, Heathcote EJ, Hoofnagle JH. Management of hepatitis B: 2000. Summary of a workshop. *Gastroenterology*, 120:1828-53, 2001. ■ 58. Lok ASK, McMahon BJ. Chronic hepatitis B. *Hepatology*, 34:1225-41, 2001. ■ 59. Lok ASF. Chronic hepatitis B. *N Eng J Med*, 346:1682-3, 2002. ■ 60. Madruga C, Da Silva LC. Evolution of the viral markers of patients with chronic hepatitis B (CHB) and exacerbation. *Antiviral Therapy*, 5(Duppl 1):4 (Abstract B163), 2000. ■ 61. Magnius

LO, Norder H. Subtypes, genotypes and molecular epidemiology of the hepatitis B virus as reflected by sequence variability of the S-gene. *Intervirology*, 38:24-34, 1995. ■ 62. Maini M, Boni C, Ogg G, et al. Direct ex vivo analysis of hepatitis B virus-specific CD8+ T cells associated with the control of infection. *Gastroenterology*, 117:1-13, 1999. ■ 63. Maini MK, Bertoletti A. How can the cellular immune response control hepatitis B virus replication? *J Viral Hepat*, 7:321-6, 2000. ■ 64. McMahon BJ, Holck P, Bulkow L, Snowball MM. Serological and clinical outcomes of 1536 Alaska Natives chronically infected with hepatitis B virus. *Ann Int Med*, 135:759-68, 2001. ■ 65. Mels GC, Bellati G, Leandro G, et al. Fluctuations in viremia, aminotransferases and IgM antibody to hepatitis B core antigen in chronic hepatitis B patients with disease exacerbations. *Liver*, 14:175-81, 1994. ■ 66. Michalak TI, Pasquinelli C, Guilhot S, Chisari FV. Hepatitis B virus persistence after recovery from acute viral hepatitis. *J Clin Invest*, 93:230-9, 1994. ■ 67. Michalak TI, Pardoe IU, Coffin CS, et al. Occult lifelong persistence of infectious hepadnavirus and residual liver inflammation in woodchucks convalescent from acute viral hepatitis. *Hepatology*, 29:928-38, 1999. ■ 68. Milich D, Jones J, Hughes JL, et al. Is a function of the secreted-hepatitis e antigen to induce immunotolerance in vivo? *Proc Natl Acad Sci*, 87:6599-603, 1990. ■ 69. Milich DR, Wolf SF, Hughes JL, Jones JE. Interleukin 12 suppress autoantibody production by reversing helper T-cell phenotype in hepatitis B e antigen transgenic mice. *Proc Natl Acad Sci*, 92:6847-51, 1995. ■ 70. Milich D, Chen M, Hughes JL, Jones JE. The secreted hepatitis B precoce antigen can modulate the immune response to the nucleocapsid: a mechanism for persistence. *J Immunol*, 160:2013-21, 1998. ■ 71. Moraes MT, Gomes SA, Niel C. Sequence analysis of pre-S/SD gene of hepatitis B virus strains of genotypes A, D, and F isolated in Brasil. *Arch Virol*, 141:1767-73, 1996. ■ 72. Moutinho, RS. Aspectos clínico-laboratoriais e evolutivos da infecção pelo vírus da hepatite B: experiência do Setor de Hepatites da Universidade Federal de São Paulo. Tese de Mestrado. São Paulo, 2001. ■ 73. Okamoto H, Tsuda F, Sakugawa H, et al. Typing hepatitis B virus by homology in nucleotide sequence: comparison of surface antigen subtypes. *J Gen Virol*, 69:2573-83, 1988. ■ 74. Orito E, Mizokami M, Sakugawa H, et al. A case control study for clinical and molecular biological differences between hepatitis B viruses of genotypes B and C. *Hepatology*, 33:218-23, 2001. ■ 75. Perrillo RP. Acute flares in chronic hepatitis B: the natural and unnatural history of an immunologically medicated liver disease. *Gastroenterology*, 120:1009-33, 2001. ■ 76. Ploegh HL. Viral strategies of immune evasion. *Science*, 280:248-53, 1998. ■ 77. Realdi G, Alberti A, Rugge M, et al. Seroconversion from hepatitis B e antigen to anti-HBe in chronic hepatitis B virus infection. *Gastroenterology*, 79:195-9, 1980. ■ 78. Rehermann B, Ferrari C, Pasquinelli C, Chisari FV. The hepatitis B persists for decades after maintnance of a cytotoxic T lymphocyte response. *Nat Med*, 2:1104-8, 1996. ■ 79. Rezende REF. Relação da mutação pré-core G1896A do vírus da hepatite B (HBV) com genótipo viral, níveis séricos de HBV-DNA, expressão tecidual do antígeno core e agressão hepática em pacientes com hepatite B crônica. Tese de Doutoramento, Ribeirão Preto, 2002. ■ 80. Rizzetto M, Volpes R, Smedile A. Response of pre-core mutant chronic hepatitis B infection to lamivudine. *J Med Virol*, 61:398-402, 2000. ■ 81. Rossol S, Marinos G, Carucci P, et al. Interleukin-12 indution of th 1 cytokines is important for viral clearance in chronic hepatitis B. *J Clin Invest*, 99:3025-33, 1997. ■ 82. Roumeliton-Karayannis A, Tassopoulos N, Richardson SC, et al. How often does chronic liver disease follow acute hepatitis B in adults? *Infection*, 13:174-6,1985. ■ 83. Sanchez-Tapias JM, Costa J, Mas A, et al. Influence of hepatitis B virus genotype on the long-term outcome of chronic hepatitis B in western patients. *Gastroenterology*, 123:1848-56, 2002. ■ 83a. Sakima K, Takahara T, Okuda K, et al. Prognosis of hepatitis B virus surface antigen carriers in relation to routine liver function testes: a prospective study. *Gastroenterology*, 83:114-7, 1982. ■ 84. Scott P. IL-12: initiation cytokine for cell-mediated immunity. *Science*, 260:496-7, 1993. ■ 85. Seef LB, Koof RS. Evolving concepts of the clinical and serologic consequences of hepatitis B virus infection. *Semin Liver Dis*, 6:11-22, 1986. ■ 86. Shaw T, Bowden S, Locardi-

nini S. Chemotherapy for hepatitis B: new treatment options necessitate reappraisal of traditional endpoints (Editorial). *Gastroenterology*, 123:2135-40, 2002. ■ 87. Sherlock S, Dooley J. *Diseases of the Liver and Biliaty System*. 9th ed, Oxford, Blackwell Scientific Publications, 1992, pp 452-459. ■ 88. Silva LC Da, Sette Jr H, Antonácio E, et al. Commercial gammaglobulina (CGG) as a possible vehicle of transmission of HbsAg in familial clustering. *Rev Inst Med Trop (S Paulo)*, 19:352-4, 1977. ■ 89. Silva LC Da, Carrilho FJ, Pietro A De, et al. Epidemiological aspects of acute viral hepatitis em São Paulo, Brazil. *Ver Inst Med Trop (S Paulo)*, 28:400-5,1986. ■ 90. Silva LC Da, Madruga CLA. Aspectos peculiares e história natural da hepatite B. In: Silva, LC Da (ed). *Hepatites Agudas e Crônicas*. São Paulo, Sarvier, 1995, pp 143-154. ■ 91. Silva LC Da, Madruga CL, Carrilho FJ, et al. Spontaneous hepatitis B surface antigen clearance in a long-term follow-up study of patients with chronic type B hepatitis. Lack of correlation with hepatitis C and D virus superinfection. *J Gastroenterol*, 31:696-701, 1996. ■ 92. Silva LC Da, Pinho JRR. Hepatite B. In: Gayotto LCC, Alves FAV (eds). *Doenças do Fígado e Vias Biliares*. São Paulo, Atheneu, 2001 pp 441-467. ■ 93. Sitnik R, Pinho JRR, Da Silva LC, et al. Hepatitis B virus genotypes and precoce mutants in chronic hepatitis B patients from São Paulo city, Brazil. *Hepatology*, 32:587A (Abstract), 2000. ■ 94. Stephan W, Prince AM, Brotman B. Modulation of hepatitis B infection by intravenous application of an immunoglobulin preparation that contains antibodies to hepatitis B and core antigens but not to hepatitis B surface antigen. *J Virol*, 51:420-4, 1984. ■ 95. Stuyver L, De Gengt S, Van Geyt C, et al. A new genotype of hepatitis B virus: complete genome and phylogenetic relatedness. *J Gen Virol*, 81:67-74, 2000. ■ 96. Takeda K, Akahane Y, Suzuki H, et al. Defects in the precoce region of the HBV genome in patients with chronic hepatitis B after sustained seroconversion from HBeAg to anti-HBe induced spontaneously or with interferon therapy. *Hepatology*, 12:1284-9, 1990. ■ 97. Tassoupoulos NC, Papaevangelou GJ, Sjogren MH, et al. Natural history of acute hepatitis B surface antigen-positive hepatitis in Greek adults. *Gastroenterology*, 92:1844-50, 1987. ■ 98. Teles SA, Martins RMB, Vanderborght N, et al. Hepatitis B virus: genotypes and subtypes in Brazilian hemodyalisis patients. *Artificial Organs*, 23:1074-1078, 1999. ■ 99. Ter Borgh F, Ten Kate FJW, Cuypers HTM, et al. A survey of liver pathology in needle biopsies from HBsAg and anti-HBe positive individuals. *J Clin Path*, 53:541-8, 2000. ■ 100. The Incident Investigation Teams. Transmission of hepatitis B to patients from four infected surgeons without hepatitis B e antigen. *N Engl J Med*, 336:178-84, 1997. ■ 101. Tító L, Sanchez-Tapias JM, Mas A, et al. Hepatitis aguda grave como primera manifestación de uma ifección crónica por el virus da hepatitis B. *Med Clin (Basc)*, 93:702-4,1989. ■ 102. Tong S, Li J, Wands JR. Carboxipeptidase D is an avian hepatitis B virus receptor. *J Virol*, 73:8698-702, 1999. ■ 103. Tsai SL, Chen PJ, Lai MY, et al. Acute exacerbations of chronic type B hepatitis are acompanied by increased T cell responses to hepatitis B core and e antigens. Implications for hepatitis B e antigen seroconversion. *J Clin Invest*, 89:87-96, 1992. ■ 104. Vilar JH. El virus de la hepatitis B en las enfermidades del hígado. Estudio de su papel etiopatogénico mediante técnicas de immunohistoquímica. Tesis Doctoral, Barcelona, 1983. ■ 105. Viola LA, Barrison IG, Coleman JC, et al. Natural history of liver disease in chronic hepatitis B surface antigen carriers. Survey of 100 patients from Great Britain. *Lancet*, 2:1156-9, 1981. ■ 106. Vyas GN, Dienstag JL, Hoofnagle JH. *Viral Hepatitis and Liver Disease*. Orlando, Grune & Stratton, 1985. ■ 107. Webster GJM, Reignat S, Maini MK, et al. Incubation phase of acute hepatitis B in man: dynamic of cellular immune mechanisms. *Hepatology*, 32:1117-24, 2000. ■ 108. Weiland OO, Berg JVR, Flehmig B, et al. Acute viral hepatitis, types A, B and non-A,non-B: a prospective study of the epidemiological, laboratory and prognostic aspects in 280 consecutive cases. *Scand J Infect Dis*, 13:247-55, 1981. ■ 109. Yang H-I, Lu S-N, Liaw Y-F, et al. Hepatitis B e antigen and the risk of hepatocellular carcinoma. *N Engl J Med*, 347:168-74, 2002. ■ 110. Yotsuyanagi H, Yasuda K, Iino S, et al. Persistent viremia after recovery from self-limited acute hepatitis B. *Hepatology*, 27:1377-82, 1998.

23 Aspectos peculiares e história natural da hepatite C

Luiz Caetano da Silva

A hepatite C, identificada no passado como hepatite não-A, não-B (HNANB), foi inicialmente considerada doença benigna em virtude da pobreza de sintomas. Sua importância começou a ser enfatizada quando se observou que mais da metade dos pacientes com antecedentes transfusionais persistia com alterações das transaminases e que a biópsia hepática indicava alta freqüência de cirrose hepática[62]. A descoberta do vírus da hepatite C (VHC), em 1989, permitiu observar que cerca de 80 a 85% dos pacientes com hepatite aguda C não conseguiam eliminar o vírus, tornando-se portadores crônicos, com possível evolução para hepatite crônica, cirrose hepática e hepatocarcinoma.

ASPECTOS EPIDEMIOLÓGICOS

Foram extensamente analisados no capítulo 16, porém alguns dados merecem destaque.

Estima-se que 100 milhões de pessoas no mundo estejam infectadas pelo VHC[55], embora alguns autores mencionem cifras de 200 milhões[3].

De qualquer forma, a infecção pelo VHC representa, atualmente, um dos maiores problemas mundiais de saúde pública. Calcula-se que a prevalência média global seja de 3% (variando de 0,1 a 5% em diferentes países): 150 milhões de portadores em todo o mundo, estimando-se em 4 milhões nos EUA, 5 milhões na Europa Ocidental e, provavelmente, mais na Europa Oriental[14]. Estima-se, também, que a incidência anual de novas infecções sintomáticas seja de 1-3 casos/100.000 pessoas e, portanto, que a verdadeira incidência seja muito mais alta, tendo em vista a grande freqüência de formas assintomáticas[17].

Vale lembrar que, se por um lado houve queda dramática no número de casos pós-transfusionais, por outro lado há o aumento global de consumo de drogas injetáveis em todo o mundo. Além disso, o desconhecimento dos fatores de risco em muitos pacientes infectados pelo VHC e o grande número de casos que adquiriram a infecção nas décadas de 1960 a 1990[23] fazem-nos prever um número preocupante de diagnósticos de hepatite C nos próximos anos.

Os fatores de risco ligados à transmissão por via sangüínea mostram associação importante com a infecção pelo VHC entre viciados em drogas injetáveis, receptores de derivados sangüíneos e profissionais de saúde.

A transmissão sexual é considerada possível, variando bastante nas diferentes publicações. Nossa experiência em cônjuges revela freqüência inferior a 6%[63].

A transmissão domiciliar também é referida como possível, variando entre 0 e 15%, principalmente em pessoas de baixo nível social[11].

A freqüência da transmissão vertical de mãe para filho parece ser inferior a 3-5%, e os estudos de anti-VHC durante a gestação revelam prevalência de 0,6 a 2,6% em países latino-americanos[11].

GENÓTIPOS DO RNA DO VHC

Em nosso meio, predomina o genótipo 1, vindo a seguir o genótipo 3 (3a), dependendo do Estado brasileiro. Já a freqüência do genótipo 2 não ultrapassa 10%[63].

Pesquisa realizada por nosso grupo[5] em 251 pacientes com hepatite crônica C detectou genótipo 1a em 51 (20,3%), genótipo 1b em 92 (36,6%), sendo 13 (5,2%) não-subtipáveis, em um total de 156 pacientes com genótipo 1 (62,1%). O genótipo 2 foi detectado em 8 (3,2%); o genótipo 3, em 85 (33,9%), e a forma mista, em 2 (0,8%). Pela primeira vez no Brasil, detectamos o genótipo 4a em um paciente com transplante renal[5].

HISTÓRIA NATURAL E QUADRO CLÍNICO DA HEPATITE C

Até hoje existem controvérsias quanto à história natural da infecção pelo VHC na dependência dos estudos retrospectivos, prospectivos ou de coorte (retrospectivos/prospectivos)[62]. Assim, os estudos retrospectivos tendem a analisar pacientes com quadros evolutivos mais graves ou sintomáticos. Os estudos prospectivos seriam os ideais, mas pecam pelo curto tempo de seguimento (uma a duas décadas) de uma doença que pode manifestar-se após 20 a 30 anos. Além disso, o estudo da história "natural" da infecção exigiria uma observação não influenciada pela terapêutica, o que envolveria problemas éticos.

Os estudos retrospectivos/prospectivos de coorte necessitam de um início bem caracterizado da infecção, além de apresentar alguns dos problemas já discutidos.

Em que pesem essas dificuldades, vários aspectos evolutivos estão bem caracterizados.

HEPATITE AGUDA C

Pacientes com infecção aguda pelo VHC são freqüentemente assintomáticos ou apresentam doença leve[4]. Quando surgem, as manifestações clínicas são semelhantes às das outras hepatites agudas, de modo que o diagnóstico se baseia em dados epidemiológicos, clínico-laboratoriais e, principalmente, na confirmação sorológica.

O período médio de incubação da hepatite C é de 6 a 12 semanas[9]. Contudo, contaminação com alta carga viral, como a observada após administração de fator VIII, pode resultar em período de incubação de quatro semanas ou menos[47].

O curso clínico da infecção aguda pelo vírus da hepatite C (VHC) é geralmente leve, sendo as alterações das transaminases menos evidentes que as observadas nas hepatites A e B. Assim, para um diagnóstico mais apurado de hepatite pós-transfusional, é necessária a determinação da transaminase glutâmico-pirúvica (ALT) mensalmente, durante pelo menos quatro meses.

Algumas vezes a hepatite C manifesta-se de maneira evidente, variando a freqüência de icterícia entre 20%[3] e 40%[31]. Quando esta aparece, acentuam-se a fadiga e a anorexia. A icterícia pode durar poucos dias ou até alguns meses, mas geralmente menos de um mês[9]. Hepatomegalia e esplenomegalia são encontradas em pequena porcentagem de pacientes.

A evolução para a cura, ou para a cronicidade, pode ser facilmente observada por meio do comportamento das transaminases pelo período de 12 meses, pois os níveis dessas enzimas apresentam grandes oscilações, podendo apresentar períodos variáveis de normalização (Fig. 23.1). Segundo alguns autores, "episódios distintos de hepatite" podem ser devidos a alterações na região hipervariável do VHC[12].

Nos pacientes que são curados, a normalização das transaminases é observada no prazo máximo de um ano. Após esse período, são raros os casos com resolução bioquímica total[66]. Para o diagnóstico de cura definitiva, é aconselhável observar a normalidade das transaminases por 2 a 3 anos e o comportamento do RNA-VHC pela reação em cadeia da polimerase (PCR)[66].

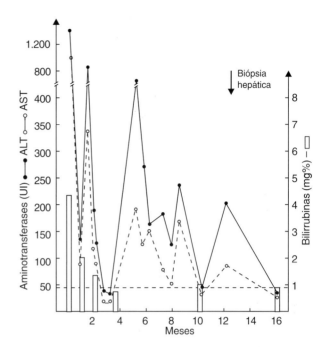

Figura 23.1 – Evolução polifásica das aminotransferases em uma paciente de 25 anos com hepatite aguda C. A biópsia revelou hepatite crônica com grande componente lobular.

A figura 23.2 mostra, esquematicamente, a evolução sorológica e bioquímica em pacientes com hepatite aguda C. Com testes de segunda geração, o tempo médio entre transfusão sangüínea e seroconversão é de 7 a 8 semanas para o anti-c100-3 e, em geral, uma ou duas semanas antes para o anti-c22 e o anti-c33[9]. A seroconversão ocorre menos freqüentemente e em títulos mais baixos em infecção aguda limitada do que na que evolui para a forma crônica[2].

Os dados mais recentes sobre marcadores virais estão descritos no capítulo 11.

Durante a fase aguda, não se identificam marcadores sorológicos com valor preditivo de evolução para a cura ou para a cronicidade[18]. Somente a persistência do RNA-VHB pelo PCR pode indicar tal evolução, embora a negativação momentânea do PCR não ofereça segurança de eliminação total do vírus[18].

Durante a fase aguda, os níveis de ALT podem oscilar e tornar-se normais ou quase normais entre os picos, dificultando a caracterização da fase de convalescença. Como se observa em chimpanzés, as elevações de ALT podem tornar-se persistentes ou recrudescer vários anos após o primeiro episódio agudo[18]. Com efeito, Van der Poel e cols.[71] julgam que a classificação das hepatites pós-transfusionais em "aguda resolvida" e "crônica" é provavelmente inadequada e pode levar à subestimação da freqüência de cronificação. Os autores citam um caso classifica-

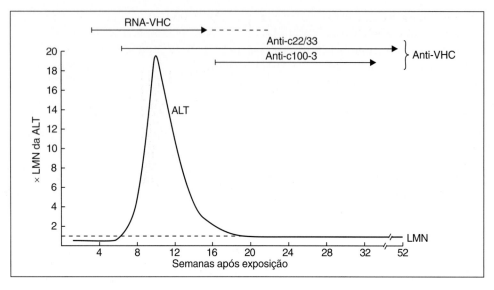

Figura 23.2 – Representação esquemática do aparecimento e evolução do RNA e dos anticorpos na hepatite aguda pelo VHC.

do como "agudo resolvido" tendo em vista as determinações de ALT de 1984 a 1986, e que em 1990 apresentava PCR e RIBA-II positivos. Os mesmos autores citam observações próprias de que 40% de doadores de sangue com ALT normal e anti-VHC positivo apresentavam hepatite crônica à biópsia hepática.

Como se observa na figura 23.2, existe um intervalo de algumas semanas entre a primeira detecção do RNA-VHC e o aparecimento de anticorpos. Infecções de chimpanzés mostraram que a pesquisa de anticorpos do tipo IgM não estreita essa janela soronegativa[6]. Nesses experimentos, contudo, o IgM mostrou-se bom marcador de infecção primária, pois nem a reinfecção experimental nem a reexacerbação dos níveis de ALT na fase crônica produziram resposta secundária de IgM[6].

Para vários autores[12,73], os anticorpos anti-VHC IgM não diferenciam a infecção aguda da crônica, pois podem não aparecer ou fazê-lo tardiamente, persistindo na fase crônica.

Aspecto sorológico interessante é verificado com anticorpos contra proteínas não-estruturais, por exemplo o anti-c100, que desaparecem após períodos extremamente variáveis, de uma semana a vários meses[18].

Quanto ao quadro clínico, foram descritos artrites, erupções cutâneas e síndromes neurológicas (capítulo 36). Em raros casos, pode haver o desenvolvimento de agranulocitose ou anemia aplástica, mas a maioria não tem sido atribuída à hepatite C[57].

Há evidências convincentes de associação entre VHC e crioglobulinemia[48]. O termo crioglobulinemia mista essencial tem sido utilizado para descrever uma síndrome multissistêmica, mais comum na mulher, caracterizada por artralgias, vasculite, púrpura, neuropatia e glomerulonefrite.

Estudos prospectivos de hepatite C pós-transfusional sugerem que a hepatite fulminante é raramente observada[4].

Quanto às hepatites agudas pós-transfusionais, a sorologia para o VHC mostra-se positiva em cerca de 90% dos pacientes, mas não em 100%, mesmo com testes mais recentes, o que sugere a existência de outro agente não-A, não-B, não-C transmitido parenteralmente[12].

A incidência de hepatite crônica após hepatite aguda não-A, não-B pode ser observada na figura 23.3, baseada em dados de diferentes autores coletados por Cuthbert[12] e incluindo pacientes com hepatite C pós-transfusional, não pós-transfusional e não-C. Enquan-

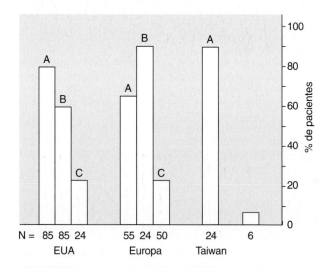

Figura 23.3 – Incidência de hepatite crônica após hepatite aguda não-A, não-B: A = pós-transfusional; B = não pós-transfusional; C = não-C (baseado em dados coletados por Cuthbert[12]).

to nas duas primeiras a evolução para a cronicidade variou entre 60 e 90%, nas hepatites NANBNC a freqüência foi de aproximadamente 20%.

É provável que o tratamento da hepatite aguda C, como preconizado por vários autores, principalmente Jaeckel e cols.[39], reduza drasticamente a evolução da forma sintomática da hepatite aguda para a crônica. Para diagnosticar a hepatite aguda C, Jaeckel e cols.[39] consideraram a presença de pelo menos um dos seguintes critérios: exposição conhecida ou suspeita ao VHC nos quatro meses anteriores; seroconversão documentada (anticorpos anti-VHC) ou níveis de transaminase pirúvica (ALT) superiores a 20 vezes o limite máximo normal. Esse nível alto foi escolhido para evitar a inclusão de pacientes com hepatite crônica entre pacientes que não correspondiam ao primeiro ou segundo critérios[39].

HEPATITE CRÔNICA C

O estudo da hepatite C pós-transfusional permitiu-nos avaliar o tempo necessário para o desenvolvimento das diferentes formas de hepatopatia[15]. Assim, segundo Kiyosawa e cols.[43], o intervalo entre a transfusão de sangue (possível fonte de infecção pelo VHC) e o diagnóstico de carcinoma hepatocelular (HCC) foi de 29 anos, enquanto o de cirrose sem HCC foi em média de 21,2 anos, e o de hepatite crônica, 10 anos.

Observações semelhantes foram feitas por Tong e cols.[69] sobre o intervalo médio de hepatopatia crônica C após transfusão de sangue: hepatite crônica (HC) leve, 13,7 anos; HC mais grave, 18,4 anos; cirrose, 20,6 anos; HCC, 28,3 anos.

Evolução mais benigna foi observada por outros autores, como Seef e cols.[61], que estudaram a evolução da hepatite não-A, não-B (HNANB) pós-transfusional em 568 pacientes durante dezoito anos e observaram mortalidade semelhante a de dois grupos-controle, embora com maior letalidade conseqüente à doença hepática na HNANB. Evoluções igualmente benignas foram também apontadas por outros autores.

As razões desses diferentes resultados não foram totalmente esclarecidas[15]. Aproximadamente 15% parecem eliminar o vírus após a infecção aguda. A maioria dos que evoluem para a cronicidade permanece assintomática por anos ou décadas, mesmo em presença de transaminases elevadas e de evolução para cirrose, que ocorre em 20% dos casos[15]. Além disso, 30 a 40 dos pacientes com infecção crônica podem evoluir com transaminases normais[3] (Figs. 23.4, veja também Fig. 23.7).

A maneira mais objetiva de se determinar a época do início da infecção e o tempo de evolução seria em pacientes que recebem transfusão de sangue. Contudo, outros pacientes com diferentes fatores de risco seriam excluídos se considerássemos apenas os casos pós-transfusionais.

A análise dos dados disponíveis sugere que a doença apresenta curso indolente durante as primeiras duas décadas após a infecção inicial, com pouca morbidade e mortalidade. Seqüelas graves são mais comuns na terceira e quarta décadas após a infecção[63].

CIRROSE E CARCINOMA HEPATOCELULAR

Vários co-fatores são importantes para o desenvolvimento da cirrose[17]: a) idade do paciente no momento em que adquiriu a infecção (doença progride mais rapidamente nas pessoas mais idosas); b) alcoolismo; c) co-infecção com o vírus da hepatite B; co-infecção com o HIV.

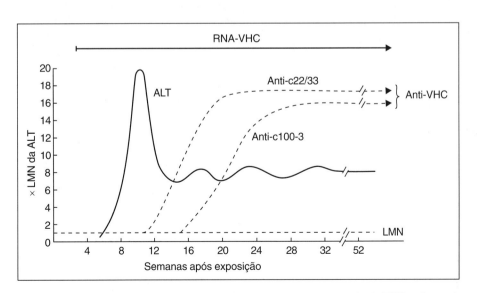

Figura 23.4 – Representação esquemática do aparecimento e evolução do RNA e dos anticorpos na hepatite crônica pelo VHC.

Dos pacientes com evidência bioquímica e histológica de hepatite crônica, 20% desenvolverão cirrose no prazo de 10 a 20 anos[17]. A hepatite C é, portanto, uma doença dicotômica, na qual um grupo de pacientes falecerá de problemas relacionados ao fígado, mas a maioria provavelmente levará uma vida normal a despeito da infecção pelo VHC[17].

A incidência de carcinoma hepatocelular é de 1 a 4% ao ano em pacientes com cirrose, mas é raro na hepatite crônica C não-cirrótica[17].

Não há evidência conclusiva de que o vírus seja diretamente carcinogênico, embora se especule que a proteína "core" do VHC tenha algum efeito sobre a transformação celular[15]. Assim, essa proteína pode funcionar como regulador transcricional de vários promotores virais e celulares, alterando funções celulares normais[65]. Além disso, a proteína "core" pode cooperar com o oncogene "ras" e transformar fibroblastos de embrião de rato em fenótipo tumorigênico[58]. Camundongos transgênicos que expressam "core" do VHC desenvolvem HCC[51].

Segundo vários autores, a progressão da hepatite C pode ser prevenida, ou pelo menos retardada, pelo tratamento com interferon, que pode, isoladamente, ou de preferência associado à ribavirina, produzir uma resposta sustentada. Esta resulta em melhora da lesão hepática, com normalização das transaminases séricas e redução da atividade necroinflamatória. Nos últimos anos, surgiram evidências de que o tratamento com interferon (IFN) pode reduzir a evolução da hepatite crônica para cirrose, e desta para HCC[72]. Curiosamente, efeito semelhante do IFN não foi demonstrado na hepatite crônica B[38].

Em conclusão, o progresso da fibrose parece ser lento, mas inexorável. Na maioria dos casos, o progresso é lento demais para apresentar um impacto importante na expectativa de vida, mas em certos pacientes a fibrose pode desenvolver-se em poucos anos[15].

Em estudo de coorte de 455 pacientes, Khan e cols.[42] verificaram que os únicos fatores independentes para o desenvolvimento de complicações relacionadas ao fígado foram: transmissão esporádica, fibrose avançada e hipoalbuminemia. Os fatores de risco para HCC foram: sexo masculino, transmissão esporádica e hipoalbuminemia. A bilirrubinemia foi um fator adicional para o transplante ou para o óbito relacionado à hepatopatia. O que mais chama a atenção nesse trabalho é a importância da taxa de albumina, pois, quando foi < 3g%, houve probabilidade de mortalidade de 70% em três anos. Talvez esse fator possa determinar isoladamente a indicação para o transplante e, por isso, mereceria uma reavaliação em outros grandes estudos prospectivos[37].

Curiosamente, a pesquisa de Khan e cols.[42] não observou relação entre as complicações da hepatite crônica por VHC e a presença de marcadores de infecção pelo VHB (anti-HBc positivo), o que discorda dos achados de Cacciola e cols.[10], que apontaram para a grande freqüência de VHB-DNA em pacientes com infecção pelo VHC, mesmo na ausência de sorologia positiva para VHB. Achados semelhantes foram obtidos por Marusawa e cols.[50] e por outros autores[14]. Há, portanto, necessidade de mais estudos prospectivos para elucidar a importância da infecção de baixo grau pelo VHB[37].

Na maioria das infecções crônicas virais, estabelece-se um ponto de equilíbrio com o qual a carga viral mantém-se constante por vários meses[46].

Não se observou relação entre viremia e gravidade de lesão hepática. A quantidade de RNA do VHC no fígado também não se correlacionou com a lesão hepática[27].

SIDEROSE HEPÁTICA

A relação entre hepatite C e níveis séricos de ferro não está bem esclarecida. Contudo, tem sido freqüente a observação de que as sangrias podem reduzir as transaminases séricas. A depleção de ferro pode fornecer citoproteção aos hepatócitos pela redução do estresse oxidativo ou por imunomodulação provocada pela inibição da resposta pró-inflamatória das células T[8].

Pacientes com hepatite crônica C apresentam maior acúmulo de ferro hepático e de peroxidação lipídica que pacientes com hepatite crônica B[40]. Ambos os benefícios melhoram após tratamento eficaz com interferon. Tais fatos sugerem que a peroxidação lipídica e o ferro podem contribuir para a patogenia da hepatite crônica C.

Mutações no gene HFE da hemocromatose (C282Y e H63D) podem contribuir mas não explicam totalmente o acúmulo hepático de ferro na hepatite crônica C[41]. Foi observada também a associação entre heterozigose para C282Y e cirrose na hepatite C, com uma taxa de risco ("odds ratio") de 7,6[64].

PORTADOR ASSINTOMÁTICO

Termo impróprio, já que numerosos pacientes com doença ativa podem cursar sem sintomas. É preferível o termo infecção inativa.

Um problema importante na história natural da hepatite C refere-se aos pacientes com transaminases (ALT) persistentemente normais. Estima-se que esses pacientes representem cerca de 25% (10 a 40%) das infecções crônicas pelo VHC. Somente a minoria deles não apresenta RNA do VHC detectável pela PCR, quando o processo é considerado resolução espontânea da hepatite aguda C.

Em recente estudo prospectivo de 135 pacientes com ALT persistentemente normal, Martinot-Peignoux e cols.[49] verificaram que o RNA do VHC foi detectável em 94 pacientes (69%) e indetectado em 41 (31%). A pesquisa do RNA no fígado em 12 pacientes do último grupo mostrou também ser negativo e seu seguimento revelou persistência da negatividade da PCR e da normalidade da ALT. Já os outros 94 pacientes mantiveram-se com RNA do VHC detectável e 20 deles apresentaram oscilações discretas da ALT. Os autores verificaram que tanto o estádio como o grau de lesão necroinflamatória foram discretos em ambos os grupos, porém ainda menores nos pacientes com PCR negativa. Os autores concluem que pacientes com ALT normal e PCR negativa não precisam submeter-se à biópsia hepática (Fig. 23.5).

DIAGNÓSTICO DA INFECÇÃO PELO VHC

À exceção da hepatite aguda C, que pode manifestar-se de forma típica em alguns pacientes, a maioria dos doentes infectados cursa de maneira assintomática, sendo o diagnóstico estabelecido com a sorologia.

Os marcadores sorológicos da infecção pelo VHC foram analisados no capítulo 11 e podem ser divididos em: 1. detecção de anticorpos contra proteínas do vírus (anti-VHC) por métodos imunoenzimáticos; 2. detecção do RNA do VHC pela reação em cadeia da polimerase (PCR).

O anti-VHC é muito útil para triagem[22] e indica infecção presente ou passada. A PCR é fundamental para comprovar a persistência de replicação viral. Os anticorpos decorrentes da infecção pelo VHC não são neutralizantes e, portanto, não impedem nova infecção.

O algoritmo adotado em pacientes com anti-VHC reagente ou positivo consta na figura 23.5.

DIAGNÓSTICO DA FASE AGUDA

Já foi analisado neste capítulo. O diagnóstico é firmado nas seguintes situações:

1. Em pacientes previamente negativos para VHC, o diagnóstico é feito pela seroconversão (anti-VHC+), mesmo sem quadro clínico sugestivo. Essa situação pode ser observada em unidades de hemodiálise[22].

2. Em pacientes com história de contaminação recente (quatro meses anteriores) e que apresentem quadro clínico e bioquímico compatível com infecção aguda. O primeiro exame a se positivar é a PCR, pois o RNA do VHC aparece 4 a 7 dias após o contágio. Já o anti-VHC torna-se reagente em torno da oitava semana.

3. Nos casos sugestivos de hepatite aguda, mas com anti-VHC e PCR já positivos, o diagnóstico de hepatite aguda é mais difícil, pois para vários autores[12,73] os anticorpos anti-VHC IgM não diferenciam a infecção aguda da crônica. A elevação da ALT a níveis superiores a 20 vezes o limite máximo normal pode auxiliar no diagnóstico[39].

4. História de início brusco de doença hepática em pessoas previamente sadias com exclusão de outras causas possíveis de hepatite aguda, como virais, auto-imunes, alcoólicas e tóxicas[30].

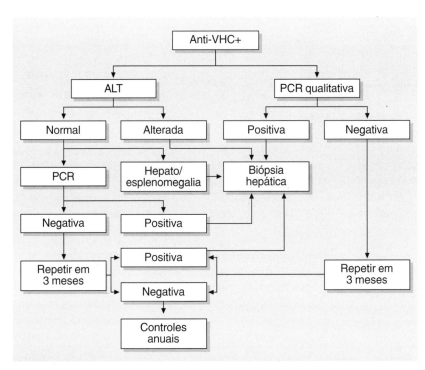

Figura 23.5 – Algoritmo diagnóstico a partir da ALT e da PCR em pacientes com anti-VHC positivo.

Em casos de dúvida diagnóstica, a biópsia hepática deve ser realizada e o tratamento instituído, pois reduz significativamente a evolução da hepatite aguda para a crônica[39].

DIAGNÓSTICO DA FASE CRÔNICA

A maioria dos pacientes com hepatite crônica apresenta elevações assintomáticas dos níveis séricos de transaminases. Cerca de 6% apresentam doença hepática sintomática[13]. A fadiga é o sintoma mais comum, mas seu início é insidioso e geralmente leve. Os sintomas tornam-se mais comuns depois que o paciente fica sabendo do diagnóstico, sendo também observada sensação de peso no hipocôndrio D.

O exame físico pode ser útil em casos de fibrose hepática e, principalmente, de cirrose, quando, então, o fígado palpável, de consistência firme, está presente em 79% dos pacientes, e a eplenomegalia em 34%[21].

Os níveis séricos de ALT são geralmente pouco elevados. Até um terço dos pacientes pode apresentar níveis normais, e somente 25% apresentam níveis superiores a duas vezes o limite máximo normal[13].

Descreveram-se elevações bruscas e transitórias da ALT que parecem correlacionar-se com o aumento da viremia. Diferentemente do que acontece na hepatite crônica B, essas exacerbações não são acompanhadas de "clearance" do vírus.

Os níveis séricos de ALT têm valor clínico limitado, com pequeno valor preditivo individualmente[13]. Somente elevações iguais ou superiores a dez vezes o limite normal estão associadas à necrose em saca-bocados de maneira preditiva[32].

Como a sintomatologia pode ser pobre ou ausente, deve-se pesquisar o anti-VHC em todas as pessoas pertencentes aos grupos de risco e também naquelas com alterações das transaminases, mesmo que discretas.

Quando o anti-VHC for positivo (reagente nos métodos imunoenzimáticos de segunda e terceira geração), a próxima etapa será a pesquisa do RNA do VHC pela reação em cadeia da polimerase (PCR). Quando esses métodos se mostram positivos, indica-se a biópsia hepática que, além de sugerir o diagnóstico de hepatite crônica C, permite verificar a intensidade do processo necroinflamatório (atividade) e o grau de fibrose e de alteração estrutural (estadiamento), conforme descrito nos capítulos 12 e 13.

Como os métodos imunoenzimáticos apresentam baixo valor preditivo positivo em populações de baixo risco, foram desenvolvidos métodos confirmatórios, do tipo "immunoblot". Os mais recentes, que utilizam antígenos da região do capsídeo, NS3, NS4, NS5 e/ou E2/NS1 (testes de terceira geração), têm a vantagem de diminuir o número de resultados indeterminados[22].

O alto preço do método confirmatório e as vantagens da PCR têm tornado o método "immunoblot" de pouca utilidade prática.

Testes mais recentes incluem a quantificação do RNA e a genotipagem.

PCR qualitativa – esse método é particularmente útil nas seguintes situações : 1. como teste confirmatório; 2. hepatite aguda ou fulminante; 3. diagnóstico da infecção em imunossuprimidos, em que o anti-VHC pode ser negativo; 4. controle de resposta ao tratamento.

O RNA do VHC torna-se detectável uma a duas semanas após a contaminação, portanto mais precocemente que o anti-VHC.

A PCR qualitativa é geralmente mais sensível que o método quantitativo. Por exemplo, o limite de detecção do Amplicor da Roche é de 50UI, o do quantitativo (Monitor, Roche) é de 600UI . Essa é a razão de se preferir o método qualitativo para se caracterizar a resposta terapêutica.

Pode-se detectar o RNA do VHC em células mononucleares do sangue periférico e no tecido hepático.

Testes quantitativos – o nível de viremia tem sido utilizado para monitorizar o tratamento. Duas diferentes técnicas têm sido utilizadas: uma baseada na amplificação do RNA (PCR quantitativa), outra, na amplificação do sinal, por exemplo, o DNA ramificado ("branched DNA" ou bDNA)[29].

A PCR quantitativa pode ser padronizada no próprio laboratório ("in house") com diluições sucessivas do soro ("end point dilution") ou executada por meio de "kits" comerciais (Amplicor HCV monitor, Roche). A sensibilidade estimada desse teste é de 600UI, enquanto a do bDNA é de 200.000 cópias/mL.

A determinação da viremia tem sido muito útil para estudos da resposta farmacocinética do RNA do VHC ao interferon e, provavelmente, como fator preditivo de resposta ao tratamento[63].

Genotipagem do VHC – a distribuição geográfica dos diferentes genótipos foi descrita no capítulo 16. O genótipo 1 (1a e 1b) parece ser mais resistente ao tratamento que os genótipos 3 (3a) e, principalmente, 2 (2a, 2b e 2c), como será descrito ulteriormente.

Ultra-sonografia – é outro método de extrema importância, servindo para avaliar o grau de esteatose e de fibrose. Nos casos de cirrose, a utilização do ultrasom com Doppler permite avaliar as alterações vasculares, principalmente do sistema portal, e caracterizar nódulos hepáticos (regenerativos ou neoplásicos).

Biópsia hepática – os achados histológicos foram descritos nos capítulos 12 e 13, nos quais são apresentados em detalhe as lesões necroinflamatórias (atividade), a fibrose e as alterações estruturais (estadiamento).

Vale aqui ressaltar o folículo linfóide intra-hepático, um dos aspectos histológicos mais característicos em pacientes com hepatite crônica C[52]. Esses folículos podem conter um centro germinativo, fato habitualmente não observado na hepatite crônica B[52]. Dados recentes sugerem que os folículos linfóides com centro germinativo na hepatite crônica C podem, funcionalmente, ser os mesmos dos encontrados em nódulos linfáticos, com relação à expansão e à maturação das células B[52].

Segundo alguns autores[16], um marcador histológico de proliferação celular, o Ki-67, parece indicar risco aumentado de desenvolvimento do hepatocarcinoma e, portanto, a necessidade de monitorização mais freqüente[16]. Outro aspecto importante é a expressão de bcl-2 ("B-cell lymphoma/leukemia-2 protein"), que, além de funcionar como antioxidante, é também antiapoptótico e, por isso, altamente expresso em vários tumores humanos[25]. O aumento de expressão do bcl-2 em cirróticos pode correlacionar-se com o desenvolvimento do hepatocarcinoma[25]. Esse protooncogene pode também ser importante na oncogênese do colangiocarcinoma.

PATOGENIA E IMUNOPATOGENIA DA HEPATITE C

Quando um indivíduo se infecta pelo VHC, apesar de imunocompetente, tem grande probabilidade de tornar-se um portador crônico. Essa infecção evolui de várias maneiras, na dependência das características virais e da resposta imune do hospedeiro[60].

Esforços para elucidar os mecanismos e persistência viral e da lesão hepatocelular têm sido frustados pela falta de um sistema de cultura celular disponível para propagação viral *in vitro*[24]. Muitos desses estudos permanecem difíceis em virtude da falta de pequenos modelos animais[60], já que o chimpanzé é o único animal experimental suscetível à infecção pelo VHC[24].

Como já mencionamos, numerosas estimativas sugerem que a persistência da infecção se desenvolve em aproximadamente 80% dos casos. Contudo, levando-se em conta que a infecção primária é predominantemente assintomática e que os títulos de anti-VHC podem diminuir nas duas décadas posteriores à infecção aguda[67], a porcentagem de cronificação pode estar mais próxima a 50%[25]. Tais afirmações levantam importante polêmica, que está a exigir nova investigação.

Como nunca se demonstrou um DNA intermediário replicativo no ciclo de vida do VHC, não há evidência de que a infecção persistente pelo VHC esteja relacionada à integração viral no genoma do hospedeiro[25]. A persistência deve, portanto, relacionar-se com a incapacidade do hospedeiro em montar resposta imune eficiente ou ser devida a fatores virais ou a uma combinação de ambos os fatores.

FATORES VIRAIS

O vírus da hepatite C (VHC) é um flavivírus hepatotrópico caracterizado por alto grau de variabilidade genética, sendo a replicação dos vírus RNA um processo sujeito a erro, já que a RNA polimerase não possui exonuclease de leitura de prova, que é um mecanismo importante de reparação. Como conseqüência da baixa fidelidade da maquinaria de replicação viral, o VHC nunca se apresenta *in vivo* como uma população homogênea de genomas RNA idênticos, mas como uma população de genomas divergentes, embora relacionados, que exibem uma distribuição que segue o modelo referido como "quasispecie"[20]: compreende um genoma principal, quantitativamente predominante, e uma grande quantidade de genomas menores[20]. Como visto no capítulo 5, a variabilidade genética do VHC é complexa, tendo sido distribuída em quatro extratos hierárquicos: genótipos, subgenótipos, isolados e "quasispecies".

Sabe-se que a resposta ao tratamento antiviral varia segundo o genótipo; porém, seu significado clínico na história natural da hepatite C é muito controverso. Com efeito, mesmo o genótipo 1b (VHC-1b), considerado mais agressivo por alguns autores[44], pode ser responsável por formas muito benignas de infecção, com ALT persistentemente normal e rotuladas impropriamente de "portadores assintomáticos" ou mesmo de portadores "sãos". Temos visto pacientes jovens, entre 18 e 30 anos, com genótipo 1b, alta carga viral e lesões hepáticas mínimas.

Estudo efetuado em pacientes infectados pelo genótipo 1b com graus variáveis de lesão hepática, e comparando os dois extremos, "portador assintomático" (ASC) e paciente com hepatocarcinoma (HCC), mostrou diferenças significativas entre ambos[53]. Tal estudo baseou-se na seqüência total do VHC e na comparação de resíduos de aminoácidos em proteínas estruturais e não-estruturais do VHC. O número de aminoácidos diferentes (ou nucleotídeos) encontrado nos pacientes do grupo HCC permitiu pontuar a progressão da doença ("progression score"). Os escores mais altos estavam associados com a presença do HCC e com plaquetopenia. Também se relacionaram com a graduação da fibrose[53]. Somente estudos prospectivos permitirão afirmar a existência de cepas de VHC mais ou menos virulentas.

Por outro lado, a persistência da infecção viral após episódio de hepatite aguda C parece estar relacionada ao aumento da diversidade genética sob forma de "quasispecies"[19], definidas como a presença simultânea de diferentes variantes virais intimamente relacionadas, no mesmo indivíduo. Farci e cols.[19] analisaram as seqüências dos genes do envelope do VHC (E_1 e E_2), dentro e fora da região hipervariável 1 (HVR1). Nas fases muito iniciais da infecção, a diversidade genética e o número de variantes virais dentro das "quasispecies" do VHC não diferiram significativamente entre pacientes que apresentaram regressão da infecção (hepatite resolvida) e aqueles com persistência da infecção (hepatite progressiva). Contudo, em fases mais tardias, ou seja, após aparecimento de anticorpos, os pacientes com hepatite resolvida apresentaram redução da diversidade genética na região hipervariável, enquanto naqueles com hepatite progressiva observou-se acentuado aumento da diversidade genética. Uma população viral mais hemogênea foi mantida na hepatite fulminante. Como os autores fizeram essas investigações em casos pós-transfusionais, resta saber se tais achados podem ser extrapolados para os casos recentes de infecção por uso ilícito de drogas, atualmente bem mais freqüentes, ou por outros tipos de contaminação. Além disso, resta definir a importância clínica dessas investigações.

"Quasispecies" na região "core" foram encontradas em pacientes VHC positivos com enzimas alteradas, mas não naqueles com enzimas normais[33]. Tais achados foram confirmados posteriormente[34]. Pacientes com ALT persistentemente alterada apresentavam "quasispecies" cuja população mudava com o tempo. A evolução para hepatocarcinoma (de 1993 a 1998) também variou: 31% de 80 pacientes com ALT sempre alterada, 4% de 92 pacientes com ALT intermitentemente alterada e 0% de 102 pacientes com ALT sempre normal[34].

Assunto bastante controverso refere-se ao mecanismo de adesão do VHC à membrana celular, provavelmente através da tetraspanina CD81, com afinidade para a proteína E_2 do envelope viral[1]. Contudo, o CD81 é considerado molécula "promíscua", que participa de diferentes complexos moleculares. Por exemplo, nos linfócitos B, o CD81 associa-se com o CD21 e o CD19, formando um complexo que pode baixar o limiar de ativação desses linfócitos, o que poderia explicar a associação entre infecção pelo VHC e crioglobulinemia, doença proliferativa de célula B[1].

Como foi descrito no capítulo 5, o genoma do VHC contém molécula linear de RNA de aproximadamente 9.500 nucleosídeos que codifica uma poliproteína precursora de aproximadamente 3.000 aminoácidos. A poliproteína é clivada por proteases virais e do hospedeiro, gerando três proteínas estruturais ("core", E_1 e E_2) e, pelo menos, seis proteínas nãoestruturais (NS2, NS3, NS4B, NS5A e NS5B).

Pesquisas recentes sugerem ação imunomoduladora da proteína "core" do VHC[65]. Assim, ela pode interagir com o receptor da linfotoxina-B e ligar-se ao domínio citoplasmático do receptor 1 do fator de necrose tumoral (TNFR1). O receptor da linfotoxina-B é membro da superfamília dos receptores de TNF, envolvida no desenvolvimento de órgãos linfóides periféricos[68] e nos fenômenos de apoptose. O TNF-α é uma importante citocina inflamatória, capaz de induzir apoptose e, assim, limitar vários tipos de infecções. Apesar de alguns resultados opostos, a infecção pelo VHC pode causar antiapoptose por meio da ativação de um fator nuclear Kappa (NF-κβ)[65].

O mecanismo pelo qual a ativação do NF-κβ leva à redução da apoptose não está esclarecido. A antiapoptose pode explicar dois aspectos clínicos importantes: 1. quando, comparado à hepatite B, observase menor número de hepatócitos com apoptose, em termos de formação de corpos acidófilos, na hepatite crônica; 2. as exacerbações espontâneas, freqüentes na hepatite crônica B, são menos observadas na história natural da hepatite C[65].

É possível que o VHC use a estratégia de supressão da apoptose (que foi relacionada também com a proteína NS3 do VHC) nos hepatócitos infectados *in vivo* para proteger-se do ataque imune ou da destruição pelo TNF-α[65].

FATORES IMUNOLÓGICOS

Para explicar a elevada freqüência de cronificação, admite-se que o VHC consegue desenvolver estratégias para evitar uma resposta imune eficiente do hospedeiro. Trata-se de um processo multifatorial, dependente de múltiplos aspectos de interação vírus–hospedeiro[60].

Resposta imune humoral

Anticorpos específicos contra o VHC são detectáveis entre 7 e 31 semanas após a infecção e dirigidos contra os epitopos das proteínas virais. Alguns estudos têm descrito o aparecimento de anticorpos neutralizantes dirigidos contra proteínas de envelope[59] e uma resposta anticórpica precoce contra a terminação NH_2 da região hipervariável (HVR-1) da proteína E_2 em pacientes com hepatite autolimitada[74]. Contudo, a recuperação de hepatite C pode ocorrer na ausência de qualquer resposta anticórpica contra as proteínas de envelope[59]. Além disso, ainda não foram demonstrados anticorpos protetores de longa duração[59]. A produção de anticorpos contra o envelope do VHC (anti-E_2) tem sido tentada experimentalmente com o objetivo de produção de vacina[35]. O VHC-E_2 é um candidato óbvio para inclusão em vacinas, em virtude de seu potencial papel na adesão do VHC à membrana do hepatócito. Dessa forma, anticorpos anti-E_2 poderiam perturbar a interação VHC-CD81, dificultando a adesão do VHC[35].

Resposta imune celular

Admite-se que a resposta imune celular tenha papel importante no "clearance" do VHC. Embora a resposta inata ainda não tenha sido estudada na infecção pelo VHC, vale lembrar que o fígado é o órgão mais rico em células NK e NKT (22 a 44%)[59]. As células infectadas pelo VHC aumentam a expressão de moléculas MHC classe I, que estimulam receptores inibidores das células NK (KIR). Resta saber se este representaria um dos mecanismos de escape do VHC (Quadro 23.1).

Quanto à resposta imune vírus-específica, admite-se que a ação de células apresentadoras de antígeno profissionais, como as células dendríticas dos nódulos linfáticos e, possivelmente, da medula óssea, seja necessária para iniciar as respostas antivirais das células T. As células dendríticas são muito eficientes para endocitose de antígenos e para apresentação destes aos linfócitos T, estimulando células CD4+ e CD8+[26]. As células dendríticas constituem um componente regular do infiltrado inflamatório na hepatite crônica C e são drenadas por capilares linfáticos neoformados para os vasos linfáticos em áreas portais[26].

Células T CD4+ e CD8+ vírus-específicas são detectáveis no sangue aproximadamente 3 a 4 semanas após a infecção pelo VHC, e a infiltração de células T no fígado correlaciona-se com o aumento de atividade da ALT[59].

Foram descritos recentemente vários métodos para determinar a resposta específica de linfócitos T CD8+, dois dos quais medem a produção de interferon-gama (IFN-γ), após estimulação daquelas células com peptídeos virais[30]. A quantidade de CD8+ é calculada pela medida de IFN-γ secretado, com método ELISPOT ("enzyme-linked immunospot") ou pela coloração citoplasmática de IFN-γ e posterior análise de fluorescência[30].

Ainda não está definido se o vírus da hepatite C é responsivo às citocinas produzidas pelas células T, como acontece com o vírus da hepatite B.

Pacientes com hepatite crônica C grave ou com cirrose apresentam expressão aumentada de IFN-γ e interleucina-2 (IL-2) RNA mensageiro, que se correlaciona com fibrose e inflamação portal, enquanto os níveis de IL-10 mostram-se reduzidos[56]. Em outras palavras, a lesão hepática progressiva está relacionada à expressão intra-hepática aumentada de citocinas tipo Th1[54].

Por outro lado, a IL-10 apresenta propriedades antiinflamatórias e imunossupressoras, além de reduzir a produção de citocinas pró-inflamatórias, como TNF-α, IL-1, IL-2 e IFN-γ, produzidas por células T[56].

Baseados nessas propriedades, Nelson e cols.[56] administraram IL-10 recombinante a pacientes previamente resistentes à terapêutica com IFN, obtendo melhora nos níveis de transaminases, no quadro inflamatório e na fibrose (ver capítulo 43).

A passagem da resposta Th1 para Th2 tem sido proposta como um dos mecanismos de persistência do VHC. Contudo, tal desvio foi recentemente contestado[7].

Hepatite aguda autolimitada

Análises prospectivas de resposta imune em pacientes com hepatite clinicamente sintomática e autolimitada demonstraram uma intensa resposta de células T auxiliadoras do tipo Th1 e de células T citotóxicas. Essa resposta dirigiu-se contra epitopos em todas as proteínas estruturais e não-estruturais do vírus. Com a técnica de ELISPOT, verificou-se que na hepatite aguda autolimitada detecta-se grande número de linfócitos T CD8, VHC-específicos, capazes de produzir IFN-γ durante os primeiros seis meses da doença. Essa resposta é dirigida contra múltiplos epitopos de diferentes regiões da poliproteína do VHC. Tais respostas foram verificadas em pacientes com HLA A_2, B_7 e B_8[30]. O amplo caráter das respostas contra múltiplos epitopos propiciaria menor probabilidade de escape viral.

Não estão esclarecidos os mecanismos de ação do IFN-γ nesse controle da infecção, se devido à morte de células infectadas ou se por interferência na expressão do genoma viral. De qualquer forma, uma resposta coordenada de células T CD4+ parece ser um pré-requisito para a resposta de células T CD8+[30].

Em muitos pacientes, a falta de tais respostas das células T ou sua curta duração propiciam a evolução da hepatite aguda para a cronicidade. Assim, a intensidade, a especificidade dos epitopos e o perfil das citocinas da resposta de células T durante as fases iniciais da infecção pelo VHC parecem definir o tipo de evolução da hepatite[59].

As seqüências virais mais intensamente reconhecidas pelas células Th (CD4+) são altamente imunogênicas e imunodominantes, além de conservadas entre os diferentes genótipos do VHC[45]. Esse fato apresenta importantes implicações para o desenvolvimento de vacina. Além disso, vários epitopos virais são reconhecidos por pacientes com diferentes haplotipos MHC[59].

Após a cura da hepatite C, linfócitos T auxiliadores e citotóxicos circulantes podem ser mantidos por décadas, mesmo após declínio da resposta humoral e negativação dos anticorpos anti-VHC. Como as células T específicas podem constituir-se no único marcador tardio após infecção C autolimitada pelo VHC, é possível que o número de casos de resolução espontânea seja maior que o habitualmente admitido na população em geral[59].

Hepatite crônica C

A freqüência de linfócitos T citotóxicos (CTL) no sangue de pacientes com hepatite crônica C é baixa. Desconhecem-se os motivos da fraca resposta celular imune no sangue periférico desses pacientes, mas vale lembrar que a intensidade de reação dos linfócitos T citotóxicos contra o vírus da influenza e o vírus Epstein Barr nesses mesmos pacientes é comparável à observada em indivíduos sadios[59]. Tais fatos mostram ser improvável a hipótese de uma supressão imune generalizada.

Resposta policlonal mais intensa no sangue periférico e no fígado foi observada em pacientes com baixa viremia. No fígado infectado, a freqüência de células T CD8+ é pelos menos 30 vezes maior que no sangue, e essas células mostraram-se ativadas contra epitopos da proteínas NS3 do VHC[36]. As células ativadas são continuamente recrutadas do sangue periférico, havendo em seguida rápida eliminação das células efetoras por apoptose[59].

A doença hepática imunomediada parece ser iniciada pelas células T específicas para o VHC que infiltram o fígado e amplificada por células não antígeno-específicas[59].

MECANISMOS DE PERSISTÊNCIA DO VHC – RESUMO

Os dados apresentados neste capítulo mostram que existem várias hipóteses para explicar os mecanismos de persistência do VHC no organismo de pacientes infectados e que podem ser resumidas no quadro 23.1 e figura 23.6.

Quadro 23.1 – Possíveis mecanismos de persistência do VHC[59].

1. O VHC exacerba a expressão do MHC nas células infectadas: mecanismo de escape da resposta imune inata?
2. Baixa freqüência de células T específicas para o VHC.
3. Variações seqüenciais do VHC e mutação nos epitopos de células T.
4. O VHC pode não ser suscetível a citocinas produzidas por células T.
5. O "core" VHC pode interferir na apoptose induzida por células T.
6. Seqüências dentro das proteínas E$_2$ e NS5A interferem na ativação da cinase protéica induzível por interferon.
7. O VHC pode interferir no processamento do antígeno.

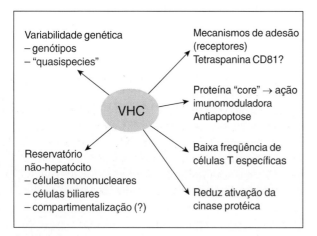

Figura 23.6 – Possíveis mecanismos de persistência do VHC (ver texto).

CONCOMITÂNCIA COM OUTROS FATORES AGRESSIVOS

Os fatores apontados como capazes de acelerar a progressão da hepatite crônica para a cirrose na infecção crônica pelo VHC incluem: idade mais avançada à época da infecção, sexo masculino, ingestão alcoólica intensa e co-infecção com VHB ou HIV[24]. Os dois últimos fatores foram analisados nos capítulos 29 e 38.

PROGNÓSTICO

A hepatite crônica evolui lentamente, podendo progredir para a cirrose após a segunda década de infecção. A evolução para formas graves em períodos mais curtos ocorre quando a infecção é adquirida em faixas etárias mais avançadas ou quando o paciente apresenta outros fatores agressivos, principalmente a superinfecção pelo VHB e/ou alcoolismo crônico (Fig. 23.7).

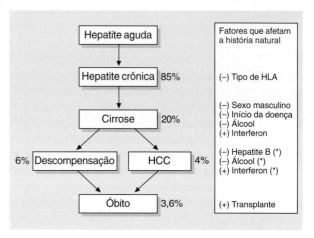

Figura 23. 7 – Complicações da infecção pelo VHC (% do grupo original). Fatores que afetam negativa (–) ou beneficamente (+) a evolução. Os fatores marcados com asterisco (*) têm sido implicados no desenvolvimento do hepatocarcinoma (HCC) (ver texto). Baseado em Di Bisceglie[15].

A cirrose compensada pode apresentar decurso lento ou mesmo estacionar, caso se consiga a erradicação do VHC. Durante a fase compensada, deve-se atentar para o grau de atividade necroinflamatória e para a possibilidade de instalação do hepatocarcinoma. Nas fases descompensadas, surgem outras complicações, principalmente sangramento, ascite ou encefalopatia, tornando-se necessária a indicação do transplante hepático[63].

PREVENÇÃO E TRATAMENTO

Serão discutidos nos capítulos 39 e 43, respectivamente.

REFERÊNCIAS BIBLIOGRÁFICAS

1. Abrignani S. *HCV tropism and cell entry*. Single Topic Conference on Hepatitis. AASLD, Chicago, Illinois, 2001, pp 6-7. ■ 2. Alter HJ, Purcell RH, Shih JW, et al. Detection of antibody to hepatitis C virus in prospectively followed transfusion recipients with acute and chronic non-A, non-B hepatitis. *N Engl J Med*, **321**:1494-500, 1989. ■ 3. Alter MJ, Kruszon-Moran D, Nainan OV, Mc Quillan GM, Gao F, Moyer LA, Kaslow RA, et al. The prevalence of hepatitis C virus infection in the United States, 1988 through 1994. *N Engl J Med*, **341**:556-62, 1999. ■ 4. Alter MJ. Acute viral hepatitis in the United States. Update on Viral Hepatitis. Postgraduate Course 2000. Dallas, Texas, 2000, pp 22-26. ■ 5. Bassit L, Santos GR, Da Silva LC, et al. Genotype distribution of hepatitis C virus in São Paulo, Brazil: rare subtype found. *Hepatology*, **29**:994-5, 1999. ■ 6. Beach MJ, Meeks EL, Mimms LT, et al. Temporal relationships of hepatitis C virus RNA and antibody responses following experimental infection of chimpanzees. *J Med Virol*, **36**:226-37, 1992. ■ 7. Bergamini A, Bolacchi F, Cerasari G, et al. Lack of evidence for the Th2 predominance in patients with chronic hepatitis C. *Clin Exp Immunol*, **123**:451-8, 2001. ■ 8. Bonkovsky HL, Banner BF, Rothman AL. Iron and chronic viral hepatitis. *Hepatology*, **25**:759-68, 1997. ■ 9. Brown D, Dusheiko G. Diagnosis. In: Zuckerman AJ, Thomas HC (eds). *Viral Hepatitis. Scientific Basis and Clinical Management*. Edinburgh, Churchill Livingstone, 1993, pp 283-301. ■ 10. Cacciola I, Pollicino T, W Quadrito C, et al. Occult hepatitis B virus infection in patients with chronic hepatitis C liver disease. *N Engl J Med*, **341**:22-6, 1999. ■ 11. Carrilho FJ, Corrêa MCJM. Magnitude of hepatitis B and C in Latin America. In: Schinazi RF, Sommadossi J-P, Thomas HC. *Therapies for Viral Hepatitis*. London, International Medical Press, 1998, pp 25-34. ■ 12. Cuthbert JA. Hepatitis C: progress and problems. *Clin Microbiol Rev*, **7**:505-32, 1994. ■ 13. Davis GL. Hepatitis C. In: Schiff ER, Sorrell MF, Maddrey WC (eds). *Schiff's Diseases of the Liver*. 8th ed, Philadelphia, Lippincott-Raven Publishers, 1999, pp 793-836. ■ 14. Di Bisceglie AM. Hepatitis C and hepatocellular Carcinoma. *Hepatology*, **26**(Suppl):345-85, 1997. ■ 15. Di Bisceglie AM. Natural history of hepatitis C: its impact on clinical management. *Hepatology*, **31**:1014-8, 2000. ■ 16. Dutta U, Kench J, Byth K, et al. Hepatocellular carcinoma: a case-control study in chronic hepatitis C. *Hum Pathol*, **29**:1279-84, 1998. ■ 17. EASL International Consensus Conference on Hepatitis C. Consensus Statement. *J Hepatol*, **30**:956-61, 1999. ■ 18. Farci P, Purcell RH. Natural history and experimental models. In: Zuckerman AJ, Thomas HC (eds). *Viral Hepatitis. Scientific Basis and Clinical Management*. Edinburgh, Churchill Livingstone, 1993, pp 241-267. ■ 19. Farci P, Shimda P, Coiana A, et al. The outcome of acute hepatitis C predicted by the evolution of the viral quasispecies. *Science*, **288**:339-44, 2000. ■ 20. Farci P. *HCV Diversity, Dynamics and Turnover*. Single Topic Conference on Hepatitis. AASLD, Chicago, Illinois, 2001, pp 4-5. ■ 21. Fattovich G, Giustina G, Degos F, et al. Morbidity and mortality in compensated cirrhosis type C: a retrospective follow-up study of 384 patients. *Gastroenterology*, **112**:463-72, 1997. ■ 22. Ferraz MLG, Oliveira PM. *Métodos Diagnósticos na Hepatite C crônica*. Biblioteca de Hepatites Virais. Permanyer Publications, 2000, pp 3-32. ■ 23. Focaccia R, Siciliano RF. *Grupo de Estudos de Infectologia sobre Hepatites Virais do Instituto de Infectologia Emílio Ribas*. Biblioteca de Hepatites Virais. Permanyer Publications, 2000, pp 5-40. ■ 24. Freeman AJ, Marinos G, French RA, Lloid AR. Immunopathogenesis of hepatitis C virus infection. *Immunol Cell Biol*, **79**:515-36, 2001. ■ 25. Frommel TO, Yong S, Zarling EJ. Immunohistochemical evaluation of bcl-2 gene family expression in liver of hepatitis C and cirrhotic patients: a novel mechanism to explain the high incidence of hepatocarcinoma in cirrhotics. *Am J Gastroenterol*, **94**:178-82, 1999. ■ 26. Gallè MB, De Franco RMS, Kerjaschki D, et al. Ordered array of dendritic cells and CD8+ lymphocytes in portal infiltrates in chronic hepatitis C. *Histopathology*, **39**:373-81, 2001. ■ 27. Gervais A, Martinot M, Boyer N, et al. Quantitation of hepatic hepatitis C virus RNA in patients with chronic hepatitis C. Relationship with severity of disease, viral genotype and response to treatment. *J Hepatol*, **35**:399-405, 2001. ■ 28. Gish RG, Lau JYN. Hepatitis C virus: eight years old. *Viral Hepatitis Rev*, **3**:17-37, 1997. ■ 29. Gretch DR. Use and interpretation of HCV diagnostic tests in the clinical setting. *Clinics Liver Dis*, **1**:543-57, 1997. ■ 30. Grüner NH, Gerlach TJ, Jung MC, et al. Association of hepatitis C virus-specific CD8+ T cells with viral clearance in acute hepatitis C. *J Inf Dis*, **181**:1528-36, 2000. ■ 31. Guimarães RX, Ferraz MLG, Marinho P, et al. Hepatites por vírus. *Rev Bras Med*, **49**:806-30, 1992. ■ 32. Haber MM, West AB, Haber AD, et al. Relationship of aminotransferases to liver histological status in chronic hepatitis C. *Am J Gastroenterol*, **90**:1250-7, 1995. ■ 33. Hayashi J, Kishihara Y, Yamagi K, et al. Hepatitis C viral quasispecies and liver damage in patients with chronic hepatitis C virus infection. *Hepatology*, **25**:697-701, 1997. ■ 34. Hayashi J, Furusyo N, Ariyama I. A relationship between the evolution of hepatitis C virus variants, liver damage, and hepatocellular carcinoma in patients with hepatitis C viremia. *J Inf Dis*, **181**:1523-7, 2000. ■ 35. Heile JM, Fong Y-L, Rosa D, et al. Evaluation of hepatitis C virus glycoprotein E2 for vaccine design: an endoplasmic reticulum-retained recombinant protein is superior to secreted recombinant protein and DNA-based vaccine candidates. *J Virology*, **74**:6885-92, 2000. ■ 36. He XS, Rehermann BB, Lopez-Labrador FX, et al. Quantitative analyses of hepatitis C virus-specific CD8 (+) T cells in peripheral blood and liver using peptide-MHC tetramers. *Proc Natl Acad Sci*, **96**:5692-7, 1999. ■ 37. Hirsch KR, Wright TL. "Silent killer" or benign disease? The dilemma of hepatitis C virus outcomes. *Hepatology*, **31**:356-7, 2000. ■ 38. International Interferon Hepatocellular Carcinoma Study Group, Brunetto M, Oliveri F, Kochler M, et al. Effect of interferon on progression of cirrhosis to hepatocellular carcinoma: a retrospective cohort study. *Lancet*, **351**:1535-9, 1998. ■ 39. Jaeckel E, Cornberg M, Wedemeyer H, et al. Treatment of acute hepatitis C with interferon alfa-2b. *N Engl J Med*, 2001. ■ 40. Kageyama F, Kobayashi Y, Kawasaki T, et al. Successful interferon therapy reverses enhanced iron accumulation and lipid peroxidation in chronic hepatitis C. *Am J Gastroenterol*, **95**:1041-50, 2000. ■ 41. Kazemi-Shirazi L, Datz C, Maier-Dobersberger T, et al. The relation of iron status and hemochromatosis gene mutations in patients with chronic hepatitis C. *Gastroenterology*, **116**:127-34, 1999. ■ 42. Khan MH, Farrell GC, Byth K, et al. Which patients with hepatitis C develop liver complications? *Hepatology*, **31**:513-20, 2000. ■ 43. Kiyosawa K, Sodeyama T, Tanaka E, et al. Interrelationship of blood transfusion, non-A, non-B hepatitis and hepatocellular carcinoma: analysis by detection of antibody to hepatitis C virus. *Hepatology*, **12**:671-5, 1990. ■ 44. Kobayashi M, Tanaka E, Sodeyama T, et al. The natural course of chronic hepatitis C: a comparison between patients with genotypes 1 and 2 hepatitis C viruses. *Hepatology*, **23**:695-9, 1996. ■ 45. Lamonaca V, Missale G, Urbani S, et al. Conserved hepatitis C vírus sequences are highly immunogenic for CD4 (+) T cells: implications for vaccine development. *Hepatology*, **30**:1088-98, 1999. ■ 46. Layden TJ, Wiley T. Viral dynamics of HCV. *Viral Hepatitis Reviews*, **6**:193-204, 2000. ■ 47. Lefkowitch JH, Schiff ER, Davis GL, et al. Hepatitis International Therapy Group - Pathological diagnosis of chronic hepatitis C: a multicenter comparative study with chronic hepatitis B. *Gastroenterology*, **104**:595-603, 1993. ■ 48. Martin, P. Hepatitis C: more than just a liver disease (Editorial). *Gastroenterology*, **104**:320-3, 1993. ■ 49. Martinot-Peignoux M, Boyer N, Cazals-Haten D, et al. Prospective study on anti-hepatitis C virus-positive patients with persistently normal serum alanine transaminase with or without detectable serum hepatitis C virus RNA. *Hepatology*, **34**:1000-5, 2001. ■ 50. Marusawa H, Osaki Y, Kimura T, et al. High prevalence of anti-hepatitis B virus serological markers in patients with hepatitis C virus related chronic liver disease in Japan. *Gut*, **45**:284-8, 1999. ■ 51. Moriya K, Fujie H, Shintani Y, et al. The core protein of hepatitis C virus induces hepatocellular carcinoma in transgenic mice. *Nat Med*, **4**:1065-7, 1998. ■ 52. Murakami J, Shimizu Y, Kashü Y, et al. Functional B cell response in intrahepatic lymphoid follicles in chronic hepatitis C. *Hepatology*, **30**:143-50, 1999. ■ 53. Nagayama K, Kurosaki M, Enomoto N, et al. Characteristics of hepatitis C viral genome associated with dis-

ease progression. *Hepatology,* 31:745-50, 2000. ■ 54. Napoli J, Bishop A, McGuinness PH, et al. Progressive liver injury in chronic hepatitis C infection correlates with increased intrahepatic expression of Th1-associated cytokines. *Hepatology,* 24:759-65, 1996. ■ 55. Nelson DR, Lau JYN. Pathogenesis of hepatocellular damage in chronic hepatitis C virus infection. *Clin Liv Dis* 1:515-28, 1997. ■ 56. Nelson DR, Lauwers GY, Lau JYN, Davis GL. Interleukin 10 treatment reduces fibrosis in patients with chronic hepatitis C: a pilot trial of interferon nonresponders. *Gastroenterology,* 118:655-60, 2000. ■ 57. Pol S, Driss F, Devergie A, et al. Is hepatitis C virus involved in hepatitis associated aplastic anemia? *Ann Inte Med,* 113:435-7, 1990. ■ 58. Ray RB, Lagging LM, Meyer K, Ray R. Hepatitis C virus core protein cooperates with ras and transforms primary rat embryo fibroblasts to tumorgenic phenotype. *J Virol,* 70:4438-43, 1996. ■ 59. Reherman B. *Immunology of Hepatitis C.* Postgraduate course 2000. Update on Viral Hepatitis. AASLD, Dallas, Texas, 2000, pp 119-126. ■ 60. Reherman B. *Immune Response to HCV. Single Topic on Hepatitis.* ASLD, Chicago, Illinois, 2001, pp 23-25. ■ 61. Seeff LB, Buskell-Bales Z, Wright EC, et al. Long-term mortality after transfusion-associated non-A, non-B hepatitis. *N Engl J Med,* 327:1906-11, 1992. ■ 62. Seeff LB. *Natural History of Hepatitis C. Update on Viral Hepatitis.* Postgraduate Course. Dallas, Texas. 2000, pp 112-118. ■ 63. Da Silva LC, Pinho JRR. Hepatite C. **In:** Gayotto LCC, Alves VAF (eds). Da Silva LC, Strauss E, Carrilho FJ, Porta G (co-eds). *Doenças do Fígado e Vias Biliares.* São Paulo, Atheneu, 2001, pp 469-487. ■ 64. Smith BC, Grove J, Gugail MA, et al. Heterozygosity for hereditary hemochromatosis is associated with more fibrosis in chronic hepatitis C. *Hepatology,* 27:1695-9, 1998. ■ 65. Tai D-I, Tsai S-L, Chen Y-M, et al. Activation of nuclear factor κB in hepatitis C virus infection: implications for pathogenesis and hepatocarcinogenesis. *Hepatology,* 31:656-64, 2000. ■ 66. Takahashi M, Yamada G, Miyamoto R, et al. Natural course of chronic hepatitis C. *Am J Gastroent,* 88:240-3, 1993. ■ 67. Takaki A, Wiese M, Maertens G, et al. Cellular immune responses persist and humoral responses decrease two decades after recovery from a single-source outbreak of hepatitis C. *Nat Med,* 6:578-82, 2000. ■ 68. Togni PD, Goellner J, Ruddle NH, et al. Abnormal development of peripheral lymphoid organs in mice deficient in lymphotoxin. *Science,* 264:703-7, 1994. ■ 69. Tong MJ, El-Faria N, Reikes AR, Co RL. Clinical outcomes after transfusion-associated hepatitis C. *N Engl J Med,* 332:1463-6, 1995. ■ 70. Van Arsdale TL, Van Arsdale SL, Forse WR, et al. Lymphotoxin-B receptor signaling complex: role of tumor necrosis factor receptor-associated factor 3 recruitment in cell death and activation of nuclear factor κB. *Proc Natl Acad Sci,* 94:2460-5, 1997. ■ 71. Van Der Poel CL, Cuypers HTM, Reesink HW, et al. Confirmation of hepatitis C virus infection by new four-antigen recombinant immunoblot assay. *Lancet,* 337:317-9, 1991. ■ 72. Yoshida H, Shieratori Y, Moriyama M, et al. Interferon therapy reduces the risk for hepatocellular carcinoma: national surveillance program of cirrhotic and non-cirrhotic patients with chronic hepatitis C in Japan. *Ann Intern Med,* 131:174-81, 1999. ■ 73. Zaayer HL, Mimms LT, Cuypers HTM, et al. Variability of IgM response in hepatitis C virus infection. *J Med Virol,* 40:184-7, 1993. ■ 74. Zibert A, Meisel H, Kraas W, et al. Early antibody response against hipervariable region 1 is associated with acute self-limiting infections of hepatitis C virus. *Hepatology,* 25:1245-9, 1997.

24 Hepatite D (Delta)

José Carlos Ferraz da Fonseca
Leila Melo Brasil
Wornei Miranda Braga

CARACTERÍSTICAS BIOLÓGICAS: O VÍRUS

O vírus da hepatite D (VHD), descoberto por Rizzetto e cols[36]. em 1977, apresenta-se biologicamente como um patógeno humano subviral que depende exclusivamente do vírus da hepatite B (VHB) para completar seu ciclo de replicação e infectividade. O VHD é um vírus defectivo e, portanto, defeituoso, sendo incapaz por si próprio de infectar o humano, o que o diferencia de outros principais agentes virais das hepatites.

Considerado um subvírus satélite do VHB, o VHD tem uma composição híbrida, constituída de uma pequena partícula esférica, envelopada, organizada e medindo cerca de 36nm (35nm a 37nm), revestida externamente pelo antígeno de superfície do VHB (AgHBs) e um pequeno genoma constituído de ácido ribonucléico (RNA), com 1,75 quilobase (kBa) de comprimento e peso molecular de $5,5 \times 10$ dáltons[39]. Na figura 24.1 podemos observar a representação esquemática dos componentes do VHD.

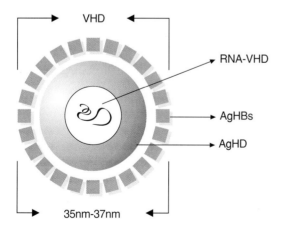

Figura 24.1 – Representação esquemática dos componentes do VHD.

Na parte externa do VHD, verifica-se um envelope lipídico derivado do VHB e no interior do vírion encontra-se seu antígeno, o AgHD, único e específico do VHD, cuja estrutura molecular é composta de duas maiores proteínas, uma curta denominada AgHD-C e outra longa chamada AgHD-L, com 24 quilodáltons (195 aminoácidos) e 27 dáltons (214 aminoácidos) de peso molecular, respectivamente[39]. A forma curta desse antígeno (AgHD-C) é requerida para a replicação viral do RNA, e a longa (AgHD-L), para inibir sua replicação e requerer o empacotamento do RNA nos vírions. Esse antígeno com duas formas de proteínas localiza-se no núcleo das células hepáticas. Essas proteínas não seriam necessárias para a replicação do genoma do VHD, mas provavelmente promoveriam a síntese do RNA[39].

Não existe nenhuma homologia entre o RNA do VHD e o genoma de ácido desoxirribonucléico (DNA) constituído do VHB (DNA-VHB)[39]. O genoma de vírus delta, após desnaturação, revela-se com um único RNA enrolado e circular contendo 1.676-1.683 nucleotídeos, similar aos genomas dos virióides vegetais e virusóides[39]. O RNA do vírus delta e os virióides vegetais provavelmente tiveram ascendência comum e são fósseis vivos de um mundo RNA pré-celular que antecede a diferenciação das informações genéticas do DNA e das funções enzimáticas em proteínas[39].

Na ocorrência da infecção pelo vírus delta, o VHB tem como uma das principais funções biológicas oferecer a esse patógeno as partículas de AgHBs, que serviriam de invólucro ao VHD, protegendo dessa maneira sua integridade e a capacidade de se tornar infectante aos humanos[39]. O AgHBs do invólucro do VHD constitui-se de três tipos de proteínas. A primeira, codificada pelo gene S do ácido desoxirribonucléico do VHB (DNA-VHB), a segunda, por uma

Capítulo 24

seqüência de 55 aminoácidos pela região Pré-S$_2$, e finalmente a terceira, constituída de 108-119 aminoácidos pela região Pré-S$_1$. O revestimento externo do VHD pelo AgHBs impede a hidrólise interna do RNA interno do VHD, mantendo a integridade de sua partícula viral e, conseqüentemente, sua desnaturação[39].

Estudos genéticos e seqüenciais do genoma do VHD revelam alta heterogeneidade desse vírus, com várias seqüências isoladas, sendo identificados até o presente momento três genótipos do VHD, diferenciados e denominados de tipos I , II (Ia, Ib) e III[5]. Estudos atuais revelam que cada genótipo do VHD apresenta uma distribuição geográfica diferente e doença hepática associada, sendo o subtipo Ia e o tipo III considerados os mais graves[5,6,27,42,47].

EPIDEMIOLOGIA

Em áreas endêmicas e hiperendêmicas de infecção pelo VHB, a infecção pelo VHD representa, em âmbito mundial, um dos mais sérios problemas de saúde pública. Estima-se que existam aproximadamente 17 milhões de pessoas infectadas pelo VHD entre os 350 milhões de portadores crônicos do VHB no mundo. Em áreas endêmicas de infecção pelo VHB, o estado de portador crônico do VHB (AgHBs positivo) constitui-se no principal fator epidemiológico para a propagação do VHD, citando, como exemplo, o que ocorre entre a população geral nativa da Amazônia Brasileira[11], Peruana[6] e Venezuelana[19] , e em determinadas áreas da África[23]. O mesmo fator epidemiológico aplica-se em grupos de alto risco portadores do VHB, a exemplo dos toxicômanos, hemodialisados e politransfundidos[13,39].

Estudos atuais revelam um decréscimo da infecção pelo VHD na população em geral da Itália, sugerindo os autores que tal fato esteja diretamente relacionado à redução de portadores crônicos do VHB, em razão da alta cobertura vacinal contra a infecção pelo VHB entre os habitantes daquele país[44].

Assumindo caráter peculiar, a infecção pelo VHD é baixíssima na Ásia, independentemente da alta taxa de portadores do VHB na população em geral, o que não se observa entre os grupos de alto risco, os quais apresentam altas taxas de infecção pelo VHD[7]. A explicação para tal peculiaridade seria de que o VHD ainda não estaria difundido entre a população em geral ou, então, haveria resistência genética dessas populações à infecção pelo VHD. Na região Amazônica Ocidental, estudos direcionados à prevalência de infecção pelo VHD entre indígenas portadores do VHB revelam a ausência de infecção por esse agente viral[13]. De acordo com os autores desses estudos, tais resultados assemelham-se aos observados na Ásia, e provavelmente o grupo indígena estudado

teria resistência genética à infecção pelo VHD, considerando que esses indivíduos habitam uma região altamente endêmica de infecção pelo VHD e têm contato com a chamada "civilização" há mais de duzentos anos[13].

Em países de baixa prevalência de infecção pelo VHB, a infecção pelo vírus delta estaria restrita a grupos de alto risco[39]. Em nosso país, excetuando a região Amazônica Ocidental[1,11,13] e Matogrossense[35], a prevalência de infecção por esse patógeno é zero, seja em grupos de risco, seja na população em geral[13,49].

Com relação à distribuição geográfica dos genótipos do VHD, também ela é peculiar. O tipo I prevalece nos Estados Unidos[5], Europa[27], Ásia[42,43] e Sul do Pacífico[47]. O tipo II é observado somente na Ásia, especialmente no Japão e em Taiwan[42,43], enquanto o tipo III, somente no norte da América do Sul[6].

A transmissão do VHD ocorre principalmente por via parenteral e teria os mesmos mecanismos de transmissão do VHB. Contudo, em determinadas áreas do norte da América do Sul, a exemplo da Amazônia Brasileira e Venezuelana, a transmissão do VHD poderia ocorrer por exposição inaparente, principalmente relacionada com lesões da pele por picadas de insetos ou através das mucosas[1,13,19]. Com relação à transmissão perinatal do VHD, ela está diretamente relacionada e associada à infectividade do VHB, ou seja, mães portadoras do VHB com sinais sorológicos de replicação viral, antígeno e do vírus da hepatite B (AgHBe) positivo ou anti-HBe + DNA-VHB positivos[13,39].

No quadro 24.1 observam-se os principais fatores de risco na infecção simultânea (co-infecção) com o VHB e na superinfecção aguda pelo VHD em portadores do VHB.

Quadro 24.1 – Fatores de risco na co-infecção aguda (VHB + VHD) e de superinfecção pelo VHD em portadores do VHB.

A) Fatores de risco: co-infecção aguda VHB + VHD
- Transfusões de sangue e hemoderivados
- Usuários de drogas injetáveis
- Tatuagens
- Ato cirúrgico em áreas endêmicas
- Profissionais de saúde
- Promiscuidade sexual
- Transmissão vertical (sempre relacionada à infectividade do VHB)

B) Fatores de risco: superinfecção aguda pelo VHD em portadores do AgHBs
- Usuários de drogas injetáveis
- Prisioneiros
- Hemofílicos
- Pacientes hemodialisados
- Pacientes institucionalizados
- Profissionais de saúde
- Homossexuais, prostitutas
- Residentes em áreas endêmicas
- Contato familiar
- Neonatos

No que se refere aos dados demográficos, a infecção pelo VHD acomete principalmente pacientes do sexo masculino, fato decorrente da maior prevalência do VHB nesse sexo[1,11,13,39]. Quanto à relação entre a infecção pelo VHD e o grupo etário, observa-se maior prevalência em menores de 15 anos de idade, fato relatado na Amazônia Brasileira e relacionado pelos autores à precocidade da infecção pelo VHB[1,11]. Em outro países do mundo, a infecção por esse patógeno alcança maior prevalência entre a terceira e quarta décadas de vida[39].

Estudos recentes, realizados na Amazônia Brasileira, sobre a prevalência do VHB e VHD entre familiares de portadores de ambos os vírus, sugerem que os familiares podem ser considerados um reservatório para a transmissão da infecção e que os irmãos são de grande importância para a circulação de VHB e VHD, adquirindo a transmissão caráter horizontal e familiar[3]. Mais recentemente, estudos de biologia molecular, com seqüência única do RNA-VHD e predominância do genótipo 1, observaram-na entre familiares italianos de portadores do VHD[28]. Tais achados, e segundo os autores, indicam que a transmissão do VHD entre familiares é fato notório, provavelmente por formas inaparentes de transmissão, por meio do contato pessoal[28].

Fatores ambientais e culturais relacionados com o comportamento humano e com a presença de reservatórios animais ou infestação por insetos poderiam influenciar a circulação do VHD[13,39]. Na Amazônia Brasileira, área de alta prevalência e incidência de malária, como também de alta densidade de mosquitos, observa-se nas calhas dos rios, sabidamente malarígenos, alta prevalência de infecção por VHB e VHD[13].

O período de incubação em humanos ocorreria em torno de 35 dias, enquanto em chimpanzés previamente infectados pelo VHB varia de 28 dias a 180 dias[13,39].

PATOGENIA

O vírus delta é altamente patogênico à célula hepática em virtude de sua provável ação citopática[33] e, dependendo do tipo de infecção, ocasionaria formas gravíssimas de hepatite aguda, inclusive com óbito e freqüente progressão para a cronicidade[12,14,16,33,34,39,]. Até o presente momento, discute-se qual ou quais os possíveis mecanismos patogênicos desse agente viral. Considerando que o AgHD é citopático, e de acordo com estudos recentes[21], dois possíveis mecanismos explicariam sua patogenicidade. O primeiro ocorreria por ação citopática direta do VHD em decorrência da expressão do AgHD nos hepatócitos ou através da replicação de seu genoma (RNA-VHD). A ação citotóxica do AgHD, associada à replicação do RNA-

VHD, poderia ser considerada um segundo e possível mecanismo patogênico desse microorganismo.

Um outro e discutível mecanismo patogênico do VHD estaria relacionado ao fator imune. Como modelo desse mecanismo imune, poderíamos citar a detecção de significativa prevalência sorológica de auto-anticorpos microssomais contra o citoplasma dos hepatócitos e túbulos proximais renais em pacientes com hepatite crônica delta, denominados anti-LKM3[39].

O processo de auto-imunidade é notório na co-infecção aguda por VHB e VHD, com a detecção dos anticorpos contra as células da camada basal e contra as células epiteliais estriadas tímicas. Em pacientes com hepatite crônica delta, observa-se freqüência altíssima (80%) dos anticorpos contra lâmina nuclear C e de 58,3% para o anti-LKM3[31].

A patogênese e o curso da infecção pelo VHD poderiam ser modificados por diversos fatores, a exemplo da superinfecção aguda pelo VHD em portadores do VHB mutante[4]. Nestes, a replicação do VHD ocorreria com menor eficiência, em razão da menor ajuda funcional do VHB mutante, e observaríamos um curso clínico assintomático, sem exacerbação aguda da doença hepática e aminotransferases estáveis[4].

Um outro fator importante na patogênese do VHD seria o estado da infecção pelo VHB, se latente ou em replicação. No caso de infecção latente do VHB, sem sinais maiores de replicação viral (AgHBe e DNA-VHB negativos), a infecção pelo VHD teria evolução lenta para a cronicidade. Em alta atividade de replicação, o VHB oferece condições biológicas ao VHD e ajuda necessária para que esse patógeno se dissemine célula a célula, aumentando seu potencial de patogenicidade, com rápida progressão para cirrose hepática[13,39].

Na patogênese da infecção grave pelo VHD, inclusive em sua forma fulminante, diversos autores sugeriam que tal gravidade estaria relacionada a cepas variantes do VHD[12,29]. Recentemente, estudos indicam a participação única do genótipo III do VHD associada ao subtipo F do VHB, como responsável por formas gravíssimas de hepatite ocorridas durante um surto entre militares peruanos a serviço na Bacia Amazônica Peruana[6].

Estudos experimentais e clínicos postulam dois mecanismos de infecção[33,39]: o primeiro seria a co-infecção aguda VHB + VHD em indivíduos suscetíveis, tanto para o VHB como para o VHD; o segundo ocorreria por superinfecção aguda do VHD em portadores do VHB (sintomáticos ou assintomáticos). Em indivíduos sorologicamente reativos para os anticorpos contra o AgHBs (anti-HBs), a infecção pelo VHD não se estabeleceria[39].

Dos vírus hepatotrópicos, o VHD é reconhecido como o mais patogênico e infeccioso[33], e com notável poder de supressão de outros agentes virais, tendo como exemplo o efeito inibitório sobre a síntese dos antígenos virais do VHB durante a superinfecção, particularmente o antígeno de superfície do VHB (AgHBs) e o antígeno central do VHB (AgHBc)[39]. Em tripla infecção viral, a infecção pelo VHD está associada à supressão da viremia do VHB e vírus da hepatite C (VHC)[45].

ASPECTOS CLÍNICOS

Considerando seus diversos mecanismos de infecção, os aspectos clínicos e evolutivos da infecção pelo VHD divergem totalmente de outros vírus hepatotrópicos. Na infecção simultânea VHB + VHD (co-infecção aguda) e após o estabelecimento do VHD, este último provocaria interferência viral e, conseqüentemente, inibiria a síntese do VHB. Portanto, a co-infecção aguda B e a delta apresentam-se como hepatite aguda recidivante, de curso clínico bifásico, com dois picos séricos das aminotransferases. Tal padrão recidivante ocorre com maior freqüência do que na clássica hepatite aguda B e estaria relacionado à expressão seqüencial dos vírus B e delta[39].

Na maioria dos casos, o quadro clínico da co-infecção aguda VHB + VHD manifesta-se como uma forma de hepatite aguda benigna. Excepcionalmente, a síntese do VHD é intensa, somando-se aos efeitos ocasionados pelo VHB, podendo levar a formas fulminantes e crônicas de hepatite[12,39]. O prognóstico da co-infecção B e delta, de maneira geral, é benigno, ocorrendo completa recuperação e clarificação dos vírus B e delta em 95% dos casos[13,39].

Na superinfecção pelo VHD em portadores do AgHBs sintomáticos ou assintomáticos, com ou sem sinais sorológicos de replicação do VHB, o prognóstico é mais grave que no mecanismo de co-infecção. Neles, o VHD encontra nos hepatócitos antigenemia preexistente do VHB, condição ideal para que o VHD inicie replicação intensa, explosiva e, em conseqüência, produza grave dano hepático[13,39].

Independentemente da gravidade da superinfecção pelo VHD, não existem diferenças clínicas e bioquímicas distintas da hepatite aguda por co-infecção VHB + VHD[39]. Contudo, o prognóstico é bem diferente, e na superinfecção o índice de cronicidade é significativamente maior (79,9%) que na co-infecção (3%), ou na clássica hepatite B[13,39]. Em adultos e portadores do AgHBs infectados pelo VHD, o período de progressão para a cronicidade varia de dois a seis anos, enquanto em crianças a evolução para a cronicidade seria muito mais rápida[13,39].

Com relação aos aspectos clínicos e laboratoriais da hepatite crônica D em nossa região, observamos determinadas peculiaridades que a tornam diferentes das hepatites crônicas ocasionadas por VHB e VHC (dados não publicados). Clinicamente, verifica-se doença crônica mais exacerbada, cursando geralmente com períodos de febre, icterícia, epistaxe, astenia e artralgia. Em alguns pacientes, identifica-se o aparecimento precoce de estigmas de hepatopatia crônica (aranhas vasculares, eritema palmar) e ginecomastia nos pacientes do sexo masculino. Nos pacientes do sexo feminino, é freqüente a queixa de amenorréia, inclusive por tempo prolongado de até, em média, dois anos. Grande parte dos pacientes com hepatite crônica delta apresenta altíssima freqüência de esplenomegalia (81,2%), quando comparados com os índices de 32,5% nos pacientes com hepatite crônica B e de apenas 18,5% nos pacientes com hepatite crônica C. Dos achados laboratoriais, verificamos que grande parte dos pacientes cursa com albumina sérica baixa e aminotransferases e globulinas sempre altas e constantes. A trombocitopenia é um achado notório em grande número de pacientes, observando-se, por exemplo, em pacientes com hepatite crônica D de atividade moderada mediante diagnóstico histopatológico valores baixíssimos de leucócitos, plaquetas e do tempo e atividade de protrombina (TAP). Freqüentemente temos observado a presença marcante de eosinófilos no tecido hepático e no sangue de pacientes com hepatite crônica D[13].

Nos pacientes com doença hepática crônica pelo VHB preexistente, a superinfecção pelo VHD ocasionaria a exacerbação do quadro clínico, bioquímico e histológico, tendo como conseqüência natural agravamento do processo e evolução rápida e progressiva até as formas mais graves de hepatite crônica, incluindo a cirrose hepática[13,14,39].

A participação do VHD na oncogênese hepática é controversa, e a associação do VHD ao hepatocarcinoma não é um achado freqüente[13,39]. Porém, a infecção pelo VHD em crianças e jovens portadores do VHB induziria a evolução rápida para cirrose hepática, e estes representariam um grupo de alto risco para o desenvolvimento de hepatocarcinoma[29]. Por outro lado, na Amazônia Brasileira, apesar da precocidade etária da infecção delta, não foi observada prevalência significativa desse agente viral nas formas de hepatocarcinoma[13,14]. Tal fato, segundo os autores, poderia ser explicado pela própria história natural do VHD que, em decorrência de sua ação citopática (grave dano hepático) e evolução rápida e progressiva para cirrose hepática, os pacientes teriam evolução letal antes do desenvolvimento do hepatocarcinoma[13,14].

A gravidade da superinfecção aguda delta, em decorrência da antigenemia preexistente do VHB, revela-se em determinadas regiões tropicais como uma forma peculiar de hepatite, geralmente fulminante, acometendo crianças e adultos jovens, e com características histopatológicas diferentes dos padrões clássicos (necrose hepática maciça), como o relatado no norte da América do Sul[1,12,16,19] e na África[23]. Ocasionalmente, em países desenvolvidos, observa-se essa forma peculiar de hepatite fulminante delta[13,39].

Na forma fulminante de hepatite delta e de ocorrência nos países tropicais, observam-se no tecido hepático a presença marcante de necrose eosinofílica, esteatose microvesicular (células em mórula) e a presença do AgHD no núcleo dos hepatócitos[1,19]. Posteriormente a esses estudos, observou-se que tal padrão histopatológico não era patognomônico da superinfecção pelo VHD, podendo ocorrer também nas formas fulminantes de hepatite, seja por co-infecção aguda VHB + VHD, seja por outros vírus hepatotrópicos, como o vírus da hepatite A, B e C[12,16]. Atualmente, sugere-se que a evolução e o prognóstico da infecção pelo VHD estariam diretamente relacionados a seus genótipos tipos I, II e III[5,6,31,42].

DIAGNÓSTICO LABORATORIAL

O diagnóstico sorológico da infecção pelo VHD é complexo por razões de sua própria história natural (tipos de infecção) e da utilização de diversos marcadores virais, tanto do VHB quanto do VHD, sejam diretos por expressão viral ou indiretos por resposta humoral. No quadro 24.2, podemos observar os principais marcadores sorológicos de infecção pelo VHD e seus significados.

Quadro 24.2 – Marcadores sorológicos da infecção pelo VHD e seus significados.

Significado (AgHD)
- Marcador sorológico de infecção aguda precoce
- 26% na co-infecção aguda (VHB + VHD)
- Marcador de tecido hepático: fase aguda, fulminante e crônica

Significado (IgM anti-HD)
- Marcador de infecção aguda
- Transitório e limitado nas formas agudas
- Reativo por longo tempo (formas crônicas)
- 78% positivo nas hepatites crônicas
- Altos títulos: infecção ativa persistente
- Marcador excelente, induzindo doença
- Marcador na resposta antiviral (tratamento)

Significado (IgG anti-HD)
- Aparecimento tardio nas formas agudas
- Altos títulos ($>10^3$) na cronicidade
- Altos títulos ($>10^3$), replicação viral
- Associado ao anti-HBs e/ou anti-HBc, infecção passada

Significado (ARN-VHD)
- Marcador de replicação na fase aguda
- Marcador de replicação na fase crônica
- Utilizado como controle (tratamento)

Como marcador direto da infeção delta, seja por co-infecção, seja por superinfecção, temos como modelo o AgHD, cuja expressão no tecido hepático é reconhecida como principal exame laboratorial utilizado no diagnóstico das diversas formas clínicas de hepatite delta[26]. Esse antígeno é detectado por meio das técnicas de imunoperoxidase ou imunofluorescência e localiza-se no núcleo dos hepatócitos, podendo, ocasionalmente, ser identificado no citoplasma em fase mais avançada da doença[26]. Na infecção crônica delta, o AgHD é encontrado irregularmente distribuído nos lóbulos e nódulos de regeneração[39].

Dos marcadores indiretos para o diagnóstico da infecção delta, a detecção do AgHD no soro é importantíssima e estaria presente em fase mais precoce de infecção primária[17,26]. Para o sorodiagnóstico da hepatite aguda delta (co-infecção ou superinfecção) é fundamental a detecção da fração IgM anti-HD[26], mediante técnica imunoenzimática (ELISA) ou radio-imunoensaio (RIA).

A persistência da fração IgM anti-HD no soro dos pacientes que desenvolvem forma aguda de hepatite delta, tanto por co-infecção quanto por superinfecção, prediz tendência à cronicidade, com evolução para cirrose[15,26]. Em nossa casuística, observamos que 74,5% de nossos pacientes com doença hepática crônica delta eram reativos para a fração IgM anti-HD, sendo detectada em 100% dos pacientes com hepatite crônica persistente, 71,4% naqueles com hepatite crônica ativa e 76,5% naqueles com cirrose hepática[15]. A alta positividade para a fração IgM anti-HD nos pacientes cirróticos provavelmente indicaria manutenção da atividade replicativa e patogênica do VHD por longo período[15,26]. Geralmente, nos pacientes com hepatite aguda delta, a resposta imune é limitada e a produção da fração IgM anti-HD é muito rápida e transitória[23].

No curso da co-infecção aguda VHB + VHD, o perfil sorológico revela-se inicialmente como infecção aguda pelo VHB, incluindo a fração IgM anti-HBc, porém sem a expressão da antigenemia delta[26,39]. A expressão dos marcadores sorológicos do VHD dar-se-ia após quatro a oito semanas da exposição, com aparecimento inicial do RNA-VHD, seguido do aparecimento do AgHD e, posteriormente, a fração IgM anti-HD. A expressão inicial do VHB provocaria pico maior da alanina aminotransferase (ALT), ocorrendo um segundo pico da ALT na expressão do VHD[26,39].

Na superinfecção aguda delta em portador do VHB (AgHBs reativo), ou seja, com antigenemia pre-existente, o perfil sorológico revela-se menos complexo. Nesse tipo de infecção, o perfil sorológico do VHB revela-se com negatividade da fração IgM anti-HBc e positividade para o AgHBe ou anti-HBe, dependendo do estado de portador do AgHBs. A expressão do VHD nesse tipo de infecção é semelhante ao observado na co-infecção[13,26,39].

No quadro 24.3 podemos verificar os diversos perfis sorológicos de co-infecção aguda VHB + VHD e, finalmente, o perfil sorológico clássico de uma superinfecção aguda pelo VHD em portador crônico do VHB.

Quadro 24.3 – Perfil sorológico da co-infecção aguda (VHB + VHD) e superinfecção aguda pelo VHD em portadores do VHB.

Co-infecção aguda: perfil tipo 1 (fase precoce de infecção por ambos os vírus, VHB + VHD)

- Perfil sorológico do VHB
  - AgHBs, AgHBe, IgM anti-HBc, DNA-VHB
- Perfil sorológico do VHD
  - AgHD, IgG anti-HD, IgM anti-HD, RNA-VHD

Co-infecção aguda: perfil tipo 2 (fase tardia de infecção por ambos os vírus)

- Perfil sorológico do VHB
  - AgHBs, anti-HBe, IgM anti-HBc, DNA-VHB
- Perfil sorológico do VHD
  - IgG anti-HD, IgM anti-HD, RNA-VHD

Superinfecção aguda D em portadores do VHB: perfil típico

- Perfil sorológico do VHB
  - AgHBs, AgHBe ou anti-HBe, IgG anti-HBc
- Perfil sorológico do VHD
  - IgG anti-HD, IgM anti-HD, RNA-VHD

Nas formas crônicas de hepatite delta, o diagnóstico sorológico estaria baseado na detecção da fração IgM anti-HD ou IgG anti-HD com altos títulos (1 > 1/100.000) e a confirmação da presença do AgHD no tecido hepático[22,39]. Em nossos estudos na Amazônia Brasileira (dados não publicados), temos observado freqüentemente, em pacientes com o diagnóstico de cirrose hepática, perfil sorológico atípico de infecção por VHB e VHD. Esse perfil caracteriza-se pela presença única dos anticorpos da classe IgG anti-HBc como marcador de infecção do VHB, e da fração IgG anti-HD como marcador único de infecção pelo VHD. Tal perfil sorológico provavelmente estaria relacionado à infecção remota por ambos os vírus, com integração dos respectivos genomas virais no genoma das células hepáticas e progressão para cirrose hepática.

O isolamento do RNA do vírus delta no soro ou no tecido hepático, por meio das técnicas de hibridização molecular e reação em cadeia da polimerase (PCR, do inglês "polymerase chain reaction"), teria importância fundamental no diagnóstico da hepatite crônica delta, e sua presença sorológica indicaria um potencial de alta infectividade[26,39]. Pacientes que apresentam no soro o RNA-VHD, persistentemente positivo ou oscilante durante um estágio agudo de infecção, teriam valor preditivo de progressão para a cronicidade em portadores do AgHBs com infecção aguda delta. O contrário resultaria em hepatite aguda delta autolimitada[26]. Mais recentemente, por técnicas de análise genética de PCR amplificada do genoma VHD, diretamente clonado e seqüenciado[5], o diagnóstico laboratorial da infecção delta, apesar da complexidade desse método e de não ser utilizado na rotina, tornou-se mais preciso, principalmente no que tange ao conhecimento da gravidade da infecção delta e seu prognóstico[6].

TRATAMENTO

A indicação terapêutica da infecção crônica pelo VHD estaria baseada no princípio e conhecimento atual do tratamento da hepatite crônica B. Por outro lado, o sucesso do tratamento para a infecção crônica pelo VHD estaria embasado na esperança da eliminação precoce e replicação desse vírus, tanto no fígado quanto no sangue, redução das aminotransferases e dos sinais histológicos do processo inflamatório crônico. O marcador sorológico de infecção pelo VHD utilizado no controle de tratamento da hepatite crônica D, seja com drogas, como, por exemplo, o interferon, ou pós-transplante hepático, seria a fração IgM anti-HD[2]. Além do problema da infecção delta, devemos levar em consideração o papel do VHB na resposta desse tratamento, ou seja, qualquer indicação terapêutica teria de complementar ambos os vírus.

De 1986 até o presente momento, o interferon (IFN) tem sido a única opção terapêutica no tratamento das hepatites crônicas pelo VHD, já que o uso de outras drogas, como levamisol, corticóide, e antivirais, como a ribavirina e lamivudina, apresentou resultados não satisfatórios[15,17,39]. Considerando a rápida progressão da infecção delta para as formas crônicas de hepatite, o único fator determinante da resposta ao IFN seria o tempo de duração da infecção delta. Portanto, quanto mais precoce o diagnóstico e o início da terapêutica com tal droga, melhor o valor determinante da resposta.

Em 1986, precisamente na Itália, os primeiros pacientes com hepatite crônica delta no mundo foram tratados com interferon alfa-2a na dosagem de 5MU 3 vezes por semana, durante 4 meses[38]. Os resultados preliminares desse estudo, apesar do número pequeno de pacientes estudados, revelaram que tal droga seria capaz de inibir a replicação do VHD durante o tratamento, apesar do retorno da replicação desse patógeno logo após a suspensão da terapêutica.

Apesar do insucesso inicial do uso do interferon em pacientes com hepatite crônica delta, o mesmo grupo de pesquisadores em 1990 desenvolveu um outro estudo com interferon, agora randomizado, e revelou resultados bastante interessantes[40]. Utilizando o interferon alfa-2b em 26 pacientes com hepatite crônica delta (adultos), na dosagem de 5MU, administrados 3 vezes por semana durante 4 meses, seguidos por 3MU, 3 vezes por semana durante 8 meses, os autores revelam que 25% dos pacientes apresentaram redução das aminotransferases, e a diminuição do processo inflamatório hepático ocorreu em 66% dos pacientes que realizaram segunda biópsia hepática pós-tratamento. Apesar de maior tempo da utilização do interferon, ou seja, por 12 meses, os autores verificaram inibição temporária do VHD e, após a suspensão da droga, ocorreu reativação do VHD[40].

Na tentativa de resposta bioquímica e virológica à infecção pelo VHD, altas doses de interferon foram utilizadas no tratamento da hepatite crônica delta. Nesse sentido, estudos controlados e realizados com altas doses de interferon (9 milhões de unidades), 3 vezes por semana, por um período de 7 meses, revelaram que, apesar de os níveis de aminotransferases apresentarem-se normais durante o seguimento, como também a não-detecção do VHD-RNA e a melhora histológica (redução da necrose periportal), a recaída do processo foi um fato comum após o final do tratamento[9].

Estudos controlados com uso do interferon alfa (18 milhões diariamente *versus* 3 milhões diariamente) indicaram que nos pacientes tratados com 18 milhões ocorreu alta freqüência da normalização da ALT (31%), enquanto nos pacientes que receberam 3 milhões a normalização da ALT foi de apenas 12%[24]. Ao final do tratamento, a diminuição da replicação medida pela presença do RNA-VHD no soro ocorreu em 31% dos pacientes que utilizaram a dosagem de 18 milhões e de 25% no grupo que recebeu 3 milhões. Nesse estudo, os autores concluem que o uso do interferon na dosagem de 18 milhões no tratamento da hepatite crônica delta apresenta apenas benefícios transitórios[24].

O uso prolongado do interferon beta em pacientes não-respondedores ao interferon alfa demonstrou resultados mais satisfatórios[30]. Nesse estudo, foram tratados 5 pacientes com essa droga na dosagem de 6MU e 9 pacientes com 9MU, 3 vezes por semana, por via intramuscular, durante 12 meses. Os resultados desse estudo revelaram ao fim do tratamento a normalização das aminotransferases em 7/9 (77,7%) e 2 (22%) negativaram a fração IgM anti-HD, daqueles que completaram o esquema. Em um paciente houve desaparecimento da infecção pelo VHB e pelo VHD. Não foram observados efeitos colaterais, e, segundo os autores, o interferon beta em altas dosagens e por tempo prolongado seria uma nova opção terapêutica no tratamento da hepatite crônica pelo VHD[30].

O tratamento da hepatite crônica pelo VHD com inteferon alfa-2b em pacientes com infecção ou não pelo vírus humano da imunodeficiência (HIV) revelou resultados interessantes[34]. Utilizando doses de 10MU, 3 vezes por semana durante 6 meses, e doses adicionais de 6MU, 3 vezes por semana por mais 6 meses, os autores revelam uma normalização das aminotransferases em 19% dos pacientes infectados pelo HIV e de 14% em pacientes não infectados pelo HIV durante o primeiro ano. Dois anos após a suspensão da terapêutica, um paciente HIV positivo e dois HIV negativo mostraram resposta sustentada, tanto bioquímica (aminotransferases) como virológica e histológica. Concluem os autores que o interferon deve ser indicado em pacientes imunocompetentes co-infectados com o VHD e HIV, considerando a rápida evolução do VHD para doença hepática grave[34].

Em nossa experiência (dados não publicados) de 15 pacientes (12 masculinos, 3 femininos) tratados com interferon alfa-2b na dosagem de 9MU, 3 vezes por semana, durante um tempo médio de 18,5 meses, apenas uma paciente foi considerada "curada" do ponto de vista bioquímico e sorológico, com normalização dos níveis de ALT e negativação do AgHBs e da fração IgM anti-HD, como podemos observar na figura 24.2. Um outro paciente manteve as aminotransferases normais, apesar da permanência e da positividade para o AgHBs e IgM anti-HD.

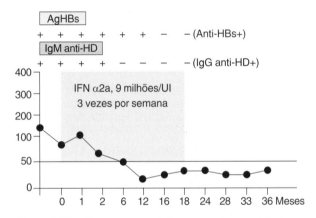

Figura 24.2 – Resposta completa e sustentada ao interferon em paciente (21 anos) com hepatite crônica ativa delta.

Em crianças portadoras de hepatite crônica delta e tratadas com interferon, os resultados obtidos não diferem dos resultados encontrados nos adultos, ou seja, independentemente da dosagem utilizada e do tempo de tratamento, a resposta foi transitória, sem benefícios em termos de resposta virológica ou bioquímica[8].

Em suma, o tratamento da hepatite crônica delta com altas doses de IFN alfa ou beta, seja em adultos[9,24,30], seja em crianças[8], revelou apenas normalização das aminotransferases e diminuição da replicação viral durante o tratamento, com recidiva do VHD após o término do tratamento. Por outro lado, estudos randomizados e bem mais atuais revelam que a utilização de altas doses de interferon (9MU, 3 vezes por semana) por um período médio de 48 semanas em pacientes com hepatopatia crônica delta, com ou sem cirrose, estaria associada à melhora clínica e à regressão histopatológica em mais de 50% dos pacientes tratados e seguidos por um longo tempo (114,7 meses)[10]. Revelam ainda os autores desse estudo que, apesar de as altas doses de interferon por um período de 48 semanas não erradicarem a infecção pelo VHD nem normalizarem as aminotransferases, o referido esquema deve ser considerado "padrão" no tratamento da hepatite crônica delta, já que ele estaria significativamente associado a dramática redução do processo clínico e histopatológico por melhoramento dos níveis séricos de albumina e do tempo de protrombina[10].

Concluindo esse tópico, o uso do interferon no tratamento da hepatite crônica delta deveria ser feito por longo tempo (48 semanas) ou continuamente, e sempre com altas doses (9MU-10MU). Todavia, em razão dos efeitos colaterais dessa droga e dos próprios efeitos patogênicos do VHD, a indicação do interferon torna-se limitada no tratamento da hepatite crônica delta.

A tentativa do uso de novas drogas antivirais, como a lamivudina, no tratamento do pré ou póstransplante hepático em paciente infectado cronicamente por VHB e VHD (co-infecção), resultou em resposta não satisfatória em decorrência da persistência da infecção delta (IgM anti-HD reativo), apesar da negativação do DNA-VHB[32].

Mais recentemente, estudos com a lamivudina em pacientes com hepatite crônica delta, na dose de 100mg/dia, via oral e por um período de 12 meses, revelaram que essa droga é bem tolerada, com negativação do DNA-VHB em 80% dos casos[22]. Porém, todos os pacientes tratados permaneciam positivos para o AgHBs e RNA-VHD ao fim do tratamento, sempre com ALT alterada e sem remissão do quadro histológico. Relatam ainda os autores que, após suspensão da terapêutica, o DNA-VHB voltou a ser detectado no soro. Finalmente, concluem os autores que a lamivudina é um potente inibidor da replicação do VHB. Contudo, tal droga não teria nenhuma atividade capaz de inibir a replicação do VHD ou impedir a atividade e a progressão da doença em pacientes com hepatite crônica delta[22].

O uso da lamivudina associado ao interferon (altas doses) no tratamento da hepatite crônica delta revelou resultados não satisfatórios. De acordo com esse estudo, apesar de essa associação reduzir a atividade inflamatória histológica nos pacientes tratados, foi observado aumento exagerado do processo de fibrose hepática, concluindo os autores pela não recomendação da referida associação[41].

No tratamento das formas fulminantes de hepatite B e delta (co-infecção), o foscarnet ("trisodium phosphonoformate") tem sido administrado com relativo sucesso[13]. Provavelmente, essa droga teria efeito inibitório na resposta imune e, experimentalmente, seria capaz não só de inibir in vitro a síntese do DNA do VHB, como também a replicação do RNA do VHD[13].

Estudos in vitro (sistema de cultura em célula) com transribozimas e oligonucleotídeos anti-sentido ("antisense probes"), utilizados isolados ou associados ao interferon alfa-2b, revelaram a capacidade de inibir a replicação do RNA-VHD[25]. Nesse estudo foi observada eficácia inibitória do RNA-VHD em 25% com ribozima, 35% com oligonucleotídeos anti-sentido e 47% com interferon. Um aumento da eficácia do interferon na inibição do RNA-VHD foi verificado quando na cultura de células existia previamente expressão basal de ribozima (70%) ou oligonucleotídeos anti-sentido de 83%. Finalizando, segundo os autores, o uso da combinação de ribozimas ou oligonucleotídeos anti-sentido com o interferon seria promessa futura e válida no tratamento não só da infecção pelo VHD, como também de outros vírus constituídos de RNA[25].

A alternativa de transplante hepático em paciente com doença hepática crônica tipo B e delta resultou em complicações gravíssimas, inclusive óbitos e reinfecção pelo VHD[38].

A primeira tentativa de transplante hepático em pacientes com cirrose delta foi realizada na Itália[38]. O transplante de fígado em sete pacientes não foi satisfatório. Destes, dois obtiveram clareamento do AgHBs e o AgHD, e, durante o seguimento de 14 e 15 meses, comportaram-se clinicamente sem maiores alterações. Em cinco pacientes foi constatada a recorrência da infecção pelo VHD com quadro de hepatite em três; um foi a óbito e outro foi submetido a novo transplante, em razão da reinfecção pelo VHD. Nesse grupo de sete pacientes, antes do transplante hepático, todos tinham a presença do anticorpo contra o AgHBs (anti-HBs), em função do uso da imunoglobulina anti-HBs e da vacina contra o VHB. Concluem os autores que os pacientes com cirrose delta transplantados desenvolvem facilmente reinfecção pelo VHD e que o VHD seria capaz de estabelecer infecção latente sem a aparente assistência do VHB em pacientes transplantados[38,39].

Estudos mais recentes mostraram resultados totalmente diferentes entre pacientes transplantados com cirrose hepática pelo VHD, quando comparados com os estudos pioneiros na Itália[38]. O primeiro, conduzido na França em 1995[46], revela que o transplante de fígado em pacientes cirróticos com infecção pelo VHD apresenta bom prognóstico, com sobrevida de cinco anos em 88% dos transplantados, e reativação do AgHBs em apenas 13,2% dos pacientes, associada com a reativação da infecção pelo VHB + VHD e hepatite. Finalmente, o segundo estudo demonstra que a infecção latente do VHD sem a aparente assistência do VHB não é um fato observado em pacientes transplantados[48], concluindo os autores que o VHD realmente necessita do fator ajuda do VHB para seguir sua história natural nesses pacientes[48].

REFERÊNCIAS BIBLIOGRÁFICAS

1. Bensabath G, Hadler SC, Pereira Soares MC, et al. Hepatitis Delta virus infection and Labrea hepatitis – Prevalence and role fulminant hepatitis in the Amazon basin. *JAMA*, 258:479-83, 1987. ■ 2. Borghesio E, Rosina F, Smedile A, et al. Serum immunoglobulin M antibody to hepatitis D as a surrogate marker of hepatitis D in interferon-treated patients and in patients who underwent liver transplantation. *Hepatology*, 27:873-6, 1998. ■ 3. Brasil LM, Botelho R, Castilho MC, et al. Estudo familiar de pacientes com hepatite fulminante pelos vírus da hepatite B (VHB) e D (VHD) na Amazônia Ocidental. *Arch Arg Enf Ap Dig*, 10(3):84, 1996. ■ 4. Brunetto MR, Stemler M, Bonino F, et al. A new hepatitis B virus strain in patients with severe anti-HBe positive chronic hepatitis B. *J Hepatol*, 10:258-61, 1990. ■ 5. Casey L, Brown TL, Colan EJ, Wignall F, Gerin JL. A genotype of hepatitis D virus that occurs in northern America. *Proc Natl Acad Sci*, 90:9016-20, 1993. ■ 6. Casey JL, Niro GA, Engle RE, et al. Hepatitis B virus (HBV) / hepatitis D virus (HDV) coinfection in outbreaks of acute hepatitis in the Peruvian Amazon basin: The roles of HDV genotype III and HBV genotype F. *J Infect Dis*, 174:920-6, 1996. ■ 7. Chen CJ, Tseng SF, Lu CF, et al. Current seroepidemiology of hepatitis Delta virus infection among hepatitis B surface antigen carriers of general and high risk populations in Taiwan. *J Med Virology*, 38:97-101, 1992. ■ 8. Di Marco V, Giacchino R, Timitilli A, et al. Long term interferon – Alpha treatment of children with chronic hepatitis Delta: a multicentre study. *J Viral Hepat*, 3:123-8, 1996. ■ 9. Farci P, Mandas A, Coiana A, et al. Treatment of chronic hepatitis D with IFN alpha-2a. *N Engl J Med*, 330:88-94, 1994. ■ 10. Farci P, Chessa L, Peddis G, et al. Long-term follow-up after alpha-interferon treatment for chronic hepatitis D. *Hepatology*, 30:343A, 1999. ■ 11. Fonseca JCF, Simonetti SRR, Schatzmayr, et al. Prevalence of infection with hepatitis Delta virus (HDV) among carriers of hepatitis B surface antigen in Amazonas State, Brazil. *Tran Roy Soc Trop Med Hyg*, 82:469-71, 1998. ■ 12. Fonseca JCF, Ferreira LCL, Brasil LM, et al. Fulminant Labrea hepatitis : Role of HAV, HBV and HDV infection. *Rev Inst Med Trop (S Paulo)*, 34:609-12, 1992. ■ 13. Fonseca JCF. Hepatite Delta. **In:** Fonseca JCF (ed). *Hepatite Delta*. Manaus, Amazonas, Imprensa Universitária, 1993, pp 1-66. ■ 14. Fonseca JCF, Brasil LM, Castilho MC, et al. Hepatitis delta virus (HDV) infection in the Brazilian Amazon basin and its role in chronic liver disease. *Hepatology*, 4:63, 1994. ■ 15. Fonseca JCF, Castilho MC, Botelho R, et al. Significado da fração IgM anti-HD em pacientes com hepatite crônica Delta. *GED*, 14(4):144, 1995. ■ 16. Fonseca JCF, Brasil LM, Castilho MC, et al. Fulminant hepatitis and microvesicular steatosis (morula-like cells). A study in children and adolescents. *Hepatology*, 30:284A, 1999. ■ 17. Fonseca JCF, Castilho MC, Brasil LM, et al. Detecção sorológica do antígeno do vírus da hepatite Delta (HDAg) em portadores do vírus da hepatite B. *Rev Soc Bras Med Trop*, 33(Supl 1):440, 2000. ■ 18. Garripoli A, Dimarco V, Cozzolongo R, et al. Ribavirin treatment for chronic hepatitis D : A pilot study. *Liver*, 14:154 -7, 1994. ■ 19. Hadler SC, Monzon M, Ponzetto A, et al. Delta virus infection and severe hepatitis. An epidemic in the Yucpa indians of Venezuela. *Ann Intern Med*, 100:339-44, 1983. ■ 20. Honkoop P, de Man RA, Niesters HGM, et al. Lamivudine treatment in patients with chronic hepatitis Delta infection. *Hepatology*, 26(4):433A, 1997. ■ 21. Lai MCC. Molecular biologic and pathogenetic analysis of hepatitis Delta virus. *J. Hepatol*, 22(1):127-31, 1995. ■ 22. Lau D T-Y, Doo E, Park Y, et al. Lamivudine for chronic Delta hepatitis. *Hepatology*, 30:546-9, 1999. ■ 23. Lesbordes JL, Trepo C, Ravisse P, et al. Infection with hepatitis Delta virus in Bangui. *N Engl J Med*, 314:517 -8, 1986. ■ 24. Madejón M, Cotonat T, Bartolomé J, et al. Treatment of chronic hepatitis D virus infection with low and high doses of Interferon alfa 2a: Utility of polymerase chain reaction in monitoring antiviral

response. *Hepatology*, 19:1331-6, 1994. ■ 25. Madejón A, Bartolomé J, Carreño. *In vitro* inhibition of the hepatitis delta virus replication mediated by interferon and trans-ribozyme or antisense probes. *J Hepatol*, 29:385-93, 1998. ■ 26. Negro F, Rizzetto M. Diagnosis of hepatitis delta virus infection. *J Hepatol*, 22(1):136-9, 1995. ■ 27. Niro GA, Smedile A, Andriulli A, et al. The predominance of hepatitis Delta virus genotype I among chronically infected Italian patients. *Hepatology*, 25:728-34, 1997. ■ 28. Niro AG, Casey JL, Gravinese E, et al. Intrafamilial transmission of hepatitis delta virus: molecular evidence. *J Hepatol*, 30:564-9, 1999. ■ 29. Oliviero S, D'adamio L, Chiarberge E, et al. Characterization of hepatitis Delta antigen gene of a highly pathogenic strain of hepatitis Delta virus. *Prog Clin Biol Res*, 364: 321-5, 1991. ■ 30. Orlando R, Tosone G, Tiseo D, et al. Prolonged therapy with beta interferon in patients with chronic delta hepatitis. *J Hepatol*, 30(1):250, 1999. ■ 31. Philipp T, Straub P, Durazzo M, et al. Molecular analysis of autoantigens in hepatitis D. *J Hepatol*, 22(1):132-5, 1995. ■ 32. Picciotto N, Campos, Caglieris G, et al. Pre or post liver transplant (olt) lamivudine therapy in patients with hepatitis B virus (HBV) replication. *Hepatology*, 26(4):582A, 1997. ■ 33. Ponzetto A, Hoyer BH, Popper H, Engle R, Purcell RH, Gerin JL. Tritation of the infectivity of hepatitis Delta virus in chimpanzees. *J Infect Dis*, 155:72-8, 1987. ■ 34. Puoti M, Rossi S, Forleo MA, et al. Treatment of chronic hepatitis D with interferon alpha-2b in patients with human immunodeficiency virus infection. *J Hepatol*, 29:45-52, 1998. ■ 35. Ribeiro LC, Souto FJD. Superinfecção de Hepatite B e Delta em jovens no Mato Grosso. *Rev Soc Bras Med Trop*, 33 (Supl 1):273, 2000. ■ 36. Rizzeto M, Canese MG, Arico S, et al. Immunofluorescence detection of a new antigen/antibody system (Delta/anti-Delta) associated with hepatitis B virus in liver and serum of HBsAg carriers. *GUT*, 18:997-1003, 1977. ■ 37. Rizzetto M, Rosina F, Saracco G, et al. Treatament of chronic delta hepatitis with alpha 2 recombinant interferon. *J Hepatol*, 3:S229-S233, 1986. ■ 38. Rizzetto M, Macagno S, Chiaberge E, et al. Liver transplantation in hepatitis Delta virus disease. *Lancet*, 2:469-71. ■ 39. Rizzetto M. Hepatitis Delta: The virus and disease. *J Hepatol*, 11:145-8, 1990. ■ 40. Rosina F, Saracco G, Rizzetto M. Long-term interferon treatment of chronic hepatitis D: a multicenter Italy study. *J Hepatol*, 11:149-50, 1990. ■ 41. Wolters LMM, van Nunen AB, Vossen ACTM, et al. Lamivudine-high dose Interferon combination therapy in chronic hepatitis B patients co-infected with the hepatitis D virus. *Hepatology*, 30:288A, 1999. ■ 42. Wu JC, Choo KB, Chen CM, et al. Genotyping of hepatitis D virus by restriction-fragment length polymorphism and relation to outcome of hepatitis D. *Lancet*, 346:939-41, 1995. ■ 43. Wu JC, Chen CM, Chen TZ, et al. Evidence of transmission of hepatitis Delta virus to spouses from sequence analysis of the viral genome. *Hepatology*, 22:1656-60, 1996. ■ 44. Sagnelli E, Stroffolini T, Ascione A, et al. Decrease in HDV endemicity in Italy. *J Hepatol*, 26:20-4, 1997. ■ 45. Saigal S, Smith HM, Heaton ND, et al. Suppression of hepatitis B and hepatitis C viraemia by concurrent delta virus infection: its beneficial effect on the outcome of orthotopic liver transplantation. *Hepatology*, 30:302A, 1999. ■ 46. Samuel D, Zignego AL, Reynes M, et al. Long-term clinical and virological outcome after liver transplantation for cirrhosis caused by chronic delta hepatitis. *Hepatology*, 21:333-9, 1995. ■ 47. Shakil AO, Hadziyannis S, Hoofnagle JH, et al. Geografic distribuition and genetic variability of hepatitis Delta virus genotype I. *Virology*, 234(1):160-7, 1996. ■ 48. Smedile A, Casey JL, Cote PJ, et al. Hepatitis D viremia following orthotopic liver tranplantation involves a typical HDV virion with a hepatitis B surface antigen envelope. *Hepatology*, 27:1723-9, 1998. ■ 49. Strauss, Gayotto LCC, Silva LC, et al. Unexpected low prevalence of Delta antibodies in the east amazon region and São Paulo: Evidence for regional differences in the epidemiology of Delta hepatitis virus within Brazil. *Tran Roy Soc Trop Med Hyg*, 81:73-4, 1987.

25 Aspectos peculiares e história natural da hepatite E

Luiz Caetano da Silva

ASPECTOS GERAIS

A hepatite E foi a quinta forma de hepatite viral reconhecida no homem, sendo epidemiologicamente distinta da hepatite não-A, não-B e transmitida por via fecal-oral. Sua existência foi confirmada por estudos de transmissão em macacos e em voluntários.

Os aspectos históricos da hepatite E podem ser assim resumidos[16]:

Antigamente	Prováveis epidemias
1980	Observações de hepatite não-A, não-B, epidêmica, transmitida por via entérica.
1983	Transmissão experimental. Visualização por imunoeletromicroscopia.
1990	Genoma do VHE clonado e seqüenciado. Testes sorológicos iniciais.
1993	Melhora da expressão do antígeno e dos testes sorológicos.
1994	Imunoprofilaxia passiva e ativa em animais.
1999 e 2000	Estudos clínicos com vacina anti-MVHE.

A classificação do VHE não está estabelecida[16]. Alguns trabalhos baseados na microscopia eletrônica, na falta de envelope viral e em algumas propriedades físicas do VHE, sugeriram tratar-se de um calicivírus[17]. Mais recentemente, contudo, o estudo de homologia seqüencial do VHE sugere que ele não seja um calicivírus. Com efeito, o VHE foi recentemente removido da família Caliciviridae e está novamente sem classificação[16].

Os aspectos estruturais e epidemiológicos da hepatite E foram analisados nos capítulos 6 e 16, respectivamente.

ASPECTOS CLÍNICOS

A infecção pelo VHE é autolimitada e, como a hepatite A, nunca progride para a cronicidade.

O período de incubação da hepatite E varia entre três e nove semanas, com média de seis semanas[17]. Aproximadamente uma a três semanas após a exposição, o VHE pode ser detectado no sangue e nas fezes. A viremia pode durar aproximadamente três a cinco semanas e a eliminação fecal, uma a duas semanas mais[16] (Fig. 25.1).

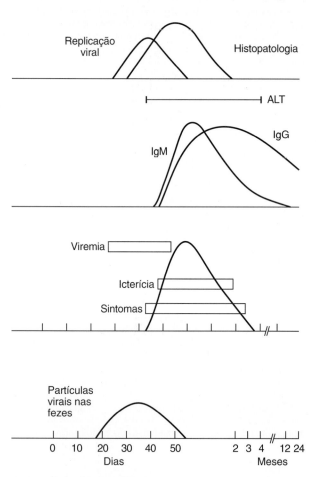

Figura 25.1 – Eventos clínicos e sorológicos em caso típico de hepatite aguda E (baseado em Purcell[16], 2000, modificado).

A hepatite E apresenta sintomas de doença auto-limitada aguda, ictérica, semelhantes aos encontrados na hepatite A. A icterícia geralmente é acompanhada de mal-estar, anorexia, desconforto abdominal e hepatomegalia[10]. Pode haver náusea, febre e prurido[11]. É possível a existência de formas subclínicas, mas estas precisam ser confirmadas por estudos clínicos e sorológicos mais detalhados[10].

Não se tem observado doença hepática crônica ou viremia persistente[8]. Hepatite grave, com insuficiência hepática fulminante, tem sido relatada em 0,5 a 3% dos casos[9,17], mas um aspecto característico da hepatite aguda E é a alta mortalidade (em torno de 25%)[20] entre mulheres grávidas, principalmente no terceiro trimestre[9,10,21]. Os principais fatores patogênicos para explicar a freqüência de insuficiência hepática fulminante são desconhecidos[11], mas vale ressaltar a alta incidência de coagulação intravascular disseminada nessa doença[10,12,19].

O estudo histológico de biópsias tem mostrado lesões que variam entre o quadro clássico, a forma colestática e a forma grave. Na primeira, observa-se necrose focal dos hepatócitos, hepatócitos balonizados, degeneração acidofílica destes e corpos acidofílicos[6]. Na forma colestática, observou-se evidente estase biliar nos canalículos e em hepatócitos semelhantes a glândulas, além de alteração degenerativa dos hepatócitos, necrose focal e infiltração intralobular e portal de polimorfonucleares e de linfócitos[6,7,14].

Resumindo, as principais características dessa hepatite são[3]:

1. Doença autolimitada, semelhante à hepatite A.
2. Período de incubação de 2 a 9 semanas (média: 6 semanas).
3. A maioria dos casos fatais ocorre em mulheres grávidas.
4. É usualmente assintomática em crianças e, menos freqüentemente, em adultos[12].
5. Não foram observadas formas crônicas e viremia persistente.

Outro aspecto interessante da hepatite E é a baixa freqüência de quadro clínico nos indivíduos que tiveram contato com pacientes, diferentemente do que acontece com a hepatite A, em que a incidência de casos secundários é de 10 a 20%[3].

Em casos graves, principalmente fatais, foram observadas necroses maciça e submaciça[7,10,14].

Em alguns estudos, a mortalidade aumenta a cada trimestre de gravidez. Contudo, maior taxa de mortalidade durante a gravidez não tem sido fato universalmente observado, permanecendo obscura sua patogenia[16]. Hepatite fulminante em paciente não-grávida foi também descrita[19].

DIAGNÓSTICO LABORATORIAL

A clonagem molecular do VHE facilitou a detecção de seqüências genômicas do vírus em amostras de fezes[18]. Anticorpos contra o VHE foram recentemente detectados em soros da fase aguda e de convalescença da hepatite E com técnica de ensaio imunoenzimático, utilizando antígenos recombinantes de VHE[5].

Os testes laboratoriais atualmente utilizados para diagnóstico da hepatite E incluem[4,12]: 1. exame imunoeletromicroscópico de fezes; 2. detecção de anticorpos bloqueadores por imunofluorescência; 3. pesquisa de anticorpos IgM e/ou IgG por Western blot; 4. reação em cadeia da polimerase (PCR) para detecção do RNA-VHE nas fezes ou no soro de fase aguda.

Em estudo de 94 pacientes com hepatite aguda em Salvador, Bahia, o anti-VHE IgG foi detectado em 15 (37,5%), 4 (9,5%) e 2 (17%) pacientes com hepatite A, B e não-A-C, respectivamente. Contudo, o anti-VHE IgM esteve presente em 4/15 pacientes com hepatite A (co-infecção) e em 1 de 2 pacientes com hepatite não-A-C, caracterizando casos de hepatite aguda E[13], fato ainda não demonstrado naquele Estado, e confirmando a maior freqüência do anti-VHE IgG em pacientes com hepatite A[15].

Tem sido observada variação genética nas cepas do VHE proveniente de diferentes locais[2], não se sabendo até que ponto essa variação poderá influir no diagnóstico e no tratamento da infecção.

Estudos mais extensos, utilizando reações sorológicas convenientes, poderão explicar a predominância de manifestações clínicas da hepatite E nos indivíduos entre 15 e 40 anos de idade[10].

REFERÊNCIAS BIBLIOGRÁFICAS

1. Bradley DW, Maynard JE. Etiology and natural history of post-transfusion and enterically-transmitted non-A, non-B hepatitis. *Seminars in Liver Disease*, 6:56-66, 1986. ■ 2. Bradley DW, Krawczynski K, Purdy MA. Structure and molecular virology. In: Zuckerman AJ, Thomas HC (eds). *Viral Hepatitis. Scientific Basis and Clinical Management*. Edinburgh, Churchill Livingstone, 1993, pp 373-377. ■ 3. Bradley DW, Krawczynski K, Purdy MA. Epidemiology, natural history and experimental models. In: Zuckerman AJ, Thomas HC (eds). *Viral Hepatitis. Scientific Basis and Clinical Management*. Edinburgh, Churchill Livingstone, 1993, pp 379-383. ■ 4. Bradley DW, Krawczynski K, Purdy M. Diagnosis. In: Zuckerman AJ, Thomas HC (eds). *Viral Hepatitis. Scientific Basis and Clinical Management*. Edinburgh, Churchill Livingstone, 1993, pp 385-389. ■ 5. Goldsmith R, Yarbough PO, Reys GR, et al. Enzyme linked immunosorbent assay for diagnosis of acute sporadic hepatitis E in Egyptian children. *Lancet*, 339:328-31, 1992. ■ 6. Gupta DN, Smetana HF. The histopathology of viral hepatitis as seen in the Delhi epidemics (1955-56) *Ind J Med Res*, 45(Suppl):101-13, 1957. ■ 7. Khuroo MS. Study of an epidemic of non-A, non-B hepatitis: possibility of another human hepatitis virus distinct from post-transfusion non-A, non-B type. *Am J Med*, 68:818-23, 1980. ■ 8. Khuroo MS, Saleem M, Teli MR, et al. Failure to detect chronic liver disease after epidemic non-A, non-B hepatitis. *Lancet*, 2:97-8, 1980. ■ 9. Khuroo MS, Teli MR, Skid-

more S, et al. Incidence and severity of viral hepatitis in pregnancy. *Am J Med*, 70:252-5, 1981. ■ 10. Krawczynski K. Hepatitis E. *Hepatology*, 17:932-41, 1993. ■ 11. Lavine JE, Bull FG, Millward-Sadler GH, et al. Acute viral hepatitis In: Millward-Sadler GH, Wright R, Arthur MJP (eds). *Wright's Liver and Biliary Disease. Pathophysiology, Diagnosis and Management.* 3rd ed, London, WB Saunders, 1992, pp 679-786. ■ 12. Lisker-Melman M, Castro-Narro GE. Hepatite E. In: Gayotto LCC, Alves VAF (eds). *Doenças do Fígado e Vias Biliares.* São Paulo, Atheneu, 2000, pp 499-506. ■ 13. Lyra AC, Pinho JR, Silva LC, et al. The role of acute hepatitis E, TTV and HGV infection in patients with acute viral hepatitis from a sentinel program in Brazil. *Hepatology,* 36:Abstract 1959, 653-A, 2002. ■ 14. Morrow RH, Smetana HF, Sai FT, et al. Unusual features of viral hepatitis in Accra, Ghana. *Am Int Med*, 68:1250-64, 1968. ■ 15. Paraná R, Cotrim HP, Cortey-Boennec, et al. Prevalence of hepatitis E virus IgG anti-bodies in patients from a referral unit of liver disease in Salvador, Bahia, Brazil. *Am J Trop Med Hyg*, 57:60-1, 1997. ■ 16. Purcell RH. *Hepatitis E Virus. Update on Viral Hepatitis.* Postgraduate course 2000. AASLD, Dallas, Texas, 2000, pp 61-67. ■ 17. Rama-lingaswami V, Purcell RH. Waterborne non-A, non-B hepatitis. *Lancet*, 1:571-3, 1988. ■ 18. Reyes GR, Purdy MA, Kim JP, et al. Isolation of a cDNA from the virus responsible for enterically transmitted non-A, non-B hepatitis. *Science*, 247:1335-9, 1990. ■ 19. Schroder O, Lee JH, Herrmann G, et al. Severe acute cholestatic viral hepatitis E in a non-pregnant woman. *Dtsch Med Wochenschr*, 122:21-4, 1997. ■ 20. Sherlock S. Clinical features of hepatitis. In: Zuckerman J, Thomas HC (eds). *Viral Hepatitis. Scientific Basis and Clinical Management.* Edinburgh, Churchill Livingstone, 1993, pp 1-17. ■ 21. Tsega E, Hansson BG, Krawczynski K, et al. Acute sporadic viral hepatitis in Ethiopia: causes, risk factors and effects on pregnancy. *Clin Infect Dis*, 14:961-5, 1992.

26 Infecções virais múltiplas

Luiz Caetano da Silva

Como a prevalência das infecções virais é alta em várias regiões geográficas, existe a possibilidade de associação de diferentes vírus hepatotrópicos no mesmo paciente. Esse fato é particularmente importante com os vírus B e C, cujas vias de transmissão se assemelham[24]. A contribuição de cada vírus para a gravidade da doença não está bem estabelecida[23]. A infecção pelo VHD (delta), que necessita de invólucro do VHB, foi analisada no capítulo 24.

ASSOCIAÇÃO VHA/VHB

Como referido no capítulo 21, a hepatite A pode instalar-se em portador assintomático de VHB. Nesse caso, detectam-se o anti-VHA IgM, o AgHBs, porém não o anti-HBc IgM. Em geral, não se observam diferenças na evolução da hepatite A[11,36]. Entretanto, 4 de 13 pacientes de nossa casuística com essa associação apresentaram normalização da ALT somente após seis meses, com persistência do AgHBs sérico. Yao[35] observou piora da evolução de pacientes com hepatite crônica ativa B e superinfectados pelo VHA.

Segundo Keefe[15], as grandes casuísticas sugerem estar a hepatite A associada a lesão hepática mais grave, incluindo hepatite fulminante, e maior mortalidade, quando incide em pacientes com hepatite crônica B, mas não em portadores sadios do AgHBs.

A possibilidade de piora da hepatopatia em pacientes com infecção crônica pelo VHB ou pelo VHC e com superinfecção pelo VHA aponta para a necessidade de vacinação contra o VHA[19]. Essa vacinação em pacientes com hepatopatia crônica tem sido bem tolerada e eficaz[19].

ASSOCIAÇÃO VHA/VHC

Trabalhos recentes sugerem que a superinfecção pelo VHA associa-se a menor replicação do VHC. Assim, Wedemeyer e cols.[33] pesquisaram o anti-VHA IgG e IgM em 2.431 pacientes com anti-VHC (+), tendo encontrado o anti-VHA IgM em 17 pacientes. Nenhum dos pacientes com superinfecção aguda pelo VHA apresentou evolução fulminante. O RNA do VHC foi detectado em 5 dos 17 pacientes (29%), porém em 81% dos outros pacientes sem anti-VHA IgM (p < 0,0001). Quanto ao anti-VHA IgG, não houve diferença entre os positivos (82%) e os negativos. Os autores[33] concluem que a superinfecção pelo VHA é associada com diminuição da replicação do RNA/VHC, sendo a forma fulminante um evento raro.

ASSOCIAÇÃO VHB/VHC

A co-infecção pelos vírus das hepatites B e C pode ocorrer e está associada com diferentes manifestações clínicas, incluindo hepatite fulminante, hepatites aguda e crônica e carcinoma hepatocelular[23]. Contudo, a importância patogênica dessa associação, bem como o tipo de resposta desta ao interferon, necessita ainda de mais investigações.

As pesquisas a respeito da infecção pelo VHB em pacientes com o VHC têm demonstrado a existência de dois grandes grupos: com AgHBs positivo (+) e com AgHBs negativo (–), este último caracterizando o que tem sido denominado de "hepatite B oculta".

PACIENTE COM VHB AgHBs (+) E VHC
Hepatite fulminante

Para alguns autores[34], as infecções virais múltiplas (B + C ou B + D) são as causas mais freqüentes de hepatites virais fulminantes e subfulminantes. Na casuística de Wu e cols.[34], em somente três dos seis pacientes com hepatite C foi detectado o anti-VHC, enquanto nos outros três o diagnóstico baseou-se na positividade da reação em cadeia da polimerase (PCR). Além disso, nos casos de associação da hepatite B com a D (delta), o anti-VHD total diagnosticou apenas metade dos casos, sendo os outros caracterizados pelo anti-D de tipo IgM ou pela PCR.

Em estudo de 23 pacientes com hepatite fulminante de etiologia desconhecida (AgHBs sérico negativo), Feray e cols.[7] não detectaram o RNA do VHC no soro e no fígado, mas sim em 8 de 17 pacientes com AgHBs positivo, mas que o VHC pode estar implicado na patogenia de um número significativo de pacientes com hepatite fulminante relacionada ao VHB.

A associação VHB/VHC, entretanto, não foi observada em nenhum dos 23 pacientes com hepatite fulminante estudados por Inokuchi e cols.[13].

O soro e/ou fígado de 139 pacientes com insuficiência hepática aguda (IHA) foram estudados nos EUA[29]. Doze pacientes foram diagnosticados como portadores de hepatite B, um como co-infecção B + C + D e 22 eram de etiologia indeterminada. Detectou-se o DNA-VHB no soro de 9 (6%) pacientes; todos os 9 apresentavam mutações pré-core e/ou do promotor core. O fígado de 19 pacientes foi examinado, tendo sido detectado o DNA-VHB no fígado de três pacientes com IHA causada pela hepatite B, mas em nenhum dos 16 pacientes restantes com IHA não-B. Os autores concluem que, contrariamente a outras publicações, não se detectou a infecção oculta pelo VHB nessa grande casuística americana de IHA, tendo sido comum as mutações do pré-core e/ou do promotor core[29].

Hepatite aguda

São ainda escassos os dados clínicos sobre hepatite nas infecções B + C[23]. Segundo alguns autores, a superinfecção aguda pelo VHC pode levar à seroconversão do AgHBe e do AgHBs[17].

Quanto a pacientes com co-infecção, Pontisso e cols.[23] compararam grupos de pacientes com VHB + VHC, VHB e VHC isoladamente, observando níveis semelhantes de bilirrubinas e transaminases nos dois primeiros e níveis mais baixos no terceiro grupo. A negativação do DNA do VHB foi também semelhante nos grupos VHB + VHC e VHB (71% e 89%, respectivamente). Curiosamente, o "clearance" do RNA-VHC foi superior no primeiro em relação ao terceiro grupo (71% x 14%, p < 0,001). Esses resultados sugerem que o VHB pode interferir com a replicação do VHC, promovendo eliminação viral. Contudo, a influência oposta, ou seja, do VHC sobre a replicação do VHB, não foi demonstrada nesse estudo.

Hepatite crônica

Observou-se relação entre a positividade do DNA-VHB e do RNA-VHC em pacientes com AgHBs e anti-VHC positivos[24]. Assim, entre 10 pacientes com DNA-VHB detectável, o RNA-VHC mostrou-se positivo em apenas 1 (10%), enquanto entre 15 pacientes com DNA-VHB negativo, o RNA-VHC foi detectado em 13 (87%) (p = 0,001). Curiosamente, nos 10 pacientes com DNA-VHB, o RNA-VHC foi de-

tectado no fígado de todos, sugerindo que o VHC se encontrava em estado de latência, provavelmente induzido pela replicação do VHB. Nessa casuística, as lesões mais intensas foram observadas em pacientes com DNA-VHB sérico detectável. A replicação isolada do VHC em "portadores sãos do VHB" pode associar-se com lesões histológicas mais leves[23].

A replicação do VHB é inibida mais eficientemente pelo genótipo 1 do VHC do que pelo genótipo 2, enquanto a carga viral do genótipo 2 é usualmente mais sensível à interferência pelo VHB[23].

A possível ação supressora do VHC sobre a replicação do VHB já havia sido apontada por outros autores[3,4]. Assim, Fong e cols.[8] observaram menor atividade da DNA polimerase no grupo de pacientes com hepatite crônica B (HCB) e anti-VHC positivo que naqueles sem anti-VHC. Pacientes com ambas as infecções apresentaram lesões mais graves e mais descompensadas, fato também observado por outros autores[6].

O anti-VHC tem sido detectado com maior freqüência em portadores do VHB, porém sem DNA-VHB detectável[3,24,25]. Nesses pacientes com forma não replicativa do VHB, a persistência de alteração das transaminases pode ser explicada pela ação do VHC[25].

A capacidade do VHC em inibir a replicação do VHB foi apontada como causa importante do clareamento ("clearance") espontâneo do AgHBs na evolução de pacientes com hepatite crônica B (HCB). Entretanto, em nossa casuística de 184 pacientes com HCB, detectamos o anti-VHC em 10 de 103 (9,7%) doentes estudados[27], não tendo havido diferença significativa entre pacientes com e sem clareamento do AgHBs. O anti-VHD foi detectado em 1 de 93 (1,1%), e o anti-HIV em 9 de 96 (9,4%) pacientes.

Se levarmos em conta a possibilidade de infecção oculta pelo VHB em pacientes com anti-VHC positivo, tal associação pode ser mais comum que a habitualmente reconhecida[28]. Por essa razão, faremos uma revisão sobre a hepatite B oculta em pacientes com hepatite C.

PACIENTES COM DNA-VHB, AgHBs NEGATIVO (HEPATITE B OCULTA, HBO) EM ASSOCIAÇÃO COM A HEPATITE C

Em extensa revisão, Torbenson e Thomas[31] descrevem a associação da hepatite C com a hepatite B oculta (HBO). A HBO caracteriza-se pela detecção do DNA do VHB no soro de pacientes sem o AgHBs. Em vários casos, a HBO está associada à presença do anti-HBc total e/ou do anti-HBs. Entretanto, em proporção significativa de pacientes (em torno de 20%) esses anticorpos não são detectados. Como os níveis de DNA-VHB são muito baixos, a identificação da HBO depende da sensibilidade e da especificidade do método de detecção.

A questão mais importante é saber se a infecção oculta pelo VHB representa meramente um marco de infecção passada ou se a persistência do genoma do VHB contribui para a doença hepática[31]. Na revisão de vários trabalhos, esses autores encontraram 42% de anti-HBc positivo (+), 35% de anti-HBs (+) e 22% de negativos para ambos.

De maneira geral, a prevalência de HBO é maior em pacientes anti-HBc (+) que negativos[21]. A prevalência aumentada na infecção pelo VHC não é inteiramente explicada pela prevalência do VHB na população em geral[5]. A presença isolada do anti-HBc tem sido particularmente associada com infecção pelo VHC. Em um estudo, 5% dos pacientes com infecção crônica pelo VHC apresentaram AgHBs, enquanto 38% eram positivos para anti-HBc isolada[16]. Como o DNA-VHB pode ser detectado em até metade dos pacientes com tal anticorpo, esse distúrbio constitui importante grupo de hepatite B oculta (HBO).

A importância do anti-HBc isolado foi também demonstrada em outro estudo[20], que o detectou em 24,1% de 2.014 pacientes japoneses com infecção pelo VHC. Essa prevalência correlacionou-se com o estádio clínico da doença e, particularmente, com a presença de hepatocarcinoma.

Em virtude dos baixos níveis de DNA na HBO, PCR deve ser sensível para se fazer o diagnóstico. A grande maioria dos testes utiliza a PCR "nested", com dois "rounds" de amplificação, embora haja maior risco de resultados falso positivos.

Com testes quantitativos, torna-se mais difícil o diagnóstico de HBO, pois os limites de detecção do DNA encontram-se abaixo dos testes que utilizam a PCR "nested". Em um estudo que utilizou o Amplicor HBV monitor (Roche, sensibilidade referida de 400 cópias/mL), o DNA-VHB foi detectado em somente 8 de 15 pacientes com DNA detectado pela PCR qualitativa ("nested"): 3 pacientes com 400 cópias/mL, 3 com 10^3 cópias, 1 com 10^4 cópias e 1 com 10^6 cópias/mL[2].

Os estudos de prevalência têm sido pouco numerosos. Na tabela 26.1, constam algumas publicações com a freqüência da hepatite B oculta na hepatite crônica C em relação a grupos-controle[31].

Os dados originais dos vários estudos são difíceis de comparar, pois dependem da prevalência da infecção pelo VHB (fatores de risco) em diferentes regiões geográficas, parecendo a HBO ser mais freqüente na Ásia (Tabela 26.1). Estudos realizados na Alemanha, na Áustria, nos Estados Unidos e na França revelaram porcentagens de HBO de 33%, 22%, 3% e 1%, respectivamente[31]. Outros fatores, como a sensibilidade dos testes utilizados para a pesquisa do DNA-VHB, devem também interferir nessas diferentes freqüências.

O DNA-VHB pode ser detectado no fígado mesmo quando não é detectável no soro[1]. Em alguns pacientes, o diagnóstico de HBO pode ser feito pela detecção das proteínas core ou de superfície no fígado por técnicas de imuno-histoquímica[2], embora o número de células positivas seja pequeno.

As formas moleculares do DNA-VHB no soro e no fígado diferem[31], pois neste o DNA é detectável como forma circular fechada e no soro como alça interrompida, típica do DNA dos vírus infecciosos[16].

A importância clínica da HBO em pacientes com hepatite crônica C ainda não está bem estabelecida, mas parece relacionar-se com algumas situações[31]: fibrose hepática avançada ou cirrose[1]; resposta reduzida ao interferon[9]; desenvolvimento de carcinoma hepatocelular (HCC); exacerbações caracterizadas por súbitas elevações de ALT ("flares"). É oportuno frisar que nem todos os estudos apontam para maior risco de fibrose[21].

Tabela 26.1 – Variação geográfica na prevalência de hepatite B oculta (HBO) em pacientes com hepatite crônica C e em grupos-controle[31]*.

Estudo	País	N	%	Grupos-controle	N	%
Fukuda e cols. 1996[8a]	Japão	30	70	Sadios	10	0
				Hepatite auto-imune	5	0
				Hepatopatia alcoólica	5	20
Fukuda e cols. 1999[8b]	Japão	65	52	Sadios	20	0
Fukuda e cols. 2001[9]	Japão	45	49	Cirrose biliar primária	20	0
				Hepatopatia alcoólica	5	0
Nirei e cols. 2000[21]	Japão	49	37	Doadores sadios	119	0
Cacciola e cols. 1999[1]	Itália	200	33	Cirrose biliar primária	5	0
				Álcool	8	0
				Droga	5	0
				Hemocromatose	4	25
				Criptogênica	28	25

* Estudos listados em ordem decrescente de prevalência.

Quanto ao hepatocarcinoma (HCC), o interferon parece reduzir o risco de sua incidência em pacientes com hepatopatia por VHC, mas sem evidência de exposição prévia ao VHB, sendo esse fato bem menos freqüente nos pacientes com anti-HBc positivo[14].

A pesquisa de hepatite B oculta (HBO) em pacientes com VHC é particularmente indicada nas seguintes eventualidades[31]: 1. persistência de ALT elevadas em pacientes que apresentaram resposta sustentada ao tratamento antiviral (clareamento do RNA-VHC), mas que persistem com ALT alterada apesar da ausência de outras causas de lesão hepática (como medicações, esteatose hepática, alcoolismo etc.); 2. possível emergência de imunossupressão, por exemplo na quimioterapia por câncer, já que foram descritas exacerbações ("flares") nesses casos e a terapêutica antiviral pode mostrar-se eficaz; 3. pacientes com hepatopatia sem causa aparente (criptogênica); 4. pacientes com anti-HBc isolado, nos quais a presença de HBO poderia interferir em decisões clínicas (por exemplo: vacinação contra VHB, doação de órgãos sólidos).

Os mecanismos moleculares imunológicos da HBO não estão bem definidos e devem ser multifatoriais[31]: 1. maior sensibilidade da PCR "nested" em relação aos imunoensaios para pesquisa do AgHBs, principalmente em caso de mutação do gene desse antígeno, que pode reduzir a sensibilidade dos testes[12]; 2. a possibilidade de que a HBO represente uma das etapas de reação do hospedeiro à infecção pelo VHB como manifestação de capacidade imune, que pode reduzir-se em casos de quimioterapia do câncer ou infecção pelo HIV[18]; 3. características virais (ver capítulo 4); 4. a superinfecção com o VHC pode contribuir para a fase de HBO[26], havendo, inclusive, expressão reduzida de proteínas do VHB no fígado[31]. Estudos retrospectivos com soros armazenados sugerem que a dominância na replicação viral entre VHB e VHC pode alternar-se[32].

Concluindo, são necessários estudos de seguimento longo para melhor compreensão dos mecanismos e do significado clínico da hepatite B oculta em pacientes com hepatite C.

ASSOCIAÇÃO VHB + HIV

Estudo sorológico de co-infecções em 279 pacientes com exames positivos para HIV constatou infecção com VHB em 92 (33%), previamente adquiridas em nove (3%), e ambos (VHB + VHC) em 130 (47%)[22]. Somente 3% de pacientes com infecção por HIV sexualmente adquirida apresentavam anti-VHC, enquanto a co-infecção com VHB e VHC estava presente em 87% dos usuários de drogas endovenosas. A hepatite crônica foi diagnosticada em 46% dos pacientes com co-infecção ativa pelo VHB-VHC, em 36% daqueles com anti-VHC isolado e em 18% dos pacientes com infecção ativa pelo VHB.

Esses resultados mostram que, em pacientes com HIV sexualmente adquirido, a co-infecção com VHB é muito freqüente. Já nos usuários de drogas endovenosas, é mais comum a co-infecção VHB-VHC.

ASSOCIAÇÃO VHC + HIV

A hepatite C é muito comum quando a infecção pelo HIV é adquirida por exposição ao sangue. Estima-se que, nos EUA, de cerca de 800.000 indivíduos infectados pelo HIV, aproximadamente 30% (240.000 pessoas) estejam co-infectados pelo VHC[30]. Além disso, 50 a 90% das pessoas que adquirem HIV por droga injetável são também infectadas pelo VHC. Da mesma forma, 90% dos hemofílicos que adquiriram o HIV por meio de derivados sangüíneos não convenientemente tratados possuem o VHC[30].

Mais informações sobre esses e outros aspectos podem ser encontrados no capítulo 29.

ASSOCIAÇÃO VHB ou VHC + VHG

O papel patogênico do VHG não foi comprovado, mesmo nas co-infecções com o VHB ou VHC. Comparação entre biópsia hepática de pacientes com infecção isolada por VHC e com infecção dupla VHC-VHG não mostrou diferenças histológicas que pudessem ser imputadas ao VHG[10].

REFERÊNCIAS BIBLIOGRÁFICAS

1. Cacciola I, Pollicino T, Wquadrito C, et al. Occult hepatitis B virus infection in patients with chronic hepatitis C liver disease. *N Engl J Med*, 341:22-6, 1999. ■ 2. Chemin I, Zoulim F, Merle P, et al. High incidence of hepatitis B infections among chronic hepatitis case of unknown aetiology. *J Hepatol*, 34:447-54, 2001. ■ 3. De Bac C, Taliani G, Furlan C, et al. Chronic viral hepatitis in Italian people with stable AST/ALT increase. In: Hollinger FB, Lemon SM, Margolis H (eds). *Viral Hepatitis and Liver Disease*. Baltimore, Williams & Wilkins, 1991, pp 695-697. ■ 4. Dienes HP, Purcell RH, Popper H, et al. The significance of infections with two types of viral hepatitis demonstrated by histologic features in chimpanzees. *J Hepatol*, 10:77-84, 1990. ■ 5. De Maria N, Colantoni A, Friedlander L, et al. The impact of previous HBV infection on the course of chronic hepatitis C. *Am J Gastroenterol*, 95:3529-36, 2000. ■ 6. Fattovich G, Tagger A, Brollo L, et al. Hepatitis C virus infection in chronic hepatitis B virus carriers. *J Infect Dis*, 163:400-2, 1991. ■ 7. Feray C, Gigou M, Samuel D, et al. Hepatitis C virus RNA and hepatitis B virus DNA in serum and liver patients with fulminant hepatitis. *Gastroenterology*, 104:549-55, 1993. ■ 8. Fong T-L, Di Biscegle AM, Waggoner JG, et al. The significance of antibody to hepatitis C virus in patients with chronic hepatitis B. In: Hollinger FB, Lemon SM, Margolis H (eds). *Viral Hepatitis and Liver Disease*. Baltimore, Williams & Wilkins, 1991, pp 447-448. ■ 8a. Fukuda R, Ishimura N, Kushyama Y, et al. Hepatitis B virus with X gene mutation is associated with the majority of serologically "silent" non-b, non-c chronic hepatitis. *Microbiol Immunol*, 40:481-8, 1996. ■ 8b. Fukuda R, Ishimura N, Nügaki M, et al. Serologically silent hepatitis B virus co-infection in patients with hepatitis C virus-asso-

ciated chronic liver disease: clinical and virological significance. *J Med Virol*, **58**:201-7, 1999. ■ 9. Fukuda R, Ishimura N, Hamamoto S, et al. Co-infection by serologically-silent hepatitis B virus may contribute to down-regulation of type I interferon receptor gene expression in the liver. *J Med Virol*, **63**:220-7, 2001. ■ 10. Goldstein NS, Underhill J, Gordon SC, et al. Comparative histologic features of liver biopsy specimens from patients coinfected with hepatitis G and C virus with chronic hepatitis C virus alone. An age-Sex-disease duration – and transmission – matched controlled study of chronic hepatitis. *Am J Clin Pathol*, **108**:625-32, 1997. ■ 11. Hindman SH, Maynard JE, Bradley DW, et al. Simultaneous infection with type A and B hepatitis viruses. *Am J Epidemiol*, **105**:135-9, 1977. ■ 12. Hou J, Wang Z, Cheng J, et al. Prevalence of naturally occurring surface antigen-negative chinese carriers. *Hepatology*, **34**:1027-34, 2001. ■ 13. Inokuchi K, Nakata K, Hamasaki K, et al. Prevalence of hepatitis B or C virus infection in patients with fulminant viral hepatitis. An analysis using polymerase chain reaction. *J Hepatol*, **24**:258-64, 1996. ■ 14. International Interferon Hepatocellular Carcinoma Study Group, Brunetto M, Oliveri F, Kochler M, Zahm F, Bonino F. Effect of interferon on progression of cirrhosis to hepatocellular carcinoma: a retrospective cohort study. *Lancet*, **351**:1535-9, 1998. ■ 15. Keeffe EB. *Acute hepatite A in patients with chronic hepatic B virus infection.* International Symposium on Viral Hepatitis, Athens, 1994, p 24. ■ 16. Koike K, Kobayashi M, Gondo M, et al. Hepatitis B virus DNA is frequently found in liver biopsy samples from hepatitis C virus – infected chronic hepatitis patients. *J Med Virol*, **54**:249-55, 1998. ■ 17. Liaw YF, Lin SM, Sheen IS, et al. Acute hepatitis C in virus superinfection followed by spontaneous HBeAg and HBsAg seroconversion. *Infection*, **19**:250-5, 1991. ■ 18. Lok AS, Liang RH, Chiu EK, et al. Reactivation of hepatitis B virus replication in patients receiving cytotoxic therapy. Report of a prospective study. *Gastroenterology*, **100**:182-8, 1991. ■ 19. Manns MP, Schuller A. Risk of hepatitis A superinfection in patients with underlying liver disease. *Acta Gastro-Enterol Belg*, **61**:206-9, 1998. ■ 20. Marusawa H, Osaki Y, Kimura T, et al. High prevalence of anti-hepatitis B virus serological markers in patients with hepatitis C virus related chronic liver disease in Japan. *Gut*, **45**:284-8, 1999. ■ 21. Nirei K, Kaneki M, Moriyama M, Arakawa Y. The clinical features of chronic hepatitis C are not affected by the coexistence of hepatitis B virus DNA in patients negative for hepatitis B surface antigen. *Intervirology*, **43**:95-101, 2000. ■ 22. Opravil M, Hunziker R, Luthy R, et al. Chronic hepatitis B and C in HIV – infected patients. *Deut Mediz Woch*, **123**:753-60, 1998. ■ 23. Pontisso O, Gerotto M, Benvignu L, et al. Coinfection with hepatitis B and C viruses. In: Schinazi RF, Sommadossi JP, Thomas HC (eds). *Therapies for viral hepatitis*. International Medical Press, London, 1998, pp. 447-452. ■ 24. Pontisso P, Ruvoletto MG, Fattovich G, et al. Clinical and virological profiles in patients with multiple hepatitis virus infections. *Gastroenterology*, **105**:1529-33, 1993. ■ 25. Sanchez-Tapias JM, Barrera JM, Costa J, et al. Hepatitis C virus infection in nonalcoholic chronic liver disease. In: Hollinger FB, Lemon SM, Margolis H (eds). 1991, pp 687-690. ■ 26. Sheen IS, Liaw YF, Lin DY, Chu CM. Role of hepatitis C and delta viruses in the termination of chronic hepatitis B surface antigen carrier state: a multivariate analysis in a longitudinal follow-up study. *J Infect Dis*, **170**:358-61, 1994. ■ 27. Da Silva LC, Madruga Cl, Carrilho FJ, et al. Spontaneous hepatitis B surface antigen clearance in a long-term follow-up study of patients with chronic type B hepatitis. Lack of correlation with hepatitis C and D virus superinfection. *J Gastroenterol*, **31**:696-701, 1996. ■ 28. da Silva LC da. Infecções virais múltiplas. In: Gayotto LCC, Alves VAF (eds). *Doenças do Fígado e Vias Biliares*. São Paulo, Atheneu, 2001, pp 519-523. ■ 29. Teo E-K, Ostapowicz G, Hussain M, et al. Hepatitis B infection in patients with acute liver failure in the United States. *Hepatology*, **33**:972-6, 2001. ■ 30. Thomas DL. *HCV and HIV*. Postgraduate Course 2000 Update on viral hepatitis, Dallas, Texas, 2000, pp. 161-187. ■ 31. Torbenson M, Thomas DL. Occult hepatitis B. *Lancet Infect Dis*, **2**:479-86, 2002. ■ 32. Tsuji H, Shimomura H, Fujio K, et al. Relationship of serum markers of hepatitis B and C virus replication in coinfected patients. *Acta Med Okayama*, **52**:113-8, 1998. ■ 33. Wedemeyer H, Tillmann HL, Cornberg M, et al. Hepatitis A virus superinfection supresses hepatitis C virus replication and may lead to spontaneous HCV clearance. *J Hepatol*, **36**(Suppl 1): Abstract 3, 2002. ■ 34. Wu J-C, Chen C-L, Hou M-C, Chen T-Z, Lee S-D, LO K-J. Multiple viral infection as the most common cause of fulminant and subfulminant viral hepatitis in an area endemic for hepatitis B: application and limitations of the polymerase chain reaction. *Hepatology*, **19**:836-40, 1994. ■ 35. Yao G. Clinical spectrum and natural history of viral hepatitis A in a 1988 Shangai epidemic. In: Hollinger FB, Lemon SM, Margolis H (eds). *Viral Hepatitis and Liver Disease*. Baltimore, Williams & Wilkins, 1991, pp 76-78. ■ 36. Zachoval R, Roggendorf M, Deinhardt F. Hepatitis A infection in chronic carriers of hepatitis B virus. *Hepatology*, **3**:528-31, 1983.

27 Hepatite na infância
Colestase nos primeiros seis meses de vida

Gilda Porta
Irene Kazue Miura

De modo geral, as doenças do fígado e do trato biliar levam a manifestações semelhantes no adulto e na criança mais velha, sendo diagnosticadas e tratadas de modo similar.

Entretanto, nos primeiros três a quatro meses de vida, tais doenças revestem-se de características bastante peculiares no que diz respeito à sua etiologia, à expressão morfológica no tecido hepático e à sua evolução e prognóstico.

Define-se colestase como a diminuição ou a interrupção da excreção de bile em virtude da obstrução do fluxo através da árvore biliar intra ou extra-hepática ou por alteração funcional na produção da bile no hepatócito. Como conseqüência, ocorre retenção de constituintes biliares no fígado e no sangue.

O fígado no período neonatal é imaturo em muitos aspectos. A captação, a síntese e a excreção de ácidos biliares, assim como a reabsorção ileal, estão diminuídas em relação ao fígado adulto. Há alterações qualitativas dos ácidos biliares, predominando as formas mono-hidroxiladas (ácido litocólico) intrinsecamente hepatotóxicas, com capacidade de iniciar ou exacerbar a colestase. O recém-nascido apresenta, portanto, um estado de "colestase fisiológica", que o torna particularmente suscetível às agressões de natureza infecciosa, metabólica ou tóxica[4].

Clinicamente, nos primeiros meses de vida a colestase caracteriza-se pela tríade icterícia, colúria e hipocolia ou acolia fecal. Laboratorialmente, ocorre elevação dos níveis séricos de todos os componentes da bile, principalmente dos ácidos biliares, sendo mais comumente avaliada por meio dos níveis elevados de bilirrubina direta.

O número de doenças associadas à colestase é muito extenso[3] (Quadro 27.1).

Na tabela 27.1, apresenta-se a freqüência relativa das várias formas de colestase neonatal em mais de 500 casos publicados[3].

A despeito das possíveis causas ou mecanismos patogênicos, três entidades clínico-patológicas aparecem como expressão final dos distúrbios hepatobiliares nessa faixa etária: a doença hepatocelular (hepatite neonatal *latu sensu*), os distúrbios dos ductos biliares intra-hepáticos (hipoplasia dos ductos biliares intra-hepáticos), caracterizando o grupo das colestases intra-hepáticas, e os distúrbios dos ductos biliares extra-hepáticos (por exemplo, atresia de vias biliares extra-hepáticas e cisto de colédoco), caracterizando o grupo das colestases extra-hepáticas[3].

Muitas vezes, clinicamente, as diversas causas dos distúrbios hepatobiliares são indistinguíveis.

Sugerimos na investigação clínico-laboratorial da colestase neonatal a seguinte seqüência[35]:

1. Estabelecer a presença de colestase, definir a gravidade da doença hepática e detectar precocemente as etiologias passíveis de tratamento.
   - Avaliação clínica (história e exame físico minucioso).
   - Bilirrubinas totais e frações.
   - Coloração das fezes por meio do toque retal.
   - Avaliação da função hepática: ALT, AST, fosfatase alcalina, GGT, tempo de protrombina, TTPA, albumina, colesterol sérico, glicemia, amônia.
   - Hemograma com contagem de plaquetas.
   - Culturas para bactérias e vírus (sangue, urina, liquor etc.).
   - Paracentese, na presença de ascite.
2. Estabelecer diagnósticos específicos:
   - Sorologias – TORCH, vírus da hepatite B, VDRL, parvovírus B19 e outros.

Hepatite na infância. Colestase nos primeiros seis meses de vida

Quadro 27.1 – Principais doenças associadas à colestase.

I – ALTERAÇÕES EXTRA-HEPÁTICAS

A) Atresia de vias biliares
B) Hipoplasia de vias biliares
C) Estenose de ducto biliar
D) Cisto de colédoco
E) Anomalias da junção ductal coledocopancreática
F) Perfuração espontânea do ducto biliar
G) Síndrome da bile espessa

II – ALTERAÇÕES INTRA-HEPÁTICAS

A) Colestase intra-hepática
   1. Hepatite neonatal idiopática
   2. Colestase intra-hepática persistente
      a) Displasia artério-hepática (síndrome de Alagille)
      b) Colestase intra-hepática familiar progressiva
      c) Rarefação não sindromática dos ductos intra-hepáticos
   3. Colestase intra-hepática recorrente
      a) Colestase familiar benigna recorrente
      b) Colestase hereditária com linfoedema (*Aagenaes*)
B) Doenças metabólicas
   1. Alterações do metabolismo dos aminoácidos Tirosinemia
   2. Alterações do metabolismo de lipídeos
      a) Doença de Wolman
      b) Doença de depósito do éster do colesterol
      c) Doença de Niemann-Pick
      d) Doença de Gaucher
   3. Alterações do metabolismo de carboidratos
      a) Galactosemia
      b) Frutosemia
      c) Glicogenose tipo IV
   4. Alterações do metabolismo de ácidos biliares
      a) Deficiência de beta-3-hidroxiesteróide desidrogenase/isomerase
      b) Deficiência de 4-3-oxosteróide beta-5-redutase
      c) Peroxissomopatias
         Síndrome de Zellweger (síndrome cérebro-hepatorrenal)
         Enzimopatias peroxissomais específicas

5. Outras alterações
   a) Deficiência de alfa-1-antitripsina
   b) Fibrose cística
   c) Hipopituitarismo idiopático
   d) Hipotireoidismo
   e) Hemocromatose neonatal
   f) Sobrecarga de cobre infantil
   g) Mitocondriopatias
   h) Linfo-histiocitose eritrofagocítica familiar
   i) Defeitos do ciclo da uréia

C) Infecções
   a) Citomegalovírus (CMV)
   b) Vírus da hepatite B
   c) Vírus da hepatite C
   d) Vírus da rubéola
   e) Reovírus tipo 3
   f) Herpesvírus
   g) Vírus da varicela
   h) Vírus Coxsackie
   i) Vírus ECHO
   j) Parvovírus B19
   k) Rotavírus
   l) Toxoplasmose
   m) Sífilis
   n) Tuberculose
   o) Listeriose

D) Tóxica
   a) Nutrição parenteral
   b) Septicemia com possível endotoxemia (infecção do trato urinário, gastroenterite)

E) Genética ou cromossômica
   1. Trissomia E
   2. Síndrome de Down
   3. Síndrome de Donahue

F) Outras
   1. Histiocitose X
   2. Choque ou hipoperfusão
   3. Obstrução intestinal
   4. Síndrome da poliesplenia
   5. Lúpus neonatal
   6. Síndrome de Dubin-Johnson

Tabela 27.1 – Formas de colestase neonatal.

Forma clínica	% Cumulativa	Freqüência estimada (10.000 nascidos vivos)
Hepatite neonatal idiopática	35-40	1,25
Atresia extra-hepática	25-30	0,70
Deficiência de alfa-1-antitripsina	7-10	0,25
Colestase intra-hepática	5-6	0,14
Erros inatos do metabolismo dos ácidos biliares	2	< 0,1
Sepse	2	< 0,1
Hepatite por CMV	3-5	< 0,1
Rubéola, herpes	1	< 0,1
Endócrina	1	< 0,1
Galactosemia	1	< 0,1

239

Capítulo 27

– Dosagem de alfa-1-antitripsina e fenotipagem.
– Dosagem de sódio e cloro no suor.
– Dosagem da atividade da galactose-1-fosfato-uridiltransferase nas hemácias.
– Tiroxina e TSH.
– Triagem metabólica – substâncias redutoras na urina, dosagem quantitativa de aminoácidos no sangue e na urina, ácidos orgânicos na urina.
– Ferro sérico e ferritina.
– Análise dos ácidos biliares e seus precursores na urina e no sangue.
– Estudo genético para colestases familiares.
– Ultra-sonografia abdominal.
– Radiografia de ossos longos, crânio, coluna, tórax.
– Mielograma.
– Cintilografia hepatobiliar.
– Dosagens enzimáticas.
– Biópsia hepática (microscopia óptica, eletrônica e para dosagem enzimática).
– Colangiografia endoscópica retrógrada ou percutânea.
– Laparotomia exploradora com colangiografia intra-operatória.

Quando um recém-nascido está ictérico, devemos diferenciar colestase de icterícia fisiológica por meio do fracionamento da bilirrubina. Se a bilirrubina direta for maior que 2mg/dL ou maior do que 20% da bilirrubina total, investiga-se imediatamente o paciente.

Abordaremos somente as causas infecciosas que clinicamente dão um quadro de hepatite aguda e, às vezes, pode ser indistinguível de atresia de vias biliares nos primeiros meses de vida.

INFECÇÕES BACTERIANAS

SEPSE
As infecções bacterianas que levam à disfunção hepática podem ser adquiridas intra-útero, durante o nascimento ou no período pós-natal. O dano hepático nas infecções sistêmicas pode ocorrer por diversas vias: invasão direta dos hepatócitos e células de Kupffer pelas bactérias, dano induzido por toxinas circulantes, ou disfunção canalicular mediada por citoquinas ou por hipóxia[38]. Tanto microorganismos gram-positivos quanto gram-negativos podem ser responsáveis, sendo os últimos mais freqüentes.

Clinicamente, aparecem hepatomegalia, esplenomegalia e icterícia. Laboratorialmente, verificam-se leucocitose, graus variáveis de hiperbilirrubinemia direta e aumento da gamaglutamiltranspeptidase. As elevações das transaminases são discretas a moderadas; o tempo de protrombina geralmente está prolongado, e os fatores de coagulação, alterados na presença de coagulação intravascular disseminada.

Os achados histopatológicos são inespecíficos: estase biliar, infiltrado inflamatório polimorfonuclear,

transformação gigantocelular dos hepatócitos, hiperplasia das células de Kupffer, focos de necrose e formação de microabscessos[7]. A biópsia hepática é raramente indicada, pois, com a melhora da infecção, há desaparecimento do quadro de hepatite.

INFECÇÃO DO TRATO URINÁRIO
No período neonatal raramente aparecem sintomas urinários ou febre. Em geral, ocorrem baixa aceitação alimentar, letargia, irritabilidade, vômitos ou diarréia. A endotoxina circulante pode contribuir para a disfunção hepática[19]. O tratamento consiste em antibioticoterapia apropriada. Doença metabólica subjacente deve ser considerada em recém-nascidos e lactentes com colestase e infecções por gram-negativos.

INFECÇÕES POR GRAM-POSITIVOS
Comprometimento hepático, mesmo em casos de sepse fatal, é incomum. Faz exceção infecção por *Listeria monocytogenes*, na qual o fígado está sempre comprometido. Infecções estreptocócicas podem lesar o fígado por meio de toxinas circulantes, resultando em necrose centrolobular, ou por invasão direta com necrose hepatocelular focal[5].

SÍFILIS
A infecção no recém-nascido pelo *Treponema pallidum* ocorre através da passagem transplacentária.

A sífilis congênita pode ocasionar prematuridade, retardo do crescimento intra-uterino, apnéia, anemia, plaquetopenia, hepatoesplenomegalia, icterícia, hidropisia fetal e lesões cutâneas palmoplantares, lesão de mucosas, rinite sanguinolenta, linfadenopatia difusa, periostite e pseudoparalisia de Parrot.

A hepatomegalia está presente na grande maioria dos casos, associada ou não à esplenomegalia. Icterícia ocorre em cerca de 30% dos casos, em virtude da hepatite ou componente hemolítico. A disfunção hepática pode piorar com o início da terapia com penicilina e persistir por alguns meses ou anos. Não foi descrita doença hepática crônica nas crianças tratadas adequadamente[28,40].

Os achados histopatológicos são: fibrose intralobular e infiltração mononuclear da região centrolobular. Ocasionalmente, verifica-se a presença de espiroquetas na coloração pela prata.

O diagnóstico pode ser feito também mediante pesquisa direta do agente e dos estudos sorológicos, que podem ser subdivididos em testes para detecção de anticorpos não-treponêmicos (reagina plasmática rápida e VDRL) e testes para detecção de anticorpos treponêmicos (FTA-ABS, TPHA e MHA-TP)[15,29]. A determinação quantitativa de títulos sorológicos não-treponêmicos é útil para a avaliação do estágio de infecção e da resposta à terapêutica, o mesmo não ocorrendo com os exames treponêmicos. Estes, mais

240

especíﬁcos que os anteriores, servem para conﬁrmar a presença de anticorpos anti-*T. pallidum*. A síﬁlis primária aparece três semanas após o contato sexual (25% VDRL negativos), com 70 a 100% de probabilidade de transmissão para o feto; 6 a 8 semanas após o desenvolvimento da síﬁlis primária, há evolução para a forma secundária (100% VDRL positivos), com transmissão para o feto em cerca de 90% dos casos; após um período de latência menor que um ano (latência precoce, com VDRL em títulos baixos) ou maior que um ano (latência tardia, com VDRL em títulos baixos ou negativos), surge a síﬁlis terciária, com 30% de transmissibilidade para o feto[29].

O tratamento consiste na administração de penicilina[24].

OUTRAS

Há relatos na literatura de comprometimento hepático nas seguintes infecções durante o período neonatal: tularemia, antrax, febre tifóide, brucelose e infecções por *Clostridium*.

INFECÇÕES VIRAIS

CITOMEGALOVÍRUS (CMV)

É a infecção congênita mais comum; sua incidência varia de acordo com a população estudada (0,4 a 2% dos nascidos vivos).

O CMV pode ser adquirido por via transplacentária, durante o nascimento ou no período pós-natal através de secreções infectadas, incluindo o leite materno ou por transfusão de sangue. Cerca de 1% de todos os recém-nascidos são infectados na vida intra-uterina e excretam CMV ao nascimento. As seqüelas são mais comuns quando a infecção intra-útero ocorre na primoinfecção materna e, menos freqüentemente, após a reativação da infecção durante a gravidez.

Cerca de 5 a 10% dos pacientes são sintomáticos, sendo a hepatoesplenomegalia e a hiperbilirrubinemia direta os achados freqüentes. Outros sinais podem estar presentes, como baixo peso ao nascimento, microcefalia, calciﬁcações cerebrais periventriculares, coriorretinite, trombocitopenia, púrpura, surdez e retardo mental[3,9,19,38].

Os achados histopatológicos são: acentuada transformação gigantocelular, corpúsculos de inclusão intranuclear com halo claro nos hepatócitos e menos freqüentemente nas células de Kupffer e no epitélio biliar; proliferação ductal, estase biliar, inﬂamação e ﬁbrose. Já foram descritos casos de cirrose biliar, ﬁbrose portal não-cirrótica e associação com atresia de vias biliares.

O diagnóstico pode ser feito com isolamento do CMV em nasofaringe, saliva, urina, sangue e tecido hepático; técnicas de imunoperoxidase e imunoﬂuo-

rescência para pesquisa de antígeno no tecido e pesquisa do DNA viral por PCR. A pesquisa do antígeno do CMV no sangue também é um método sensível e rápido para pesquisar a replicação viral. Testes sorológicos são úteis para o diagnóstico: pesquisa de IgM especíﬁca para o CMV por meio da técnica de ELISA[9,42].

Não há tratamento estabelecido para infecção congênita por CMV, embora drogas antivirais, como DHPG (ganciclovir), sejam benéﬁcas em crianças mais velhas e adultos imunocomprometidos[44]. A utilização do DHPG parece não ser muito eﬁcaz na prevenção de seqüelas, principalmente nas lesões neurológicas adquiridas na vida intra-uterina.

HERPES SIMPLES

A infecção pelo herpes simples ocorre em 1 para 2.500 a 10.000 nascidos vivos, e mais da metade deles é prematura[32].

A transmissão ocorre, em geral, durante a passagem pelo canal de parto, podendo ocorrer intra-útero ou no período pós-natal. Há maior risco de transmissão na primoinfecção materna. Outras características clínicas de infecção herpética estão freqüentemente presentes, além da icterícia e da hepatoesplenomegalia: microcefalia, púrpura, erupções vesiculares ou necróticas na pele e mucosas. Nos casos graves, ocorrem sangramento gastrintestinal, coagulopatia, encefalopatia e convulsões. O início dos sintomas ocorre, em média, seis dias após o nascimento. Insuﬁciência hepática por necrose maciça do fígado pode ocorrer de maneira semelhante à infecção viral por Coxsackie e ECHO vírus tipos 11, 14 e 19[6]. Cerca de 90% dos casos são causados pelo herpesvírus tipo 2 com história de vulvovaginite herpética. Inclusões intranucleares acidofílicas podem ser encontradas no tecido hepático. O diagnóstico é feito por meio de isolamento viral, sorologia e pesquisa do DNA viral. A prevenção da infecção congênita é obtida com a realização de parto cesárea nas mães com lesões ativas ou com cultura positiva uma semana antes do parto. O manuseio dos recém-nascidos expostos ao vírus durante o parto depende do estado da infecção materna e do tipo de parto. Os recém-nascidos expostos assintomáticos, que nasceram de parto normal de mães com doença genital ativa, podem ser categorizados de acordo com o tipo de infecção materna: 1. mãe com primoinfecção; 2. mãe com lesões sabidamente recorrentes; 3. mães cujo estado (primário ou recorrente) é desconhecido. Nas três situações mencionadas, as culturas (urina, fezes ou "swab" retal, boca e nasofaringe) deverão ser realizadas nas primeiras 24 a 48 horas após o nascimento. Na situação 1, não há consenso a respeito do tratamento: aciclovir logo após o nascimento ou esperar positividade da cultura para iniciar o tratamento. Na situa-

Capítulo 27

ção 2, conduta expectante, com monitorização clínico-laboratorial rigorosa. Terapia com aciclovir deve ser iniciada se houver positividade de qualquer cultura em crianças nascidas de parto cesárea de mães com lesões herpéticas[14].

RUBÉOLA

Pode ser transmitida *in utero*. Quando a infecção ocorre no primeiro trimestre de gravidez, ocorre a síndrome da rubéola congênita, com hepatoesplenomegalia, icterícia, trombocitopenia, anomalias cardiovasculares, surdez, catarata, retinopatia e baixo peso. Observa-se hepatite em cerca de 20% dos recém-nascidos infectados. Os achados histopatológicos são inespecíficos: infiltrado mononuclear nos espaços porta, com fibrose intralobular e hematopoese extramedular; pode ocorrer transformação gigantocelular, áreas focais de necrose, colestase e proliferação ductal. Há casos de associação com atresia de vias biliares[45]. O diagnóstico baseia-se no isolamento do vírus (saliva, urina ou sangue) e na sorologia (IgM positiva). Não há tratamento específico[19,36] e a prevenção se faz mediante imunização de crianças e de mulheres em idade fértil.

ENTEROVÍRUS

Os enterovírus incluem os vírus Coxsackie A, Coxsackie B, ECHO vírus e enterovírus. A transmissão pode ocorrer no período pré-natal, intraparto ou perinatal. Necrose hepática maciça e fatal tem sido associada à infecção pelo Coxsackie B e ECHO vírus grupos 6, 9, 11, 14 e 19[3].

Os pacientes apresentam baixa aceitação alimentar, febre, letargia, diarréia, icterícia e exantema, e, nos casos graves, coagulação intravascular disseminada e insuficiência hepática progressiva. O diagnóstico é feito com o isolamento do vírus na orofaringe, na mucosa retal ou em outros sítios de envolvimento clínico e material de biópsia. A sorologia deve ser colhida em duas ocasiões, com diferença de vinte dias para detectar aumento dos níveis de IgG. A pesquisa do RNA viral pela técnica de PCR no LCR é útil. Não há tratamento específico. Imunoglobulina endovenosa contendo altos títulos de anticorpos para o vírus infectante pode ser utilizada em pacientes com infecção neonatal potencialmente fatal[10].

PARVOVÍRUS B19

O parvorírus B19 é um DNA vírus que pode acometer qualquer faixa etária. Em crianças mais velhas, é causa de eritema infeccioso. No período neonatal pode levar a anemia hemolítica e, menos comumente, hepatite neonatal. Em gestantes, pode ser causa de aborto, hidropisia fetal não-imune, especialmente no segundo trimestre de gravidez[2]. É responsável por uma reação leucoeritroblástica no fígado e no baço, com conseqüente anemia grave, edema generalizado e óbito. A doença hepática varia desde quadro de hepatite aguda até a forma fulminante com anemia aplástica associada. Histologicamente, observam-se fibrose periportal acentuada, proliferação de ductos biliares, colestase em hepatócitos e canalículos biliares, além de depósitos de hemossiderina nos hepatócitos e nas células de Kupffer. Os sinusóides são congestos e dilatados. Há pouca transformação gigantocelular[30].

O diagnóstico é confirmado pela detecção do anticorpo IgM específico materno e do DNA em órgãos fetais, pela técnica de PCR e hibridização, e mais raramente pela detecção do vírus na urina do paciente e da mãe. Em casuística de 186 mulheres grávidas com infecção pelo parvovírus B19, a taxa de transmissão foi de 33% e o risco de óbito fetal de 9%. Naqueles que sobreviveram não foram observadas seqüelas[25]. Não há tratamento específico.

VÍRUS DA HEPATITE A (VHA)

O modo de transmissão da hepatite A mais freqüente é a fecal-oral, sendo a forma vertical e por transfusão de sangue extremamente rara. A transmissão materno-infantil pode ocorrer se a mãe tiver hepatite aguda uma a duas semanas antes do parto[46]. Casos fatais com quadro de hepatite fulminante foram descritos, particularmente em prematuros[26,33].

Recomenda-se administração de gamaglobulina 0,02mL/kg nos recém-nascidos cujas mães tiveram hepatite A entre duas semanas antes e uma semana após o parto, embora sua eficácia ainda não esteja estabelecida. O aleitamento materno não é contra-indicado[11,22].

O diagnóstico é feito com a identificação dos anticorpos IgM no recém-nascido. Não há tratamento específico.

VÍRUS DA HEPATITE B (VHB)

A hepatite B é uma causa incomum de colestase neonatal. Mães portadoras crônicas de AgHBs e aquelas que apresentam hepatite aguda durante a gestação podem transmitir o VHB ao recém-nascido (Tabela 27.2). Essa transmissão ocorre geralmente durante o parto; em menos de 5% dos casos ocorre passagem transplacentária do vírus. Na maioria dos casos, a hepatite é anictérica, apenas 2% apresentam infecção aguda e, muito raramente, crianças nascidas de mães portadoras de AgHBs e anti-HBe desenvolvem hepatite fulminante. Na forma fulminante, pela passagem de anti-HBc e anti-HBe maternos ocorre, inicialmente, modulação da resposta imunocelular da criança, com conseqüente replicação viral no fígado. Com o desaparecimento dos anticorpos maternos

242

Hepatite na infância. Colestase nos primeiros seis meses de vida

Tabela 27.2 – Riscos de transferência do VHB da mãe para a criança.

Mãe AgHBs positiva	Freqüência da infecção da criança (%)
Hepatite aguda, 3 meses antes a 1 mês após o parto	70-90
Hepatite aguda no início da gravidez	10-30
Mãe portadora:	
AgHBe positiva	70-90
Anti-HBe positiva	10-30*

* Para Mowat seria 0%, mas outros autores discordam.

entre 3 e 6 meses de idade, as células citotóxicas sensibilizadas ao AgHBc e AgHBe destruirão rapidamente os hepatócitos infectados, resultando no quadro de hepatite fulminante. Cronificação dos recém-nascidos infectados ocorre em 70 a 90%, se não realizada a imunoprofilaxia (gamaglobulina hiperimune e vacina)[19,31,43]. Isso ocorre em virtude da imaturidade do sistema imune do recém-nascido. Postula-se que a passagem transplacentária do AgHBe materno pode induzir a não-responsividade específica dos linfócitos T auxiliadores ao AgHBc e AgHBe nos recém-nascidos de mães portadoras de AgHBe[38]. A tabela 27.2 mostra os riscos de transferência do VHB da mãe para a criança.

Para evitar a infecção pelo VHB, recomenda-se a administração, o mais precocemente possível (nas primeiras 12 horas após o nascimento), de imunoglobulina hiperimune específica contra a hepatite B e da primeira dose de vacina (doses intramusculares em locais diferentes) em recém-nascidos, filhos de mães portadoras de AgHBs, independentemente de ser AgHBe ou anti-HBe positivo. Esse esquema combinado de imunização passiva e ativa confere proteção de cerca de 95%. A profilaxia elimina o risco de transmissão do vírus pelo aleitamento materno. A Academia Americana de Pediatria recomenda o teste de triagem para todas as mães e vacinação de todos os recém-nascidos[12].

VÍRUS DA HEPATITE C (VHC)

A infecção pelo VHC é adquirida no período perinatal pela transmissão materno-infantil ou com transfusão de sangue ou derivados. Entre as crianças nascidas de mães portadoras do VHC e anti-HIV negativas, a taxa de soroconversão ou de persistência do anti-VHC está em torno de 5% (0 a 25%) e a positividade do PCR-VHC está em torno de 6,2% (4,6 a 7,8%). Por outro lado, entre mães portadoras da co-infecção VHC e HIV, a taxa de transmissão é de 14% (5 a 36%) nos estudos que se baseiam na detecção do anti-VHC. O PCR-VHC é positivo em cerca de 15,8% (11,8 a 19,8%). A transmissão vertical está restrita principalmente aos casos com viremia detectável durante gravidez ou parto. A época de aquisição da in-

fecção, a importância dos genótipos, o efeito do tipo de parto e o papel do aleitamento materno ainda não estão totalmente estabelecidos[1,13,18,20,23,27,37,47]. Embora a taxa de transmissão vertical do VHC seja baixa em consequência da redução da transmissão parenteral, é provavelmente o principal modo de aquisição do VHC na infância. As crianças que adquirem o VHC por transmissão vertical são inicialmente assintomáticas. A maioria delas evolui para cronicidade, com doença hepática leve na infância[39].

VÍRUS DA HEPATITE D (VHD)

A transmissão do vírus da hepatite delta da mãe para o recém-nascido é muito rara[25]. Como o vírus delta requer o VHB para sua replicação, a transmissão e a prevenção da aquisição do VHD são feitas por meio de profilaxia contra o VHB. O diagnóstico é feito sorologicamente, pela detecção da fração IgM anti-HD com a técnica de ELISA ou RIE. O VHD é responsável por doença hepática crônica grave, principalmente nos casos em que há superinfecção.

REOVÍRUS

A infecção pelo reovírus tipo 3 tem sido postulada como uma das causas de atresia de vias biliares e hepatite neonatal, pois anticorpos anti-reovírus 3 elevados foram encontrados nessas duas condições. O reovírus tipo 3 foi detectado no *porta hepatis* de criança com atresia de vias biliares e em macaco infectado que desenvolveu atresia de vias biliares. Esses achados, entretanto, não têm sido confirmados por estudos moleculares[8,17,21,38], portanto somente alguns casos de atresia de vias biliares e de hepatite neonatal podem ser atribuídos à presença desse vírus.

PARAMIXOVÍRUS

Está associado à forma pouco comum de hepatite de células gigantes de curso clínico grave. Aparecem características de hepatite e anemia hemolítica auto-imunes. Histologicamente, surgem células gigantes sinciciais multinucleadas, mais proeminentes na região centrolobular, necrose em ponte dos hepatócitos, balonização, colestase e pequenos focos de infiltrado inflamatório intralobular[34,38].

VÍRUS DA HEPATITE E (VHE)

A transmissão vertical da hepatite E é raramente observada. Pode ocorrer necrose hepática maciça no primeiro mês de vida. A infecção pelo VHE pode ser transitória, havendo negativação do RNA-VHE um mês após o nascimento. Abortamento e óbito fetal são comuns em mulheres com hepatite E adquirida em qualquer época da gestação[22].

HEPATITE G E TTV

A transmissão materno-infantil do VHG já foi documentada, resultando em altas taxas de persistência viral e ausência de resposta imune ao vírus. Na co-infecção com VHC ou HIV, ocorre alta taxa de transmissão do VHG. O VHG não causa hepatite persistente ou doença sintomática. Não há tratamento específico[22].

Não há dados publicados em relação à transmissão vertical do TTV[22,38].

TUBERCULOSE

A infecção congênita pelo bacilo da tuberculose é muito rara. Ocorre através da passagem transplacentária do bacilo de mãe com tuberculose miliar ou por inalação com envolvimento pulmonar ou aspiração do conteúdo amniótico contaminado[38,41]. O início dos sintomas varia entre as primeiras semanas até o segundo mês de vida. É freqüente ocorrerem prematuridade e baixo peso ao nascer. Os sinais e sintomas mais comuns são: desconforto respiratório, febre, anorexia, baixo ganho de peso e hepatoesplenomegalia. A suspeita diagnóstica pode ser feita por meio de dados epidemiológicos. A reação de Mantoux pode ser negativa e a histologia hepática pode nos auxiliar com os seguintes achados: células gigantes e epitelióides com necrose caseosa. O diagnóstico definitivo é realizado pela técnica de PCR em tecido hepático, uma vez que pode ser negativo pela coloração de Ziehl-Nielsen. O tratamento deve ser iniciado imediatamente com isoniazida, rifampicina e pirazinamida.

INFECÇÕES POR PROTOZOÁRIOS

Toxoplasma gondii

A transmissão pode ocorrer durante a gestação. A maioria dos recém-nascidos é assintomática, e o quadro clínico de hepatite pode ser a única indicação de infecção. Aproximadamente 10% das crianças apresentam comprometimento do SNC. Outros achados clínicos são: púrpura, microcefalia, coriorretinite, calcificações intracranianas, meningoencefalite, retardo psicomotor, icterícia e hepatoesplenomegalia. A doença hepática é geralmente leve; entretanto, pode ocorrer disfunção hepática progressiva[48]. Os achados histológicos são inespecíficos. O diagnóstico é feito pela demonstração do parasita em cortes de teci-

do, utilizando-se técnicas de imuno-histoquímica; isolamento do toxoplasma por inoculação de materiais (sangue do recém-nascido ou do cordão umbilical, amostras de biópsia) em camundongos ou semeadura em cultivo de células suscetíveis; reações sorológicas: imunofluorescência, ELISA, aglutinação direta, hemaglutinação indireta, reação de fixação de complemento, reação de Sabin-Feldman. O tratamento consiste no uso de sulfonamidas e pirimetamina[16,38].

REFERÊNCIAS BIBLIOGRÁFICAS

1. AAP Committee of Infectious Disease. Hepatitis C virus infection. *Pediatrics*, **101**:481-4, 1998. ■ 2. Anand A, Grey ES, Brown T, et al. Human parvovirus infection in pregnancy and hydrops fetalis. *N Engl J Med*, **316**:183-6, 1987. ■ 3. Balistreri WF. Liver disease in infancy and childhood. In: Schiff ER, Sorrell MF, Maddrey WC (eds). *Diseases of The Liver*. 8th ed, Philadelphia, Lippincott-Raven Publishers, 1999, pp 1357-1514. ■ 4. Balistreri WF. Neonatal cholestasis – Medical progress. *J Pediatr*, **106**:171-84, 1985. ■ 5. Becroft DMO, Farmer K, Seddon RJ, et al. Epidemic listeriosis in the newborn. *Br Med J,* **3**:747-51, 1971. ■ 6. Benador N, Mannhardt W, Schranz D, et al. Three cases of neonatal herpes simplex virus infection presenting as fulminant hepatitis. *Eur J Pediatr*, **149**:555-9, 1990. ■ 7. Borges MAG, de Brito T, Borges JMG. Hepatic manifestations in bacterial infections of infants and children. Clinical features, biochemical data and morphologic hepatic changes. *Acta Hepatogastroenterol*, **19**:328-44, 1972. ■ 8. Brown WR, Sokol RJ, Levin MJ, et al. Lack of correlation between infection with reovirus 3 and extrahepatic biliary atresia and neonatal hepatitis. *J Pediatr*, **113**:670-6, 1988. ■ 9. Committee on Infectious Diseases. Cytomegalovirus. In: Pickering LK, Peter G (eds). *Red Book: Report of the Committee on Infectious Diseases*. 25th ed., American Academy of Pediatrics, 2000, pp 227-230. ■ 10. Committee on Infectious Diseases. Enterovirus. In: Pickering LK, Peter G (eds). *Red Book: Report of the Committee on Infectious Diseases*. 25th ed, American Academy of Pediatrics, 2000, pp 236-238. ■ 11. Committee on Infectious Diseases. Hepatitis A. In: Pickering LK, Peter G (eds). *Red Book: Report of the Committee on Infectious Diseases*. 25th ed, American Academy of Pediatrics, 2000, pp 280-289. ■ 12. Committee on Infectious Diseases. Hepatitis B. In: Pickering LK, Peter G (eds). *Red Book: Report of the Committee on Infectious Diseases*. 25th ed, American Academy of Pediatrics, 2000, pp 289-302. ■ 13. Committee on Infectious Diseases. Hepatitis C. In: Pickering LK, Peter G (eds). *Red Book: Report of the Committee on Infectious Diseases*. 25th ed, American Academy of Pediatrics, 2000, pp 302-306. ■ 14. Committee on Infectious Diseases. Herpes simplex. In: Pickering LK, Peter G (eds). *Red Book: Report of the Committee on Infectious Diseases*. 25th ed, American Academy of Pediatrics, 2000, pp 309-318. ■ 15. Committee on Infectious Diseases. Syphilis. In: Pickering LK, Peter G. eds *Red Book: Report of the Committee on Infectious Diseases*. 25th ed, American Academy of Pediatrics, 2000, pp 547-559. ■ 16. Committee on Infectious Diseases. Toxoplasmosis. In: Pickering LK, Peter G (eds). *Red Book: Report of the Committee on Infectious Diseases*. 25th ed, American Academy of Pediatrics, 2000, pp. 583-586. ■ 17. Dussaix E, Hadchouel M, Tardieu M, et al. Biliary atresia and reovirus type 3 infection. *N Eng J Med*, **310**:658, 1984. ■ 18. European Paediatric Hepatitis C Virus Network. Effects of mode of delivery and infant feeding on the risk of mother-to-child transmission of hepatitis C virus. European Paediatric Hepatitis C Virus Network. *BJOG*, **108**(4):371-7, 2001. ■ 19. Felber S, Sinatra F. Systemic disorders associated with neonatal cholestasis. *Semin Liver Dis*, **7**(2):188-218, 1987. ■ 20. Gibb DM, Goodall RL, Dunn DT, et al. Mother-to-child transmission of hepatitis C virus: evidence for preventable peripartum transmission. *Lancet*, **356**(9236):904-7, 2000. ■ 21. Glaser

JH, Balistreri WF, Morecki R. Role of reovirus type 3 in persistent infantile cholestasis. *J Pediatr*, **105**:912-5, 1984. ■ 22. Hay JE. Viral hepatitis in pregnancy. *Viral Hepat Rev*, **6**:205-15, 2000. ■ 23. Hom XB, Jonas MM. Sources of viral hepatitis in children. *Viral Hepat Rev*, **6**:47-64, 2000. ■ 24. Ingall D, Dobson SRM, Misher D. Syphilis. **In:** Remington JK & Klein JO (eds). *Infectious Diseases of the Fetus and the Newborn Infant.* 3rd ed, Philadelphia, WB Saunders, 1990, pp 367-394. ■ 25. Kane MA. Hepatitis viruses and the neonate. *Clin Perinatol*, **24**(1):181-90, 1997. ■ 26. Klein BS, Michaels JA, Rytel MW, et al. Nosocomial hepatitis A. A multinursery outbreak in Wisconsin. *J Am Med Assoc*, **252**:2716-21, 1984. ■ 27. Kumar RM, Shahul S. Role of breast-feeding in transmission of hepatitis C virus to infants of HCV infected mothers. *J Hepatol*, **29**:191-7, 1998. ■ 28. Long WA, Ulshen MLH, Lawson EE. Clinical manifestations of congenital syphilitic hepatitis: implications for pathogenesis. *J Pediatr Gastroenterol Nutr*, **3**:551-5, 1984. ■ 29. Manual de Vigilância Epidemiológica 1998 – Sífilis Congênita. Centro de Vigilância Epidemiológica "Professor Alexandre Vranjac", Secretaria do Estado da Saúde de São Paulo, 1998, pp 11-54. ■ 30. Metzman R, Anand A, Degiulio PA, et al. Hepatic disease associated with intrauterine parvovirus B19 infection in a newborn premature infant. *J Pediatr Gastroenterol Nutr*, **9**:112-4, 1989. ■ 31. Miura IK, Pugliese RPS, Pastorino AC, Koch VHK. Infecção vertical pelo vírus das hepatites A, B, não A-não B e Delta – epidemiologia, fisiologia e profilaxia. *Pediatria (S Paulo)*, **13**:3-4, 1991. ■ 32. Nahmias AJ, et al. Newborn infection with herpesvirus hominis types 1 and 2. *J Pediatr*, **75**:1194-6, 1969. ■ 33. Noble RC, Kane MA, Reeves SA, et al. Posttransfusion hepatitis in a neonatal intensive care unit. *J Am Med Assoc*, **252**:2711-5, 1984. ■ 34. Phillips MJ, Blendis LM, Pourcell S, et al. Syncytial giant-cell hepatitis: sporadic hepatitis with distinctive pathological features, a severe clinical course, and paramyxoviral features. *N Engl J Med*, **324**:455-60, 1991. ■ 35. Porta GP, Zerbini MCN, da Silva LC. Hepatite na infância. **In:** da Silva LC. *Hepatites Agudas e Crônicas.* São Paulo, Sarvier, 1986, pp 155-166. ■ 36. Prelub SR, Alford Jr CA. Rubeola.

In: Remington JK, Klein JO (eds). *Infectious Diseases of the Fetus and the Newborn Infant.* 3rd ed, Philadelphia, WB Saunders Company, 1990, pp 196-240. ■ 37. Resti M, Azzari C, Mannelli F, et al. Mother to child transmission of hepatitis C virus: prospective study of risk factors and timing of infection in children born to women seronegative for HIV-1. *BMJ*, **317**:437-41, 1998. ■ 38. Rosenthal P. Neonatal hepatitis and congenital infections. **In:** Suchy FJ, Sokol RJ, Balistreri WF (eds). *Liver Disease in Children.* 2nd ed, Philadelphia, Lippincott Williams & Wilkins, 2001, pp 239-252. ■ 39. Schwimmer JB, Balistreri WF. Transmission, natural history and treatment of hepatitis C virus infection in the pediatric population. *Semin Liver Dis*, **20**:37-46, 2000. ■ 40. Shah MC, Barton LL. Congenital syphilis hepatitis. *Pediatr Infect Dis J*, **8**:891, 1989. ■ 41. Smith MHD, Teele DW. Tuberculosis. **In:** Remington JK, Klein JO (eds). *Infectious Diseases of the Fetus Newborn Infant.* Philadelphia, Pennsylvania, WB Saunders Company, 1995, pp 1074-1086. ■ 42. Stagno S. Cytomegalovirus, **In:** Remington JK, Klein JO (eds). *Infectious Diseases of the Fetus and the Newborn Infant.* 3rd ed, Philadelphia, WB Saunders, 1990, pp 241-281. ■ 43. Thomas HC. Award lecture: The hepatitis B virus and the host response. **In:** Bianchi L, Gerok W, Maier KP, Deinhardt F (eds). *Infectious Diseases of the Liver.* Dordrecht, Kluwer Academic Publishers, 1990, pp 9-30. ■ 44. Vallejo JG, Englund JA, Garcia-Prats JA, Demmler GJ. Ganciclovir treatment of steroid-associated cytomegalovirus disease in a congenitally infected neonate. *Pediat Infect Dis J*, **3**(3):239-41, 1994. ■ 45. Watkins JB, Sunaryo FP, Berezion SH. Hepatic manifestations of congenital and perinatal disease. *Clin Perinatol*, **8**:467-80, 1981. ■ 46. Watson JC, Fleming DW, Borella AJ, et al. Vertical transmission of hepatitis A resulting in an outbreak in a neonatal intensive care unit. *J Infect Dis*, **167**:567-71, 1993. ■ 47. Zanetti AR, Tanzi E, Paccagnini S, et al. Mother-to-infant transmission of hepatitis C virus. *Lancet*, **341**:289-91, 1995. ■ 48. Zeldis JB, Crumpacker CS. Hepatitis. **In:** Remington JK, Klein JO (eds). *Infectious Diseases of the Fetus and the Newborn Infant.* 3rd ed, Philadelphia, WB Saunders Company, 1990, pp 574-600.

28 Hepatites por vírus na gravidez

Luiz Caetano da Silva

O FÍGADO NA GRAVIDEZ NORMAL

Durante a gravidez, o útero em crescimento empurra o fígado para cima, de forma que uma pequena hepatomegalia pode passar despercebida[5]. Além disso, o exame físico mostra com alguma freqüência eritema palmar e aranhas vasculares. Estas surgem, em geral, durante o segundo e o terceiro trimestres e, usualmente, desaparecem após o parto[2]. O eritema palmar também pode ser observado em nulíparas que utilizavam pílulas anticoncepcionais[11]. Segundo alguns autores, a compressão da veia cava inferior pode levar a fluxo aumentado no sistema ázigo, com aparecimento de pequenas varizes esofagianas[5].

EXAMES LABORATORIAIS NA GRAVIDEZ NORMAL

Sua compreensão é fundamental para melhor entendimento do que se observa nas hepatopatias da gravidez[2]. Os valores dos exames séricos rotineiros foram medidos em estudo prospectivo[1] e estão resumidos na tabela 28.1.

As concentrações de bilirrubina total e livre (indireta) são mais baixas na gestante que em mulheres não-grávidas durante todos os três trimestres, enquanto a bilirrubina conjugada (direta) é mais baixa no segundo e no terceiro trimestres[2].

Em virtude da hemodiluição, os níveis de albumina sérica foram significativamente menores durante todos os trimestres. Foi apontada redução de hematócrito, uréia e ácido úrico[5,20]. A fosfatase alcalina aumenta no terceiro trimestre por causa não somente da produção de isoenzima placentária, como também do aumento da isoenzima óssea[2].

Pequenos aumentos de alfa e betaglobulina, fibrinogênio, colesterol, triglicérides e na contagem de leucócitos foram também apontados[5]. Enquanto as transaminases apresentam alterações pequenas ou ausentes, a gama-GT reduz-se significativamente no segundo e no terceiro trimestres da gravidez (Tabela 28.1).

Em resumo, aumento nos valores séricos de transaminases, bilirrubinas ou ácidos biliares totais em jejum (que na gravidez normal não estão alterados) devem ser considerados patológicos, como na mulher não-grávida[2]. O tempo de protrombina mantém-se inalterado.

Com relação ao sistema imune, os efeitos decorrentes da gravidez não estão bem definidos, mas parece que certos hormônios, como esteróides, adrenais, estrógeno e progesterona, exercem efeitos imunossupressores sobre a imunidade celular. Assim, estudos *in vitro* têm demonstrado diminuição da atividade das células NK e dos linfócitos T citotóxicos[7].

Tabela 28.1 – Testes hepáticos na gravidez normal*.

Exames	Não-grávida	Trimestres da gravidez (valor médio)		
	Limites normais	Primeiro	Segundo	Terceiro
Albumina	4,2-5,6	4,3[a]	4,0[a]	3,9[a]
Fosfatase alcalina (UI/L)	17-68	29	35	71[b]
ALT (TGP) (UI/L)	2-30	7	8[b]	8
AST (TGO) (UI/L)	1-37	5	7	7
GGT (UI/L)	2-38	8	7[a]	7[a]

* Resumo dos dados apresentados por Bacq e Riely[2], 1999[2], baseados em pesquisa anterior[1].
[a] reduzido significativamente em relação a mulheres não-grávidas (controle).
[b] aumentado significativamente em relação a mulheres não-grávidas (controle).

Nesse sentido, foi observado que o curso clínico da hepatite C durante a gravidez tende a ser mais leve, possivelmente por mecanismo imunomediado[8].

DOENÇA HEPÁTICA NA GRAVIDEZ

Como se observa no quadro 28.1, podem ocorrer várias hepatopatias na gravidez, algumas peculiares desse estado, outras coincidentes e outras, ainda, pre-existentes à gravidez.

Quadro 28.1 – Doença hepática (DH) e icterícia na gravidez[4,20].

Tipos	Observações
DH peculiares à gravidez	
Esteatose aguda da gravidez	Vômitos, prognóstico variável, sem recorrência
Colestase recorrente da gravidez	Bom prognóstico, familial, recorrente, parto prematuro
DH associada à eclampsia	
Formas graves	Febre, icterícia
Infarto, hematoma	Pode haver rotura e choque hemorrágico
Síndrome "HELLP"**	Hemólise, aumento das enzimas, plaquetopenia
Hiperêmese gravídica	Causa rara de icterícia
DH intercorrentes	
Hepatites por vírus	HA: bom prognóstico HB: pode ser transmitido ao feto HC: ver texto HE: freqüentemente fatal na África e na Ásia
Calculose biliar**	Causa rara de icterícia
Síndrome de Budd-Chiari	Complicação rara
DH preexistentes	
DH crônica	Gravidez rara, prognóstico variável, aumento de natimortos
Icterícia constitucional	Benigna

* "Hemolysis, elevated liver enzymes and low platelets".
** A gravidez tem grande importância no desenvolvimento de cálculos vesiculares e sua ação litogênica é incrementada pela colestase gravídica[11a].

A icterícia é manifestação rara da gravidez, sendo sua freqüência estimada em um caso para 1.500 gestações[12]. Pode ser classificada em dois grandes grupos[16]:

1. icterícia na gravidez, incluindo, entre outras doenças, a hepatite por vírus;
2. icterícia da gravidez, em que se destaca a colestase intra-hepática da gravidez.

Pelo menos 40% de todos os casos de icterícia na gravidez são devidos à hepatite por vírus[16], que pode ocorrer em qualquer dos trimestres[13,19].

HEPATITES POR VÍRUS NA GRAVIDEZ

Podem ser causadas por um dos vírus das hepatites (A, B, C, D e E) e, raramente, pelo vírus herpes simples, Epstein-Barr e citomegalovírus. Com exceção da hepatite E e da hepatite herpética, a incidência das hepatites não é diferente entre gestantes e mulheres não-grávidas[13].

A resposta da gestante à infecção aguda viral varia, dependendo do tipo de vírus[2].

TIPOS DE HEPATITE

Hepatite A

Nos países com alta prevalência de anticorpo contra o VHA (anti-VHA IgG), que são aqueles com condições menos adequadas de saneamento básico, a maioria das gestantes já adquiriu imunidade. Mesmo em áreas de baixa endemicidade, como os EUA, cerca de 10% da população com idade inferior a 5 anos têm o anti-VHA, e essa freqüência aumenta para 70% aos 50 anos. Nesse país, a incidência de hepatite A em gestantes é de cerca de 1/1.000[13]. O risco para o feto é pequeno, mesmo quando a hepatite se instala no terceiro trimestre da gravidez, presumivelmente em virude do curto período virêmico e da ausência de contaminação fecal durante o parto. Contudo, pode haver risco de parto prematuro em gestantes gravemente doentes no terceiro trimestre[2].

A hepatite A é usualmente sintomática, sendo o diagnóstico feito pela pesquisa do anti-VHA IgM. O curso clínico da doença é idêntico ao observado em mulheres não-grávidas[13].

Hepatite B

Em gestantes com hepatite aguda B, a gestação não está associada com aumento de mortalidade ou de teratogenicidade, não havendo necessidade de interrupção da gravidez[2].

O risco de transmissão vertical durante a hepatite aguda B depende do período em que se instalou a infecção. Se esta foi adquirida no primeiro ou no segundo trimestre da gravidez, o vírus é raramente transmitido ao feto. Entretanto, quando adquirida no terceiro trimestre, principalmente em período próximo ao parto, a transmissão vertical pode chegar a 60%, a não ser que se tomem medidas preventivas[13] (capítulo 39).

O curso clínico da hepatite aguda B é semelhante ao da mulher não-grávida, sendo o diagnóstico confirmado pela detecção do AgHBs e do anti-HBc IgM.

O risco mais comum de transmissão vertical é na infecção crônica pelo VHB, o que explica a grande freqüência de portadores do VHB em agrupamentos familiares, particularmente asiáticos (capítulo 12).

A não ser que se utilizem medidas preventivas para proteger o recém-nascido de mãe portadora do AgHBs, poderá persistir um grande número de crianças portadoras, com possível evolução para cirrose e hepatocarcinoma. É, portanto, aconselhável a pesquisa do AgHBs em todas as gestantes, pertencentes ou não a grupos de risco.

Hepatite C

Atualmente, os modos de contaminação mais freqüentes são por meio do uso inadequado de drogas injetáveis e da promiscuidade sexual (capítulos 16 e 18).

A transmissão materno-infantil foi recentemente revista[18] e mostra que, em estudos populacionais de pelo menos 3.000 gestantes, a prevalência de anticorpo detectável (anti-VHC) é de aproximadamente 1%, com variações entre 0,1 e 2,4%. Além disso, a proporção de gestantes com anti-VHC e que possuem infecção ativa com viremia é de 60 a 70%. A transmissão do VHC ao recém-nascido é observada somente quando se detecta o RNA-VHC, principalmente em altos níveis (acima de 10^6 cópias por mL), sendo a freqüência de transmissão de 4 a 7%. Esta aumenta de quatro a cinco vezes na co-infecção pelo HIV.

Não se conhecem o período e o modo de transmissão, não sendo necessária a cesariana eletiva em caso de infecção isolada pelo VHC[18].

A hepatite crônica não parece ter efeito adverso sobre a evolução da gravidez ou sobre o peso do recém-nascido. Também parece não aumentar a freqüência de aborto espontâneo ou de complicações obstétricas típicas, como diabetes gestacional e hipertensão. Em um estudo, a freqüência de cesárea foi duas vezes superior à de gestantes-controle, e essa maior freqüência foi atribuída em parte à conduta dos investigadores em não utilizar o sangue fetal do crânio para exames, em casos de anormalidade da freqüência cardíaca quando a gestante era anti-VHC positiva[18].

Ohto e cols.[17] não apóiam a hipótese de transmissão intra-uterina, pois não detectaram o RNA no sangue do cordão umbilical.

Sob o ponto de vista prático, não há tratamento preventivo da infecção pelo VHC no recém-nascido, pois não se dispõe de imunoglobulinas específicas e isentas de risco ou de vacina.

Hepatite D

Apresenta potencial de transmissão perinatal somente em associação com a hepatite B, mas isso é raro e prevenido pela imunização contra hepatite B[13].

Hepatite E

Na década de 1990 verificou-se que o principal agente etiológico dos casos de hepatite fulminante era o VHE[13].

A infecção ocorre de maneira esporádica ou epidêmica em vários países em desenvolvimento (capítulo 25). Gestantes no terceiro trimestre da gravidez são mais propensas a apresentar manifestações clínicas da doença[2].

A taxa de mortalidade pode chegar a 20%, particularmente no terceiro trimestre[15], sendo às vezes difícil a diferenciação entre hepatite fulminante por VHE e esteatose aguda da gravidez[2].

Em estudo realizado na Índia, a mortalidade foi de 17,3% em gestantes, de 2,1% em não-gestantes e de 2,8% nos homens[14]. Fatos semelhantes foram observados na Líbia e na Argélia[5]. A importância de fatores nutricionais é discutível[5,20].

A transmissão vertical para o recém-nascido já foi demonstrada[2], mas os dados são escassos[13].

Abortos e mortes intra-uterinas são comuns nas gestantes com hepatite E em qualquer trimestre[13].

Hepatite por herpes simples

Pode ser grave, principalmente quando ocorre no terceiro trimestre da gravidez. Cerca de metade dos casos relatados de hepatite herpética fulminante ocorreu em gestantes. Erupção vesicular é útil sob o ponto de vista diagnóstico, mas pode não ser visível à apresentação[2].

Não está claro porque ambas as viroses (herpes e hepatite E) são mais graves no terceiro trimestre da gravidez, sendo possível a participação de distúrbio imune de células T[2].

CONSEQÜÊNCIAS DA INFECÇÃO NEONATAL

Os efeitos da hepatite materna sobre o feto têm sido variáveis. Para alguns autores, pode haver indução de parto prematuro, dependendo a sobrevida da maturidade do feto[12,22]. Para outros, não há alterações.

A maioria das hepatites no recém-nascido é assintomática, sendo ocasionais os casos ictéricos[24] e raros os de hepatite fulminante[18,22]. Mais rara ainda é a ocorrência de casos fulminantes em nascimentos sucessivos da mesma progenitora[10].

A criança infectada evolui geralmente para o estado de portador, com ou sem hepatite crônica significativa e, eventualmente, para o hepatocarcinoma. Os mecanismos imunológicos aventados para explicar a grande freqüência de cronicidade incluem a menor produção neonatal de citocinas, a redução da atividade citotóxica (incluindo as respostas de células NK, de linfócitos T citotóxicos e os mecanismos dependentes de anticorpos ou ADCC) e uma atividade excessiva da função T supressora[23]. Os importantes estudos prospectivos de Beasley e Hwang[3] mostram que o VHB pode causar o carcinoma hepatocelular. Tais estudos concluíram que o risco de desenvolver o tumor é 200 vezes maior entre portadores, quando comparados aos não-portadores. Contudo, parecem existir outros fatores etiológicos, e a proporção de casos atribuíveis ao VHB varia geograficamente[3] (ver capítulo 16).

TRIAGEM E MEDIDAS PREVENTIVAS

Como a eficácia de certas medidas profiláticas depende do reconhecimento das portadoras do AgHBs, certos grupos de gestantes necessitam de triagem para a detecção do antígeno[21]:

1. descendência asiática ou africana e procedência de áreas geográficas com prevalência média ou alta;
2. história de hepatopatia;
3. exposição ocupacional (médicos, enfermeiros, cirurgiões-dentistas etc.);
4. abuso de drogas injetáveis;
5. contato com pacientes com hepatite B;
6. prévia rejeição como doadores;
7. transfusões sangüíneas repetidas;
8. trabalho ou residência em instituições para retardados mentais;
9. episódios múltiplos de doença venérea.

A essa lista poderíamos acrescentar o contato prévio com indivíduos bissexuais e prostitutas, em que o número de portadores é maior que o da população em geral[25].

A cesárea não é indicada para prevenir infecção pelo VHB[21].

As medidas principais de prevenção constam do quadro 28.2.

Quadro 28.2 – Triagem pré-natal nas gestantes e medidas preventivas no recém-nascido.

1. Triagem de AgHBs, universal ou, pelo menos, em grupos de risco
2. Em casos AgHBs positivos:
   – Evitar procedimentos de risco ao feto, por exemplo, amniocentese
   – Administração intramuscular de 0,5mL de globulina hiperimune e de 10mcg de vacina ao recém-nascido no primeiro dia de vida
   – As duas (ou três) doses restantes após um mês, seis meses (12 meses) em esquema tradicional ou em associação com vacina tríplice-pólio
   – As mães com AgHBs devem ser investigadas
3. Em gestantes com anti-VHC:
   – Acompanhar os anticorpos no recém-nascido
   – Se persistirem após o sexto mês, determinar as transaminases séricas e, se possível, o RNA do VHC

DIAGNÓSTICO DIFERENCIAL

COLESTASE INTRA-HEPÁTICA DA GRAVIDEZ (CIHG)

Ocorre durante o segundo ou o terceiro trimestre da gravidez e desaparece espontaneamente após o parto.

A prevalência varia geograficamente, sendo comum na Escandinávia e no Chile, onde parece estar havendo redução na freqüência de CIHG[2].

O principal sintoma é o prurido, que pode se tornar extremamente desagradável, generalizado, embora predominante na sola dos pés e palma das mãos.

Apesar de a histopatologia mostrar colestase pura, os pacientes podem apresentar evidentes elevações de transaminases (ALT), a níveis de 700 a 800UI, provavelmente por aumento da permeabilidade da membrana do hepatócito.

O tempo de protrombina é normal, mas pode prolongar-se nas colestases intensas ou quando a paciente recebeu colestiramina para tratamento do prurido. Indica-se, nesses casos, a administração parenteral de vitamina K.

A ultra-sonografia pode auxiliar-nos na exclusão de processo obstrutivo por tumor ou cálculo, sendo a biópsia hepática raramente necessária[20].

O prognóstico materno é bom, mas a colestase freqüentemente retorna em gravidezes subseqüentes. Com relação ao feto, há risco de prematuridade.

Entre os medicamentos, destacam-se hidroxizina, colestiramina e ácido ursodeoxicólico. A importância da 5-adenosil-metionina não está definida[2]. Em uma de nossas pacientes, o prurido foi tão rebelde que tivemos de utilizar corticosteróide, com melhora do quadro.

ESTEATOSE AGUDA DA GRAVIDEZ (EAG)

A hepatite viral aguda pode ser confundida com EAG, embora existam certos aspectos clínico-laboratoriais que permitem sua diferenciação (Quadro 28.3). De maneira geral, os achados bioquímicos, sorológicos e ultra-sonográficos são suficientes para o diagnóstico de hepatite aguda viral[5].

Quadro 28.3 – Diagnóstico diferencial entre hepatite aguda viral na gravidez (HAVG) e estestose aguda da gravidez (EAG)

Parâmetros	HAVG	EAG
Etiologia	Definida	Desconhecida
Tempo de aparecimento	Variável	Entre 30 e 38 semanas da gravidez
Náuseas/vômitos	Variável	90-100%
Dor abdominal	Ocasional	Freqüente
Pré-eclampsia	Ausente	Freqüente
Hipertensão	Ausente	Freqüente
Edema periférico	Ocasional	Freqüente
Aminotransferase sérica > 10 vezes o LMN*	Freqüente	Pouco freqüente
Gamaglobulina sérica	Pode elevar-se	Normal
Leucocitose	Rara	Comum
Trombocitopenia**	Rara	Comum
Coagulação intravascular	Rara	Comum
Hipoglicemia	Rara	Comum
Uremia	Rara	Comum
Proteinúria	Rara	Comum
Hiperuricemia	Rara	Comum
Patologia	Necrose focal	Microesteatose
Ultra-sonografia	Variável	Hiperecogenicidade difusa

* LMN = limite máximo normal.
** Plaquetas gigantes, normoblastos e células-alvo são freqüentes na EAG.

A ultra-sonografia tem se mostrado útil para diagnóstico da EAG[6], porém a ausência de hiperecogenicidade não o exclui[6].

O diagnóstico precoce e a interrupção rápida da gravidez melhoraram dramaticamente o prognóstico materno e fetal[2].

REFERÊNCIAS BIBLIOGRÁFICAS

1. Bacq Y, Zarka O, Brechot J-F, et al. Liver function tests in normal pregnancy: a prospective study of 103 pregnant women and 103 matched controls. *Hepatology*, **23**:1030-34, 1996. ▪ 2. Bacq Y, Riely CA. The liver in pregnancy. In: Schiff ER, Sorrel MF, Maddrey WC (eds). *Schiff´s Diasease of the Liver*. Philadelphia, Lippincott-Raven Publishers, 1999, pp 1337-1356. ▪ 3. Beasley RP, Hwang LY. Epidemiology of hepatocellular carcinoma. In: Vyas GN, Dientag JL, Hoofnagle JH (eds). *Vital Hepatitis and Liver Disease*. Orlando, Grune & Stratton, 1984, pp 209-224. ▪ 4. Bruguera M. The liver in pregnancy and in systemic disease. In: Prieto J, Rodés J, Shafritz DA (eds). *Hepatobiliary Disease*. Berlin, Springer Verlag, 1992, pp 665-696. ▪ 5. Burroughs AK. Liver disease and pregnancy. In: MaCintyre N, Benhamou J-P, Bischer J, Rizzeto M, Rodés J, (eds). *Oxford Textbook of Clinical Hepatology*. Oxford, Oxford University Press, 1991, pp 1321-1332. ▪ 6. Campillo B, Bernuau J, Witz M-O, et al. Ultrassonography in acute liver of pregnancy. *Ann Int Med*, **105**:383-4, 1986. ▪ 7. Chan GCB, Yeoh EK, Young B, et al. Effect of pregnancy on the hepatitis B carrier state In: Hollinger FB, Lemon SM, Margolis H (eds). *Viral Hepatitis and Liver Disease*. Baltimore, Williams & Wilkins, 1991, pp 678-680. ▪ 8. Conte D, Fraquelli M, Prati D, et al. Prevalence and clinical course of chronic hepatitis C virus (HCV) infection and rate of HCV vertical transmission in a cohort of 15,250 pregnant women. *Hepatology*, **31**:751-5, 2000. ▪ 9. Delaplane D, Yogev R, Crussi F, et al. Fatal hepatitis B in early infancy: the importance of identifying HBsAg positive pregnant women and proving immunoprophylaxis to their newborns. *Pediatrics*, **72**:176-80, 1983. ▪ 10. Fawaz KA, Grady GF, Kaplan MM, et al. Repetitive maternal – fetal transmission of fatal hepatitis B. *N Engl J Med*, **192**:1357-9, 1975. ▪ 11. Gitlin N. Liver disease in pregnancy. In: Willward-Sadler GH, Wright R, Arthur MJP (eds). *Wright's Liver and Biliary Disease*. 3rd ed, London, WB Saunders, 1992, pp 1155-1169. ▪ 11a. Glasinovic JC, Marinovic I, Mege R, et al. Efecto del embarazo sobre la incidencia y la prevalencia de colelitiasis. *Gastroenterol Hepatol*, **16**:61-66, 1993. ▪ 12. Haemmerli UP. Jaundice during pregnancy, with special emphasis on recurrent jaundice during pregnancy and its differential diagnosis. *Acta Med Scand*, (Suppl 444) **179**:1-111, 1966. ▪ 13. Hay JE. Viral hepatitis in pregnancy. *Viral Hepat Rev*, **5**:205-15, 2000. ▪ 14. Khuroo MS, Teli MR, Skidmore S. Incidence and severity of viral hepatitis in pregnancy. *Am J Med*, **70**:252-5, 1981. ▪ 15. Krawcznski, K. Hepatitis E. *Hepatology*, **17**:932-41, 1993. ▪ 16. Kreys GJ, Haemmerli UP. Jaundice during pregnancy. In: Schiff L, Schiff ER (eds). *Diseases of the Liver*. 5th ed, Philadelphia, JB Lippincott Company, 1982, pp 1560-1561. ▪ 17. Ohto J, Terazawa S, Sasaki N, et al. Transmission of hepatitis C virus from mothers to infants. *N Engl J Med*, **330**:744-50, 1994. ▪ 18. Roberts EA, Yeung L. Maternal – infant transmission of hepatitis C virus infection. *Hepatology*, **36**(Suppl 1):S106-S113, 2002. ▪ 19. Sherlock S. *Diseases of the Liver and Biliary System*. 7th ed, Oxford, Blackwell Scientific Publications. 1985. ▪ 20. Sherlock S, Dooley J. *Diseases of the Liver and Biliary System*. 9th ed, Oxford, Blackwell Scientific Publications, 1992, pp 452-459. ▪ 21. Snydman DR. Hepatitis in pregnancy. *N Engl J Med*, **313**:1398-401, 1985. ▪ 22. Stevens DR. Pregnancy and liver disease. *Gut*, **22**:592, 1981. ▪ 23. Stiehm ER. Immunologic basis for chronicity of hepatitis B virus infection in neonates. In: Hollinger FB, Lemon SM, Margolis H (eds). *Viral Hepatitis and Liver Disease*. Baltimore, Williams & Wilkins, 1991, pp 251-254. ▪ 24. Tong MJ, Nair PV, Thursby MW, et al. Studies on perinatal transmission of the hepatitis B virus infection in Los Angeles. In: Vyas GN, Dienstag JL, Hoofnagle JH (eds). *Viral Hepatitis and Liver Disease*. Orlando, Grune & Stratton, 1984, pp 533-536. ▪ 25. Varela H, Motta E, Cotrin H, et al. Importância do comportamento sexual na disseminação da infecção pelo vírus B da hepatite e sua associação com doenças sexualmente transmissíveis. Anais do IX Congresso Brasileiro de Hepatologia e IX Jornada Latino-Americana de Hepatologia, São Paulo, 1986, p 119.

29 Hepatite por vírus em imunodeprimidos

Marta Heloisa Lopes
Antonio Alci Barone
Maria Cássia Jacintho Mendes Correa

O termo "hospedeiro imunocomprometido" tem sido usado para designar indivíduos que tenham um ou mais defeitos nos mecanismos de defesa natural do organismo. Entre os principais exemplos de pacientes imunocomprometidos, incluem-se pacientes com leucemias, linfomas, carcinomas ou sarcomas, transplantes e síndrome da imunodeficiência adquirida.

Entre os mais importantes fatores que predispõem a infecções graves nesses pacientes, citam-se: granulocitopenia, disfunção da imunidade celular, disfunção da imunidade humoral, etc.

Os progressos relativos à quimioterapia antineoplásica, associados aos avanços na terapêutica de suporte e controle de complicações de doenças graves, têm propiciado períodos maiores de remissão e aumento de expectativa de vida para pacientes com neoplasias.

Os transplantes de órgãos, principalmente com a introdução da ciclosporina como agente imunodepressor, em conjunto com o aprimoramento de técnicas cirúrgicas, evoluíram de modo significativo nos últimos anos. Assistiu-se não só ao aumento de modalidades de órgãos a serem transplantados, como também ao incremento dessa prática no mundo todo.

Ressalta-se, entretanto, que com o progresso alcançado em relação às doenças neoplásicas e à introdução do transplante como processo terapêutico, seguiu-se também o advento de infecções nesses pacientes, em decorrência das importantes alterações imunológicas que apresentam, fundamentalmente por deficiência de imunidade celular.

O reconhecimento, a partir de 1981, da síndrome da imunodeficiência adquirida, causada pelo vírus da imunodeficiência humana (HIV), veio aumentar ainda mais o contingente de pacientes imunodeprimidos. Podem-se citar, como alterações imunológicas que mais freqüentemente ocorrem nesses pacientes, deficiência no número e na função de subpopulações linfocitárias, particularmente CD4, alterações na fisiologia e na atividade do linfócito B,

manifestas por hipergamaglobulinemia e deficiência de função de célula "natural killer" (NK).

A hepatite por vírus, por sua vez, é doença infecciosa freqüente e importante. Os agentes virais atualmente identificados como causadores primários de hepatites são: o vírus da hepatite A, o vírus da hepatite B, o vírus da hepatite C, o vírus da hepatite D, o vírus da hepatite E. Os grandes esforços empreendidos para identificar novos vírus causadores de hepatites levaram à identificação de outros vírus candidatos a essa condição: vírus da hepatite F, vírus da hepatite GB-C (VHGB-C) ou vírus da hepatite G (VHG)[41]. O vírus da hepatite F foi descoberto a partir das fezes de um paciente com hepatite e transmitido a primatas[18]. Esse achado, entretanto, não foi confirmado, e o papel desse vírus ainda não é claro.

Os vírus provisoriamente chamados de VHGB-C e VHG provavelmente são diferentes isolados do mesmo vírus[18]. Outro novo candidato a vírus causador de hepatite é o TTV. É um vírus DNA identificado no soro de pacientes com hepatite pós-transfusional não-A a G.

Os vírus das hepatites B, C e D estão implicados em doença hepática crônica.

Há vários pontos de intersecção entre esses dois contingentes populacionais, o de pacientes imunodeprimidos, quer por doença quer por terapia que levem à imunodepressão, e o de infectados pelos vírus causadores de hepatite.

EPIDEMIOLOGIA

Características epidemiológicas das hepatites por vírus favorecem a infecção de fração da população de imunodeprimidos por esses agentes. Embora o principal modo de transmissão da hepatite A seja por via fecal-oral, tem sido demonstrada a importância de outras fontes de infecção, como o homossexualismo masculino e o uso de drogas endovenosas na disseminação da hepatite A[41]. Essas duas condições, por sua vez, estão nitidamente relacionadas à epidemiologia da infecção pelo HIV, importante causa de imunodepressão.

Essas correlações epidemiológicas ficam mais nítidas e assumem maior importância no caso das hepatites B, C e D, cuja disseminação ocorre predominantemente por via parenteral. A hepatite B ocorre com maior freqüência em indivíduos expostos a sangue e seus derivados, como é o caso de pacientes oncológicos submetidos a múltiplas transfusões, de renais crônicos submetidos à diálise; em indivíduos expostos a agulhas e seringas contaminadas, como é o caso de usuários de drogas endovenosas, que por esse motivo também estão mais sujeitos que a população em geral de adquirir a infecção pelo HIV; e em indivíduos com múltiplos contatos sexuais, que também são mais sujeitos à infecção pelo HIV que a população em geral.

Ao redor do mundo a infecção crônica pelo VHC tem alcançado proporções epidêmicas. O uso de produtos derivados de sangue foi uma das mais comuns causas de hepatite C. Com a disponibilidade de testes sorológicos sensíveis, atualmente permanece só um pequeno risco residual de adquirir o VHC a partir de uma transfusão de sangue ou derivados. O uso de drogas endovenosas é agora um dos mais comuns meios de aquisição dessa infecção. O uso intranasal de cocaína, um fator previamente não identificado, pode ser fonte de infecção pelo VHC. A inalação de cocaína resulta em ulceração nasal e sangramento, que serviria como fonte de transmissão do VHC. Esse hábito poderia contribuir para explicar o alto número de casos de pacientes com hepatite crônica C de epidemiologia desconhecida. A transmissão sexual tem sido relatada[82], mas é muito mais baixa quando comparada à que ocorre na hepatite B. O risco de transmissão do VHC da mãe para filho é baixo, tendo sido estimado em cerca de 5%[13], assim como também é baixo o risco de transmissão do VHC em acidentes com material biológico entre profissionais de saúde.

Em algumas populações de pacientes imunocomprometidos, como renais crônicos, infectados pelo HIV e portadores de neoplasias, encontram-se elevados índices de prevalência de anticorpos anti-VHC.

A hepatite D tem sido mais comumente associada a indivíduos que recebem múltiplas transfusões e a usuários de drogas endovenosas[57].

IMUNOLOGIA

Há evidências de que a resposta imunológica do hospedeiro possa contribuir para a patogênese da hepatite A[22]. A infecção entérica autolimitada, causada pelo vírus da hepatite A (VHA), raramente leva à hepatite fulminante. Entretanto, a hepatite fulminante pelo VHA é observada com maior freqüência entre usuários de drogas endovenosas e idosos[45].

Há também forte evidência de que mecanismos imunes mediados por células sejam de grande importância na patogênese da hepatite B.

O desenvolvimento do estado de portador após infecção aguda pelo VHB é observado em aproximadamente 70% dos recém-nascidos, crianças pequenas e adultos imunodeprimidos. É o que ocorre, por exemplo, em pacientes com insuficiência renal crônica, síndrome de Down e co-infecção pelo HIV. Em contraste, adultos saudáveis, agudamente infectados, raramente se tornam portadores.

A observação de que alterações na competência imunológica alteram o perfil clínico da hepatite B sugere que a resposta imune ao vírus determina o curso da doença.

São evidências de que a lesão hepática é imunomediada: a presença de portadores crônicos assintomáticos, sem lesão hepática; e a ausência de doença manifesta em pacientes com resposta imune prejudicada, como portadores da síndrome de Down, renais crônicos, pacientes com co-infecção pelo HIV.

A agressão hepática causada pelo vírus da hepatite C (VHC) parece ser mediada mais por efeito citopático direto do vírus que por eventos imunológicos. Contudo, há evidências de resposta imunológica mediada por células na infecção crônica pelo VHC[40]. Citocinas imunorreguladoras parecem ter um papel importante na facilitação da resposta imune e no "clearance" do vírus pela ativação de células T CD4+ (T "helper"). A maioria dos indivíduos com infecção aguda pelo VHC que obtêm o "clearance" do vírus e não progridem para viremia crônica apresenta forte resposta Th1 (mediada por células) com pouca ou nenhuma resposta Th2. Já os indivíduos que evoluem com hepatite C crônica apresentam resposta inversa[76]. A alta porcentagem de portadores de VHC após infecção aguda, mesmo em adultos saudáveis, a quase constante presença de hepatite no exame histológico e o padrão de resposta bioquímica e sorológica à terapêutica sugerem que a patogênese da hepatite C apresente diferenças em relação à da hepatite B[40].

Barone[2] enfatiza que o VHC não é apenas hepatotrópico, mas é também um vírus linfotrópico, capaz de replicar in vitro em linhagem de células T humanas. Seqüências genômicas do vírus têm sido encontradas em populações de células B e T periféricas, assim como na fração monocítica-macrofágica de pacientes com hepatites crônicas relacionadas ao vírus C. Tem sido proposto um possível papel da infecção pelo VHC em linfomas não-Hodkin de células B não associados à crioglobulinemia.

HEPATITE E IMUNODEPRESSÃO POR DROGAS

Irradiação e drogas, como corticosteróides, azatioprina, ciclosporina e agentes citotóxicos, influenciam em graus variáveis a função imunocelular. Indivíduos recebendo terapêutica com azatioprina, ciclosporina, corticosteróides e pacientes recebendo quimioterapia antineoplásica e radioterapia apresentam deficiências de número e função mediada por linfócito T. A resolução da infecção aguda pelo vírus da hepatite B é mediada por resposta imune do hospedeiro, primariamente por linfócitos T[78]. Embora haja controvérsia na literatura[78] sobre se a persistência do antígeno de superfície do vírus da hepatite B (AgHBs) estaria relacionada à deficiência de função mediada por linfócito T, os fenômenos de mais intensa replicação do vírus da hepatite B (VHB) e mais freqüente desenvolvimento de infecção crônica têm sido observados em várias formas de disfunção de célula T, como na síndrome de Down, na hanseníase lepromatosa e entre pacientes mantidos em diálise[6].

Mesmo havendo evidências da participação da resposta imuno-humoral (formação de anticorpos) durante infecção aguda e crônica por VHB, ela não parece desempenhar papel na lesão hepática. Hepatites graves, tanto agudas como crônicas, podem ocorrer na ausência de resposta imuno-humoral intacta, tal como em pacientes com agamaglobulinemia[69].

Há muito existem relatos indicando que em portadores crônicos de AgHBs drogas imunossupressoras e/ou antineoplásicas aumentam a replicação do VHB[33]. Entre os fatores exógenos que podem alterar o curso da infecção persistente pelo VHB, inclui-se a terapêutica com corticosteróides. Há evidências de que a terapêutica diária com prednisona pode aumentar a atividade da DNA polimerase e os títulos de AgHBs no sangue periférico[48].

Ocasionalmente, pacientes AgHBs negativos com anticorpos contra o antígeno central (anti-HBc) e anticorpos contra o antígeno de superfície (anti-HBs) do vírus da hepatite B positivos têm-se tornado AgHBs positivos durante terapia imunodepressora. Isso sugere a possibilidade de que o vírus da hepatite B possa estar presente em estado latente em alguns pacientes e que a replicação do vírus possa ser ativada, em tais pacientes, pela imunodepressão[16,46,58].

Em estudo conduzido na Índia, em 25 crianças recebendo quimioterapia para câncer, 88% tinham imunidade prévia ao VHA, que não foi alterada pela quimioterapia. A infecção ativa pelo VHB, observada em 76% das crianças, era assintomática na maioria e acompanhada por alto índice de antigenemia HBe (57,9%). Recorrência do VHB foi notada em quatro pacientes, sendo caracterizada em três por aparecimento de anti-HBc IgM e elevação de alanina aminotransferase (ALT) logo após o desaparecimento do anti-HBs. Nesse trabalho não foi possível determinar se a recorrência foi reinfecção ou reativação de infecção prévia[43].

A suspensão da terapia imunodepressora também pode resultar em hepatite transitória ou falência hepática em pacientes com hepatite crônica B[48]. Uma vez que a imunodepressão aumenta a replicação do VHB e a disseminação da infecção a partir do hepatócito, sua interrupção abrupta, permitindo o reaparecimento da imunidade mediada por células, pode resultar em destruição de hepatócitos infectados.

Já em 1983, Silva e cols.[77] enfatizam que a suspensão brusca de drogas imunodepressoras pode acarretar lesão grave no fígado, devendo ser evitada em pacientes com cirrose hepática. Hanson e cols.[31] relatam o caso de uma paciente transplantada renal que desenvolveu falência hepática fulminante fatal, após súbita interrupção de terapia imunodepressora com azatioprina e prednisona. Onwubalili[59] relata o desenvolvimento de provável hepatite B fulminante fatal em dois pacientes com síndrome nefrótica, tratados com prednisolona e ciclofosfamida, respectivamente, após suspensão dessas drogas.

Os casos de falência hepática pós-suspensão de terapia imunodepressora, cujo risco parece estar entre 20 e 50%[48], geralmente ocorrem dentro de duas a seis semanas da interrupção, o que pode refletir o período de tempo variável necessário para o "clearance" completo da droga e para os linfócitos T citotóxicos recuperarem a total competência imune.

Em pacientes portadores do AgHBs, quando houver indicação de terapia imunodepressora por longo tempo, é mais seguro que esta seja feita de modo intermitente[48].

Gruber e cols.[30] publicam, em 1993, relato de caso em que a interrupção de terapia imunossupressora, constituída por ciclofosfamida, ciclosporina A e cortisona, levou à reativação de hepatite crônica C.

Entretanto, na literatura mais recente não há confirmação de que drogas imunossupressoras, incluindo os corticosteróides, sejam fatores de importância na evolução e no prognóstico da infecção crônica pelo VHC.

HEPATITE EM CASOS DE LEUCEMIAS E LINFOMAS

A exata influência da infecção pelo VHB no prognóstico de pacientes com leucemia permanece controversa. Há relato de sobrevida pós-hepatite B fulminante (necrose hepática maciça) em paciente com leucemia mielóide aguda[38]. Ratner e cols.[67] estudaram, retrospectivamente, a função hepática de 90 crianças com leucemia linfóide aguda. A infecção pelo vírus da hepatite B, nessa população, freqüentemente causou graves seqüelas clínicas e patológicas. A presença de AgHBs influenciou adversamente o prognóstico dessas crianças, no que se refere à sobrevida livre da leucemia. De acordo com os autores, esses achados poderiam estar relacionados também à alta freqüência (50%) de co-infecção com VHD nessas crianças AgHBs positivas.

Liang e cols.[47], revisando as características clínicas e o curso do tratamento de 484 pacientes chineses com linfoma, encontraram 22% de pacientes AgHBs positivos e 20% de anti-HBs positivos. Uma provável explicação, levantada por esses autores, para a alta taxa de positividade de AgHBs nesses pacientes seria de que a imunodepressão é resultante do linfoma de base. É possível que esses pacientes se tornem menos imunocompetentes e alguns deles, originalmente AgHBs negativos, mas anti-HBs positivos, se tornem AgHBs positivos quando desenvolverem o linfoma. Nesse trabalho, pacientes AgHBs positivos com linfoma tiveram curso clínico semelhante ao dos pacientes AgHBs negativos. As complicações hepáticas, entretanto, ocorreram mais freqüentemente em pacientes AgHBs positivos e, embora em muitos deles estas possam estar relacionadas à exacerbação de hepatite crônica B, não foi possível estabelecer a causa da doença hepática em cada caso. Não é fácil distinguir o efeito da infecção pelo VHB do efeito hepatotóxico direto da quimioterapia citotóxica ou de outras drogas, o envolvimento hepático pelo linfoma ou por outras infecções, como hepatite C, superinfecção pelo VHD, citomegalovírus, etc.

Liang e cols.[47] também consideram que a imunidade do hospedeiro deve estar marcadamente diminuída durante o período de quimioterapia, resultando em aumento da replicação do vírus B. A interrupção das drogas citotóxicas, incluindo os corticosteróides, pode causar efeito rebote na função imunológica, que com a diminuição da replicação viral resulta em intensa resposta imune do hospedeiro nos hepatócitos infectados. Embora esse mecanismo de lesão hepática ainda não esteja totalmente confirmado, recomendam que o corticosteróide seja dado em doses baixas, entre os cursos de quimioterapia. Isso poderia ser útil para impedir o rebote imunológico e a morte dos hepatócitos infectados.

Não há evidências de que o vírus da hepatite B desempenhe algum papel na patogênese dos linfomas[47].

As infecções causadas pelo VHB e VHC nos pacientes com leucemias e linfomas estão associadas, na maioria dos casos, à transfusão sangüínea. Em conseqüência da triagem cuidadosa dos doadores, esse problema vem diminuindo nesses pacientes[62].

HEPATITE E TRANSPLANTES

TRANSPLANTE RENAL

Muitos estudos mostram alta morbimortalidade em pacientes com doença hepática crônica, receptores de transplante renal[58]. A infecção pelo VHB tem sido claramente identificada como um dos principais e mais freqüentes fatores de risco em pacientes transplantados renais, com doença hepática crônica[16].

A contaminação viral ocorre, com maior probabilidade, durante o período de hemodiálise, quando transfusões e manipulações de sangue são mais freqüentes. Há evidências também de que o VHB possa ser transmitido por doador de rim[87].

A detecção do ácido desoxirribonucléico (DNA) do VHB no soro e no tecido hepático permite estimativa mais acurada da replicação viral nesses pacientes, bem como sua implicação na doença hepática, inclusive em pacientes com hepatite crônica, AgHBs negativos.

Degos e cols.[16] demonstraram, em estudo prospectivo, significativa associação entre infecção pelo VHB, tanto em pacientes transplantados renais AgHBs positivos, quanto em AgHBs negativos, e hepatite crônica. Esses autores sugerem que a terapia imunodepressora pode aumentar a replicação viral, tanto em pacientes AgHBs positivos quanto em pacientes AgHBs negativos. Pequenas quantidades do DNA do VHB têm sido demonstradas no soro de pacientes AgHBs negativos.

Marcellin e cols.[52] relatam o caso de um paciente que havia negativado o AgHBs e desenvolvido anticorpos contra o antígeno de superfície do vírus da hepatite B dez meses antes do transplante renal. Cerca de seis meses após o transplante, o paciente reativou hepatite crônica, os anticorpos anti-HBs desapareceram e o AgHBs reapareceu. O DNA do VHB foi demonstrado, por técnica de PCR, em amostras de soros coletadas antes do transplante. Essa observação sugere que baixos níveis de replicação do VHB estavam ocorrendo antes do transplante, apesar da ausência de AgHBs detectável, e foram reativados, após o transplante, na vigência da terapia imunodepressora. Níveis de DNA do VHB pré-operatórios podem servir como preditivos de doença recorrente[61].

A segurança e a eficácia do transplante renal em pacientes AgHBs positivos são controversas. Taxa de mortalidade aumentada, por doença hepática, tem sido encontrada em alguns, mas não em todos os estudos, nos receptores de transplante renal. Mesmo quando ocorre, é observada cerca de dez ou mais anos após o transplante[61].

Virtualmente todos os receptores de transplante de rim com hepatite crônica com alto grau de atividade e 50 a 60% daqueles com hepatite crônica ativa leve progridem para cirrose após transplante[61].

Ianhez e cols.[35] analisaram um grupo de 408 pacientes submetidos a transplante renal na Unidade de Transplante Renal do Hospital das Clínicas da Faculdade de Medicina da Universidade de São Paulo, de 1971 a 1983. Desses pacientes, 8% eram AgHBs positivos no pré-transplante. A presença isolada de AgHBs positivo não foi um dado de mau prognóstico no pós-transplante. Entretanto, 42% dos pacientes com AgHBs positivo e alterações enzimáticas evoluíram para hepatopatia grave. Assinalam que, embora 29% dos óbitos verificados estivessem relacionados à hepatopatia pelo VHB, a grande maioria dos pacientes AgHBs positivos no pré-transplante permanecia viva ao final do seguimento. Ressaltam a boa qualidade de vida desses pacientes, quando comparada com a possibilidade de vida em diálise crônica.

Devem ser feitas tentativas para reduzir a carga viral antes do transplante. A terapia com interferon tem sido empregada, com resultados discordantes em diferentes estudos, conforme cita Patel[61]. A lamivudina tem se mostrado segura e eficaz na redução da replicação do VHB após transplante renal. A resistência do vírus a essa droga, por mutação do gene polimerase do VHB, também tem sido identificada em receptores de transplante renal[61].

A importância da infecção pelo VHB em pacientes renais crônicos submetidos a diálise e em transplantados renais torna a prevenção da infecção pelo VHB nessa população altamente prioritária.

As vacinas contra a hepatite B disponíveis têm-se mostrado seguras, imunogênicas e protetoras para mais de 95% das pessoas imunocompetentes vacinadas. A vacinação de indivíduos renais crônicos em diálise, entretanto, tem mostrado resultados diferentes. Esses pacientes têm necessidade de doses mais altas (40mcg de vacina contra a hepatite B), número maior de injeções e devem receber doses de reforço na dependência de controle sorológico[60].

A vacina também é fracamente imunogênica em receptores de transplante renal[50].

Todos os receptores de transplante renal não-imunes ao VHB devem receber vacina contra hepatite B antes do transplante. Órgãos de doadores que são positivos para AgHBs não devem ser utilizados. Há controvérsias a respeito do uso de órgãos de doadores anti-HBc positivos.

Muitos receptores de transplante renal são infectados com VHC antes do transplante, enquanto em diálise. A presença de anticorpos anti-VHC em receptores de transplante renal varia de 10 a 49%. Mais da metade desses pacientes tem níveis de RNA do VHC detectáveis no soro[61]. Gôngora e cols.[27], em relato publicado em 1995, encontraram 40% de positividade de anticorpos anti-VHC em pacientes submetidos a hemodiálise, na Unidade de Diálise do Hospital das Clínicas da Faculdade de Medicina da Universidade de São Paulo; 10% em pacientes, submetidos à diálise ambulatorial peritoneal contínua (CAPD) e ausência de anticorpos anti-VHC entre os profissionais que trabalhavam na unidade.

O vírus da hepatite C também pode ser transmitido por transplante. Doadores anti-VHC positivos e com níveis detectáveis de RNA do VHC têm maior probabilidade de transmitir a infecção. Mas órgãos de doadores anti-VHC positivos e com níveis indetectáveis de RNA do VHC não são considerados seguros[61].

A hepatite colestática fibrosante, complicação rara, precoce e grave em receptores de transplante renal infectados pelo VHB, também tem sido observada em receptores infectados pelo VHC[17].

A longo prazo, os receptores de transplante renal anti-VHC positivos têm maior prevalência de mortalidade, sepse, anormalidade de enzimas hepáticas. Os receptores de transplante renal co-infectados pelo VHC e VHB têm doença hepática mais grave que aqueles infectados só pelo VHC. Entretanto, o trans-plante traz mais benefícios do que efeitos adversos para os pacientes anti-VHC positivos. Dessa maneira, o estado de portador de VHC não é contra-indicação para o transplante renal.

Duas patologias glomerulares têm sido descritas em pacientes anti-VHC positivos, após transplante renal: glomerulonefrite membranoproliferativa e glomerulonefrite membranosa. A glomerulonefrite membranoproliferativa pode estar associada ou não à crioglobulinemia, à hipocomplementemia e ao fator reumatóide. A glomerulonefrite membranosa caracteristicamente ocorre sem crioglobulinemia, hipocomplementemia e fator reumatóide.

A sorologia não é um bom marcador de infecção pelo VHC em receptores de transplante. O diagnóstico deve ser feito pela detecção de RNA do VHC por PCR. Análise longitudinal[36] da replicação do VHC e progressão para fibrose hepática em receptores de transplante renal sugerem que a progressão da fibrose hepática está associada à baixa diversificação da região hipervariável 1, sugerindo que nos pacientes que evoluem com progressão da fibrose há uma seleção de cepas variantes mais agressivas. A interrupção do uso da azatioprina melhora o prognóstico dos pacientes cronicamente infectados pelo VHC.

O RNA do vírus da hepatite G pode ser identificado no soro de 14 a 55% dos receptores de transplante renal, mas não há confirmação de associação com doença hepática. O vírus da hepatite G tem sido associado à glomerulonefrite membranoproliferativa com depósitos subendoteliais (tipo 1) em receptores de transplante renal[61].

Rostaing e cols.[70], estudando a prevalência de infecção pelo VHG em 103 pacientes transplantados renais infectados pelo VHC, mostraram que a superinfecção com VHG em pacientes infectados pelo VHC não está associada a doença hepática mais grave e, surpreendentemente, parece retardar a progressão natural para fibrose. Por outro lado, esses pacientes apresentaram número significativamente mais alto de episódios agudos de rejeição. Esse achado pode indicar que a infecção pelo VHG estaria associada a outros determinantes imunogenéticos de histocompatibilidade que aqueles presentes nos pacientes VHG negativos e VHC positivos.

TRANSPLANTE HEPÁTICO

Markin e cols.[53], estudando a incidência de hepatites por vírus oportunistas, pós-transplante hepático, encontraram como agente etiológico mais freqüente o citomegalovírus (CMV) e, menos freqüentemente, o vírus Epstein-Barr (VEB), o vírus herpes simples (VHS), o vírus varicela-zoster e o adenovírus. Embora os vírus identificados como causadores primários de hepatites não sejam os agentes oportunistas mais freqüentes, eles têm grande importância no pós-transplante hepático.

Os pacientes com doença hepática devida a infecção pelo VHB representam um grupo significativo de candidatos para transplante[72]. Esse procedimento tem sido associado, entretanto, em pacientes AgHBs positivos com falência hepática fulminante ou cirrose, à alta morbidade e mortalidade, freqüentemente por reinfecção do fígado transplantado pelo VHB.

Pacientes transplantados hepáticos com DNA do VHB detectável no sangue periférico têm maior probabilidade de desenvolver doença hepática em comparação aos pacientes transplantados hepáticos infectados pelo VHB, mas sem DNA do VHB detectável[20].

Com o propósito de impedir a reinfecção do órgão transplantado, muitos grupos preconizam o uso de imunoprofilaxia passiva contra o VHB[56,72,73]. Em sua experiência, a administração prolongada de imunoglobulina anti-HBs reduz os índices de reinfecção pelo VHB e aumenta o tempo de sobrevida de pacientes com transplante hepático.

Jeng e cols.[39] preconizam imunoprofilaxia, incluindo imunização ativa e grandes doses de imunoglobulina hiperimune específica contra o VHB.

Tem sido demonstrado que duas drogas, a lamivudina e o fanciclovir, podem inibir a replicação do VHB. Embora haja relatos de resistência a essas drogas, em alguns estudos, com pequeno número de pacientes, elas têm sido usadas, antes ou após transplante[20].

À semelhança do que ocorre com outros pacientes imunodeprimidos, a vacina contra a hepatite B é pouco imunogênica em receptores de transplante hepático[11]. A recorrência da infecção no fígado transplantado também tem sido associada a infecção pelo VHB e vírus da hepatite delta (VHD)[28].

Alguns pacientes transplantados por cirrose terminal por VHD se reinfectam com esse vírus, mas não expressam hepatite B. Nesses pacientes, os testes para VHD, no soro ou fígado, são positivos, na ausência de marcadores de reinfecção para o VHB. Embora nesses pacientes transplantados o VHD possa ser detectado precocemente, a doença hepática parece retornar somente se e quando o VHB reaparece[37].

Em estudo multicêntrico, retrospectivo, em pacientes AgHBs positivos[74], foram verificados melhores resultados nos transplantados por hepatite fulminante ou superinfecção pelo vírus delta. A ausência de replicação do VHB no momento do transplante e a imunoprofilaxia pós-transplante por longo tempo foram associadas com redução da recorrência da infecção pelo VHB e da mortalidade.

Transplantados hepáticos que apresentavam viremia por VHC no pré-transplante quase sempre reinfectam o fígado transplantado[20]. Cerca de 43 a 75% desses pacientes desenvolvem hepatite durante o primeiro ano após o transplante.

Em estudo de Gane e cols.[23] receptores de transplante hepático com infecção recorrente pelo VHC e receptores sem infecção pelo VHC apresentaram sobrevida semelhante nos primeiros cinco anos após o transplante. Entretanto, 27% dos transplantados infectados pelo VHC desenvolveram hepatite crônica com moderada atividade e 8% desenvolveram cirrose.

A infecção pelo tipo 1b do VHC é reconhecida como fator de risco no paciente transplantado.

A terapêutica com interferon pode precipitar a rejeição[20].

TRANSPLANTE DE MEDULA ÓSSEA

As hepatites que ocorrem após transplante de medula óssea podem ser aquisição ou reativação da infecção pelo VHB, pelo VHC, vírus herpes simples (VHS), vírus varicela-zoster (VVZ), adenovírus e mais raramente pelo citomegalovírus (CMV).

A infecção pelo VHC pode levar à incidência aumentada de doença venoclusiva no pós-transplante imediato[8]. A longo prazo, a reativação da infecção pelo VHB, mais do que a pelo VHC, leva à hepatite fulminante, embora isso ocorra em uma minoria de pacientes infectados.

Os pacientes com DNA do VHB positivo por técnica de PCR no pós-transplante têm um risco aproximado de 12% de desenvolver doença hepática fatal[8]. Entre os pacientes só com anti-HBC positivo, a reativação da infecção latente ocorre muito raramente.

HEPATITES EM PACIENTES INFECTADOS PELO VÍRUS DA IMUNODEFICIÊNCIA HUMANA

HEPATITE A

Surtos de hepatite A têm sido descritos entre pacientes usuários de drogas injetáveis[12] e entre homossexuais masculinos[32]. Dessa forma, a vacinação para hepatite A tem sido recomendada para os pacientes que apresentem comportamento de risco para essa infecção, incluindo os pacientes infectados pelo vírus da imunodeficiência humana (HIV). Não há evidências de que a infecção pelo VHA seja mais grave ou que ocorra perda de imunidade na presença de infecção pelo HIV[34].

HEPATITE B

O HIV e o vírus da hepatite B (VHB) compartilham os mesmos mecanismos de infecção. Assim, a concomitância de ambas as infecções tem sido descrita na população infectada pelo HIV, de forma bastante significativa.

Alguns autores têm relatado que, na população infectada pelo HIV, até 90% dos pacientes podem apresentar marcadores sorológicos sugestivos de infecção prévia ou atual pelo VHB[34,49]. Entre esses pacientes, cerca de 5 a 10% são AgHBs positivos.

No Brasil são escassos os dados relativos à prevalência dessa infecção em pacientes soropositivos para o HIV. Mendes-Corrêa e cols.[55], em São Paulo, analisaram 1.693 pacientes infectados pelo HIV e observaram que 38,6% destes apresentavam anti-HBc total e 5,7% eram positivos para AgHBs. Treitinger e cols.[85], em Florianópolis, Estado de Santa Catarina, estudando 93 pacientes soropositivos para o HIV, relataram que 71% destes apresentavam marcadores sorológicos de infecção prévia por VHB.

A infecção aguda pelo VHB parece ser modificada pela presença prévia do HIV. Dessa forma, alguns autores têm alertado para o fato de que, após a infecção aguda pelo VHB, cerca de 21% dos pacientes infectados pelo HIV permanecem AgHBs positivos, enquanto, entre pacientes não-infectados pelo HIV, somente cerca de 7% permanecem cronicamente infectados[49].

Há relato de ocorrência de agranulocitose que se desenvolveu três semanas após o início de hepatite B aguda em paciente infectado pelo HIV[7].

Em pacientes cronicamente infectados pelo VHB, a presença do HIV tem sido relacionada a níveis de ALT pouco alterados, elevação dos níveis de DNA-VHB e alterações histológicas hepáticas de pequena intensidade no decorrer da infecção[25,34]. Não há evidências de um importante efeito do VHB na progressão da doença por HIV[26]. Ainda em relação a pacientes cronicamente infectados pelo VHB e HIV, vários casos de reativação pelo VHB têm sido descritos. Em alguns casos, essa reativação tem sido relacionada a elevações dos níveis de células CD4 desses pacientes, após introdução de medicação anti-retroviral específica[51].

Outros estudos apontam ainda que a evolução da hepatopatia crônica nos pacientes co-infectados pelo HIV e VHB e tratados com terapia anti-retroviral de alta potência está relacionada a risco maior para o desenvolvimento de cirrose hepática e de mortalidade em decorrência da doença hepática crônica[15,83]. A melhora da resposta imune proporcionada pela terapia anti-retroviral contribuiria para maior agressão hepática.

O tratamento da infecção pelo VHB nesse grupo de pacientes deverá ser instituído naqueles que apresentem alteração histológica hepática de moderada a grave intensidade.

Poucos estudos avaliaram a eficácia ou a segurança do uso de interferon ou lamivudina nesse grupo de pacientes.

A lamivudina representa alternativa importante naqueles pacientes com indicação de utilização de medicação para a infecção por HIV e VHB. Entretanto, a resistência do VHB à lamivudina, em casos de tratamento prolongado, pode chegar até 14 a 39% em um ano, com 100mg/dia, que é a posologia habitualmente prescrita para os co-infectados HIV-VHB[68]. A resistência à lamivudina está associada à mutação do gene da polimerase do VHB[68].

Adefovir, tenofovir e a forma peguilada do interferon têm sido estudados como medicamentos alternativos nesse grupo de pacientes.

HEPATITE D

As infecções com VHB, VHD e HIV são comuns entre usuários de drogas. Há evidências de que a lesão hepática produzida pela infecção por VHD seja por mecanismo citopático direto; mas a presença de anormalidades imunológicas detectadas na infecção crônica sugere que a resposta imune possa ter um papel no desenvolvimento de dano hepático.

Em estudo conduzido em Nova York[42], a mais alta prevalência de hepatite AgHBs positiva e antígeno delta positivo entre usuários de drogas com síndrome da imunodeficiência adquirida (AIDS) sugere que a persistência ou reativação desses vírus é significativamente mais alta nesse grupo quando comparado com grupo semelhante sem AIDS. A grave imunodepressão associada à AIDS poderia deprimir a produção inicial de anticorpos contra o antígeno delta, permitindo a persistência crônica de antigenemia. O reaparecimento de antígeno delta também pode ocorrer, refletindo replicação aumentada ou reativada do VHD nos hepatócitos.

Ressaltem-se, no entanto, os achados de Buti e cols.[10], em pacientes infectados pelo HIV e com hepatite crônica delta, de replicação de VHB e VHD aumentada, mas sem evidência de doença hepática mais ativa. A falta de correlação entre presença de infecção pelo HIV e atividade de doença hepática, pelo agente delta, sugere que o efeito citopático direto do VHD possa ser o mais importante mecanismo na determinação da gravidade da doença hepática crônica.

Puoti e cols.[66] analisaram o tratamento da hepatite crônica pelo VHD, com interferon alfa-2b, em pacientes com ou sem infecção por HIV. Concluíram que o interferon deve ser indicado em pacientes co-infectados VHD e HIV, considerando a rápida evolução do VHD para doença hepática grave.

HEPATITE C

VHC e HIV compartilham os principais mecanismos de transmissão: parenteral, vertical e sexual. Dessa forma, a prevalência do VHC na população soropositiva para o HIV vai depender dos fatores de risco envolvidos para HIV e VHC, respectivamente.

Os pacientes com fatores de risco para transmissão parenteral (usuários de drogas e receptores de sangue e seus derivados) apresentam alta prevalência de co-infecção HIV/VHC. Esses índices podem variar de 4 a 90%[86].

No Brasil, poucos autores analisaram a prevalência do VHC em pacientes infectados pelo HIV. Pavan[63] analisou a prevalência de VHC em 232 pacientes infectados pelo HIV, na cidade de Campinas (SP). Observou que 53,8% desses pacientes apresentavam-se co-infectados. Treitinger e cols.[85], analisando uma população de 93 pacientes infectados pelo HIV, na cidade de Florianópolis, encontraram 53,8% deles co-infectados pelo VHC. Mello[54] estudou 88

Capítulo 29

hemofílicos infectados pelo HIV, acompanhados na cidade do Rio de Janeiro, em 1996, e descreveu que 84 (95,5%) eram co-infectados pelo VHC. Etzel e cols.[21] estudaram 495 pacientes infectados pelo HIV, na cidade de Santos (Estado de São Paulo). Cento e oitenta e três (37%) desses pacientes eram soropositivos para o vírus da hepatite C. Mendes-Corrêa[55], analisando 1.457 pacientes soropositivos para o HIV em São Paulo, revelou que 17,7% (258) deles eram soropositivos para o VHC.

O diagnóstico da infecção pelo VHC nesse grupo de pacientes é realizado por meio da pesquisa de anticorpos anti-VHC, pelo método de ELISA, de segunda ou terceira geração preferencialmente.

Alguns poucos pacientes poderão apresentar viremia para o VHC na ausência de anticorpos circulantes para esse vírus. De maneira geral, avalia-se que cerca de 4 a 8,5% dos pacientes infectados pelo HIV e que apresentam pesquisa de anti-VHC negativa apresentem pesquisa do RNA-VHC positiva, quando se empregam métodos de biologia molecular como PCR[9,24].

Alguns autores procuram relacionar os falsos resultados negativos sorológicos ao grau de imunossupressão da população estudada[4].

Portanto, um único teste sorológico negativo para o VHC não é suficiente para excluir infecção por esse vírus, nesse grupo de pacientes.

Vários estudos utilizando os métodos de biologia molecular da reação em cadeia da polimerase (PCR) e bDNA para a detecção do RNA do VHC demonstram que a carga viral, de maneira geral, é mais alta nos pacientes infectados pelo HIV quando comparados com pacientes não infectados pelo HIV[86].

Uma implicação clínica importante, provavelmente derivada desse fato, é a de que a transmissão vertical do VHC aos recém-nascidos de mães HIV/VHC positivas é muito mais freqüente do que a transmissão aos recém-nascidos de mães HIV negativas/VHC positivas.

Em relação à evolução dessa infecção, vários estudos sugerem que a evolução da hepatopatia crônica, causada pelo vírus da hepatite C, seja mais acelerada em pacientes infectados pelo HIV, com desenvolvimento mais precoce de quadros de cirrose e descompensação hepática.

Telfer e cols.[81], estudando 225 pacientes hemofílicos infectados pelo VHC, observaram que o risco de descompensação hepática era maior nos pacientes co-infectados pelo HIV.

Soto e cols.[80], em estudo multicêntrico europeu, analisaram 547 pacientes infectados pelo VHC (116 HIV positivos/431 HIV negativos) em relação à progressão de doença hepática. Após criteriosa análise de vários fatores intercorrentes, concluíram que a progressão para cirrose hepática foi muito mais acelerada nos pacientes também infectados pelo HIV do que naqueles não infectados por esse vírus.

Esses resultados indicam que a infecção pelo HIV pode acelerar o curso natural da infecção pelo VHC, levando à cirrose hepática em menor período de tempo. Porém, os mecanismos responsáveis por essas alterações não estão esclarecidos até o momento.

O próprio HIV não parece ter efeito citopático sobre os hepatócitos, embora possa ser demonstrado nas células de Kupffer dos pacientes infectados. É possível que aí exerça uma estimulação da produção de citocinas fibrogênicas ou que interfira na expressão de moléculas de adesão, contribuindo, assim, para uma possível deterioração histológica ao longo do tempo.

Além disso, outros fatores, como doenças oportunistas intercorrentes, co-infecção com outros vírus hepatotrópicos, uso de medicamentos hepatotóxicos (entre eles os anti-retrovirais), alcoolismo, são situações bastante comuns vividas pelos pacientes soropositivos para o HIV e que podem contribuir para degeneração hepática mais acelerada[3].

Sabin e cols.[71], estudando a associação entre diferentes genótipos do VHC em pacientes hemofílicos co-infectados pelo HIV, sugerem que a presença do genótipo 1 nesses pacientes estaria associada à progressão mais rápida da infecção por HIV.

Outros estudos longitudinais, entretanto, não conseguiram demonstrar nenhuma diferença na rapidez da evolução da infecção por HIV em pacientes co-infectados pelo VHC[19]. Greub e cols.[29], porém, analisando pacientes co-infectados, concluíram que o VHC estava independentemente associado à rápida progressão da infecção pelo HIV. Em realidade, a resposta a essa questão encontra-se em aberto.

Vários estudos avaliaram a resposta terapêutica de pacientes VHC/HIV positivos ao IFN.

Resposta viral sustentada (aqui definida como negativação do RNA do VHC após a suspensão de IFN) é obtida em cerca de 20% dos pacientes inicialmente tratados. Esses resultados parecem ser semelhantes aos obtidos no tratamento da hepatite C em pacientes não infectados pelo HIV.

A maioria dos autores sugere que as melhores respostas terapêuticas são obtidas nos pacientes com níveis altos de células CD4. Porém, poucos desses trabalhos analisaram essa questão em profundidade.

Poucos trabalhos até o momento analisam o papel dos diferentes genótipos de VHC na determinação da resposta terapêutica ao IFN e a eficácia e a segurança da combinação IFN e ribavirina em pacientes co-infectados pelo HIV[5,44,64,75,79].

Além de avaliarem pequeno número de pacientes, os diferentes autores utilizaram esquemas terapêuticos distintos e grupos de pacientes com diferentes graus de imunossupressão e níveis de atividade necroinflamatória hepática. Dessa forma, até o momento é difícil analisar esses resultados. Tornam-se fundamentais estudos controlados, com maior número de pacientes, com diferentes graus de imunossupressão para que melhor se defina quais pacientes serão realmente beneficiados pelo uso de IFN/ribavirina.

258

Hepatite por vírus em imunodeprimidos

Uma outra opção para o tratamento da hepatite C nos pacientes co-infectados pelo HIV é o interferon peguilado, associado ou não à ribavirina. No momento, essa opção medicamentosa encontra-se em estudo e resultados preliminares têm sugerido tratar-se de opção segura e eficaz também nesse grupo de pacientes[14,65].

HEPATITE G

O flavírus GB, denominado vírus da hepatite G (GBV-C), recém-descoberto, não parece ser responsável por doença hepática crônica. Em artigo de revisão, Tillman e Manns[84] analisam os dados a respeito da co-infecção GBV-C e HIV. Resumindo os estudos disponíveis, eles mostram evidências de influência benéfica do GBV-C no curso da infecção pelo HIV. Os estudos demonstram alta prevalência de GBV-C em pacientes HIV positivos, devido a sua transmissão parenteral e sexual. Contudo, em contraste ao esperado, o GBV-C não agrava o curso da infecção em pacientes HIV positivos. Freqüentemente, observa-se contagem alta de CD4 em pacientes com replicação viral do GBV-C e baixa carga viral de HIV. Além disso, estudos longitudinais indicam que a infecção pelo GBV-C retarda a progressão para AIDS e, eventualmente, para a morte. O mecanismo pelo qual o GBV-C inibiria a progressão para AIDS e morte permanece por ser identificado.

OUTRAS INFECÇÕES

As anormalidades hepáticas são comuns em pacientes infectados com HIV. Outros vírus, comumente associados com a infecção por HIV, como citomegalovírus e vírus herpes simples, também podem causar hepatite, além de outros agentes etiológicos, como as micobactérias e mais raramente o *P. carinii*. Há também várias causas não infecciosas de hepatite em pacientes infectados pelo HIV, como reação a drogas medicamentosas e neoplasias, particularmente linfoma não-Hodgkin[1].

REFERÊNCIAS BIBLIOGRÁFICAS

1. Bach N, Theise ND, Schaffner F. Hepatic histopathology in the Acquired Immunodeficiency Syndrome. *Semin Liver Dis*, 12:205-12, 1992. ■ 2. Barone AA. *Hepatites Virais*. Anais do I Curso de Atualização em Doenças Infecciosas. Programa de educação continuada, Centro de Estudos Walter Leser, 11/06/2001 a 15/06/2001. São Paulo. ■ 3. Benhamou Y, Bochet M, Di Martino V, et al. Liver fibrosis progression in human immunodeficiency virus and hepatis C virus coinfected patients. The MultiviricGroup. *Hepatology*, 30(4):1054-8, 1999. ■ 4. Berggren R, Jain M, Hester J, et al. *False-negative hepatitis C antibody is associated with low CD4 cell counts in HIV/HCV-coinfected patients*. Abstract 8th Conference on Retrovitrus and Opportunistic Infections. Abstract 562. Chicago, 2001. ■ 5. Bochet M, et al. *Efficacy and tolerance of IFN plus ribavirin for chronic hepatitis C in HIV infected patients*. Abstract 8th Conference on Retrovirus and Opportunistic Infections, Chicago, 2001. ■ 6. Bodsworth NJ, Cooper DA, Donovan B. The influence of human immunodeficiency virus type 1 infection on the development of the hepatitis B virus carrier state. *J Infect Dis*, 163:1138-40, 1991. ■ 7. Brazille P, Cout Ant-Perrone V, Malkin JE, et al. Agranulocytose an cours d'une hepatite B aigüe chez um patient séro positif pour le VIH. *La Presse Médical* 29(8):417-8, 2000. ■ 8. Burik JAV,

Weisdorf D. Infection in recipients of blood and marrow transplation. In: Mandell GL, Bennett JE, Dolin R (eds). *Principles and Practices of Infections Diseases*. 5th ed, Pennsylvania, 2000, pp 3136-3147. ■ 9. Busch MP. *Failure of serologic assays for diagnosis of hepatitis B and C virus infections in patients with advanced HIV*. Abstract 8th Conference on Retrovirus and Opportunistic Infections. Abstract 235. Chicago, 2001. ■ 10. Buti N, Esteban R, Español MT, et al. Influence of human immunodeficiency virus infection on cell-mediated immunity in chronic D hepatitis. *J Infect Dis*, 163:1351-3, 1991. ■ 11. Carey W, Pimentel R, Westveer MK, et al. Failure of hepatitis B immunization in liver transplant recipients: results of a prospective trial. *Am J Gastroenterol*, 85:1590-92, 1999. ■ 12. CDC Centers for Disease Control and Prevention: Hepatitis A among drug users. *MMWR*, 37:297-305, 1988. ■ 13. CDC Centers for Disease Control and Prevention. Recommendations for prevention and control of hepatitis C virus (HCV) infection and HCV-related chronic disease. *MMWR*, 47(RR-19):1-39, 1998. ■ 14. Chung R. *A Randomized, controlled trial of pegylated interferon alfa-2 a with ribavirin and interferon alpha-2 a with ribavirin for the treatment of chronic HCV in HIV co-infection*. Late Breaker Abstract 15. 9th Conference on Retrovirus and Opportunistic Infections. EUA, 2002. ■ 15. Colin JF, Cazals-Hatem D, Loriot MA, et al. Influence of human immunodeficiency virus infection on chronic hepatitis B in homosexualmen. *Hepatology*, 29(4):1306-10, 1999. ■ 16. Degos F, Lugassy C, Degott C, et al. Hepatitis B virus and hepatitis B-related viral infection in renal transplant recipients. *Gastroenterology*, 94:151-6, 1988. ■ 17. Delladetsima JK, Boletis JN, Makris F, et al. Fibrosing cholestatic hepatitis in renal transplant recipients with hepatitis C virus infection. *Liver Transplant*, 5:294-300, 1999. ■ 18. Deka N, Sharma MD, Mukerjee R. Isolation of the novel agent from human stool samples that is associated writh sporadic non-A, non-B hepatitis. *J Virol*, 68:7810-5, 1994. ■ 19. Dorruci M, Pezzotti P, Philips N, et al. Coinfection of Hepatitis C Virus with the Human Immunodeficiency Virus and Progression to AIDS. *J Infect Dis*, 172:1503-8, 1995. ■ 20. Dummer JS, Ho M. Infections in solid Organ Transplant Recipients. In: Mandell GL, Bennett JE, Dolin R. *Principles and Practice of Infectious Diseases*. 5th ed, Philadelphia, Pennsylvania, 2000, pp 3148-3158. ■ 21. Etzel A, Shibata GY, Rozman M, et al. HTLV-1 and HTLV-2 infections in HIV-infected individuals from Santos, Brazil: seroprevalence and risk factors. *J Acquir Immune Defic Syndr*, 26(2):185-90, 2001. ■ 22. Feinstone SM, Gust ID. Hepatitis A virus. In: Mandell GL, Douglas Jr RG, Bennett JE (eds). *Principles and Practice of Infectious Diseases*. 5th ed, Philadelphia, Churchill Livingstone, 2000, pp 1920-1939. ■ 23. Gane EL, Portmann BC, Naoumv NV, et al. Long-term outcome of hepatitis C infection after liver transpaltation. *N Engl J Med*, 334:815, 1996. ■ 24. George S, Klinzman D, Schmidt WN, et al. *Antibody negative HCV infection in HIV-positive individuals*. Abstract 127. 10th International Symposium on Viral Hepatitis and Liver Diseases. Atlanta, Gerogia, 2000. ■ 25. Goldin RD, Fish DE, Hay A, et al. Histological and immunohistochemical study of hepatitis B virus in human immunodeficiency virus infection. *J Clin Pathol*, 43(3):203-5, 1990. ■ 26. Gilson RJ, Hawkins AE, Beecham MR, et al. Interactions between HIV and hepatites B virus in homosexual men: effects on the natural history of infection. *AIDS*, 11(5):597-606, 1997. ■ 27. Gongora DNN, Lopes MH, Barone AA, et al. Anticorpos contra o vírus da hepatite C em pacientes e trabalhadores do Centro de Diálise do Hospital das Clínicas da FMUSP. *Rev Soc Bras Med Trop*, 28(Supl 1):201, 1995. ■ 28. Grendele M, Colledan M, et al. Ricorrenza epatitica da HBV-HDV dopo trapianto di fegato. *Minerva Med*, 82:151-61, 1991. ■ 29. Greub G, et al. Clinical progression, survival , and immune recovery during antiretroviral therapy in patients with HIV-1 and hepatitis C virus coinfection: the Swiss HIV Cohort Study. *Lancet*, 356:1800-5, 2000. ■ 30. Gruber A, Lundberg LG, Bjorkholm M. Reactivation of chronic hepatitis C after withdrawal of immunosupressive therapy. *J Intern Med*, 234:223-5, 1993. ■ 31. Hanson CA, Sutherland DE, Snover DC. Fulminant hepatic failure in na HBsAg carrier renal transplant patient following cessation of immunosupressive therapy. *Transplantation*, 39:311-2, 1985. ■ 32. Henning KJ, Bell E, Braun J, Barker ND. A community wide outbreak of hepatitis A: risk factors for infection among homosexual men and bisexual men. *Am J Med*, 99:132-6, 1995. ■ 33. Hoofnagle JH, Dusheiko GM, Schaffer DF, et al. Reactivation of chronic hepatitis B viris infection by cancer chemotherapy. *Ann Intern Med*, 96:447-9, 1982. ■ 34. Horvath J, Raffanti SP. Clinical aspects of the interactions between human immunodeficiency virus and the hepatotropic viruses. *Clin Infect Dis*, 18(3):339-47, 1994. ■ 35. Ianhez LE, Cuelar MKS, Leaf L, et al. Prognóstico hepático em pacientes transplantados com HBsAg positivo pré-transplante. *Rev Hosp Clin Fac Med S Paulo*, 40:53-7, 1985. ■ 36. Izopet J, Rostaing L, Sandres K, et al. Longitudinal analysis of hepatitis C virus replication and liver fibrosis progression in renal transplant recipients. *J Infect Dis*, 181:852-8, 2000. ■ 37. Iwarson, S. The main five types of viral hepatitis. An alphabetical update. *Scand J Infect Dis*, 24:129-35, 1992. ■ 38. Iwasaki H, Ueda T, Inai, K, et al. Fulminant hepatitis cured by plasma exchange in a patient with acute leukemia: a case report. *Rinsho Ketsueki*, 32:272-6, 1991. ■ 39. Jeng LB, Hsu CH, Wang SG, et al. Liver transplation for a hepatitis B-related cirrchotic patient. *J Formos Med Assoc*, 92:267-73, 1993. ■ 40. Jenny E, Heathcote L, Wong DKH. Pathogenesis and efficacy of modulation of host response in hepatitis B and C. *Curr Opin Infect Dis*, 7:333-40, 1994. ■ 41. Kawai H, Feinstone SN. Acute viral hepatites. In: Mandell GL, Bennett JE, Dolin R. *Principles and Practice of Infectious Diseases*. 5th ed, Philadelphia, Churchill Livingstone, 2000, p 1279. ■ 42. Kreek MJ, Desjarlais DC, Trepo CL, et al. Contrasting prevalence of delta hepatitis markers in parenteral drug abusers with and without Aids. *J Infect Dis*, 162:538-41, 1990. ■ 43. Kumar A, Misra PK, Rana GS, Mehrotra, R. Infection with hepatitis A, B, delta, and human immunodeficiency viruses in children receiving cycled cancer chemotherapy. *J Med Virol*, 37:83-6, 1992. ■ 44. Landau A, et al. Efficacy and safety of combination therapy with interferon alpha and ribavirin for chronic hepatitis C in HIV infected patients. 514(7):839-44, 2000. ■ 45. Lee W. Acute liver failure. *N Engl J Med*, 329:1862-72, 1993. ■ 46. Lee MW. Hepatitis B virus infection. *N Engl J Med*, 337:1733-45, 1997. ■ 47. Liang RHS, Lok ASF, Lai CI, et al. Hepatitis B infection in patients with lymphomas. *Hematol Oncol*, 8:261-70, 1990. ■ 48. Lueg E, Heathcote J. Dangers of immunosuppressive therapy in hepatitis B virus carriers. *Can Med Assoc J*, 147:1155-8, 1992. ■ 49. MacCarron B, Main J. Hepatitis in HIV-infected persons. In: Zuckerman AJ, Thomas HC (eds). *Viral Hepatitis*. Churchill Livingstone, 1998, pp 605-612. ■ 50. Mahoney FJ. Update on diagnosis, management, and prevention of hepatitis B virus infection. *Clin Microb Rev*, 12(2):351-66, 1999. ■ 51. Manegold C, et al. Reactivation of hepatitis B virus replication acompanied by acute hepatitis in patients receiving highly active antiretroviram therapy. *CID*, 32(1):144-8, 2001. ■ 52. Marcellin P, Giostra E, Martinot-Peignoux M, et al. Redevelopment of hepatitis B surface antigen after renal transplantation. *Gastroenterology*, 100:1432-4, 1991. ■ 53. Markin RS, Langnas AN, Donova JP, et al. Opportunistic viral hepatitis in liver transplantation recipients. *Transplant Proc*, 23:520-1, 1991. ■ 54. Mello CEB. *Comportamento clínico, bioquímico e virológico da infecção pelo vírus da hepatite C em hemofílicos infectados pelo vírus da imunodeficiência humana (HIV)*. Tese apresentada à Universidade Federal de São Paulo – Escola Paulista de Medicina, para obtenção de título de Doutor em Medicina, 1997. ■ 55. Mendes-Correa MC, Barone AA, Cavalheiro N, et al. Prevalence of hepatitis B and C in the sera of patients with HIV infection in Sao Paulo, Brazil. *Rev Inst Med Trop (S. Paulo)*, 42(2):81-5, 2000. ■ 56. Neuhaus P, Steffern R, Blumhardt G, et al. Experience with immunoprophylaxis and interferon therapy after liver transplantation in HBsAg-positive patients. *Transplant Proc*, 23:1522-4, 1991. ■ 57. Nordenfelt E. Epidemiology of hepatitis delta virus and non-A, non-B hepatitis. *Scand J Infect Dis*, 69P(Suppl):49-53, 1990. ■ 58. Norder H, Brattstronm C, Magnius L. High frequency of hepatitis B virus DNA in anti-HBe positive sera on longitudinal follow-up of patients with renal transplants and chronic hepatitis B. *J Med Virol*, 27:322-9, 1989. ■ 59. Onwubalili JK. Fulminant hepatic failure in nephrotic syndrome related to withdrawal of immunosuppressive therapy. *Postgrad Med J*, 64:325-7, 1988. ■ 60. Oselka GW. *Hepatite por vírus B: Prevenção e Controle – in Hepatitis Virais*. Normas e Instruções. Manual de Vigilância Epidemiológica. Secretaria de Estado da Saúde de São Paulo, 2000, pp 118-121. ■ 61. Patel R. Infections in recipients of kidney transplants. *Infect Dis Clin North Am*, 15(3):901-52, 2001. ■ 62. Pauw BE, Me-

unier F. Infections in patients with acute leukemia and lymphoma. In: Mandell GL, Bennett JE, Dolin R. *Principles and Practices of Infectious Diseases*. 5th ed, Pennsylvania, Churchill Livingstone, 2000, pp 3090-3102. ■ 63. Pavan MHP. *Estudo Clínico Epidemiológico das Hepatites Infecciosas em Indivíduos Infectados pelo Vírus da Imunodeficiência Humana*. Dissertação de Mestrado. Faculdade de Ciências Médicas, Universidade Estadual de Campinas, 1999. ■ 64. Perez Olmeda, et al. *Interferon plus ribavirin for chronic hepatitis C in HIV infected patients*. 7th European Conference on Clinical Aspects and Treatment of HIV infection, 1999, Abstract 346. ■ 65. Perez-Olmeda M. Pegylated Interferon plus ribavirin as therapy for chronic hepatitis C in HIV infected patients. 9th Conference on Retrovirus and Opportunistic Infections, 2002, Abstract 652. ■ 66. Puoti M, Rossi S, Forleo MA, et al. Treatment of chronic hepatitis D with interferon alpha-2b in patients with human immunodeficiency virus infection. *J Hepatol*, 29:45-52, 1998. ■ 67. Ratner L, Peylan-Ramu N, Wesley R, Poplack DG. Adverse prognostic influence of hepatitis B virus infection in acute lymphoblastic leukemia. *Cancer*, 58:1096-100, 1986. ■ 68. Rey D, Fritsch S, Schmitt C, Partisani M, et al. Emergence de sonches resistantes de virus de l'hepatite B, sous traitment prolongé par lamivudine, chez des maladesco – infectes par le virus de l'immunodéficience humaine. *Gastroenterol Clin Biol*, 24:125-7, 2000. ■ 69. Robinson WS. Hepatitis B virus and hepatitis D virus. In: Mandell GL, Douglas Jr RG, Bennett JE (eds). *Principles and Practice of Infectious Diseases*. 5th ed. Philadelphia, Churchill Livingstone, 2000, pp 1652-1684. ■ 70. Rostaing L, Izopet J, Arnaud C, Cisterne JM, et al. Long-term impact of super infection by hepatitis G virus in hepatitis C virus-positive renal transplant patients. *Transplantation*, 67(4):556-60, 1999. ■ 71. Sabin CA, Telfer P, Phillips NA, Bhagani S, Lee CA. The association between Hepatitis C Virus Genotype and Human Immunodeficiency Virus Disease Progression in a Cohort of Hemophilic Men. *J Infect Dis*, 175:164-8, 1997. ■ 72. Samuel D, Bismuth A, Serres C, et al. HVB infection after liver transplantation in HBsAg postivie patients: experience with long-term immunoprophylaxis. *Transplant Proc*, 23:1492-4, 1991. ■ 73. Samuel D, Bismuth A, Mathieu D, et al. Passive immunoprophylaxis after liver transplantation in HBsAg-positive patients. *Lancet*, 337:813-5, 1991. ■ 74. Samuel D, Muller R, Alexander G, et al. Liver transplantation in European patients with the hepatitis B surface antigen. *N Engl J Med*, 239:1842-5, 1993. ■ 75. Sauleda S, et al. Efficacy of interferon plus ribavirin combination treatment and impact on HIV infection in hemophilics with chronic hepatitis C under HAART. *Hepatology*, 32:347A, 2000. ■ 76. Shaw-Stiffel TA. Chronic Hepatitis. In: Mandell LG, Bennett JE, Dolin R. *Principles and Practice of Infectious Diseases*. 5th ed, Philadelphia, Churchill Livingstone, 2000, p. 1297. ■ 77. Silva LC da, Mattar E, Carrilho FJ, et al. Disappearence of hepatitis B surface antigen in chronic type B hepatitis after clinical and laboratorial relapse by abrupt withdrawal of immunosuppressive drugs. *Rev Inst Med Trop (S Paulo)*, 25:270-4, 1983. ■ 78. Sylvan SPE. Cellular immune responses to hepatitis B virus antigen in man. *Liver*, 11:1-23, 1991. ■ 79. Soriano V, et al. Interferon plus ribavirin for chronic hepatitis C in HIV infected patients. *AIDS*, 14(15):2409-10, 2000. ■ 80. Soto B, et al. Human immunodeficiency virus infection modifies the natural history of chronic parentally-acquired hepatitis C with na usually rapid progression to cirrhosis. *J Hepatol*, 26:1-5, 1997. ■ 81. Telfer P, Sabin C, Devereux H, et al. The progression of HCV-associated liver disease in a cohort of haemophilic patients. 87:555-61, 1994. ■ 82. Tengan FM, Eluf-Neto J, Cavalheiro NP, et al. Sexual transmission of hepatitis C virus. *Rev Inst Med Trop (S Paulo)*, 43(3):133-7, 2001. ■ 83. Thio CL, Seaberg EC, Skolasky R, et al. *Liver Disease Mortality in HIV-HBV Co-Infected Persons*. 9th Conference on Retrovirus and Opportunistic Infections. 2002, Abstract 656. ■ 84. Tillman HL, Manns MP. GB Virus-C infection in patients infected with the human immunodeficiency virus. *Antiviral Res*, 52(2):83-90, 2001. ■ 85. Treitinger A, Spada C, Silva EL, et al. Prevalence of serologic markers of HBV and HCV infection in HIV-1 seropositive patients in Florianopolis, Brazil. *Braz J Infect Dis*, 3(1):1-5, 1999. ■ 86. Zylberberg H, Pol S. Reciprocal interations between human immunodeficiency virus and hepatitis C virus infections. *Clin Infect Dis*, 23:1117-25, 1996.

30 Hepatites por vírus em condições especiais

Luiz Caetano da Silva

GENERALIDADES

A história natural das hepatites virais tem revelado a possibilidade de complicações extra-hepáticas (capítulo 36). Além disso, a infecção viral pode instalar-se em paciente com doenças já estabelecidas.

Outro aspecto que poderia ser incluído neste capítulo refere-se às hepatites virais da criança, analisadas no capítulo 36, e do idoso, que merece, também, muita atenção.

Entre as condições especiais, destacam-se:
– Doença renal e transplante renal.
– Doença hematológica.
– Infecções virais múltiplas (capítulo 26).
– Hepatite viral na gravidez (capítulo 28).
– Diferentes manifestações extra-hepáticas (capítulo 36).
– Imunodeprimidos (capítulo 29).
– Homossexualidade.
– Gamopatias monoclonais.
– Auto-imunidade (capítulo 33).
– Associação com outras causas de doença hepática (capítulo 17).

Essas e outras condições co-mórbidas têm-se constituído em motivo de exclusão nos estudos terapêuticos clínicos ("trials"), tornando esses estudos de aplicação prática limitada[56]. Aliás, o manejo desses pacientes não se restringe a simplesmente aprovar ou rejeitar terapêutica antiviral, mas também analisar cada contra-indicação e atentar para os cuidados específicos que cada enfermidade exige.

DOENÇAS RENAIS

As hepatites virais podem afetar adversamente a evolução dos pacientes renais crônicos, em particular a dos transplantados renais infectados pelos vírus das hepatites B e C[39].

A importância das hepatites virais como causa de lesão renal foi discutida no capítulo 36, razão pela qual citaremos de maneira resumida os dados mais relevantes.

Hepatite B

Quanto à hepatite B, o tipo mais comum de glomerulonefrite é a forma membranosa, principalmente em crianças[7], embora tenham sido encontradas também glomerulonefrite membranoproliferativa e nefropatia IgA[26]. A doença hepática tende a ser leve em pacientes com glomerulonefrite relacionada ao VHB[25].

Cerca de 30 a 60% das crianças com glomerulonefrite membranosa (VHB) mostram remissão espontânea[7]. Esta tem sido relatada após seroconversão do AgHBe, e o corticóide pode potencializar a replicação viral[27].

O interferon (IFN) pode induzir remissão da doença renal relacionada ao VHB[30], mas a resposta é precária em asiáticos e adultos, quando comparados às crianças[28,62].

Cerca de 30% dos pacientes progridem para a insuficiência renal e aproximadamente 10% para a diálise de manutenção[28].

Hepatite C

Os pacientes com hepatite C podem evoluir com síndrome nefrótica e/ou insuficiência renal, sendo a glomerulonefrite (GN) membranoproliferativa (MP) a lesão mais encontrada[8].

Embora a terapêutica com IFN seja a mais indicada, alguns casos de síndrome nefrótica com crioglobulinemia têm respondido à associação do IFN com ribavirina (RBV), eventualmente em doses inferiores a 1.000mg/dia[35].

TRANSPLANTE RENAL

Têm sido freqüentes os relatos de casos de hepatopatia em pacientes submetidos a transplante renal. Em relação à etiologia viral, destacam-se os vírus da hepatite B (VHB), da hepatite C (VHC), o citomegalovírus, o vírus Epstein-Barr, do herpes simples e da varicela-zoster. Quanto à etiologia não-viral, citam-se os granulomas hepáticos, o depósito de ferro e a ação da azatioprina[34].

Entre nós, Oliveira e cols.[42] mostraram ser a hepatite por vírus a causa mais freqüente da disfunção hepática pós-transplante. Embora tenham atribuído alguma importância à azatioprina, concluíram que a droga não deveria ser suspensa, mas apenas reduzida em sua dosagem, para evitar-se a perda do enxerto.

Infecção pelo VHB

Em 1977, Pirson e cols.[45] observaram que pacientes com insuficiência renal e AgHBs sérico detectado antes ou após transplante renal eram sujeitos a mortalidade cinco vezes maior por insuficiência hepática. Contudo, faltavam trabalhos prospectivos que viessem estabelecer o risco de insuficiência hepática em pacientes com AgHBs[24]. Além disso, Strom e Merrill[58] insistiam na importância das transfusões pré-transplante para aumentar as chances de sucesso no transplante de rim de cadáver.

Um estudo prospectivo foi publicado por Degos e cols.[10] em 1980, baseado em biópsias seriadas realizadas no dia do transplante e um e três anos após este. Cerca de 97% dos pacientes que desenvolveram hepatite crônica tinham alterações hepáticas antes do transplante. Além disso, grande proporção de pacientes com AgHBs e com hepatite crônica persistente antes do transplante desenvolveu hepatite crônica ativa após a cirurgia.

Entre nós, Gallizzi e cols.[17] estudaram prospectivamente 13 de 55 pacientes (23,6%) em hemodiálise e que foram submetidos à biópsia hepática antes do transplante renal (nove com AgHBs) e após (onze com AgHBs e dois com disfunção hepática). Dos nove AgHBs positivos no pré-transplante, seis persistiram com alterações hepáticas discretas ou inespecíficas, tendo um deles negativado o AgHBs. Os outros três, entretanto, evoluíram para insuficiência hepática fatal por cirrose ou necrose submaciça. Dos quatro AgHBs negativos no pré-transplante, três tornaram-se positivos. Os autores concluem que, embora a persistência do AgHBs no soro nem sempre indique mau prognóstico após o transplante, parece ter sido a principal causa de hepatopatia, podendo evoluir para insuficiência hepática intensa ou mesmo fatal.

A importância da presença ou ausência do AgHBs antes e após transplante renal foi motivo de três publicações de Ianhez e cols.[20,21,22]. Os autores referem-se inicialmente aos dados de prevalência de AgHBs em pacientes hemodialisados no Brasil e que estariam em torno de 20%[24,47,48], porcentagem inferior à encontrada em alguns centros europeus[59], porém bastante superior à observada nos Estados Unidos, onde a freqüência mostrava-se inferior a 5%[48]. Contudo, no referido estudo, em São Paulo, a porcentagem foi de 7,8% (32 de 408 pacientes).

Ianhez e cols.[20] atribuíram essa menor incidência ao fato de terem sido excluídos os pacientes que faleceram ou perderam o enxerto nos primeiros dois meses pós-transplante, muitos dos quais possuíam o AgHBs. Além disso, grande parte dos pacientes provinha de serviços próprios de diálise, nos quais a incidência do AgHBs é menor[20]. Segundo os mesmos autores, a mortalidade foi observada em 15 pacientes[47], dos quais dez foram submetidos à necropsia: em cinco o óbito foi decorrente da hepatopatia e em outros quatro havia hepatopatia importante. Curiosamente, dois pacientes apresentavam hepatocarcinoma, e um, hepatite fulminante. Além disso, o desaparecimento do AgHBs foi observado em três pacientes (10%), apesar do tratamento imunossupressor. Observou-se também negativação em 41 de 408 pacientes, 10% que adquiriram o AgHBs após o transplante: cinco em menos de 6 meses e três em mais de 24 meses[21].

Os mesmos autores[22] observaram hepatopatia não relacionada ao VHB ou ao citomegalovírus (CMV) em 63 de 593 pacientes (10,6%) e, provavelmente, devida ao vírus da hepatite, então denominada não-A, não-B (NANB).

Dos três trabalhos referidos[20,21,22], algumas conclusões podem ser tiradas:

1. A presença do AgHBs na fase pré-transplante constitui-se em importante fator de risco, particularmente se acompanhada de alterações enzimáticas. Para esses casos, talvez a diálise ou o transplante com rim de cadáver represente melhores opções terapêuticas[20].
2. O aparecimento do AgHBs na fase pós-transplante sugere melhor prognóstico, embora tal fato possa dever-se ao menor tempo de evolução do estado de portador nos pacientes estudados[21].
3. A hepatopatia em pacientes sem AgHBs e CMV tende a ser mais benigna e, com certa freqüência, colestática.

Em que pesem algumas opiniões em contrário[59], parece não estar indicada a suspensão da azatioprina[22].

Deve-se enfatizar, ainda, a resposta menos evidente dos pacientes hemodialisados à vacina contra o VHB, devendo-se padronizar melhor o esquema de vacinação[6,19]. É possível que o início da vacina em pacientes com nefropatia antes da diálise melhore a resposta imune[52].

A menor resposta à vacina tem sido atribuída à imunodepressão, cujos fatores têm sido motivos de estudo. Cristofano e cols.[9] investigaram a resposta à vacina de 51 pacientes hemodialisados crônicos, dos quais 32 com anticorpos contra o vírus da hepatite C (anti-VHC). Todos receberam 20mg de Engerix® nos meses 0, 1, 3, 6 e 12. A dosagem do anti-HBs, três meses após a última injeção, mostrou valores significativamente menores no grupo com anti-VHC, sugerindo que a infecção pelo VHC desempenhe papel importante na resposta imune à vacina em pacientes hemodialisados crônicos. Além disso, os níveis de beta-2-microglobulina e de paratormônio mostraram correlação negativa com os de anti-HBs no grupo com anti-VHC. A menor eficácia da vacinação em pacientes com anti-VHC foi confirmada por outros autores[40].

Infecção pelo VHC

Pacientes submetidos à hemodiálise constituem grupo de risco para a hepatite C. Como relatado no capítulo 16, a freqüência do anti-VHC é extremamente alta. Segundo Fernandez e cols.[15], a prevalência foi de 74,2%, tendo o anti-VHC sido confirmado pelo RIBA-II em 92,8% dos casos. Além disso, o RNA-VHC pela PCR mostrou-se positivo em 90% dos pacientes com elevação crônica da ALT, todos com hepatite crônica. Contudo, nos 22 pacientes com ALT persistentemente normal, a PCR foi positiva em 63,6%. Em quatro desses pacientes, a biópsia revelou fígado normal, sugerindo a existência de portadores sadios.

Evidências atuais sugerem que a infecção pelo VHC pode ser transmitida através do transplante de órgãos[23]. Além disso, a hepatopatia pós-transplante é ainda uma causa significante de morbidade e mortalidade em receptores de transplante renal[5], nos quais a hepatite C (NANB) constitui-se em causa relevante[3].

Com o objetivo de definir a importância da infecção pelo VHC na hepatopatia pós-transplante, Pereira e cols.[44] pesquisaram-na em 716 doadores de órgãos, detectado-a em 13 (1,8%). Um total de 29 órgãos (rim, coração, fígado) foi utilizado em 29 receptores, 14 dos quais (48%) eram anti-VHC positivos. É provável que com testes mais sensíveis (segunda ou terceira geração) a porcentagem de positividade tivesse sido maior, enfatizando ainda mais a importância do problema.

Uma situação especial é a hepatite colestática fibrosante, manifestação grave que pode surgir em transplantados renais. Não somente nesse caso, como também nas recorrências de hepatite C pós-transplante, com lesões hepáticas preditivas de evolução desfavorável à biópsia hepática, deve-se tentar a associação IFN + RBV, ambos administrados com extremo cuidado.

DOENÇAS HEMATOLÓGICAS

DESORDENS HEREDITÁRIAS DA COAGULAÇÃO (incluindo hemofilia A, hemofilia B e doença de Von Willebrand)

Conhecem-se dois tipos de hemofilia, A e B, com manifestações clínicas e características hereditárias idênticas, sendo causadas, respectivamente, pela deficiência dos fatores VIII e IX da coagulação[30].

Hepatite C

Pacientes com coagulopatias hereditárias, que receberam fatores de coagulação antes da década de 1980, mostram-se quase sistematicamente infectados com o VHC. Com efeito, adolescentes e adultos nessas condições apresentam uma das prevalências mais altas de hepatite C entre grupos de risco conhecidos[16].

Essa população de hemofílicos apresenta algumas peculiaridades: sexo masculino, infecções instaladas em idade jovem, possibilidade de receber material contaminado de vários doadores[14]. Contudo, parece que a história natural da hepatite C e seu potencial de progressão na hemofilia são semelhantes à população não-hemofílica[32].

Em estudo sobre tratamento de pacientes hemofílicos (A = 84; B = 21 pacientes) ou com doença de Von Willebrand (sete pacientes), verificou-se que o tratamento combinado (IFN + RBV) resultou em resposta sustentada mais freqüente nos adolescentes (menos de 18 anos) que nos adultos (59% e 15%, respectivamente) (p = 0,001)[16].

Melhores resultados (20/28 pacientes, 71%) foram observados em um estudo[54], no qual 54% dos pacientes possuíam o genótipo 1, mas não em outra investigação[50], em que a taxa de resposta sustentada foi de 35% (7/20 pacientes).

Fatores como idade, genótipo, grau de lesão e aderência do paciente ao tratamento, entre outros, podem explicar as diferenças de resposta sustentada.

Com relação ao IFN peguilado associado à RBV, os resultados devem ser semelhantes aos dos não-hemofílicos[56].

Os produtos derivados de "pool" de plasma atualmente parecem estar livres de transmissão do VHC, tornando improvável a reinfecção após tratamento antiviral[56].

Aproximadamente 50 a 90% de pacientes hemofílicos politransfundidos mostraram alterações prolongadas das transaminases, indicativos de hepatopatia crônica, 30% deles com sinais histológicos de cirrose[30,61]. As principais causas de cirrose foram o VHC e, em menor proporção, o VHB.

Estudos com biópsia hepática mostraram lesões significativas do fígado em muitos hemofílicos. Assim, em estudo multicêntrico de 155 pacientes, utilizando material de biópsia ou de necropsia, Aledort e cols.[1] observaram doença progressiva em 22%, dos quais 15% com características de cirrose. Na maioria dos pacientes, observou-se evidência histológica de hepatite crônica, no limiar entre crônica de pequena atividade e crônica ativa. Biópsias seqüenciais em hemofílicos mostraram progressão da primeira para HCA e cirrose em quatro de seis pacientes[18].

A nosso ver, a biópsia hepática deve ser evitada em hemofílicos ou, pelo menos, as biópsias seriadas. Como os dados clínico-laboratoriais, por exemplo, hepatoesplenomegalia e alterações enzimáticas, podem não ser suficientes para indicar a gravidade da lesão hepática, devem-se preferir métodos não-invasivos, como a ultra-sonografia e a tomografia computadorizada. A quantificação dos níveis séricos de peptídeo procolágeno III pode ser útil para avaliação da fibrogênese hepática[30].

Hepatite A

Como esta hepatite é muito raramente transmitida por transfusões, julgou-se não haver problemas em relação aos hemofílicos. Contudo, algumas publicações têm demonstrado a possibilidade de infecção pelo vírus da hepatite A (VHA) em hemofílicos[36,60]. Um estudo refere-se à detecção do RNA do VHA pela reação em cadeia da polimerase (PCR) em preparação comercial de fator VIII[41].

É possível que o VHA, pelo fato de não ser envelopado, não sofra inativação por solvente e detergente, justificando a vacina em hemofílicos suscetíveis[30].

Hepatite B

Segundo Lee e Dusheiko[30], a prevalência de portadores do AgHBs entre hemofílicos graves é de 5%, detectando-se o AgHBe em metade dos casos. Com a melhor seleção de doadores, o risco de transmissão do VHB reduziu-se substancialmente, mas está plenamente justificada a vacinação em pacientes sem AgHBs e anti-HBs.

Hepatite D

Em estudo multicêntrico publicado por Lemon e cols.[31], o anti-VHD foi detectado em 21 de 61 hemofílicos portadores do AgHBs. Curiosamente, em 2 de 33 pacientes anti-VHD negativos com AgHBs, detectou-se o RNA do VHD. Assim, é possível que uma pequena proporção de hemofílicos portadores do AgHBs esteja cronicamente infectada pelo VHD, a despeito da ausência do anti-VHD. Essa ausência pode ser devida a uma disfunção dos linfócitos B como conseqüência de infecção concomitante pelo HIV[30]. Parece improvável que concentrados esterilizados de fator de coagulação continuem transmitindo o VHD[30].

Infecções virais múltiplas

Tendo em vista os antecedentes dos hemofílicos, não é de estranhar a existência de infecções múltiplas, representadas por diferentes associações, como a do VHB e VHC[30], do VHB com VHD e HIV[29].

Para alguns autores[38], a infecção pelo HIV acelera a progressão da hepatopatia crônica por VHC.

Experiência nacional importante foi publicada por Brandão e cols.[4] e baseada no estudo de 150 hemofílicos. A prevalência de AgHBs, anti-HBc, anti-VHC, anti-VHD e anti-HIV foi de 8,7%, 87%, 87,3%, 0% e 73%, respectivamente. Utilizaram a

biópsia hepática em 21 de 35 pacientes com anti-VHC positivo, revelando hepatite crônica de baixo grau em dois, hepatite crônica ativa em 13 e cirrose hepática em seis. Segundo os autores, a interação entre VHC e HIV pode desempenhar papel importante no desenvolvimento de formas graves.

Transplante hepático

Segundo Bontempo e cols.[2], o transplante hepático em pacientes hemofílicos com hepatopatia em fase avançada pode reverter a insuficiência hepática e corrigir o defeito de coagulação na hemofilia A. Tal correção foi também observada na hemofilia mista A e B[11].

O grande problema na indicação do transplante é a alta freqüência de infecção pelo HIV em hemofílicos politransfundidos[30].

TALASSEMIA E OUTRAS HEMOGLOBINOPATIAS

Estudo interessante sobre 70 pacientes homozigotos para talassemia beta e com hepatite crônica C foi publicado por Di Marco e cols.[13]. Todos eram positivos para anti-VHC e negativos para AgHBs e anti-HIV. O RNA-VHC foi detectado em 43 (61,4%). A biópsia revelou hepatite de baixo grau em 12, hepatite crônica ativa em 31, cirrose ativa em 27 e siderose intensa em 24 pacientes. A administração de IFN-alfa-2b levou à normalização persistente da ALT em 44% dos casos. As melhores respostas foram observadas em pacientes sem cirrose e/ou siderose intensa.

A hepatite C é comum entre crianças com hemoglobinopatias hereditárias graves e dependentes de transfusões freqüentes. Esses pacientes também apresentam uma sobrecarga de ferro e, assim, a lesão hepática pode ser devida a ambas as causas. Mesmo assim, os resultados com o IFN têm sido interessantes em crianças[56]. Em 28% de 28 pacientes com β-talassemia e tratados com IFN por seis meses, observou-se resposta sustentada, apesar do alto grau de siderose à biópsia hepática[55].

Como a RBV produz hemólise dose-dependente, há poucos estudos sobre a associação IFN + RBV. Apesar dos bons resultados (resposta sustentada entre 46 e 72%), as exigências de transfusão aumentaram consideravelmente durante a terapia com ribavirina[56]. Aguardam-se os resultados com IFN peguilado e RBV.

OUTRAS ALTERAÇÕES HEMATOLÓGICAS

Estudo em milhares de pacientes revelou uma freqüência significativamente maior de neutropenia (inferior a de 1.000 neutrófilos/mm³) ou de plaquetopenia (inferior a 100.000 plaquetas/mm³) em pacientes com VHC do que naqueles sem essa infecção. O VHC foi detectado em mais de 20% dos pacientes com as referidas alterações[57].

Vale lembrar que o IFN apresenta atividade mielossupressora, observando-se queda de 30 a 40% dos neutrófilos durante a terapêutica com essa droga, principalmente na forma peguilada (capítulo 43).

A presença de valores sangüíneos baixos tem sido considerada fator de exclusão em ensaios terapêuticos com IFN, mas os riscos de tais alterações não estão bem definidos. Infecções bacterianas, que podem surgir durante o tratamento, parecem estar mais ligadas a certo grau de suscetibilidade do que à neutropenia.

Fatores hematopoéticos de crescimento, como fator estimulante de colônias de granulócitos, têm sido utilizados por nosso grupo em pacientes com número de neutrófilos inferior a 800/mm^3, permitindo completar o tratamento na grande maioria dos pacientes.

Plaquetopenia é comum na cirrose compensada por VHC e tem sido considerada fator de exclusão em ensaios clínicos. As contagens de plaqueta reduzem-se em 30 a 40% durante o tratamento com IFN, sendo tal redução atenuada quando se associa a RBV. Esses pacientes devem evitar aspirina ou outros agentes antiplaquetários e esportes de contato.

Quanto à anemia, freqüentemente agravada pela RBV, pode-se utilizar a eritropoetina, mas os altos custos dos fatores estimuladores da medula dificultam sobremaneira o tratamento desses pacientes[56].

HOMOSSEXUALIDADE

Os homossexuais masculinos parecem mais sujeitos a algumas hepatites virais. O estudo de 16.000 homossexuais masculinos, realizado por Shah e cols.[53], mostrou a presença do AgHBs e do anti-HBs em quase 5% dos casos. Biópsias hepáticas realizadas em 20 pacientes revelaram a presença de hepatite crônica de baixa atividade em 10 e hepatite crônica ativa em outros 10. Os autores concluem que, apesar da persistência prolongada do vírus e da grande freqüência de sinais de replicação viral (AgHBe positivo), a hepatite crônica apresentou caráter benigno.

Esse fato talvez se deva à tendência a certa deficiência imunológica. Vale realçar, entretanto, que temos atendido homossexuais com graves hepatites crônicas B, inclusive em fase cirrótica.

Com relação ao VHC, importante estudo de Marcellin e cols.[37] mostrou baixa prevalência de anti-VHC, o que sugere ser pouco comum a transmissão homossexual do VHC. Assim, em 113 homossexuais masculinos com hepatite crônica, a freqüência do anti-VHC, confirmada pelo RIBA-II e RIBA-III, foi de 5,3 ou de 3,8% após exclusão de pacientes transfundidos. Nesse trabalho, chamou a atenção a grande freqüência de reação falsamente positiva com o método de ELISA-2, principalmente em pacientes anti-HIV positivos. A técnica de ELISA-3 mostrou-se mais específica.

A importância da propagação sexual do VHD não está definida, sendo a transmissão menos freqüente do que a observada com o VHB[12]. Em homossexuais masculinos infectados pelo VHB, a freqüência do VHD varia consideravelmente, mas na maioria dos países é inferior a 10%. Além disso, alguns pacientes estudados eram viciados em drogas endovenosas, o que confunde as estatísticas. Entretanto, um estudo realizado na França[46] em 42 homossexuais não viciados detectou 6 (14%) com anti-VHD, sugerindo a possibilidade de transmissão sexual[12].

GAMOPATIAS MONOCLONAIS

Há vários relatos de casos com remissão parcial ou aparentemente total da gamopatia monoclonal durante o desenvolvimento de hepatite viral aguda[51]. Esse fato foi observado, por exemplo, no mieloma múltiplo e na macroglobulinemia de Waldenström.

O mecanismo de tal resposta é desconhecido, mas pode estar relacionado à produção de interferon ou a efeito direto do vírus, causando destruição celular ou alterações cromossômicas[51].

REFERÊNCIAS BIBLIOGRÁFICAS

1. Aledort ML, Levine PH, Hilgartner, et al. A study of liver biopsies and liver disease among haemophiliacs. *Blood*, **66**:367-72, 1985. ■ 2. Bontempo FA, Lewis JH, Gorec TJ, et al. Liver transplantation in hemophilia A. *Blood*, **69**:1721-24, 1987. ■ 3. Boyce NW, Holdsworth SR, Hooke D, Thomson NM, Atkins RC. Non hepatitis B associated liver disease in a renal transplant population. *Am J Kidney Dis*, **11**:307-12, 1988. ■ 4. Brandão-Mello CE, Oliveira CAB, Gonzaga AL. Hepatitis C and liver disease in hemophilia. (Abstract). *Hepatology*, **19**:44I, 1994. ■ 5. Braun WE. Long-term complications of renal transplantation. *Kidney Internat*, **37**:1363-78, 1990. ■ 6. Carreño V, Mora I, Escuin F, et al. Vaccination against hepatitis B in renal dialysis units: short or normal vaccination schedule? *Clin Nephrol*, **24**:215-20, 1985. ■ 7. Chan HL, Ghany MG, Lok ASF. Hepatitis B. In: Schiff ER, Sorrell MF, Maddrey WC (eds). *Schiff's Diseases of the Liver*. 8th ed, Philadelphia, Lippincott-Raven Publishers, 1999. ■ 8. Coelho HSM, Chindamo MC. Tratamento da hepatite C em grupos especiais de pacientes. *J Brasil Gastroenterol*, **2**:124-9, 2002. ■ 9. Cristofano C, Marchi S, Costa F, et al. Role of HCV infection in immune response to hepatitis B vaccination in chronic renal failure patients on hemodialysis. *Hepatology*, **19**:54I, 1994. ■ 10. Degos F, Degott C, Bedrossian J, et al. Is renal transplantation involved in post-transplantation liver disease? A prospective study. *Transplantation*, **29**:100-2, 1980. ■ 11. Delorme MA, Adams PC, Grant D, et al. Orthotopic liver transplantation in a patient with combined hemophilia A and B. *Am J Hematol*, **33**:136-8, 1990. ■ 12. Di Bisceglie AM. Epidemiology and diagnosis. In: Zuckerman AJ, Thomas HC (eds). *Viral Hepatitis. Scientific Basis and Clinical Management*. Edinburgh, Churchill Livingstone, 1993, pp 351-361. ■ 13. Di Marco V, Lo Iacono O, Almasio P, et al. And Sicilian Cooperative Group for Thalassaemia. Treatment of chronic HCV infection with alpha-interferon in beta-thalassaemia. *Hepatology*, **19**:59I, 1994. ■ 14. Eyster ME, Sherman KE, Goedert JJ, et al. Prevalence and changes in hepatitis C virus genotypes among multitransfused persons with hemophilia. The Multicenter Hemophilia Cohort Study. *J Infect Dis*, **179**:1062-9, 1999. ■ 15. Fernandez JL, Giulioni P, Del Pino N, et al. The meaning of anti-HCV status in hemodialyzed patients. (Abstract). *Hepatology*, **19**:61I,

1994. ■ 16. Fried MW, Peter J, Hoots K, et al. Hepatitis C in adults and adolescents with hemophilia: a randomized, controlled trial of interferon alpha-2b and ribavirin. *Hepatology*, **36**:967-72, 2002. ■ 17. Gallizzi Fº J, Lasmar EP, Andrade MO, et al. Hepatopatia em receptores de transplante renal. *Rev Hosp Clin Fa. Med S Paulo*, **39**:113-7, 1984. ■ 18. Hay CRM, Preston FE, Triger DR. Progressive liver disease in haemophilia: an understated problem. *Lancet*, **1**:1495-8, 1985. ■ 19. Holland PV. Strategies for active and passive prophylaxis to the hepatitis B virus – the adult. In: Vyas GN, Dienstag JL, Hoofnagle JH (eds). *Viral Hepatitis and Liver Disease*. Orlando, Grune & Stratton, Inc., 1984, pp 527-532. ■ 20. Ianhez LE, Cuelar MKS, Leaf L, et al. Prognóstico hepático em pacientes transplantados com HBsAg positivo pré-transplante. *Rev Hosp Clin Fac Med S Paulo*, **40**:53-7, 1985. ■ 21. Ianhez LE, Cuelar MKS, Romão Jr JE, et al. Hepatopatia em pacientes transplantados que adquiriram o vírus B da hepatite pós-transplante. *Rev Hosp Clin Fac Med S Paulo*, **40**:58-61, 1985. ■ 22. Ianhez LE, Cuelar MKS, Saldanha LB, et al. Hepatopatia com HBsAg negativo após transplante. *Rev. Hosp. Clin. Fac. Med. S. Paulo*, **40**:161-5, 1985. ■ 23. Kitchen AD, Barbara JAJ. Epidemiology and prevention. In: Zuckerman AJ, Thomas HC (eds). *Viral Hepatitis. Scientific Basis and Clinical Management*. Edinburgh, Churchill Livingstone, 1993, pp 313-326. ■ 24. Kopstein J, Ugalde CB, Fiori AMC, et al. Hemodiálise e hepatite a vírus B. *J Bras Nefrol*, **6**:9, 1984. ■ 25. Lai KN, Lai FM, Chan KW, et al. The clinico-pathological features of hepatitis B virus associated glomerulonephritis. *Quart J Med*, **63**:323-33, 1987. ■ 26. Lai KN, Lai FM, Tam JS, Vallace-Owens J. Strong association between IgG nephropathy and hepatitis B surface antigenemia in endemic areas. *Clin Nephrol*, **29**:229-34, 1988. ■ 27. Lai KN, Tam JS, Lin HJ, Lai FM. The therapeutic dilemma of usage of corticosteroid in patients with membranous nephropathy and persistent hepatitis B virus surface antigenemia. *Nephron*, **54**:12-7, 1990. ■ 28. Lai KN, Li PK, Lai Sf, et al. Membranous nephropathy related to hepatitis B virus in adults. *N Engl J Med*, **324**:1457-63, 1991. ■ 29. Lee CA, Kernoff PBA, Karayiannis P, et al. Interactions between hepatotropic viruses in patients with haemophilia. *J Hepatol*, **1**:379-84, 1985. ■ 30. Lee C, Dusheiko G. Hepatitis and haemophilia In: Zuckerman AJ, Thomas HC (eds). *Viral Hepatitis. Scientific Basis and Clinical Management*. Edinburgh, Churchill Livingstone, 1993, pp 501-515. ■ 31. Lemon SM, Becherer PR, Wang JG, et al. Hepatitis delta infection among multiple-transfused hemophiliacs. In: Gerin JL (ed). *The Hepatitis Delta Virus*. New York, Wiley-Liss. 1991, pp 351-360. ■ 32. Lethagen S, Widell A, Berntorp E, et al. Clinical spectrum of hepatitis C – related liver disease and response to treatment with interferon and ribavirin in haemophilia or von Willebrand disease. *Br J Haematol*, **113**:87-93, 2001. ■ 33. Lisker-Nelman M, Webb D, Di Bisceglie AM, et al. Glomerulonephritis caused by chronic hepatitis B virus infection: treatment with recombinant human alpha-interferon. *Ann Int Med*, **111**:479-83, 1989. ■ 34. Losowsky MS. The clinical course of viral hepatitis. *Clin Gastroent*, **9**:3-21, 1980. ■ 35. Loustand-Ratti V, Alain S, Liozon E, et al. *Interest of low dose ribavirin maintanance in HCV-associated with alpha interferon (IFN) plus ribavirin*. 8th International Symposium on Hepatitis C virus & related viruses. Paris, 2001, p 260 (P-262). ■ 36. Mannucei PM. Outbreak of hepatitis A among Italian patients with haemophilia. *Lancet*, **339**:819, 1992. ■ 37. Marcellin P, Colin J-F, Martinot-Peignoux M, et al. Hepatitis C virus infection in anti-HIV positive and negative French homosexual men with chronic hepatitis: comparison of second - and third-generation anti-HCV testing. *Liver*, **13**:319-22, 1993. ■ 38. Martin

P, Di Bisceglie AM, Kassianides C, et al. Rapidly progressive non-A, non-B hepatitis in patients with human immunodeficiency virus infection. *Gastroenterology*, **97**:1559-61, 1989. ■ 39. Mathurin P, Mouquet C, Poynard T, et al. Impact of hepatitis B and C virus on kidney transplant outcome. *Hepatology*, **29**:257-63, 1999. ■ 40. Navarro JF, Teruel JL, Mateos M, Ortuño J. Hepatitis C virus infection decreases the effective antibody response to hepatitis B vaccine in hemodialysis patients. *Clin Nephrol*, **41**:113-6, 1994. ■ 41. Norman A, Graff J, Gerritzen A, et al. Detection of hepatitis A virus RNA in commercially available factor VIII preparation. *Lancet*, **340**:1232-3, 1992. ■ 42. Oliveira OS de, Massola VC, Ianhez LE, et al. Hepatopatias em pacientes com insuficiência renal crônicaa e pós-transplante renal. *Rev As Med Brasil*, **22**:424-8, 1976. ■ 43. Orenstein MS, Tavitian A, Yonk B, et al. Granulomatous involvement of the liver in patients with AIDS. *Gut*, **26**:1220-5, 1985. ■ 44. Pereira BJG, Milford EL, Kirkman RL, Levey AS. Transmission of hepatitis C virus by organ transplant action. *N Engl J Med*, **325**:454-60, 1991. ■ 45. Pirson Y, Alexandre GPJ, Strihon C, et al. Long term effect of HBs antigenema on patient survival after renal transplantation. *N Engl J Med*, **296**:194-6, 1977. ■ 46. Pol S, Debois F, Roingeard P, et al. Hepatitis delta virus infection in French male HbsAg-positive homosexuals. *Hepatology*, **10**:342-5, 1989. ■ 47. Romão Jr JE. Hepatite B em hemodiálise. *J Bras Nefrol*, **6**:2-8, 1984. ■ 48. Ruzany F, Vieira LMM, Sarno EM, et al. Vírus da hepatite B em unidade de hemodiálise. *J Bras Nefrol*, **2**:86-90, 1980. ■ 49. Saldanha H, Lelie N, Heath A, et al. Establishment of the first international standard for nucleic acid amplification technology (NAT) assays for HCV RNA. *Vox Sang*, **76**:149-58, 1999. ■ 50. Sauleda S, Esteban JI, Altisent C, et al. Treatment with interferon plus ribavirin in anti-HIV negative patients with congenital coagulation desorders and chronic hepatitis C. *Thromb Haemost*, **83**:807-10, 2000. ■ 51. Seef LB. Diagnosis, therapy, and prognosis of viral hepatitis. In: Zakim D, Boyer TD (eds). *Hepatology, A Textbookk of Liver Disease*. Philadelphia, WB Saunders Co., 1982, pp 911-971. ■ 52. Seeff LB. Closing remarks: stragies for passive and active prophylaxis. In: Vyas GN, Dienstag JL, Hoofnaagle JH (eds). *Viral Hepatitis and Liver Disease*. Orlando, Grune & Stratton, Inc., 1984, pp 537-541. ■ 53. Shah N, Ostrow D, Baker A. Frequency and spectrum of chronic hepatitis B in homosexual males. (Abstract). *Gastroenterology*, **80**:1348, 1980. ■ 54. Shields PL, Mutimer DJ, Muir D, et al. Combined alpha interferon and ribavirin for the treatment of hepatitis C in patients with hereditary bleeding disorders. *Br J Haematol*, **108**:254-8, 2000. ■ 55. Sievert W, Piankos, Warner S, et al. Hepatic iron over load does not prevent a sustained virological response to interferon-alpha therapy: a long-term follow-up study in hepatitis C – infected patients with beta thalassemia major. *Am J Gastroenterol*, **97**:982-7, 2002. ■ 56. Strader DB. Understudied populations with hepatitis C. *Hepatology*, **36**(Suppl 1):S226-36, 2002. ■ 57. Streiff MB, Mehta S, Thomas DL. Peripheral blood count abnormalities among patients with hepatitis C in the United States. *Hepatology*, **35**:947-52, 2002. ■ 58. Strom TB, Merrill JP. Hepatitis B, transfusion and renal transplantation. (Editorial). *N Engl J Med*, **296**:225-6, 1977. ■ 59. Strom TB. Hepatitis B, transfusions, and renal transplantation – five years later. (Editorial). *N Engl J Med*, **307**:1141-2, 1982. ■ 60. Temperley IJ, Cotter KP, Walsh TJ, et al. Clotting factors and hepatitis A. *Lancet*, **340**:1466, 1992. ■ 61. Triger DR, Preston FE. Chronic liver disease in haemophiliacs. *Br J Haematol*, **74**:241-5, 1990. ■ 62. Wong SN, Yu EC, Chan KW. Hepatitis B virus associated membranous glomerulonephritis in children – experience in Hong-Kong. *Clin Nephrol*, **40**:142-7, 1993.

31 Hepatites por outros vírus

Antonio Alci Barone

Além dos clássicos agentes das hepatites virais, outros vírus podem, em determinadas circunstâncias, em pacientes normais ou imunodeprimidos, determinar quadros de comprometimento hepático predominante; às vezes, a manifestação hepática compõe-se de um quadro de infecção sistêmica ou generalizada. Neste capítulo, essas infecções serão denominadas "hepatites por outros vírus" e deverão abranger dois grupos de doenças: o primeiro inclui viroses comuns, que habitualmente determinam quadros de hepatite leve ou subclínica, raramente em indivíduos com imunidade normal, mas que podem causar infecções graves e potencialmente fatais em pacientes com prejuízo da imunidade celular; no segundo grupo inclui doenças com incidência restrita a algumas regiões geográficas, porém com manifestação clínica de hepatite, predominantemente.

• Grupo I: citomegalovírus (CMV), vírus Epstein-Barr (EBV), vírus varicela-zoster (VZV), adenovírus, paramixovírus, herpesvírus humano tipo 6 (HHV-6), herpes simples tipos 1 e 2 (HSV-1 e HSV-2).
• Grupo II: febre amarela, dengue hemorrágica, arenavírus (Lassa, Junin, Machupo), febres hemorrágicas (Marburg vírus, Ebola vírus, febre do Vale do Rift, febre hemorrágica da Criméia).

INFECÇÃO POR CITOMEGALOVÍRUS

O CMV pertence à família Herpesviridae; um vírus DNA com envelope lipídico. Sua condição de agente oportunista associa-se à capacidade de causar infecção latente, peculiaridade dos herpesvírus. A infecção por CMV ocorre em todo o mundo; a prevalência de anticorpos específicos aumenta com a idade, atingindo índices máximos ao redor de 25 anos de vida; há relação com o nível socioeconômico da população[10].

O homem é a única fonte de infecção para outro hospedeiro suscetível; a infecção pode dar-se naturalmente por transmissão intra-uterina, perinatal, intrafamiliar ou sexual, assim como iatrogenicamente, por transfusão de sangue ou transplante de órgãos sólidos.

Uma vez ocorrida a infecção primária, o DNA do vírus persiste sob a forma de infecção latente, podendo reativar-se em inúmeras circunstâncias, particularmente se ocorrer depressão da imunidade celular do hospedeiro. Pode ocorrer reinfecção com outras cepas do CMV em hospedeiros "imunes".

O quadro clínico da infecção primária pelo CMV é extremamente variável, porém, em pacientes com resposta imune normal, tanto a infecção primária quanto a reativação ou a reinfecção são invariavelmente assintomáticas, com exceção dos raros casos de síndrome da mononucleose. Apenas 5 a 10% dos recém-nascidos infectados apresentam manifestações clínicas ao nascer. As formas mais graves da citomegalovirose congênita apresentam-se com icterícia, hepatoesplenomegalia, petéquias, pneumonite intersticial e hemólise, além de manifestações neurológicas, como microcefalia, coriorretinite e calcificações cerebrais. As bilirrubinas estão aumentadas tanto à custa da forma conjugada como indireta; a elevação das transaminases do soro é discreta. Essa forma corresponde a cerca de 1 a 2% de todos os recém-nascidos infectados. Têm sido relatados alguns casos de seqüelas graves com cirrose hepática fatal após infecção congênita pelo CMV. Entre as formas comuns assintomáticas e as raras formas graves descritas, existe uma gama de manifestações intermediárias, de maior ou menor intensidade. As infecções perinatais são assintomáticas, ocorrendo entre quatro semanas e quatro meses de idade, havendo raros casos de manifestação clínica com pneumonia intersticial.

As infecções adquiridas do adulto, quando se expressam clinicamente, o que é raro, o fazem sob forma de síndrome mononucleose-símile. Apresentam-se com febre prolongada, hepatomegalia e/ou esplenomegalia, às vezes com icterícia e exantema maculopapular. Em uma casuística, dentre 530 pacientes com hepatite viral aguda, cinco apresentaram diagnóstico de infecção pelo CMV. Na infância, a presença de adenomegalia e a de exsudato amigdaliano são freqüentes e confundem-se com a infecção pelo EBV.

Em pacientes transplantados, o CMV é responsável por mais da metade dos episódios de hepatite relatados[7]. Embora a hepatite não seja grave, denuncia disseminação hematogênica da infecção, que pode levar à pneumonia intersticial fatal.

Em pacientes com AIDS, o fígado é freqüentemente acometido, porém as manifestações clínicas são discretas, se comparadas ao quadro febril, às lesões do tubo digestivo e à coriorretinite, freqüentemente coexistentes.

O diagnóstico das infecções por CMV, particularmente de hepatite, deve basear-se na demonstração do agente etiológico, uma vez que nos recém-nascidos há o problema dos anticorpos maternos, e os imunocomprometidos não têm capacidade de desenvolver uma resposta imunológica adequada. Para permitir o início precoce do tratamento antiviral, o diagnóstico virológico rápido por meio da demonstração de antígenos em culturas de células é o método mais indicado. No caso de infecções congênitas, a cultura de urina geralmente é suficiente. Em adultos com resposta imune normal, a detecção de viremia é forte evidência de que o CMV seja o agente da hepatite, diferentemente do que ocorre em imunodeprimidos, nos quais a viremia é comum. Nesses casos, a realização de biópsia hepática é mandatória para a tentativa de demonstração do CMV no tecido, *in situ*, usando "probes" de DNA subgenômico ou anticorpos monoclonais de camundongo. Não devem ser usados "probes" genômicos por causa da forte homologia com algumas regiões do DNA humano, nem anticorpos policlonais em virtude de o CMV induzir receptores de Fc.

As células infectadas *in vivo* tornam-se volumosas e com inclusões intranucleares, que podem ser encontradas nas células do epitélio do trato biliar, nos hepatócitos ou nas células de Kupffer.

Testes sorológicos, quando indicados, podem ser realizados por diferentes técnicas: fixação do complemento, hemaglutinação indireta, imunofluorescência indireta e ensaio imunoenzimático (ELISA). A detecção de anticorpos da classe IgM permite diagnóstico de infecção aguda ou congênita. O tratamento das infecções pelo CMV restringe-se a duas indicações fundamentais: recém-nascidos assintomáticos e imunodeprimidos, transplantados ou aidéticos. Duas drogas têm ação antiviral comprovada: o DHPG (Ganciclovir, Cytovene) e o foscarnet (Foscavir).

INFECÇÃO PELO VÍRUS EPSTEIN-BARR

A habitual disseminação do vírus EB está relacionada ao seu conhecido tropismo por linfócitos B, embora ele também possa infectar células epiteliais. O EBV é eliminado primariamente na orofaringe, pela saliva, mas também é excretado pela cérvix uterina. Além

da clássica mononucleose infecciosa e de manifestações atípicas como meningoencefalite e hepatite, o EBV tem sido implicado como agente da "hairy" leucoplasia que ocorre na língua de pacientes com AIDS e em uma série de doenças malignas, tais como linfoma de Burkitt, carcinoma nasofaríngeo, lesões malignas linfoepiteliais das glândulas salivares e timomas. A transmissão do EBV faz-se basicamente pela saliva (beijo), mais raramente por contato sexual e excepcionalmente por transfusão de sangue[1].

A infecção primária pelo EBV em crianças pequenas normalmente causa uma doença faríngea assintomática ou leve. Após a infância, a aquisição do vírus leva 30 a 45% dos infectados a apresentarem a mononucleose infecciosa, que é uma doença autolimitada linfoproliferativa, caracterizada por febre, faringoamigdalite, linfoadenopatia, hepatoesplenomegalia, mal-estar e cansaço. Manifestações menos freqüentes são a hepatite, as citopenias e os quadros neurológicos variáveis. A morte na fase aguda da doença é muito rara, e pode ocorrer em virtude de rotura esplênica, infecções oportunistas, hepatite fulminante, meningoencefalite, obstrução de vias aéreas e miocardite. A cura total em algumas semanas até dois meses é habitual. Sintomas recorrentes ou protraídos caracterizam a mononucleose crônica ativa, com febre recorrente, fadiga, laringite, hepatite, cefaléia e depressão.

Infecção primária atípica pelo EBV apresenta ausência de anticorpos heterófilos e de grande número de linfócitos atípicos, e pode manifestar-se como meningoencefalite ou hepatite isoladas.

O diagnóstico é geralmente sorológico. A presença de linfocitose com linfócitos atípicos e anticorpos heterófilos, denunciados pela reação de Paul-Bunnell-Davidson, é suficiente para o diagnóstico nos casos típicos. Testes sorológicos específicos incluem a pesquisa de anticorpos IgM e IgG com o antígeno do capsídeo viral (VCA), com antígenos precoces (EA) e com antígenos associados ao núcleo (EBNA-1 e 2), por técnicas de imunofluorescência.

Podem ainda ser utilizadas técnicas de demonstração do vírus ou de seus antígenos em material de biópsias ou células obtidas do sangue periférico, inclusive pela reação de polimerização em cadeia.

O tratamento da infecção primária pelo EBV ainda não está bem estabelecido. Embora ativo *in vitro*, o aciclovir não tem atuação *in vivo*. Em um ensaio clínico, a associação de prednisolona, aciclovir e imunoglobulina endovenosa propiciou bons resultados clínicos e virológicos.

Síndrome linfoproliferativa ligada ao cromossomo X (SLP-X) foi descrita em crianças jovens do sexo masculino com infecção pelo EBV e evolução atípica para formas graves ou fatais (60%), linfomas malignos (23%), hipo ou agamaglobulinemia (25%) ou anemia aplástica (10%). A síndrome hemofagocítica associada ao vírus é uma condição clínica similar a SLP-X, de ocorrência rara.

Reativação de infecção pelo EBV tem grande importância clínica em imunodeprimidos, tanto infectados pelo HIV como transplantados. Pacientes com AIDS freqüentemente apresentam sinais da reativação da infecção pelo EBV, incluindo elevação dos títulos de anticorpos e da eliminação de EBV pela saliva. A leucoplasia oral geralmente denuncia mau prognóstico nos pacientes assintomáticos portadores do HIV, embora o tratamento com aciclovir costume abolir a lesão. O linfoma de Burkitt em indivíduos com infecção pelo HIV carrega o genoma do EBV em 60 a 70% dos casos, assim como em 30 a 40% dos casos de linfoma não-Hodgkin. Pacientes transplantados apresentam, em 1 a 2% dos casos, linfoma de células B relacionado ao EBV.

A síndrome da fadiga crônica é uma condição de etiologia não bem esclarecida, caracterizada por extrema fadiga de aparecimento brusco, exacerbada por atividade física mínima. Alguns autores atribuem essas manifestações à síndrome da mononucleose crônica, embora não haja confirmação etiológica dessa hipótese.

INFECÇÃO PELO VÍRUS VARICELA-ZOSTER

Infecções clínicas com o vírus varicela-zoster são comuns, ocorrendo como varicela primária, usualmente durante a infância, e como herpes zoster, após reativação do vírus latente. Ambas as formas de infecção são mais graves no hospedeiro imunocomprometido.

A literatura pediátrica está repleta de relatos de hepatite, geralmente subclínica, com alterações bioquímicas, associada à varicela. Em adultos, a inflamação do fígado pode também ocorrer durante a infecção primária da varicela, usualmente em pacientes com pneumonite e sempre autolimitada. Existem raros relatos na literatura mundial de hepatites fulminantes devidas ao VZV, sempre relacionados com pacientes com problemas imunológicos de base[11,16].

A varicela é uma doença altamente contagiosa, transmitida por via respiratória, com período de incubação de 14 a 17 dias. A varicela é freqüentemente mais grave no adulto que em crianças, apresentando-se com maior intensidade a erupção, a febre, os sintomas constitucionais e a pneumonia intersticial. A pneumonite ocorre em 15% dos adultos, com mortalidade de 10 a 30%, mesmo em pacientes imunocompetentes. Anormalidades da coagulação, incluindo aumento da fragilidade capilar, coagulação intravascular disseminada e trombocitopenia, também podem ocorrer. Uma forma grave da doença, a varicela progressiva, pode desenvolver-se em pacientes imunocomprometi-

dos, com mortalidade de 20%. Esses pacientes têm alta incidência de envolvimento visceral, incluindo pneumonite, meningoencefalite e raramente hepatite.

O diagnóstico da varicela ou do zoster é geralmente clínico, mas pode ser confirmado pelo exame direto do material das vesículas à microscopia eletrônica. O tratamento das formas graves pode ser realizado, com sucesso, com aciclovir em doses elevadas.

INFECÇÃO POR ADENOVÍRUS

Os adenovírus são assim designados pela sua afinidade em multiplicar-se em tecido glandular adenóide; são vírus DNA, sem envelope, com 33 sorotipos responsáveis por infecção humana. São muito lábeis ao calor e multiplicam-se em cultura de tecidos, em células primárias de rim de embrião humano e em linhagens de células humanas de origem epitelial. Podem determinar quadros clínicos variáveis, geralmente relacionados às vias aéreas superiores ou inferiores e às conjuntivas. Assim, são agentes etiológicos de laringite doença tipo influenza, laringite, amigdalite, febre faringoconjuntival, pneumonia, resfriado comum, bronquite e bronquiolite.

A maioria das infecções é autolimitada, porém pacientes imunocomprometidos podem desenvolver infecções disseminadas após infecção primária ou após reativação de infecção latente. Têm sido relatados raros casos de hepatite fatal por adenovírus, assim como alguns casos de receptores de fígado transplantados têm apresentado hepatite por esses agentes[5,13].

Não há manifestações específicas que permitam o diagnóstico clínico com segurança; podem-se cultivar os adenovírus em espécimens de biópsia hepática nos meios já referidos. Não existe tratamento específico de eficácia comprovada.

INFECÇÃO PELO HERPESVÍRUS HUMANO TIPO 6

Foram descritos sete herpesvírus humanos distintos: HSV-1, HSV-2, CMV, VZV, EBV e os recentemente descobertos herpes humano-6 (HHV-6) e herpes humano-8 (HHV-8). O HHV-6 possui as características morfológicas e estruturais dos outros membros da família dos herpesvírus, porém genética e imunologicamente diferente dos demais. O vírus foi primariamente identificado em 1986 pelo grupo do INH em Bethesda; em 1988 foi imputado como agente etiológico de uma doença comum da primeira infância, o exantema súbito. Seu possível envolvimento com a síndrome da fadiga crônica e como um co-fator no desenvolvimento da AIDS tem sido ainda objeto de discussão[17].

Têm sido descritos na literatura casos de hepatite em recém-nascidos, crianças jovens e adultos, alguns casos com evolução fulminante[2,14,15].

O diagnóstico pode ser realizado pelo isolamento do vírus a partir de células mononucleares do sangue periférico e por reações sorológicas. Não há tratamento específico conhecido.

INFECÇÃO PELO VÍRUS HERPES SIMPLES

A hepatite causada pelo HSV é considerada rara, apresentando entretanto alta mortalidade e morbidade. Tem sido descrita em recém-nascidos, gestantes e imunodeprimidos, especialmente transplantados[3,6].

O tratamento com drogas antivirais, como o aciclovir, é eficiente, porém deve ser introduzido precocemente, antes que tenha ocorrido uma lesão extensa e irreversível do tecido hepático, isso porque a replicação viral está associada com a lise da célula infectada e o tratamento antiviral não pode reverter a destruição tecidual causada pelo vírus. Tratamento precoce significa diagnóstico precoce, mas a infecção pelo HSV é muitas vezes difícil de identificar. A infecção generalizada pelo HSV pode ser confundida com enteroviroses ou septicemias bacterianas, podendo ocorrer na ausência das lesões herpéticas típicas da pele, boca ou olhos. Os métodos diagnósticos atualmente disponíveis, geralmente sorológicos ou baseados no isolamento do vírus, demandam tempo prolongado. Embora o agente possa ser isolado da pele, orofaringe, conjuntiva, liquor, urina e fezes, muitas vezes há necessidade de se realizar biópsia hepática. Métodos mais sensíveis para a detecção de antígenos do HSV em fragmentos de biópsia, assim como a detecção do DNA viral por PCR, estão em avaliação experimental e brevemente estarão disponíveis para uso clínico.

HEPATITE DE CÉLULAS GIGANTES SINCICIAIS

No início de 1991 foi descrita uma nova forma de hepatite, ocorrendo em 10 pacientes durante um período de seis anos, caracterizada clinicamente por manifestações de hepatite grave, histologicamente por hepatócitos gigantes sinciciais e ultra-estruturalmente por estruturas intracitoplasmáticas consistentes com o nucleocapsídeo de paramixovírus[12].

Os pacientes tinham idade variando entre 5 meses e 41 anos; o diagnóstico clínico antes da biópsia era de hepatite não-A, não-B em cinco pacientes e de hepatite crônica ativa auto-imune nos demais. Cinco pacientes foram submetidos a transplante de fígado; os restantes faleceram. O estudo anatomopatológico do fígado desses pacientes revelou a presença de células gigantes sinciciais com mais de 30 núcleos, substituindo os cordões de células hepáticas. No citoplasma dessas células foram encontradas partículas identificadas como nucleocapsídeos de paramixovírus.

Homogenatos de fígado do paciente-índex foram injetados em chimpanzés, que apresentaram elevação do título de anticorpos antiparamixovírus, sugerindo uma reação anamnéstica a uma infecção pregressa; provavelmente existia o antígeno do paramixovírus, mas não vírus viáveis nesse homogenato. Embora esse seja um primeiro relato, necessitando de mais estudos virológicos para melhor classificação, acreditam os autores que os paramixovírus devam ser considerados em pacientes com hepatite grave esporádica.

Os paramixovírus identificados como patogênicos para seres humanos incluem os vírus parainfluenza, sarampo, caxumba e vírus respiratório sincicial. São vírus RNA, antigenicamente estáveis, com nucleocapsídeos e envelopes definidos. Comparados com os agentes conhecidos das hepatites humanas, esses vírus são consideravelmente maiores, e apenas o sarampo tem sido casualmente relacionado à hepatite, ainda que de maneira infreqüente. Portanto, a hepatite associada a um paramixovírus não bem determinado é um conceito novo e excitante, necessitando ainda de mais esclarecimentos[4].

FEBRE AMARELA

O agente etiológico da febre amarela é um flavivírus, cujas partículas são esféricas e envelopadas, medindo cerca de 30 a 40nm, contendo uma espiral simples de RNA. Desenvolve-se a partir do retículo endoplasmático rugoso da célula infectada e então brota, em pequenos grupos, para vacúolos citoplasmáticos, sendo liberados quando a célula morre. Pertence à família Flaviviridae, na qual estão catalogados os vírus da hepatite C (VHC) e da hepatite G (VHG), além do vírus da dengue.

Do ponto de vista epidemiológico, existem duas formas de circulação do vírus: a *febre amarela silvestre*, que ocorre entre primatas sub-humanos, tendo como vetores mosquitos do gênero *Haemagogos*, e que acidentalmente envolve o hospedeiro humano que penetra na floresta, e a *febre amarela urbana*, doença essencialmente humana, que tem como vetor o *Aedes aegypti*. Esse mosquito tem hábitos basicamente peridomiciliares e deposita seus ovos em pequenas coleções de água parada e limpa, tais como vasos, pneus velhos, reservatórios de água descobertos e lixo urbano de maneira geral. A eliminação do *Aedes* controla a transmissão da febre amarela urbana e também da dengue, que é transmitida pelo mesmo vetor. Ambos os ciclos podem existir na África Ocidental, nas Américas Central e do Sul e em ilhas do Caribe. No Brasil, a forma urbana da doença havia sido erradicada em 1942, tendo sido relatado o último caso na cidade de Sena Madureira, no Acre. Em 1955, o Brasil foi considerado livre do *Aedes aegypti*, porém em 1967 o mosquito voltou a ser encontrado na cidade de Belém do Pará e em municípios vizinhos. A partir dessa data, números crescentes de municípios brasileiros passaram a ser infestados pelo *Aedes aegypti,* inclusive no Estado de São Paulo, coincidindo com o aparecimento de epidemias de dengue e possibilitando o reaparecimento da febre amarela urbana no Brasil.

O quadro clínico da doença varia amplamente em gravidade, envolvendo fígado, rins, coração e baço. O período de incubação vai de três a seis dias. A grande maioria das infecções é leve ou subclínica. As formas graves da doença são caracterizadas por uma tríade de manifestações: icterícia, fenômenos hemorrágicos e intensa albuminúria. Nas formas malignas da infecção, a morte pode ocorrer ao redor do sétimo dia de doença, após dois ou três dias de coma, ou abruptamente, em seguida a episódios de hematêmese. A mortalidade global das formas graves que exigem hospitalização oscila ao redor de 50%[8].

Durante epidemias, o diagnóstico clínico de febre amarela é fácil; em casos esporádicos, pode ser confundida com influenza ou malária nas formas leves, ou com hepatite e febres hemorrágicas nas formas graves. O diagnóstico laboratorial deve basear-se no isolamento do vírus, na sorologia ou nos achados histopatológicos, muito característicos. O vírus pode ser isolado por inoculação em camundongos lactentes ou em cultura de células de vertebrados ou insetos, a partir do sangue de pacientes nos três ou quatro primeiros dias de infecção, ou a partir de fragmentos do fígado, obtidos por viscerotomia, pósmorte. Os testes sorológicos incluem reação de fixação do complemento, inibição da hemaglutinação, ensaio imunoenzimático ou hemólise radial em gel. Entre os exames bioquímicas inespecíficos, cabe ressaltar os elevados níveis de aminotransferases observados nos soros dos pacientes na fase aguda ictérica da doença, atingindo mais de 100 a 200 vezes os valores normais. Os métodos de biologia molecular, como a reação em cadeia de polimerase, são hoje disponíveis para pesquisa do vírus da febre amarela, tanto no soro como em tecidos dos pacientes.

O tratamento da febre amarela é essencialmente sintomático e de suporte. São básicos a reposição das perdas sangüíneas, o controle do equilíbrio hidroeletrolítico e a vigilância da função renal nos pacientes acometidos das formas graves da doença.

A febre amarela é doença de notificação compulsória e quarentenável, em função da rapidez com que se dissemina e da alta letalidade. As medidas profiláticas recomendadas são: combate ao mosquito vetor, vigilância contra a reinfestação da região pelo mosquito, isolamento e proteção dos doentes com mosquiteiro e vacinação. No Brasil, utiliza-se uma vacina de origem americana, de vírus vivo atenuado (17D), na dose de 0,5ml por via subcutânea, renová-vel a cada 10 anos. Embora segura e altamente eficiente, essa vacina tem sido recentemente responsabilizada por algumas reações graves e até fatais.

DENGUE HEMORRÁGICA

A dengue, também conhecida como "febre quebraossos", é a infecção humana mais prevalente causada por flavivírus. Os quatro sorotipos conhecidos causam doença idêntica. A doença tem distribuição universal nos trópicos e áreas quentes das zonas temperadas e tem no *Aedes aegypti* o principal vetor. Emergiu em epidemias violentas no Estado de São Paulo, Rio de Janeiro e outras cidades do Brasil devido à reinvasão de todo o continente sul-americano pelo mosquito transmissor. A dengue hemorrágica é uma forma grave e potencialmente fatal da infecção. A OMS recebeu relatos de mais de 3 milhões de casos e 45.000 mortes pela doença desde 1956. Pode ser causada por qualquer um dos quatro sorotipos e está fortemente ligada à sensibilização pregressa por infecção heteróloga. Entretanto, alguns sorotipos estão mais associados à doença, sugerindo que fatores virais também têm influência nessa manifestação da doença.

A dengue hemorrágica e a sua forma mais grave, a síndrome do choque pela dengue, são processos imunopatológicos. Imunidade prévia ocorre em mais de 90% dos casos. As manifestações clínicas envolvem trombocitopenia e hemoconcentração com hipotensão e choque. Manifestações hemorrágicas de toda natureza podem ocorrer, desde mínimas (petéquias, epistaxe, sangramento gengival) até hemorragias gastrointestinais maciças. Icterícia pode levar a confusão com febre amarela, assim como outras manifestações de falência hepática. A taxa de mortalidade da doença é de 10% nos casos não tratados. O tratamento é sintomático e de manutenção. Reposição de volume intravascular e oxigenoterapia são importantes. Não há drogas antivirais eficazes para o tratamento da dengue[9].

INFECÇÃO PELO GRUPO DOS ARENAVÍRUS

A família Arenaviridae, genêro *Arenavirus*, inclui o vírus da febre de Lassa, os vírus do complexo Tacaribe (febres hemorrágicas da América do Sul) e o vírus da coriomeningite linfocitária benigna. Com exceção deste último, todos podem apresentar-se com quadros clínicos de hepatite, de intensidade variável.

A febre de Lassa recebeu considerável atenção em virtude de sua elevada mortalidade (20 a 75%), inicialmente relatada entre médicos e seu "staff" e entre pacientes admitidos em hospital na África Ocidental. Trata-se de um vírus pleomórfico, encapsulado, com uma espiral simples de RNA, geralmente esférico, variando de tamanho entre 80 e 150nm. Partículas maduras infectantes são liberadas por brotamento, sem destruir a célula infectada. Na zona rural da África Ocidental, esse vírus causa uma infecção persistente em roedores; estes excretam o vírus na urina e na saliva e podem contaminar a água, os alimentos e o meio ambiente. O homem infecta-se pela inalação ou ingestão de água ou alimentos contaminados. Infecções hospitalares resultam de contato pessoal com secreções e excreções de pacientes. Após a infecção, o vírus multiplica-se no sistema reticuloendotelial, gânglios, timo e baço. Segue-se uma viremia e localização em outros órgãos, entre os quais o fígado é o mais importante. A patogênese reside principalmente nos fenômenos hemorrágicos e alteração da permeabilidade capilar. Histologicamente, o fígado é o principal alvo da agressão na febre de Lassa. Há grande predomínio de necrose hepatocelular sobre o componente inflamatório. À necropsia, a extensão da necrose hepática tem sido suficiente para atribuir à insuficiência hepática a principal causa de morte pela doença[5].

O diagnóstico da febre de Lassa é realizado em laboratórios de segurança máxima, pelo isolamento do vírus ou pela sorologia. O tratamento é essencialmente de suporte, associado à administração precoce de soro de convalescentes com altos títulos de anticorpos. Alguns relatos sugerem que a ribavirina, em doses altas, por via endovenosa, pode ser benéfica no tratamento dessa virose.

A febre hemorrágica Junin tem sido reconhecida em áreas agrícolas da Argentina desde o início dos anos 1950. Entre 1958 e 1980, foram descritos cerca de 1.800 casos, com mortalidade de 10 a 15% em pacientes não tratados. A infecção ocorre quase exclusivamente em plantadores de milho e trigo e tem uma variação sazonal marcante, com alta incidência nos meses de abril a junho.

A febre hemorrágica Machupo foi identificada inicialmente na Bolívia, em 1962. Alguns surtos ocorreram na década de 1960, comprometendo 2.000 a 3.000 pessoas, com mortalidade de 20%. A fonte de infecção em ambas as doenças, como na febre de Lassa, é a urina de roedor infectado[5,13].

INFECÇÃO PELOS VÍRUS MARBURG E EBOLA

Estes dois vírus são as únicas espécies da família Filoviridae, genêro *Filovirus*. São vírus contendo uma espiral simples de RNA, encapsulados e apresentam-se com uma variedade de formas peculiares, que incluem "torus", filamentosas e ramificadas, medindo até 20 micrômetros de comprimento.

A infecção causada pelo vírus Marburg, também conhecida como doença do macaco verde, é uma doença febril hemorrágica do homem, descrita pela primeira vez em 1967, quando foram observados 31 casos com 7 óbitos na Alemanha e Iuguslávia, ocorridos em pacientes que tiveram contato com sangue, órgãos ou culturas de células de um grupo de macacos verdes africanos *(Cercopithecus aethiops)* que haviam sido capturados em Uganda. As principais alterações morfológicas encontradas nas necropsias estavam relacionadas a hemorragias no trato digestivo e pulmões; as lesões histológicas mais importantes limitavam-se ao fígado, aos rins e aos pulmões. Foram observados focos irregulares de necrose hepatocelular confluentes e extensos sem localização zonal, além de estruturas semelhantes a corpúsculos de Councilman.

A doença caracteriza-se por início súbito com febre, mal-estar, cefaléia e mialgia, seguido de náuseas, vômitos e diarréia aquosa, além de exantema maculopapular e conjuntivite. Em seguida aparecem fenômenos hemorrágicos e sinais de falência hepatocelular, sem relatos de icterícia. Insuficiência renal pode estar presente.

A doença causada pelo vírus Ebola, reconhecida em 1976, desde logo causou grande preocupação pela altíssima letalidade observada. No Zaire, entre 237 casos observados, 211 morreram. O quadro clínico é indistinguível da doença causada pelo vírus Marburg.

Os procedimentos diagnósticos devem ser realizados em laboratórios com segurança máxima, por meio do isolamento do vírus ou da pesquisa de anticorpos específicos. A terapêutica é sintomática e de suporte[5,13].

FEBRE DO VALE DO RIFT

É uma doença primária de gado bovino e ovino, uma enzootia, causando mortes em animais prenhes e recém-nascidos. Inicialmente limitada à região da África abaixo do Saara, foi posteriormente descrita no Egito. No verão de 1987, a doença alastrou-se, comprometendo humanos suscetíveis de regiões agrícolas do Egito, densamente habitadas, provavelmente por transmissão por mosquitos do gênero *Culex,* inalação de aerossóis infectantes ou contato com animais doentes. Atingiu cerca de 20.000 a 200.000 pessoas, com complicações clínicas e elevada mortalidade. O agente etiológico é um flebovírus da família Bunyaviridae, esférico e envelopado, com espiral simples de RNA, medindo 90 a 100nm de diâmetro. Após um período de incubação de três a seis dias, segue-se um quadro febril com cefaléia intensa e mialgia. Complicações incluem hemorragias, encefalite e envolvimento ocular com degeneração macular e cegueira temporária ou definitiva. Icterícia e fenômenos hemorrágicos indicam mau prognóstico. O diagnóstico pode ser feito por testes sorológicos, isolamento do vírus ou inoculação em camundongos suscetíveis. O tratamento é sintomático. Existe uma vacina para humanos de vírus inativados pelo formol, que em três doses tem uma eficácia de 95%[13].

FEBRE HEMORRÁGICA DA CRIMÉIA/CONGO

Originalmente descrita na Segunda Guerra Mundial, na Criméia, essa infecção transmitida por carrapatos foi posteriormente encontrada na África, Paquistão e Oriente Médio. É causada por um *Nairovirus,* da família Bunyaviridae, com características semelhantes ao agente da febre do Vale do Rift, com diâmetro de 115 a 125nm. Cabras ou gado bovino funcionam como reservatórios da doença, que é transmitida ao homem pelos carrapatos contaminados. A infecção pode também ser adquirida pelo pessoal da saúde por contato com o sangue de pacientes. Dessa maneira, como foi descrito em hospitais de Bagdá, Paquistão e Dubai, verificou-se elevada mortalidade, de 20 a 70%. O período de incubação dura cerca de 7 dias. O início da doença é abrupto, com febre, náuseas e vômitos. Seguem-se manifestações hemorrágicas importantes, acompanhadas de plaquetopenia, leucopenia e comprometimento acentuado da função hepática. Podem ocorrer complicações neurológicas. O diagnóstico é realizado por reações sorológicas, pela pesquisa direta do vírus no soro com microscopia eletrônica, ou pela inoculação em camundongos lactentes ou em cultura de células. Não existe tratamento específico[5].

REFERÊNCIAS BIBLIOGRÁFICAS

1. Anderson JP. Clinical aspects on Epstein-Barr virus infection. *Scand J Infect*, 78(Suppl):94-104, 1991. ▪ 2. Asano Y, Yoshikawa T, Suga S, et al. Fatal fulminant hepatitis in an infant with human herpesvirus-6 infection. *Lancet*, 335:862-3, 1990. ▪ 3. Benador N, Mannhardt W, Schranz D, et al. Three cases of neonatal herpes simplex virus infection presenting as fulminant hepatitis. *Eur J Pediatr,* 149:555-9, 1990. ▪ 4. Editorial. Hepatitis G? *Lancet,* 337:1070, 1991. ▪ 5. Griffits PD, Ellis DS, Zuckerman AJ. Other common types of viral hepatitis and exotic infections. *Br Med Bull*, 46(2):512-32, 1990. ▪ 6. Kusne S, Schwartz M, Breinic MK, et al. Herpes simplex virus hepatitis after solid organ transplantation in adults. *JID*, 163:1001-7,1991. ▪ 7. Laskus T, Lupa E, Cianciara J, et al. Cytomegalovirus infection presenting as hepatitis. *Digestion*, 47:167-71, 1990. ▪ 8. Levin ASS, Barone AA, Shiroma M. Fulminant hepatitis: a clinical review of 11 years. *Rev Inst Med Trop (S Paulo)*, 31(4):213-20, 1989. ▪ 9. Monath TP. Flaviviruses. **In:** Mandell, Douglas and Bennett's. *Principles and Practice of Infectious Diseases.* 5th ed, New York, Churchill Livingstone, 2000. ▪ 10. Pannuti CS. Citomegalovirose. **In:** Amato Neto V, Baldy JLS. *Doenças Transmissíveis.* 3ª ed, São Paulo, Sarvier, 1989. ▪ 11. Patti ME, Selvacci KJ, Kroboth FJ. Varicella hepatitis in the immunocompromised adult: a case report and review of literature. *Ann J Med,* 88:77-80, 1990. ▪ 12. Phillips MJ, Blendis LM, Poucell S, et al. Syncicyal giant-cell hepatitis. *N Engl J Med*, 324(7):455-60, 1991. ▪ 13. Schiffi CM. Hepatitis caused by viruses other than hepatitis A, hepatitis B and non-A, non-B hepatitis viruses. **In:** Schiff L, Schiff ER. *Diseases of the Liver.* 7th ed, Philadelphia, JB Lippincott Company, 1993. ▪ 14. Sobue R, Miyazaki H, Okamoto M, et al. Fulminant hepatitis in primary human herpesvirus-6 infection. *N Engl J Med*, 324:1290, 1991. ▪ 15. Tajiri H, Nose O, Daba K, et al. Human herpesvirus-6 infection with liver injury in neonatal hepatitis. *Lancet*, 335:863, 1990. ▪ 16. Teravanichpong S, Chuangsuwanich T. Fatal varicella in a healthy girl. *J Med Assoc Thai*, 73(11):648-51, 1990. ▪ 17. Wahren B, Linde A. Virological and clinical characteristics of human herpesvirus-6. *Scand J Infect*, 78(Suppl):105-9, 1991.

32 Hepatite crônica – aspectos gerais e prevalências

Luiz Caetano da Silva

CONCEITO

A persistência de reação inflamatória que se mantém sem melhora pelo prazo mínimo de seis meses é denominada hepatite crônica[11]. De acordo com Leevy e cols.[8], responsáveis pela estandardização da nomenclatura das doenças hepáticas, a hepatite crônica viral refere-se à persistência de lesão hepática associada a níveis elevados de aminotransferases ou de marcadores virais por mais de seis meses.

Entre os conceitos definidos por esses autores[8] destaca-se a decisão de não serem mais utilizados os termos morfológicos de "hepatite crônica persistente" e de "hepatite crônica ativa" na nomenclatura da hepatite crônica viral. Tal alteração foi adotada em virtude da utilidade clínica limitada desses termos[10], que podem implicar prognóstico muitas vezes incorreto[9]. Como enfatizado nos capítulos 12 e 13, prefere-se atualmente utilizar o diagnóstico de hepatite crônica e o tipo de vírus responsável, por exemplo, hepatite crônica viral B. Cabe também ao patologista: a) referir o grau de atividade, baseado nas lesões portais, periportais e intralobulares; b) fazer estadiamento do processo, por meio do grau de fibrose e das alterações estruturais. Dessa maneira, o diagnóstico final da hepatite crônica deve basear-se em três aspectos: etiologia, grau e estágio da doença, como demonstrado nos seguintes exemplos[5]:

1. Hepatite crônica B, com moderada atividade (grau 2) e com fibrose acentuada (grau 3).
2. Hepatite crônica C, com leve atividade (grau 1) e com fibrose moderada (grau 2).
3. Hepatite auto-imune com atividade intensa (grau 4) e com cirrose (grau 4).

ETIOLOGIA E CARACTERÍSTICAS

As considerações anteriores mostram como é importante a caracterização etiológica da hepatite crônica (Quadro 32.1).

Quadro 32.1 – Causas de hepatite crônica[1,7,8,13]*.

Hepatite crônica viral
Hepatite crônica B
Hepatite crônica C
Hepatite crônica D
Hepatite auto-imune[3]**
Tipo 1: positividade para anticorpo antimúsculo liso, antiactina e/ou antinúcleo
Tipo 2: presença de anticorpo antimicrossoma de fígado e rim tipo 1 e/ou anticitosol hepático tipo 1
Hepatite crônica produzida por drogas***
Associação definida: oxifenisatina, alfametildopa, nitrofurantoína, dantrolene
Associação provável: isoniazida
Distúrbios genéticos
Doença de Wilson

* Além das hepatites crônicas criptogênicas (capítulo 34) existem as doenças que podem simular hepatite crônica: cirrose biliar primária, colangite esclerosante, doença hepática alcoólica, esteato-hepatite não-alcoólica, hemocromatose e deficiência de alfa-1-antitripsina.

** Pode manifestar-se com quadro de hepatite aguda.

*** Associação rara ou duvidosa: clometacina, acetaminofen, halotano, propiltiouracil, sulfonamidas, aspirina, etretinato, papaverina, benzarona[1].

Numerosas entidades, de causas muito variadas, podem ser incluídas na definição de hepatite crônica, mas há franca tendência entre os hepatologistas em restringir o conceito de hepatite crônica àquela de origem viral, auto-imune, e às relacionadas à ação de drogas, aceitando-se ainda as de causa incerta[5,6].

As hepatites crônicas mais freqüentes em nosso meio são as produzidas pelo VHB e pelo VHC. Seu diagnóstico diferencial inclui também a hepatite auto-imune e as induzidas por drogas, quer por ação tóxica, quer por hipersensibilidade do indivíduo.

A doença de Wilson tem sido incluída no espectro etiológico das hepatites crônicas, em virtude dos aspectos morfológicos e de sua história natural[6].

Em relação à freqüência das hepatites crônicas virais, uma revisão dos nossos pacientes vistos consecutivamente nos últimos dez anos mostra:

Total geral de doenças hepatobiliares: 813 pacientes
Hepatopatias virais: 561 pacientes (69%)
Agudas: 39 (4,8%)
Crônicas: 522 (64,2%)

Hepatopatias crônicas virais (total: 522 pacientes)
(73%) – VHC: 381 (381/813 = 46,9%)
(24,5%) – VHB: 128 (128/813 = 15,7%)
(2,5%) – VHB + C: 13 (13/813 = 1,6%)
(não incluído um paciente com VHB + D)

Tipos de lesão hepática e de vírus:
  Portador (lesões mínimas ou fígado reacional)
    Total: 39 pacientes (7,5%)
    (56,4%) – VHB: 22 (4,2%)
    (43,6%) – VHC: 17 (3,3%)
  Hepatite crônica
    Total: 296 pacientes (56,7%)
    (24%) – VHB: 71 (13,6%)
    (74,3%) – VHC: 220 (42,1%)
    (1,7%) – VHB + C: 5 (1%)
  Cirrose hepática
    Total: 169 pacientes (32,2%)
    (17,2%) – VHB: 29 (5,6%)
    (78,7%) – VHC: 133 (25,5%)
    (4,1%) – VHB + C: 7 (1,3%)
  Hepatocarcinoma
    Total: 18 pacientes (3,4%)
    (33,3%) – VHB: 6 (1,1%)
    (61,1%) – VHC: 11 (2,1%)
    (5,6%) – VHB + C: 1 (0,2%)

Em comparação com uma casuística anterior de 281 pacientes com hepatite crônica (HC) viral[13] observa-se discreta tendência a aumento da HC por VHC e redução da HC por VHB, mantendo-se a proporção de infecção dupla de VHB + VHC.

Anterior	Atual
HC virais: 280 pacientes	522 pacientes
VHB: 86 (30,7%)	128 (24,5%)
VHC: 187 (66,8%)	381 (73%)
VHB + C: 7 (2,5%)	13 (2,5%)

A freqüência atual em nossa casuística, de acordo com o grau de infecção crônica e com o vírus responsável, pode ser observada na figura 32.1.

ASPECTOS CLÍNICOS DAS HEPATITES CRÔNICAS VIRAIS

Os pacientes podem ser totalmente assintomáticos[2], iniciando-se a pesquisa diagnóstica pelo encontro ocasional de uma alteração da transaminase ou de

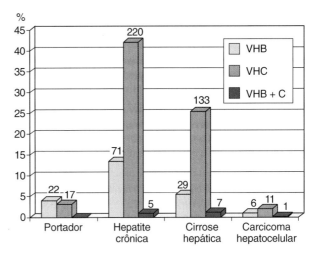

Figura 32.1 – Freqüência e tipos de lesão hepática nas infecções crônicas pelo VHB e VHC.

um marcador viral. História de hepatite aguda prévia não é obrigatória, sendo ausente com freqüência. Os sintomas, quando surgem, são inespecíficos, predominando fadiga, mal-estar geral e sintomas abdominais. Somente as formas mais graves acompanham-se de icterícia e, na fase cirrótica, edema, ascite e outros sinais de insuficiência hepática. A hepatomegalia é freqüente e a esplenomegalia, mais proeminente nas formas avançadas.

Aspectos laboratoriais – os níveis de atividade das aminotransferases (transaminases) são flutuantes, geralmente oscilando entre 1 e 10 vezes o limite máximo normal; as oscilações são mais freqüentes na hepatite crônica C.

Os níveis de gamaglobulina, principalmente da IgG, podem elevar-se, porém bem menos do que na hepatite auto-imune, sendo freqüentemente normais. Na doença avançada podem observar-se hipergamaglobulinemia, hipoalbuminemia e alargamento do tempo de protrombina. Essas alterações são mais freqüentes na fase cirrótica, como também os sinais de hiperesplenismo (leucopenia e trombocitopenia) e a superioridade dos níveis de AST (TGO) sobre a ALT (TGP).

Alterações morfológicas – foram extensamente analisadas nos capítulos 12 e 13.

Critérios etiológicos (ver capítulo 10) – a) hepatite B: o marcador mais importante para o diagnóstico é o AgHBs. Quando positivo, devem-se procurar outros sinais de replicação viral (AgHBe, anti-HBc IgM ou, quando estes são negativos, DNA do VHB); b) hepatite C: anti-VHC. A presença desse anticorpo e da elevação das aminotransferases é sinal quase certo de presença do RNA do VHC no soro; c) hepatite D:

Capítulo 32

geralmente diagnosticada pelo anti-VHD. Contudo, para o diagnóstico de replicação viral, deve-se solicitar o anti-VHD IgM ou RNA do VHD. Em nosso meio, utiliza-se a pesquisa do AgVHD nos hepatócitos; d) hepatite por agente desconhecido: ausência de marcadores para B, C e D e de outros marcadores (capítulo 34).

HEPATITE CRÔNICA AUTO-IMUNE

Embora esse termo seja adotado por vários autores, inclusive na estandardização da nomenclatura[8], alguns pesquisadores preferem o termo "hepatite auto-imune", por incluir casos aparentemente agudos com áreas de necrose confluente. Suas características serão analisadas no capítulo 33.

HEPATITE CRÔNICA INDUZIDA POR DROGAS

Definição – lesão hepática persistente na vigência de drogas ou toxinas e na ausência de outras causas.

Aspectos clínicos – uma doença hepática inflamatória pode surgir durante a administração de uma droga e persistir enquanto esta for utilizada. A manifestação mais típica de hepatite crônica foi produzida pela oxifenisatina, substância básica de alguns laxativos[9].

Tivemos oportunidade de estudar duas pacientes com quadro clínico laboratorial de hepatite auto-imune com componente colestático. O quadro de hepatite crônica ativa tornou-se inativo com a suspensão de laxante que continha oxifenisatina.

DISTÚRBIOS GENÉTICOS

A moléstia de Wilson é sempre incluída como possível causa de hepatite crônica, embora poucas vezes encontrada na clínica. Assim, a freqüência da doença é de 1/30.000 indivíduos[8].

Definição – erro inato do metabolismo do cobre, caracterizado pelo seu acúmulo no cérebro, fígado e córnea, como resultado da menor excreção hepatobiliar do cobre.

Aspectos clínicos – as manifestações variam com a idade. Adolescentes apresentam quadro de insuficiência hepática fulminante, usualmente com anemia hemolítica, ou de hepatite crônica ativa[8]. Em adultos jovens são freqüentes os tremores e as manifestações neuropsíquicas. A hepatopatia crônica pode progredir para uma fase neuropsíquica (Quadro 32.2).

Critérios laboratoriais – aumento de excreção urinária de cobre nas 24 horas, usualmente associada à hipoceruloplasminemia característica (95% dos casos)[8]. São freqüentes a hipouricemia e a acidose tubular renal distal.

Critérios morfológicos – hepatite crônica com esteatose periportal e núcleo vacuolizados ou cirrose. São comuns os corpos de Mallory[8].

BIÓPSIA HEPÁTICA E DIFICULDADES DE INTERPRETAÇÃO

A gravidade da lesão hepática na hepatite crônica pode variar de um local para outro e isso explica os erros de amostragem, particularmente quando a biópsia hepática é pequena[11].

Quadro 32.2 – Aspectos diferenciais das hepatites crônicas, segundo Sherlock e Dooley, levemente modificada[11].

Etiologia	Predominância de sexo/idade	Associações	Testes diagnósticos	Aspectos histológicos
Hepatite crônica B e hepatite crônica D	Masculino – todas	Oriente, África, Mediterrâneo, Amazônia, fatores de risco	AgHBs, AgHBe, anti-HBe, DNA-VHB, anti-VHD	Variáveis AgHBs*, AgHBc, AgHD
Hepatite crônica por VHC	Igual – todas	Transfusão de sangue e derivados, abuso de drogas	Anti-VHC, RNA-VHC	Variáveis Esteatose, componente lobular, agregados linfóides
Auto-imune	Feminino – 12-25 anos; menopausa	Manifestações sistêmicas	Auto-anticorpos – músculo liso** – núcleo – MFR***	Hepatite crônica ou cirrose intensamente ativa, rosetas
Droga	Feminino – meia-idade e idosas	Ver quadro 32.1	História, histologia hepática	Eosinófilos, gordura, granuloma
Doença de Wilson	Igual – 10-30 anos	História familiar, hemólise, sinais neurológicos	Anel de Kayser-Fleischer, cobre (urina, soro, fígado), ceruloplasmina	Balonização, glicogênio, gordura

* Imuno-histoquímica

** Actina

*** Microssomo fígado-rim

Variações "intra-observador e interobservador" foram encontradas na interpretação de biópsias hepáticas em pacientes com hepatite crônica C[14]. Tais variações foram observadas principalmente com índice numérico global (índice de Knodell), havendo maior reprodutividade em avaliação dissociada e semiquantitativa das lesões necroinflamatórias e da fibrose. Além das dimensões do fragmento obtido na biópsia, também é importante evitar a retirada do material na região subcapsular, o que acontece freqüentemente nas laparoscopias quando se usa pinça e não agulha.

CONCLUSÕES

Dada a maior freqüência da etiologia viral nas hepatites crônicas, todo paciente com quadro sugestivo deve submeter-se à pesquisa do AgHBs e anti-HBc-total para a hepatite crônica B e do anti-VHC para a hepatite crônica C. Se os referidos marcadores forem negativos, solicitar a pesquisa de auto-anticorpos, ceruloplasmina e alfa-1-antitripsina. Verificar eventual ingestão prolongada de medicamentos.

A biópsia hepática deve ser interpretada pelo patologista visando não somente o diagnóstico, mas também a avaliação do grau de lesão necroinflamatória (atividade), da fibrose e das alterações estruturais (estadiamento).

REFERÊNCIAS BIBLIOGRÁFICAS

1. Boyer JL, Reuben A. Chronic hepatitis In: Schiff L, Schiff ER (eds). *Diseases of the Liver*. 7th ed, Philadelphia, JB Lippincott Company, 1993, pp 586-637. ■ 2. Camps J, Civeira M-P, Prieto J. Chronic hepatitis and cirrhosis. A chronic hepatitis In: Prieto J, Rodés J, Shafritz DA (eds). *Hepatobiliary Disease*. Berlin, Springer-Verlag, 1992, pp 281-321. ■ 3. Cançado ELR, Farias AQ, Bittencourt PL. Hepatite auto-imune. In: Gayotto LCC, Alves VAF. *Doenças do Fígado e Vias Biliares*. São Paulo, Atheneu, 2001, pp 565-587. ■ 4. Chadwick RG, Galizzi Jr J, Heathcote J, et al. Chronic persistent hepatitis: hepatitis B virus markers and histological follow up. *Gut*, 20:372-7, 1979. ■ 5. Desmet VJ, Gerber M, Hoofnagle JH, et al. Classification of chronic hepatitis: diagnosis, grading and stading. *Hepatology*, 19:1513-20, 1994. Vues actuelles sur la classification des hépatites chroniques. *La Revue de Médecine*, 8:455-63, 1976. ■ 6. Gayotto LCC, Alves VAF. Patologia das hepatites crônicas. In: Gayotto LCC, Alves VAF (eds). *Doenças do Fígado e Vias Biliares. São Paulo*, Atheneu, 2001, pp 553-564. ■ 7. Heathcote J. Chronic hepatitis. *Gastroint Dis Today*, 3:1-9, 1994. ■ 8. Leevy CM, Sherlock S, Tygstrup N, et al. *Diseases of the Liver and Biliary Tract. Standardization of Nomenclature Diagnostic Criteria and Prognosis*. New York, Raven Press, 1994. ■ 9. Maddrey WC. Chronic hepatitis. *Disease-a-onth*, 39:53-126, 1993. ■ 10. Scheuer P. Classification of chronic viral hepatitis: a need for reassessment. *J Hepatol*, 13:372-4, 1991. ■ 11. Sherlock S, Dooley J. Diseases of the liver and biliary system. 10th ed, Oxford, Blackwell Scientific Publications, 1997, pp 303-336. ■ 12. Da Silva LC, Carrilho FJ, Di Pietro A, et al. Hepatitis crónica en São Paulo, Brasil. Datos generales y formas clinicas. *Gastroent Hepatol*, 9:340-3, 1986. ■ 13. Da Silva LC. Hepatite crônica. Conceitos. In: Gayotto LCC, Alves VAF (eds). *Doenças do Fígado e Vias Biliares*. São Paulo, Atheneu, 2001, pp 549-552. ■ 14. The French Metavir Cooperative Study Group. Intra-observer and inter observer variants in liver biopsy interpretation in patients with chronic hepatitis C *Hepatology*, 20:15-20, 1994.

33 Hepatite auto-imune

Eduardo Luiz Rachid Cançado
Alberto Queiroz Farias
Paulo Lisboa Bittencourt

A hepatite auto-imune (HAI) é uma doença inflamatória crônica do fígado, de causa desconhecida, presumivelmente auto-imune, que leva à destruição progressiva do parênquima hepático e, na ausência de tratamento imunossupressor, evolui freqüentemente para cirrose. Essa doença acomete, preferencialmente, mulheres e caracteriza-se pela presença de hipergamaglobulinemia, auto-anticorpos circulantes e infiltrado inflamatório portal linfoplasmocitário, associado à necrose em saca-bocados e à formação de rosetas de hepatócitos. A maioria dos pacientes com HAI responde satisfatoriamente à terapêutica imunossupressora com remissão clínica, laboratorial e histológica. No entanto, após a suspensão do tratamento, cerca de 60 a 90% dos pacientes que tiveram resposta completa apresentam recidiva da doença, necessitando da reintrodução de drogas imunossupressoras[20,29,64].

A doença é classificada em três tipos, de acordo com o padrão de auto-anticorpos circulantes. O tipo 1 apresenta positividade para o anticorpo antinúcleo (AAN) e para o anticorpo antimúsculo liso (AAML), com reatividade presumível para a actina polimerizada (AAA). O tipo 2 caracteriza-se pela presença do anticorpo antimicrossoma de fígado e rim tipo 1 (AAMFR-1), muitas vezes associado à reatividade para o anticorpo anticitosol hepático tipo 1 (AACH-1), e o tipo 3 pela positividade para os anticorpos antiantígeno hepático solúvel (AAAHS) e antifígado e pâncreas (AAFP), cuja reatividade está direcionada para o mesmo antígeno. A classificação da HAI em pelo menos dois tipos é sustentada pela heterogeneidade clínica da doença. Os pacientes com HAI-2, quando comparados aos portadores de HAI-1, apresentam características peculiares no início da enfermidade, tais como: menor idade, maior freqüência de hepatite fulminante, níveis mais elevados de bilirrubinas e de aminotransferases e mais reduzidos de gamaglobulinas. Por outro lado, não se observam diferenças clínicas significativas entre os pacientes com HAI tipos 1 e 3. Observa-se, inclusive, positividade para os AAAHS/AAFP em cerca de 15-20% dos pacientes com HAI-1.

PATOGENIA

A maioria dos auto-anticorpos circulantes na HAI não tem especificidade para determinado órgão e nem é reconhecidamente patogênica. A reatividade desses auto-anticorpos está dirigida contra o DNA nuclear, enzimas e proteínas estruturais nucleares e citoplasmáticas.

Poucos auto-anticorpos investigados na HAI são órgão-específicos. Muita importância se deu no passado ao anticorpo antiproteína específica do fígado (anti-LSP). Entretanto, esse anticorpo é muito heterogêneo contendo frações contra antígenos específicos para o fígado humano como também para outros órgãos e para outras espécies. Dentro do complexo antigênico correspondente foi isolado o receptor de asialoglicoproteína (RASGP), antígeno que provou ser mais adequado para as reações em que se utilizava a "proteína específica do fígado" nos principais ensaios em que o anti-LSP tinha sido utilizado. O anti-RASGP é dirigido contra uma glicoproteína de membrana hepatocelular e está presente na maioria dos pacientes com HAI e também é detectado em outras doenças crônicas do fígado e, devido a esses achados, tem sido mais considerado como marcador de agressão periportal do que como marcador específico da HAI[20,29,64]. O AACH-1 também reage com proteína específica do fígado, porém está presente em proporção muito pequena de pacientes com HAI, para ser valorizado como antígeno-alvo hepatocitário.

A agressão hepatocelular na HAI é mediada por células provavelmente por meio de citotoxicidade celular direta ou mediada por anticorpos[51]. Desconhece-se entretanto o alvo antigênico responsável pelo desencadeamento da doença. Linfócitos T ativados, preponderantemente com fenótipo auxiliador (CD4+), são encontrados em sangue periférico e nos espaços porta do fígado. Essas células exibem marcadores de ativação (receptor para interleucina-2 e HLA-DR), são oligoclonais e apresentam resposta proliferativa diante de alguns epitopos reconhecidos pelos auto-anticorpos, notadamente peptídeos do CYP2D6 e da asialoglicoproteína. A proliferação dessas células é bloqueada quando anticorpos anti-HLA-DR são adicionados ao meio de cultura, o que não ocorre com anticorpos anti-HLA-DQ e anti-HLA-DP, indicando que a restrição do reconhecimento antigênico é modulada *in vitro* por moléculas de HLA-DR[6,43,51,54-57].

Linfócitos T citotóxicos CD8+ são encontrados também no infiltrado portal principalmente nas áreas de interface, próximas às áreas de necrose em sacabocado[43,51].

A maioria das doenças auto-imunes é desencadeada por fatores ambientais em indivíduos geneticamente predispostos[51]. Os principais fatores ambientais são as infecções e vários agentes, incluindo o herpesvírus, o vírus do sarampo e os vírus da hepatite A e C foram associados ao desencadeamento da hepatite auto-imune[20,64]. Recentemente, foi demonstrada na Argentina a ocorrência de casos de hepatite aguda prolongada pelo vírus A, associada a auto-anticorpos circulantes, em indivíduos portadores de antígenos HLA-DR13 relacionados na América do Sul a maior risco de HAI[40].

Os principais *loci* envolvidos na predisposição genética à HAI encontram-se no complexo principal de histocompatibilidade, no braço curto do cromossoma 6. Diferentes antígenos HLA foram associados à HAI em diferentes populações[20,29,64]. Essas moléculas são glicoproteínas de membrana que apresentam antígenos para o receptor do linfócito T. Elas apresentam polimorfismo acentuado, principalmente nas regiões onde ocorre sua ligação com antígenos. Essas regiões são denominadas bolsões. Os aminoácidos presentes nesses bolsões influenciam a afinidade de ligação da molécula de HLA a peptídeos antigênicos. Acredita-se que a associação de moléculas HLA com doenças auto-imunes decorra da propensão de determinadas moléculas de se ligarem a auto-antígenos.

A predisposição genética a HAI-1 foi associada às moléculas de HLA-DR3 e DR4 nos Estados Unidos e na Europa, codificadas pelos alelos *DRB1*0301* e *DRB1*0401*[33,38], aos antígenos HLA-DR4 no Japão, México e Argentina, codificados, respectivamente, pelos alelos *HLA-DRB1*0405*, *DRB1*0404* e *DRB1*0405*[39,80,88] e aos antígenos de HLA-DR13 no Brasil e na Argentina, codificado pelo alelo *DRB1*1301*[9,39,42,72].

A análise das seqüências de aminoácidos codificadas pelos alelos de HLA-DR3 e DR4 revelou a presença de um aminoácido comum na posição 71 da cadeia β da molécula de HLA-DR. A maioria dos pacientes com esses alelos apresentava nessa posição um resíduo de lisina (Lys71). A posição 71 situa-se no bolsão 4 da molécula de HLA e tem importante papel na ligação da molécula a antígenos e na apresentação de peptídeos antigênicos ao receptor do linfócito T. Os alelos que não exibem lisina nessa posição apresentavam arginina, substituição que não altera as características físico-químicas do bolsão 4. Supõe-se, dessa forma, que essas diferentes moléculas possam ligar-se a um auto-antígeno comum responsável pelo desencadeamento da doença[29,64].

Por outro lado, a análise das seqüências de aminoácidos codificados pelo alelo *DRB1*1301*, associada à HAI-1 na América do Sul, revelou a presença de ácido glutâmico na posição 71, resíduo que confere ao bolsão 4 da molécula propriedades físico-químicas distintas, sugerindo, provavelmente, a presença de auto-antígenos diferentes associados à suscetibilidade à doença no Brasil e na Argentina[29,64]. A comparação dos aminoácidos codificados pelos alelos associados à HAI-1 nesses países revelou a presença de um resíduo comum de valina na posição 86, que passou então a ser associado à suscetibilidade à HAI-1 no Brasil e na Argentina[42,72].

Contrariamente ao observado na HAI-1, o tipo 2 da doença foi associado primariamente ao HLA-DR7 no Brasil, ressaltando ainda mais a heterogeneidade da HAI-2[9].

Em relação à HAI tipo 3, o marcador genético mais freqüente em um grupo de 23 pacientes brasileiros com o AAAHS foi o HLA-DR3 (52,2%). O HLA-DR13 (47,8%), comum na HAI-1 com o marcador AAA, esteve presente quase exclusivamente naqueles pacientes que exibiam simultaneamente o AAAHS e o anticorpo contra componentes dos microfilamentos[8]. De forma semelhante, em pacientes dos Estados Unidos, a freqüência do HLA-DR3 foi maior e a do DR4 menor nos pacientes que eram positivos para o AAAHS[27]. Como o HLA-DR3 é mais freqüente na HAI-1 nessa população, essa diferença perde um pouco a importância quando se compara com a maior prevalência do HLA-DR3 em brasileiros, uma vez que foi a única situação em que esse marcador imunogenético esteve associado à maior suscetibilidade no desenvolvimento da doença. Essa associação com o HLA-DR3 também é reforçada por estudo proveniente do Reino Unido[59].

Capítulo 33

Outros *loci* foram relacionados à HAI, incluindo polimorfismos no alótipo Gm da imunoglobulina, no gene da região constante da cadeia β do receptor do linfócito T, no promotor do gene do fator de necrose tumoral alfa (TNF-α) e na molécula de adesão CTLA-4[1,17,62,89]. Esses achados, contudo, não foram confirmados em outras populações. Neste contexto, a suscetibilidade genética à doença no Brasil não foi associada a nenhum genótipo de TNF-α ou de CTLA-4[10,11]. Dessa forma, os principais fatores imunogenéticos associados às HAI tipos 1 e 2, em pacientes brasileiros, são as moléculas de HLA-DR13 e DR7, respectivamente[9].

DIAGNÓSTICO

O diagnóstico da HAI se faz de forma interpretativa. Não há um exame que a diagnostique de maneira absoluta. Em geral é prudente seguir as orientações do grupo internacional de estudos da HAI, tendo-se em mente que o objetivo principal desse grupo foi o de padronizar o diagnóstico das formas clássicas da doença[3]. Temos que investigar cada paciente individualmente analisando as manifestações clínicas, os exames complementares bioquímicos, os exames sorológicos e as alterações do exame histológico do fígado. É extremamente importante excluir o diagnóstico de outras doenças, particularmente a hepatite C com suas manifestações auto-imunes extra-hepáticas, as doenças metabólicas, como a deficiência de alfa-1-antitripsina e a doença de Wilson em crianças e as hepatites medicamentosas, em especial as causadas pela alfa-metildopa, o propiltiouracil e a nitrofurantoína. Há casos em que o diagnóstico só é estabelecido retrospectivamente, após o tratamento ter sido realizado com corticóide e imunossupressores, havendo recidiva da doença após a suspensão da terapêutica (Tabela 33.1).

Tabela 33.1 – Sistema de escore para o diagnóstico de HAI, revistos em 1998.

Parâmetros	Escore	Parâmetros	Escore
Sexo feminino	+2	Consumo alcoólico: < 25g/dia	+2
Fosfatase alcalina: AST/ALT		> 60g/dia	−2
(número de x acima do normal)		Outra doença auto-imune no paciente ou em familiar de primeiro grau	+2
< 1,5	+2		
1,5-3,0	0	Histologia: hepatite de interface	+3
> 3,0	−2	Rosetas	+1
Globulinas, gamaglobulinas ou IgG		Infiltrado inflamatório acentuado e predominantemente de plasmócitos	+1
(número de x acima do normal)			
> 2,0	+3	Nenhuma das alterações acima	−5
1,5-2,0	+2	Alterações biliares sugestivas de CBP e CEP	−3
1,0-1,5	+1	Outra alteração sugestiva de outra etiologia	−3
< 1,0	0	Auto-anticorpos auxiliares em pacientes com AAN, AAML ou AAMFR-1 negativos	
Auto-anticorpos		Antiantígeno hepático solúvel, anticitosol hepático tipo 1, antifígado e pâncreas, antiproteína específica hepática, anti-receptor de asialoglicoproteína, antiantígeno de membrana plasmática de hepatócito humano ou antifração glicoesfingolipídea da membrana plasmática de hepatócito: positivo/negativo	+2/0
(títulos pela IFI, em cortes de ratos)			
Adultos: AAN, AAML, AAMFR-1			
> 1/80	+3		
1/80	+2		
1/40	+1		
< 1/40	0		
Crianças AAN, AAML, AAMFR-1			
> 1/20	+3	HLA-DR3 ou DR4 em caso de negatividade para os auto-anticorpos (pode ser adaptado a variações geográficas)	+1
Crianças AAN, AAMFR-1			
1/10-1/20	+2		
Crianças AAML		Resposta terapêutica	
1/20	+2	Completa	+2
1/10	0	Recidiva durante ou após retirada do tratamento após resposta completa inicial	+3
Anticorpo antimitocôndria positivo	−4		
Marcadores virais			
Anti-VHA IgM, AgHBs ou anti-HBc IgM positivo	−3	Diagnóstico definitivo: antes do tratamento	> 15
		após o tratamento	> 17
Anti-VHC e RNA do VHC positivo	−3	Diagnóstico provável: antes do tratamento	10-15
Anti-VHA IgM, AgHBs, anti-HBc IgM ou anti-VHC negativos	+3	após o tratamento	12-17
História de uso recente de drogas hepatotóxicas positiva/negativa	−4/+1		

280

MANIFESTAÇÕES CLÍNICAS

As formas de apresentação da HAI são variadas. O que mais freqüentemente se observa são quadros iniciais parecidos com os de uma hepatite aguda com icterícia, colúria e acolia fecal em mulheres jovens, principalmente crianças e adolescentes. Manifestações gerais inespecíficas como adinamia e astenia isoladamente podem ser observadas em menor proporção[41]. Outra maneira de a doença se exteriorizar é por manifestações da cirrose hepática, com hemorragia digestiva secundária à hipertensão portal ou ascite. A forma de apresentação como uma hepatite fulminante é pouco freqüente, mais comum nos pacientes com HAI-2 e HAI sem marcadores, e geralmente é de prognóstico sombrio. Manifestações extra-hepáticas, especialmente artralgia, excepcionalmente com sinais locais de flogose, podem ser os sintomas dominantes e os pacientes com tais manifestações habitualmente vêm encaminhados de Serviços de Reumatologia onde estavam em investigação com suspeita diagnóstica de lúpus eritematoso ou doença reumatóide.

Formas assintomáticas, identificadas por exames de "check-up" ou de investigação familiar, são inusuais. Como a HAI é provavelmente a doença hepática crônica com evolução para cirrose com exteriorização de insuficiência hepática mais rápida, se o tratamento não é estabelecido precocemente, os pacientes são habitualmente muito sintomáticos no momento do diagnóstico. Por outro lado, embora seja uma doença com marcadores genéticos do complexo maior de histocompatibilidade bem estabelecidos, observando-se, é claro, as diferenças geográficas, a identificação de mais de um caso na mesma família não tem sido observada freqüentemente. Na experiência conjunta dos pacientes da Pediatria do Instituto da Criança e Serviço de Gastroenterologia do Hospital das Clínicas, nunca foram observadas duas irmãs ou mãe e filha com essa doença, nem em um caso de uma paciente cuja irmã, gêmea univitelina, apresentava quadro grave de doença reumatóide mas com exames relacionados ao fígado normais. Por esse motivo não fazemos investigação sistemática em familiares de pacientes com HAI.

Pela inespecificidade de sintomas e sinais clínicos das formas de apresentação da HAI, pela possibilidade de doença em mulheres em qualquer faixa etária e, embora menos freqüente, pelo acometimento possível do sexo masculino, especialmente na HAI-1, deve ser investigada em todos os pacientes em que não foi definida a causa das alterações dos exames bioquímicos hepáticos. Qualquer paciente, em qualquer faixa etária, com manifestação inicial de hepatite aguda, com marcadores virais negativos, devem ser investigados sistematicamente para esse diagnóstico, mesmo com auto-anticorpos negativos. Cerca de 10% dos pacientes com HAI não têm esses marcadores e o diagnóstico será estabelecido pelo conjunto de dados clínicos e laboratoriais e com as alterações encontradas no exame histológico do fígado.

Devemos sempre estar atentos às manifestações auto-imunes em associação à HAI. São mais freqüentes nos pacientes com HAI-1 com anticorpo antinúcleo positivo. Nos casos em que o AAN está presente isoladamente há maior semelhança às doenças reumatológicas. Dentre as enfermidades reumatológicas, a doença reumatóide é a que mais se associou à HAI em nossa experiência. As doenças auto-imunes da tireóide também devem ser sempre investigadas nos pacientes. Os quadros clínicos de doença de Graves são particularmente difíceis de ser diagnosticados pelas várias formas de acometimento do fígado nessa situação. No hipertireoidismo descompensado, em especial na crise tireotóxica, os exames bioquímicos hepáticos estão, às vezes, bastante alterados. A lesão hepática é um dos critérios utilizados para o diagnóstico de tempestade tireoidiana. Alguns pacientes estão em uso de drogas antitireoidianas, em especial o propiltiouracil, que são capazes de lesar intensamente o fígado, dificultando muito o diagnóstico. Outra manifestação também observada é a anemia hemolítica, com teste de Coombs positivo.

Com a investigação da doença celíaca de forma mais sistemática por meio de marcadores mais específicos como o anticorpo antiendomísio, esse diagnóstico tem-se mostrado mais freqüente. Uma particularidade da doença celíaca em associação com a HAI em nossos pacientes é que todos apresentavam o AAAHS em associação ou não com o AAN ou AAA.

Pacientes com quadros importantes de hipocalemia, fraqueza muscular importante, acidose metabólica espontânea e litíase renal devem ser investigados para se afastar o diagnóstico de acidose tubular renal distal completa. A forma parcial, assintomática, pode ser encontrada em até 50% dos pacientes com HAI. Não se sabe se essa manifestação, também encontrada em outras doenças hepáticas auto-imunes ou metabólicas, estaria relacionada a um fator auto-imune, a uma alteração metabólica (aumento da excreção de cobre) ou se representaria uma manifestação funcional, como o é a síndrome hepatorrenal. A presença de anticorpos antitúbulo coletor, principalmente em pacientes com HAI-2, seria uma evidência a favor de uma manifestação auto-imune. O fato de a presença da acidose tubular estar diretamente relacionada com a piora dos parâmetros de função hepática (níveis de albumina e INR) e o de sua regressão com o restabelecimento da função após o tratamento da doença de base, até mesmo com transplante, seriam argumentos parcialmente favoráveis a essa manifestação ser de natureza funcional[41].

Contudo, na HAI não há uma doença auto-imune com uma relação bem definida como acontece, por exemplo, com a cirrose biliar primária em que há uma associação bem nítida com a síndrome de Sjögren (síndrome sicca) e a esclerodermia (forma CREST), que incide, cada uma, em cerca de 15-20%[14].

Possivelmente existem variações geográficas e raciais nas manifestações clínicas da HAI. Em estudo em que se compararam as características dos pacientes com HAI-1 do Brasil com as daqueles acompanhados na Clínica Mayo (Rochester, MN, EUA), pacientes brasileiros com HAI-1 foram significantemente mais jovens e tiveram uma freqüência menor de doenças auto-imunes associadas do que os pacientes dos Estados Unidos. Exames laboratoriais mostraram que os níveis de aminotransferases e de gamaglobulinas foram mais elevados nos pacientes sul-americanos que também apresentaram o AAML mais comumente. Em contraste, os pacientes dos Estados Unidos exibiram níveis mais baixos de albumina e maior freqüência do AAN. Acometimento maior no sexo feminino e índices laboratoriais de colestase, incluindo níveis de bilirrubinas e de fosfatase alcalina, foram semelhantes em ambos os grupos de doentes. Uma diferença importante e que poderia explicar os contrastes entre as duas populações foi a maior expressão do HLA-DR13 e do alelo *DRB1*1301* em brasileiros que em pacientes dos Estados Unidos. O HLA-DR3 ocorreu igualmente em ambos os grupos, enquanto o HLA-DR4 foi menos freqüente nos pacientes brasileiros[32].

Em estudo norte-americano realizado em Atlanta (Geórgia) em que se compararam pacientes com HAI da raça branca e negra, os resultados reforçam a existência de diferenças no comportamento da doença em um mesmo país, em uma mesma área geográfica. A HAI em negros parece ocorrer em pacientes mais jovens e ser mais grave que em brancos, uma vez que 85% dos negros já apresentavam cirrose na biópsia hepática inicial comparada com apenas 38% dos brancos. Os níveis de bilirrubinas tenderam a ser mais elevados, assim como a atividade protrombina a ser menor. Mesmo que cifras semelhantes de pacientes entrassem em remissão, a quantidade de prednisona para esse objetivo ser atingido foi significantemente maior em negros. Da mesma forma que em latino-americanos, não houve uma suscetibilidade primária à HAI relacionada aos HLA-DR3 e DR4. Infelizmente não foi pesquisada a suscetibilidade ao HLA-DR13[53].

EXAMES COMPLEMENTARES

Para a caracterização da HAI não é necessária a realização de uma bateria interminável de exames. Dos exames obrigatórios para caracterizá-la são necessários as enzimas hepáticas (alanina-aminotransferase, aspartato aminotransferase, gamaglutamiltranspeptidase e fosfatase alcalina), os níveis de bilirrubinas, a dosagem das globulinas, de preferência das imunoglobulinas, e a pesquisa dos auto-anticorpos.

As transaminases em geral estão elevadas em mais de 10 vezes o valor normal, mas há uma variação ampla, desde discretas alterações até valores que lembram os de uma hepatite aguda. Ao contrário, os valores de fosfatase alcalina raramente são maiores que cinco vezes. Os níveis de bilirrubinas também são extremamente variáveis, desde formas anictéricas até quadros com icterícia importante quando a lesão hepatocelular é intensa, especialmente nas formas fulminantes.

Os níveis de gamaglobulinas são um parâmetro importante para caracterizar a HAI, especialmente as formas clássicas da HAI-1, quando o marcador é o AAML/AAA. A HAI-2 cursa geralmente com níveis mais baixos de gamaglobulinas. A dosagem sistemática das imunoglobulinas IgG, IgM e IgA não é necessária, mas conveniente para melhor caracterização dos pacientes, especialmente dos pacientes com HAI-2, que mais freqüentemente podem apresentar deficiência isolada de IgA[46]. Os pacientes com AAAHS (HAI-3) tendem a ter níveis de gamaglobulinas semelhantes aos pacientes com HAI-1.

Os auto-anticorpos são os marcadores mais característicos da HAI, mas não patognomônicos. São detectados em cerca de 90% dos casos. Não estão relacionados com a lesão hepática diretamente, e geralmente o antígeno-alvo encontra-se presente em outras células que o hepatócito. Não se sabe a razão do aparecimento desses marcadores nas doenças auto-imunes, e o fato de não serem 100% específicos para as doenças em que geralmente são detectados suscitam-se dúvidas da real importância de sua pesquisa.

Como mencionado anteriormente, os mais importantes marcadores na HAI são o AAML com reatividade para antígenos localizados nos microfilamentos (AAML-AAA) e o AAN, marcadores da HAI-1; AAMFR-1 e o AACH-1, marcadores da HAI-2 e o AAAHS, marcador da HAI-3. Todos, com exceção do AAAHS, são identificados por imunofluorescência e quanto mais elevados os títulos maior a correspondência com o diagnóstico da HAI. Consideram-se títulos elevados aqueles com valores acima de 1/80.

Anticorpo antimúsculo liso/anticorpo antiactina – é o marcador mais importante, presente em cerca de 70%, tanto em pacientes pediátricos como em adultos. A reação típica desse auto-anticorpo na HAI é a que se observa nas camadas musculares do estômago, nos vasos, nos glomérulos e nas fibrilas das células tubulares renais de cortes de rim e estômago de rato. O AAML com essas características geralmente corresponde ao anticorpo que reage com antígenos dos microfilamentos das células[12,15]. Até o presente momento, o antígeno-alvo do AAML é considerado como sendo a actina filamentosa (actina F, polimerizada). Não se conseguiu a padronização de uma técnica utilizando a actina monomérica ou polimérica como antígeno específico que consiga substituir a imunofluorescência em cultura de células. Por essa razão muitos pesquisadores têm dificuldade em caracterizar esse auto-anticorpo como sendo realmente contra a actina. Talvez seja um anticorpo contra epitopos conformacionais e não lineares da proteína. As evidências favoráveis a essa terminologia são: a) a actina é o principal componente dos microfilamentos; b) a adsorção de soros positivos para o antimúsculo liso com actina negativa a reação em cortes de tecidos (AAML) e em células (AAA); c) a reação de imunofluorescência direta utilizando faloidina marcada com fluorocromo fornece a mesma reação do AAML/AAA por imunofluorescência direta[13]. A faloidina é uma substância que tem afinidade direta com a actina polimerizada. Se a sua marcação com um fluorocromo fornece a mesma coloração que o AAML/AAA, indiretamente isso quer dizer que eles têm afinidade para a mesma região do microfilamento. As evidências contrárias a essa terminologia são: a) não se conseguiu nenhuma técnica diagnóstica do AAA utilizando o antígeno-alvo proposto; b) anticorpos com o mesmo padrão de imunofluorescência em fibroblastos, geralmente de classe IgA mas também de classe IgG, foram detectados na doença celíaca na ausência de AAML, sugerindo que nos microfilamentos existam diferentes alvos antigênicos; c) anticorpos contra outros componentes dos microfilamentos, como alfa-actinina, caldesmon, miosina, tropomiosina e DNAse, exibem o mesmo padrão observado na HAI. Acreditamos que por essa razão a melhor denominação para esse anticorpo seja anticorpos antimicrofilamentos que é realmente o que se vê pela imunofluorescência indireta. Em cerca de 10% dos casos de HAI-1 o AAML não tem correspondência com antígenos dos microfilamentos. É questionável se o AAML com esse padrão seja realmente um marcador da HAI, mas deve ser lembrado que o grupo internacional de estudos da HAI considera como marcador da enfermidade o AAML e não o AAA.

Anticorpo antinúcleo – é o segundo auto-anticorpo mais freqüente, presente em aproximadamente 50% dos casos, em associação com o AML-AAA e raramente com o AAMFR-1. Como marcador isolado está presente em cerca de 15% dos pacientes, sendo incomum encontrá-lo nessa situação em crianças[26,36]. Os padrões são variáveis sugerindo antígenos-alvo diferentes na presença do AAN.

Em 81 pacientes com HAI-1 (de 163 pacientes estudados em casuística conjunta de pacientes adultos e crianças do Hospital das Clínicas e Instituto da Criança da USP) e com o AAN reativo, os padrões mais comuns foram o pontilhado em 43 (26,7%), o homogêneo em 33 (20,2%), o nucleolar em 12 (7,4%), o de pontos nucleares ("nuclear dots") em cinco (3,1%) e o centromérico em dois (1,2%)[36]. Há com freqüência associação de padrões, sendo mais freqüentes a de homogêneo-pontilhado e a do pontilhado-nucleolar. Quando se analisam as especificidades antigênicas observa-se que o anti-histona esteve presente em 18,5%, o anti-Ro em 9,9%, o anti-RNP em 4,9%, o anti-LA em 3,7% de 81 pacientes com AAN. O anti-Sm e o anti-DNA nativo não foram identificados nessa casuística. Todavia, esses anticorpos podem estar presentes independentemente da presença do AAN pela imunofluorescência indireta. Essa falta de correspondência entre a positividade do AAN e a reatividade para as especificidades antigênicas, embora paradoxal, pode ser mais bem exemplificada quando observamos que em mais de 50% das vezes em que o AAN esteve positivo não se encontrou nenhuma positividade para uma das especificidades antigênicas mencionadas. Uma explicação para essas observações é que provavelmente os alvos antigênicos do AAN na HAI devem ser outros, além dos pesquisados. Na verdade, não seria surpresa se correspondessem à reatividade simultânea contra antígenos presentes no citoplasma e no núcleo. Nos pacientes com AAN isolado é mais freqüente observar correspondência entre a positividade do AAN com a das especificidades antigênicas, sendo anti-histona e anti-Ro as mais importantes.

Pacientes com AAN isolado têm características clínicas e genéticas diferentes dos pacientes com AAML/AAA. São geralmente adultos, com manifestações auto-imunes extra-hepáticas, em especial manifestações reumatológicas, níveis mais elevados de enzimas canaliculares, doença hepática menos agressiva, resposta completa ao tratamento imunossupressor, e não apresentam um antígeno HLA-DR predominante, tampouco o DR13[36]. Tal como acontece com a HAI-2, as diferenças entre os pacientes com AAN isolado e os pacientes com o AAML/AAA com ou sem reatividade para o AAN são evidências de que o grupo HAI-1 da maneira que é classificado atualmente é ainda heterogêneo.

Anticorpo antimicrossoma de fígado e rim tipo 1 – é o marcador mais importante da HAI-2, presente em cerca de 90% dos pacientes. O antígeno-alvo é o citocromo CYP2D6, uma proteína de 50kDa localizada no retículo endoplasmático[4]. Outras duas bandas, de 56 e 66kDa, são também identificadas menos freqüentemente, não sendo incomum detectar associação de bandas. Deve ser sempre pesquisado na suspeita de HAI em crianças, sendo muito infreqüente em adultos acima de 20 anos. As crianças com HAI-2 e AAMFR-1 são significantemente mais jovens que aquelas com o AAML-AAA. Em nossa experiência conjunta com o grupo de pediatria do Instituto da Criança da USP, a mediana da idade do aparecimento dos sintomas de 32 pacientes foi de 4 anos. Pode ser também encontrado em pacientes com hepatite C, mas normalmente em títulos mais baixos que naqueles com HAI-2 e é também detectado em adultos[2,91].

A pesquisa do AAMFR-1 pela imunofluorescência indireta normalmente é suficiente para pesquisá-lo, embora a melhor técnica para identificá-lo seja o "immunoblot", que deve ser utilizado para confirmar padrões incaracterísticos ou títulos baixos na imunofluorescência[2].

Anticorpo anticitosol hepático tipo 1 – é considerado também marcador da HAI-2, presente em cerca de 30-40%[2,65]. Raramente é um marcador isolado, presente em aproximadamente 10%. O antígeno-alvo foi recentemente estabelecido como sendo a formimino transferase ciclodeaminase, proteína de 62kDa[52]. Reage pela imunofluorescência indireta difusamente somente com antígenos dos hepatócitos poupando os localizados ao redor da veia centrolobular. Quando presente em associação com AAMFR-1, é impossível identificá-lo com certeza pela imunofluorescência, sendo mandatória sua pesquisa utilizando antígenos extraídos em fígado de rato ou humano por imunodifusão ou "immunoblot". Damos preferência para antígenos humanos, pois não temos bons resultados com antígenos de fígado de rato[2]. Contudo, do ponto de vista prático, obtém-se pouco progresso com a pesquisa desse marcador diante da positividade do AAMFR-1, pois o paciente já tem marcador de auto-anticorpos para a HAI. A informação adicional mais importante é que excepcionalmente o AACH-1 está presente na hepatite crônica pelo VHC e, portanto, em associação com o AAMFR-1, a positividade do anticitosol reforça o diagnóstico de HAI-2.

Se bem que o AACH-1 seja mais freqüente na HAI-2 (com o AAMFR-1) que na HAI-1, 25% e 4%, respectivamente, as características clínicas, laboratoriais e imunogenéticas (HLA) dos pacientes com AACH-1 isolado são mais parecidas com as dos pacientes com HAI-1 do que com as dos pacientes com HAI-2 e AAMFR-1. A associação da HAI-2 com o HLA-DR7 só está relacionada com os pacientes com AAMFR-1, não sendo encontrada em pacientes com AACH-1 isolado. Por essas razões, os pacientes com HAI-2, considerando os dois marcadores mais importantes, não constituem também um grupo homogêneo de pacientes.

Anticorpo antiantígeno hepático solúvel (AAAHS) — detectado inicialmente pela técnica de radioimunoensaio[63]. A pesquisa desse anticorpo foi positiva em pacientes com doença hepática, predominando o sexo feminino, com hipergamaglobulinemia e boa resposta aos corticosteróides. Embora a maioria dos pacientes apresentasse, pela IFI, outro auto-anticorpo como marcador, foram observados soros com positividade exclusiva para o AAAHS, sugerindo novo subgrupo de HAI.

As publicações iniciais sobre a importância desse auto-anticorpo foram todas provenientes da Alemanha. O estudo desse marcador em pacientes norteamericanos, embora tenha confirmado sua especificidade para a HAI, não foi capaz de caracterizá-lo como marcador de um terceiro subtipo de HAI, pois esteve quase sempre associado a outro auto-anticorpo clássico da HAI (AAML ou AAN)[24]. Além do mais, está também presente em doenças auto-imunes colestáticas.

Em estudos mais recentes, mediante rastreamento de uma biblioteca de cDNA de linfoma humano com soro contendo altas concentrações de AAAHS, foi isolado um clone cDNA produtor de uma proteína, na verdade uma enzima, de peso molecular de 50kDa, de 474 aminoácidos. A função exata dessa enzima é desconhecida, embora haja evidência sugerindo um papel no metabolismo da serina selenocisteína. Chegou-se à conclusão de que esse auto-anticorpo é idêntico ao anticorpo antifígado e pâncreas, um outro anticorpo descrito previamente como marcador da HAI[50,90]. Recentemente, um grupo de pesquisadores de Barcelona relacionou esse anticorpo a proteínas antigênicas associadas ao UGA supressor tRNA (tRNP$^{(Ser)Sec}$), portanto seria um anti-tRNP$^{(Ser)Sec}$, com positividade em cerca de 50% dos pacientes com HAI-1[18].

Em 97 pacientes com HAI estudados na Alemanha (89 com AAML e/ou AAN e oito com AAAHS isolado), a freqüência total do AAAHS foi de 21,6%. Não foram observadas diferenças clínicas e laboratoriais importantes entre os pacientes com AAAHS isolado ou associado com outros marcadores[49].

Em pacientes brasileiros, o AAAHS esteve presente na maioria das vezes em portadores de HAI-1. De 23 pacientes positivos (17,4%) pela técnica de ELISA (pesquisados 132 pacientes), 16 eram AAML/AAA e apenas um AAN isolado. Nenhum paciente com HAI-2 apresentou esse anticorpo, o que ocorreu em seis (33,3%) que não apresentavam nenhum marcador sorológico (em 18 pacientes com HAI sem marcador)[8].

A presença do AAAHS, mais freqüentemente em pacientes com HAI-1 e em poucos pacientes sem auto-anticorpos marcando a HAI, tem sido um argumento contra a existência da HAI tipo 3. Mesmo os pacientes com AAAHS isoladamente apresentam características clínicas e bioquímicas parecidas com os do tipo 1. Seria então um terceiro marcador da HAI-1. Outra característica dos doentes com AAAHS tem sido relacionada à maior gravidade da doença em pacientes alemães, norte-americanos e ingleses. Fica difícil avaliar esse comportamento em nossa pequena casuística, com número pequeno de casos com AAAHS isolado, uma vez que, em cerca de 50% dos pacientes com esse marcador, observamos o HLA-DR13, que foi uma característica presente em pacientes brasileiros com quadros, em geral, mais graves de HAI, quando comparados com pacientes norte-americanos.

Diferente de todas as publicações, estudo proveniente do Reino Unido encontrou uma positividade extremamente elevada de AAAHS (58%) em pacientes com HAI-1 e HAI-2. O ensaio utilizado foi o primeiro a detectar anticorpos dirigidos contra epitopos conformacionais do antígeno tRNP[(Ser)Sec] expresso em células eucariotas. Esse estudo enfatiza também a relação desse marcador com formas mais graves da doença. Se esses resultados se confirmarem constituirão em mais um argumento contrário à existência de um terceiro tipo de HAI[59].

HISTOLOGIA HEPÁTICA

É um parâmetro importante para o diagnóstico, pois a HAI é o melhor exemplo de hepatite crônica com intensa atividade inflamatória. Embora não haja alteração histológica patognomônica, a presença de necrose em saca-bocados (hepatite de interface) importante, de moderada a intensa atividade lobular, de necrose em ponte, de moderado a intenso infiltrado inflamatório linfoplasmocitário e de rosetas apontam para um diagnóstico provável de HAI a despeito de outras manifestações clínicas. A avaliação conjunta desses padrões histológicos baseada naquelas características distintas, mas não diagnósticas, tem alta especificidade e alto valor preditivo positivo, mas baixa sensibilidade para a HAI. O diagnóstico histológico de HAI foi realizado em somente 40% dos pacientes com diagnóstico clínico de HAI. A avaliação conjunta dos parâmetros "necrose em saca-bocados" e "hepatite lobular" de moderada a grave intensidade, na ausência de agregados linfóides portais, contudo, tem uma especificidade de 81% e valor preditivo de 68%. Infelizmente, o exame histológico tem um valor preditivo negativo de somente 57%. Conseqüentemente, ausência de características histológicas de HAI não exclui o diagnóstico em 43% dos pacientes[25].

A biópsia hepática adquire importância fundamental nos pacientes do sexo masculino, nos pacientes com quadro clínico, bioquímico e imunosso-

rológico incompletos, em pacientes sem auto-anticorpos ou com marcadores não tradicionais, como o antimitocôndria. Segundo o grupo internacional de estudos da HAI é recomendável indicá-la sempre, mesmo em doentes com o quadro clássico, se há boas condições de coagulação com o objetivo de estadiamento e acompanhamento terapêutico. Em situações em que a biópsia adquire importância capital no diagnóstico e o paciente não apresenta condições clínicas para realizá-la, podemos iniciar o tratamento imunossupressor na expectativa de obter uma melhora na coagulação. Em verdadeiros casos de HAI, após cerca de três meses de tratamento, observa-se melhora suficiente para tal procedimento ser realizado, sem prejuízos importantes para as informações diagnósticas.

Uma limitação da biópsia hepática é a redução de seu poder diagnóstico nos casos de HAI com cirrose instalada. Nessa situação, o componente inflamatório pode ser menor e as alterações mais típicas da doença podem estar ausentes. Em nossa experiência, as alterações histológicas geralmente apontam para uma doença crônica na grande maioria dos casos, mesmo naqueles com apresentação aguda. No momento em que foi possível realizar a biópsia hepática em 171 pacientes com HAI (143 com HAI-1 e 28 com HAI-2) 41,5% e 25,1% apresentaram quadro histológico de cirrose hepática e hepatite crônica, com alterações estruturais em estádio 3, respectivamente[14]. Como se pode notar em cerca de 65% dos pacientes com HAI observaram-se alterações estruturais graves ao serem biopsiados. Não é impossível, após o tratamento efetivo por pelo menos dois anos, na biópsia de controle, ser observada redução do componente fibrótico e diminuição do escore "alterações estruturais"[79].

A ausência dos três elementos histológicos mais importantes presentes na HAI (hepatite de interface, infiltrado mononuclear com plasmocitose exuberante e rosetas) constitui, pelos critérios de Chicago, em importante argumento contrário ao diagnóstico dessa enfermidade, acarretando redução de cinco pontos no escore. Esse critério justifica-se principalmente ao se analisarem os casos com muitos pontos positivos por características freqüentemente observadas não somente na HAI mas também em outras doenças hepáticas e não hepáticas (sexo feminino, ausência de etilismo, de marcadores virais negativos e de uso de drogas hepatotóxicas, presença de discretas alterações de transaminases, de outra doença autoimune associada, de hipergamaglobulinemia, de reatividade para o anticorpo antinúcleo e de baixos títulos para o antimúsculo liso).

Pacientes com formas de hepatite grave, em que se observam extensas faixas de necrose no parênquima hepático, com colapso do arcabouço de reticulina, podem eventualmente ter um diagnóstico dificultado pela ausência dos três elementos histológicos mencionados anteriormente. Essas formas, como todas as outras que não constituem as formas clássicas da HAI, como veremos a seguir, têm o diagnóstico dificultado pelos parâmetros do grupo internacional de estudos da HAI e, portanto, devem ser analisadas em separado.

FORMAS VARIANTES DA HAI

Em todas as situações em que o paciente não se apresente com as formas clássicas da HAI, está caracterizada a presença de uma forma variante[21]. Assim, pacientes com características de HAI e que exibam bioquímica ou histologicamente quadros de colestase devem ser investigados para as variantes com CEP pela colangiografia retrógrada. Essa associação deve ser pesquisada em homens com HAI, em pacientes com associação de HAI e doença inflamatória intestinal, em doentes que, a despeito do tratamento, apresentem persistentemente níveis elevados de gamaglutamiltransferase e fosfatase alcalina.

Pacientes com HAI sem reatividade para os auto-anticorpos caracterizam formas sem marcadores. O diagnóstico de HAI nessas circunstâncias muitas vezes é difícil e com freqüência só é feito retrospectivamente. O fato de uma hepatite aguda ou crônica responder ao tratamento com corticóide e imunossupressor não quer dizer necessariamente que se trate de HAI. Após a suspensão do tratamento, o retorno da atividade da doença é um dado altamente sugestivo para o diagnóstico definitivo de HAI. Por essa razão a recidiva da doença após resposta completa é devidamente valorizada pelos critérios internacionais diagnósticos da doença.

Pacientes com hepatite crônica e anticorpo antimitocôndria com confirmação da reatividade para o anti-M2 (contra as enzimas piruvato desidrogenase, alfaceto ácido desidrogenase e alfaceto glutarato desidrogenase), sem evidências de colestase, apontariam para formas híbridas com a CBP. Em nossa experiência são casos que têm todas as características bioquímicas, histológicas e de resposta terapêutica de uma HAI. Muitos dos pacientes apresentam simultaneamente AAN ou AAML com especificidade para antígenos dos microfilamentos. Dessa forma, apesar da presença do anticorpo antimitocôndria em doentes com características de HAI, estes devem ser tratados como as formas clássicas da doença.

A presença de marcadores de replicação do VHC, com alterações histológicas de HAI e auto-anticorpos em altos títulos podem necessitar de conduta terapêutica similar aos quadros clássicos de HAI, uma vez que o interferon pode exacerbar as manifestações auto-imunes. Contudo, a presença de auto-anti-corpos não é um dado contrário à resposta terapêutica satisfatória nos doentes com hepatite crônica pelo VHC e que se submeteram ao tratamento com interferon. Se ocorrer a negativação do RNA do VHC, os auto-anticorpos costumam se negativar.

TRATAMENTO

A HAI habitualmente evolui para a cirrose hepática e raramente entra em remissão espontânea, o que justifica o tratamento na tentativa de impedir a sua progressão para formas mais graves da doença. De um modo geral, está justificado o tratamento de todo paciente que preenche os critérios para o diagnóstico provável ou definitivo de HAI, particularmente dos doentes com boa reserva funcional hepática (sem ascite), sintomáticos e com importante atividade inflamatória à biópsia hepática. Para os pacientes com formas leves da doença, especialmente os idosos assintomáticos, a indicação e os benefícios do tratamento são menos claros. Nessa situação, raríssima na prática clínica, recomendar-se-ia um acompanhamento cuidadoso, com avaliações clínica e bioquímica freqüentes e histológica a cada 12-18 meses para se detectar a evolução da enfermidade.

Os portadores de cirrose avançada à época do diagnóstico tendem a apresentar atividade inflamatória menos intensa e menor resposta terapêutica, de forma que a indicação de tratamento desses casos também é discutível, principalmente se houver sinais de descompensação como a presença de ascite, situação associada a elevado risco de infecções graves como peritonite bacteriana espontânea. Os pacientes com hepatite criptogênica que preenchem os critérios diagnósticos de HAI mas que não possuem os característicos auto-anticorpos também são candidatos a receber tratamento imunossupressor idêntico ao utilizado na HAI clássica, pois 83% podem entrar em remissão[20].

Os corticosteróides são as drogas mais utilizadas para o tratamento da HAI. Três estudos controlados[16,35,82], realizados na década de 1970, mostraram que a terapia com corticosteróides na HAI aumenta a sobrevida, melhora a sintomatologia, reduz ou normaliza os níveis de aminotransferases, gamaglobulinas e bilirrubinas, aumenta os níveis de albumina sérica e produz importante diminuição do componente inflamatório crônico no fígado.

ESQUEMAS TERAPÊUTICOS

Indução da remissão – dois esquemas terapêuticos são igualmente efetivos na indução da remissão clínica, bioquímica e histológica na HAI: a monoterapia com corticosteróides e a sua associação com um análogo das purinas, geralmente a azatioprina. Habitualmente, se a dose inicial do corticosteróide for de 1mg/kg/dia não se associa a azatioprina. No esquema de combinação de drogas, comumente se administra a prednisona ou prednisolona na dose de 0,5mg/kg/dia e a azatioprina 50-75mg por dia para pacientes adultos. As drogas são administradas por via oral, pela manhã, em dose única. A tabela 33.2 resume as doses recomendadas desses imunossupressores para indução e manutenção da remissão.

Nos esquemas de monoterapia da Clínica Mayo[82], uma dose inicial de 60mg de prednisona é administrada diariamente por uma semana, seguida por 40mg por mais uma semana, 30mg por duas semanas e, a seguir, mantém-se 20mg/dia. Entretanto, resultados similares, empregando-se doses iniciais menores, foram relatados em um estudo do Royal Free Hospital, na Inglaterra[16].

Não havendo contra-indicações, iniciamos com 30mg/dia de prednisona e 50mg/dia de azatioprina (pacientes adultos). É prudente avaliar o paciente em 15 dias para analisar a tolerância às drogas. Há casos graves de mielotoxicidade secundária à azatioprina e de descompensação diabética e distúrbios psiquiátricos decorrentes do corticóide. Após 30 dias, a dose do corticosteróide é reduzida para 20mg/dia enquanto a dose da azatioprina é aumentada para 75mg/dia. Após 60 dias, um novo ajuste é recomendado, diminuindo-se a prednisona para 15mg/dia e mantendo a mesma dose do derivado de purina. No início do quarto mês, a dose do corticosteróide provavelmente será de 10mg/dia, e a da azatioprina, 75mg/dia. Na figura 33.1, estão apresentados os esquemas de ajuste de doses para pacientes adultos e para crianças. A partir de então ajustaremos as doses das medicações de acordo com as características do paciente. Complicações como hipertensão arterial e diabetes indicam a necessidade de reduzir a dose do corticosteróide e eventualmente até suspendê-lo. Por outro lado, citopenias importantes requerem a redução da dose de azatioprina.

Os esquemas imunossupressores utilizados na HAI foram desenvolvidos empiricamente, porém atualmente há dados que mostram que os corticosteróides atuam diminuindo rapidamente a produção de imunoglobulinas, incluindo os auto-anticorpos, ao corrigir o defeito de função da célula T supressora[71]. A azatioprina, por outro lado, atuaria lentamente nas células "natural killer" (NK)[73], levando mais de seis meses para depletá-las da circulação, o que provavelmente explicaria a razão de essa droga não diferir do placebo na indução da remissão da HAI[70]. Por isso, os corticosteróides são considerados droga de escolha para indução da remissão e devem fazer parte dos esquemas terapêuticos com essa finalidade.

Tabela 33.2 – Esquemas terapêuticos mais utilizados na HAI (pacientes adultos).

| | Tipo de tratamento ||||
| | Monoterapia || Tratamento combinado ||
	Prednisona	Azatioprina	Prednisona	Azatioprina
Indução	1mg/kg/dia	Não usar	30mg/dia	50mg/dia
Manutenção	• 5-20mg/dia • Não usar	• Não usar • 100-125mg/dia	5-15mg/dia	1 a 1,5mg/kg/dia (50-125mg/dia)

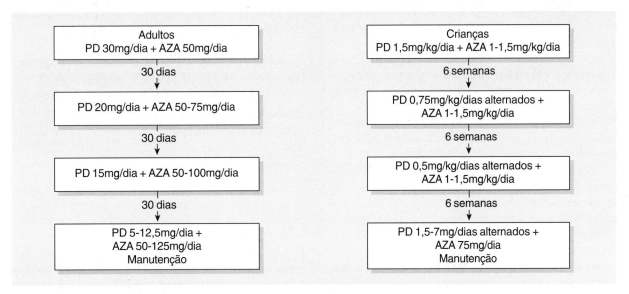

Figura 33.1 – Esquemas de ajuste de drogas imunossupressoras em adultos e crianças. PD = prednisona; AZA = azatioprina.

A prednisolona seria o corticosteróide preferível porque, teoricamente, a conversão hepática da prednisona em prednisolona, metabólito ativo, estaria prejudicada pela hepatopatia[78]. Não existem estudos controlados comparando as duas drogas no tratamento da HAI ou demonstrando claramente a superioridade de uma sobre a outra. Na prática, os nossos pacientes utilizam a prednisona, sem maiores prejuízos na resposta terapêutica, por ser mais facilmente obtida.

O esquema combinado é preferível para a maior parte dos pacientes. Em outro estudo da Clínica Mayo, comparando a prednisona na dose de 20mg/dia, prednisona em dias alternados com redução progressiva da dose e a prednisona associada à azatioprina no tratamento da HAI, concluiu-se que a associação das duas drogas é o tratamento inicial de escolha porque permite maiores índices de remissão histológica e redução dos efeitos colaterais do corticosteróide[84].

O esquema combinado é de eleição para mulheres na menopausa, nos portadores de osteoporose, síndrome de Cushing e hipertensão arterial porque a azatioprina atua como droga redutora da dose do corticosteróide, evitando ou minimizando seus efeitos colaterais. O corticosteróide isoladamente, por outro lado, é a melhor escolha para os pacientes citopênicos, com antecedentes de doença maligna e para mulheres no início da gestação. Os resultados dos esquemas com corticosteróide em dias alternados são inferiores[70], porém podem ser utilizados em crianças na tentativa de manter o desenvolvimento físico adequado. A pulsoterapia com corticosteróides foi insuficientemente estudada e os resultados existentes não foram animadores e por isso não é recomendada.

Em torno de 45% dos pacientes que utilizam a monoterapia apresentam efeitos colaterais graves induzidos pela droga como catarata, hipertensão arterial de difícil controle, psicose e diabetes, comparados a apenas 10% com o esquema combinado. A utilização de corticosteróides, em doses elevadas, está associada a alterações cosméticas que podem representar importante fator de diminuição da aderência do paciente ao tratamento. A hipoalbuminemia e a hiperbilirrubinemia são responsáveis por aumento dos níveis séricos da prednisolona e, conseqüentemente, por efeitos colaterais mais acentuados[19].

Os efeitos colaterais da azatioprina incluem hepatite colestática, náuseas, vômitos e citopenia. Parecem ser dependentes da dose e ocorrem em menos de 10% dos pacientes recebendo até 50mg diários. Citopenias graves por hipersensibilidade são complicações no início do tratamento e devem ser criteriosamente pesquisadas. Tem sido implicada no desenvolvimento de hiperplasia nodular regenerativa em receptores de transplante de órgãos sólidos e de medula óssea e em alguns casos isolados de esclerose múltipla, miastenia grave e psoríase. O desenvolvimento dessa complicação na HAI não foi descrito, mas, ocorrendo, certamente aumentará o risco de hemorragia digestiva por hipertensão portal. Existe a preocupação quanto ao desenvolvimento de neoplasias malignas nos pacientes recebendo azatioprina, principalmente em doses elevadas, risco que parece ser pequeno, não suplantando os benefícios do seu uso.

Manutenção – independentemente do esquema terapêutico utilizado na indução da remissão, as doses diárias de manutenção da prednisona são de 5-15mg e da azatioprina de 50-125mg para adultos (ver Tabela 33.2). O nosso esquema de manutenção preferível é a combinação das duas drogas. Se houver necessidade de empregar doses diárias mais altas para manutenção das aminotransferases e das gamaglobulinas em níveis normais, deve-se ponderar entre os altos índices de efeitos colaterais ou a elevação das enzimas hepáticas de duas a três vezes o valor normal. Optamos por esquema de manutenção com corticóide isolado naqueles pacientes em que há contra-indicação à azatioprina (efeitos colaterais presentes, citopenias importantes ou gravidez). Por outro lado, o uso apenas de azatioprina como tratamento de manutenção também é possível em pacientes com contra-indicações aos corticosteróides (osteoporose, diabetes, hipertensão arterial, alterações cosméticas, catarata, etc.), após ter sido obtida a normalização bioquímica com terapêutica combinada[83].

Duração e monitorização do tratamento – a duração ideal do tratamento é desconhecida. Recomenda-se evitar a suspensão do uso das drogas antes de dois anos de normalidade dos exames laboratoriais[64]. Antes de suspender o tratamento, é necessário realizar a biópsia hepática para confirmar que não há persistência da atividade inflamatória. Mesmo com exames bioquímicos normais, a presença de atividade inflamatória obriga-nos ao aumento das doses das medicações em vez da tentativa de retirá-las. A suspensão do tratamento somente deverá ser tentada nos pacientes que podem ser monitorizados com freqüência, pois poderá levar à descompensação da hepatopatia. Na figura 33.2, está apresentado o esquema de retirada das drogas que adotamos.

Habitualmente, suspendemos a azatioprina de uma só vez, enquanto para a retirada do corticosteróide seguimos as regras estabelecidas para redução progressiva da dose. É questionável se outras tentativas deveriam ser realizadas, após experiência anterior fracassada de retirada das drogas. Essa não é a proposição da Clínica Mayo, em que 21% dos pacientes obtiveram remissão sustentada após o tratamento inicial e 28% após o re-tratamento. Em 10 anos

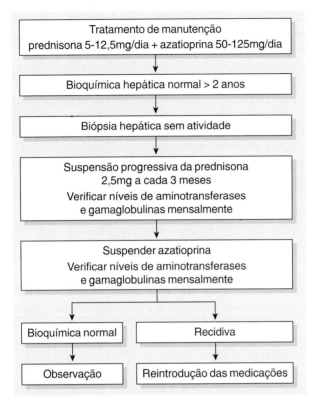

Figura 33.2 – Esquema de retirada das medicações em pacientes em remissão da HAI.

de seguimento 47% dos pacientes obtiveram remissão após suspensão da terapêutica. A única diferença nos pacientes com resposta sustentada foram os níveis de gamaglobulinas iniciais mais baixos. Pacientes que se submeteram a re-tratamento convencional após recidiva obtiveram remissão sustentada mais freqüentemente que os mantidos em esquemas de manutenção a longo prazo[30].

A monitorização da remissão histológica poderia ser substituída pela pesquisa do anticorpo anti-proteína específica do fígado ou seu substituto anti-RASGP. Com a remissão da enfermidade, haveria uma importante queda nos títulos desses anticorpos. Estando ainda positivos, em caso de suspensão do tratamento, estaria certa a recidiva da doença[66]. Em nosso meio essa prática é inviável por não termos disponível tal marcador.

Hepatite auto-imune e gravidez – é segura nas pacientes com boa reserva funcional. A liberação do uso da azatioprina durante a gravidez não foi ainda totalmente determinada, porém parece que a incidência de anomalias congênitas é baixa[45]. A nossa orientação é retirá-la durante a gravidez. O melhor seria suspendê-la a partir do momento em que se planeja a gravidez. Na prática, a gravidez é diagnosticada na maioria das vezes após o primeiro mês de gestação e só nesse momento retiramo-la e alteramos o esquema terapêutico aumentando a dose do corticosteróide para 20mg/dia. O risco de piora da doença é descrito, mas em nossa experiência isso nunca ocorreu. Ao contrário, enzimas hepáticas normalizaram em pacientes em que isso nunca havia ocorrido, observação que tem substrato ao possível efeito immunossupressor da gravidez na HAI[61]. Damos preferência ao parto normal pela possibilidade de aparecimento de ascite após uma laparotomia em pacientes cirróticos e suas inoportunas complicações. Só retornamos a azatioprina após o término do aleitamento materno.

Não há contra-indicação ao uso de contraceptivos orais ou reposição hormonal quando clinicamente indicada.

NOVAS OPÇÕES DE TRATAMENTO

O tratamento clássico da HAI não é universalmente efetivo na indução e na manutenção da remissão da atividade da doença, estando associado a efeitos adversos importantes e a taxas de falência de 9 a 13%[20,22,86]. Em 13% dos pacientes tratados, a resposta terapêutica foi considerada incompleta e, em outros 13%, o uso de corticosteróide foi interrompido devido aos efeitos colaterais incapacitantes[20,22]. Além disso, cerca de 40 a 55% dos pacientes tratados desenvolveram cirrose após dez anos, apesar de resposta clínica, laboratorial e histológica obtida durante o tratamento imunossupressor[20,22].

Nesse contexto, diversas drogas foram ou estão sendo testadas como opções para melhorar o controle farmacológico da doença, particularmente nos pacientes que apresentam contra-indicações bem definidas ou intolerância ao regime terapêutico habitual.

Deflazacort – é um derivado oxazolínico da prednisolona, que apresenta poucos efeitos colaterais sobre o metabolismo ósseo e da glicose. Foi utilizado em 15 pacientes em remissão bioquímica, em substituição à prednisona e/ou azatioprina, fazendo-se a correspondência de doses de 5mg de prednisona para 7,5mg de deflazacort. Os bons resultados iniciais e os poucos efeitos colaterais observados justificam ensaios futuros avaliando o seu papel na indução da remissão[74].

Budesonida – é um corticosteróide de segunda geração, quase totalmente metabolizado pelo fígado durante a primeira passagem após a administração por via oral. Apresenta um efeito tópico importante, com a vantagem de seus metabólitos serem destituídos de atividade glicocorticóide significativa.

Os resultados da utilização da budesonida ainda são conflitantes. Em um estudo em que a droga foi empregada na dose de 6 a 8mg/dia no início do tratamento e de 2 a 6mg/dia para manutenção, a budesonida foi eficaz na redução da inflamação, com baixos efeitos colaterais. Entretanto, houve uma redução importante dos níveis de cortisol plasmático nos

Capítulo 33

pacientes que já apresentavam cirrose hepática, provavelmente pela presença de "shunts" portossistêmicos ou pelo declínio do seu metabolismo hepático[34]. Em outro ensaio, a terapia com budesonida, em pacientes que eram dependentes de tratamento continuado para prevenir a exacerbação da HAI, esteve associada a alta ocorrência de falência terapêutica e a efeitos colaterais[28].

Ciclosporina – a ciclosporina (CyA) é um peptídeo cíclico obtido do fungo *Beauvirea nivea* (antigo *Tolypocladium inflatum*), que se liga à ciclofilina, formando um complexo que inibe a atividade da calcineurina, uma fosfatase ativada pelo cálcio, impedindo desse modo a ativação de fatores de transcrição essenciais para a indução da interleucina-2. A célula T não entra na fase S do ciclo celular, o que resulta em imunossupressão seletiva.

Entre todos os agentes alternativos, a maior experiência tem sido relatada com a CyA. Todavia, trata-se de uma droga tóxica, o que de certa forma limita o seu uso, pois a sua dose deve ser ajustada para cada paciente, de modo a manter um nível adequado no sangue. A nefrotoxicidade é o principal efeito adverso. Outros efeitos colaterais incluem hipertensão arterial, hiperpotassemia, hipomagnesemia, hiperuricemia, dislipidemia, hiperglicemia, neurotoxicidade (parestesias, cefaléia, tremores, convulsões e confusão mental), hirsutismo, hipertricose, hiperplasia gengival e síndrome hemolítico-urêmica. Apesar da sua toxicidade, o seu uso é uma alternativa razoável para os pacientes não respondedores e/ou dependentes de doses elevadas de corticosteróides.

A biodisponibilidade da CyA depende de diversos fatores, destacando-se a presença de alimentos no trato digestivo, a quantidade de bile, a presença de colestase, insuficiência hepática ou distúrbios de motilidade intestinal, bem como do uso concomitante de outras drogas. Um aspecto importante da farmacologia da CyA é a possibilidade de interações medicamentosas complexas e imprevisíveis devido à ocorrência de polimorfismo genético das isoenzimas do sistema do citocromo P450, responsáveis pelo metabolismo da droga. Essas interações podem levar tanto ao aumento dos níveis da CyA no sangue quanto à sua redução.

Em um estudo aberto[60], a CyA foi avaliada na indução da remissão da HAI em 19 pacientes adultos, nove dos quais não tratados previamente com outras drogas. Os pacientes receberam a formulação em microemulsão da CyA, Neoral®, cuja disponibilidade é melhor que o preparado Sandimunne®, que apresenta absorção irregular e incompleta. A dosagem utilizada foi de 2 a 5mg/kg de peso por dia, de modo a manter os níveis de vale entre 100 e 300ng/mL. Cerca de 16% dos pacientes tiveram que des-

continuar o uso da CyA devido aos efeitos adversos. Dos quinze pacientes que completaram os seis meses de tratamento, catorze obtiveram remissão clínica completa da HAI, de acordo com os critérios do Grupo Internacional de Estudos da HAI. Embora tenha havido melhora, não houve remissão histológica em nenhum dos catorze casos em que a biópsia hepática foi realizada.

Em um estudo piloto[5], multicêntrico, envolvendo crianças com HAI, a CyA, em monoterapia, foi administrada durante seis meses, seguida por uma combinação de doses baixas de prednisona e azatioprina por um mês, sendo então a ciclosporina suspensa. Dos trinta pacientes tratados, 25 normalizaram a ALT em seis meses, e todos, em um ano de tratamento. O índice de crescimento mostrou tendência para melhora durante o tratamento e os efeitos colaterais da ciclosporina foram leves e desapareceram durante a retirada da medicação. Esses resultados, acrescidos da resposta terapêutica adequada à CyA em pacientes com HAI-2 e em doentes com insuficiência hepática aguda por HAI que pioraram a despeito do tratamento com esteróides e imunossupressor, justificam a utilização dessa medicação em ensaios clínicos ampliados.

É indiscutível que a CyA tem um papel no tratamento da HAI, contudo ainda é considerada uma droga de segunda opção. Utilizamos a ciclosporina como opção de tratamento duplo nos pacientes que por uma razão não possam utilizar o corticóide ou a azatioprina e como parte de esquema tríplice, associada ao esquema clássico. Em um esquema tríplice não existe um estudo padronizado que estipule qual a dose a ser iniciada de CyA e qual seriam as doses do corticóide e da azatioprina. Temos optado inicialmente, de forma não controlada, pela utilização de esquema semelhante ao de centros de transplante hepático em pacientes com HAI que se submeteram àquele procedimento há mais de um ano, mantendo níveis séricos de CyA entre 100 e 150ng/mL, 7,5mg/dia de prednisona e 75mg/dia de azatioprina. O ajuste das doses far-se-á de acordo com a resposta terapêutica e o surgimento de efeitos colaterais.

Tacrolimus (FK-506) – o tacrolimus é um antibiótico macrolídeo obtido do fungo *Streptomyces tsukubaensis*. Apesar de não ser estruturalmente relacionado, o tacrolimus e a CyA apresentam ações semelhantes em nível molecular e celular. Embora o mecanismo de ação seja semelhante, inibindo a transcrição dos genes da interleucina-2 e a ativação do linfócito T, o tacrolimus é, *in vitro*, cerca de 10 a 100 vezes mais potente que a CyA.

O tacrolimus é também uma droga tóxica. Muitos dos seus efeitos colaterais são comuns a outras drogas imunossupressoras, particularmente à CyA.

290

Os principais são neurotoxicidade, nefrotoxicidade, hipertensão arterial, hiperpotassemia, cefaléia e alopecia.

Os dados disponíveis a respeito do uso do tacrolimus no tratamento da HAI ainda são preliminares[87]. Em um estudo, envolvendo uma casuística reduzida, seu uso foi associado a uma resposta favorável, porém à custa de um comprometimento leve da função renal.

Micofenolato mofetil (MMF) – é uma pró-droga produzida pelo fungo *Peniccilium glaucum*, que, convertida em ácido micofenólico pelo fígado, inibe a inosina monofosfato desidrogenase, uma enzima que regula uma etapa importante da síntese de purinas, a conversão da inosina monofosfato em xantosina monofosfato, levando à depleção de nucleotídeos de guanina e à inibição da síntese de DNA[47,81].

Os efeitos adversos mais comuns são diarréia, vômitos, anemia, plaquetopenia e leucopenia. A maior vantagem da droga é a imunossupressão mais seletiva que a obtida com a azatioprina, droga que faz parte da terapia-padrão de pacientes em remissão da HAI. Todavia, 15% dos pacientes são intolerantes e 10% não respondem à administração desta última. Pacientes intolerantes à azatioprina ou com persistência de alterações de aminotransferases mesmo com doses de 2mg/kg/dia foram tratados com MMF, 1g duas vezes/dia. Cerca de 70% dos pacientes apresentaram normalização bioquímica após três meses de tratamento. A dose de esteróide foi reduzida, houve redução dos marcadores de atividade inflamatória hepática e os efeitos colaterais foram infreqüentes[76].

Ácido ursodeoxicólico – o uso de ácido ursodeoxicólico em pacientes que responderam insatisfatoriamente ao tratamento convencional da HAI, isto é, que apresentaram recidivas ou resposta incompletas, foi associado a uma redução inicial, não persistente, dos níveis de aminotransferases e de fosfatase alcalina. Entretanto, não se demonstrou nem redução da atividade histológica nem diminuição da dose necessária de corticosteróide[23]. Tem indicação bem definida apenas nas formas variantes colestáticas, em especial na HAI/colangite esclerosante primária em associação ao esquema de tratamento para HAI. Em pacientes com doses de manutenção elevadas do corticóide e azatioprina e que persistem com alterações de enzimas canaliculares, pode-se optar pelo uso do ácido ursodeoxicólico.

Cloroquina – devido às suas propriedades imunomoduladoras, o difosfato de cloroquina foi avaliado em um estudo aberto, envolvendo uma casuística reduzida no Hospital das Clínicas da USP, no tratamento da HAI. A droga foi associada ao esquema tradicional de corticosteróide e/ou azatioprina, porém não foi demonstrado nenhum benefício adicional para indução da remissão. Todavia, na prevenção da recorrência da HAI após a suspensão do tratamento imunossupressor convencional, o grupo tratado com cloroquina, por pelo menos um ano, apresentou uma taxa de recorrência de 15% comparada a 75% no grupo não tratado, diferença estatisticamente significante. Não houve efeitos adversos significativos com o seu uso. Esses achados ainda preliminares precisam ser confirmados por estudos controlados[69]. Só se justifica a utilização dessa medicação em ensaios controlados.

Ciclofosfamida – o seu uso foi relatado em apenas três pacientes com HAI, em combinação com corticosteróides. No período cumulativo de 12 anos, nenhum paciente apresentou recidiva ou efeitos colaterais importantes[48].

RESPOSTA TERAPÊUTICA

As taxas de remissão induzidas pelo tratamento inicial monoterápico ou combinado são de 60 a 80% em dois anos[44]. Alguns pacientes permanecerão em remissão após a suspensão das drogas, porém a maior parte, cerca de 60-90%, requererá terapia de manutenção a longo prazo. Os pacientes já em fase cirrótica no momento do diagnóstico raramente permanecerão em remissão após a suspensão dos medicamentos. A reativação geralmente ocorre no primeiro ano após a retirada das drogas, mas é possível após muitos anos. Nessa circunstância, deve-se reintroduzir o esquema imunossupressor nas doses já citadas. Os fatores associados à reativação da enfermidade ainda estão mal definidos, porém as suspensões prematuras dos medicamentos, um curso protraído da doença antes do tratamento, o desenvolvimento de cirrose durante a terapia e a incapacidade de a terapêutica atuar sobre os mecanismos patogênicos da doença parecem estar implicados.

Dados recentes sugerem que uma resposta sustentada à terapia não somente cessa a progressão da doença como também pode reverter as alterações fibróticas existentes[79]. As observações prévias que a remissão induzida pelo tratamento não impedia a progressão para cirrose foram relatadas antes do advento dos testes para detecção do vírus da hepatite C. Os critérios para caracterizar o tipo de resposta terapêutica foram padronizados pelo Grupo Internacional de Estudos de HAI e estão descritos no quadro 33.3.

Classicamente a resposta terapêutica na HAI é avaliada pela dosagem periódica das aminotransferases, gamaglobulinas, albumina e tempo de protrombina e pela repetição da biópsia hepática. Recentemente outros parâmetros foram sugeridos. No entanto, ainda não se sabe quais informações adicionais poderiam trazer para o acompanhamento clínico dos pacientes com HAI. Para avaliar a relação entre o comportamento das citocinas séricas e a resposta tera-

Quadro 33.3 – Resposta completa e recidiva segundo o Grupo Internacional de Estudos da HAI.

	Resposta terapêutica			
	Resposta completa		Recidiva	
Parâmetros	Ambos ou apenas um dos itens abaixo	Ambos ou apenas um dos itens abaixo	Ambos ou apenas um dos itens abaixo	Ambos os itens abaixo
Clínica/bioquímica	Melhora acentuada dos sintomas. Normalização da AST ou ALT, bilirrubinas e imunoglobulinas no período de um ano, com persistência da resposta durante 6 meses, na vigência do tratamento	Regressão dos sintomas com melhora de no mínimo 50% dos exames hepáticos durante o primeiro mês de tratamento, e níveis de aminotransferases a menos de 2x o limite superior da normalidade em 6 meses de tratamento	Aumento maior de 2x o valor da AST ou ALT	Retorno dos sintomas que requeira o aumento ou a reintrodução da medicação. Aumento das aminotransferases após resposta completa
Biópsia hepática	Discreta atividade inflamatória, no máximo	Discreta atividade inflamatória, no máximo	Retorno da atividade inflamatória, após resposta completa anterior	

pêutica na HAI-1, os níveis séricos de interferon-gama, interleucina-2, interleucina-4, e interleucina-10 foram medidos por ELISA em 43 pacientes e 20 indivíduos normais. Amostras de soro foram testadas de forma semelhante em 38 pacientes após o tratamento com corticosteróide. Os níveis séricos de interleucina-2 e interleucina-4 foram significantemente mais baixos nos pacientes com HAI quando comparados aos indivíduos normais. A interleucina-2 foi a citocina menos comumente detectada antes (3%), durante (0%), ou depois do tratamento (0%). Os níveis séricos de interleucina-10 no início não diferiram entre pacientes e controles normais, porém se reduziram durante a terapia, especialmente em pacientes que entraram em remissão. Concluiu-se que os níveis de interleucina-2 e interleucina-4 são mais baixos na HAI-1 do que em normais. As concentrações séricas de interleucina-10 diminuem durante a terapêutica com corticosteróide, enquanto a raridade da detecção da interleucina-2 no soro pode ser uma característica diferenciadora na HAI[31].

TRANSPLANTE HEPÁTICO

As indicações de transplante hepático na HAI não diferem significativamente das indicações para outras doenças hepáticas em fase final[58]. De um modo geral, indica-se o transplante hepático quando se considera que a expectativa de sobrevida em um ano do paciente seja menor ou igual a 90%, o que na prática significa incluir em lista de espera todos os pacientes que apresentam um escore de Child-Pugh maior ou igual a 7 (Child B). Em razão de o tempo de espera por um transplante ser muito prolongado em nosso meio, atualmente maior que dois anos, não se recomenda esperar até a fase terminal da doença hepáti-

ca para pensarmos em indicar o transplante. Outro aspecto a ser considerado é que, segundo a legislação brasileira, a alocação do órgão disponível é realizada de acordo com a ordem cronológica de inscrição do paciente na lista de espera da Secretaria de Estado da Saúde, não sendo aceitos critérios de gravidade da doença para solicitação de prioridade para transplantar, com exceção dos casos de hepatite fulminante e de retransplante durante os primeiros 30 dias do período pós-operatório.

Por outro lado, habitualmente não incluímos pacientes que não foram submetidos a tratamento adequado por um período de pelo menos um ano. Mesmo que inicialmente o paciente apresente um escore de Child-Pugh maior que 7, o tratamento bem-sucedido certamente proporcionará uma melhora da função hepática, tornando o transplante desnecessário. As exceções para essa conduta são representadas pelos pacientes que já apresentam complicações da doença (hemorragia digestiva repetidamente, ascite e peritonite bacteriana, etc.) e pelos casos que se apresentam com hepatite fulminante, quando o tratamento imunossupressor não tem efeito imediato. Não é incomum observar a melhora expressiva dos pacientes e sua retirada da lista de transplante.

Os principais critérios internacionais de indicação para os pacientes com HAI são: sangramento varicoso de difícil controle, encefalopatia hepática e peritonite bacteriana espontânea. A presença de fadiga intensa e a deterioração progressiva do estado geral também são aceitos em muitos centros médicos como critério para indicar o transplante. Em nossa experiência, o surgimento espontâneo de ascite em pacientes sob tratamento imunossupressor adequado deveria levar o médico a discutir a indicação de transplante com o seu paciente, haja vista a possibilidade de peritonite bacteriana espontânea, de difícil tratamento nessas circunstâncias. No paciente que não atingiu remissão da doença e que apresenta ascite, parece razoável tentar reduzir as doses das medicações imunossupressoras, para diminuir o risco de infecções enquanto se aguarda o transplante. Ao mesmo tempo, deve-se instituir a profilaxia da peritonite bacteriana espontânea com antibióticos. Deve-se ressaltar que essa redução das doses dos imunossupressores deve ser conduzida com extremo cuidado, porque uma agudização da HAI provavelmente seria pouco tolerada por esses pacientes, que apresentam uma reserva funcional hepática muito baixa.

Embora na experiência da Clínica Mayo com portadores de HAI-1 não tenha sido observado nenhum parâmetro no início do tratamento que pudesse predizer o prognóstico de determinado paciente, os pacientes com resposta terapêutica desfavorável tendiam a ser mais jovens. A incapacidade em atingir remissão dentro de quatro anos após o início do tratamento também seria um fator indicativo de prognóstico ruim, pois 69% dos doentes desse grupo não se beneficiaram do tratamento imunossupressor adicional e a sua condição clínica continuou a se deteriorar apesar da terapia[77]. Uma comparação entre os pacientes transplantados com HAI na Clínica Mayo com os pacientes tratados clinicamente e em remissão demonstrou uma sobrevida em cinco anos de 92% e 100%, respectivamente. Em contrapartida, a sobrevida em cinco anos dos pacientes com HAI transplantados no King's College Hospital foi de 61%. Em ambos os centros, o haplótipo *HLA A1, B8, DR3* esteve associado à alta possibilidade de insucesso terapêutico e à necessidade de transplante hepático[37,85].

Em razão da possibilidade de recidiva da HAI após o transplante e do maior número de episódios de rejeição aguda e crônica, a manutenção do uso de corticosteróide em dose baixa no grupo de pacientes com doenças auto-imunes hepáticas, especialmente a HAI, tem sido proposta em diversos centros de transplante hepático, sendo essa a conduta adotada no Hospital das Clínicas da FMUSP. Todavia, tem-se questionado essa opção terapêutica[85]. Dezessete de 25 pacientes (68%) obtiveram sucesso com a retirada do corticóide, com uma média de seguimento de 22 meses (variação 1 a 34 meses). Dos oito restantes, cinco pacientes receberam uma dose mais baixa de prednisona ou requereram o uso de prednisona para controlar a doença inflamatória intestinal. Somente três pacientes permaneceram dependentes de corticosteróide para obter a estabilidade do enxerto. A retirada do corticosteróide esteve associada à redução dos níveis séricos de colesterol, diminuição do uso de agentes anti-hipertensivos e redução da necessidade de insulina ou agentes hipoglicemiantes orais.

Segundo esse estudo, propõe-se que a retirada dos corticosteróides seja conduzida em pacientes com HAI submetidos ao transplante, uma vez que a maioria se beneficiará, sem maiores riscos para o enxerto.

Há um consenso sobre a recorrência da HAI após o transplante, em uma freqüência entre 27% e 41%[7,67,68,75]. Entretanto, deve-se salientar que não se diagnosticam casos típicos da doença como as suas formas iniciais. A possibilidade de recorrência da HAI é uma preocupação que não deve ser levada em conta na decisão de indicar o transplante. Esteve mais relacionada a pacientes que chegaram ao transplante com a doença hepática mal controlada, isto é, com atividade inflamatória importante no explante. Por essa razão, mesmo que o paciente tenha sido incluído em lista, o tratamento da HAI deve ser proposto e bem conduzido até o momento do transplante. O uso do tacrolimus em vez de Cya parece também estar relacionado a menor índice de recidiva de doença.

REFERÊNCIAS BIBLIOGRÁFICAS

1. Agarwal K, Czaja AJ, Jones DEJ, Donaldson PT. Cytotoxic T lymphocyte antigen-4 (CTLA-4) gene polymorphisms and suscetibility to type 1 autoimmune hepatitis. *Hepatology*, 31:49-53, 2000. ■ 2. Almeida MD. Estudo comparativo entre as técnicas de detecção do anticorpo antimicrossoma de fígado e rim tipo 1 e anticorpo anticitosol hepático tipo 1 na hepatite auto-imune e na hepatopatia pelo vírus C. Dissertação de Mestrado, Faculdade de Medicina USP, 2000. ■ 3. Alvarez F, Berg PA, Bianchi FB, Bianchi L, Burroughs AK, Cançado EL, Chapman RW, Cooksley WGE, Czaja AJ, Desmet VJ, Donaldson PT, Eddleston ALWF, Fainboim L, Heathcote J, Homberg J-C, Hoofnagle JJ, Kakumu S, Krawitt EL, Mackay IR, MacSween RNM, Maddrey WC, Manns MP, McFarlane IG, Meyer zum Büschenfelde K-H, Mieli-Vergani G, Nakanuma Y, Nishioka M, Penner E, Porta G, Portmann BC, Reed WR, Rodes J, Schalm SW, Scheuer PJ, Schrumpf E, Seki T, Toda G, Tsuji T, Tygstrup N, Vergani D, Zeniya M. International autoimmune hepatitis group report: review of criteria for diagnosis of autoimmune hepatitis. *J Hepatol*, 31:929-38, 1999. ■ 4. Alvarez F, Bernard O, Homberg JC, Kreibich G. Anti-liver-kidney microsome antibody recognizes a 50,000 molecular weight protein of the endoplasmic reticulum. *J Exp Med*, 161:1231-6, 1985. ■ 5. Alvarez F, Ciocca M, Cañero-Velasco C, Ramonet M, de Davila MTG, Cuarterolo, M, Gonzalez T, Jara-Veja P, Camarena C, Brochu P, Drut R, Alvarez E. Short-term cyclosporine induces a remission of autoimmune hepatitis in children. *J Hepatol*, 30:222-7, 1999. ■ 6. Arenz M, Meyer Zum Buschenfelde KH, Lohr HF. Limited T cell receptor Vbeta-chain repertoire of liver-infiltrating T cells in autoimmune hepatitis. *J Hepatol*, 28:70-7, 1998. ■ 7. Ayata G, Gordon FD, Lewis WD, Pomfret E, Pomposelli JJ, Jenkins RL, Khettry U. Liver transplantation for autoimmune hepatitis: a long-term pathologic study. *Hepatology*, 32:185-92, 2000. ■ 8. Baeres M, Herkel J, Czaja AJ, Wies I, Kanzler S, Cançado ELR, Porta G, Nishioka M, Simon T, Daehnrich C, Schlumberger W, Galle PR, Lohse AW. Establishment of standardised SLA/LP immunoassays: specificity for autoimmune hepatitis, worldwide occurrence, and clinical characteristics. *Gut*, (in press). ■ 9. Bittencourt PL, Goldberg AC, Cançado EL, Porta G, Carrilho FJ, Farias AQ, et al. Genetic heterogeneity in suscetibility to autoimmune hepatitis types 1 and 2. *Am J Gastroenterol*, 94:1906-13, 1999. ■ 10. Bittencourt PL, Palácios SA, Cançado ELR, et al. Autoimmune hepatitis types 1 and 2 in Brazil is not associated with polymorphisms in tumor necrosis factor alpha polymorphisms at position-138. *J Hepatol*, 35:24-8, 2001. ■ 11. Bittencourt PL, Palá-

Capítulo 33

cios SA, Cançado ELR, Porta G, Carrilho FJ, Laudanna AA, Kalil J, Goldberg AC. CTLA-4 gene polymorphisms do not confer suscetibility to autoimmune hepatitis types 1 and 2 in Brazil. *Liver* (submetido). ■ 12. Bottazzo GF, Florin-Christensen A, Fairfaix A, Swana G, Doniach D, Groeschel-Stewart U. Classification of smooth muscle autoantibodies detected by immunofluorescence. *J Clin Pathol*, 29:403-10, 1976. ■ 13. Cançado ELR, Abrantes-Lemos CP, Vilas-Boas LS, Novo NF, Carrilho FJ, Laudanna AT. Thermolabile and calcium-dependent serum factors interfer with polymerized actin, and impair anti-actin antibody detection. *J Autoimmunity*, 17:223-8, 2001. ■ 14. Cançado ELR, Porta G. Autoimmune hepatitis in South America. In: Manns MP, Paumgartner G, Leuschner U. *Imunology and Liver*. Falk Symposium 114. Dordrecht, Kluwer Academic Publishers, 2000, pp 82-92. ■ 15. Cançado ELR, Vilas-Boas LS, Abrantes-Lemos CP, Novo NF, Porta G, Silva LC, Laudana AA. Heat serum inactivation as a mandatory procedure for anti-actin antibody detection in cell culture. *Hepatology*, 23:1098-104, 1996. ■ 16. Cook GC, Mulligan R, Sherlock S. Controlled prospective trial of corticosteroid therapy in active chronic hepatitis. *Q J Med*, 40:159-85, 1971. ■ 17. Cookson S, Constantini PK, Clare M, Underhill JA, Bernal W, Czaja AJ, et al. Frequency and nature of cytokine gene polymorphisms in type 1 autoimmune hepatitis. *Hepatology*, 30:851-56, 1999. ■ 18. Costa M, Rodrigues Sanchez JL, Czaja AJ, Gelpi C. Isolation and characterization of cDNA encoding the antigenic protein of the human tRNP(Ser)Sec complex recognized by autoantibodies from patients with type 1 autoimmune hepatitis. *Clin Exp Immunol*, 121:364-74, 2000. ■ 19. Czaja AJ. Diagnosis, prognosis and treatment of classical autoimmune chronic active hepatitis. In: Krawit EL, Wiesner RH. *Autoimmune Liver Disease*. New York, Raven Press, 1991, pp 143-166. ■ 20. Czaja AJ. Autoimmune hepatitis. Evolving concepts and treatment strategies. *Dig Dis Sci*, 40:435-56, 1995. ■ 21. Czaja AJ. The variant forms of autoimmune hepatitis. *Ann Intern Med*, 125:588-98, 1996. ■ 22. Czaja AJ. Treatment of autoimmune hepatitis. In: Krawitt EL, Weisner RH, Nishioka M (eds). *Autoimmune Liver Diseases*. Amsterdam, Elsevier, 1998, pp 499-515. ■ 23. Czaja AJ, Carpenter HA, Lindor KD. Ursodeoxycholic acid as adjunctive therapy for problematic type 1 autoimmune hepatitis: a randomized placebo-controlled treatment trial. *Hepatology*, 30:1381-6, 1999. ■ 24. Czaja AJ, Carpenter HA, Manns MP. Antibodies to soluble liver antigen, P450IID6, and mitochondrial complexes in chronic hepatitis. *Gastroenterology*, 105:1522-8, 1993. ■ 25. Czaja AJ, Carpenter HA. Sensitivity, specificity and predictability of biopsy interpretations in chronic hepatitis. *Gastroenterology*, 105:1824-32, 1993. ■ 26. Czaja AJ, Cassini F, Cataleta M, Valentini P, Bianchi FB. Antinuclear antibodies and patterns of nuclear immunofluorescence in type 1 autoimmune hepatitis. *Dig Dis Sci*, 42:1688-96, 1997. ■ 27. Czaja AJ, Donaldson PT, Lohse AW. Antibodies to soluble liver antigen/liver pancreas and HLA risk factors for type 1 autoimmune hepatitis. *Am J Gastroenterol*, 97:413-9, 2002. ■ 28. Czaja AJ, Lindor KD. Failure of budesonide in a pilot study of treatment-dependent autoimmune hepatitis. *Gastroenterology*, 119:1312-6, 2000. ■ 29. Czaja AJ, Manns MP, McFarlane IG, Hoofnagle JH. Autoimmune hepatitis: The investigational and clinical challenges. *Hepatology*, 31:1194-200, 2001. ■ 30. Czaja AJ, Menon KV, Carpenter HA. Sustained remission after corticosteroid therapy for type 1 autoimmune hepatitis: a retrospective analysis. *Hepatology*, 35:890-7, 2002. ■ 31. Czaja AJ, Sievers C, Zein NN. Nature and behavior of serum cytokines in type 1 autoimmune hepatitis. *Dig Dis Sci*, 45:1028-35, 2000. ■ 32. Czaja AJ, Souto EO, Bittencourt PL, Cançado ELR, Porta G, Goldberg AC, Donaldson PD. Clinical distinctions and pathogenic implications of type 1 autoimmune hepatitis in Brazil and the United States. *Gut* (in press). ■ 33. Czaja AJ, Strettell MD, Thomson LJ, Santrach PJ, Moore SB, Donaldson PT, et al. Associations between alleles of the major histocompatibility complex and type 1 autoimmune hepatitis. *Hepatology*, 25:317-23, 1997. ■ 34. Danielsson A, Prytz H. Oral budesonide for treatment of autoimmune chronic active hepatitis. *Aliment Pharmacol Ther*, 8:585-90, 1994. ■ 35. Davis GL, Czaja AJ. Immediate and long-term results of corticosteroid therapy for severe idiopathic chronic active hepa-

titis. In: Czaja AJ, Dickson ER (eds). *Chronic Active Hepatitis. The Mayo Clinic Experience*. Marcel Dekker, New York, 1986, pp 269-83. ■ 36. Della Guardia B. Caracterização antigênica e os padrões do anticorpo antinuclear nas doenças hepáticas auto-imunes. Tese de Doutorado, Faculdade de Medicina USP, 2002. ■ 37. Devlin J, Donaldson P, Portmann B, Heaton N, Tan KC, Williams R. Recurrence of autoimmune hepatitis following liver transplantation. *Liver Transpl Surg*, 1:62-5, 1995. ■ 38. Doherty DG, Donaldson PT, Underhill JA, Farrant JM, Duthie A, Mieli-Vergani G, et al. Allelic sequence variation in the HLA class II genes and proteins in patients with autoimmune hepatitis. *Hepatology*, 19:609-715, 1994. ■ 39. Fainboim L, Marcos Y, Pando M, Capucchio M, Reyes GB, Galoppo C, Badia I, Remondino G, Ciocca M, Ramonet MM, Fainboim H, Satz LS. Chronic active hepatitis in children. Strong association with a particular HLA-DR6 (*DRB11301*) haplotype. *Hum Immunol*, 41:146-50, 1994. ■ 40. Fainboim L, Velasco MCC, Marcos CY, et al. Protracted, but not acute, hepatitis A virus infection is strongly associated with HLA-DRB1*1301, a marker for pediatric autoimmune hepatitis. *Hepatology*, 33:1512-7, 2001. ■ 41. Farias AQ. Acidose tubular renal nas doenças hepáticas: análise dos fatores de risco. Tese de Doutoramento na Disciplina de Gastroenterologia da FMUSP, 2001, 93p. ■ 42. Goldberg AC, Bittencourt PL, Mougin B, Cançado ELR, Porta G, Carrilho FJ, Kalil J. Analysis of HLA haplotypes in autoimmune hepatitis type 1: identifying the major suscetibility locus. *Human Immunology*, 62:165-9, 2001. ■ 43. Hashimoto E, Lindor KD, Homburger HA, Dickson ER, Czaja AJ, Wiesner RH, Ludwig J. Immunohistochemical characterization of hepatic lymphocytes in primary biliary cirrhosis in comparison with primary sclerosing cholangitis and autoimmune chronic active hepatitis. *Mayo Clin Proc*, 68:1049-65, 1993. ■ 44. Heneghan MA, McFarlane IG. Current and novel immunosuppressive therapy for autoimmune hepatitis. *Hepatology*, 35:7-13, 2002. ■ 45. Heneghan MA, Norris SM, O'Grady JG, Harrison PM, McFarlane IG. Management and outcome of pregnancy in autoimmune hepatitis. *Gut*, 48:97-102, 2001. ■ 46. Homberg JC, Abuaf N, Bernard O, Islam S, Alvarez F, Khalil SH, Poupon R, Darnis F, Levy VG, Grippon P, Opolon P, Bernuau J, Benhamou JP, Alagille D. Chronic active hepatitis associated with antiliver/kidney microsome antibody type 1: A second type of autoimmune hepatitis. *Hepatology*, 7:1333-9, 1987. ■ 47. Hood KA, Zarembski DG. Mycophenolate mofetil: a unique immunosuppresive agent. *Am J Health Syst Pharm*, 54:285-94, 1997. ■ 48. Kanzler S, Gerken G, Dienes HP, Meyer zum Buschenfeld KH, Lohse AW. Cyclophosphamide as alternative immunosuppressive therapy for autoimmune hepatitis – report of three cases. *Z Gastroenterol*, 35:571-8, 1997. ■ 49. Kanzler S, Weidmann C, Gerken G, Lohr HF, Galle PR, Meyer zum Buschenfelde KH, Lohse AW. Clinical significance of autoantibodies to soluble liver antigen in autoimmune hepatitis. *J Hepatol*, 31:635-40, 1999. ■ 50. Kernebeck T, Lohse AW, Grotzinger J. A bioinformatical approach suggests the function of the autoimmune hepatitis target antigen soluble liver antigen/liver pancreas. *Hepatology*, 34:230-3, 2001. ■ 51. Kita H, Mackay IR, Van De Water J, Gershwin ME. The lymphoid liver: Considerations on pathways to autoimmune injury. *Gastroenterology*, 120:1485-501, 2001. ■ 52. Lapierre P, Hajoui O, Homberg JC, Alvarez F. Formimiotransferase cyclodeaminase is an organ specific autoantigen recognized by sera of patients with autoimmune hepatitis. *Gastroenterology*, 116:643-9, 1999. ■ 53. Lim KN, Casanova RL, Boyer TD, Bruno CJ. Autoimmune hepatitis in African Americans presenting features and response to therapy. *Am J Gastroenterol*, 96:3390-4, 2001. ■ 54. Lobo-Yeo A, Alviggi L, Mieli-Vergani G, Portmann B, Mowat AP, Vergani D. Preferential activation of helper/inducer T lymphocytes in autoimmune chronic active hepatitis. *Clin Exp Immunol*, 67:95-104, 1987. ■ 55. Löhr H, Manns MP, Kyriatsoulis A, Lohse AW, Trautwein C, Meyer Zum Büschenfelde KH, Fleischer B. Clonal analysis of liver-infiltrating T cells in patients with LKM-1 antibody-positive autoimmune chronic active hepatitis. *Clin Exp Immunol*, 84:297-302, 1991. ■ 56. Löhr H, Schlaak JF, Lohse AW, Böcher WO, Arenz M, Gerken G, Meyer Zum Büschenfelde KH. Autoreactive CD4+ LKM-specific and anticlonotypic T-cell responses in LKM-1 antibody-positive autoim-

294

mune hepatitis. *Hepatology*, 24:1416-21, 1996. ■ 57. Löhr H, Treichel U, Poralla T, Manns MP, Meyer Zum Büschenfelde KH, Fleischer B. The human hepatic asialoglycoprotein receptor is a target antigen for liver-infiltrating T cells in autoimmune chronic active hepatitis and primary biliary cirrhosis. *Hepatology*, 12:1314-20, 1990. ■ 58. Lucey MR, Kimberley AB, Everson GT, Fung JJ, Gish R, Keeffe EB, Kneteman NM, Lake JR, Martin P, McDiarmid SV, Rakela J, Shiffman ML, So SK, Wiesner RH. Minimal criteria for placement of adults on the liver transplant waiting list: a report of a national conference organized by the American Society of Transplant Physicians and the American Association for the Study of Liver Diseases. *Liver Transpl Surg*, 3:628-37, 1997. ■ 59. Ma Y, Okamoto M, Thomas MG, Bogdanos DP, Lopes AR, Portmann B, Underhill J, Dürr R, Mieli-Vergani F, Vergani D. Antibodies to conformational epitopes of soluble liver antigen define a severe form of autoimmune liver disease. *Hepatology*, 35:658-64, 2002. ■ 60. Malekzadeh RMD, Nasseri-Moghaddam S, Kaviani MJ, Taheri H, Kamalian N, Sotoudeh M. Cyclosporin A is a promising alternative to corticosteroids in autoimmune hepatitis. *Dig Dis Sci*, 46:1321-7, 2001. ■ 61. Malhotra B, Malhotra N, Deka D, Takkar D. Immunossupressive effect of pregnancy on autoimmune hepatitis: a case report and review of literature. *Eur J Obstet Gynecol Reprod Biol*, 101:91-2, 2002. ■ 62. Manabe K, Hibberd ML, Donaldson PT, et al. T-cell receptor constant beta germline gene polymorphisms and suscetibility to autoimmune hepatitis. *Gastroenterology*, 106:1321-5, 1994. ■ 63. Manns MP, Gerken G, Kyriatsoulis A, Staritz M, Meyer zum Buschenfelde KH. Characterization of a new subgroup of autoimmune chronic active hepatitis by autoantibodies against a soluble liver antigen. *Lancet*, 1:292-4, 1987. ■ 64. Manns MP, Strassburg CP. Autoimmune hepatitis: clinical challenges. *Gastroenterology*, 120:1502-17, 2001. ■ 65. Martini E, Abuaf N, Cavalli F, Durand V, Johanet C, Homberg JC. Antibody to liver cytosol (anti-LC1) in patients with autoimmune chronic active hepatitis type 2. *Hepatology*, 8:1662-6, 1988. ■ 66. McFarlane IG, McSorley CG, Hegarty JE, McFarlane BM, Williams R. Autoantibodies to liver specific protein predict outcome of treatment withdrawal on autoimmune chronic active hepatitis. *Lancet*, 2:954-6, 1984. ■ 67. Milkiewicz P, Gunson B, Saksena S, Hathaway M, Hubscher SG, Elias E. Increased incidence of chronic rejection in adult patients transplanted for autoimmune hepatitis: assessment of risk factors. *Transplantation*, 70:477-80, 2000. ■ 68. Milkiewicz P, Hubscher SG, Skiba G, Hathaway M, Elias E. Recurrence of autoimmune hepatitis after liver transplantation. *Transplantation*, 68:253-6, 1999. ■ 69. Mucenic M. Estudo da cloroquina na indução e na manutenção da remissão da hepatite auto-imune. Tese de Doutoramento pela Disciplina de Gastroenterologia, Faculdade de Medicina da USP (em andamento). ■ 70. Murray-Lyon IM, Stern RB, Williams R. Controlled trial of prednisolone and azathioprine in active chronic hepatitis. *Lancet*, 1:735-7, 1973. ■ 71. Nouri-Aria KT, Hegarty JE, Alexander GJ, Eddleston AL, Williams R. Immunoglobulin G production in autoimmune chronic active hepatitis. Effects of prednisolone on T and B lymphocyte function. *Clin Exp Immunol*, 61:290-6, 1985. ■ 72. Pando M, Larriba J, Fernandez GC, Fainboim H, Ciocca M, Ramonet M, et al. Pediatric and adult forms of type I autoimmune hepatitis in Argentina: evidence for differential genetic predisposition. *Hepatology*, 30:1374-80, 1999. ■ 73. Pedersen BK, Beyer JM. A longitudinal study of the influence of azathio-

prine on natural killer cell activity. *Allergy*, 41:286-9, 1986. ■ 74. Rebollo Bernardez J, Cifuentes Mimoso C, Pinar Moreno A, Caunedo Alvarez A, Salas Herrero E, Jimenez-Saenz M, Herrerias Gutierrez J. Deflazacort for long-term maintenance of remission in type I autoimmune hepatitis. *Rev Esp Enferm Dig*, 91:630-8, 1999. ■ 75. Reich DJ, Fiel I, Guarrera JV, Emre S, Guy SR, Schwartz ME, Miller CM, Sheiner PA. Liver transplantation for autoimmune hepatitis. *Hepatology*, 32(Pt 1):693-700, 2000. ■ 76. Richardson PD, James PD, Ryder SD. Mycophenolate mofetil for maintenance of remission in autoimmune hepatitis in patients resistant to or intolerant of azathioprine. *J Hepatol*, 33:371-5, 2000. ■ 77. Sanchez-Urdazpal L, Czaja AJ, van Hoek B, Krom RA, Wiesner RH. Prognostic features and role of liver transplantation in severe corticosteroid-treated autoimmune chronic active hepatitis. *Hepatology*, 5:215-21, 1992. ■ 78. Schalm SW, Summerskill WHJ, Go VLW. Prednisone for chronic active liver disease: pharmakinetics, including conversion to prednisolone. *Gastroenterology*, 72:910-3, 1977. ■ 79. Schvarcz R, Glaumann H, Weiland O. Survival and histological resolution of fibrosis in patients with autoimmune chronic active hepatitis. *J Hepatol*, 18:15-23, 1993. ■ 80. Seki T, Ota M, Furuta S, Fukushima H, Kondo T, Hino K, et al. HLA class II molecules and autoimmune hepatitis susceptibility in Japanese patients. *Gastroenterology*, 103:1041-7, 1992. ■ 81. Sievers TM, Rossi SJ, Ghobrial RM, Arriola E, et al. Mycophenolate mofetil. *Pharmacotherapy*, 17:1178-97, 1997. ■ 82. Soloway RD, Summerskill WH, Baggentoss A, Geall MG, Gitnick GL, Elveback IR, Schoenfield LJ. Clinical, biochemical and histological remission in severe chronic active liver disease: a controlled study of treatments and early prognosis. *Gastroenterology*, 63:820-33, 1972. ■ 83. Stellon AAJ, Keating JJ, Johnson PJ, McFarlane IG, Williams R. Maintenance of remission in autoimmune chronic active hepatitis with azathioprine after corticosteroid withdrawal. *Hepatology*, 8:781-4, 1988. ■ 84. Summerskill WHJ, Korman MG, Ammon HV, Baggentoss AH. Prednisone for chronic active liver disease: dose titration, standard dose, and combination with azathioprine compared. *Gut*, 16:876-83, 1975. ■ 85. Trouillot TE, Shrestha R, Kam I, Wachs M, Everson GT. Successful withdrawal of prednisone after adult liver transplantation for autoimmune hepatitis. *Liver Transpl Surg*, 5:375-80, 1999. ■ 86. Van den Berg AP. Autoimmune hepatitis: pathogenesis, diagnosis and treatment. *Scand J Gastroenterol*, 225(Suppl):66-9, 1998. ■ 87. Van Thiel DH, Wright H, Caroll P, Abu-Elmagd K, Rodriguez-Rilo H, McMichael J, Irish W, Starzl TE. Tacrolimus: a potential new treatment for autoimmune chronic active hepatitis: results of an open-label preliminary trial. *Am J Gastroenterol*, 90:771-6, 1995. ■ 88. Vazquez-Garcia MN, Alaez C, Olivo A, Debaz H, Perez-Luque E, Burguete A, et al. MHC class II sequences of susceptibility and protection in Mexicans with autoimmune hepatitis. *J Hepatol*, 28:985-90, 1998. ■ 89. Whittingham S, Mathews JD, Schanfield MS, et al. Interaction of HLA and Gm in autoimmune chronic active hepatitis. *Clin Exp Immunol*, 43:80-6, 1981. ■ 90. Wies I, Brunner S, Henninger J, Herkel J, Kanzler S, Meyer zum Buschenfelde KH, Lohse AW. Identification of target antigen for SLA/LP autoantibodies in autoimmune hepatitis. *Lancet*, 355:1510-5, 2000. ■ 91. Yamamoto AM, Cresteil D, Boniface O, Clerc FF, Alvarez F. Identification and analysis of cytochrome P450IID6 antigenic sites recognized by anti-liver-kidney microsome type-1 antibodies (LKM1). *Eur J Immunol*, 23:1105-11, 1993.

34 Hepatites agudas e crônicas criptogênicas

Luiz Caetano da Silva

A despeito da descoberta do vírus da hepatite C, dos vírus G, TT e SEN-V (capítulos 5, 8, 9 e 10, respectivamente), e do aperfeiçoamento de outros métodos diagnósticos sorológicos e imuno-histoquímicos, permanece uma proporção de pacientes com doença hepática de causa desconhecida. Essa proporção varia de 5% na hepatopatia crônica a até 40% na hepatite fulminante[18,21].

HEPATITE AGUDA CRIPTOGÊNICA

CONCEITO
Segundo Leevy e cols.[13], é definida como inflamação e necrose agudas do fígado e presumivelmente devida a uma infecção por vírus hepatotrópico, ainda não identificável pelos testes sorológicos atuais. Clínica e laboratorialmente é indistinguível, nos casos individuais, de outros tipos de hepatite aguda viral. Semelhanças também existem no modo de contaminação e nas características histológicas[17].

O critério etiológico baseia-se na ausência dos marcadores sorológicos (capítulo 11), incluindo o DNA do VHB, o RNA do VHC e os auto-anticorpos, entre outros.

TRANSMISSÃO
Quanto ao modo de infecção, alguns aspectos epidemiológicos sugerem transmissão parenteral, porém na maioria dos casos não se identifica uma porta de entrada (forma esporádica).

É possível, também, que haja outro agente responsável por epidemias conseqüentes à contaminação da água[20].

A possibilidade de transmissão sexual nas hepatites esporádicas parece ser baixa[10].

PROGNÓSTICO
Em que pesem os casos descritos de insuficiência hepática fulminante (capítulo 19) e de anemia aplástica, a cronificação da hepatite aguda criptogênica é significativamente menos freqüente do que a dos pacientes com hepatite aguda C (16% e 84%, respectivamente), segundo Paraná e cols.[16].

HEPATITE ESPORÁDICA
Para Purcell[19], cerca de 5% das hepatites adquiridas na comunidade não apresentam agente identificável.

Segundo revisão de 1994, sobre hepatite de origem desconhecida, denominada por Hoofnagle de hepatite X, 5 a 20% dos casos de hepatite aguda viral são criptogênicos[10]. A doença é usualmente leve e autolimitada, assemelhando-se clinicamente às hepatites A, B e C. Em aproximadamente 25% dos casos são ictéricas e a freqüência de evolução para a cronicidade situa-se entre 20 e 30%[10].

Tentativas de transmissão a primatas, de algum agente responsável por esses casos, têm sido negativas ou não completamente convincentes[19].

Prevalência – a freqüência relativa de hepatite esporádica varia acentuadamente nas diferentes publicações, por exemplo, 19% na Espanha, 4% nos EUA e menos de 1% na Rússia[10]. Com relação aos EUA, a freqüência de hepatites A, B, C, D, E e esporádica foi, respectivamente, de 32%, 43%, 21%, 1%, 0% e 4%[1]. Na Grécia[22], as hepatites não-A, não-B (NANB) esporádicas mostraram uma freqüência de anti-VHC de apenas 25,7%. Mesmo considerando a menor sensibilidade dos testes de primeira geração, não há que se negar a possível participação do vírus NANBNC.

Em nosso meio, Paraná e cols.[16] observaram ausência de marcadores virais (não-A-E) em 25 de 43 pacientes (58%) com hepatite aguda esporádica NANB. No grupo geral de hepatites agudas em Salvador, a forma criptogênica representou cerca de 17% do total[17], contrastando com nossa pequena experiência de 40 casos de hepatites agudas A, B, C e criptogênica: 55%, 40%, 2,5% e 2,5%, respectivamente (dados não publicados).

HEPATITE PÓS-TRANSFUSIONAL
(HPT)

Apesar de a maioria das HPT ser devida ao VHC, uma pequena proporção (10-20%) caracteriza-se pela ausência de marcadores sorológicos[10], sendo a freqüência de pelo menos 10%, em publicação mais recente nos EUA[2].

Na casuística de Lampertico e cols.[12], baseada em 45 pacientes com HPT aguda e tratados com interferon, sete (15,6%) foram considerados portadores de hepatite NANBNC. Tanto os quatro tratados, como os três não tratados evoluíram bem. Na Grécia, as HPT-NANB mostraram freqüência de anti-VHC de 72,5% com testes de primeira geração[22].

Em estudo realizado nos EUA de 98 pacientes com HPT, 88% apresentaram anti-VHC sérico ou RNA do VHC ou ambos. Nos 12% não-VHC, a hepatite era leve, autolimitada e anictérica, enquanto 30% dos casos de VHC mostraram icterícia. Os níveis médios de ALT foram de 302U/mL e 708U/mL, respectivamente[10].

Quanto ao problema das HPT, alguns aspectos merecem destaque: (1) a incidência das HPT pelo VHC reduziu-se drasticamente com a melhor seleção de doadores; (2) tendo em vista a possibilidade, ainda que remota, de transmissão de um vírus desconhecido, a determinação da ALT nos doadores deve ser mantida; (3) o diagnóstico de hepatite pós-transfusional criptogênica é complicado, pois geralmente os pacientes transfundidos estão sujeitos a problemas no pós-operatório relacionados à doença de base, a complicações cirúrgicas ou a eventuais medicamentos potencialmente hepatotóxicos, que poderiam explicar a elevação das transaminases[17].

Esses aspectos são relevantes, pois segundo Alter[4], a maioria dos casos de hepatite "não-ABCDE" parece ser transmitida parenteralmente. Portanto, o problema das HPT de etiologia desconhecida está a exigir mais estudos.

Paradoxalmente, em paralelo com os esforços para se descobrir o(s) agentes(s) das hepatites não-A-E, observou-se um declínio na incidência de tais infecções[3]. A melhor seleção de doadores com a pesquisa do anti-VHC não somente reduziu a incidência da HPT pelo VHC a próximo de zero, mas também resultou em acentuado declínio na hepatite não-A-E, inclusive em número absoluto[3]. É possível que algumas medidas de prevenção, como os cuidados com agulhas, tenham também contribuído para esses fatos[3].

INSUFICIÊNCIA HEPÁTICA
FULMINANTE (IHF)

Os estudos sobre IHF apontam também para uma sexta forma de hepatite viral. Assim, alguns pacientes não apresentam marcadores virais, mesmo em regiões onde é significativa a presença do RNA do VHC, por exemplo, Taiwan[6]. Curiosamente, as formas pós-transfusionais de hepatite fulminante pouco ou nada figuram nas casuísticas orientais[6] e ocidentais.

Feray e cols.[8] descreveram pacientes com hepatite fulminante ou subfulminante em que não se detectou nenhum tipo de marcador para vírus A, B, C, D e E. Resultados semelhantes foram relatados por Liang e cols.[14] e extensamente discutidos por Wright[24].

Embora vários estudos acentuem que a maioria das hepatites fulminantes "virais" NANB seja também não-C, o seguimento desses pacientes após transplante hepático mostra que a recorrência da hepatite no enxerto é rara, sugerindo que a lesão hepática do fígado retirado poderia ser de origem não infecciosa[10]. Entretanto, não se pode afastar a hipótese de que na hepatite fulminante a resposta imune do paciente seja suficientemente intensa para eliminar o vírus de maneira definitiva.

Em um estudo de 139 pacientes com insuficiência hepática aguda, Teo e cols.[23] fazem referência especial a 35 pacientes, dos quais 12 (34%) foram diagnosticados como hepatite B, um (3%) como co-infecção B + C + D e 22 (63%) como de etiologia indeterminada. Contrariamente a outras publicações, os autores não encontraram evidência de infecção oculta pelo VHB nessa série de pacientes com insuficiência hepática aguda[23].

ANEMIA APLÁSTICA

Complicação rara de hepatite viral aguda. Embora possa seguir-se a uma hepatite aguda A ou B, a maioria dos casos tem sido associada à hepatite não-A, não-B, não-C, ou seja, hepatite viral de origem desconhecida[10]. Contudo, não se tem conseguido identificar o vírus associado com essa forma de anemia aplástica[10]. A indução de auto-imunidade poderia ser também o mecanismo responsável pela aplasia medular[9].

Nos casos de anemia aplástica, mais comuns em crianças, uma hepatite aparentemente comum é acompanhada, após um a dois meses, de uma grave aplasia, muito semelhante à forma idiopática[3].

HEPATITE CRÔNICA CRIPTOGÊNICA
POSSIVELMENTE VIRAL

Torna-se difícil avaliar a proporção de casos de hepatite crônica devida à hepatite criptogênica. Em uma casuística americana de 140 portadores de hepatopatia crônica (excluindo as formas colestáticas), a

Capítulo 34

etiologia alcoólica foi a mais freqüente (41%), seguida pela hepatite C (26%), criptogênica (17%), hepatite B (11%) e auto-imune (4%)[10].

A freqüência de evolução da hepatite aguda criptogênica para a cronicidade tem variado entre 25 e 30%[10]. Outras casuísticas, como a de Navascués e cols.[15a], mostram freqüência de 5,9% de 18 pacientes, em comparação com 73,4% de 63 pacientes com hepatite aguda C (p = 0,0001).

Os aspectos clínicos da hepatite crônica criptogênica não estão bem definidos. Parece que a maioria não responde a corticosteróides nem a interferon, mas há necessidade de mais estudos[10].

Como já vimos, alterações discretas e persistentes das transaminases séricas não são suficientes para o diagnóstico de hepatite crônica, havendo necessidade de comprovação histológica do processo inflamatório. Por exemplo, alguns casos de esteatose sem inflamação podem acompanhar-se de hipertransaminasemia.

Outra casuística é a de Kodali e cols.[11], que destacam alguns aspectos interessantes: (1) a freqüência de hepatopatia crônica criptogênica foi de 28/567 pacientes (4,9%); a PCR para RNA do VHC mostrou-se negativa em todos os 28; (2) 21 dos 28 pacientes eram do sexo feminino, com idade média de 52 anos; (3) quase metade dos pacientes apresentava história de transfusão de sangue, o que reforçou a hipótese de hepatite viral não-A, não-B, não-C. Os autores concluem que a seleção de doadores de sangue deve incluir a determinação da ALT sérica com o objetivo de reduzir a incidência de hepatite pós-transfusional.

Em relação à infância, Bortolotti e cols.[5] detectaram anticorpo contra o VHC em 16 de 33 (48%) crianças com hepatite crônica previamente considerada criptogênica.

Nos últimos 10 anos encontramos 27 pacientes com hepatopatia crônica criptogênica, que somados aos 522 casos de infecção crônica viral perfazem um total de 549 pacientes (27/549 = 4,9%) (dados não publicados).

HEPATITE CRÔNICA CRIPTOGÊNICA COM FEIÇÕES DE AUTO-IMUNE

Nesses casos, a hepatite crônica apresenta características histológicas de intensa atividade. Czaja e cols.[7] descreveram 12 desses casos e observaram freqüência de determinados tipos de HLA semelhante à da encontrada nas hepatites crônicas auto-imunes (HLA1-BB-DR3). Além disso, houve idêntica resposta à prednisona, associada ou não à azatioprina. Os autores não afastam a hipótese de hepatite crônica auto-imune de tipo 3 (capítulo 33), caracterizada pela presença de anticorpo contra antígeno solúvel de fí-

gado, como descrito por Manns e cols.[15]. As alterações bioquímicas foram semelhantes às da hepatite crônica auto-imune e mais evidentes do que as observadas nas hepatites crônicas virais. Infelizmente, os citados autores, ao considerarem como auto-imunes as hepatites crônicas com títulos de auto-anticorpos iguais ou superiores a 1/40, não adotaram um critério suficientemente rigoroso. Além disso, mencionaram o anticorpo antimúsculo liso sem fazer referência ao padrão de imunofluorescência ou à presença de antiactina (capítulo 33).

Tivemos a oportunidade de observar quatro pacientes do sexo feminino, todas jovens entre 20 e 40 anos, com quadro inicial de hepatite aguda grave, em três delas com ascite, tendo a biópsia revelado áreas de necrose confluente. À exceção de uma paciente, atualmente assintomática, as outras três estão sendo mantidas com corticóide e/ou azatioprina. A pesquisa exaustiva de marcadores virais e auto-imunes mostrou-se negativa.

DIAGNÓSTICO DE HEPATITE CRIPTOGÊNICA

Obviamente, o diagnóstico é de exclusão. Assim, na hepatite aguda, após pesquisas sorológicas negativas para hepatites A, B, C, devem-se excluir outras causas como hepatite E, hepatite auto-imune e doença de Wilson com início agudo e hepatite por drogas. Nas formas crônicas, pesquisar os mesmos diagnósticos (à exceção das hepatites A e E), além da esteato-hepatite e da doença hepatobiliar.

Quanto a outras doenças, eventualmente passíveis de confusão, ver capítulo 17.

REFERÊNCIAS BIBLIOGRÁFICAS

1. Alter MJ, Margolis HS, Krawcznski K et al. The natural history of community – acquired hepatitis C in the United States. *N Engl J Med*, **327**:1899-905, 1992. ■ 2. Alter MJ, Gallagher M, Morris TT et al. Acute non A-E hepatitis in the United States and the role of hepatitis G virus infection. *N Engl J Med*, **336**:471-6, 1997. ■ 3. Alter H. Beyond the C. New virus and their relationship to hepatitis. Update on Viral Hepatitis. Postgraduate Course 2000. Dallas, Texas 2000, pp 68-75. ■ 4. Alter MJ. Acute viral hepatitis in the United States. Update on Viral Hepatitis. Postgraduate Course 2000. Dallas, Texas, 2000, pp 22-26. ■ 5. Bortolotti F, Vajro P, Cardrobbi P et al. Cryptogenic chronic liver disease and hepatitis C virus infection in children. *J Hepatol*, **15**:73-6, 1992. ■ 6. Chu CM, Sheen I-S, Liaw Y-F. The role of hepatitis C virus in fulminant viral hepatitis in an area with endemic hepatitis A and B. *Gastroenterology*, **107**:189-95, 1994. ■ 7. Czaja AJ, Carpenter HA, Santrach PJ et al. The nature and prognosis of severe cryptogenic chronic active hepatitis. *Gastroenterology*, **104**:1755-61, 1993. ■ 8. Feray C, Gigou M, Samuel D et al. Hepatitis C virus RNA and hepatitis B virus DNA in serum and liver of patients with fulminant hepatitis. *Gastroenterology*, **104**:549-55, 1993. ■ 9. Hibbs JR, Frickhofen N, Rosenfeld SJ et al. Aplastic anemia and viral hepatitis: non-A, non-B, non-C? *JAMA*, **267**:2051-4, 1992. ■ 10. Hoofnagle JH. Hepatitis of unknown cause: Hepatitis X. Postgraduate Course. Viral hepatitis A to F: an Update. The American Association for the Study of Liver

Diseases. Chicago, Illinois, 1994, pp 316-321. ■ 11. Kodali VP, Gordon SC, Silvermann AL et al. Cryptogenic liver disease in the United States: further evidence for non-A, non-B, non-C hepatitis. *Am J Gastroenterol*, **89**:1836-9, 1994. ■ 12. Lampertico P, Rumi M, Romeo E et al. A multicenter randomized controlled trial of recombinant interferon-α 2b in patients with acute transfusion-associated hepatitis C. *Hepatology*, **19**:19-22, 1994. ■ 13. Leevy CM, Sherlock S, Tystrup N et al. Diseases of the Liver and Biliary Tract. Standardization of nomenclatura, Diagnostic Criteria and Prognosis. Raven, New York, 1994. ■ 14. Liang, TJ, Jeffers L, Reddy RK et al. Fulminant or subfulminant non-A, non-B viral hepatitis: the role of hepatitis C and E viruses. *Gastroenterology*, **104**:556-62, 1993. ■ 15. Manns M, Gerken G, Kyriatsoulis A et al. Characterization of a new subgroup os autoimmune chronic active hepatitis by auto antibodies against a soluble liver antigen. *Lancet*, **1**:292-4, 1987. ■ 15a. Navascués CA, Rodriguez M, Sotorrio NG et al. Epidemiological, clinical and biological characteristics of acute non-A, non-B hepatitis with and without hepatitis C virus infection. *Infection*, **22**:252-7, 1994. ■ 16. Paraná R, Vitvitski L, Andrade Z et al. Acute sporadic non-A non-B hepatitis in northeastern Brazil: etiology and natural history. *Hepatology*, **30**:289-93, 1999. ■ 17. Paraná R. Hepatite aguda criptogênica. **In**: Gayotto LCC, Alves VAF (eds). *Doenças do Fígado e Vias Biliares*. Atheneu, São Paulo, 2001, pp 515-523. ■ 18. Pessoa MG, Terrault NA, Ferell LD et al. Hepatitis after liver transplantation: the role of the known and unknown viruses. *Liver Transpl Surg*, **6**:461-8, 1998. ■ 19. Purcell RH. The discovery of the hepatitis viruses. *Gastroenterology*, **104**:955-63, 1993. ■ 20. Purcell RH. Hepatitis viruses: changing patterns of human disease. *Proc Natl Acad Sci USA*, **91**:2401-6, 1994. ■ 21. Schreiber GB, Bush MP, Kleinman SH, Korelitz JJ. The risk of transfusion – transmitted viral infectons. *N Engl J Med*, **334**:1685-9, 1996. ■ 22. Tassopoulos N, Hatzakis A, Delladetsima I et al. Risk factors influencing the outcome of acute non-A, non-B hepatitis. *J Hepatol* (Abstract), **13**:S75, 1991. ■ 23. Teo E-K, Ostapowicz G, Hussai NM et al. Hepatitis B infection in patients with acute liver failure in the United States. *Hepatology*, **33**:972-6, 2001. ■ 24. Wright TL. Etiology of fulminant hepatic failure: is another virus involved? (Editorial). *Gastroenterology*, **104**:640-53, 1993.

35 Doença esteatótica não-alcoólica do fígado

Luís Edmundo Pinto da Fonseca

O termo doença esteatótica não-alcoólica do fígado (DENA) ("nonalcoholic fatty liver disease" – NAFLD) engloba uma gama de alterações morfológicas hepáticas, não associadas ao consumo crônico de etanol, representadas pela esteatose simples, vários graus de esteato-hepatite (esteatose, associada a inflamação, necrose e fibrose) e cirrose hepática, em uma progressão de gravidade clínica e histológica[1]. Do ponto de vista morfológico é praticamente idêntica à doença hepática alcoólica, sendo a distinção clínica baseada na ausência de consumo importante de etanol. Geralmente está associada à presença de uma ou mais das seguintes condições: obesidade, *diabetes mellitus* (principalmente do tipo 2) e dislipidemias (hipertrigliceridemia e/ou hipercolesterolemia), dentre outras, tendo como fator comum a presença de resistência elevada à insulina e à hiperinsulinemia[2,3]. O seu diagnóstico é cada vez mais freqüente, primeiro pelo maior conhecimento dessa entidade pela classe médica e, segundo, pela crescente prevalência da obesidade, particularmente no mundo ocidental[4]. Sua alta prevalência faz com que seja considerada uma importante etiologia de cirrose e insuficiência hepáticas, apesar do seu menor potencial evolutivo, quando comparada a outras etiologias de hepatopatias crônicas como o alcoolismo e as hepatites virais. Nesse sentido, considera-se que as cirroses denominadas criptogênicas, em certa proporção, na verdade foram decorrentes da evolução de uma esteato-hepatite[5], cujas características histológicas típicas teriam regredido na fase de cirrose.

Esteatose hepática refere-se ao acúmulo de lípides dentro dos hepatócitos. No caso da esteatose, como a expressão mais inicial e benigna do espectro da doença esteatótica não-alcoólica do fígado, ela é basicamente do tipo macrovesicular e corresponde ao acúmulo intracitoplasmático de triglicérides[6].

Já o termo esteato-hepatite não-alcoólica (NASH – "nonalcoholic steatohepatitis"), algumas vezes usado de maneira mais ampla, deve ser restringido também a uma parte desse espectro de alterações hepáticas. Ele foi criado por Ludwig e cols.[7] em 1980, ao descreverem a doença de 20 pacientes que apresentavam quadro histológico semelhante ao da hepatite alcoólica, porém sem história de etilismo. Clinicamente, a maioria era assintomática, 75% apresentavam hepatomegalia, e 90%, elevação dos níveis de transaminases, notando-se alta prevalência de obesidade (90%), hiperglicemia (50%), hipertrigliceridemia (76%) e hipercolesterolemia (36%). Do ponto de vista morfológico, tinham em comum graus variáveis de esteatose macrovesicular e inflamação lobular. Corpúsculos de Mallory estavam presentes em 70% das amostras, assim como fibrose (pericentrolobular, pericelular e/ou septal) em 70% e cirrose em 15%[7].

Mais recentemente, publicações sugerem que a evolução para o hepatocarcinoma também deva ser incluída no espectro da história natural da doença esteatótica não-alcoólica do fígado[8-10].

EPIDEMIOLOGIA E FATORES DE RISCO

A doença esteatótica não-alcoólica do fígado (DENA) é cada vez mais diagnosticada no âmbito da hepatologia, sendo freqüentemente o fator etiológico encontrado para explicar elevação de transaminases, particularmente em adultos assintomáticos. Assim, após excluírem-se outras etiologias como hepatites virais ou químicas e doenças hepáticas metabólicas, hereditárias ou auto-imunes, algum grau de DENA foi encontrado em 90% das biópsias hepáticas realizadas em 81 pacientes[11].

Apesar de não existirem estudos amplos, podemos estimar uma alta prevalência da DENA, devido à sua freqüente associação com obesidade, diabetes tipo 2 e dislipidemias. Estudos regionais mostram uma prevalência que varia entre 10 e 24% da população, aumentando para 57,5 a 74% na subpopulação de obesos. Na faixa etária pediátrica estima-se prevalência de 2,6% e particularmente em crianças obesas, de 22,5 a 52,8%[12].

A obesidade é um fator de risco independente para a DENA. Assim, estudo definindo obesidade como índice de massa corpórea (IMC) maior ou igual a 30 mostrou um aumento do risco de esteatose (ultra-sonograficamente diagnosticada) em 4,6 vezes, tendo sido, inclusive, fator de risco maior que o consumo excessivo de etanol (superior a 60g de álcool/dia)[13]. A intensidade da obesidade também determina o risco de DENA. Análise realizada em pacientes com obesidade mórbida (IMC ≥ 40), baseada em material de biópsia, encontrou prevalências de 94% para esteatose, 36% para esteato-hepatite e 4% para cirrose[14]. A distribuição da obesidade também tem importância, sendo a central (obesidade de predomínio na região do tronco, ou visceral) importante fator de risco, mesmo nos indivíduos com IMC normal[15].

Como já mencionado, a presença de *diabetes mellitus* tipo 2 (e ocasionalmente também do tipo 1), freqüentemente associada à obesidade, também é importante fator de risco para DENA[16,17], inclusive havendo relação entre o estado glicêmico dos pacientes (tolerantes, não-tolerantes e diabéticos) e a intensidade das alterações histológicas. Particularmente no subgrupo de pacientes com obesidade mórbida e diabetes, encontrou-se esteatose, esteato-hepatite e cirrose em 100%, 50% e 19%, respectivamente[14].

Da mesma forma, a presença de dislipidemia (hipertrigliceridemia, hipercolesterolemia ou ambas) está associada ao achado de esteatose hepática à ultra-sonografia em 50% dos casos, sendo menos freqüente na hipercolesterolemia pura (ultra-sonografia sem evidência de esteatose em 67% dos casos) do que nas outras duas situações[18].

Uma entidade, denominada síndrome metabólica X, caracterizada por resistência aumentada à insulina (e conseqüente intolerância à glicose), dislipidemia, hipertensão e uma distribuição visceral da obesidade, está fortemente associada à presença de histologia hepática compatível com os diversos graus de DENA. De maneira mais específica, a incorporação de cada um dos quatro itens da síndrome faz aumentar exponencialmente o risco de esteatose hepática, enquanto pacientes com diabetes ou intolerância à glicose têm um risco aumentado em 7 vezes de apresentar fibrose hepática. Já a cirrose hepática correlacionou-se com a idade e com a presença de diabetes e esteatose[19].

Outros fatores de risco associados à presença de DENA são[20,21]: o jejum prolongado (associado ou não à nutrição parenteral exclusiva) e outras formas de perda de peso acelerada, como as cirurgias utilizadas para o tratamento da obesidade (incluindo a anastomose jejuno-ileal e, mais recentemente, as diversas formas de gastroplastia), outras cirurgias como ressecções extensas de intestino delgado, derivações bíleo-pancreáticas e diversos fármacos. Dentre eles destacam-se: amiodarona, tamoxifeno e metotrexato, glicocorticóides e estrógenos em altas doses, perhexiline e antagonistas dos canais de cálcio, como a nifedipina e o diltiazem.

Na faixa etária pediátrica também é descrita uma entidade semelhante à esteato-hepatite do adulto, denominada esteato-hepatite idiopática da infância. Em uma casuística de 88 crianças com biópsia mostrando esteatose, 14 (17%) não apresentavam evidências de outras etiologias de doença hepática. Essas 14 crianças estavam em uma faixa etária de 10 a 18 anos e todas eram obesas, com uma média de 159% do peso ideal[22]. No estudo realizado pelo Departamento de Patologia da Faculdade de Medicina da Universidade de São Paulo, encontrou-se uma porcentagem semelhante (14,7%), em casuística de 34 crianças[23].

ETIOPATOGÊNESE

O já mencionado espectro das alterações histopatológicas da DENA, a diversidade de fatores etiológicos associados à sua presença e a grande semelhança histopatológica com a doença hepática alcoólica, por si só, já justificam a presença de mecanismos etiopatogênicos multifatoriais e complexos, não totalmente esclarecidos.

Do ponto de vista etiopatogênico, podemos dividir a DENA em duas etapas. A *esteatose* é secundária ao acúmulo de lípides nos hepatócitos e, por si só, não progressiva. Sua presença é necessária, porém não suficiente, para a evolução à segunda etapa. Esta, denominada *esteato-hepatite*, caracteriza-se por lesão hepatocitária, infiltrado inflamatório e fibrose, com características de doença hepática crônica e potencialmente progressiva à cirrose hepática.

Normalmente, os ácidos graxos são provenientes da hidrólise de triglicérides estocados nos adipócitos, sendo liberados à circulação pela ação de uma lipase tecidual. Eles também são sintetizados dentro dos próprios hepatócitos, provenientes da glicólise. Uma vez nos hepatócitos, eles podem ser oxidados nas mitocôndrias, ou novamente esterificados a triglicérides ou usados para a produção de fosfolípides ou ésteres de colesterol[24]. Já sua exportação ocorre sob a forma de triglicérides, em lipoproteínas de densidade muito baixa (VLDL – "very low density lipoprotein"). Assim, o acúmulo de ácidos graxos, gerando a esteatose, é resultante do desequilíbrio entre os sistemas enzimáticos que levam à sua entrada ou síntese e os que provocam sua oxidação e exportação (Quadro 35.1).

Quadro 35.1 – Mecanismos patogênicos que favorecem o acúmulo de triglicérides nos hepatócitos, levando à esteatose.

1. Maior aporte de ácidos graxos aos hepatócitos, secundário ao aumento da lipólise, a partir de triglicérides dos adipócitos periféricos
2. Aumento da síntese endógena de ácidos graxos, por meio da glicólise
3. Redução da metabolização dos ácidos graxos, secundária à inibição ou à saturação da β-oxidação mitocondrial (com conseqüente influência nas vias metabólicas, como a β-oxidação peroxissomal e a ω-oxidação microssomal)
4. Redução da secreção de lipoproteínas de densidade muito baixa (VLDL), principal via de exportação de ácidos graxos pelo fígado, sob a forma de triglicérides

O melhor modelo humano de esteatose não ligada ao consumo de etanol é o associado à obesidade e ao diabetes tipo 2. Ambas as situações apresentam um *aumento de resistência à insulina* e, como conseqüência, uma *hiperinsulinemia*. A resistência à insulina leva a um aumento da lipólise, com a conseqüente maior demanda de ácidos graxos ao fígado. Já a hiperinsulinemia leva ao aumento de síntese e o acúmulo de triglicérides hepáticos, devido à inibição da β-oxidação de ácidos graxos mitocondrial[24] e à diminuição da exportação de triglicérides, sob a forma de VLDL, secundária à redução da produção de apolipoproteína B-100[12]. É interessante mencionar que, também em pacientes com DENA que são diabéticos e que não estão obesos, demonstrou-se a presença de resistência aumentada à insulina, o que reforça sua importância etiopatogênica na esteatose associada a outras etiologias[15,25]. No caso da esteatose associada ao jejum prolongado e às derivações jejuno-ileais, a deficiência de certos nutrientes como colina e carnitina atuam por meio da inibição da β-oxidação mitocondrial e da redução da secreção de VLDL. Nessas etiologias também se acredita que o supercrescimento bacteriano intestinal e a produção de endotoxinas têm participação na gênese da esteatose, por meio da liberação de fator de necrose tumoral alfa (TNF-α), envolvido na resistência à insulina e também fator estimulante de resposta inflamatória, como será abordado adiante[12,20].

Como abordado por Day e James, a esteatose é considerada a primeira fase ("first hit") na etiopatogenia da esteato-hepatite. A partir dela, outro evento deve ser responsabilizado pelo surgimento da lesão necroinflamatória e da fibrose hepáticas, denominado de "second hit"[26]. Muitos pacientes podem permanecer indefinidamente na fase estável de esteatose, enquanto outros passam à esteato-hepatite e têm um curso progressivo. As evidências atuais, tanto em estudos humanos como em modelos animais, apontam para a peroxidação lipídica como o evento desencadeante e que serviria de elo entre a esteatose e a esteato-hepatite, estando presente em diversas etiologias de DENA e, inclusive, explicando muitas das semelhanças entre esta doença e a secundária ao consumo excessivo de etanol[26]. Assim, o potencial evolutivo dessas entidades estaria associado à suscetibilidade individual de desencadear o estresse oxidativo, por meio de fatores ambientais associados ou a uma predisposição genética.

O acúmulo de ácidos graxos nos hepatócitos, levando à sobrecarga da via oxidativa mitocondrial (β-oxidação mitocondrial), favorece a indução de duas lipoxigenases microssomais, os citocromos P450 2E1 (CYP2E1) e P450 4A (CYP4A), em detrimento do citocromo P450 3A (CYP3A). Este, inclusive, costuma estar deficiente em pacientes com esteato-hepatite[20]. Tal indução resulta na produção de radicais reativos de oxigênio, capazes de induzir peroxidação de membranas de hepatócitos. Da mesma forma, o acúmulo de ácidos graxos estimula a ω-oxidação microssomal, gerando ácidos graxos dicarboxílicos, que são degradados pela β-oxidação peroxissomal, com a produção de acil-coenzima A de cadeia encurtada. Essas reações geram radicais peróxido, além de deixar a célula mais vulnerável a agressões secundárias, como as provocadas por endotoxinas e por citocinas, como o fator de necrose tumoral alfa (TNFα)[12].

De fato, na esteato-hepatite associada às derivações jejuno-ileais, o mecanismo implicado parece estar ligado ao supercrescimento bacteriano intestinal, levando à endotoxemia portal. Já no modelo animal por meio da utilização de camundongos obesos, acredita-se que os níveis aumentados de TNFα são os responsáveis pelo acúmulo de ácidos graxos livres, pela menor atividade do citocromo P450 3A (CYP3A) e por lesões necroinflamatórias e fibrose hepáticas.

A produção de radicais reativos leva ao consumo de antioxidantes naturais, potencialmente já depletados, no caso de doenças que cursam com desnutrição, alimentando ainda mais a peroxidação lipídica, o que leva finalmente à morte celular. Com a morte celular há a liberação de malondialdeído (MDA) e de 4-hidroxinonenal (HNE). Essas substâncias são responsáveis pela formação do hialino de Mallory, estimulam a atração de neutrófilos, promovendo inflamação tecidual, e estimulam a síntese de colágeno pelas células estreladas. De maneira indireta, o estresse oxidativo também é capaz de levar à morte celular, provocar o surgimento do hialino de Mallory, atrair o infiltrado inflamatório e provocar o acúmulo de fibrose, pela indução de citocinas como TNFα, fator transformador de crescimento beta (TGF-β) e interleucina-8. Além disto, o TNFα também prejudica o fluxo de elétrons ao longo da cadeia respiratória mitocondrial[12]. Outro fator que possivelmente também está implicado na fibrogênese observada na esteato-hepatite é a presença de níveis elevados de leptina[20,27].

A participação do ferro na etiopatogenia da esteato-hepatite também tem sido motivo de discussão. Sinais de seu acúmulo são freqüentemente encontrados, tanto pela dosagem de ferritina sérica, como pela sua pesquisa em amostras de tecido hepático. O interesse em seu estudo também deve-se ao fato de esse elemento ser importante no mecanismo de lesão celular provocada pelo estresse oxidativo. Entretanto, até o momento não se estabeleceu uma correlação entre a sua presença e o grau de lesão hepática, nem se comprovou uma associação entre a prevalência das mutações do gene HFE (C282Y ou H63D), relacionadas à hemocromatose familiar e à DENA[28].

QUADRO CLÍNICO E DIAGNÓSTICO

Tanto a esteatose como a esteato-hepatite costumam ser assintomáticas. Elas são freqüentemente detectadas quando da realização de ultra-sonografia, solicitada no curso da investigação de outras doenças, pelo resultado alterado de enzimas hepáticas, solicitadas em avaliações de rotina (como em "check-up") ou na triagem de doadores de bancos de sangue, ou pelo encontro de hepatomegalia (dolorosa ou não) ao exame físico. O aspecto sugestivo de esteatose, à ultra-sonografia, é de um fígado hiper-refringente e com atenuação do feixe sonoro nos planos profundos. As enzimas hepáticas mais freqüentemente alteradas são a ALT e a gama-GT e comumente de maneira discreta, ou seja, entre 1,5 e 3 vezes o limite superior do normal. A relação entre AST e ALT geralmente é menor do que 1, caso contrário sugerindo doença mais avançada ou participação etiológica do etanol. Nos pacientes sintomáticos, as queixas mais freqüentes são dor ou "peso" no hipocôndrio direito. Quando do comprometimento hepático mais avançado e grave, passarão a prevalecer as alterações clínicas, laboratoriais e de imagem correspondentes.

Como já mencionado, a presença de esteatose é altamente suspeita quando do encontro de um fígado hiper-refringente à ultra-sonografia. Achado equivalente é a presença de uma menor densidade hepática à tomografia computadorizada, principalmente quando comparada à densidade do baço. Em relação à ressonância magnética nuclear, o acúmulo de gordura hepático fornece um hipersinal em T-1. Infelizmente, nenhum exame de imagem consegue identificar a presença de inflamação, não conseguindo diferenciar esteatose de esteato-hepatite, apenas

detectando alterações mais avançadas, como a presença de fibrose mais intensa, de cirrose e sinais de hipertensão portal[25].

Embora costume tentar-se diferenciar a esteatose da esteato-hepatite pela presença de alteração das enzimas hepáticas, só a realização de biópsia hepática nos fornece a certeza diagnóstica. Uma forma de restringir a indicação de biópsia hepática seria, na identificação de um fator de risco para o desenvolvimento de DENA e na ausência de evidências de lesão hepática mais avançada, optar-se por inicialmente tratá-lo. Costuma-se também solicitar redução importante no consumo de etanol, caso exista, ou mesmo orientar abstinência completa. Ao cabo de algumas semanas (geralmente 8 a 12) e com o sucesso das recomendações, procede-se a reavaliação clínica, laboratorial e de imagem. Havendo reversão das alterações prévias, mantém-se o seguimento periódico (por exemplo, a cada 6 meses). Caso contrário, indicar-se-ia a biópsia[29].

O diagnóstico diferencial mais importante e por vezes mais difícil a ser feito é com a doença hepática alcoólica. Já que as alterações histológicas são praticamente idênticas, a diferenciação se baseia praticamente na informação do paciente quanto ao seu consumo de etanol. Na literatura médica geralmente se utilizam os seguintes limites diários máximos como valores de corte para a inclusão de pacientes em estudos de DENA: 20g para mulheres e 40g para homens[30]. Esses valores, aparentemente muito rígidos, são justificados por se desconhecer, com precisão, as doses tóxicas hepáticas do etanol, na presença de esteatose.

QUADRO HISTOLÓGICO

Os critérios morfológicos geralmente adotados para o diagnóstico de esteato-hepatite estão resumidos no quadro 35.2[31].

Uma maneira de graduar e estadiar as lesões histopatológicas da esteato-hepatite não-alcoólica é mostrada nos quadros 35.3 e 35.4, respectivamente[31].

TRATAMENTO

O achado de esteatose simples sinaliza a presença de uma doença sistêmica. Esta é que deve ser diagnosticada e tratada com o objetivo de diminuir a morbidade e eventual mortalidade associadas à doença de base. Na presença da esteato-hepatite não-alcoólica, o tratamento da doença associada está sempre indicado, embora ele nem sempre seja efetivo em reverter ou mesmo em impedir a progressão da lesão hepática. Quando a lesão hepática está associada a obesidade, diabetes e/ou hiperlipemia, a perda de peso gradual costuma refletir em melhora bioquímica e

Capítulo 35

Quadro 35.2 – Lesões histopatológicas da esteato-hepatite não-alcoólica (EHNA).

Necessariamente presentes, como componentes da EHNA	Usualmente presentes, porém não necessárias para o diagnóstico	Podem estar presentes, porém não necessárias para o diagnóstico	Infreqüentes na EHNA; considerar outro diagnóstico
Esteatose, macrovesicular > microvesicular	Fibrose perissinusoidal em zona 3; eventualmente, é um componente da fibrose centroportal em ponte	Hialino de Mallory em zona 3; eventualmente, pode-se utilizar de imuno-histoquímica para melhor caracterização	Esteatose microvesicular pura ou predominante
Inflamação lobular leve, difusa e mista (leucócitos PMN e mononucleares)	Degeneração glicogênica nuclear, em hepatócitos de zona 1	Acúmulo de ferro hepatocelular, em região periportal	Necrose hialina esclerosante; lesões venoclusivas; fibrose perivenular, fleboesclerose
Balonamento hepatocelular, mais aparente junto às células com esteatose e tipicamente em zona 3	Lipogranulomas na região lobular, de tamanhos variáveis, porém geralmente pequenos	Megamitocôndrias em hepatócitos	Inflamação portal superior à lobular
	Corpúsculos acidófilos ocasionais ou células de Kupffer PAS positivas		Fibrose portal/periportal na ausência ou nitidamente superior à fibrose perissinusoidal de zona 3; fibrose em ponte tipo portal
			Desarranjo lobular e inflamação intensa; endoflebite; necrose confluente ou em ponte
			Colestase crônica; lesões ductulares ou ductopenia
			Glóbulos PAS positivos em hepatócitos; granulomas epitelióides

PMN = leucócitos polimorfonucleares.
PAS = coloração de ácido periódico de Schiff, após pré-digestão com diástase.

Quadro 35.3 – Graduação histológica da esteato-hepatite não-alcoólica (EHNA).

Grau	Esteatose	Balonamento	Infiltrado lobular	Infiltrado portal
1 (leve)	Predominantemente macrovesicular, envolvendo < 33% e até 66% dos lóbulos	Ocasional; em hepatócitos de zona 3	Tipo agudo e leve; ocasionalmente tipo crônico	Ausente ou leve
2 (moderada)	Qualquer grau e geralmente mista (macro e microvesicular)	Nítido; presente em zona 3	PMN podem ser notados associados a hepatócitos balonizados; fibrose pericelular; inflamação crônica leve pode ser notada	Leve a moderado
3 (intensa)	Tipicamente > 66% (panacinar); geralmente mista	Intenso; predominantemente em zona 3	Misto: agudo e crônico; PMN concentrados em áreas de balonamento e fibrose perissinusoidal de zona 3	Leve a moderado

PMN = leucócitos polimorfonucleares.

Quadro 35.4 – Estadiamento da fibrose na esteato-hepatite não-alcoólica (EHNA).

Estágio	
1	Fibrose perivenular, perissinusoidal/pericelular, em zona 3; focal ou extensa
2	Idem, com fibrose periportal focal ou extensa
3	Fibrose em ponte, focal ou extensa
4	Cirrose

304

histológica[29], assim como indica-se o controle do diabetes e a redução dos níveis elevados de lípides. Evitam-se perdas ponderais intensas em curto espaço de tempo, pelo risco de agravar a inflamação e fibrose[32]. Na presença de drogas suspeitas de provocarem as alterações hepáticas, a sua suspensão costuma resultar na reversão do quadro, evitando-se sua possível progressão a lesões irreversíveis[21]. Em relação a tratamentos específicos, várias modalidades já foram tentadas, com resultados negativos ou ainda não definitivos, por basearem-se em resultados preliminares, casuísticas limitadas, estudos não controlados ou não devidamente reproduzidos e pela utilização de diferentes critérios para a definição de resposta terapêutica. Esse é o caso de ensaios utilizando clofibrato, atorvastatina, gemfibrozil, ácido ursodeoxicólico, betaína (metabólito da colina), vitamina E (e outros antioxidantes) e N-acetilcisteína, cujos resultados ainda não permitem sua utilização na prática clínica, sugerindo-se seu emprego apenas em novos protocolos[25,29,33]. Baseado no conhecimento da importância da resistência à insulina na etiopatogenia da DENA, o estudo do uso de drogas que reduzem a hiperinsulinemia torna-se tentador. Nesse sentido, o emprego de biguanidas, particularmente a metformina, tem mostrado resultados promissores[34]. Sem dúvida, o melhor conhecimento da etiopatogenia da DENA auxiliará a identificar os pacientes com doença potencialmente progressiva, nos quais se deverão concentrar os esforços terapêuticos. Finalmente, reserva-se a indicação do transplante hepático aos pacientes com doença avançada, apesar do potencial risco de recidiva da DENA, no fígado enxertado[35].

REFERÊNCIAS BIBLIOGRÁFICAS

1. Matteoni CA, Younossi AM, Gramlich T, Boparai N, Liu YC, McCullogh AJ. Non-alcoholic fatty liver disease: a spectrum of clinical and pathological severity. *Gastroenterology*, 116:1413-9, 1999. ▪ 2. Pagano G, Pacini G, Musso G, Gambino R, Mecca F, Depetris N, Cassader M, David E, Cavallo-Perin P, Rizzetto M. Nonalcoholic steatohepatitis, insulin resistance, and metabolic syndrome: further evidence for an etiologic association. *Hepatology*, 35:367-72, 2002. ▪ 3. Chitturi S, Abeygunasekera S, Farrell GC, Holmes-Walker J, Hui JM, Fung C, Karim R, Lin R, Samarasinghe D, Liddle C, Weltman M, George J. NASH and insulin resistance: insulin hypersecretion and specific association with the insulin resistance syndrome. *Hepatology*, 35:373-9, 2002. ▪ 4. James PT, Leach R, Kalamara E, Shayeghi M. The worldwide obesity epidemic. *Obes Res*, 9(Suppl. 4):228S-233S, 2001. ▪ 5. Poonawala A, Nair SP, Thuluvath PJ. Prevalence of obesity and diabetes in patients with cryptogenic cirrhosis: a case-control study. *Hepatology*, 32(4 Pt 1):689-92, 2000. ▪ 6. Burt AD, Mutton A, Day CP. Diagnosis and interpretation of steatosis and steatohepatitis. *Semin Diagn Pathol*, 15(4):246-58, 1998. ▪ 7. Ludwig J, Viggiano TR, McGill DB, Oh BJ. Nonalcoholic steatohepatitis. Mayo Clinic experiences with a hitherto unnamed disease. *Mayo Clin Proc*, 55(7):434-8, 1980. ▪ 8. Cotrim HP, Parana R, Braga E, Lyra L. Nonalcoholic steatohepatitis and hepatocellular carcinoma: natural history? *Am J Gastroenterol*, 95(10):3018-9, 2000. ▪ 9. Zen Y, Katayanagi K, Tsuneyama K, Harada K, Araki I, Nakanuma Y. Hepatocellular carcinoma arising in non-alcoholic steatohepatitis. *Pathol Int*, 51(2):127-31, 2001. ▪ 10. Marchesini G, Forlani G. NASH: from liver diseases to metabolic disorders and back to clinical hepatology. *Hepatology*, 35(2):497-9, 2002. ▪ 11. Daniel S, Ben-Menachem T, Vasudevan G, Ma CK, Blumenkehl M. Prospective evaluation of unexplained chronic liver transaminase abnormalities in asymptomatic and symptomatic patients. *Am J Gastroenterol*, 94(10):3010-4, 1999. ▪ 12. Angulo P. Nonalcoholic fatty liver disease. *N Engl J Med*, 346(16):1221-31, 2002. ▪ 13. Bellentani S, Saccoccio G, Masutti F, Croce LS, Brandi G, Sasso F, Cristanini G, Tiribelle C. *Ann Intern Med*, 132(2):112-7, 2000. ▪ 14. Silverman JF, Pories WJ, Caro JF. Liver pathology in diabetes mellitus and morbid obesity: clinical, pathological and biochemical considerations. *Pathol Annu*, 24:275-302, 1989. ▪ 15. Ruderman N, Chisholm D, Pi-Sunyer X, Schneider S. The metabolically obese, normal-weight individual revisited. *Diabetes*, 47:699-713, 1998. ▪ 16. Angulo P, Keach JC, Batts KP, Lindor KD. Independent predictors of liver fibrosis in patients with nonalcoholic steatohepatitis. *Hepatology*, 30(6):1356-62, 1999. ▪ 17. Wanless IR, Lentz JS. Fatty liver hepatitis (steatohepatitis) and obesity: an autopsy study with analysis of risk factors. *Hepatology*, 12(5):1106-10, 1990. ▪ 18. Assy N, Kaita K, Mymin D, Levy C, Rosser B, Minuk G. Fatty infiltration of liver in hyperlipidemic patients. *Dig Dis Sci*, 45(10):1929-34, 2000. ▪ 19. Marceau P, Biron S, Hould FS, Marceau S, Simard S, Thung SN, Kral JG. Liver pathology and the metabolic syndrome X in severe obesity. *J Clin Endocrinol Metab*, 84(5):1513-7, 1999. ▪ 20. Chitturi S, Farrell GC. Etiopathogenesis of nonalcoholic steatohepatitis. *Semin Liver Dis*, 21(1):27-41, 2001. ▪ 21. Farrell GC. Drugs and steatohepatitis. *Semin Liver Dis*, 22(2):185-94, 2002. ▪ 22. Baldridge AD, Perez-Atayde AR, Graeme-Cook F, Higgins L, Lavine JE. Idiopathic steatohepatitis in childhood: a multicenter retrospective study. *J Pediatr*, 127(5):700-4, 1995. ▪ 23. Gayotto LCC. Esteato-hepatite não-alcoólica. In: Gayotto LCC, Alves VAF (eds). *Doenças do Fígado e Vias Biliares*. Atheneu, São Paulo, 2001, pp 413-419. ▪ 24. Fong DG, Nehr V, Lindor KD, Buchman AL. Metabolic and nutritional considerations in nonalcoholic fatty liver. *Hepatology*, 32(1):3-10, 2000. ▪ 25. Reid AE. Nonalcoholic steatohepatitis. *Gastroenterology*, 121(3):710-23, 2001. ▪ 26. Day CP, James OFW. Steatohepatitis: a tale of two "hits"? *Gastroenterology*, 114(4):842-5, 1998. ▪ 27. Younossi ZM, Diehl AM, Ong JP. Nonalcoholic fatty liver disease: an agenda for clinical research. *Hepatology*, 35(4):746-52, 2002. ▪ 28. Deguti MM. Esteato-hepatite não-alcoólica: avaliação clínica, laboratorial, histopatológica e pesquisa de mutações do gene HFE. Casuística de um centro de referência. Dissertação de Mestrado. Faculdade de Medicina da Universidade de São Paulo, 2000. ▪ 29. Younossi ZM, Diehl AM, Ong JP. Nonalcoholic fatty liver disease: an agenda for clinical research. *Hepatology*, 35(4):746-52, 2002. ▪ 30. Falck-Ytter Y, Younossi ZM, Marchesini G, McCullough AJ. Clinical features and natural history of nonalcoholic steatosis syndromes. *Semin Liver Dis*, 21(1):17-26, 2001. ▪ 31. Brunt EM. Nonalcoholic steatohepatitis: definition and pathology. *Semin Liver Dis*, 21(1):3-16, 2001. ▪ 32. Andersen T, Gluud C, Franzmann MB, Christoffersen P. Hepatic effects of dietary weight loss in morbidly obese subjects. *J Hepatol*, 12(2):224-9, 1991. ▪ 33. Angulo P, Lindor KD. Treatment of nonalcoholic fatty liver: present and emerging therapies. *Semin Liver Dis*, 21(1):81-8, 2001. ▪ 34. Marchesini G, Brizi M, Bianchi G, Tomassetti S, Zoli M, Melchionda N. Metformin in non-alcoholic steatohepatitis. *Lancet*, 358(9285):893-4, 2001. ▪ 35. Molloy RM, Komorowski R, Varma RR. Recurrent nonalcoholic steatohepatitis and cirrhosis after liver transplantation. *Liver Transpl Surg*, 3(2):177-8, 1997.

36 Manifestações extra-hepáticas das hepatites por vírus

Luiz Caetano da Silva

As hepatites virais podem estar envolvidas na patogenia de várias doenças extra-hepáticas, embora sua incidência e importância clínica variem em função do tipo do vírus responsável.

Parece que a causa da lesão tecidual em muitas das manifestações extra-hepáticas reside no depósito de complexos imunes[156], que podem depositar-se em certas estruturas, como glomérulos renais, paredes vasculares, membranas sinoviais e outras membranas, dando origem a processos patológicos[124]. A patogenia de outras manifestações, como a anemia aplástica, permanece desconhecida.

As síndromes extra-hepáticas mais conhecidas nas hepatites virais incluem os pródromos da hepatite aguda viral semelhantes à doença do soro, a glomerulonefrite, alguns casos de vasculite sistêmica e de crioglobulinemia essencial.

Neste capítulo serão analisadas as manifestações extra-hepáticas das infecções pelos vírus das hepatites A, B e C. Em relação às hepatites D e E, as manifestações são pouco evidentes ou inespecíficas[164].

COMPLEXOS IMUNES CIRCULANTES NAS HEPATITES POR VÍRUS

Desde a demonstração de complexos imunes circulantes (CIC) em pacientes com hepatite B por imunoeletromicroscopia, vários estudos têm-se dedicado à freqüência, à composição e à importância patogênica dos CIC nas hepatites por vírus[127]. Infelizmente, os vários métodos utilizados, em sua maioria imunológicos, têm fornecido resultados discordantes[6]. Além disso, a variabilidade da patogenia dos CIC depende das propriedades físico-químicas e biológicas do antígeno, da classe, subclasse e afinidade do anticorpo,

da proporção entre antígeno e anticorpo dentro do complexo, da habilidade desse para ativar o complemento e para reagir com vários receptores celulares[6].

Manifestações extra-hepáticas na hepatite A

A importância dos complexos imunes na hepatite A parece pequena, quando comparada à observada nas hepatites B e C. De qualquer forma, complexos imunes circulantes foram observados por Margolis e Nainan[108] em chimpanzés agudamente infectados. É possível que alguns dos raros casos de urticária observados na hepatite A sejam devidos ao depósito de complexos imunes VHA-específicos na pele, resultando em vasculite local[144].

A hipótese de encefalite parainfecciosa devida a uma vasculopatia induzida por imunocomplexo com VHA[147] ainda não foi comprovada. De qualquer forma, alguns autores acreditam que uma encefalite aguda possa representar uma manifestação extra-hepática de infecção por VHA[147].

Em casos de pesquisa sistemática de crioglobulinas, estas são freqüentemente encontradas na hepatite A, mas a crioglobulinemia é transitória e assintomática[146].

No capítulo 16 foi referida a rara associação da hepatite A com urticária e anemia aplástica. Também raramente a recaída da hepatite A pode associar-se com artrite, vasculite e crioglobulinemia[33]. Também foi mencionada a possibilidade do aparecimento de pancreatite aguda.

Encefalopatia de evolução benigna foi observada por Thomas e cols.[157] em um paciente com hepatite aguda A anictérica e hepatite crônica pelo VHC.

Uma grande epidemia em Shangai[165] durante o ano de 1988 (310.746 casos de hepatite A) mostrou o aparecimento de complicações neurológicas em seis pacientes: síndrome Guillain-Barré, mielite transversa e neurite ótica com regressão do quadro clínico.

Manifestações extra-hepáticas na infecção pelo vírus da hepatite B (VHB)

Ocorrem em cerca de 10 a 20% de pacientes com infecção crônica pelo VHB[24], sendo possivelmente mediadas por complexos imunes circulantes[63]. Contudo, a natureza exata dos complexos imunes e sua patogênese permanecem obscuras[24].

Os imunocomplexos foram encontrados com maior freqüência nas hepatites agudas e crônicas, sendo mais raros em portadores assintomáticos. A maioria dos investigadores detectou antígenos virais nos complexos imunes[6]. Outros autores observaram manifestações extra-hepáticas em pacientes com lesões hepáticas discretas ou mínimas[127].

Não foram encontradas evidências de correlação entre infecção pelo VHB e a acrodermatite papular da criança e a polimialgia reumática[147].

Maruyama e cols.[111] descreveram intensa formação de imunocomplexos constituídos por AgHBe e anti-HBe em períodos de exacerbação aguda da hepatite crônica B, mas não se referem especificamente ao aparecimento de manifestações extra-hepáticas.

Manifestações cutâneas

Uma síndrome transitória semelhante à doença do soro e caracterizada por erupção ("rash") cutânea e dores articulares, que ocorre na fase prodrômica da hepatite aguda viral, é a manifestação extra-hepática mais comum da infecção viral[9]. O "rash" pode ser pruriginoso e de tipo urticariforme, maculopapular ou petequial. Embora essa síndrome possa ocorrer em qualquer dos tipos A, B e não-A, não-B de infecção viral[9], surge com alguma freqüência na fase prodrômica da hepatite B[158], particularmente com erupções urticariformes[63], nas quais têm sido descritos crioprecipitados contendo AgHBs e IgG[158].

A doença do soro pode manifestar-se com febre, "rash" cutâneo, artralgia e artrite. Tais alterações desaparecem rapidamente com a instalação da icterícia[24].

As alterações dermatológicas da fase aguda representadas pela urticária e pela lesão macropapular caracterizam-se por venulite linfocítica com necrose focal[40,59]. Foram relatados também casos de púrpura de Henoch-Schönlein na infecção pelo VHB[106].

Uma lesão cutânea não devida à vasculite[59] é a síndrome de Gianotti-Crosti ou acrodermatite papular infantil[158]. Embora sua natureza imunológica não esteja claramente definida[147], essa lesão tem sido encontrada em crianças com hepatite aguda e crônica B e em portadores de AgHBs[158].

Poliarterite nodosa (PAN)

Aproximadamente 10 a 50% de pacientes com PAN são AgHB-positivos[24]. Admite-se que complexos imunes constituídos por antígenos do VHB e seus anticorpos desencadeiem a lesão vascular[30].

A associação de PAN com persistência de AgHBs foi inicialmente descrita por Gocke e cols.[62] e Trepo e cols.[159].

A doença geralmente se inicia com febre, alteração do estado geral, poliartralgia, mialgia, erupção e urticária[158]. O diagnóstico baseia-se no quadro clínico e histológico, algumas vezes na arteriografia abdominal, que mostra estenoses ou microaneurismas[64].

A síndrome pode evoluir por meses e é caracterizada por manifestações variadas de vasculite aguda, incluindo neuropatia periférica, hipertensão e evidência de lesão renal. A biópsia revela lesão nas pequenas artérias, caracterizada por necrose fibrinóide típica e infiltração perivascular. Cerca de 30 a 40% dos pacientes com poliarterite nodosa têm altos títulos de AgHBs[89].

O comprometimento hepático pode ser discreto e sem manifestações clínicas evidentes, não havendo, portanto, correlação entre periarterite e doença hepática[6]. O uso rotineiro da biópsia encontra na prática importante contra-indicação, que é a presença de microaneurismas no interior do parênquima hepático[64].

Alguns autores atribuem menor importância ao VHB no quadro da PAN, julgando ser o vírus responsável por cerca de 10% dos casos[148].

A vasculite pode afetar vasos de tamanho pequeno, médio ou grande em vários órgãos, principalmente no sistema cardiovascular (pericardite, hipertensão, insuficiência cardíaca), renal (hematúria, proteinúria), gastrintestinal (dor abdominal, vasculite mesentérica), musculoesquelético (artralgia, artrite), neurológico (mononeurite, envolvimento do sistema nervoso cental) e dermatológico ("rash").

A evolução é muito variável e, apesar do tratamento com corticosteróide, drogas imunossupressoras e plasmaférese, a mortalidade em 5 anos é de 20 a 45%[66,68]. A importância do interferon isolado ou associado à plasmaférese não está bem definida[24], embora alguns autores acentuem seu valor[128].

Manifestações articulares

São relativamente freqüentes no período pré-ictérico da hepatite B, acometendo cerca de 20% dos pacientes com hepatite aguda, isoladas ou associadas a uma erupção cutânea[41,164]. Podem fazer parte de um quadro semelhante à doença do soro[48], caracterizada por erupção eritematopapular, poliartralgia e, ocasionalmente, artrite verdadeira e urticária[89]. Esses sintomas e sinais usualmente ocorrem durante a fase final do período de incubação, portanto, vários dias antes do início da icterícia e duram poucos dias. Durante a

Capítulo 36

fase inicial das manifestações cutâneas e articulares, pode haver queda transitória do título de complemento e das frações C3 e C4[89].

Mendonça e cols.[116] observaram manifestações articulares em 26 de 145 pacientes (17,9%) com hepatite B. Tais sintomas caracterizaram-se pelo seu desaparecimento no período ictérico, pela localização freqüentemente simétrica e pela preferência por dedos da mão, joelhos, tornozelos e punhos. Acometeram adolescentes e adultos, poupando as crianças. Não notaram relação entre sintomas articulares e prognóstico.

Quanto à patogenia da artrite, parecem responsáveis os complexos circulantes fixadores do complemento, com ativação dos mecanismos clássico e alternado[166]. A investigação de imunocomplexos de pacientes com artrite e hepatite B levou à detecção de componentes do complemento C3, C4 e C5, de IgA e IgM e dos subtipos IgG_1 e IgG_3. Tais alterações não foram observadas em imunocomplexos de pacientes apenas com hepatite[167].

Segundo Schumacker e cols.[145], a artralgia e a artrite podem ser as manifestações predominantes ou clinicamente exclusivas, razão pela qual a etiologia viral B deve ser pesquisada em todos os casos obscuros.

A poliartrite induzida pelo VHB pode ser controlada pelo tratamento com interferon[143].

Manifestações renais

Nas infecções pelo vírus da hepatite B (VHB) observaram-se alterações renais que parecem causadas pelo depósito de imunocomplexos ao longo da superfície subepitelial das membranas basais glomerulares, pois os estudos de imunofluorescência têm mostrado depósitos de AgHBs, IgG e beta-1C-globulinas[141]. Brzosko e cols.[18] observaram depósitos de imunocomplexos em glomérulos de 18 crianças com vários tipos de glomerulopatia e foram os primeiros a sugerir que o VHB poderia estar envolvido na patogênese de um grande número de glomerulonefrites[99]. A importância do AgHBs foi sugerida também por outros autores[99,124].

A glomerulonefrite relacionada ao VHB é encontrada com maior freqüência em crianças[24,153]. A forma membranosa é a mais comum, especialmente em crianças, mas a glomerulonefrite membranoproliferativa e a nefropatia IgA também foram observadas[91]. Complexos imunes de antígeno de superfície do VHB, antígenos core, AgHBe e anticorpos associados a componentes do complemento foram demonstrados na membrana basal glomerular e no mesângio[92,99,147]. O AgHBe geralmente circula no soro unido à IgG. Esse complexo tem peso molecular de aproximadamente 300.000 dáltons, tamanho capaz de induzir doença glomerular[147]. A responsabilidade desses diferentes antígenos exige mais investigações[99].

A doença hepática tende a ser leve em pacientes com tais lesões renais[90]. O prognóstico da glomerulonefrite membranosa é variável, mas pode ocorrer remissão espontânea em até 50% dos casos, geralmente dentro dos primeiros seis meses da doença[57]. Foi também relatada remissão após seroconversão do AgHBe para o anti-HBe[93].

No adulto, a doença é rara e geralmente descrita como progressiva, estando usualmente associada com a hepatite crônica ativa[57].

O corticóide é geralmente ineficaz e pode potencializar a replicação do VHB[100]. Garcia e cols.[57] empregaram interferon de leucócitos em dois pacientes, com remissão parcial ou completa da proteinúria.

A importância do interferon foi também relatada em outras publicações[101,170], embora a resposta seja pior em adultos do que em crianças[24]. Cerca de 30% desses pacientes podem progredir para a insuficiência renal e em torno de 10% necessitarão de diálise[94].

Alterações hematológicas

Com relação à anemia aplástica, Hagler e cols.[71] mencionam dois casos fatais pós-hepatite viral e fazem uma revisão da literatura. Contudo, dados mais recentes sugerem que a anemia aplástica seja mediada por mecanismo imunopatológico[17].

Manifestações neurológicas

Relatos sobre associação entre sintomas neurológicos e hepatite viral aguda têm aparecido com alguma freqüência na literatura, variando desde mononeurites até síndrome de Guillain-Barré[9]. Em caso relatado por Penner e cols.[133], a síndrome desenvolveu-se em paciente com hepatite aguda B cerca de cinco semanas após o início, quando se detectaram complexos imunes no soro e no líquido cefalorraquidiano. Observou-se recuperação clínica do paciente. É possível que os complexos imunes contendo antígeno viral tenham contribuído para a lesão da barreira hemocerebral e que a coexistência de hepatite B e síndrome de Guillain-Barré não represente apenas uma coincidência[9].

A patogênese das manifestações neurológicas observadas no decurso das hepatites não está esclarecida, mas vasculites induzidas por complexos imunes podem causar algumas neuropatias periféricas[9].

Outras manifestações são representadas por sintomas meníngeos, de bom prognóstico, e que surgem poucos dias antes até uma semana após a instalação da icterícia[34].

Manifestações extra-hepáticas na infecção pelo vírus da hepatite C (VHC)

A infecção crônica pelo VHC tem sido associada a várias doenças extra-hepáticas. Nenhum outro vírus hepatotrópico apresenta uma interação tão importante e diversa com o sistema imune[107]. Embora a relação entre várias dessas manifestações extra-hepáticas e a infecção pelo VHC não esteja bem definida, apresentaremos uma lista das doenças de acordo com a intensidade dessa relação[107] (Quadro 36.1) e a seguir outra lista de acordo com os possíveis mecanismos patogênicos[115] (Quadro 36.2).

Quadro 36.1 – Manifestações extra-hepáticas de acordo com a intensidade de associação[107].

Associação acentuada	Associação suspeita
Crioglobulinemia mista	Doença tireoidiana
Glomerulonefrite	auto-imune
membranoproliferativa	Porfiria cutânea tarda
Panarterite nodosa*	Anemia aplástica,
"Síndrome sicca"	trombocitopenia
	auto-imune
	Linfoma**
	Diabetes mellitus
	Neuropatia
	Lichen planus
	Fibrose pulmonar idiopática
	Síndrome da fibromialgia

* Atualmente descartada como associação freqüente[23,115].
** O linfoma esplênico com linfócitos vilosos tem sido recentemente relacionado à hepatite C[73].

Quadro 36.2 – Manifestações extra-hepáticas da infecção pelo VHC, de acordo com o mecanismo patogênico presumível[115].

Produção ou depósito anormal de célula B/imunoglobulina
- Síndrome antifosfolípide
- Auto-anticorpos
- Linfoma de célula B
- Crioglobulinemia
- Glomerulonefrite
- Vasculite leucocitoclástica
- Tumor linfóide associado à mucosa ("MALT syndrome")
- Plasmacitoma

Auto-imune
- Síndrome de Behçet
- Prurigo nodular
- *Lichen planus*
- Úlcera da córnea
- Sialadenite ("Sjögren's-like")
- Tireoidite
- Trombocitopenia
- Vitiligo

Mecanismo desconhecido
- Porfiria cutânea tarda

Crioglobulinemia mista (CM)

Doença vasculítica sistêmica caracterizada por púrpura palpável, artralgias e fadiga[115].

É a manifestação extra-hepática mais freqüente e mais bem caracterizada da infecção crônica pelo VHC[21] e consiste na presença de imunoglobulinas circulantes que precipitam do soro em temperaturas inferiores a 37°C e se redissolvem com o calor[117].

Foram descritos três tipos de crioglobulinemia (Quadro 36.3) classificados de acordo com a composição clonal das imunoglobulinas[114]. O tipo I, somente monoclonal, não é incluído entre as crioglobulinemias mistas[115], estando associado ao mieloma múltiplo ou à macroglobulinemia de Waldenström.

Quadro 36.3 – Classificação das crioglobulinemias[115].

Tipos	Imunoglobulina	Comentários
I	Monoclonal	Crioglobulinemia primária
II	Policlonal IgG Monoclonal IgM com atividade de fator reumatóide	Crioglobulinemia mista secundária, comumente associada com infecção pelo VHC
III	Policlonal IgG Policlonal IgM	Crioglobulinemia mista secundária associada com outras infecções, doenças auto-imunes e linfoproliferativas

Na CM tipo II, os precipitados são compostos de IgG policlonal e IgM monoclonal com atividade anti-gamaglobulina (fator reumatóide). O tipo III é caracterizado por precipitados de IgG e IgM policlonais. A CM é considerada secundária quando os tipos II e III são detectados na presença de infecção, doença auto-imune ou linfoproliferativa. O tipo II é intensamente associado com infecção pelo VHC. Cerca de 80% dos casos de CM são causados por essa infecção[123].

O VHC é um vírus linfotrópico, um estímulo persistente do sistema imune parecendo ser responsável pelo aparecimento da CM. Não parece haver correlação evidente entre CM e genótipo do VHC[107]. O RNA do VHC foi detectado em 90% dos pacientes com CM e no crioprecipitado o RNA-VHC foi encontrado em concentrações 10 a 100 vezes maiores[2].

No Sudeste Europeu, a CM foi observada em até 90% dos casos de hepatite crônica C, sendo 15% nos EUA[97], podendo ser menor a incidência na Ásia[115]. Essas variações de prevalência poderiam ser devidas em parte à sensibilidade dos métodos de detecção das crioglobulinas. O genótipo do VHC não parece ter influência na gravidade ou freqüência da CM[55].

Recente metanálise[85] mostra que cerca de 40% dos pacientes com infecção crônica pelo VHC desenvolvem crioglobulinas ou crioprecipitados detectáveis no soro. Nesses pacientes, 40% apresentavam cirrose, enquanto, naqueles sem crioprecipitados, a cirrose foi diagnosticada em 17% (p < 0,001). Após ajuste da idade, sexo e duração estimada da doença por regressão logística, o "odds ratio" (probabilidade de encontro) para incidência de cirrose em pacientes com e sem crioprecipitado foi de 4,87, o que indica uma alta associação entre cirrose e crioglobulinemia[85]. Há necessidade de outros estudos para esclarecer as relações clínicas e moleculares entre desenvolvimento de crioprecipitado e cirrose[85].

Capítulo 36

A nítida associação entre infecção pelo VHC e CM sugere que o vírus tenha papel importante na patogenia da CM[103], embora seja obscuro seu mecanismo. Segundo alguns[115], o estímulo crônico do sistema imune pelo VHC resultaria na formação de complexos imunes contendo antígenos e IgG.

Posteriormente, fatores reumatóides (FR) monoclonais seriam produzidos contra moléculas de IgG. Outra teoria baseia-se na detecção de linfócitos T monoclonais, o que sugeriria a presença de doença linfoproliferativa de baixo grau, hipótese ainda discutível[115].

Demonstrou-se recentemente que a proteína do envelope (E2) do VHC se liga à molécula de superfície (CD 81) de células humanas, permitindo a ligação de toda a partícula viral[137]. É possível que esse processo, ocorrendo nos linfócitos B, diminua o limiar de ativação dessas células, propiciando a formação de auto-anticorpos, freqüentemente encontrados na CM[114].

Estudos recentes sugerem que a CM tipo II seja conseqüente à expansão clonal de células B na medula óssea e fígado[21,38], que parece resultar do estímulo crônico de linfócitos apresentando alterações genéticas[21].

Aspectos clínicos da crioglobulinemia mista (CM) – a maioria dos pacientes com CM é assintomática. As manifestações mais comuns são púrpura palpável, artralgias e fraqueza.

Biópsias de pele usualmente mostram uma vasculite leucocitoclástica, que se manifesta como púrpuras palpáveis, principalmente nas extremidades inferiores, raramente com ulceração evidente[115]. A gravidade das lesões correlaciona-se com o nível de viremia[3], o que sugere a participação do VHC e a necessidade de tratamento antiviral[115].

Tratamento da CM – o emprego do interferon (IFN) acarreta redução dos níveis circulantes de RNA-VHC e de crioglobulina, da atividade do fator reumatóide e melhora das manifestações clínicas[32]. O problema é a recaída após suspensão do tratamento[21]. Em casos de púrpura hipergamaglobulinêmica, pode-se utilizar o corticosteróide[164a], com risco de aumento da viremia[115]. A importância da associação do IFN, principalmente peguilado com a ribavirina, está a exigir mais estudos[115].

Artralgias

Podem surgir em cerca da metade dos pacientes com VHC e CM[115]. Sintomas reumáticos foram descritos em 51 de 114 pacientes (44,7%) com crioglobulinemia mista[96]. Os autores aconselham a pesquisa do VHC em sintomas reumáticos de origem desconhecida.

O quadro reumatológico típico é o de uma artrite mono ou oligoarticular não destrutiva que afeta grandes e médias articulações[140].

O envolvimento articular é usualmente não migratório e simétrico, podendo acometer tornozelos, punhos, cotovelos e mãos, não havendo evidência, até o momento, de sinovite ou depósito de complexo imune nas articulações afetadas[115].

As artralgias podem melhorar com IFN, embora este possa, por sua vez, acarretar artralgias e mialgias. Os sintomas são também responsivos a antiinflamatórios e a corticosteróides[115].

Doença renal

A glomerulonefrite membranoproliferativa (GNMP) que surge em pacientes com VHC usualmente inclui envolvimento renal ligado à CM tipo II[104], mas pode surgir também em pacientes sem CM[115]. A glomerulonefrite membranosa (GNM) foi descrita em pacientes com VHC, mas sem CM[115].

Estima-se que cerca de 20% dos pacientes com hepatite crônica C e CM apresentem envolvimento renal[47].

Em pacientes com VHC, CM e glomerulonefrite membranoproliferativa, a doença renal é usualmente diagnosticada pela proteinúria e presença da síndrome nefrótica. Com efeito, hematúria microscópica e proteinúria são as manifestações urinárias mais freqüentes da doença renal associada à hepatite crônica C: proteína urinária = 0,4 a 17g/dia, "clearance" de creatinina = 31-76ml/min; detecção do anti-VHC e do RNA-VHC em 100%, e das crioglobulinas, em 62% dos casos[79]. Dois terços dos pacientes excretam diariamente mais de 3,5g de proteína urinária e a maioria apresenta leve insuficiência renal progressiva, exigindo diálise[21].

Além das crioglobulinas e da atividade do fator reumatóide, observam-se níveis de complemento (CH50, C4 e C3) reduzidos[21].

Patogenia – histologicamente, a GNMP associada ao VHC caracteriza-se pela presença de depósitos glomerulares de IgM, IgG e C3 à imunofluorescência, consistente com processo mediado por imunocomplexo[79].

A demonstração do RNA do VHC nos glomérulos afetados tem sido difícil. Um grupo detectou proteínas do VHC em dois terços de pacientes com GNMP e CM tipo II[142], porém tais achados não foram confirmados[4]. Outros autores mostraram alta afinidade do fator reumatóide monoclonal de pacientes com CM tipo II pela fibronectina celular, ricamente representada no mesângio glomerular[53]. Tais estudos sugerem a possibilidade de que o depósito de fatores reumatóides possa induzir à formação *in situ* de complexos imunes e lesão glomerular, mesmo sem a presença do RNA-VHC[21].

Lesões glomerulares menos comuns, como glomerulonefrite proliferativa ou membranosa e esclerose glomerular segmentar focal, foram também descritas na hepatite C[21,155].

Tem havido relatos de envolvimento vasculítico de artérias de pequeno e médio calibre[79].

Finalmente, insuficiência renal aguda foi descrita em casos de vasculite multissistêmica[115].

Tratamento – embora não haja estudos controlados[21], algum sucesso tem sido obtido com drogas antivirais, agentes imunossupressores ou a combinação de ambos[80]. A resposta ao interferon (IFN) tem sido variável[21]. Pacientes com insuficiência renal leve apresentam evidente melhora nos níveis circulantes do RNA-VHC, crioglobulinas e fator reumatóide e rápida redução da proteinúria[80]. A queda dos níveis de creatinina pode ser menos evidente[21]. Alguns pacientes com comprometimento renal intenso podem apresentar exacerbação durante o IFN[80], embora tenha sido descrita melhora dramática em outros pacientes[121]. Existe a possibilidade de recaída após suspensão do IFN em pelo menos 25% dos pacientes[79], à semelhança do que se observa na glomerulonefrite associada à hepatite B[104].

Entre pacientes em hemodiálise foi relatada resposta viral sustentada em 56% dos pacientes, em comparação com 6% dos controles não tratados[20].

Certos pacientes respondem bem à terapêutica com corticóides ou ciclofosfamida[80,139], enquanto em outros a terapêutica antiviral pode ser utilizada em associação com a plasmaférese, particularmente naqueles com doença renal grave[115].

Neuropatias

A crioglobulinemia mista (CM) associada ao VHC pode afetar o sistema nervoso de várias maneiras. A síndrome clínica mais comum é representada por uma neuropatia periférica, observada em 10 a 20% da CM em geral[68], produzindo parestesias ou disestesias. Menos comumente surgem infartos cerebrais, síndromes de nervos cranianos etc.[115].

O mecanismo presumível para essas síndromes é a vasculite dos *vasa nervorum* dos nervos afetados[115].

A polirradiculite e a síndrome de Guillain-Barré foram observadas em alguns pacientes com hepatite C mas não associadas à CM[115].

O tratamento seria antiviral com IFN, mas pode haver exacerbação dos sintomas neurológicos[48].

Síndrome de Sjögren

A relação entre esta síndrome ou sialadenite linfocítica e infecção pelo VHC foi sugerida em 1992[69]. A prevalência de sialadenite histológica foi maior em pacientes com hepatite crônica C do que em controles. Com efeito, formas leves de sialadenite linfocítica parecem ser comuns na hepatite C, mas as manifestações clínicas e as alterações histológicas intensas observadas na síndrome de Sjögren são raras[104]. Crioglobulinemia é muito freqüente na sialadenite associada com infecção pelo VHC[104], que histologicamente se caracteriza por capilarite linfocítica[131].

A grande variabilidade da síndrome de Sjögren nas diversas casuísticas (0 a 75%) pode em parte ser explicada pelas diferenças de critério diagnóstico[21,54]. Sua freqüência é muito mais alta na Europa que nos Estados Unidos, onde menos de 5% dos pacientes com síndrome de Sjögren primária mostram evidência de infecção pelo VHC[21].

Em pacientes com hepatite C e sintomas de secura na boca e nos olhos observam-se crioglobulinemia e usualmente doença histológica mais leve que em pacientes com síndrome de Sjögren primária[21,104]. Além disso, pacientes com VHC e "síndrome sicca" raramente expressam anticorpos SS-A/SS-B, tipicamente encontrados em pacientes com síndrome de Sjögren primária[81].

De qualquer forma, alguns achados sugerem o potencial envolvimento do VHC na patogenia de alguns casos de síndrome de Sjögren. Assim, estudo imuno-histoquímico de biópsias de glândulas salivares demonstrou resposta pronunciada Th1 em focos linfocíticos de pacientes infectados pelo VHC e com síndrome de Sjögren[27]. Ratos transgênicos que expressam o gene do envelope do VHC apresentam sialadenite histologicamente semelhante à síndrome de Sjögren[88]. Nesses ratos, a capilarite linfocítica precedeu a sialadenite; tal capilarite foi observada em cerca de 50% dos pacientes com hepatite C[131].

Em que pesem as divergências de critérios sobre a associação de síndrome de Sjögren e infecção pelo VHC[86], é aconselhável pesquisar infecção pelo VHC e crioglobulinemia mista em pacientes com diagnóstico da referida síndrome[115].

Quanto ao tratamento da sialadenite, sobre o qual ainda faremos alguns comentários, pouco se sabe a respeito da ação do interferon[104]. Merece menção um relato de desenvolvimento da síndrome de Sjögren durante a administração do IFN[162].

Sialadenite linfocítica

Ocorre com certa prevalência na infecção pelo VHC, estando associada à xerostomia em 8 a 36% dos pacientes, mas não à xeroftalmia nem a anticorpos anti-Ro/SS-A[115]. Histologicamente, pacientes com hepatite crônica C e xerostomia apresentam uma forma relativamente leve de capilarite linfocítica das glândulas salivares[115].

Alterações tireoidianas

Não está bem definido se o risco de doença tireoidiana está aumentando em pacientes não tratados com hepatite crônica C, variando a prevalência de anticorpos antitireóide entre 3 e 36%[21]. Anticorpos antimicrossomais são detectados com maior freqüência do que anticorpos antitireoglobulina[30], sendo sua freqüência maior em pacientes do sexo feminino e mais em idosos[21]. Contudo, a prevalência de anticorpos antitireóide em mulheres normais acima dos 60 anos é de 15 a 24%, freqüência comparável àquela referida na hepatite crônica C[14,30]. Tais estudos enfatizam a importância dos casos-controle baseados no sexo e na idade em todo estudo epidemiológico que investigue a relação entre hepatite C e manifestações extra-hepáticas[21].

As manifestações clínicas ocorrem mais freqüentemente durante o tratamento antiviral com interferon (IFN). Segundo Manns e cols.[107], a primeira observação de disfunção tireoidiana durante a administração de IFN foi feita em 1989.

Em certos pacientes com predisposição genética observa-se a indução de anticorpos antitireóide, principalmente a antiperoxidase durante o tratamento com IFN, sendo tais anticorpos muitas vezes transitórios[107].

As manifestações clínicas de hiper ou hipotireoidismo são também mais freqüentes durante terapêutica com IFN, principalmente em pacientes que desenvolvem anticorpos antitireóide[21]. Os pacientes podem desenvolver hipertireoidismo, hipotireoidismo ou ambas as condições seqüencialmente[21].

O hipertireoidismo geralmente aparece mais cedo, podendo manifestar-se clinicamente ou permanecer assintomático, com resolução espontânea[87,102].

Embora possa ser observada uma alteração bifásica da função tireoidiana (hipertireoidismo seguido de hipotireoidismo e vice-versa), a doença clássica de Graves, com anticorpos estimuladores de receptor de TSH e hipertireoidismo, é extremamente rara[107].

O hipotireoidismo é mais tardio, podendo tornar-se mais evidente após interrupção do tratamento. Embora em alguns pacientes haja lesão permanente da tireóide, exigindo tratamento contínuo, em vários outros a função tireoidiana retorna gradualmente ao normal[21,87]. Segundo Marcellin e cols.[107a], a prevalência de baixos títulos de anticorpos antitireóide concentra-se em mulheres, um terço das quais desenvolve hipotireoidismo durante o IFN.

Doença de Hashimoto sintomática freqüentemente surge durante o tratamento em pacientes, usualmente do sexo feminino, com títulos altos de anticorpos antitireóide[104].

A tireoidite subaguda, raramente descrita durante monoterapia com IFN, foi recentemente diagnosticada em três pacientes com hepatite crônica C durante terapêutica combinada com IFN e ribavirina[129]. Todos os pacientes apresentavam sintomas compatíveis com hipertireoidismo (irritabilidade, perda de peso, fadiga, insônia) que poderiam ser interpretados como efeitos colaterais do IFN. O diagnóstico baseou-se na falta de captação à cintilografia, níveis altos de T4 livre e baixos de TSH, sendo negativa a pesquisa de anticorpos contra receptor de TSH e de antiperoxidase tireoidiana[129].

O tratamento combinado foi mantido nos três pacientes e a função tireoidiana melhorou progressivamente com terapêutica farmacológica para hipertireoidismo (betabloqueador, com ou sem propiltiouracil). Os autores concluem que uma avaliação tireoidiana deva ser realizada diante do aparecimento de fadiga, perda de peso e insônia[129].

Em conclusão, não está claro se o VHC desempenha algum papel patogênico nas doenças tireoidianas mencionadas[107]. Clinicamente, a função e os anticorpos antitireóide devem ser monitorizados antes, durante e após tratamento com IFN. Esquema prático[107], levemente modificado, é mostrado no quadro 36.4.

Quadro 36.4 – Tireóide e tratamento com IFN.

Antes e durante o tratamento:
Obrigatórios: TSH, anti-TG e anti-TPO*
Facultativos: T4 livre, TBG, TRAB**
Se anti-TPO elevada (anti-TG +/–), TSH normal
o tratamento com IFN é possível, com monitorização cuidadosa dos anticorpos, TSH e sintomas clínicos
Se anti-TPO elevada (anti-TG +/–), TSH alterada (T4 livre +/–)
o emprego do IFN é possível com restrições, associado à monitorização muito cuidadosa, clínica, de auto-anticorpos e da função tireoidiana

* Anti-TG = anticorpos antitiroglobulina; anti-TPO = antiperoxidase; TSH = hormônio estimulador da tireóide.
** TBG = globulina de ligação à tiroxina; TRAB = anticorpos anti-receptor de TSH. Solicitar na dependência de suspeita diagnóstica.

Doenças linfoproliferativas

Além de hepatotrópico, o VHC é também linfotrópico[171]. Esse linfotropismo pode ser responsável, pelo menos em parte, pelas múltiplas manifestações extra-hepáticas imunomediadas da infecção pelo VHC, entre as quais se destaca a crioglobulinemia mista, especialmente do tipo II[175].

Como a produção de crioglobulina está associada com a expansão de linfócito B, seja policlonal ou monoclonal, a crioglobulinemia mista (CM) pode ser considerada uma doença linfoproliferativa[175], ou seja, um linfoma de célula B de baixo grau, que pode evoluir para linfoma manifesto em cerca de 5-8% dos casos[119,120]. Segundo Franzin e cols.[55a], 100% dos pacientes infectados pelo VHC e com CM tipo II apresentavam proliferação monoclonal de células B. Além disso, 24% dos pacientes com VHC mas sem CM também apresentavam expansão clonal de células B. Tais fatos sugerem que o VHC possa desempenhar um papel no desenvolvimento da proliferação clonal benigna de linfócitos B, bem como de doenças linfoproliferativas malignas[175].

Aspectos epidemiológicos – um dos primeiros relatos sobre uma possível asociação entre infecção pelo VHC e linfoma não-Hodgkin (LNH) de célula B surgiu em 1994[49], na Itália, mostrando aumento significativo da prevalência do VHC no LNH quando comparada à população em geral. Subseqüentemente, estudos conduzidos principalmente entre italianos, mas também entre espanhóis, mostraram alta prevalência, com extremos de 7,4% e 42%[21,175]. Resultados semelhantes, obtidos no Japão e América do Norte, foram também publicados[77,176]. Entretanto, estudos realizados em pacientes canadenses e franceses mostraram prevalência inferior a 2%[28,61].

A despeito da enorme variação na prevalência do VHC entre pacientes com linfomas de células B, há acordo geral de que o risco do VHC não está aumentado em pacientes com doença de Hodgkin ou com tumores de células T[172].

Aspectos histológicos e patogênicos – os linfomas provavelmente relacionados à infecção pelo VHC constituem um grupo heterogêneo, que inclui principalmente formas de evolução lenta e de baixo grau, mas ocasionalmente formas agressivas[175].

Os linfomas podem ser classificados em indolentes (tais como linfoma de linfócitos pequenos, linfoplasmocitóide ou imunocitoma, folicular e de zona marginal) e agressivos (tais como linfoma difuso de grandes células e linfoma linfoblástico)[72,175]. Geralmente os linfomas de baixo grau são mais freqüentemente associados à infecção pelo VHC[175]. Recentemente, foram estudados nove pacientes com linfoma esplênico e linfócitos vilosos[73], cujo fenótipo imunológico é semelhante ao do imunocitoma (negativo para CD5 e positivo para CD19 e IgM).

Não está claro o mecanismo patogênico pelo qual o VHC pode induzir a proliferação clonal de células B e, eventualmente, sua transformação maligna[175]. Como vimos, a crioglobulinemia tipo II, que é caracterizada pela expansão clonal de células B, pode evoluir para linfoma não-Hodgkin (LNH) de baixo grau e, às vezes, de alto grau[152].

A ligação da proteína do envelope E2 do VHC à tetraspanina CD81, molécula expressa na superfície celular e considerada a responsável pela penetração do VHC na célula, é capaz de induzir a ativação de linfócitos B independentemente da replicação viral intracelular[61,134].

Alguns estudos demonstraram mutações de genes de imunoglobulinas em pacientes com VHC e linfoma[76]. De particular interesse é a translocação do gene bcl-2 [t (14,18)], observada em camundongos transgênicos e considerada responsável pela evolução de hiperplasia linfóide para linfoma maligno[113]. Essa translocação ocorre durante o desenvolvimento da célula B e justapõe o *locus* da cadeia pesada da imunoglobulina com o *locus* bcl-2, o oncogene bcl-2 codifica a proteína bcl-2, que inibe a apoptose e prolonga a sobrevida celular[175]. Além disso, a ocorrência de translocação t (14,18) pode estar envolvida no mecanismo complexo da gênese do linfoma ao favorecer a mudança da expansão policlonal de células B para monoclonal[175].

Embora a translocação do gene bcl-2 ocorra principalmente em pacientes com crioglobulinemia, pacientes com VHC mas sem CM também podem apresentar essa translocação em maior freqüência que pacientes com outras doenças hepáticas[173,177].

Vale lembrar, finalmente, que a gênese do linfoma é conseqüência de um processo complexo com várias etapas, no qual a infecção pelo VHC pode ser o gatilho iniciador em associação com fatores genéticos e ambientais[175].

Aspectos terapêuticos – não cabe, neste capítulo, analisar em profundidade o tratamento dos linfomas. Contudo, vale destacar os efeitos benéficos da terapêutica com interferon (IFN). Assim, há relatos de regressão da expansão monoclonal de células B em pacientes com crioglobulinemia mista (CM), tratados com IFN[112], em analogia ao que acontece com o linfoma gástrico MALT, em que a erradicação do estímulo antigênico crônico (infecção pelo *Helicobacter pylori*) pode resultar na regressão do linfoma[174].

Ótimos resultados foram também obtidos em casos de imunocitoma[130] e, muito recentemente, de linfoma esplênico com linfócitos vilosos, associado à infecção pelo VHC[73].

Diabetes mellitus
É antiga a constatação de que a cirrose hepática se acompanha de intolerância à glicose, alteração metabólica repetidamente comprovada[70]. Além disso, um certo número de pacientes apresenta *diabetes mellitus* bem estabelecido[5]. Entre os fatores apontados para esse distúrbio metabólico, destacam-se resistência à insulina, hiperinsulinemia, menor captação hepática de glicose e estresse relacionado à cirrose[21].

A associação entre diabete e infecção pelo VHC tem sido apontada por vários autores, merecendo destaque um trabalho prospectivo que compara cirróticos e não-cirróticos em infecções pelo VHB e pelo VHC[22]. Observou-se maior prevalência entre cirróticos e entre infectados pelo VHC. Em que pesem essas e outras observações, há necessidade de novos estudos para se definir o verdadeiro papel do VHC[21,114].

Porfiria cutânea tarda (PCT)
É a forma mais comum das porfirias, doenças caracterizadas pela superprodução de porfirias e de seus precursores e defeitos em uma ou mais enzimas responsáveis pela síntese do heme[115].

Embora quaisquer das porfirias hepáticas possam piorar em presença de hepatopatia aguda ou crônica, na prática clínica apenas a porfiria cutânea tarda (PCT) foi associada à infecção pelo VHC[115]. Contudo, tal relação tem sido observada com notável variação geográfica, sendo muito mais freqüente no sudeste da Europa do que em outros locais desse continente, bem como na Austrália e Nova Zelândia[21,44]. Com efeito, na França, Itália e Espanha, 70 a 90% dos pacientes com PCT apresentam infecção crônica pelo VHC[45,74,95]. A prevalência mostrou-se também alta (56%) nos EUA em estudo multicêntrico[15]. Entre nós, tal associação também tem sido mencionada[110,135]. Nos últimos cinco anos, estudamos três pacientes com quadro típico de PCT, porém nenhum com marcadores sorológicos de VHC.

A explicação mais provável para a associação entre PCT e hepatite crônica C seria o estresse oxidativo induzido pelo vírus e a redução no potencial redox dos hepatócitos[115]. O grau de estresse oxidativo parece ser maior em pacientes com hepatite crônica C que naqueles com hepatite crônica B[115].

Manifestações clínicas – caracterizam-se pelo aparecimento de lesões cutâneas, com formação de vesículas ou bolhas subepidérmicas, principalmente no dorso das mãos. A fragilidade cutânea é secundária ao acúmulo de porfirinas no tecido subcutâneo e fotossensibilidade induzida pela luz solar[114].

O diagnóstico é clínico e laboratorial: grande elevação dos níveis urinários de uroporfirina, sendo freqüentes as alterações séricas de transaminases.

Patogenia – patogenicamente, há superprodução de uro e heptacarboxil-porfirinas no fígado, que poderia ocorrer pelos seguintes motivos[115]:

1. aumento na oxidação do uroporfirinogênio (substrato para síntese do heme) a uroporfirina (não é substrato);
2. defeito hereditário ou adquirido na atividade da enzima uroporfirinogênio decarboxilase (Uro-D), responsável pela decarboxilação do uroporfirinogênio;
3. aumento da síntese de ácido 5-aminolevulínico, precursor do uroporfirinogênio.

Esquema simplificado desses mecanismos pode ser observado na figura 36.1.

No tipo I de PCT não há defeito hereditário da Uro-D nos tecidos, enquanto no tipo II há deficiência hereditária de Uro-D em todos os tecidos, e no tipo III, bem mais rara, o defeito hereditário ocorre apenas no fígado[115].

A figura 36.1 mostra também que o ferro pode agir em três etapas metabólicas: aumentando a oxidação do uroporfirinogênio, aumentando a quantidade de ácido aminolevulínico nas células e reduzindo a atividade da Uro-D. Além disso, os efeitos sinérgicos do ferro e álcool são bem conhecidos[161].

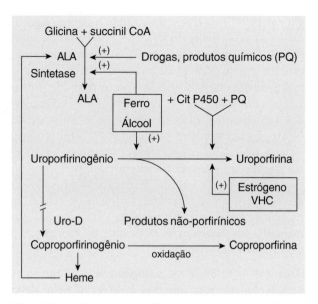

Figura 36.1 – Esquema simplificado dos mecanismos bioquímicos da porfiria cutânea tarda (PCT) (baseado em Mehta e cols.[115]). Verifica-se que vários fatores agem aumentando a oxidação do uroporfirinogênio para uroporfirina (VHC, estrógeno, ferro, álcool etc). ALA = ácido aminolevulínico.

Terapêutica da PCT – os mecanismos patogênicos permitem compreender os principais elementos terapêuticos:

1. interrupção do uso de álcool, estrógenos e medicamentos que contenham ferro;
2. reduzir a ingestão de alimentos ricos em ferro, principalmente ferro do heme (carnes vermelhas, fígado), pois esse ferro é muito bem absorvido no trato gastrointestinal[115];
3. em casos mais graves, com várias lesões cutâneas e grande excreção urinária de uroporfiria (por exemplo, acima de 2.500mg/dia) é fundamental o emprego de sangrias. A flebotomia (± 500mL de sangue) deve ser realizada a cada 7 a 10 dias, semelhantemente à conduta na hemocromatose primária. As flebotomias serão espaçadas ou interrompidas quando a hemoglobina cair abaixo de 12g% ou a saturação de transferrina a níveis de 15%[114] ou a ferritina abaixo de 80ng/mL[115];
4. drogas antimaláricas como a cloroquina também são úteis, pois penetram nos hepatócitos e formam complexos hidrossolúveis com uro e carboxil-porfirinas, que são eliminados pela urina[115]. Além disso, a cloroquina pode inibir a síntese de porfirinas[115]. A dose inicial deve ser baixa: 125mg da base alcalóide, duas a três vezes por semana[115];
5. em casos de infecção crônica pelo VHC, utilizar a terapêutica adequada correspondente, de preferência após a redução da siderose pela flebotomia[115].

A possibilidade de instalação do hepatocarcinoma em pacientes com cirrose justifica um acompanhamento rigoroso nesses pacientes.

Miscelânea

Outras manifestações extra-hepáticas eventualmente observadas em pacientes com VHC incluem: púrpura trombocitopênica auto-imune, líquen plano, poliarterite nodosa, úlceras de córnea de Mooren, fibrose pulmonar idiopática.

Líquen plano

Erupção inflamatória, pruriginosa e recorrente caracterizada por pequenas pápulas angulares, que podem coalescer e formar placas escamosas, freqüentemente acompanhada de lesões orais[114].

Estudo realizado na Itália em 263 pacientes com líquen plano oral mostrou a detecção do anti-VHC em 29% dos pacientes e em apenas 3% de 100 controles submetidos a tratamento dentário de rotina[118]. Em nosso meio, observou-se uma freqüência de 4,7% de líquen plano em 126 pacientes com hepatite C e, desta infecção, em 8,8% de pacientes com líquen plano oral[51].

A prevalência de infecção pelo VHC em pacientes com líquen plano varia muito de uma região para outra, de 4% na França[82] para 62% no Nordeste do Japão[121a].

Embora o papel do VHC não esteja claro, é aconselhável realizar a pesquisa do VHC em pacientes com líquen plano, principalmente naqueles com comprometimento oral, distribuição generalizada e/ou doença hepática[104].

A terapêutica desses pacientes com interferon (IFN) deve ser feita com cuidado, pois já foram descritos o desenvolvimento e a exacerbação do líquen plano oral durante e após o emprego do IFN[122,138].

Outras exacerbações de doenças imunológicas como lúpus[104] ou psoríase[60] têm sido descritas em pacientes tratados com IFN, por mecanismos ainda desconhecidos; tais exacerbações são reversíveis após interrupção do tratamento[104].

Panarterite nodosa (PAN)

É raramente observada em pacientes com hepatite crônica C, sendo possível a observação de testes falsos positivos para anti-VHC[115].

Em um estudo de 56 pacientes com PAN, 11 apresentavam anti-VHC positivo, mas o teste RIBA de confirmação e o PCR foram positivos somente em três pacientes[23].

Púrpura trombocitopênica idiopática (PTI)

Caracteriza-se pela destruição acelerada de plaquetas, conseqüente à presença de auto-anticorpos plaquetários. Entre os principais critérios diagnósticos, destacam-se a ausência de outras causas de trombocitopenia periférica (< 100.000 plaquetas/mL), a medula óssea com número normal ou aumentado de megacariócitos[10] e anticorpos antiplaquetários.

Embora seja comum a queda de plaquetas produzida pelo IFN, alguns pacientes com hepatite crônica C, intensa plaquetopenia e altos títulos de anticorpos antiplaquetas podem apresentar melhora da doença e da plaquetopenia com o emprego do IFN[43,123]. Por outro lado, há relatos de casos em que houve o aparecimento ou a exacerbação da PTI durante a terapêutica da hepatite C com o IFN[7,150].

Com relação à freqüência, em geral o anti-VHC tem sido detectado em 10 a 19% de PTI auto-imune[132,151]. Contudo, há sugestões de que essa prevalência de anti-VHC reflita apenas a maior exposição desses pacientes aos hemoderivados utilizados no tratamento da PTI[37].

A PTI associada ao VHC geralmente responde ao tratamento com corticosteróides, porém seu uso prolongado não é conveniente, dada a possibilidade de aumento da replicação viral[105,114].

Doença celíaca

Ultimamente tem sido observada a presença de hipertransaminasemia em pacientes com doença celíaca[8]. A associação dessa doença com a hepatite C foi também observada[52], tendo esses autores detectado anticorpos antiendomísio em 1,2% dos pacientes com hepatite C.

Embora não esteja clara a correlação patogênica entre ambas as doenças, foi observada a instalação ou ativação da doença celíaca durante o tratamento com o interferon ou sua asociação com a ribavirina[1,16,19].

Outras manifestações dermatológicas

O prurido tem sido observado em pacientes com hepatite crônica C[115]. Em 978 pacientes consecutivamente estudados em uma clínica dermatológica, 11 de 28 pacientes com prurigo tinham evidência de infecção pelo VHC, quando comparado a 5% em controles[84]. Parece que a hepatite crônica C com fibrose intensa pode resultar em colestase de baixo grau, talvez devida à lesão de ductos biliares[25].

Além do prurigo nodular de Hyde[125], tem sido mencionado o eritema acral necrolítico, que afeta o dorso dos pés[35], como possivelmente relacionados à infecção pelo VHC.

Finalmente, vale lembrar que o tratamento combinado com IFN e ribavirina é particularmente associado com alta incidência de reações cutâneas[154]. Cite-se, como exemplo, a possível exacerbação da psoríase pela terapêutica com IFN[42,60].

Úlceras de córnea de Mooren

São, em sua maioria, idiopáticas, embora tenham sido descritas a associação dessa doença com a infecção pelo VHC e a melhora das lesões da córnea com o emprego do IFN[168,169].

Fibrose pulmonar idiopática

É uma pneumonia intersticial fibrosante também denominada alveolite fibrosante difusa ou síndrome de Hamman-Rich[114].

Essa fibrose pulmonar intersticial tem sido observada por alguns autores[50] na infecção pelo VHC. Recentemente alguns autores demonstraram, em 18 pacientes com hepatite crônica, uma reação inflamatória pulmonar oculta, manifestada pelo aumento de neutrófilos polimorfonucleares no líquido de lavagem broncoalveolar[75]. Tal reação poderia contribuir para o aparecimento de fibrose pulmonar idiopática, observada na minoria de casos com hepatite crônica C[75].

Auto-anticorpos

Têm sido detectados com freqüência na hepatite crônica C, entre eles os fatores antinucleares reumatóide, antimúsculo liso e anti-LKM1[26,114]. Na maioria das vezes, os títulos são baixos e sem aparente significado clínico. Um estudo de 114 pacientes com associação de hepatite crônica C e crioglobulinemia mista, o fator reumatóide (FR) e os anticorpos antinúcleo (AAN) foram detectados em 36 (31,5%) e 4 (3,5%) pacientes em baixos títulos: FR < 50UI/mL, AAN < 1:80, respectivamente[96]. Curiosamente, 51 pacientes (44,7%) queixavam-se de sintomas reumáticos.

Foi descrita uma homologia molecular entre o citocromo P450 humano e o VHC para o reconhecimento das células T citotóxicas, o que poderia contribuir para o fenômeno de auto-imunidade[83].

Em que pesem algumas dificuldades no diagnóstico diferencial entre a infecção crônica pelo VHC e a hepatite auto-imune ou a possibilidade de sua rara associação, na grande maioria das vezes, a presença de auto-anticorpos em pacientes com hepatite crônica C não tem influência na apresentação clínica, na evolução da doença e na resposta terapêutica[115].

A presença de auto-anticorpos geralmente não constitui uma contra-indicação para a terapêutica antiviral[115]. Deve-se atentar, contudo, para a rara possibilidade de manifestação de uma hepatite auto-imune latente[58] ou de exacerbação da doença hepática durante a terapêutica com interferon[149].

Manifestações extra-hepáticas da hepatite C e tipos de resposta ao tratamento antiviral – resumo[114]

1. Melhoram com o interferon (IFN):
    Crioglobulinemia
    Linfoma não-Hodgkin
    Porfiria cutânea tarda
    Glomerulonefrite
    Úlceras de córnea de Mooren
2. Aparecimento ou exacerbação da doença com o IFN:
    Tireoidite
    Líquen plano
    Psoríases
    Doença celíaca
    Diabetes mellitus
    Síndrome de Sjögren

REFERÊNCIAS BIBLIOGRÁFICAS

1. Adinolfi L, Mangoni E, Andreana A. Interferon and ribavirin treatment for chronic hepatitis C may activate celiac disease. *Am J Gastroenterol*, 96:607-8, 2001. ▪ 2. Agnello V, Chung RT, Kaplan LM. A role for hepatitis C virus infection in type II cryoglobulinemia. *N Eng J Med*, 327:1490-5, 1992. ▪ 3. Agnello V, Abel G. Localization of hepatitis C virus in cutaneous vasculitic lesions in patients with type II cryoglobulinemia. *Arthritis Rheum*, 40:2007-15, 1997. ▪ 4. Agnello V. Immune complexes in hepatitis C. *Hepatology*, 25:1687-8, 1997. ▪ 5. Allison MED, Wreghitt T, Palmer CR et al. Evidence for a link between hepatitis C virus infection and diabetes mellitus in a cirrhotic population. *J Hepatol*, 21:1135-9, 1994. ▪ 6. Arnold W, Hess G, Poralia T. Viral hepatitis – An update. In: Csomós G, Thaler H (eds). *Clinical Hepatology, History Present State*. Berlin, Outlook Springer-Verlag, 1983, pp 210-235. ▪ 7. Bacq Y, Sapey T, Gruel Y et al. Exacerbation of an autoimmune thrombocytopenic purpura during treatment with interferon alpha in a woman with chronic hepatitis C. *Gastroenterol Clin Biol*, 20:303-6, 1996. ▪ 8. Bardella M, Vecchi M, Conte D et al. Chronic unexplained hypertransaminasemia may be caused by occult celiac disease. *Hepatology*, 29:654-7, 1999. ▪ 9. Bartels J, Gocke DJ. Viral hepatitis extrahepatic manifestations. In: Gitnick G (ed). *Modern Concepts of Acute and Chronic Hepatitis*. New York, Plenum Medical Book Company, 1989. ▪ 10. Bauduer F, Marty F, Larrouy M et al. Immunologic thrombocytopenic purpura as presenting symptom of hepatitis C infection. *Am J Hematol*, 57:338-40, 1998. ▪ 11. Bell H. Cardic manifestations of viral hepatitis. *JAMA*, 218:387-91, 1971. ▪ 12. Bettarello A, Mott CB. *Pancreatites*. São Paulo, Sarvier, 1978, p 89. ▪ 13. Bichard P, Ounaniam A, Girard M et al. High prevalence of hepatitis C virus RNA in the supernatant and the cryoprecipitate of patients with essential and secondary type II mixed cryoglobulinemia. *J Hepatol*, 21:58-63, 1994. ▪ 14. Boadas J, Rodriguez-Espinosa J, Enriquez J et al. Prevalence of thyroid autoantibodies is not increased in blood donors with hepatitis C virus infection. *J Hepatol*, 22:611-5, 1995. ▪ 15. Bonkowsky H, Poh-Fitzpatrick M, Pimstone N et al. Porphiria cutanea tarda, hepatitis C, and HFE gene mutations in north american. *Hepatology*, 27:1661-9, 1998. ▪ 16. Bourliere M, Oules V, Perrier H et al. Onset of coeliac disease and interferon treatment. *Lancet*, 357:803-4, 2001. ▪ 17. Brown KE, Tisdale J, Barrett J et al. Hepatitis-associated aplastic anemia. *N Engl J Med*, 336:1059-64, 1997. ▪ 18. Brzosko WJ, Krawczynski K, Nazarewicz T et al. Glomerulonephritis associates with hepatitis B surface antigen immune complexes in children. *Lancet*, 2:478-82, 1974. ▪ 19. Cammarota G, Cuoco L, Cianci R et al. Onset of coelic disease during treatment with interferon for chronic hepatitis C. *Lancet*, 356:1494-5, 2000. ▪ 20. Campistol JM, Esforzado N, Martinez J et al. Efficacy and tolerance of interferon-alpha (2b) in the treatment of chronic hepatitis C virus infection in hemodialysis patients. Pre- and post-renal transplantation assessment. *Nephrol Dial Transplant*, 14:2704-9, 1999. ▪ 21. Carithers RL. Extra-hepatic manifestations of hepatitis C. Dallas, Texas, Postgraduate Course Update on viral Hepatitis. AASLD, 2000, pp 153-160. ▪ 22. Caronia S, Taylor K, Pagliari L et al. Further evidence for an association between non-insulin-dependent diabetes mellitus and chronic hepatitis C virus infection. *Hepatology*, 30:1059-63, 1999. ▪ 23.

Carson CW, Conin DL, Czaja AJ et al. Frequency and significance of antibodies to hepatitis C virus in polyarteritis nodosa. *J Rheumatol*, 20:304-9, 1993. ▪ 24. Chan HL, Ghany MG, Lok ASF. Hepatitis B. In: Schiff ER, Sorrell MF, Maddrey WC (eds). *Schiff's Diseases of the Liver*. 8th ed., Philadelphia, Lippincott-Raven Publishers, 1999. ▪ 25. China SC, Bergasa NV, Kleiner DE et al. Pruritus as a presenting symptom of chronic hepatitis C. *Dig Dis Sci*, 43:2177-83, 1998. ▪ 26. Clifford BD, Donahue D, Smith L et al. High prevalence of serological markers of autoimmunity in patients with chronic hepatitis C. *Hepatology*, 21:613-9, 1995. ▪ 27. Coll J, Gambas G, Corominas J et al. Immunohistochemistry of minor salivary gland biopsy specimens from patients with Sjögren's syndrome with and without hepatitis C infection. *Ann Rheum Dis*, 56:390-2, 1997. ▪ 28. Collier JD, Zanke B, Moore M et al. No association between hepatitis C and B-cell lymphoma. *Hepatology*, 29:1259-61, 1999. ▪ 29. Cuthbert JA. Hepatitis C: progress and problems. *Clin Microbiol Rev*, 7:505-32, 1994. ▪ 30. Czaja AJ. Extrahepatic immunologic features of chronic viral hepatitis. *Dig Dis Sci*, 15:125-44, 1997. ▪ 31. Dammaco, F, Sansonno, D. Antibodies to hepatitis C virus in essential mixed cryoglobulinemia. *Clin Exp Immunol*, 87:352-6, 1992. ▪ 32. Dammacco F, Sansonno D, Han JH et al. Natural interferon versus its combination with 6-methyl-prednisolone in the therapy of type II mixed cryoglobulinemia: a long-term, randomized, controlled study. *Blood*, 84:3336-43, 1994. ▪ 33. Dan M, Yaniv R. Cholestatic hepatitis, cutaneous vasculites, and vascular deposets of immunoglobulin M and complet associated with hepatitis A virus infection. *Am J Med*, 89:103-4, 1990. ▪ 34. Dantas W. Manifestações sistêmicas da infecçóo pelos vírus da hepatite. *Moderna Hepatologia*, 7:1-5, 1982. ▪ 35. Darouti ME, Ela ME. Necrolytic acral erythema: a cutaneous marker of hepatitis C. *Int J Dermatol*, 35:252-6, 1996. ▪ 36. Da Silva LC. Manifestações extra-hepáticas das hepatites por vírus. In: Da Silva LC (ed). *Hepatites Agudas e Crônicas*. São Paulo, Sarvier, 1986, pp 121-125. ▪ 37. Davis GL. Hepatitis C. In: Schiff ER, Sorrell MF, Maddrey WC (eds). *Schiff's Diseases of the Liver*. 8th ed., Philadelphia, Lippincott-Raven Publishers, 1999, pp 793-836. ▪ 38. De Vita S, De Re V, Gasparotto D et al. Oligoclonal non-neoplastic B cell expansion is the key feature of type II mixed cryoglobulinemia. *Arthritis Rheum*, 43:94-102, 2000. ▪ 39. Dienstag JL, Allama A, Mosley JW et al. Etiology of sporadic hepatitis B surface antigen-negative hepatitis. *Ann Int Med*, 1-6, 1977. ▪ 40. Dienstag JL, Rhodes AR, Bhan AK, Dvorak AM, Mihm MC, Wands JR. Urticaria associated with acute viral hepatitis B. Studies on pathogenesis. *Ann Int Med*, 89:34-40, 1978. ▪ 41. Dienstag JL. Hepatitis B as an immune complex disease. *Semin Liver Dis*, 1:45-57, 1981. ▪ 42. Downs A, Dunnil M. Exacerbation of psoriasis by interferon-alpha therapy for hepatitis C. *Clin Exp Dermatol*, 20:351-3, 2000. ▪ 43. Durand J, Cretel E, Retornaz F et al. Alpha interferon therapy in thrombocytopenia associated hepatitis C virus infection. *J Hepatol*, 21:277-9, 1994. ▪ 44. Elder GH. Porphyria cutanea tarda. *Semin Liver Dis*, 18:67-75, 1998. ▪ 45. Fargion S, Piperno A, Cappellini MD et al. Hepatitis C virus and porphyria cutanea tarda: evidence of a strong association. *Hepatology*, 16:1322-6, 1992. ▪ 46. Ferri C, Greco F, Longombardo G et al. Antibodies to hepatitis C virus in patients with mixed cryoglobulinemia. *Arthritis Rheum*, 34:1606-10, 1991. ▪ 47. Ferri C, Marzo E, Longombardo G et al. Association between hepatitis C virus and mixed cryoglobulinemia. *Clin Exp Rheumatol*, 9:621-4, 1991. ▪ 48. Ferri C, Marzo E, Longombardo G et al. Interferon-alpha in mixed cryoglobulinemia patients. A randomized crossover-controlled trial. *Blood*, 81:1131-6, 1993. ▪ 49. Ferri C, Caracciolo D, Zignego AL et al. Hepatitis C virus infection in patients with non-Hodgkin's lymphoma. *Br J Hematol*, 88:392-4, 1994. ▪ 50. Ferri C, Civita L, Fazzi P et al. Intersticial lung fibrosis and rheumatic disorders in patients with hepatitis C virus infection. *Br J Rheumatol*, 36:360-5, 1997. ▪ 51. Figueiredo L. Associação líquen plano oral e hepatopatias crônicas. Dissertação de mestrado. Faculdade de Odontologia da Universidade de São Paulo, 2000. ▪ 52. Fine K, Ogunji F, Saloun Y et al. Celiac sprue: another autoimmune syndrome associated with hepatitis C. *Am J Gastroenterol*, 96:138-45, 2001. ▪ 53. Fornasieri A, Armelloni S, Bernasconi P et al. High binding of immuno-

globulin M Kappa from rheumatoid factor from type II cryoglobulins to cellular fibronectin: a mechanism of in situ immune complex glomerulonephritis? *Am J Kidney Dis*, 27:476-83, 1996. ▪ 54. Fox RJ, Tornwall J, Michelson P. Current issues in the diagnosis and treatment of Sjögren's syndrome. *Curr Opin Rheumatol*, 11:364-71, 1999. ▪ 55. Franguel L, Musset L, Cresta P et al. Hepatitis C virus genotypes and subtypes in patients with hepatitis C, with and without cryoglobulinemia. *J Hepatol*, 25:427-32, 1996. ▪ 55a. Franzin F, Efremov DG, Bozzato G et al. Clonal B – cell expansion in peripheral blood of HCV – infected patients. *Br J Hematol*, 90:548-52, 1995. ▪ 56. Gabrielli A, Manzin A, Candela M et al. Acitve hepatitis C virus infection in bone marrow and peripheral blood mononuclear cells from patients with mixed cryoglobulinaemia. *Clin Exp Immunol*, 97:87-93, 1994. ▪ 57. Garcia G, Scullard G, Smith C et al. Preliminary observation of hepatitis B associated membranous glomerulonephritis treated with leukocyte interferon. *Hepatology*, 5:317-20, 1985. ▪ 58 Garcia-Buy L, Garcia-Monzon C, Rodrigues S et al. Latent auto-immune hepatitis triggered during interferon therapy in patients with chronic hepatitis C. *Gastroenterology*, 108:1770-5, 1995. ▪ 59. Gayotto LC da C. Lesðes hepáticas devidas aos vírus das hepatites B, delta e não-A, não-B. Comparação de variáveis histopatológicas e sua relação com marcadores virais séricos e teciduais. Tese de Livre-Docência, São Paulo, 1985. ▪ 60. Georgetson MJ, Yaze JC, Lalos AT et al. Exacerbation of psoriasis due to interferon-α treatment of chronic active hepatitis. *Am J Gastroenterol*, 88:1756-8, 1993. ▪ 61. Germanidis G, Haioun C, Dhumeaux D et al. Hepatitis C virus infection, mixed cryoglobulinemia and B-cell non-Hodgkin's lymphoma. *Hepatology*, 30:822-3, 1999. ▪ 62. Gocke DJ, Hsu K, Morgan C et al. Association between polyarteritis and Australia antigen. *Lancet*, 2:1149-53, 1970. ▪ 63. Gocke DJ. Extrahepatic manifestations of viral hepatitis. *Am J Med Sci*, 270:49-52, 1975. ▪ 64. Godeau P, Guillevin L, Bletry O et al. Periarterite nodosa associada ao vírus da hepatite B, 42 observações. *New Pr Med Brasil*, 1:39-44, 1982. ▪ 65. Gorevic DP, Kassab HJ, Levo Y et al. Mixed cryoglobulinemia. Clinical aspects and long term follow-up of 40 patients. *Am J Med*, 69:287-308, 1980. ▪ 66. Guillevin L, Lhote F, Jarrousse B et al. Polyarteritis nodosa related to hepatitis B virus. A retrospective study of 66 patients. *Ann Med Intern*, 143(Suppl):63-74, 1992. ▪ 67. Guillevin L, Lhote F, Cohen et al. Polyarteritis nodosa related to hepatitis B virus. A prospective stury with long-term observation of 41 patients. *Medicine*, 74:238-53, 1995. ▪ 68. Gorevic P, Kasab H, Levo Y. Mixed cryoglobulinemia: clinical aspects and long term follow-up of 40 patients. *Am J Med*, 69:287-308, 1980. ▪ 69. Haddad J, Deny P, Munz-Gotheil C et al. Lymphocytic sialadenitis of Sjögren's syndrome associated with chronic hepatitis C virus liver disease. *Lancet*, 339:321-3, 1992. ▪ 70. Hadziyannis S, Karamanos B. Diabetes mellitus and chronic hepatitis C virus infection. *Hepatology*, 29:604-5, 1999. ▪ 71. Hagler L, Pastore RA, Bergin JJ. Aplastic anemia following viral hepatitis: report of two fatal cases and literature review. *Medicine*, 54:139-64, 1975. ▪ 72. Harris NL. Principles of the revised European American lymphoma classification (from the International Lymphoma Study Group). *Ann Oncol*, 8(Suppl 2):S11-6, 1997. ▪ 73. Hermine O, Lefrère F, Bronowicki J-P et al. Regression of splenic limphoma with villous lymphocytes after treatment of hepatitis C virus infection. *N Engl J Med*, 347:89-94, 2002. ▪ 74. Herrero C, Vicente A, Bruguera M et al. Is hepatitis C virus infection a trigger of porphyria cutanea tarda? *Lancet*, 341:788-9, 1993. ▪ 75. Idilman R, Cetinkaya H, Savas I et al. Bronchoalveolar lavage fluid analysis in individuals with chronic hepatitis C. *J Med Virol*, 66:34-9, 2002. ▪ 76. Ivanovski M, Silvestri F, Pozzato G et al. Somatic hypermutation clonal diversity and prevalential expression of the VH51p1/VLKv 325 immunoglobulin gene combination in hepatitis C virus-associated immunocytomas. *Blood*, 91:2433-42, 1998. ▪ 77. Izumi T, Sasaki R, Miura Y et al. Primary hepatosplenic lymphoma: association with hepatitis C virus infection. *Blood*, 87:5380-1, 1996. ▪ 78. Jen JF, Glue P, Ezzet F et al. Population pharmacokinetic analysis of pegylated interferon alpha-2b and interferon alpha-2b in patients with chronic hepatitis C. *Clin Pharmacol Therapeut*, 69:407-21, 2001. ▪ 79. Johnson RJ, Gretch DR, Yamabe H et al. Membrano proliferative glomerulonephritis associated with hepatitis C virus infection. *N Engl J Med*, 328:465-70, 1993. ■ 80. Johnson RJ, Gretch DR, Couser WG et al. Hepatitis C virus-associated glomerulonephritis. Effect of α-interferon therapy. *Kidney Int*, 46:1700-4, 1994. ■ 81. Jorgensen C, Legouffe M-C, Perney P et al. Sicca syndrome associated with hepatitis C infection. *Arthritis Rheum*, 39:1166-71, 1996. ■ 82. Jubert C, Pawlotsky JM, Fouget F et al. Lichen planus and hepatitis C virus-related chronic active hepatitis. *Arch Dermatol*, 130:73-6, 1994. ■ 83. Kammer A, Van Der Burg S, Grabsheid B et al. Molecular mimicry of human cytochrome P450 by hepatitis C virus at the level of cytotoxic T cell recognition. *J Exp Med*, 190:169-76, 1999. ■ 84. Kanazawa K, Yaoita H, Murata et al. Association of prurigo with hepatitis C virus infection. *Arch Dermatol*, 131:852-3, 1995. ■ 85. Kayali Z, Buckwold VE, Zimmerman B, Schmidt WN. Hepatitis C, cryoglobulinemia, and cirrhosis: A meta-analysis. *Hepatology*, 36:978-85, 2002. ■ 86. King P, McMurray R, Becherer P. Sjögren's syndrome without mixed cryoglobulinemia is not associated with hepatitis C virus infection. *Am J Gastroenterol*, 89:1047-50, 1994. ■ 87. Kodama T, Katabami S, Kamyo K et al. Development of transient thyroid disease and reaction during treatment of chronic hepatitis C with interferon. *J Gastroenterol*, 29:289-92, 1994. ■ 88. Korke K, Moriya K, Ishibashi K et al. Sialadenitis histologically resembling Sjögren's syndrome in mice transgenic for hepatitis C virus envelope gene. *Proc Natl Acad Sci*, 94:233-6, 1997. ■ 89. Krugman SG, Ward R, Katz SL. *Infectious Diseases of Children*. Saint Louis, CV Mosby, 1977. ■ 90. Lai KN, Lai FM, Chan KW et al. The clinico-pathological features of hepatitis B virus associated glomerulonephritis. *Quart J Med*, 63:323-33, 1987. ■ 91. Lai KN, Lai FM, Tam JS, Vallace-Owens J. Strong association between IgG nephropathy and hepatitis B surface antigenemia in endemic areas. *Clin Nephrol*, 29:229-34, 1988. ■ 92. Lai KN, Lai FM, Tam JS. Comparison of polyclonal and monoclonal antibodies in determination of glomerular deposits of hepatitis B virus antigens in hepatitis B virus-associated glomerulonephritis. *Am J Clin Pathol*, 92:159-65, 1989. ■ 93. Lai KN, Tam JS, Lin HJ, Lai FM. The therapeutic dilemma of usage of corticosteroid in patients with membranous nephropathy and persistent hepatitis B virus surface antigenemia. *Nephron*, 54:12-7, 1990. ■ 94. Lai KN, Li PK, Lai SF et al. Membranous nephropathy related to hepatitis B virus in adults. *N Engl J Med*, 324:1457-63, 1991. ■ 95. Lamoril J, Andant C, Bogard C et al. Epidemiology of hepatitis C and G in sporadic and familial porphyria cutanea tarda. *Hepatology*, 27:848-52, 1998. ■ 96. Leone N, Pellicano R, Maiocco IA et al. Mixed cryoglobulinemia and chronic hepatitis C virus infection: the rheumatic manifestations. *J Med Virol*, 66:200-3, 2002. ■ 97. Levey J, Bjornsson B, Banner B et al. Mixed cryoglobulinemia in chronic hepatitis C infection: a clinicopathologic analysis of 10 cases and review of recent literature. *Medicine*, 73:53-67, 1994. ■ 98. Levo Y, Gorevic PD, Kassab HJ et al. – Association between hepatitis B virus and essential mixed cryoglobulinemia. *N Eng J Med*, 296:1501-4, 1977. ■ 99. Levy M, Kleinknecht C. Membranous glomerulonephritis and hepatitis B virus infection. (Editorial) *Nephron*, 26:259-65, 1980. ■ 100. Lin CY. Clinical features and natural course of HBV-related glomerulopathy in children. *Kidney Internat*, 40(Suppl):546-53, 1991. ■ 101. Lisker-Nelman M, Webb D, Di Bisceglie AM et al. Glomerulonephritis caused by chronic hepatitis B virus infection: treatment with recombinant human alpha-interferon. *Ann Int Med*, 111:479-83, 1989. ■ 102. Lisker-Melman M, Di Bisceghe AM, Usala SJ et al. Development of thyroid disease during therapy of chronic viral hepatitis with interferon alpha. *Gastroenterology*, 102:2155-60, 1992. ■ 103. Lunel F, Musset L, Cacoub P et al. Crioglobulinemia in chronic liver diseases: role of hepatitis C virus and liver damage. *Gastroenterology*, 106:1291-300, 1994. ■ 104. Lunet F, Cacoub P. Treatment of autoimmune and extrahepatic manifestations of hepatitis C virus infection. *J Hepatol*, 31(Suppl 1):210-6, 1999. ■ 105. Magrin S, Craxi A, Fabiano C et al. Hepatitis C viremia in chronic liver disease: relation ship to inteferon alpha or corticosteroid treatment. *Hepatology*, 19:273-9, 1994. ■ 106. Maggiore G, Martini A, Grifco S. et al. Hepatitis B virus infection and Schönlein-Henoch purpura. *Am J Dis Child*, 138:681-2, 1984. ■ 107.

Manns MP, Rambusch EG. Autoimmunity and extra-hepatic manifestations in hepatitis C virus infection. *J Hepatol*, 31(Suppl 1):39-42, 1999. ■ 107a. Marcellin P, Pouteau M, Benhamou J-P. Hepatitis C virus infection, alpha interferon therapy and thyroid dysfunction. *J Hepatol*, 22:364-9, 1995. ■ 108. Margolis HS, Nainan OV. Identification of virus components in circulating immune complexes isolated during hepatitis A virus infection. *Hepatology*, 11:31-7, 1990. ■ 109. Martin P. Hepatitis C: more than just a liver disease. (Editorial) *Gastroenterology*, 104:320-3, 1993. ■ 110. Martinelli ALC, Villanova MG, Meneghelli UC. Porfiria cutânea tarda e vírus C da hepatite. *Gastroenteol Contemp*, 3:31-4, 1999. ■ 111. Maruyama T, Iino S, Koike K et al. Serology of acute exacerbation in chronic hepatitis B virus infection. *Gastroenterology*, 105:1141-51, 1993. ■ 112. Mazzaro C, Franzin F, Tulissi P et al. Regression of monoclonal B-cell expansion in patients affected by mixed cryoglobulinemia responsive to alpha-interferon therapy. *Cancer*, 77:2604-13, 1996. ■ 113. McDonnell TJ, Korsmeyer SJ. Progression from lymphoid hyperplasia to high-grade malignant lymphoma in mice transgenic for the (Z14, 18). *Nature*, 349:254-6, 1991. ■ 114. Medeiros Fº JEM de, Ono-Nita SK, Carrilho FJ. Manifestações extra-hepáticas do vírus da hepatite C. Biblioteca de Hepatites Virais. Barcelona, Permanyer Publ, 2001. ■ 115. Mehta S, Levey JM, Bonkovsky JL. Extrahepatic manifestations of infection with hepatitis C virus. *Clin Liver Dis*, 5:979-1008, 2001. ■ 116. Mendonça HS de, Amato Neto V, Mostério L et al. Manifestações articulares na hepatite por vírus B: análise relativa a 145 pacientes. *Rev Inst Med Trop* (São Paulo), 19:269-74, 1977. ■ 117. Meltzer M, Franklin EC. Cryoglobulinemia – a study of twenty-nine patients. I. IgG and IgM cryoglogulins and factors affecting cryoprecipitability. *Am J Med*, 40:828-36, 1966. ■ 118. Mignogna MD, Muzio LL, Favia G et al. Oral lichen planus and HCV infection: a clinical evaluation of 263 cases. *Int J Dermatol*, 37:575-8, 1998. ■ 119. Monteverde A, Rivano MT, Allegra GC et al. Essential mixed cryoglobulinemia, type II: a manifestation of a low-grade malignant lymphoma? *Acta Hematol*, 79:20-5, 1998. ■ 120. Monteverde A, Sabbattini E, Poggi S et al. Bone marrow findings further support the hypothesis that essential mixed cryoglobulinemia type II is characterized by monoclonal B-cell proliferation. *Leuk Lymphoma*, 20:119-24, 1995. ■ 121. Moses PL, Krawitt EL, Aziz W, Corwin HL. Renal failure associated with hepatitis C virus infection. Improvement in renal function after treatment with interferon-alpha. *Dig Dis Sci*, 42:443-6, 1997. ■ 121a. Nagao Y, Sata M, Tanikawa K et al. Lichen planus and hepatitis C virus in the northern region of Japan. *Eur J Clin Invest*, 25:910-4, 1995. ■ 122. Nagao Y, Sata M, Ide T et al. Development and exacerbation of oral lichen planus during and after interferon therapy for hepatitis C. *Eur J Clin Invest*, 26:1171-4, 1996. ■ 123. Nagamine T, Ohtuka T, Takehara K et al. Thrombocytopenia associated with hepatitis C virus infection. *J Hepatol*, 24:135-40, 1996. ■ 124. Nagy J, Bajtai G, Brasch H et al. The role of hepatitis B surface antigen in the pathogenesis of glomerulopathies. *Clin Nephrol*, 12:109-16, 1979. ■ 125. Neri S, Racih C, D'Angelo G et al. Hyde's prurigo nodularis and chronic HCV hepatitis. *J Hepatol*, 28:161-4, 1998. ■ 126. Newman MG, Friedman LS. Hepatitis C virus and cryoglobulinemia: unthawing the association. *Gastroenterology*, 103:1108-10, 1992. ■ 127. Nowoslawski A, Krawczynski K, Nazarewicz T et al. Immunopathological aspects of hepatitis type B. *Am J Med Sci*, 270:229-39, 1975. ■ 128. Ouzan D, Tremisi PJ, Strauss E et al. Superiority of plasmatic exchange combined with antivirals over classic therapy in the management of polyarteritis nodosa associated with hepatitis B virus. *Plasmather Transfus Technol*, 6:1985. ■ 129. Paraná R, Cruz M, Lyra L, Cruz T. Subacute thyroiditis during treatment with combination therapy (interferon plus ribavirin) for hepatitis C virus. *J Viral Hepatol*, 7:393-5, 2000. ■ 130. Patriarca F, Silvestri F, Fanin R et al. Long-lasting complete remission of hepatitis C virus (HCV) infection and HCV associated immunocytoma with alpha-interferon treatment. *Br J Haematol*, 112:370-2, 2001. ■ 131. Pawlotsky J-M, Yahia MB, Andre C et al. Immunological disorders in C virus chronic active hepatitis: a prospective case-control study. *Hepatology*, 19:841-8, 1994. ■ 132. Pawlotsky JM, Bouvier M, Fromont P et al. Hepatitis C virus infection and autoimmune thrombocytopenic purpura. *J Hepatol*, **23**:635-9, 1995. ■ 133. Penner E, Maida E, Mamoli B et al. Serum and cerebrospinal fluid immune complexes containing hepatitis B surface antigen in Guillain-Barré syndrome. *Gastroenterology*, **82**:576-80, 1982. ■ 134. Pileri P, Uematsu Y, Campagnoli S et al. Binding of hepatitis C virus to CD 81. *Science*, **282**:938-41, 1998. ■ 135. Pitella AM, Louzada M, Peryassú M et al. Porfiria cutânea tarda, esclerodermia e vírus da hepatite C: revisão da literatura a propósito de um caso. *GED*, **21**:23-6, 2002. ■ 136. Poitrine A, Chousterman S, Chousterman M et al. Lack of in vivo activation of the interferon system in HBsAg-positive chronic active hepatitis. *Hepatology*, **5**:171-4, 1985. ■ 137. Poynard T, Mchutchison J, Manns M et al. Impact of pegylated interferon alpha-2b and ribavirin on liver fibrosis in patients with chronic hepatitis C. *Gastroenterology*, **122**:1303-13, 2002. ■ 138. Protzer U, Ochsendorf FR, Leopolder-Ochsendorf A, Holtermuller KH. Exacerbation of lichen plamus during interferon alpha-2a therapy for chronic active hepatitis C. *Gastroenterology*, **104**:903-5, 1993. ■ 139. Quigg RJ, Brathwaite M, Gardner DF et al. Successful cyclophosphamide treatment of cryoglobulinemic membranoproliferative glomerulonephritis associated with hepatitis C virus infection. *Am J Kidney Dis*, **25**:798-800, 1995. ■ 140. Rivera J, Garcia-Monforte A, Pineda A, Nunez-Cortez JM. Arthritis in patients with chronic hepatitis C virus infection. *J Rheumatol*, **26**(2):420-4, 1999. ■ 141. Sabesin SM, Levinson MJ. Acute and chronic hepatitis: multisystemic involvement related to immunologic disease. **In:** Stoller Man GH (ed). *Advances in Internal Medicine Chicago*. Year Book Medical Published, **22**:421-54, 1977. ■ 142. Sansonno D, Gesualdo L, Manno C et al. Hepatitis C virus-related proteins in kidney tissue from hepatitis C virus-infected patients with cryoglobulinemic membranoproliferative glomerulonephritis. *Hepatology*, **25**:1237-44, 1997. ■ 143. Scully LJ, Karayannis P, Thomas HC. Interferon therapy is effective in treatment of hepatitis B – induced polyathritis. *Dig Dis Sci*, **37**:1757-60, 1992. ■ 144. Scullu LJ, Ryan AE. Urticaria and acute hepatitis A virus infection. *Am J Gastroenterol*, **88**:277-8, 1993. ■ 145. Schumacker JB, Goldfinger SE, Alpert E et al. – Arthritis and rash. Clues to anicteric viral hepatitis. *Arch Int Med*, **133**:483-5, 1974. ■ 146. Shalit M, Wollner S, Levo Y. Cryoglobulinemia in acute type-A hepatitis. *Clin Exp Immunol*, **47**:613-6, 1982. ■ 147. Shusterman N, London WT. Hepatitis B and immune-complex disease. *N Engl J Med*, **310**:43-6, 1984. ■ 148. Sherlock S. *Diseases of the Liver and Biliary System*. 7th ed., Oxford, Blackwell Scientific Publications, 1985. ■ 149 Shindo M, Di Bisceglie AM, Hoofnagle JH. Acute exacerbation of liver disease during interferon-α therapy for chronic hepatitis C. *Gastroenterology*, **102**:1406-8, 1992. ■ 150. Shrestha R, McJinley C, Bilir BM et al. Possible idiopathic thrombocytopenia purpura associated with natural alpha interferon therapy for chronic hepatitis C infection. *Am J Gastroenterol*, **90**:1146-7, 1995. ■ 151. Silva M, Li X, Cheinquer H et al. HCV-associated idiopathic thrombocytopenia purpura (ITP). *Gastroenterology* (Abstract), **102**:A889, 1992. ■ 152. Silvestri F, Pipan C, Barillari G et al. Prevalence of hepatitis C virus infections in patients with lymphoproliferative disorders. *Blood*, **87**:4296-301, 1996. ■ 153. Slusarczyk J, Michalak T, Nazarewicz de Mezer T et al. Membranous glomerulopathy associated with hepatitis B core antigens immune complexes in children. *Am J Pathol*, **98**:29-44, 1980. ■ 154. Sookoin S, Neglia V, Castano G et al. High prevalence of cutaneous reaction therapy in patients with chronic hepatitis C virus. *Arch Dermatol*, **135**:1000-1, 1999. ■ 155. Stehman-Breen C, Alpers CE, Fleet WP, Johnson RJ. Focal segmental glomerular scle-

rosis among patients infected with hepatitis B virus. *Nephron*, **81**:37-49, 1999. ■ 156. Thomas HC, Lok ASF. The immunopathology of auto-imune and hepatitis B virus – induced chronic hepatitis. *Semin Liver Dis*, **4**:36-46, 1984. ■ 157. Thomas WJ, Bruno P, Holtzmuller K. Hepatitis A virus anicteric encephalitis coexistent with hepatitis C virus infection. *Am J Gastroent*, **88**:279-81, 1993. ■ 158. Tong MJ. Chronic hepatitis. **In:** Zakin D, Boyer TD (eds). *Hepatology. A Textbook of Liver Disease*. Philadelphia, WB Saunders Comp, 1982, pp 972-90. ■ 159. Trepo C, Thivolet J. Hepatitis associated antigen and periarteritis nodosa (PAN). *Vox Sang*, **19**:410-1, 1970. ■ 160. Trepo C, Revillard JP, Berthous F. Immune complexes and pathogenesis of hepatitis B virus infections. **In:** Eddleston LWF, Weber, Williams R (eds). *Imm React Liver Dis*. London, Pitman Medical, 1979, pp 69-77. ■ 161. Tsukamoto H, Horne W, Kamimura S et al. Experimental liver cirrhosis induced by alcohol and iron. *J Clin Invest*, **96**:620-30, 1995. ■ 162. Unoki H, Moriyama A, Tabaru A et al. Development of Sjögren's syndrome during treatment with recombinant human interferon-alpha 2b for chronic hepatitis C. *J Gastroenterol*, **31**:723-7, 1996. ■ 163. Ursel PC, Habib A, Sharma P et al. Hepatitis B virus and muocarditis. *Hum Pathol*, **15**:481-4, 1984. ■ 164. Valla D-C. Manifestações extrahépatiques des hepatites virales. **In:** Trépo C, Valla D (eds). *Hepatites Virales*. Paris, Doin Éditeurs, 1993, pp 161-72. ■ 164a. Yamamoto T, Yokoyama A. Hypergammaglobulinemic purpura associated with Sjögren's syndrome and chronic C type hepatitis. *J Dermatol*, **24**:7-11, 1997. ■ 165. Yao G. Clinical spectrum and natural history of viral hepatitis A in a 1988 Shangai epidemic. **In:** Hollinger FB, Lemon SM, Margolis H (eds). *Viral Hepatitis and Liver Disease*. Baltimore, Williams & Wilkins, 1991, pp 76-78. ■ 166. Wands JR, Albert E, Isselbacher KJ. Arthritis associated with chronic active hepatitis: complement activation and characterization of circulating immune complexes. *Gastroenterology*, **69**:1286, 1975. ■ 167. Wands JR, Mann E, Albert E. et al. The pathogenesis of arthritis associated with acute hepatitis B surface antigen-positive hepatitis. *J Clin Invest*, **55**:930-6, 1976. ■ 168 Wilson S, Lee W, Murakami C et al. Mooren's corneal ulcers and hepatitis C virus infection. *N Engl J Med*, **329**:62, 1993. ■ 169. Wilson S, Lee W, Murakami C et al. Mooren-type hepatitis C virus-associated corneal ulceration. *Ophthalmology*, **101**:736-45, 1994. ■ 170. Wong SN, Yu EC, Chan KW. Hepatitis B virus associated membranous glomerulonephritis in children – experience in Hong-Kong. *Clin Nephrol*, **40**:142-7, 1993. ■ 171. Zignego AL, Macchia D, Monti M et al. Infection of peripheral mononuclear blood cells by hepatitis C virus. *J Hepatol*, **15**:382-6, 1992. ■ 172. Zignego AL, Brechot C. Extrahepatic manifestations of HCV infection: facts and controversies. *J Hepatol*, **31**:369-76, 1999. ■ 173. Zignego AL, Gianelli F, Marrochi ME et al. T (14:18) translocation in chronic hepatitis C virus infection. *Hepatology*, **31**:474-9, 2000. ■ 174. Zucca E, Roggero E, Pileri S. B-cell lymphoma of MALT type: a review with special emphasis on diagnostic and management problems of low-grade gastric tumours. *Br J Hematol*, **100**:3-14, 1998. ■ 175. Zuckerman E, Zuckerman T. Hepatitis C virus B-cell lymphoma: cause and effect? *Viral Hepatol Rev*, **6**:165-75, 2000. ■ 176. Zuckerman E, Zuckerman T, Levine AM et al. Hepatitis C virus infection in patients with B-cell non-Hodgkin lymphoma. *Ann Int Med*, **127**:423-8, 1997. ■ 177. Zuckerman E, Zuckerman T, Sahar D et al. Bcl-2 and immunoglobulin rearrangement in patients with HCV infection. *Br J Hematol*, **112**:363-9, 2001.

37 Hepatite e esquistossomose

Edna Strauss

A esquistossomose continua sendo endêmica em nosso país, apesar das várias campanhas de tratamento em massa dessa parasitose. As estimativas da Organização Mundial de Saúde (OMS) avaliam que 200 milhões de pessoas estão infectadas em 75 países com áreas de risco. Inquéritos parciais, realizados recentemente no Brasil, chegam a cifras de quatro milhões de infectados pela esquistossomose mansônica, dentre os quais, cerca de 2 a 7% desenvolvem a forma hepatoesplênica da doença, com possibilidades de hemorragia digestiva alta por hipertensão portal[13,48].

Dentre os vários problemas da endemia, destaca-se a importância em se reconhecer os fatores de risco que levariam as populações infestadas a desenvolver formas graves. Embora não se tenha comprovado papel relevante da carga parasitária, reinfestações freqüentes ou diferentes cepas de vermes no desenvolvimento da hepatopatia, a diminuição das formas hepatoesplênicas após o tratamento quimioterápico da parasitose sugere que esses são fatores agravantes da doença hepática[16,47].

O fator racial tem sido enfatizado, especialmente pelos achados de baixa prevalência de formas graves no negro brasileiro[7]. Uma das hipóteses mais interessantes relacionaria as formas graves ao próprio hospedeiro, ou seja, condições imunogenéticas favoreceriam ou não esse desenvolvimento. Lacet[38], em nosso meio, estudando os antígenos de histocompatibilidade na esquistossomose mansônica, sugere que os HLA-A3 e A10 são mais freqüentemente encontrados nessa enfermidade do que no grupo controle avaliado. Nessa mesma linha de pesquisa, Salam e cols.[49] no Egito conseguiram demonstrar relação significativa entre os antígenos de histocompatibilidade HLA-A1 e B5 com o desenvolvimento de hepatomegalia.

Outro fator de risco que estaria implicado no agravamento da hepatopatia esquistossomótica é a hepatite viral.

HEPATITES VIRAIS

Dentre os cinco vírus hepatotrópicos causadores de hepatites, aqueles de contaminação oral-fecal, ou seja, A e E, não despertaram, até o momento, interesse maior dos investigadores, em sua possível relação com a esquistossomose mansônica. Esse fato pode ser devido a: (1) não existência de formas crônicas ou portadores crônicos desses vírus entéricos e (2) baixa freqüência de sua forma grave, a hepatite fulminante.

Os vírus hepatotrópicos de contaminação preferencialmente parenteral e/ou sexual, tais como B e C, têm sido relacionados com a esquistossomose mansônica e serão objeto de extensa revisão neste capítulo. Já a hepatite pelo vírus D (VHD) ou delta, podendo, como a esquistossomose, apresentar-se endêmica em algumas áreas, não tem sido associada à parasitose pela feliz ausência de coincidência entre suas áreas endêmicas no Brasil.

Quanto às formas clínicas das hepatites, em sua relação com a esquistossomose, verificamos ser as hepatites crônicas, principalmente aquelas com atividade inflamatória moderada ou intensa, com ou sem transformação nodular, as mais freqüentemente estudadas. Isso se deve, naturalmente, ao potencial patogênico e conseqüente morbidade da referida situação.

HEPATITE AGUDA E ESQUISTOSSOMOSE

São várias as indagações possíveis ao se avaliar a associação de hepatite viral aguda e esquistossomose. Seria o quadro clínico da hepatite mais prolongado ou mais sintomático do que em indivíduos sem a parasitose? Haveria diferenças de morbidade e mortalidade nessa fase aguda? Qual a capacidade do esquistossomótico em livrar-se da infecção viral? A evolução para as formas crônicas seria maior do que em grupo controle?

Estudos iniciais[14,50], observando pacientes esquistossomóticos com hepatite aguda, demonstraram persistência do agente etiológico em alguns casos e desenvolvimento freqüente de formas crônicas. No estudo comparativo entre esquistossomóticos e controles, ambos os grupos com hepatite viral aguda, foi observada maior duração dos sintomas e letalidade significativamente maior nos esquistossomóticos[50]. Autores egípcios[26], comparando a evolução de hepatite aguda viral em esquistossomóticos e controles, relatam prevalência de portador crônico do AgHBs em 25% nos esquistossomóticos contra 9% nos controles.

Em nossa experiência, de seguimento prolongado de 89 esquistossomóticos após cirurgia de hipertensão portal, a prevalência de hepatite aguda viral foi de 13,2%[54]. Foi observada cura com seroconversão e remissão clínico-laboratorial completa em quatro dos cinco casos com hepatite aguda pelo vírus B (VHB). Outro paciente, previamente portador do VHB, teve dois surtos agudos de hepatite, permanecendo portador crônico. Por outro lado, a hepatite aguda pós-transfusional, provavelmente pelo VHC, cujos marcadores não eram determinados na época do estudo, teve evolução totalmente distinta. Todos os casos evoluíram para a cronicidade, apenas um deles com forma benigna de hepatite crônica lobular, outro com hepatite crônica ativa e os restantes com cirrose hepática, que levou dois deles a óbito, em seguimento de 5 a 10 anos[54].

O avanço dos conhecimentos imunológicos, nos últimos anos, tem permitido identificar diferentes tipos de resposta do hospedeiro às infecções. Sabe-se, assim, que o padrão de resposta célula-mediada com predomínio de linfócito T auxiliar (Th1) ou linfócito T supressor (Th2) relaciona-se com persistência ou resolução da hepatite C e outros processos infecciosos[45]. Na esquistossomose, a cronicidade da infecção parasitária induz no hospedeiro predomínio de resposta ao Th2. Dessa forma, quando de superinfecção pelo VHC, o qual necessita de forte resposta ao Th1 para ser eliminado, serão mínimas (ou praticamente nulas) as possibilidades de resolução espontânea. Recente estudo clínico investigando a produção de citoquinas e resposta CD4 específica contra o VHC comprova essa teoria. Comparando 17 casos de infecção aguda pelo VHC, em pacientes já contaminados por esquistossomose mansônica, com 15 controles não-esquistossomóticos, igualmente em fase aguda de hepatite C, foram observados 5 casos de recuperação espontânea nos controles, contra zero no grupo esquistossomótico[37]. Além de evolução para a cronicidade, as alterações arquiteturais hepáticas foram mais acentuadas nos casos com a dupla infecção, relacionada ao tipo de resposta imunológica, predominantemente Th2.

DADOS EPIDEMIOLÓGICOS DA ASSOCIAÇÃO ENTRE INFECÇÃO PELO VHB E ESQUISTOSSOMOSE

Sendo a primeira hepatite a ter marcadores detectáveis no soro, a hepatite pelo VHB foi amplamente estudada por diversos autores, em termos de associação de seus marcadores em diversas doenças. Dessa forma, a pesquisa de marcadores do VHB em esquistossomose vem sendo realizada desde a década de 1970.

Guimarães[29], em 1973, pesquisando a prevalência do AgHBs em esquistossomóticos comparada a grupo de normais, encontrou diferença estatisticamente significante. Quando fez, entretanto, a comparação da positividade do AgHBs em normais (0,6%) com a forma intestinal da parasitose (1,5%), essa diferença não chegou a ser estatisticamente significante (Tabela 37.1).

Os trabalhos de Lyra[40], na Bahia, confirmam os achados epidemiológicos anteriores, usando em uma primeira etapa a imunoeletroforese para a detecção do AgHBs. Na forma hepatoesplênica, seus índices iniciais foram de 7,8%, subindo para 23,3% alguns anos após[42], com a utilização de método mais sensí-

Tabela 37.1 – Estudos epidemiológicos da associação do VHB e esquistossomose (autores brasileiros).

| Autor | Ano | Esquistossomose | | Normais | Método de detecção |
		Forma intestinal	Forma hepatoesplênica		
Guimarães	1973	N = 200 1,5%*	N = 136 4,4%	N = 500 0,6%	Imunodifusão Contra-imunoeletroforese
	1975	N = 66** 1,5%	N = 103 7,8%	N = 600 (doadores de sangue) 1,3%	Imunoeletroforese
Lyra	1978		N = 103 23,3%	—	RIE
Cartapatti	1979	N = 115 0,9%	N = 40 22,5	5	Hemaglutinação passiva reversa

* % positivo para AgHBs.
** Em 134 pacientes hospitalizados, apenas 6 tinham ovos de *S. mansoni* nas fezes.

vel, o radioimunoensaio (RIE) (Tabela 37.1). Pesquisando também o anti-HBs por RIE, esse autor encontrou uma prevalência de 28,5% nos esquistossomóticos, em sua forma mais grave. Nos trabalhos desse autor ficou claro que a incidência do AgHBs na forma intestinal da parasitose foi absolutamente semelhante à do grupo controle.

Cartapatti da Silva[51], estudando diversos sistemas antigênicos do VHB, confirma a alta prevalência do AgHBs na forma hepatoesplênica quando comparada à intestinal. Além disso, pesquisando antígeno e anticorpo do sistema "e", observou que o antígeno foi positivo em 50% de 10 casos com AgHBs presente. Os casos positivos para o AgHBe ocorreram em pacientes com a forma hepatoesplênica descompensada e sinais de insuficiência hepática. Por outro lado, dos três casos positivos para o anti-HBe, dois ocorreram na forma hepatoesplênica e um na forma intestinal. Conclui o autor que a replicação viral, representada pela presença do AgHBe, seria um indicador de pior evolução prognóstica.

Estudos brasileiros mais recentes[6] demonstram marcadores séricos de VHB em 15,8% de casos com a forma hepatoesplênica da parasitose, sendo que 3/16 pacientes (18,7%) tinham AgHBs positivo.

Em outras áreas endêmicas de esquistossomose, como África e Ásia, vários autores também descreveram maior prevalência de infecção pelo VHB na forma hepatoesplênica da doença[9,10,19,33,34]. Entretanto, alguns estudos, igualmente realizados em áreas endêmicas, negaram essa associação[8,39,55].

ESQUISTOSSOMOSE E HEPATITE C

Após a identificação do vírus da hepatite C e a conseqüente possibilidade de detecção sérica do seu anticorpo (anti-VHC), tornou-se possível a pesquisa desse marcador em vários grupos de risco. Em face da maior incidência de infecção pelo VHB em esquistossomóticos na forma hepatoesplênica, tornou-se interessante investigar a prevalência de marcadores do VHC. Em uma primeira abordagem, utilizando-do método de primeira geração (c100-3) em soros arquivados durante cinco anos, comparamos 70 esquistossomóticos hepatoesplênicos com 46 esquistossomóticos intestinais. Os percentuais elevados de positividade de 78,6% e 21,7%, respectivamente, foram atribuídos a prováveis falso positivos, tanto pela metodologia de primeira geração como pelo prolongado arquivamento de soros. Entretanto, a diferença significativa entre os dois grupos sugeriu-nos um comportamento de hepatite C semelhante ao da hepatite B, com maiores percentuais de contaminação nas formas mais graves[52]. Em pesquisa cooperativa com o Japão, estudamos 50 esquistossomóticos hepatoesplênicos acompanhados durante três anos. Além da determinação de anti-VHC por métodos de segunda geração, foi possível pesquisar nesses casos o RNA do VHC por PCR na região 5' não-codificada. Os índices de positividade do anti-VHC foram elevados (38,8%), embora bem menores que em nossa pesquisa anterior, havendo confirmação da infecção pela presença do RNA do VHC em 13,2% dos casos[53].

Vários estudos sobre associação de hepatite C e esquistossomose são procedentes do Egito. Na avaliação de doadores de sangue, o achado de elevada prevalência do anti-VHC (22%) motivou a procura de fatores de risco, sendo encontrada associação significativa com esquistossomose[17], confirmada por outros autores[2]. Em abordagem epidemiológica comparativa, alguns investigadores negaram essa relação pelo fato de terem encontrado prevalências igualmente elevadas de anti-VHC, de 14,5% e 15,5%, respectivamente, em populações urbanas e rurais[20].

Em outros países africanos, igualmente endêmicos para a esquistossomose, porém com menor prevalência de anti-VHC (1,8%), a história de esquistossomose ocorreu em 7,4% dos soropositivos e em apenas 1,1% dos controles[3].

A hipótese de reação cruzada entre os anticorpos do VHC e aqueles da esquistossomose foi estudada por El Zayadi e cols. Após a adsorção dos anticorpos de esquistossomose (títulos entre 1:128 e 1:1.536) com seus respectivos antígenos, não houve mudanças na positividade do ELISA 2 e do RIBA 2 para a hepatite C. Os autores concluem não haver reação cruzada. Sugerem ainda que a maior contaminação pelo VHC possa ter ocorrido durante terapia parenteral esquistossomicida e/ou ser devida à depressão imunológica associada com infecção esquistossomótica[22]. Estudos posteriores confirmam a primeira hipótese, chegando-se à afirmação de que as campanhas de terapia parenteral contra a esquistossomose devem estar entre as maiores contaminações iatrogênicas do mundo, disseminando a hepatite C entre esquistossomóticos[23,30].

Estudos imunológicos recentes comparam as respostas antigênicas dos pacientes com a associação crônica de VHC e esquistossomose. A dificuldade em gerar resposta CD4(+) Th1 específica contra o VHC parece ser importante tanto na persistência quanto na gravidade da hepatopatia, quando de co-infecção com esquistossomose[36].

DADOS HISTOPATOLÓGICOS

A associação entre esquistossomose e hepatite viral, em bases histopatológicas, foi aventada em 1965[18], quando se iniciavam os estudos de marcadores sorológicos de hepatite B, não havendo na época marcadores imuno-histoquímicos do vírus. Os autores chamaram a atenção para a presença de infiltrado inflamatório portal, que agredia a placa limitante, não sendo possível relacioná-lo com a fibrose, presença do ovo, granuloma ou pigmentos esquistossomóticos. Comentam, entretanto, que esse achado se assemelhava às alterações portais descritas na hepatite viral.

Coube a Andrade[5] cunhar o termo "hepatite esquistossomótica", sugerindo que os achados de infiltrado inflamatório mononuclear e a presença de septos representariam a expressão morfológica de reações imunitárias importantes na patogenia de fibrose esquistossomótica. Lyra[40] foi o primeiro autor a estabelecer uma relação entre os achados anatomopatológicos de hepatite esquistossomótica e a presença do AgHBs no soro. Dentre os 44 casos estudados, os seis pacientes positivos para o AgHBs apresentavam alterações inflamatórias moderadas ou intensas, enquanto a grande maioria dos AgHBs negativos tinha alterações discretas. Cartapatti da Silva em 1979[51], correlacionando achados sorológicos com histopatológicos em 18 esquistossomóticos, confirma a maior incidência de alterações nos AgHBs positivos, constatando necrose em saca-bocados e até nódulos de regeneração.

Na década de 1980, utilizando técnicas mais sensíveis para a detecção do AgHBs, Lyra[41], estudando 41 esquistossomóticos com hepatite crônica, verifica a presença de marcadores do VHB (AgHBs e/ou anti-HBc total) em 44,4% de 19 pacientes com hepatites crônicas persistentes (HCP) e em 68,4% de 22 pacientes com hepatite crônica ativa (HCA) contra uma positividade de 18,8% no grupo de esquistossomóticos sem hepatite crônica na avaliação histopatológica. Esse autor, concluindo pela grande associação do VHB em casos com hepatite esquistossomótica, aventa a possibilidade de etiologia não-A, não-B para os casos de hepatite crônica que cursaram sem marcadores sorológicos para o VHB.

Gayotto em 1985[25], estudando 240 biópsias de pacientes com hepatite por vírus, inclui oito esquistossomóticos com AgHBs positivo. Cinco deles tinham HCA; dois, cirrose hepática; e um, HCP. Pela primeira vez no Brasil foram pesquisados os marcadores imuno-histoquímicos do VHB em tecido hepático e o autor encontra presença concomitante do AgHBs e do AgHBc em 3 casos e apenas AgHBs em um dos oito pacientes esquistossomóticos.

Na avaliação histológica da hepatite C em associação com esquistossomose, diferentemente da hepatite B, temos o obstáculo do difícil acesso a marcadores teciduais desse vírus. Os estudos de Alves[4] sobre os marcadores histológicos e imuno-histoquímicos do VHC, sem esquistossomose, demonstraram que o antígeno core do VHC, detectável pelo anticorpo Rb246, positivo de 34,4% dos casos, embora pouco sensível, foi altamente específico, relacionando-se com a presença do RNA-VHC no soro. Quanto aos marcadores histopatológicos, foi verificado que, diferen-

temente da hepatite B, houve associação significativa entre progressão do dano arquitetural (estadiamento) e graduação da atividade necroinflamatória, sugerindo aumento progressivo da atividade viral nesse tipo de hepatite.

Análise comparativa de biópsias hepáticas, em bases puramente morfológicas, em portadores do VHC com e sem esquistossomose, demonstrou que o padrão das alterações microscópicas é aquele classicamente atribuível ao vírus, não havendo diferenças entre os dois grupos[32]. Em outro estudo, no Egito, visando elucidar fatores etiológicos de fibrose periportal mínima, os autores encontraram a esquistossomose como fator predominante, estando associada aos VHB ou VHC em 66% dos casos[1]. Ainda no Egito, foi realizado estudo sobre a prevalência de hepatite C e esquistossomose em pacientes com carcinoma hepatocelular. Em 34 pacientes com hepatocarcinoma e cirrose, enquanto o anti-VHC esteve presente no soro de 84% dos casos, os anticorpos contra esquistossomose foram detectados em 92% deles. O grupo controle com VHC sem hepatocarcinoma apresentou porcentagem de 61% de reação sorológica antiesquistossomose, sugerindo um papel da verminose nessa evolução[43]. Em estudo de caso controle, o risco ou "odds ratio" (OR) de hepatocarcinoma foi de 10,3 para a associação de VHC e esquistossomose, bem maior do que na hepatite C isolada (OR = 6,5) ou na esquistossomose isolada (OR = 0,2)[31].

DADOS EVOLUTIVOS

Os pacientes portadores de esquistossomose mansônica podem, evolutivamente, assumir duas formas clínicas, a saber, hepatointestinal e hepatoesplênica. Esta última desperta maior interesse clínico pela freqüência da hemorragia digestiva alta (HDA), causada por rotura de varizes gastroesofágicas, o que implica reposição sangüínea, fator de risco para hepatites virais. É interessante ressaltar ainda que raros casos de esquistossomose apresentam-se com comportamento clínico e bioquímico semelhante ao da cirrose, ou seja, com evidência de falência hepatocelular. Para vários autores, uma pesquisa rigorosa demonstraria nesses casos associações outras, como os agentes virais ou ingestão alcoólica, para justificar a "cirrotização"[15].

Os estudos epidemiológicos já referidos apontam maior incidência dos marcadores do VHB na forma hepatoesplênica da doença. Na comparação clínico-laboratorial entre esquistossomóticos positivos e negativos para o AgHBs, Lyra[42] encontrou diferença estatisticamente significante em relação aos sinais periféricos de hepatopatia, notadamente telangiectasias, assim como maior freqüência de transaminases e bilirrubinas elevadas. Entretanto, ascite e edemas,

Capítulo 37

embora mais freqüentes nos casos AgHBs positivos, não mostraram diferença estatisticamente significante em relação aos AgHBs negativos.

Estudos semelhantes foram realizados no Egito[10,44], confirmando-se que o grupo de esquistossomóticos com infecção atual pelo VHB apresentava alterações clínico-laboratoriais mais proeminentes quando comparado ao grupo que se imunizou contra o VHB (anti-HBs positivo) ou aquele que não teve contato com o vírus (marcadores negativos). No estudo de Hyams e cols.[34], o seguimento clínico de três anos demonstrou ainda que a morbidade e a mortalidade foram também mais elevadas nesse grupo com a associação entre hepatite pelo VHB e esquistossomose. Em estudo subseqüente os mesmos autores[35], analisando pacientes não hospitalizados, avaliam a evolução de dois anos entre três grupos de pacientes: com esquistossomose, com VHB ou com a associação de hepatite B e esquistossomose, constatando maior morbidade e mortalidade no grupo com a associação.

A hepatite C e sua relação com as diferentes formas clínicas da esquistossomose foi investigada no estudo de Pereira e cols.[46], comparativamente a grupo controle. De maneira semelhante ao que ocorreu na hepatite B, o grupo com a forma hepatointestinal apresentou prevalência baixa de anti-VHC (2,4%) semelhante ao grupo controle (2%). A fase hepatoesplênica da doença foi subdividida nas fases compensada e descompensada, sendo encontrados índices de 12% na primeira e 95% na última. Nesse mesmo trabalho, para avaliar a atividade da infecção viral, os autores pesquisaram em 25 dos 215 pacientes, todos com a forma hepatoesplênica, a banda negativa do RNA-VHC, tendo encontrado infecção ativa em 68% dos casos. Os autores concluem que a infecção pelo VHC é fator importante na evolução da esquistossomose para as formas descompensadas.

Quando diferentes grupos, com ou sem associação de VHC e esquistossomose, são avaliados ao longo do tempo, alguns estudos demonstram que a gravidade da doença é maior na co-infecção. Por outro lado, comparativamente em relação à hepatite C isolada, foram encontrados níveis significativamente mais baixos de ALT e menores concentrações virêmicas (RNA-VHC) na associação. Esses dados podem ser indicativos de supressão parcial do VHC na esquistossomose[24].

ETIOPATOGENIA DAS ASSOCIAÇÕES COM VHB E VHC

O mecanismo etiopatogênico para explicar a associação entre a infecção pelo VHB e a forma hepatoesplênica da esquistossomose, confirmada em vários estudos epidemiológicos, com conseqüências clínicas e anatomopatológicas bem estabelecidas, permaneceu obscuro por vários anos.

Na tentativa de fornecer dados esclarecedores, elaboramos uma pesquisa separando dois grupos de esquistossomóticos hepatoesplênicos. No primeiro foram alocados os pacientes com diferentes manuseios hospitalares, resultantes ou conseqüentes a episódios prévios de hemorragia digestiva alta, incluindo ou não transfusões sangüíneas. Em um segundo grupo foram alocados pacientes com a forma hepatoesplênica da parasitose, porém sem história de sangramentos digestivos prévios e sem conseqüentes manuseios hospitalares. Concomitantemente, usamos como controles tanto a população local negativa como os esquistossomóticos em sua forma intestinal ou hepatointestinal. Os percentuais de infecção e de imunidade para o VHB, nos quatro grupos de estudo, encontram-se na tabela 37.2. Foi possível constatar que o grupo não-sangrante teve comportamento semelhante à forma intestinal e ao controle populacional, estatisticamente diferente do grupo hepatoesplênico após sangramento, em que foi confirmada a alta prevalência do AgHBs[52]. Concluímos, portanto, serem os manuseios hospitalares, presentes apenas no grupo após sangramento, os responsáveis pela contaminação inadvertida com o VHB.

Vários outros autores, principalmente do Egito, têm demonstrado nos últimos anos uma relação entre a presença de infecção pelo VHB em esquistossomóticos com transfusões sangüíneas e outros fatores de risco, mas principalmente com antecedentes de medicação parenteral para tratamento de verminose[16,21,35,56]. Concluem esses autores que a associação possa ser iatrogênica, por contaminação parenteral inadvertida.

Tabela 37.2 – Análise comparativa de marcadores séricos de hepatite pelo vírus B em quatro grupos de estudo: 1. forma hepatoesplênica sem sangramento (HE), 2. forma hepatoesplênica após sangramento (HES), 3. forma hepatointestinal (HI) e 4. controles populacionais de região endêmica (C) (Straus e cols., 1988)[52].

Grupos	Nº de casos	Infectados		Imunes		Marcadores VHB negativo	
		N	%	N	%	N	%
1. HE	70	4	5,7	15	21,4	51	72,9
2. HES	102	13	12,7	31	30,4	58	56,9
3. HI	239	8	3,3	33	13,8	198	82,9
4. C	100	4	4	20	20	76	76

324

Na infecção por esquistossomose, assim como na hepatite C, ocorre formação de anticorpos, sendo aventada a possibilidade de reação cruzada, a qual foi investigada[22]. Métodos laboratoriais com adsorção dos anticorpos contra esquistossoma não provocaram modificação nos resultados de marcadores da hepatite C (ELISA 2 e RIBA 2). Os autores concluem que os anticorpos contra hepatite C apresentavam níveis mais elevados nos pacientes com esquistossomose do que em controles, sem reação cruzada. Especulam ainda que a maior prevalência do anti-VHC poderia ser devida à transmissão do vírus durante tratamento parenteral contra a esquistossomose, ou ainda associada à depressão imunológica conseqüente à infecção esquistossomótica.

VACINAÇÃO CONTRA O VHB EM ESQUISTOSSOMÓTICOS

Em uma primeira abordagem em 1987, Bassily e cols.[11] fizeram vacina plasma-derivada em 32 indivíduos com esquistossomose ativa, em diferentes estádios da doença. Após o esquema clássico de três doses de 20mcg houve surgimento de anti-HBs em 90,6% dos casos. Os três pacientes que não desenvolveram anticorpos tinham a forma hepatoesplênica da doença. Além disso, os autores verificaram associação significativa entre títulos mais baixos de anticorpos e esplenomegalia.

Alguns anos depois, o mesmo grupo de autores[12] usou vacina recombinante em 30 esquistossomóticos com infecção ativa, encontrando 100% de seroconversão para anti-HBs. A titulação dos anticorpos confirmou resultados anteriores, sendo mais baixa nos indivíduos com esplenomegalia.

Outro grupo de autores egípcios compara a resposta anticórpica em recém-nascidos de mães AgHBs positivas, conforme a presença ou a ausência de infecção esquistossomótica materna[28]. As crianças nascidas de mães com esquistossomose ativa tiveram títulos mais baixos de anti-HBs quando comparadas àquelas nascidas de mães sem esquistossomose, principalmente antes da dose de reforço, a qual parece estar especialmente indicada nesses casos.

Em outro estudo[27], a análise comparativa entre crianças em idade escolar, com e sem esquistossomose, submetidas ao mesmo esquema de vacinação contra o VHB, mostrou que tanto o número de respondedores como os títulos de anticorpos eram maiores no grupo controle, sem a verminose. Analisando dados ultra-sonográficos das crianças esquistossomóticas foi possível estabelecer uma relação entre menores níveis de anti-HBs com maiores diâmetros do baço e da veia porta. Esses autores sugerem que a atividade fagocitária do fígado e baço, bem como as anastomoses portossistêmicas, poderiam estar implicadas nas alterações imunológicas desses pacientes.

REFERÊNCIAS BIBLIOGRÁFICAS

1. Abdel-Kader S, Amin M, Hamdy H, Mohran Z, Abbas MM. Causes of minimal hepatic periportal fibrosis present in Egypt. *J Egypt Soc Parasitol*, 27:919-24, 1997. ■ 2. Abdel-Wahab MF, Zakarias S, Kamel M, Abdel-Khaliq MK, Mabrouk MA, Salama H, Esmat G, Thomas DL, Strickland GT. High seroprevalence of hepatitis C infections among risk groups in Egypt. *Am J Trop Med Hyg*, 5:563-7, 1994. ■ 3. Al- Faleh Fz, Ramia S, Arif M, Ayoola EA, Al-Rashed RS, Al-Jeffry M, Hossain A, El-Hazmi M. Profile of hepatitis C virus and possible modes of transmission of the virus in the Gizan area of Saudi Arabia: a community – based study. *Ann Trop Med Parasitol*, 89:431-7, 1995. ■ 4. Alves VAF. Hepatite C crônica: Estudo de marcadores histológicos e imuno-histoquímicos do vírus e da resposta imune dos pacientes. Tese (Livre-Docência) Faculdade de Medicina da Universidade de São Paulo, 1997. ■ 5. Andrade ZA. O problema da hepatite crônica na esquistossomose mansônica. *J Bras Med Trop*, 1:19-26, 1967. ■ 6. Aquino RT, Chieffi PP, Catunda SM, Araujo MF, Ribeiro MC, Taddeo EF, Rolim EG. Hepatitis B and C virus markers among patients with hepatosplenic mansonic schistosomiasis. *Rev Inst Med Trop* (São Paulo), 42:312-20, 2000. ■ 7. Azevedo ES. Alguns Fatores Genéticos na Evolução da Infecção pelo *S. Mansoni*. Aspectos Peculiares da Infecção por *Schistosoma Mansoni*. Salvador – Centro de Estudos de Doenças Regionais da UFBa, 1984, pp 187-99. ■ 8. Bassaca-Sevilla V, Cross JH, Pastrana E. The hepatites B problem in Philippines,Southeast Asia. *J Trop Med Publ Health*, 17:75-81, 1986. ■ 9. Bassily S, Dunn MA, Farid Z et al. Chronic hepatitis B in patients with schistosomiasis. *J Trop Med Hyg*, 86:67-71, 1983. ■ 10. Bassily S, Farid Z, Higahl GI et al. Chronic hepatitis B antigenemia in patients with hepatosplenic schistosomiasis. *J Trop Med Hyg*, 82:248-51, 1979. ■ 11. Bassily S, Hyams KC, El-Ghorab NM et al. Immunogenicity of hepatitis B vaccine in patients infected with *Schistosoma Mansoni*. *Am J Trop Med Hyg*, 36:549-53, 1987. ■ 12. Bassily S, Hyams KC, El-Ghorab N et al. Safety and immunogenicity of a recombinant hepatitis B vaccine in patients infected with *Schistosoma mansoni*. *Am J Trop Med Hyg*, 42:449-52, 1990. ■ 13. Bina JC, Prata A. Evolução Natural da Esquistossomose em uma Área Endêmica. Aspectos Peculiares de Infecção por *Schistosoma Mansoni*. Centro de Estudos de Doença Regionais da UFBa, Salvador, 1984, pp 13-33. ■ 14. Coutinho A, Barreto V, Domingues ALC. Hepatopatia Esquistossomótica Complicada de Hepatite Viral. Congresso da Sociedade Brasileira de Medicina Tropical XII, Brasília, 1977, p 88. ■ 15. Coutinho A. Fatores relacionados com o desemvolvimento das formas clínicas da esquistossomose mansônica. *Rev Ass Med Bras*, 25:185-8, 1979. ■ 16. Daneshmend TK, Homeida M, Satir AA et al. Increased hepatitis B infection in hepatosplenic schistosomiasis in the SUDAM. *E Afr Med J*, 61:133-5, 1984. ■ 17. Darwish MA, Raouf TA, Rushdy P, Constatine NT, Rao MR, Edelman R. Risk factors associated with a high seroprevalence of hepatitis C virus infection in Egyptian blood donors. *Am J Trop Med Hyg*, 49:440-7, 1993. ■ 18. Dusek J, Knbasta M, Kodoinsek R et al. Needle biopsy of the liver in schistosomiasis mansoni: the value of histological examination. *J Trop Med Hyg*, 68:198-201, 1965. ■ 19. El-Badrawy N, El-Rooby A, Hunter S et al. Assosiation of HBsAg with hepatosplenic schistosomiasis II. A Clinicopathological study of HBsAg and anti-HBs in serum. *J Egypt Med Ass*, 66:571-82, 1983. ■ 20. El-Gohary A, Hassan A, Nooman Z, Lavanchy D, Mayerat C, El Ayat A, Fawaz N, Gobran F, Ahmed M, Kawano F. High prevalance of hepatitis C virus among urban and rural population groups in Egypt. *Acta Trop*, 59:155-61, 1995. ■ 21. El-Zayadi A, Massoud A, El-Fekfakh E et al. Prevalence of hepatitis B surface antigen among urinary schistosomial patients receiving parenteral antischistosomal therapy. *J Egypt Soc Parasit*, 14:61-4, 1984. ■ 22. El-Zayadi AR, Selim O, Ibrahim EH, Hamdy H, Dabbous H, Ahdy A, Moneim SA. Does schistosomiasis play a role in the high sero prevalence of HCV antibody among Egyptians? *Trop Gastroenterol*, 18:98-100, 1997. ■ 23. Frank C, Mohamed MK, Strickland GT, Lavanchy D, Arthur RR, Magder LS, El Khoby T, Abdel-Wahab Y, Aly Ohn ES, Anwar W, Sallam I. The role of parenteral

antischistosomal therapy in the spread of hepatitis C virus in Egypt. *Lancet*, 355:887-91, 2000. ■ 24. Gad A, Tanaka E, Orii K, Rokuhara A, Nooman Z, Serwah AH, Shoair M, Yoshizawa K, Kiyosawa K. Relationship between hepatitis C virus infection and schistosomal liver disease: not simply an additive effect. *J Gastroenterol*, 36:753-8, 2001. ■ 25. Gayotto LCC. Lesões hepáticas devidas aos vírus das hepatites B, delta e não A-não B. Comparação de variáveis histopatológicas e sua relação com marcadores séricos e teciduais. São Paulo (Tese de Livre-Docência – Faculdade de Medicina Universidade de São Paulo), 1985. ■ 26. Ghaffar YA, Fattah SA, Kamel M et al. The impact of endemic schistosomiasis on acute viral hepatitis. *Am J Trop Med Hyg*, 45:743-50, 1991. ■ 27. Ghaffar YA, Kamel M, Abdel, Wahab MF et al. Hepatitis B vaccination in children infected with *Schistosoma Mansoni*; correlation with ultrasonographic data. *Am J Trop Med Hyg*, 43:516-9, 1990. ■ 28. Ghaffar YA, Kamel M, El-Sorby M et al. Response to hepatitis B vacine in infants bom to mothers with schistosomiasis. *Lancet*, 2:272, 1989. ■ 29. Guimarães RX. Freqüência do antígeno Austrália em indivíduos normais, índios do parque nacional do Xingu e portadores de Esquistossomose mansônica. São Paulo (Tese de Doutoramento – Escola Paulista de Medicina), 1973. ■ 30. Habib M, Mohamed MK, Abdel-Aziz F, Magder LS, Abdel-Hamid M, Gamil F, Madkour S, Mikhail NN, Anwar W, Strickland GT, Fix AD, Sallam I. Hepatitis C virus infection in a community in the Nile Delta: risk factors for seropositivity. *Hepatology*, 33:248-53, 2001. ■ 31. Hassan MM, Zaghloul AS, El-Serag HB, Soliman O, Patt YZ, Chappell CL, Beasley RP, Hwang LY. The role of hepatitis C in hepatocellular carcinoma: a case control study among Egyptian patients. *J Clin Gastroenterol*, 33:123-6, 2001. ■ 32. Helal TE, Danial MF, Ahmed HF. The relationship between hepatitis C virus and schistosomiasis: histopathologic evaluation of liver biopsy specimens. *Hum Pathol*, 29:743-9, 1998. ■ 33. Hunter S, El-Badrawy N, Lamel I et al. Association of HBsAg with hepatosplenic schistosomiasis. I. Relation of HBs in liver cells to histopathological diagnosis of liver biopsy. *J Egypt Med Ass*, 66:559-70, 1983. ■ 34. Hyams KC, El Alamy MA, Pazzaglia G et al. Risk of hepatitis B infection among Egyptians infected with *Schistosoma mansoni*. *Am J Trop Med Hyg*, 35:1035-9, 1986. ■ 35. Hyams KC, Mansour MM, Massoud A et al. Parenteral antischistosomal therapy; a potential risk factor for hepatitis B infection. *J Med Virol*, 23:109-14, 1987. ■ 36. Kamal SM, Bianchi L, Al Tawil A, Koziel M, El Sayed Khalifa K, Peter T, Rasenack JW. Specific cellular immune response and cytokine patterns in patients coinfected with hepatitis C virus and *Schistosoma mansoni*. *J Infect Dis*, 184:972-82, 2001. ■ 37. Kamal SM, Rasenack JW, Bianchi L, Al Tawil A, El Sayed Khalifa K, Peter T, Mansour H, Ezzat W, Koziel M. Acute hepatitis C without and with schistosomiasis: correlation with hepatitis C – specific CD4(+) T –cell and cytokine response. *Gastroenterology*, 121:646-56, 2001. ■ 38. Lacet CMC. Antígenos de Histocompatibilidade na Esquistossomose Mansônica. São Paulo (Tese de Mestrado – Inst Bras de Estudos e Pesquisas em Gastroenterologia), 1976. ■ 39. Larouze B, Dazza MC, Gaudebout C et al. Absence of relation between *Schistosoma mansoni*

and hepatitis B virus infection in Qalyub Governate. *Egypt Ann Med Trop Parasit*, 81:373-5, 1987. ■ 40. Lyra LG. Antígeno Austrália na Esquistossomose Mansônica, forma hepatosplênica. Salvador (Tese de Doutoramento – Fac Med Univ Fed Bahia), 1975. ■ 41. Lyra LG. Esquistossomose e vírus B de hepatite. In: Aspectos Peculiares da Infecção por *Schistossoma Mansoni*, Salvador, Centro de Estudos de Doenças Regionais da UFBa, 1984, pp 75-102. ■ 42. Lyra LG. Hepatite viral e esquistossomose. In: Mendes F (ed). *Hepatite*. Rio de Janeiro, Santa Casa do Rio de Janeiro, 1978, p 185. ■ 43. Mabrouk GM. Prevalence of hepatitis C infection and schistosomiasis in Egyptian patients with hepatocelular carcinoma. *Dis Markers*, 13:177-82, 1997. ■ 44. Madwar MA, El-Tahawy M, Strickland GT. The relationship betwen uncomplicated schistosomiassis and hepatitis B infection. *Trans Roy Soc Trop Med Hyg*, 81:73-4, 1987. ■ 45. Missale G, Bertoni R, Lamonaca V, Valli A, Massari M, Mori C, Rumi MG, Houghton M, Flaccadori F, Ferrari C. Different clinical behaviors of acute hepatitis C virus infection associated with different vigor of the anti-viral cell – mediated immune response. *J Clin Invest*, 98:706-14, 1998. ■ 46. Pereira LM, Melo MC, Saleh MG, Massarolo P, Koskinas J, Domingues AL, Spinelli V, Mies S, Williams R, McFarlane IG. Hepatitis C virus infection in *Schistosomiasis mansoni* in Brazil. *J Med Virol*, 45:423-8, 1995. ■ 47. PRATA A. Esquistossomose mansoni: fatores determinantes das formas anátomo-clínicas e evolução da doença. In: Castro LP, Rocha PRS, Cunha AS da (eds). *Tópicos em Gastroenterologia*. Vol 2, Rio de Janeiro, Medsi, 1991, pp 3-12. ■ 48. Prata A. Significado da esquistossomose para o Brasil. *Rev Ass Med Bras*, 21:301-2, 1975. ■ 49. Salam EA, Ishaac S, Mahmoud AAF. Histocompatibility linked susceptibility for hepatosplenomegaly in human schistosomiasis mansoni. *J Immunol*, 123:1829-31, 1979. ■ 50. Shiroma M, Lopes MH, Costa MZ et al. Hepatite em Esquistossomóticos: Evolução Clínica de 14 Casos. Congresso da Sociedade Brasileira de Medicina Tropical, XII, Brasília, 1977, p 89. ■ 51. Silva EC da. Sistemas antigênicos da hepatite B na esquistossomose mansônica. São Paulo (Tese de Mestrado – Escola Paulista de Medicina), 1979. ■ 52. Strauss E, Gayotto LCC, Lacet CMC et al. Hepatitis B virus and mansonic schistosomiasis: a non-specific association. *Hepatology*, 8:1330, 1988. ■ 53. Strauss E, Sá MFG, Gayotto LCC et al. Relationship of serum gamaglobulin levels with hepatite C makers in alcoholic cirrhosis and hepatosplenic schistosomiasis. Annals of the Biennal Scientific Meeting of the International Association for the study of the liver, Brighton, 1992, p 40. ■ 54. Strauss E. Hipertensão portal esquistossomática: análise evolutiva de intercorrências clínicas, dados endoscópicos e laboratoriais em estudo randomizado comparando três tipos de cirurgia. (Tese de Livre-Docência – Faculdade de Medicina de Ribeirão Preto, Universidade de São Paulo), 1989. ■ 55. Van Den Bosch CA. The association of chronic hepatite B infection with chronic schistosomiasis mansoni in Kenya. *E Afr Med*, 64:95-101, 1987. ■ 56. Zakaria S, El-Raziky EH, Al-Kalouby AH et al. Prevalence of HBsAg in schistosomiasis: B-frequency in various stages of schistosomiasis. *Egypt J Bilharz*, 6:11-9, 1979.

38 Vírus das hepatites na doença hepática alcoólica

Luís Edmundo Pinto da Fonseca

Há muitas evidências que incriminam o álcool etílico (etanol) como uma hepatotoxina. Quando consumido em grande quantidade, pode produzir lesão hepática aguda e crônica, constituindo a doença hepática alcoólica (DHA).

Além das alterações metabólicas (bioquímicas), celulares e imunológicas (inflamatórias) induzidas pelo álcool, outros fatores são implicados na patogenia da DHA. Dentre eles estão os fatores genéticos, nutricionais e as condições coexistentes.

A influência genética está relacionada ao sexo (explicando a maior suscetibilidade do sexo feminino, que costuma ter lesão hepática com doses médias menores que às do sexo masculino), aos antígenos de histocompatibilidade e à presença de variantes da enzima álcool-deidrogenase (ADH) e acetoaldeído-deidrogenase (ALDH) (justificando maior sensibilidade de certas raças aos efeitos agudos do etanol).

Anteriormente aos trabalhos que demonstraram o efeito hepatotóxico do álcool, na década de 1960, acreditava-se que a lesão hepática se devia exclusivamente às alterações nutricionais do alcoolismo. Após o furor da corrente contrária, que defendia ser as alterações puramente secundárias à essa toxicidade, chegamos a um equilíbrio, em que ambos os fatores são considerados[17].

Finalmente, devemos considerar as outras influências nocivas eventualmente coexistentes no indivíduo consumindo álcool de maneira intensa e prolongada. Destacam-se, no que se refere especificamente ao fígado: lesão hepática preexistente, uso concomitante de outras drogas hepatotóxicas (lícitas ou ilícitas, como é o caso do acetaminofen e da cocaína, respectivamente) e presença de vírus hepatotrópicos. O objetivo deste capítulo será analisar a interação entre a doença hepática alcoólica e esses vírus, em particular o vírus da hepatite B (VHB) e o da hepatite C (VHC), também mencionando os recentemente descobertos vírus G (VHG) e TT (TTV) (capítulos 8 e 10).

LESÕES HEPÁTICAS INDUZIDAS PELO ETANOL

A alteração hepática mais precoce induzida pelo etanol é representada pelo fenômeno adaptativo do metabolismo celular, secundário ao aumento de substrato oferecido aos sistemas enzimáticos envolvidos na sua transformação. Não pode ser detectada do ponto de vista morfológico, pelo menos em relação à microscopia óptica, sendo diagnosticada pela dosagem da enzima gamaglutamiltranspeptidase (gama-GT). Seguem-se as lesões histologicamente detectáveis, cujas formas de apresentação na DHA abrangem uma gama de alterações morfológicas. Elas não são exclusivas, já que coexistem, e vão desde uma lesão totalmente reversível (e a mais comum), que é a esteatose hepática macrovesicular, passando por uma potencialmente reversível, a hepatite alcoólica, até a lesão irreversível, a cirrose hepática. Mesmo nesse caso, a evolução para perda progressiva de função hepática pode ser estacionada, com a total abstinência do agente lesivo.

A hepatite alcoólica é caracterizada por um componente necroinflamatório com leucócitos polimorfonucleares infiltrando o lóbulo hepático, além de lesão do hepatócito, identificada por degeneração baloniforme e acúmulo intracelular de material fibrinóide eosinofílico (denominado "hialino de Mallory"). Fibrose precoce pode também estar presente. Embora se possa suspeitar clinicamente dessa forma de DHA, seu diagnóstico só pode ser confirmado por biópsia hepática[11,60].

Em certos casos encontram-se lesões hepáticas, particularmente ao nível do espaço porta, que sugerem uma hepatite crônica de outra etiologia (geralmente viral ou auto-imune), com necrose em sacabocado e infiltrado linfocitário predominante. Especula-se que uma hepatite crônica ativa (HCA) possa

Capítulo 38

ser decorrente do próprio alcoolismo, provavelmente associado a um componente imunológico, ou mesmo de uma infecção viral superajuntada[50].

Nesse sentido, Takase e cols.[50] selecionaram 27 pacientes de uma população de 325 alcoolistas com hepatopatias, que apresentavam evidência histológica de hepatite crônica ativa e os classificaram nos seguintes grupos: grupo AL (7 pacientes, 26%), sem marcadores virais para o VHB e o VHC; grupo HB (4 ou 15%), com AgHBs positivo; grupo HC1 (7 ou 26%), positivos para anti-VHC mas negativos para o RNA do VHC pela reação em cadeia da polimerase (PCR) e grupo HC2 (9 ou 33%), positivos para o anti-VHC e o RNA-VHC. Na maioria dos pacientes dos grupos AL e HC1 observou-se redução dos níveis de transaminases séricas durante quatro semanas de abstinência. Por conseguinte, os autores sugeriram a possibilidade de a hepatite crônica ativa ser produzida pelo álcool em pequeno número de casos, embora seu mecanismo fosse obscuro[50]. Entretanto, com a atual tendência a se identificarem novos vírus hepatotrópicos, a ausência de infecção pelo VHB e VHC em pacientes com etilismo crônico e histologia compatível com hepatite crônica ativa não afasta a possibilidade da participação de agentes infecciosos, ainda não detectáveis, na sua patogênese.

Alguns autores sugerem que o consumo crônico do etanol possa levar diretamente à cirrose, sem a passagem pela fase de hepatite alcoólica. Isso poderia ocorrer quando surge de maneira precoce a fibrose central perivenular[35]. De qualquer forma, não há dúvida de que o consumo crônico e excessivo de álcool seja uma causa importante de lesão hepática e de cirrose[60], sendo, em algumas regiões, o principal fator de risco para o desenvolvimento desta, tanto isolado[10] como associadamente aos vírus da hepatite B ou C[10,18].

Finalmente, na história natural da lesão hepática induzida pelo etanol, cite-se o desenvolvimento do carcinoma hepatocelular, que é mais freqüente, tendo por base uma cirrose hepática. No caso específico da cirrose de etiologia alcoólica, a incidência do carcinoma hepatocelular parece ser superior no grupo de pacientes que suspendem o consumo do etanol.

DOENÇA HEPÁTICA ALCOÓLICA (DHA) E VÍRUS HEPATOTRÓPICOS

O interesse pela associação de infecção viral e hepatopatia alcoólica remonta a década de 1970, quando Pettigrew e cols.[42] detectaram presença de imunidade contra o vírus da hepatite B nos 11 pacientes com doença hepática crônica alcoólica testados, todos eles negativos para o "antígeno Austrália" (hoje conhecido como antígeno de superfície do vírus B, ou AgHBs). Isso foi interpretado como evidência de contato pré-

vio com o vírus B em portadores de DHA, chegando-se a imputá-lo como um fator etiológico no desenvolvimento da cirrose alcoólica[42].

Em que pesem as divergências que serão apontadas, uma porcentagem significativa de pacientes com DHA, que varia conforme a procedência da população estudada, apresenta infecção por VHB, VHC ou ambos. Assim, de qualquer maneira, a identificação desses pacientes é fundamental, porque a terapêutica deverá basear-se não só na abstinência do álcool, como também na administração de antivirais (capítulos 34 e 35).

Tendo em vista a importância das referidas associações, justifica-se a análise em separado do VHB e do VHC, seguindo-se os dados pertinentes a outros vírus hepatotrópicos, recentemente identificados.

VÍRUS DA HEPATITE B (VHB)

Os diversos trabalhos posteriores ao de Pettigrew[42], abordando a associação entre marcadores de hepatite B e DHA, mostraram resultados variáveis. Nesse aspecto é muito importante separar o que se refere à prevalência de marcadores de infecção prévia pelo VHB (anti-HBc total e anti-HBs) do que significa evidência de infecção viral atual (AgHBs). De modo geral, pacientes portadores de DHA apresentam maior prevalência de anti-HBs quando comparados à população em geral (grupo controle). Em relação ao AgHBs, entretanto, os resultados são conflitantes. Enquanto alguns autores[1,6,8,20,31,57] não observaram maior prevalência desse antígeno nos alcoólatras (a maioria com DHA) em relação aos grupos controle adotados, outros a demonstraram[3,7,26,32], com prevalências de até 30,9%. Além disso, a presença do AgHBs também se mostrou ser paralela à gravidade do quadro histológico, sendo mais prevalente nos pacientes cirróticos[31,43,58]. O mesmo não foi demonstrado em relação à prevalência do anti-HBs.

Essa associação da DHA com a presença de marcadores sorológicos contra o VHB parece ser devida à maior exposição a esse agente etiológico, seja pelo padrão de vida praticado por muitos alcoolistas, seja pela maior freqüência de internações hospitalares a que estão sujeitos[30,43], inclusive quando observamos a alta prevalência do consumo de drogas ilícitas no alcoolismo.

Embora a infecção pelo VHB não possa ser considerada um fator patogênico primordial na DHA, sua concomitância facilita o desenvolvimento de lesão hepática mais importante. Visando analisar a importância da presença do AgHBs no aumento da suscetibilidade a alterações hepáticas, Villa e cols.[59] estudaram 296 italianos assintomáticos (doadores voluntários de sangue) positivos para esse marcador, pareados com 157 controles AgHBs negativos, levando em consideração o consumo diário de etanol. Foram denominados normais os que não tinham alterações hepáticas clínicas e laboratoriais, limítrofes os indivíduos com hepatimetria de até 14cm e/ou transaminases de até duas vezes o limite máximo considerado normal (LMN), e anormais, acima desses valores. Encontrou-se um predomínio nítido de alterações no grupo AgHBs positivo, mesmo com consumo considerado baixo de etanol (menor que 60 gramas por dia), exacerbado quando o consumo diário de etanol foi superior a essa cifra. No grupo AgHBs negativo, por sua vez, observaram-se anormalidades somente quando o consumo de etanol foi superior a 60 gramas por dia (mais precisamente, igual ou superior a 80 gramas)[59]. Dessa maneira, aos portadores do vírus da hepatite B, justifica-se a advertência sobre os riscos da ingestão alcoólica.

Em nosso meio, Lacet e Strauss[27], estudando 107 pacientes com DHA, observaram alta prevalência de infecção pelo VHB (15,89%), contrastando com freqüência relativamente baixa de anticorpos (26,17%). Segundo as autoras, esses fatos sugerem maior exposição ao VHB e resposta imunológica deficiente na DHA. Além disso, nos pacientes do grupo infectado houve predomínio de formas avançadas (classe C, na classificação de Child-Campbell)[26,27].

Os métodos sorológicos empregados até então eram passíveis de crítica, já que havia a possibilidade da participação do vírus B, mesmo em pacientes AgHBs negativos. Com o advento dos métodos de biologia molecular que possibilitaram a pesquisa do DNA do vírus B (DNA-VHB), aventou-se a possibilidade de a presença de baixos níveis virais, tanto no soro como no fígado, apresentar importância patogênica. Nesse sentido, Zignego e cols.[65] pesquisaram a prevalência do DNA-VHB pela técnica de reação em cadeia da polimerase ("polymerase chain reaction" – PCR) no soro de 110 etilistas crônicos, com ou sem lesão histológica hepática, todos AgHBs e anti-HBc IgM negativos, encontrando três indivíduos positivos (2,7%). Concluíram que a presença de infecção "inaparente" pelo VHB, nessa população, é rara[65].

A ausência do DNA-VHB detectável no tecido hepático de 163 pacientes alcoolistas (108 com DHA e 5 com DHA + carcinoma hepatocelular), obtida por Fong e cols.[15], também sugere que o VHB não participa na patogênese da DHA.

Em outro estudo, Zarski e cols.[64] pesquisaram AgHBs, anti-HBc, anti-HBs e DNA-VHB (PCR) em 66 pacientes com DHA, divididos em três grupos: I. esteatose e/ou hepatite alcoólica (22 pacientes); II. cirrose alcoólica (20 pacientes); e III. cirrose alcoólica mais carcinoma hepatocelular (24 pacientes). Os resultados obtidos (Tabela 38.1) mostraram uma prevalência de anticorpos para o VHB de 15,2% e, embora a prevalência de AgHBs fosse de 1,5%, evi-

Tabela 38.1 – Marcadores do VHB na DHA (Zarski e cols.[64])*.

	Grupo I	Grupo II	Grupo III	Total
Número de pacientes	22	20	24	66
Anti-HBc e/ou anti-HBs	3 (13,6)	5 (22,7)	2 (8,3)	10 (15,2)
AgHBs	0	0	1 (4,2)	1 (1,5)
DNA-VHB	2 (9,1)	0	2 (8,3)	4 (6,1)

* Os números entre parênteses referem-se às porcentagens.

denciou-se a presença de multiplicação viral em 6,1%. Esses dados mostram a importância da introdução de métodos mais sensíveis e específicos na detecção de agentes virais na DHA, com a vantagem de: 1. mostrar a real prevalência de vírus; 2. estabelecer a presença de atividade viral; 3. estabelecer o papel viral na patogenia e na história natural da DHA; 4. detectar indivíduos potencialmente infectantes e os passíveis de profilaxia.

Enquanto nos pacientes com cirrose associada à infecção pelo VHC o consumo prévio de etanol foi fator independente na taxa de ocorrência de carcinoma hepatocelular, como veremos adiante, o mesmo não se observou no grupo de pacientes infectados pelo VHB, com AgHBs positivo[22,56].

VÍRUS DA HEPATITE C (VHC)

A prevalência de marcadores do VHC tem-se mostrado elevada em alcoolistas com cirrose hepática e/ou com carcinoma hepatocelular[5,40], sendo provavelmente superior à do VHB na DHA[44,60]. Mendenhall e cols.[29] determinaram a freqüência de anticorpos contra o vírus C (anti-VHC) em uma casuística de 645 pacientes, estratificados em: portadores de DHA (350 pacientes); alcoolistas hospitalizados, sem hepatopatia (126 pacientes); não-alcoolistas e não-portadores de hepatopatia, internados (169 pacientes) (Tabela 38.2). A prevalência do anti-VHC foi superior no grupo de portadores de DHA em relação aos dois grupos restantes e foi significativamente maior nos três grupos, quando comparada a um controle, composto por 9.998 doadores voluntários de sangue. A concomitância de anticorpos contra o VHB (anti-HBc e anti-HBs) e o VHC também foi superior no grupo de portadores de DHA, quando comparada aos outros dois grupos.

Além disso, o anti-VHC correlacionou-se com a gravidade da doença e com a presença de alterações histológicas hepáticas sugestivas de infecção viral crônica (principalmente inflamação periportal, caracterizando hepatite crônica ativa)[29]. Nesse sentido, Brillanti e cols.[4] encontraram alterações morfológicas compatíveis com hepatite crônica ativa em 11 de 41 (27%) pacientes alcoolistas estudados, todos eles com anti-VHC detectável no soro.

Tabela 38.2 – Marcadores do VHC na doença hepática alcoólica (Mendenhall e cols.[29])[a].

	DHA	Alcoolistas sem DHA	Não-alcoolistas	Total	Controles[b]
Número de pacientes	350	126	169	645	9.998
Anti-VHC	95 (27,1)[c]	6 (4,8)	5 (3,0)	106 (16,4)	60 (0,6)[d]
VHB + VHC[e]	41 (11,7)	0 (0,0)	4 (2,2)	45 (7,0)	—

[a] Os números entre parênteses referem-se às porcentagens. [b] Doadores voluntários de sangue. [c] Prevalência significativamente superior aos outros dois grupos. [d] Prevalência significativamente inferior aos outros três grupos. [e] VHB = anti-HBc e/ou anti-HBs; VHC = anti-VHC.

Os trabalhos até então mencionados, entretanto, utilizaram os métodos de primeira geração, disponíveis na época, para detectar o anti-VHC, havendo a possibilidade de terem ocorrido resultados falso positivos e falso negativos[51]. Outros problemas decorrem da ausência de correlação perfeita desses testes com o início da lesão hepática e com a presença de viremia (distinguindo a infecção ativa da inativa) e do seu aparecimento tardio no curso da infecção aguda.

Com o advento dos testes para anti-VHC mais fidedignos e com a possibilidade de se pesquisar o RNA do vírus da hepatite C (RNA-VHC), particularmente pela técnica de PCR, tais dificuldades puderam ser sanadas[63,64]. Assim, do ponto de vista epidemiológico, atualmente se estima uma prevalência de infecção pelo VHC de 14 a 37% nos pacientes portadores de DHA, sendo que essa prevalência aumenta proporcionalmente à gravidade da lesão hepática[12]. Além disso, utilizando-se a técnica de PCR, o RNA-VHC é detectável em mais de 90% dos pacientes com DHA infectados pelo VHC[12].

Entre nós, a prevalência do anti-VHC (ELISA, utilizando o antígeno c100-3) em 140 pacientes com cirrose alcoólica foi de 36,4%, sendo que em 12,1% (17/140) houve confirmação da infecção pelo VHC pela detecção do RNA-VHC[49].

A quantificação do título de RNA-VHC também mostra uma correlação com a quantidade de etanol consumido[12]. De fato, foi observado que o subgrupo de pacientes com hepatite crônica pelo VHC que ingeriam etanol habitualmente apresentava um título de RNA-VHC (expresso como o logaritmo do número de cópias por mililitro de soro) superior ao do subgrupo que não era bebedor habitual (8,5 ± 0,5 e 7,7 ± 0,8, respectivamente; p < 0,01).

A maior taxa de multiplicação viral associada à ingestão intensa do etanol e a importância do VHC na hepatite crônica do alcoolista foram também destacadas por outros autores[12,23,28,37,41]. Dentre eles, destacamos Nishiguchi e cols.[37] que, em 80 pacientes japoneses com DHA, observaram uma prevalência superior do RNA-VHC em portadores de hepatite crônica ativa (13/19; 68%) e cirrose hepática (20/31; 65%) que nos com fibroesteatose (1/10; 10%) e hepatite alcoólica (3/20; 15%). Tal diferença sugere,

segundo os autores, que a lesão causada pelo álcool, isoladamente, progrediria mais freqüentemente para fibrose e hepatite alcoólica, enquanto a concomitância do VHC aumentaria a possibilidade de evolução para cirrose hepática[37].

Para avaliar a forma de contaminação pelo VHC nos portadores de DHA, Fong e cols.[16] estudaram a presença de anticorpos contra o VHC pelo método enzimático de segunda geração (ELISA-2) e pelo teste confirmatório de segunda geração (RIBA-2 – "recombinant immunoblot assay") e a presença do RNA-VHC (pela técnica de PCR) no soro de 137 pacientes com DHA histologicamente diagnosticada. Os pacientes foram separados em três grupos: *grupo I* – pacientes com ELISA-2/RIBA-2 e RNA-VHC positivos; *grupo II* – positivos apenas para o ELISA-2/RIBA-2; *grupo III* – 6 pacientes positivos apenas pelo ELISA-2 e 86 pacientes negativos para os três métodos (considerados sem evidência sorológica confirmada de infecção pelo VHC) (Tabela 38.3).

Tabela 38.3 – Risco parenteral em pacientes com DHA (Fong e cols.[16])[a].

	Grupo I[b]	Grupo II[c]	Grupo III[d]	Total
Número de pacientes	33 (24,0)	12 (8,8)	92 (67,2)	137 (100,0)
Risco parenteral:				
presente	25 (76)	7 (58)	1 (1)	33 (24)
ausente	8 (24)	5 (42)	91 (99)	104 (76)

[a] Os números entre parênteses referem-se às porcentagens.
[b] ELISA-2/RIBA-2 e RNA-VHC positivos.
[c] ELISA-2/RIBA-2 positivos; RNA-VHC negativo.
[d] ELISA-2 positivo isolado (n = 6); negativos para o três métodos (n = 86).

Foi obtida uma alta porcentagem de pacientes com fator de risco parenteral nos dois grupos com infecção comprovada pelo VHC (grupos I e II), contra apenas 1% no grupo sem evidências dessa infecção (grupo III) (p < 0,00001), o que levou os autores a concluírem que a maioria dos pacientes com DHA e infecção pelo VHC concomitantes apresentou fator parenteral de risco identificável. Além disso, do ponto de vista morfológico, os pacientes com viremia (RNA-VHC positivo – grupo I) tiveram evidência histológica de hepatite crônica superajuntada à

DHA, enquanto os sem viremia (grupo II) apresentaram aspecto histológico semelhante aos sem evidência confirmada de infecção pelo VHC (grupo III)[16].

Takase e cols.[51] mostraram que, enquanto a fibrose e a hepatite alcoólicas guardam estreita relação com o consumo do etanol e pouco com o VHC, os marcadores do VHC (anti-VHC e RNA-VHC) foram encontrados em cerca de metade dos cirróticos e em mais de 80% dos alcoolistas com hepatite crônica e com carcinoma hepatocelular (CHC). Os autores cogitaram a possibilidade de a ingestão alcoólica propiciar um aumento da multiplicação do VHC, o que explicaria a maior incidência do CHC na hepatopatia alcoólica com VHC e a necessidade premente de abstinência[51].

Acumulam-se evidências que etanol e VHC, quando associados, têm um efeito sinérgico na progressão da doença hepática, tanto no ponto de vista clínico[12,39,45,52,54], como histológico[9,12,41,53,61,65], podendo levar à insuficiência hepática e à indicação de transplante[13]. Também é provável haver influência do genótipo do VHC na progressão à cirrose e à carcinoma hepatocelular, particularmente do genótipo 2[54].

A importância da associação do etanol com o VHC na evolução para o carcinoma hepatocelular (CHC) foi demonstrada por diversos autores[14,22,25,33,52,54,56]. Segundo estudo de Miyakawa e cols.[33], enquanto a presença isolada do VHC e do alcoolismo significaram riscos para o CHC de 1,90 e 0,65, respectivamente, a sua concomitância significou um risco de 3,65, sugerindo uma interação entre o etanol e o VHC, acelerando o desenvolvimento do tumor[33].

A presença de alcoolismo superajuntado à infecção crônica pelo VHC também refletiu em uma menor taxa de resposta bioquímica sustentada (analisada 24 semanas após tratamento com interferon-alfa por 26 semanas) no grupo que ingeria etanol habitualmente (6% contra 30% do grupo não bebedor habitual; p = 0,06)[38]. A explicação para essa pior resposta ao tratamento, em pacientes alcoolistas, ainda não está clara, podendo ser relacionada a alterações imunológicas do hospedeiro, com prejuízo de sua resposta à infecção, bem como aos já mencionados títulos de RNA-VHC superiores[28,38,44]. Outro motivo pode ser pela presença de maior heterogeneidade genética do VHC nos alcoolistas (determinada pela maior complexidade das "quasispecies" virais), quando comparada a um grupo controle (p = 0,01)[47].

VÍRUS DA HEPATITE G (GBV-C/VHG)

O vírus da hepatite G (VHG) é um flavivírus que possui um genoma RNA, cujo potencial patogênico na doença hepática ainda não é bem conhecido. Sua prevalência em alcoolistas crônicos foi avaliada por Schoniger-Hekele e cols.[46]. Oitenta e seis alcoolistas crônicos (44 deles com e 42 sem cirrose hepática) foram comparados a 93 controles saudáveis, pela presença de anti-E2 (ELISA), marcador de infecção resolvida pelo VHG e do RNA-VHG (PCR), que significa infecção viral ativa (Tabela 38.4).

Concluiu-se que os pacientes alcoolistas apresentam evidências de maior contato com o VHG que os controles saudáveis, da mesma maneira que os alcoolistas com cirrose hepática em relação aos sem cirrose. Resultados semelhantes foram obtidos por Tran e cols.[55], que obtiveram maior prevalência tanto do anti-E2 como do RNA-VHG em 139 alcoolistas, quando comparados a 100 doadores de sangue.

Apesar da maior prevalência do VHG em alcoolistas, não se conseguiu demonstrar influência dessa infecção na evolução da DHA[21,55]. Da mesma forma, não se evidenciou relação entre a infecção pelo VHG e a presença da variante histológica de hepatite crônica associada ao alcoolismo. Shimanaka e cols.[48], estudando 16 portadores dessa forma histológica, detectaram baixa prevalência (6,3%) do RNA-VHG (PCR) e melhora laboratorial e histológica após 4 a 8 semanas de abstinência, argumentando contra o papel etiopatogênico do VHG[48].

VÍRUS TT (TTV)

O vírus TT (TTV – "transfusion-transmitted virus"), possuidor de genoma DNA, foi recentemente descrito e, apesar de possuir alta prevalência em algumas populações, ainda não tem bem esclarecido o seu papel patogênico na doença hepática[36]. Sua concomitância em portadores de infecção crônica tanto pelo VHB como pelo VHC, apesar de freqüente (prevalência do DNA-TTV por PCR: 21,5% e 37%, respectivamente), não influenciou significativamente a

Tabela 38.4 – Marcadores do VHG em alcoolistas (Schoniger-Hekele e cols.[46])[a].

Número de pacientes	Alcoolistas com cirrose 44	Alcoolistas sem cirrose 42	Total de alcoolistas 86	Controles 93
Anti-E2	15 (34,1)	7 (16,6)	21 (24,4)	12 (12,9)
RNA-VHG	5 (11,4)	3 (7,1)	8 (9,3)	2 (2,2)
Anti-E2 + RNA-VHG	20 (45,5)[b]	10 (23,7)	29 (33,7)[c]	14 (15,1)

[a] Os números entre parênteses referem-se às porcentagens.
[b] p = 0,04, comparado ao grupo alcoolista sem cirrose; p = 0,0001, comparado ao grupo controle.
[c] p = 0,003, comparado ao grupo controle.

Capítulo 38

evolução clínico-patológica dos acometidos pelas respectivas hepatites crônicas[24]. Em particular nos pacientes com hepatite crônica pelo VHC, tratados com interferon-alfa (IFN) ou com a associação IFN + ribavirina, não houve influência da co-infecção pelo TTV na resposta ao tratamento[19,24,34]. Da mesma forma, não parece contribuir para o desenvolvimento do carcinoma hepatocelular a partir da doença hepática crônica[62]. Berg e cols.[2], apesar de terem encontrado maior prevalência do TTV em pacientes com doenças hepáticas que em doadores de sangue (15% vs. 7%, respectivamente), não obtiveram diferenças significativas em relação à etiologia das hepatopatias, incluindo a cirrose alcoólica (Tabela 38.5).

Tabela 38.5 – Prevalência do DNA-TTV (PCR) em pacientes sadios e com diferentes doenças hepáticas (Berg e cols.[2]).

	Prevalência do DNA-TTV (%)
Doadores de sangue n = 284	7
Doenças hepáticas n = 105	15
Cirrose criptogênica	12,5
Cirrose alcoólica	16
Insuficiência hepática aguda (não-A-E)	35
Hepatite crônica VHC	12,5

REFERÊNCIAS BIBLIOGRÁFICAS

1. Basile A, Vitale G, Macor C et al. Hepatitis B virus infection in alcoholic cirrhosis. British Medical Journal, 282:1705, 1981. ■ 2. Berg T, Schreier E, Heuft HG et al. Occurrence of a novel DNA virus (TTV) infection in patients with liver diseases and its frequency in blood donors. Journal of Medical Virology, 59:117-21, 1999. ■ 3. Bianchini E, Frosi A, Bertoli G et al. Relationship between alcoholism, AgHBs in serum, liver histology and serum enzimes in chronic liver diseases: a study of 328 patients. Italian Journal of Gastroenterology, 17:14-7, 1985. ■ 4. Brillanti S, Masci C, Siringo S et al. Serological and histological aspects of hepatitis C virus infection in alcoholic patients. Journal of Hepatology, 13:347-50, 1991. ■ 5. Bruix J, Barrera JM, Calvet X et al. Anti-hepatitis C virus antibodies in hepatocellular carcinoma and liver cirrhosis in Spain. Lancet, 2:1004-6, 1989. ■ 6. Chalmers DM, Bullen AW. Evidence for previous hepatitis B virus infection in alcoholic cirrhosis. British Medical Journal, 282:819, 1981. ■ 7. Chevillotte G, Durbec JP, Gerolami A et al. Interaction between hepatitis B virus consumption in liver cirrhosis. An epidemiologic study. Gastroenterology, 85:141-5, 1983. ■ 8. Chiaramonte M, Heathcote J, Crees M et al. Detection, by three techniques, of hepatitis B surface antigen (HBsAg) and determination of HBsAg and anti-HBs titres in patients with chronic liver disease. Gut, 18:1-6, 1977. ■ 9. Corrao G, Arico S. Independent and combined action of hepatitis C virus infection and alcohol consumption on the risk of symptomatic liver cirrhosis. Hepatology, 27:914-9, 1998. ■ 10. Corrao G, Zambon A, Torchio P et al. Attributable risk for symptomatic liver cirrhosis in Italy. Collaborative Groups for the Study of Liver Diseases in Italy. Journal of Hepatology, 28:608-14, 1998. ■ 11. Cotrim HP, Leite L, Lyra LGC. Formas de doença hepática em pacientes com alcoolismo em Salvador, BA. Arquivos de Gastroenterologia de São Paulo, 25:4-7, 1988. ■ 12. Degos F. Hepatitis C and alcohol. Journal of Hepatology, 31(Suppl 1):113-8, 1999. ■ 13. Dhar S, Omran L, Bacon BR et al. Liver transplantation in patients with chronic hepatitis C and alcoholism. Digestive Diseases and Sciences, 44:2003-7, 1999. ■ 14. Donato F, Tagger A, Chiesa R et al. Hepatitis B and C virus infec-

tion, alcohol drinking, and hepatocellular carcinoma: a case-control study in Italy. Brescia HCC Study. Hepatology, 26:579-84, 1997. ■ 15. Fong TL, Govindarajan S, Valinluck B et al. Status of hepatitis B virus DNA in alcoholic liver disease: a study of a large urban population in the United States. Hepatology, 8:1602-4, 1998. ■ 16. Fong T-L, Kanel GC, Conrad A et al. Clinical significance of concomitant hepatitis C infection in patients with alcoholic liver disease. Hepatology, 19:554-7, 1994. ■ 17. Fonseca LEP. Alcoolismo e distúrbios carenciais. In: Fortes JRA, CARDO WN (eds). Alcoolismo. Diagnóstico e Tratamento. São Paulo, Sarvier, 1991, pp 129-39. ■ 18. Frieden TR, Ozick L, McCord C et al. Chronic liver disease in central Harlem: the role of alcohol and viral hepatitis. Hepatology, 29:883-8, 1999. ■ 19. Gimenez-Barcons M, Forns X, Ampurdanes S et al. Infection with a novel human DNA virus (TTV) has no pathogenic significance in patients with liver diseases. Journal of Hepatology, 30:1028-34, 1999. ■ 20. Gluud C, Gluud B, Aldershvile J et al. Prevalence of hepatitis B virus infection in outpatient alcoholics. Infection, 12:72-4, 1984. ■ 21. Guilera M, Saiz JC, Lopez-Labrador FX et al. Hepatitis G virus infection in chronic liver disease. Gut, 42:107-11, 1998. ■ 22. Ikeda K, Saitoh S, Koida I et al. A multivariate analysis of risk factors for hepatocellular carcinogenesis: a prospective observation of 795 patients with viral and alcoholic cirrhosis. Hepatology, 18:47-53, 1993. ■ 23. Ishii K, Furudera S, Tanaka S et al. Chronic hepatitis C in alcoholic patients: studies with various HCV assay procedures. Alcohol & Alcoholism, 28:71-6, 1993. ■ 24. Kao JH, Chen W, Chen PJ et al. TT virus infection in patients with chronic hepatitis B or C: influence on clinical, histological and virological features. Journal Medical Virology, 60:387-92, 2000. ■ 25. Khan KN, Yatsuhashi H. Effect of alcohol consumption on the progression of hepatitis c virus infection and risk of hepatocellular carcinoma in japanese patients. Alcohol and Alcoholism, 35:286-95, 2000. ■ 26. Lacet CMC. Doença hepática alcoólica e o vírus da hepatite B. Contribuição ao estudo clínico, bioquímico, histológico e imuno-histoquímico. Tese de Doutoramento. Faculdade de Medicina da Universidade de São Paulo. Brasil, 1987. ■ 27. Lacet CMC, Strauss E. O vírus da hepatite B na doença hepática alcoólica: avaliação clínica e bioquímica. Rev Soc Brasil Med Trop, 26:201-9, 1993. ■ 28. Loguercio C, Di Pierro M, Di Marino MP et al. Drinking habits of subjects with hepatitis c virus-related chronic liver disease: prevalence and effect on clinical, virological and pathological aspects. Alcohol and Alcoholism, 35:296-301, 2000. ■ 29. Mendenhall CL, Seeff L, Diehl AM et al. Antibodies to hepatitis B virus and hepatitis C virus in alcoholic hepatitis and cirrhosis: their prevalence and clinical relevance. Hepatology, 14:581-9, 1991. ■ 30. Migneco G, Mascarella A, Tripi S et al. Prevalence of hepatitis B virus infection in chronic users of parentotoxic drugs and alcoholic cirrohotic patients. Bolletino Dell'Istituto Sieroterapico Milanese, 66:181-4, 1987. ■ 31. Mills PR, Follett EAC, Urquhart GED et al. Evidence for previous hepatitis B virus infection in alcoholic cirrhosis. British Medical Journal, 282:437-8, 1981. ■ 32. Mincis M, Guimarães RX, Farinazzo Neto J et al. Marcadores imunológicos do vírus B da hepatite em alcoólatras e indivíduos normais. Revista Paulista de Medicina, 102:205-13, 1984. ■ 33. Miyakawa H, Sato C, Izumi N et al. Hepatitis C virus infection in alcoholic liver cirrhosis in Japan: its contribution to the development of hepatocellular carcinoma. Alcohol & Alcoholism, 28:51A, 85-90, 1993. ■ 34. Mizokami M, Albrecht JK, Kato T et al. TT virus infection in patients with chronic hepatitis C virus infection-effect of primers, prevalence, and clinical significance. Hepatitis Interventional Therapy Group. Journal of Hepatology, 32:339-43, 2000. ■ 35. Nakano M, Worner TM, Lieber CS. Perivenular fibrosis in alcoholic liver injury: ultrastructure and histologic progression. Gastroenterology, 83:777-85, 1982. ■ 36. Naoumov NV, Petrova EP, Thomas MG et al. Presence of a newly described human DNA virus (TTV) in patients with liver disease. Lancet, 352:195-7, 1998. ■ 37. Nishiguchi S, Kuroki T, Yabusako T et al. Detection of hepatitis C virus antibodies and hepatitis C virus RNA in patients with alcoholic liver disease. Hepatology, 14:985-9, 1991. ■ 38. Oshita M, Hayashi N, Kasahara A et al. Increased serum hepatitis C virus RNA levels among alcoholic patients with chronic hepatitis

C. *Hepatology*, **20**:1115-20, 1994. ∎ 39. Ostapowicz G, Watson KJ, Locarnini SA et al. Role of alcohol in the progression of liver disease caused by hepatitis C virus infection. *Hepatology*, **27**:1730-5, 1998. ∎ 40. Parés A, Barrera JM, Caballería J et al. Hepatitis C virus antibodies in chronic alcoholic patients: association with severity of liver injury. *Hepatology*, **12**:1295-9, 1990. ∎ 41. Pessione F, Degos F, Marcellin P et al. Effect of alcohol consumption on serum hepatitis C virus RNA and histological lesions in chronic hepatitis C. *Hepatology*, **27**:1717-22, 1998. ∎ 42. Pettigrew NM, Goudie RB, Russel RI et al. Evidence for a role of VHB in chronic alcoholic liver disease. *Lancet*, **2**:724-5, 1972. ∎ 43. Saunders JB, Wodak AD, Morgan-Capner P et al. Importance of markers of hepatitis B virus in alcoholic liver disease. *British Medical Journal*, **286**:1851-4, 1983. ∎ 44. Schiff ER. Hepatitis C and alcohol. *Hepatology*, **26**(Suppl 1):39S-42S, 1997. ∎ 45. SCHIFF ER. The alcoholic patient with hepatitis C virus infection. *American Journal of Medicine*, **107**(6B):95S-99S, 1999. ∎ 46. Schoniger-Hekele M, Petermann D, Lesch OM et al. Prevalence of hepatitis G-virus infection in alcohol abusing patients with and without liver cirrhosis. *Wiener Klinische Wochenschrift*, **110**:686-90, 1998. ∎ 47. Sherman KE, Rouster SD, Mendenhall C et al. Hepatitis cRNA quasispecies complexity in patients with alcoholic liver disease. *Hepatology*, **30**:265-70, 1999. ∎ 48. Shimanaka K, Tsutsumi M, Sawada M et al. Clinicopathological study of chronic hepatitis induced by alcohol with or without hepatitis G virus. Alcoholism, *Clinical and Experimental Research*, **23**(Suppl):29S-32S, 1999. ∎ 49. Strauss E, Sa MFG, Gayotto LCC et al. Relationship of serum gamaglobulin levels with hepatitis C markers in alcoholic cirrhosis and hepatosplenic schistosomiasis. *Hepatology*, **16**:594, 1992 (Abstract). ∎ 50. Takase S, Takada N, Enomoto N et al. Different types of chronic hepatitis in alcoholic patients: does chronic hepatitis induced by alcohol exist? *Hepatology*, **13**:876-81, 1991. ∎ 51. Takase S, Takada N, Sawada M et al. Relationship between alcoholic liver disease and HCV infection. *Alcohol & Alcoholism*, **28**:77-84, 1993. ∎ 52. Takase S, Tsutsumi M, Kawahara H et al. The alcohol-altered liver membrane antibody and hepatitis C virus infection in the progression of alcoholic liver disease. *Hepatology*, **17**:9-13, 1993. ∎ 53. Tamai T, Seki T,

Shiro T et al. Effects of alcohol consumption on histological changes in chronic hepatitis C: a clinicopathological study. *Alcoholism, Clinical and Experimental Research*, **24**(Suppl):106S-111S, 2000. ∎ 54. Tanaka T, Yabusako T, Yamashita T et al. Contribution of hepatitis C virus to the progression of alcoholic liver disease. *Alcoholism, Clinical and Experimental Research*, **24**(Suppl):112S-116S, 2000. ∎ 55. Tran A, Hastier P, Longo F et al. Lack of influence of hepatitis G virus infection on alcohol-related hepatic lesions. *Scandinavian Journal of Gastroenterology*, **33**:1209-12, 1998. ∎ 56. Tsutsumi M, Ishizaki M, Takada A. Relative risk for the development of hepatocellular carcinoma in alcoholic patients with cirrhosis: a multiple logistic-regression coefficient analysis. *Alcoholism, Clinical and Experimental Research*, **20**:758-62, 1996. ∎ 57. Velasco M, Brahm J, Borgoño JM et al. Antigeno de superficie de hepatitis b (HBsAg) y anticuerpo anti-HBs en consultantes ambulatorios y en personal de hospital. *Revista Medica de Chile*, **112**:994-7, 1984. ∎ 58. Vetter D, Doffoël M, Gut J-P et al. Virus de l'hépatite B, marqueurs sérologiques d'infections virales et immunité humorale au cours de la cirrhose alcoolique. *Gastroentérologie Clinique et Biologique*, **9**:389-95, 1985. ∎ 59. Villa E, Rubbiani L, Barchi T et al. Susceptibility of chronic symptomless HBsAg carriers to ethanol-induced hepatic damage. *Lancet*, **2**:1243-4, 1982. ∎ 60. Wands JR, Blum HE. Hepatitis B and C virus and alcohol-induced liver injury (Editorial). *Hepatology*, **14**:730-3, 1991. ∎ 61. Wiley TE, McCarthy M, Breidi L et al. Impact of alcohol on the histological and clinical progression of hepatitis C infection. *Hepatology*, **28**:805-9, 1998. ∎ 62. Yoshida H, Kato N, Shiratori Y et al. Poor association of TT virus viremia with hepatocellular carcinoma. *Liver*, **20**:247-52, 2000. ∎ 63. Yoshihara H, Noda K, Kamada T. Interrelationship between alcohol intake, hepatitis C, liver cirrhosis, and hepatocellular carcinoma. *Recent Developments in Alcoholism*, **14**:457-69, 1998. ∎ 64. Zarski JP, Thelu MA, Moulin C et al. Interest of the detection of hepatitis C virus RNA in patients with alcoholic liver disease. Comparison with the HBV status. *Journal of Hepatology*, **17**:10-4, 1993. ∎ 65. Zignego AL, Foschi M, Laffi G. et al. "Inapparent" hepatitis B virus infection and hepatitis C virus replication in alcoholic subjects with and without liver disease. *Hepatology*, **19**:577-82, 1994.

39 Profilaxia das hepatites por vírus

Luiz Caetano da Silva
Flair José Carrilho
Alex Vianey Callado França

As vacinas para hepatites virais podem ser imuno-profiláticas e imunoterapêuticas. Enquanto as primeiras são de valor indiscutível, as últimas permanecem como objeto de pesquisa[55].

As hepatites virais agudas são as causas mais comuns de icterícia e insuficiência hepática aguda, enquanto as hepatites virais crônicas são as maiores causadoras de cirrose hepática e carcinoma hepatocelular[81]. Considerando a morbimortalidade dessas lesões, sua profilaxia se torna imperativa. Objetiva-se, principalmente, a redução do número total de casos e a parada da evolução para formas mais avançadas da doença[81].

HEPATITE A

MEDIDAS GERAIS

A principal maneira de reduzir-se a infecção pelo vírus da hepatite A (VHA) é por meio de ações de higiene e saneamento, com especial atenção para o tratamento da água e o destino do material fecal. No entanto, boa higiene pessoal, esterilização dos utensílios das refeições, das roupas de vestir e de cama são também de grande importância.

Deve-se salientar que, durante todo o período prodrômico, o paciente está eliminando grandes quantidades de vírus pelas fezes e, quando em fase ictérica, esta quantidade é muito pequena[31]. Assim, nos poucos casos de evolução desfavorável em que há necessidade de hospitalização, o isolamento se torna desnecessário[31], exceção dos casos com incontinência fecal ou crianças de tenra idade.

Quando não for possível a utilização de utensílios descartáveis e a completa descarga dos excretas, a desinfecção deve ser realizada com hipoclorito de sódio (1mg/mL) durante 30 minutos ou formaldeído 1:4.000 a 37°C durante 72 horas, e esquema de esterilização em óxido de etileno[20].

As pessoas responsáveis pelos cuidados com o paciente devem receber precocemente a imunoglobulina humana normal (IGS), além de terem os cuidados habituais com o manejo dos fômites.

IMUNIZAÇÃO PASSIVA

A imunização passiva se caracteriza pela administração de anticorpos anti-VHA, extraídos de soros de pacientes que desenvolveram imunidade natural à hepatite A. Por meio de processo de fracionamento com etanol frio consegue-se selecionar exclusivamente a imunoglobulina G e pequenas quantidades de IgM e IgA.

A administração de IGS é eficaz na profilaxia pré-exposição ao vírus, bem como quando administrada imediatamente após a exposição[38,81,96]. Desde 1945, tem sido comprovada a eficácia da IGS em prevenir ou atenuar a hepatite aguda A[81,96]. A IGS oferece imunidade imediata dentro de três a cinco dias, permanecendo por alguns meses. Quando administrada em altas doses pode proteger contra a hepatite A por até cinco meses.

A imunidade é temporária, já que não ocorre estímulo do sistema imune do indivíduo, sendo sua eficácia relacionada somente à presença de anticorpos circulantes anti-VHA[57]. Pelo menos três são os mecanismos primários propostos: os anticorpos podem neutralizar ou interferir na ligação do vírus aos receptores celulares específicos, reduzir a infectividade como um resultado da agregação de partículas virais, ou inibir o vírus após a ligação do anticorpo ao capsídeo. Um ou mais desses mecanismos podem contribuir para a eficácia da IGS na profilaxia pré-exposição[68]. Como a IGS origina-se de soros humanos, existe preocupação quanto à transmissão de agentes infecciosos, principalmente o HIV. Contudo, o método de fracionamento pelo etanol de Cohn efetivamente exclui o AgHBs e o vírus da imunodeficiência humana (HIV)[65,89,102].

A dose recomendada para uma profilaxia de três meses é de 0,02mL/kg de peso corpóreo, por via intramuscular. Em casos que necessitem maior tempo de proteção, de quatro a seis meses, deve-se utilizar dose de até 0,06mL/kg de peso[48]. A duração do tempo de proteção parece ser dose-dependente[25,101,104].

Embora muitos estudos clínicos com IGS não tenham sido controlados, várias evidências sugerem que essa medida pode prevenir a infecção pelo VHA quando administrada previamente à exposição. Entretanto, existem alguns casos relatados de infecção pelo VHA, apesar da administração da IGS. Nesses casos, as críticas são variáveis provavelmente pela magnitude do inóculo de VHA, do nível circulante de anti-VHA na IGS e do tempo entre a administração da IGS em relação à exposição ao VHA[58].

Embora a IGS tenha provado ser eficaz e praticamente sem efeitos colaterais na profilaxia da hepatite A quando administrada antes ou após a exposição ao VHA, é fundamental reconhecer o tempo ou o momento da exposição para o sucesso da profilaxia. Esse fato limita em muito o valor da IGS para o controle da hepatite A, porque a maioria dos casos adquiridos endemicamente não tem uma história definida com relação à exposição[33]. A utilidade da IGS está também limitada em surtos comuns de hepatite A, porque a exposição é comumente reconhecida nos períodos tardios da incubação quando a IGS tem eficácia protetora pequena[48]. Embora possua um tempo relativamente curto de ação, a IGS é barata, segura e altamente eficaz quando usada propriamente, e provavelmente continuará sendo uma medida preventiva importante por muitos anos[58].

As indicações da imunoprofilaxia passiva têm sido as seguintes[90]:

a) Contato pessoal íntimo: a IGS é recomendada para os habitantes da casa e para os que tiveram contato hétero ou homossexual.

b) Creches: além dos cuidados higiênicos já descritos, as pessoas que lidam com fraldas em locais onde há evidências de transmissão de hepatite A devem receber a IGS.

c) Escolas: o contato na escola usualmente não é um meio importante de transmitir a hepatite A. Contudo, se houver surto epidêmico, é aconselhável administrar-se IGS a todos que tiverem contato pessoal com os pacientes.

d) Hospitais: não está indicado o uso rotineiro de IGS.

e) Fonte comum de exposição: em casos de surtos de hepatite, originários de água ou alimentos contaminados, a IGS seria eficaz somente se a exposição fosse reconhecida a tempo, mas não depois que os casos secundários começassem a aparecer.

Essas situações de imunoprofilaxia pós-exposição têm sua indicação muito bem clara nos países desenvolvidos.

A imunoprofilaxia pré-exposição é válida para indivíduos de países desenvolvidos que pretendam viajar para locais onde as condições higiênicas são insatisfatórias. Em nosso meio, esse risco é de difícil avaliação, mesmo porque a maioria dos adultos já possui o anti-VHA. Temos observado, contudo, vários casos de hepatite A nos jovens em época de férias, quando as condições higiênicas se tornam menos favoráveis; a ingestão de mariscos ou de outros alimentos contaminados são as causas mais prováveis.

IMUNIZAÇÃO ATIVA

Até os anos 1980, a IGS era o único meio de prevenção da hepatite A. Como relatado anteriormente, a IGS é de ação temporária, não conferindo imunidade tardia. Assim, em alguns casos em que é necessária a proteção duradoura, como, por exemplo, viajantes que vão de áreas de baixa endemicidade para outras de alta endemicidade e que necessitam permanecer por mais de seis meses, teriam de receber doses freqüentes de IGS. Nesses casos, a imunização ativa (vacina) é importante.

A morbimortalidade da hepatite A justifica plenamente o desenvolvimento de vacina anti-VHA.

Com a evolução tecnológica, conseguiu-se a propagação do VHA em cultura de células, possibilitando o desenvolvimento da vacina anti-VHA. Após pesquisa com dois tipos de cepas de VHA, CR326 (Merck, Sharp & Dome, USA) e HM175 (SmithKline Beecham, Bélgica), conseguiu-se produzir em larga escala a vacina anti-VHA com inativação. Ambas as vacinas têm-se mostrado eficazes, imunogênicas e com boa tolerabilidade.

As vacinas inativadas devem ser imunogênicas e capazes de produzir uma resposta anticórpica protetora, após uma simples dose, maior que os níveis conseguidos após a administração da IGS. Essa conjectura tem sido provada pela eficácia clínica nos estudos de campo.

Em estudo controlado duplo-cego e aleatório utilizando a vacina americana, em uma comunidade de crianças judaicas no condado de Monroe, Estado de Nova York, 1.037 crianças, entre 2 e 16 anos de idade, foram escolhidas aleatoriamente para receber a vacina ou placebo. A dose da vacina continha 25 unidades de antígeno viral, que corresponde a 400ng de antígeno viral, em um esquema de dose única. Coincidentemente, uma epidemia de hepatite A ocorreu nessa comunidade após o estudo ter sido iniciado. Entre as crianças vacinadas, obteve-se um alto índice de proteção contra a doença, ou seja, de 88% após três semanas da administração da dose única. Das crianças seroprotegidas, 99% apresentaram uma média geométrica de 42mUI/mL de anticorpos contra o VHA. Posterior seguimento dessas crianças com o uso de doses de reforço, administradas a intervalos diferentes (esquemas 0-2, 0-4, 0-8 semanas, com reforço aos 6 ou 12 meses), revelou respostas anticórpicas variando de 1.000 a 10.00mUI/mL, ou mais, persistindo, a longo prazo, com imunidade protetora.

Já com a vacina belga, o esquema mais utilizado é o de 0, 1 e 6 ou 12 meses, por via intramuscular no deltóide ou na região anterior da coxa, sendo que alguns autores sugerem apenas duas doses, pois, após a primeira, observa-se seroproteção em 96,7% com média geométrica dos anticorpos de 325mUI/mL, valor aproximadamente 10 vezes maior do que o observado após a administração da IGS. Após a segunda, verifica-se 100% de seroproteção, com média geométrica de 518mUI/mL. Os valores que se mostram mais eficazes são de 360 unidades ELISA para crianças e de 720 unidades ELISA para adultos[58].

Como veremos nas indicações da vacina, a tendência atual é utilizar duas doses[6], porém alguns grupos ainda empregam três vacinações[45].

Com relação ao esquema de duas doses, estas podem ser intervaladas de 6 a 12 meses, sendo que nos EUA estão disponíveis comercialmente a Havrix (Smith Kline Beecham) e a Vaqa (Merck Sharp & Dohme), ambas preparadas com VHA crescido em cultura de células. São inativadas e altamente imunogênicas[92], havendo atualmente uma vacina comercial (Twinrix) utilizada para a profilaxia simultânea das hepatites A e B[52].

Há outras vacinas inativadas para a hepatite A e utilizadas no Japão e na Suíça[51]. Além disso, uma vacina atenuada foi produzida na China, tendo sido vacinados mais de 20 milhões de pessoas[55].

Para se avaliar a seroconversão, ou seja, o aparecimento do anticorpo anti-VHA tipo IgG após a vacina, em algumas situações é suficiente o método qualitativo, sendo sua quantificação indicada somente para indivíduos adultos após cinco anos da última vacina ou acima dos 60 anos após 2 a 3 anos, desde que haja riscos de exposição ao vírus[45]. De maneira geral, entretanto, não se recomenda o teste pós-vacinação, dada a alta porcentagem de proteção (> 95%) em indivíduos normais ou em pacientes com hepatopatia crônica leve ou moderada[51].

INDICAÇÕES DA PROFILAXIA ATIVA

Na profilaxia ativa devem-se considerar algumas variáveis, principalmente relacionadas ao desenvolvimento socioeconômico cultural da região a ser realizada a prevenção:

1. Países subdesenvolvidos em desenvolvimento – a medida principal é a melhoria das condições de higiene e saneamento. Devemos mencionar que, em nosso meio, a maioria dos adultos já foi exposta ao VHA, sendo assim, possuidora de anti-VHA. Alguns casos especiais devem receber a profilaxia: contato pessoal íntimo, pessoas que trabalham em creches, escolas em caso de endemia. Não está indicada a profilaxia rotineira em hospitais[4].
2. Países desenvolvidos – os casos de hepatite A sintomática são mais freqüentes e de maior repercussão clínica. Nesses países, a imunização ativa é de grande valia no controle dessa enfermidade. Deve-se enfatizar que muitos casos são de indivíduos que viajam para áreas hiperendêmicas e não estão imunizados passiva ou ativamente. As indicações principais para a imunização são:
   a) Viajantes: indivíduos provenientes de áreas de baixa para as de alta endemicidade devem receber imunização. Caso fiquem por curto período de tempo, apenas a imunização passiva é suficiente. No entanto, caso venham a permanecer vários meses, devem receber imunização ativa. Havendo necessidade de imunização rápida pode-se utilizar o esquema de 0, 4 dias e 6 meses.
   b) Restaurantes: indivíduos que trabalham em restaurantes devem ser imunizados ativamente, além dos cuidados com a higienização.
   c) Profissionais da saúde.
   d) Creches, escolas, instituições de deficientes mentais, forças armadas.

A Organização Mundial de Saúde ainda não preconizou o uso da vacina em larga escala. No entanto, esta pode vir a fazer parte do esquema de vacinação de crianças. Ela pode ser utilizada conjuntamente com as outras vacinas, sem prejudicá-las na eficácia.

Os efeitos colaterais são mínimos e parecem estar relacionados à presença de adjuvantes (alumínio) na composição da solução injetável. Os mais comuns são cefaléia, febrícula e dor no local da administração. Normalmente, desaparecem dentro de 24 horas.

Apesar do sucesso com as vacinas inativadas contra o VHA, algumas questões devem ser consideradas. A primeira delas é seu alto custo (aproximadamente US$ 24 por uma dose da vacina belga). Enquanto não houver uma redução no custo da produção em larga escala, sua indicação estará limitada aos grupos de risco. A segunda questão é definir melhor o tempo de proteção conferido pela vacina. Embora isso possa ser predito a partir das taxas de decaimento dos anticorpos contra o VHA em indivíduos imunizados (5-10 anos)[3], seria difícil determinar os benefícios protetores conferidos pela memória imunológica após a administração de um esquema completo de vacinação. Até o presente momento, existem dúvidas acerca da utilização da vacina em regiões onde a infecção pelo VHA comumente ocorre em indivíduos bem jovens e não está associada com casos de doenças graves[50]. E, por último, dados preliminares sugerem que grandes doses de IGS concomitantemente administradas com a vacina podem reduzir a imunogenicidade desta última[58].

OUTRAS INDICAÇÕES DA PROFILAXIA ATIVA

Em algumas situações, como na profilaxia pós-exposição e na utilizada em pacientes com hepatopatia crônica de diferentes etiologias, pode haver indicação para uma profilaxia ativa.

Fase pós-exposição. Embora haja menções sobre as vantagens da vacina após a exposição[85], sua eficácia ainda é incerta[55], em que pesem resultados alentadores[92] em chimpanzé[80] e em sagüis[29]. Até que esse aspecto seja mais bem esclarecido, é importante que se continue utilizando a gamaglobulina humana convencional o mais rápido possível após a exposição, já que ela pode não ser eficaz após duas semanas da exposição[54].

Vacinação em pacientes com hepatopatia crônica. Estudo multicêntrico em 475 indivíduos acima dos 18 anos, comparando pessoas normais com portadores de hepatopatia crônica compensada, mostrou que após uma dose da vacina houve resposta significativamente melhor (93%) do que em pacientes com hepatite C (74%) ou com hepatopatia não viral (83%). Embora essas diferenças tenham desaparecido no 7º mês e após o término da vacinação (seroconversão de 98%, 98%, 94% e 95% para normais, com hepatite B, hepatite C e hepatopatias de outras causas, respectivamente), a média geométrica dos títulos de anti-VHA foi de 467 a 745mIU/mL nos hepatopatas e de 1.315mIU/mL em normais[52]. De qualquer forma, são títulos bem superiores ao de 10mIU/mL, considerados protetores[51].

Investigação recente, comparando a imunogenicidade da vacina contra hepatite A em 49 pacientes com hepatopatia compensada e 35 com forma descompensada[6], mostrou o aparecimento do anti-VHA em 98% e 66%, respectivamente (p < 0,05), um mês após a segunda dose.

Esses resultados confirmam as recomendações de serem vacinados contra hepatite A os pacientes com hepatopatia crônica[23].

Dados os altos custos da vacinação, vale pesquisar previamente o anti-VHA nos hepatopatas crônicos para se avaliar a necessidade de uma profilaxia ativa[51].

HEPATITE B

Os modos de transmissão do VHB abrangem a via sexual, a transmissão vertical e a contaminação por sangue ou derivados em diferentes fases da vida. Esses fatos explicam a importância dos grupos de alto risco em saúde pública[91]. Dadas as dificuldades em se identificar esses grupos, a única solução para o controle da hepatite B seria a vacinação universal das crianças e dos adolescentes[4,81,95].

Sob o ponto de vista prático, algumas medidas gerais devem ser adotadas para a prevenção da hepatite B.

MEDIDAS GERAIS

1. Contato pessoal íntimo – cuidados com a higiene pessoal, principalmente com material contaminado com sangue e saliva. Evitar uso de lâminas de barbear, escovas de dentes, toalhas. Entre os cônjuges, deve-se usar preservativo durante a relação sexual, até que se faça a imunoprofilaxia ativa.
2. Pacientes hospitalizados – não há necessidade de isolamento. Cuidados especiais devem ser tomados com a manipulação dos materiais contaminados, de preferência com luvas.
3. Bancos de sangue – a utilização da pesquisa dos marcadores virais (AgHBs e anti-HBc IgG) é obrigatória e tem reduzido o número de transmissões pós-transfusionais.
4. Desinfecção de endoscópios – para a desinfecção de endoscópios flexíveis utilizados em endoscopia digestiva, recomenda-se limpeza mecânica com água e substâncias químicas enzimáticas por um período de 5 minutos, com posterior imersão do aparelho em solução alcalina de glutaraldeído a 2% por um período de 30 minutos, secando o aparelho com ar seco. Em situações especiais, o aparelho pode ser esterilizado em óxido de etileno.

A Organização Mundial de Saúde[71] recomenda algumas medidas para os bancos de sangue e serviços de diálise e transplante:

a) Orientação: adoção e fiscalização de medidas profiláticas por um encarregado da segurança do pessoal.
b) Desinfetantes: preparo diário de soluções de hipoclorito de sódio na concentração de 1cm³/L para desinfecção de objetos não contaminados com sangue ou outros materiais do paciente e 10cm³/L para equipamentos e locais contaminados. Testar a atividade do hipoclorito de sódio com papel de iodeto de amido, que dará coloração azul-escuro enquanto o produto estiver ativo.
Sempre que possível usar autoclave para desinfecção. Para materiais metálicos utilizar glutaraldeído a 2% durante 30 minutos, pois o hipoclorito de sódio é corrosivo.
c) Acidentes: lavar o local atingido com água e sabão. No caso da pele, lavar com hipoclorito de sódio concentrado e a seguir com água e sabão.
d) Higiene pessoal: não fumar, comer ou beber nos laboratórios. Não umedecer etiquetas com a língua. Não levar à boca os dedos ou objetos. Usar material protetor, como avental e luvas.

Capítulo 39

e) Outros cuidados: não levar pipetas à boca, nem as deixar sobre a mesa. Rotular de "perigosas" as amostras de pacientes com hepatite ou AgHBs positivas. Incinerar todo material contaminado, que deve estar em saco plástico.

f) Evitar transfusões de sangue em pacientes renais crônicos. Na necessidade, dar preferência aos eritrócitos lavados que são menos perigosos.

g) Observar periodicamente o eventual aparecimento do AgHBs ou elevação de aminotransferase nos pacientes e nos profissionais dos serviços de diálise e transplante.

h) Pacientes AgHBs positivos devem ser tratados por profissionais com anti-HBs.

IMUNIZAÇÃO PASSIVA

A imunoprofilaxia passiva contra o VHB se obtém pela utilização de imunoglobulina específica para a hepatite B (IGHB) ou HBIG, preparada a partir de um "pool" de plasma com altos títulos de anti-HBs.

A IGHB (HBIG) deve ser utilizada imediatamente após a exposição ao VHB, associada à primeira dose da vacina anti-VHB. Esse esquema deve ser utilizado na prevenção da transmissão vertical, perinatal, contato sexual com portador do VHB e após acidente com material contaminado em profissionais de saúde[46].

Caso não se conheçam as condições sorológicas do paciente contaminante, administra-se dose de 5mL de IGHB, por via intramuscular, imediatamente após a exposição, colhendo-se soro para realização dos marcadores virais. Caso os marcadores se revelem negativos para o VHB, administra-se a primeira dose da vacina. Nos pacientes vacinados e portadores de anti-HBs não é necessário administrar IGHB. No entanto, os que não apresentam anti-HBs pós-vacinação devem receber uma segunda dose de gamaglobulina após um mês da primeira[81].

Injeções repetidas da IGHB estão sendo utilizadas para prevenir reinfecção do fígado do doador transplantado em receptor positivo para o AgHBs, geralmente DNA-VHB positivo[91] (capítulo 45).

IMUNIZAÇÃO ATIVA

Com o desenvolvimento da primeira vacina contra a infecção pelo VHB no início dos anos 1980, a imunização ativa contra o VHB tornou-se um instrumento importante na prevenção da hepatite B[12,93].

Tipos de vacina

Plasma-derivada – desenvolvida em meados dos anos 1980, é derivada de plasma de portadores crônicos do AgHBs[12]. Possui alta imunogenicidade e boa eficácia. A formação de anticorpos pós-vacinação é evidenciada em 90 a 100% das crianças, adolescentes e adultos jovens vacinados. Essa vacina produz menor resposta em indivíduos com idade mais avançada.

A utilização desse tipo de vacina em programas de imunização em larga escala enfrenta dificuldades, devido ao alto custo para a produção de grandes quantidades. Assim, na ausência de outro tipo de vacina, os serviços públicos de saúde preconizaram o uso da vacina apenas em indivíduos pertencentes a grupos de risco e com exames sorológicos pré-vacinação, excluindo indivíduos infectados ou com imunidade natural[81].

DNA-recombinante – em 1984 conseguiu-se o desenvolvimento da vacina por meio de tecnologia de DNA-recombinante, que pode ser produzida em grandes quantidades.

O nível de seroconversão com esse tipo de vacina varia de 90 a 100%[13,39,56,73,87,103].

Vários estudos[5,87,88,103], comparando as vacinas plasma-derivada e DNA-recombinante, mostram semelhança na eficácia, segurança e imunogenicidade. Alguns trabalhos evidenciam melhores resultados com a recombinante[37,39,67], outros com a plasma-derivada[69].

A utilização da região pré-S2 associada à S na produção da vacina recombinante parece aumentar a rapidez e a eficácia da imunização[26,28] naqueles casos em que as vacinas plasma-derivada e recombinante não foram eficazes.

Nos EUA, as vacinas recombinantes são produzidas pelos laboratórios Smith Kline Beecham e Merck and Co.[55], tendo sido aprovadas em 1989 e 1986, respectivamente, sendo vendidas, infelizmente, por preço elevado[55].

Doses e vias de administração

Via intramuscular – dose de 20µg por via intramuscular tem sido a mais comumente usada. O emprego de 10µg, pela mesma via, principalmente em crianças menores de 8 anos[56] tem mostrado resultados semelhantes quanto à seroconversão, mas com menor imunogenicidade (seroproteção)[16,27]. De qualquer forma, crianças e adolescentes podem receber a dose de 10µg, reservando-se a de 20µg para adultos ou a partir de 19 anos[55].

A via intramuscular na região deltóide é a mais indicada. A administração na região glútea mostrou menor índice de seroproteção, não sendo, portanto, recomendada. Em crianças pequenas, pode-se aplicar no músculo ântero-lateral da coxa[55].

Via intradérmica – doses menores, como 2µg, por via intradérmica têm mostrado resultados semelhantes quando comparadas com doses de 10 ou 20µg por via intramuscular[9,15,18,19,24,30,36,43,44,47,53,63,78]. Deve-se enfatizar a redução para 1/10 do custo, fator importante, principalmente quando nos reportamos a países subdesenvolvidos ou em desenvolvimento[7,18]. Alguns autores[47,53,63] referem diminuição da imunogenicidade, outros[19,40,43] não. Essa via de administração tem melhor resposta em mulheres com idade abaixo de 30 anos e não-fumantes[66].

Profilaxia das hepatites por vírus

Existem bases científicas sólidas para a utilização da via intradérmica, pelo menos em alguns grupos de pacientes. Assim, Rahman e cols.[77] mostraram que a vacinação intradérmica com AgHBs é segura e produz resposta imune humoral e celular mais potente do que a intramuscular convencional. Além disso, não respondedores a esse tipo de vacinação passam a responder com a intradérmica. Respostas de células B, auxiliares Th1 e linfócitos precursores T citotóxicos classe I, peptídeo-específicas, foram estimuladas por células dendríticas intradérmicas. Como os pacientes com hepatite crônica B apresentam insuficiente reatividade efetora imune, os autores sugerem que a administração isolada de AgHBs por via intradérmica ou sua combinação com diferentes citocinas sejam submetidas a estudos terapêuticos na hepatite crônica B.

Esquema

O esquema de vacinação mais utilizado é o de 0, 1 e 6 meses[83]. Para a vacinação mais rápida, pode-se fazer esquema de 0, 1 e 2 meses.

Dose de reforço ("booster") – o reforço dado aos 6 meses aumenta a porcentagem de resposta, bem como o valor geométrico dos níveis de anti-HBs[8]. É controversa a necessidade de reforço aos 5 ou 10 anos após a vacinação. Após 5 anos, 5 a 10% dos indivíduos vacinados não mais apresentam anti-HBs sérico[97]. No entanto, quando estes são expostos ao VHB, não apresentam doença e sim apenas alterações sorológicas, com níveis altos de anti-HBs. É provável que a informação (memória) imunológica desenvolvida pela vacina seja duradoura, necessitando apenas do estímulo viral para novamente expressar o anti-HBs em altos títulos[81]. Alguns autores[73] preconizam um reforço quando a quantificação do anti-HBs se tornar inferior a 10mUI/mL, concentração interpretada como não protetora. Após um mês do término do esquema habitual de vacinação, sugere-se verificar a presença e a quantidade de anti-HBs. Caso negativo ou menor que 10mUI/mL, deve-se administrar doses de reforço, quantas necessárias, para proporcionar a seroproteção[49,84]. Esse reforço pode ser administrado por via intradérmica (2µg), com resultados comparáveis aos da via intramuscular (20µg)[47].

Problema importante a ser considerado refere-se à aderência do paciente ao esquema proposto, principalmente em algumas populações de risco. Assim, estudo realizado em 321 viciados em heroína e cocaína mostrou que a aderência ao esquema "curto" de 0, 2 e 4 semanas foi de 60%, enquanto no esquema clássico de 0,1 e 6 meses foi de 29% (p < 0,001). Nos 94 pacientes que completaram o estudo, a taxa global de resposta foi de 87%, inferior à observada na população em geral[14], apesar do emprego de Recombivac na dose de 40mg. Os autores[14] concluem pela superioridade do esquema curto em relação ao clássico nessa população de usuários de drogas.

Resposta à vacinação

Após a primeira dose, o nível de seroconversão é de aproximadamente 60%, após a segunda, de 80%, e após a terceira, de 90 a 100%[8,13,16,32,39,73,87,103]. Após um ano, 95 a 100% dos vacinados permanecem seroprotegidos[16,83].

Algumas populações apresentam peculiaridades relacionadas à resposta à imunoprofilaxia ativa:

a) Homossexuais e renais crônicos: a vacina plasma-derivada parece agir bem nesses subgrupos de pacientes[69,86], mas a vacina recombinante também oferece altos índices de seroproteção[11,60,62,70].

b) Portadores de HIV respondem em menor proporção quando comparados aos indivíduos anti-HIV negativos[69]. Em situações de imunodepressão, há necessidade da utilização de esquemas diferentes e com altas doses, para se conseguir a imunoprofilaxia ativa[107].

c) Hemofílicos: a resposta à vacinação é semelhante à de indivíduos sadios e o tipo de vacina não altera a taxa de seroconversão[4,59].

d) Instituições neuropsiquiátricas: a doença neuropsiquiátrica não parece ter relação com a resposta à imunização ativa[35]. A via intradérmica pode ser utilizada com a mesma eficácia[40,41], porém alguns estudos têm demonstrado que crianças com síndrome de Down respondem menos que outras em condições patológicas[41,42].

e) Idade: crianças, adolescentes e adultos jovens respondem melhor quando comparados aos mais idosos[27,35,64,82].

f) Sexo: verifica-se tendência de melhor resposta das mulheres[27,64,82].

Duração da imunidade induzida pela vacinação

Pessoas imunologicamente normais que respondem a uma série primária de vacina permanecem protegidas contra a hepatite B, mesmo quando os títulos de anti-HBs se tornam indetectáveis[61]. Portanto, doses de reforço ou testes sorológicos periódicos não são necessários, a não ser em certos grupos de risco, principalmente nos pacientes em hemodiálise, que perdem a proteção com níveis abaixo de 10mUI/mL[61].

Testes pós-vacinação

O conhecimento da resposta à vacinação é importante nas seguintes situações: 1. pessoas em alto risco de exposição ao sangue, como os profissionais de saúde; 2. recém-nascidos de mães portadoras do AgHBs (testar o anti-HBs com 9 a 15 meses); 3. pessoas imunodeprimidas em risco de infecção pelo VHB

339

Capítulo 39

(por exemplo, pacientes em hemodiálise crônica);
4. parceiros sexuais de pessoas com AgHBs; 5. pessoas que necessitam de revacinação, com controle após a segunda série[61].

A resposta máxima de anticorpos ocorre aproximadamente seis semanas após a última dose primária da vacina. Pessoas que respondem à vacinação e perdem rapidamente o anticorpo parecem reter a memória imune e ficar protegidas da infecção crônica pelo VHB[61].

Revacinação de não-respondedores

Entre os não-respondedores à primeira série de três injeções, 25 a 50% de indivíduos com estado imune normal respondem a uma dose adicional de vacina, e 50 a 75%, a três doses adicionais[61].

Baseados em experiência prévia[21], em dados imunológicos[77] e analisando problemas de custo-benefício, parece-nos mais adequada a vacinação por via intradérmica (aplicação geralmente única, de 10 a 20μg em diferentes locais).

Efeitos colaterais

Nenhum efeito colateral importante é observado, além de não interferir na ação das outras vacinas administradas na infância[81].

Os efeitos colaterais se restringem ao local da aplicação, podendo aparecer dor, vermelhidão e edema local que desaparecem dentro de 24 horas[13]. O nódulo melanodérmico que aparece após a vacinação por via intradérmica tarda meses para desaparecer.

Tem sido relatada uma freqüência muito baixa de reação anafilática, ou seja, uma incidência estimada em 1 caso em cada 600.000 doses de vacina. O prosseguimento da vacinação deverá ser suspenso em pessoas que apresentarem reação anafilática a uma dose prévia[61].

Eventos adversos mostram uma possível associação entre a síndrome de Guillain-Barré e a administração da primeira dose da vacina derivada do plasma em adultos, mas a freqüência não excede a dos grupos controle[61]. Em programas rotineiros de imunização infantil no Alasca, Nova Zelândia e Taiwan não se observou paralelismo entre vacinação e efeitos adversos graves, incluindo convulsões, síndrome de Guillain-Barré ou anafilaxia[61,105].

Em que pesem tais considerações, deve-se persistir na vigilância de eventuais reações adversas à vacinação.

Indicações da vacinação

A imunização ativa se faz necessária em todas as crianças e adolescentes, como a única maneira eficaz de controle da hepatite B. Alguns casos especiais merecem comentários.

Transmissão vertical – a vacinação universal das crianças recém-nascidas consiste na principal maneira de controle da hepatite B em áreas de alta prevalência do VHB[12,81]. Assim, 70 a 90% das crianças nascidas de mães com AgHBs e AgHBe séricos positivos seriam infectadas pelo vírus, a maioria delas evoluindo para a forma crônica da doença[11,36]. Em caso de criança nascida de mãe portadora do VHB (AgHBs positivo), independente do sistema "e", faz-se necessária a imunização passiva-ativa da criança, utilizando-se tanto IGHB como vacina[17,74,94]. A IGHB é dada em dose de 100UI/mL, por via intramuscular, logo após o nascimento (6 a 12 horas). A primeira dose da vacina pode ser administrada junto à IGHB, em local e seringa diferentes[4], ou poucos dias depois, na dose de 2,5-10μg[8,74,75]. As doses subseqüentes podem ser dadas um e seis meses depois, ou associadas às outras vacinas (tríplice, pólio) preconizadas para a idade, não interferindo na sua imunogenicidade[10].

Com a imunoprofilaxia passiva-ativa observa-se seroproteção em 85 a 100% das crianças após a terceira dose[8,17,74,94].

Profissionais da saúde – esses profissionais são considerados de risco para a aquisição da hepatite B. Dentre eles destacam-se os médicos, principalmente de área cirúrgica, cirurgiões-dentistas, enfermeiras, bioquímicos e técnicos de laboratórios de análise clínica. Estima-se um risco de 2 a 10 vezes maior em relação à população em geral[34]. Assim, a imunização se torna obrigatória. Os resultados são semelhantes aos da população em geral[34]. Na exposição acidental, caso o profissional de saúde não apresente fatores sabidamente relacionados à má resposta à vacina, a imunização ativa é suficientemente eficaz no desenvolvimento de seroproteção, sem necessidade de uso de IGHB[72].

Estratégias de vacinação contra a hepatite B podem ser observadas no quadro 39.1.

Quadro 39.1 – Estratégias de vacinação contra a hepatite B[55].

Sorologia para AgHBs em gestantes
  – IGHB e vacina para recém-nascidos de mães com AgHBs
  – Imunização rotineira com vacina para mães sem AgHBs

Vacinação de crianças (11-12 anos) não previamente vacinadas
Imunização de familiares de portadores do AgHBs e crianças de imigrantes de regiões hiperendêmicas
Vacinação de adolescentes e adultos de alto risco
IGHB e vacina para pessoas suscetíveis contaminadas com agulhas e para parceiros sexuais de pessoas agudamente infectadas

Não-respondedores – doses intradérmicas de 2 a 5μg têm-se mostrado eficazes em desenvolver anticorpos nos casos não-respondedores ao esquema habitual[99,106]. A pesquisa da presença e a quantificação do anti-HBs são necessárias após um mês de cada dose até que ocorra seroproteção.

Genericamente, todos os indivíduos deveriam ser vacinados sem a necessidade de realização dos marcadores virais. No entanto, por questão de ordem econômica, a triagem sorológica seria indicada em alguns casos: pacientes de unidades de hemodiálise, hematologia e oncologia, pacientes e equipe de instituições psiquiátricas, familiares que mantêm contato com portadores do VHB, homossexuais sexualmente ativos, prostitutas e toxicômanos. Em profissionais de saúde, lactentes e crianças jovens residentes em áreas de alto risco, as provas sorológicas seriam opcionais[4]. Devido à baixa freqüência dos marcadores virais em estudantes de medicina que ainda não entraram em contato com pacientes, a sorologia pré-vacina torna-se desnecessária e de alto custo[4] nos países desenvolvidos.

A triagem sorológica é feita por meio da pesquisa do anti-HBc total: se negativo, vacinar, se positivo, pesquisar o anti-HBs: se positivo, o paciente está imune, se negativo, pesquisar o AgHBs (capítulo 11).

Imunidade celular sem resposta humoral – estudo recente realizado em alguns indivíduos não portadores de hepatite crônica B infectados por parceiros(as) com os quais viviam há vários anos e com ausência de todos os marcadores sorológicos do VHB evidenciou a presença de células T de memória, específicas para VHB. A ausência de infecção nesses indivíduos expostos mostra que pode existir resposta imune celular antiviral na ausência de resposta imune humoral[100].

HEPATITE C

Contra a hepatite C ainda não se conseguiu desenvolver uma profilaxia ativa ou passiva por meio da vacina ou de globulina hiperimune. Embora as medidas gerais se assemelhem às observadas na hepatite B[4], existem peculiaridades que necessitam ser enfatizadas.

FATORES DE RISCO PARA A HEPATITE C
Dada a impossibilidade atual de uma profilaxia ativa, é de fundamental importância conhecermos as fontes de infecção e, dessa forma, os principais fatores de risco e sua prevenção. Tais fatores de risco estão associados com a exposição percutânea ou mucosa, de fluidos sangüíneos ou derivados[2]. De acordo com dados fornecidos pelos Centros de Controle e Prevenção de Doenças (CDC, Atlanta, EUA, em diferentes períodos, as fontes de infecção para hepatite C foram assim caracterizadas[2]:

- Previamente adquirida (antes de 1990)
  - Uso de droga injetável (60%)
  - Via sexual (15%)
  - Transfusão (10%)
  - Desconhecida (10%)
  - Ocupacional* (4%)
  - Outras** (1%)

- Recentemente adquirida (1995-2000)
  - Uso de droga injetável (68%)
  - Via sexual (18%)
  - Desconhecida (9%)
  - Ocupacional* (4%)
  - Outras** (1%)

* Profissionais de saúde freqüentemente expostos ao sangue.
** Incluem: nosocomial, iatrogênica, perinatal.

Como se vê, a grande diferença entre casos de hepatite C recentemente adquirida e aqueles anteriores à década de 1990 é a contribuição da transfusão sangüínea, atualmente muito rara[2].

A presença de fator de risco não é necessariamente equivalente a "risco aumentado". Por exemplo, histórias de uso de droga injetável, múltiplos parceiros sexuais ou de exposição ocupacional ao sangue representam fatores de risco. No entanto, enquanto a prevalência da infecção pelo VHC entre usuários de drogas injetáveis é muito alta (60 a 90%), a prevalência em pacientes com doença sexualmente transmissível é relativamente baixa (no total 5%, mas apenas 2% se forem excluídos usuários de drogas injetáveis). Da mesma forma, são baixas as prevalências entre cirurgiões, enfermeiras e funcionários de emergência (1 a 3%) e também (menos que 1%) em indivíduos com história de uso nasal de cocaína, tatuagem e "piercing", desde que não tenham usado drogas injetáveis[2].

Segundo Alter e cols.[1] a prevalência na população em geral, nos EUA, em adultos com 20 a 49 anos é de 4,1% nos homens e 1,6% nas mulheres[2].

CONDUTA PÓS-EXPOSIÇÃO
Globulina imune e agentes antivirais não são recomendados para a profilaxia pós-infecção[22]. Se a fonte de infecção for anti-VHC (+), a pessoa exposta deve ser testada para anti-VHC e transaminase (ALT) no início e no seguimento (por exemplo, 4 a 6 meses). O teste para RNA-VHC, mais precoce, deve ser realizado em 4 a 6 semanas[2].

O tratamento antiviral pode ser iniciado após dois a três meses, para verificação de eventual clareamento espontâneo do VHC (capítulo 43)

ATIVIDADE SEXUAL
COMO FATOR DE RISCO
O vírus da hepatite C (VHC) pode ser transmitido por contato sexual, mas de maneira muito menos eficiente do que outros vírus sexualmente transmissíveis como o da hepatite B (VHB) e o da imunodeficiência adquirida (HIV). Além disso, o risco varia de acordo com o tipo de relação sexual: nas uniões monogâmicas é de 0 a 0,6% ao ano, enquanto nas relações entre múltiplos parceiros ou em risco de doença

sexualmente transmissível (DST) é de 0,4 a 1,8% por ano[98]. Essas diferenças podem refletir o tipo de comportamento sexual ou exposição a outras fontes como droga injetável, lâmina de barbear, escova de dente.

Estudos de prevalência do anti-VHC em casais heteressexuais monogâmicos, sem HIV e com o mesmo genótipo mostram: 2,8 a 11% no sudeste da Ásia, 0 a 6,3% no nordeste da Europa e 2,7% nos EUA[98]. Entre indivíduos com risco de DST, a prevalência média do anti-VHC é 4% (limites 1,6 a 25,5%), sendo que a co-infecção pelo HIV parece aumentar a transmissão do VHC por contato sexual.

Recomendações:

1. Para indivíduos com relação monogâmica duradoura, não há necessidade de alterar suas práticas sexuais. Se o casal se preocupa em reduzir o risco de transmissão sexual, pode usar preservativos, sendo necessário fazer o teste do anti-VHC nos parceiros.
2. Para indivíduos com anti-VHC e múltiplos parceiros, é aconselhável o uso de preservativos ou a abstinência.
3. Mesmos cuidados, se houver doença sexualmente transmissível ou no período menstrual, ou em casos de relação sexual traumática para a mucosa.
4. Os parceiros não devem compartilhar certos objetos que podem contaminar-se com sangue como navalhas, lâminas de barbear, escovas de dentes, instrumentos de manicure.

Aspectos importantes que merecem atenção especial incluem a discutível importância da alta carga viral, da contaminação com doenças sexualmente transmissível, da relação anal e da eventual diferença de contaminação durante a fase aguda ou crônica da hepatite C[98].

TRANSMISSÃO DA MÃE PARA O FILHO

A prevalência do anti-VHC em gestantes varia entre 0,1 e 2,4% nos EUA, mas pode ser mais alta em algumas áreas endêmicas, sendo a proporção de infecção ativa com viremia de 60 a 70% nessas gestantes[79].

A transmissão ocorre somente quando há viremia e pode estar relacionada com níveis altos (acima de 10^6 cópias.mL), sendo a freqüência de transmissão de 4 a 7% por gravidez nas gestantes com viremia presente[79]. A época e o modo de transmissão são desconhecidos, não havendo, portanto, necessidade de se praticar a cesárea nas infecções isoladas pelo VHC. A amamentação não oferece grandes riscos se não houver lesões dos mamilos e se a infecção da mãe estiver quiescente.

O tratamento antiviral fica prejudicado pela toxicidade fetal. A pesquisa do RNA-VHC em recémnascidos de mães infectadas deve ser realizada em duas ocasiões, ou seja, entre dois e seis meses e novamente entre 18 e 24 meses, desta vez com pesquisa concomitante do anti-VHC[79].

HEPATITE D

As medidas preventivas foram apresentadas no capítulo correspondente, mas, de maneira geral, são semelhantes às utilizadas na hepatite B.

HEPATITE E

Saneamento básico, medidas higiênicas e a não ingestão de alimentos possivelmente contaminados representam os meios práticos na prevenção da hepatite E.

A possibilidade de imunoprofilaxia passiva foi demonstrada em macacos, mas a quantidade de globulina imune é provavelmente insuficiente, mesmo quando obtida em zonas endêmicas[76].

Vacinas experimentais baseadas em proteína recombinante da fase de leitura aberta (ORF2) mostraramse eficazes e estão sendo avaliadas clinicamente[76].

Em nosso meio, tais medidas serão de difícil aplicação enquanto não conhecermos melhor a importância da hepatite E no Brasil.

HEPATITES POR OUTROS VÍRUS

Foram analisadas no capítulo 31.

REFERÊNCIAS BIBLIOGRÁFICAS

1. Alter MJ, Kruszon-Moran D, Nainan OV, et al. The prevalence of hepatitis C virus infection in the United States, 1988 through 1994. *N Engl J Med*, **341**:556-62, 1999. ■ 2. Alter MJ. Prevention of spread of hepatitis C. *Hepatology*, **36**(Suppl 1):S93-S98, 2002. ■ 3. Ambrosch F, Widermann G, Andre FE, et al. Comparison of HVA antibodies induced by vaccination, passive immunization, and natural infection. In: Hollinger FB, Lemon SM, Margolis HS (eds). *Viral Hepatitis and Liver Disease*. Williams & Wilkins, Baltimore, 1991, p. 98. ■ 4. American Academy of Pediatrics. 1994 Red Book: Report of the Committee on Infectious Diseases. 23rd ed, Elk Grove Village, *Am Acad Ped*, 1994, pp 221-41. ■ 5. Andre FE. Overview of a 5-year clinical experience with a yeast-derived hepatitis B vaccine. *Vaccine*, 8:S74-8, discussion S79-80, 1990. ■ 6. Arguedas MR, Johnson A, Eloubeidi MA, Fallon MB. Immunogenicity of hepatitis A vaccination in decompensated cirrhotic patients. *Hepatology*, 34:28-31, 2001. ■ 7. Ayoola EA. Hepatitis B vaccine in developing countries: problems and prospects. *IARC Sci Publ*, **63**:297-305, 1984. ■ 8. Assateerawatt A, Tanphaichitr VS, Suvatte V, et al. Immunogenicity and protective efficacy of low dose recombinant DNA hepatitis B vaccine in normal and high-risk neonates. *Asian Pac J Allergy Immunol*, 9:89-93, 1991. ■ 9. Ayoola EA, Atoba MA, Johnson AO. Intradermal vaccination against hepatitis B virus infection in an endemic area (Nigeria); two years results. *Arch Virol*, 91:291-6, 1986. ■ 10. Barone P, Mauro L, Leonardi S, et al. Simultaneous administration of HB recombinant vaccine with diphtheria and tetanus toxoid and oral polio vaccine: a pilot study. *Acta Paediatr Jpn*, 33:455-8, 1991. ■ 11. Bergia R, Pellerey M, Berto I, et al. Hepatitis B vaccination in uremic patients: comparison between recombinant and plasma-derived vaccine. *Nephron*, **61**:328, 1992. ■ 12. Blumberg BS. Feasibility of controlling or eradicating the hepatitis B virus. *Am J Med*, 87:2S-4S, 1989. ■ 13. Borcic B, Gasparovic V, Mihaljevic I, et al. Reactivity and immunogenicity of Engerix B, the recombinant DNA vaccine against hepatitis B. *Acta Med Iugosl*, 43:247-54, 1989. ■ 14. Brissete S, Gomez M, Lambert J, Willems B. Compliance and response to high dose hepatitis B vaccination in drug users. *Antiviral Ther*, 5(Suppl 1):2, abstract B157, 2000. ■ 15. Bryan JP, Sjogren M, Igbal M, et al. Comparative trial of low-dose,

intradermal, recombinant and plasma-derived hepatitis B vaccine. *J Infect Dis*, N162:789-93, 1990. ■ 16. Butterly L, Watkins E. & Dienstag JL. Recombinant-yeast-derived hepatitis B vaccine in healthy adults: safety and low-year immunogenicity of early investigative lots of vaccine. *J Med Virol*, 27:155-9, 1989. ■ 17. Cadranel S, Zeghlache S, Fernandez S, et al. Vaccination of newborns of HBsAg-positive carrier mothers with a recombinant DNA hepatitis B vaccine. *Postgrad Med J*, 63:159-60, 1987. ■ 18. Carrilho FJ, Queiróz ML, Silva LC, et al. Active immunization against hepatitis B virus with low-doses of plasma-derived vaccine by intradermal route. *Rev Inst Med Trop (S Paulo)*, 31:91-4, 1989. ■ 19. Carrilho FJ, Queiróz ML, Fonseca LEP, et al. Active immunization against hepatitis B virus with low-doses of plasma-derived vaccine by intradermal route. Anti-HBs response after three years of follow-up. *Rev Inst Med Trop (S Paulo)*, 33:167, 1991. ■ 20. Carrilho FJ. Fígado. In: Prado J (ed). *Manual de Gastroenterologia*. Roca, São Paulo, 1993. pp 285-375. ■ 21. Carrilho FJ, França AVC, Silva LC da, Laudanna AA. Viral hepatitis prophylaxis. *Rev Hosp Clin Fac Med USP*, 51:203-10, 1996. ■ 22. Centers for Disease Control and Prevention. Recommendations for prevention and control of hepatitis C virus *HCV) infection and HCV-related chronic disease. *MMWR. Morbid Mortal Wkly Rep*, 47:1-33, 1998. ■ 23. Centers for Disease Control and Prevention. Prevention of hepatitis A through active or passive immunization: recommendations of the Advisory Committee on Immunization Practices (ACIP). *MMWR*, 48:1-37, 1999. ■ 24. Clarke JA, Hollinger FB, Lewis E, et al. Intradermal inoculation with Heptavax-B. Immune response and histologic evaluation of infection sites. *JAMA*, 262:2567-71, 1989. ■ 25. Conrad ME, Lemon SM. Prevention of endemic icteric viral hepatitis by administration of immune serum gamma globulin. *J Inf Dis*, 156:56, 1987. ■ 26. Coursaget P, Bringer L, Sarr G, et al. Comparative immunogenicity in children of mammalian cell-derived recombinant hepatitis B vaccine and plasma-derived hepatitis B vaccine. *Vaccine*, 10:379-82, 1992. ■ 27. Dentico P, Buongiorno R, Volpe A, et al. Long term immunogenicity safety and efficacy of a recombinant hepatitis B vaccine in health adults. *Eur J Epidemiol*, 8:650-55, 1992. ■ 28. Descos B. Vaccination against hepatitis B virus. *Pediatrie Bucur*, 45:173-79, 1990. ■ 29. D'Hondt E, Purcell RH, Emerson S, et al. Efficacy of an inactivated hepatitis A vaccine in pre-and post exposure conditions in marmosets. *J Infect Dis*, 17:S40-S43, 1995. ■ 30. Fadda G, Maida A, Masia C, et al. Efficacy of hepatitis B immunization with reduced intradermal doses. *Eur J Epidemiol*, 3:176-80, 1987. ■ 31. Favero MS, Maynard JE, Leger RT, et al. Guidelines for the care of patients hospitalized with viral hepatitis. *Ann Int Med*, 91:872-6, 1979. ■ 32. Ferreira CR, Yoshida CF, Mercadante LA, et al. Immunization against hepatitis B in children from endemic zone: evaluation of the antibody response against the DNA recombinant vaccine (Engerix B-20 mcg). *Rev Inst Med Trop (S Paulo)*, 35:89-92, 1993. ■ 33. Francis DP, Hadler SC, Prendergast TJ, et al. Occurrence of hepatitis A, B, and non-A/non-B in the United States: CDC Sentinel County hepatitis study I. *Amer J Med*, 76:69, 1984. ■ 34. Frider B, Sookoian S, Rebora N, et al. Professional risk: hepatitis B. Vaccination strategies in a general hospital. *Acta Gastroenterol Latinoam*, 22:29-35, 1992. ■ 35. Garcia O, Bruguera M, Mayor A, et al. Hepatitis B at an open institution for the mentally retarded. Immunogenic effect of a recombinant anti-hepatitis-B vaccine. *Enferm Infecc Microbiol Clin*, 8:148-52, 1990. ■ 36. Hanson RG, Hoofnagle JH, Minuk, GY, et al. Cell-mediated immunity to hepatitis B surface antigen in man. *Clin Exp Immunol*, 57:257-64, 1984. ■ 37. Harris AA, Daly-Gawenda D, Hudson EK. Vaccine choice and program participation rates when two hepatitis B vaccine are offered. *J Occup Med*, 33:804-7, 1991. ■ 38. Havens Jr. WP, Paul JR. Prevention and attenuation of infection hepatitis by gamma globulin: preliminary note. *JAMA*, 129:270-2, 1945. ■ 39. Hayashi J, Kashiwagi S, Kajiyama W, et al. Comparison of results of recombinant and plasma-derived hepatitis B vaccines in Japonese nursery-school children. *J Infect*, 17:49-55, 1988. ■ 40. Hayashi J, Nakashima K, Noguchi A, et al. Cost effectiveness of intradermal vs. subcutaneous hepatitis B vaccination for the mentally handcapped. *J Infect*, 23:39-45, 1991. ■ 41. Hayashi J, Noguchi A, Nakashima K,

Morofuji M, et al. Long-term observation of the effect of intradermal hepatitis B vaccination on mentally retarded patients. *Eur J Epidemiol*, 7:649-53, 1991. ■ 42. Heijtink RA, Breuckers AA, Den-Hartigh G, et al. Low dose intradermal vaccination against hepatitis B in mentally retarded patients. *Vaccine*, 6:59-61, 1988. ■ 43. Heijtink RA, Knol RM, Schalm SW. Low-dose (2 micrograms) hepatitis B vaccination in medical students: comparable immunogenicity for intramuscular and intradermal routes. *J Med Virol*, 27:151-4, 1989. ■ 44. Herbert M, Butler AV, Roome AP, Caul EO. Comparison of intradermal and intramuscular hepatitis B vaccination in university students. *Vaccine*, 7:395-6, 1989. ■ 45. Holzmann H, Croy C, Kundi M, Popow-Kraupp T. Quantitative determination of hepatitis A virus antibodies in vaccines: is it necessary? *Antiviral Ther*, 5(Suppl 1):2 (Abstract Ao 27), 2000. ■ 46. Hoofnagle JH, Seef LB, Bales ZB, et al. Passive-active immunity from hepatitis B immune globulin. Reanalysis of a Veterans Administration Cooperative study of needle-stick hepatitis. *N Engl J Med*, 91:813-8, 1979. ■ 47. Horowitz MM, Ershler WB, Mckinney WP, et al. Duration of immunity after hepatitis B vaccination: efficacy of low-dose booster vaccine. *Ann Intern Med*, 108:185-9, 1988. ■ 48. Immunization Practices Advisory Committee. Protection against viral hepatitis. Morbidity and Mortality Weekly Report 39, no. RR-2, 1990. ■ 49. Juszczyk J, Baralkiewicz G. Long term results against viral hepatitis B using recombinant vaccine Engerix B. *Przegl Epidemiol*, 46:271-9, 1992. ■ 50. Kane MA. Prospects for the introduction of hepatitis A vaccine into public health use. *Progress in Medical Virology*, 37:96, 1990. ■ 51. Keeffe EB. Hepatitis A vaccines. Uptade on viral hepatitis. Post graduate course, 2000, pp 54-60, 2000. ■ 52. Keeffe EB, Iwarson S, McMahon BJ, et al. Safety and immunogenicity of inativated hepatitis A vaccine in patients with chronic liver disease. *J Med Virol*, 52:215-23, 1997. ■ 53. King JW, Taylor EM, Crow SD, et al. Comparison of the immunogenicity of hepatitis B vaccine administered intradermally and intramuscularly. *Rev Infect Dis*, 12:1035-43, 1990. ■ 54. Kock J, Schlicht HJ. Analysis of the earliest steps of hepadnavirus replication: genome repair after infectious entry into hepatocytes does not depend on viral polymerase activity. *J Virol*, 67:4867-74, 1997. ■ 55. Koff RS. Hepatitis vaccines. In: Schiff ER, Sorrell MF, Madrey WC (eds), *Schiff's Diseases of the liver*. 8th ed, Lippincot-Raven Publishers, Philadelphia, 1999. ■ 56. Lasheras-Lozano ML, Gil-Miguel A, Vizcaino-Alcaide MJ, et al. Hepatitis B vaccination in children and adolescents. *Aten Primaria*, 11:286-91, 1993. ■ 57. Lemon SM, Ping L-H, Day S, et al. Immunobiology of hepatitis A virus. In: Hollinger FB, Lemon SM, Margolis HS (eds). *Viral Hepatitis and Liver Disease*. Williams & Wilkins, Baltimore, 1991, p. 20. ■ 58. Lemon SM, Stapleton JT. Prevention. In: Zuckerman AJ, Thomas HC (eds). *Viral Hepatitis*. Churchill Livingstone, Edinburgh, 1993, p. 61-79. ■ 59. Mannucci PM, Gringeri A, Morfini M, et al. Immunogenicity of a recombinant hepatitis B vaccine in hemophiliacs. *Am J Hematol*, 29:211-4, 1988. ■ 60. Marangi AL, Giordano R, Mantanaro A, et al. A successful two-step integrated protocol of anti-HBV vaccination in chronic uremia. *Nephron*, 61:331-2, 1992. ■ 61. Margolis H. Hepatitis B vaccine. Postgraduate course 2000. Update on Viral hepatitis, Dallas, 2000, pp 88-91. ■ 62. Mettang T, Weber J, Schenk U, et al. Intradermal hepatitis B vaccination in nonresponders hemodialysis patients. *Ren Fail*, 15:655-6, 1994. ■ 63. Miller KD, Gibbs RD, Mulligan MM, et al. Intradermal hepatitis B vacine: immunogenicity and side-effects in adults. *Lancet*, 2:1454-6, 1983. ■ 64. Milne A, Allwood GK, Pearce NE, et al. Low dose hepatitis B vaccination in children. *N Z Med J*, 99:47-9, 1986. ■ 65. Mitra G, Wong MF, Mozen MM, et al. Elimination of infectious retroviruses during preparation of immunoglobulins. *Transfusion*, 26:394, 1986. ■ 66. Morris CA, Oliver PR, Reynolds F, et al. Intradermal hepatitis B immunization with yeast-derived vaccine: serological response by sex and age. *Epidemiol Infect*, 103:387-94, 1989. ■ 67. Most J, Larcher C, Vogetseder W, et al. Recombinant versus plasma derived hepatitis B vaccine: comparison of immunogenicity in medical students. *Vaccine*, 10:740-1, 1992. ■ 68. Mosser AG, Leippe DM, Ruecker RR. Neutralization of Picornavirus: Support for the Pentamer Bridging Hypothesis. In: Semier BL, Ehrenfeld E (eds). *Molecular Aspects of*

Picornavirus Infection and Detection. American Society of Microbiology, Washington, 1986, p. 155. ■ 69. Odaka N, Eldred L, Cohn S, et al. Comparative immonugenicity of plasma and recombinant hepatitis B virus vaccines in homosexual men. *JAMA*, 260:3635-7, 1988. ■ 70. Ono K, Kashiwagi S. Complete seroconversion by low-dose intradermal injection of recombinant hepatitis B vaccine in hemodialysis patients. *Nephron*, 58:47-51, 1991. ■ 71. Organización Mundial De La Salud. Hepatitis vírica. Informe de un Grupo Científico de la OMS. *Ser Inf Tecn N, 512*:7-57, 1973. ■ 72. Palmovic D, Crnjakovic-Palmovic J. Prevention of hepatitis B virus (HBV) infection in health-care workers after accidental exposure: a comparison of two prophylactic schedules. *Infection*, 21:42-45, 1993. ■ 73. Polywka S, Gatermann S, Von-Wulffen H, et al. Evaluation of the efficacy of a recombinant hepatitis B vaccine. *Immun Infekt*, 16:175-8, 1988. ■ 74. Pongpipat D, Suvatte V, Assateerawatts A. Hepatitis B immunization in high risk neonates born from HBsAg positive mothers: comparison between plasma derived and recombinant DNA vaccine. *Asian Pac J Allergy Immunol*, 7:37-40, 1989. ■ 75. Poovorawan Y, Sanpavat S, Pongpunlert W, et al. Protective efficacy of a recombinant DNA hepatitis B vaccine in neonates of HBe antigen-positive mothers. *JAMA*, 261:3278-81, 1989. ■ 76. Purcell RH. Hepatitis E virus. Update on Viral Hepatitis. Postgraduate course 2000. AASLD, Dallas, Texas, 2000, pp 61-67. ■ 77. Rahman F, Dahmen A, Herzog-Hauff S, et al. Cellular and humoral immune response induced by intradermal or intramuscular vaccination with the major hepatitis B surface antigen. *Hepatology*, 31:521-7, 2000. ■ 78. Redfield RR, Innis BL, Scott RM, et al. Clinical evaluation of low-dose intradermally administered hepatitis B virus vaccine. A cost reduction strategy. Jama, 254:3203-6, 1985. ■ 79. Roberts EA, Yeung L. Maternal – infant transmission of hepatitis C virus infection. *Hepatology*, 36(Suppl 1):S106-S113, 2002. ■ 80. Robertson BH, D'hondt EH, Spelbring, et al. Effect of postexposure vaccination in a chimpanzee model of hepatitis A virus infection. *J Med Virol*, 43:429-51, 1994. ■ 81. Rodés J, Arroyo V. *Therapy In Liver Disease*. Doyma, Barcelona, 1992. ■ 82. Rogan PD, Duguid JK. Immunization of staff of a regional blood transfusion center with recombinant hepatitis B vaccine. *J Infect*, 22:5-9, 1991. ■ 83. Rumi MG, Romeo R, Bortolini M, et al. Immunogenicity of a yeast-recombinant hepatitis B vaccine in high-risk children. *J Med Virol*, 27:48-51, 1989. ■ 84. Russo R, Ripa F, Ditommaso S, et al. Immunogenicity of a recombinant vaccine against viral hepatitis B. *Ann Ist Super Sanita*, 28:563-7, 1992. ■ 85. Santos MV, Lopes MH. Vacina inativada contra a hepatite A: revisão da literatura e considerações sobre uso. *Rev Soc Bras Med Trop*, 30:145-57, 1997. ■ 86. Seaworth B, Drucker J, Starling J, et al. Hepatitis B vaccines in patients with chronic renal failure before dialysis. *J Infect Dis*, 157:332-7, 1988. ■ 87. Scheiermann N, Gesemann KM, Kreuzfelder E, et al. Effects of a recombinant yeast-derived hepatitis B vaccine in healthy adults. *Postgrad Med J*, 63:115-9, 1987. ■ 88. Scheiermann N, Gesemann M, Maurer C, et al. Persistence of antibodies after immunization with a recombinant yeast-derived

hepatitis B vaccine following two different schedules. *Vaccine*, 8: S44-46, discussion S60-62, 1990. ■ 89. Schoroeder DD, Mozen MM. Australia antigen: distribution during Cohn ethanol fractionation of human plasma. *Science*, 168:1462, 1970. ■ 90. Da Silva LC. Profilaxia e tratamento das hepatites por vírus. In: Da Silva LC (ed). *Hepatites Agudas e Crônicas*. Sarvier, São Paulo, 1986, pp 187-96. ■ 91. Da Silva LC, Pinho JRR. Hepatite B. In: Gayotto LCC, Alves FAV (eds). *Doenças do Fígado e Vias Biliares*. Atheneu, São Paulo, 2001 pp 441-67. ■ 92. Sjogren MH. Hepatitis A. In: *Schiff's Disease of the Liver*. Achiff ER, Sorrell MF, Maddrey WC (eds). 8th ed, Lippincot-Raven Publ, Philadelphia, 1999, pp 745-56. ■ 93. Stevens CE, Taylor PE, Tong MI, et al. Hepatitis B vaccine. An overview. In: Vyas GN, Dienstag JL, Hoofnagle JH (eds). *Viral Hepatitis and Liver Disease*. Grune and Stratton, Orlando, 1987, pp 275-91. ■ 94. Stevens CE, Taylor PE, Tong MJ, et al. Yeast-recombinant hepatitis B vaccine. Efficacy with hepatitis B immune globulin in prevention of perinatal hepatitis B virus tranmission. *JAMA*, 257:2612-6, 1987. ■ 95. Stevens CE, Toy PT, Taylor PE, et al. Prospects for control of hepatitis B virus infection: Implication of childhood vaccination and long-term protection. *Pediatrics*, 90:170-3, 1992. ■ 96. Stokes J & Neefe JR. The prevention and attenuation of infectious hepatitis by gamma globulin. *JAMA*, 127:144-5, 1945. ■ 97. Tejedor-Torres JC, Reyes-Pecharroman S, Perez-Rivilla A, et al. The long term efficacy of a recombinant hepatitis B in newborn. *An Esp Pediatr*, 39:243-7, 1993. ■ 98. Terrault NA. Sexual activaty as a risk factor for hepatitis C. *Hepatology*, 36(Suppl 1):S99-S105, 2002. ■ 99. Vermeltfoort, J.A. Revaccination against hepatitis B in non-responders and in under-responders in a group of mentally handcapped patients. *Ned Tijdschr Geneeskd*, 135:2173-5, 1991. ■ 100. Wedemeyer H, Tillmann HL, Kayser A, et al. Detection of HBV-specific memory T cells in healthy seronegative virus-exposed individuals. *J Hepatol*, 36(Suppl 1):177, abstract 624, 2002. ■ 101. Weiland O, Niklasson B, Berg R, et al. Clinical and subclinical hepatitis A occuring after immunoglobulin prophylaxis among Swedish UN soldiers in Sinai. *Scand J Gastroenterol*, 15:967, 1981. ■ 102. Wells MA, Wittek AE, Epstein JS, et al. Inactivation and partition of human T-cell lymphotropic virus, type III, during ethanol fractionation of plasma. *Transfusion*, 26:210, 1986. ■ 103. Wiedermann G, Ambrosch F, Kremsner P, et al. Reactogenicity and immunogenicity of different lots of a yeast-derived hepatitis B vaccine. *Postgrad Med J*, 63(Suppl 2):109-13, 1987. ■ 104. Woodson RD, Clinton JJ. Hepatitis prophylaxis abroad. Effectiveness of immune serum globulin in protecting Peace Corps volunteers. *J Amer Med Assoc*, 209:1053, 1969. ■ 105. World Health Organization. No evidence that hepatitis B vaccine causes multiple sclerosis. *Weekly Epidemiological Record*. S\Who, 21:149-52, 1997. ■ 106. Yasumura S, Shimizu Y, Yasuyama T, et al. Intradermal hepatitis B virus vaccination for low- or non-responded health-care workers. *Acta Med Okayama*, 45:457-9, 1991. ■ 107. Zuckerman AJ, Zuckerman JN, Harrison TJ. Prevention. In: Zuckerman AJ, Thomas HC (eds). *Viral Hepatitis*. Edinburgh, Churchill Livingston, 1993. p. 217-226.

40 Drogas utilizadas no tratamento das hepatites

Luiz Caetano da Silva

FARMACOLOGIA E MODO DE AÇÃO

Para se entender melhor o manejo de medicamentos utilizados no tratamento das hepatites crônicas, torna-se necessária uma abordagem de seus principais aspectos farmacológicos.

INTERFERONS (IFN)

INTRODUÇÃO

O fenômeno da interferência viral foi descrita algumas décadas antes da descoberta do interferon[19,33].

Em 1957, dois investigadores ingleses, Alick Isaacs e Jean Lindenmann, fizeram uma descoberta fundamental. Verificaram que quando uma espécie de vírus colonizava células em animais, esta invasão interferia com a capacidade de outros vírus, sem nenhuma relação com os primeiros, produzirem infecção concomitante. Os dois pesquisadores observaram que a substância responsável pela inibição era secretada pelas células infectadas e a denominaram de interferon. Verificaram, também, que essa proteína não interagia diretamente com os vírus, mas induzia as células infectadas e as células vizinhas a produzirem outras proteínas, capazes de impedir a replicação dos vírus invasores[37]. Os resultados obtidos por Isaacs e Lindenmann basearam-se em estudos realizados com células de membranas corioalantóides incubadas com o vírus da influenza[35].

Seguiram-se numerosas pesquisas, que culminaram com a descoberta de vários tipos de interferon. Sabe-se, hoje, que essas moléculas pertencem à superfamília das citocinas (Fig. 40.1).

Os interferons (IFN) são citocinas potentes, com ações antivirais, imunomoduladoras e antiproliferativas. Indubitavelmente, o IFN forma a primeira linha de defesa contra infecções virais, mesmo antes que o mecanismo imune seja totalmente mobilizado[38].

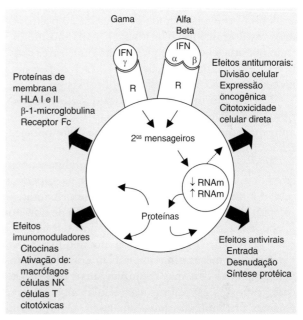

Figura 40.1 – Principais ações dos interferons-α, β e γ (modificado)[67]. R = receptores; IFN = interferon.

CLASSIFICAÇÃO E CARACTERÍSTICAS

A maioria dos interferons é incluída nas seguintes classes: alfa, beta e gama. A classificação atual baseia-se na seqüência de aminoácidos dessas proteínas. Além das três, os pesquisadores descobriram duas classes adicionais, ômega e tau, semelhantes às alfas, porém um pouco maiores[37].

Os IFN-alfa (α), beta (β) e gama (γ) podem ser distinguidos por características estruturais, bioquímicas e antigênicas (Tabela 40.1). Os IFN das três classes são imunologicamente distintos, sendo o anti-soro contra uma classe incapaz de neutralizar IFN das outras duas classes[38].

Os IFN tipo I são formados por dois grupos distintos de proteínas, denominados IFN-α e β.

Capítulo 40

Tabela 40.1 – Características dos interferons humanos[67].

Interferon	Alfa	Beta	Gama
Números de genes	23	1	1
Localização genética*	9	9	12
Localização de receptor*	21	21	6
Peso molecular (kD)	+20**	23	17-25
Aminoácidos	165-166	166	143
Estabilidade em pH	Estável	Estável	Lábil
Células produtoras	Monócitos, células B	Fibro-blastos	Células T
Indutores***	Vírus	RNA dh Poli I,C Vírus	Antígeno Mitógeno

* Número do cromossomo.

** Ver texto.

*** dh = dupla hélice; polipolirribonucleotídeos.

O IFN-α é uma família de cerca de 20 polipeptídeos estruturalmente relacionados, cada um modificado por um gene[1]. Os fagócitos mononucleares constituem a principal fonte de IFN-α. O IFN-β é uma proteína simples produzida por fibroblastos.

O estímulo mais potente para a síntese de IFN tipo I é a infecção viral. As células T ativadas por antígeno também estimulam fagócitos mononucleares a sintetizar IFN tipo I.

Embora os IFN-α e β sejam estruturalmente bem diferentes, ligam-se ao mesmo receptor na superfície celular e induzem respostas biológicas semelhantes. O receptor dos IFN tipo I é um heterodímero de dois polipeptídeos estruturalmente relacionados; um liga-se à citocina e o outro traduz sinais via caminho JAK/STAT.

Um dos mecanismos mais bem compreendidos pelos quais as citocinas traduzem sinais que provocam respostas específicas nas células-alvo envolve enzimas denominadas Janus quinases (JAKs) e fatores de transcrição denominados transdutores de sinal e ativadores de transcrição (STAT). As vias JAK/STAT de sinalização são utilizadas por todos os receptores de citocinas tipos I e II[1]. O nome Janus quinases inspirou-se no rei romano de duas cabeças, devido à presença de dois domínios de quinases, embora somente a quinase tirosina seja ativa[1].

Interferon-alfa (IFN-α) – é produzido por monócitos e células B em resposta a vírus e estímulo antigênicos[67]. Virtualmente, qualquer célula, quando infectada por um vírus, pode produzir IFN[37].

O IFN-α natural de leucócitos é uma mistura de proteínas codificadas por 13 diferentes genes e obtida do sobrenadante de leucócitos humanos expostos a um vírus[23]. IFN purificados são atualmente produzidos por técnicas de DNA recombinante em *Escherichia coli*. Esse processo envolve a inserção do gene IFN-α-2 humano no genoma bacteriano com a ex-

pressão subseqüente de proteínas humanas não-glicosiladas quase 100% puras[23]. Duas formas de IFN-α recombinante são comercialmente disponíveis e diferem por um único aminoácido na posição 23: lisina no IFN-α-2a e arginina no IFN-α-2b. Uma terceira forma comercial não é recombinante, mas extraída de células linfoblastóides.

Interferon-beta (IFN-β) – é produzido por fibroblastos e proveniente de um único gene, localizado no cromossomo 9. Como se observa uma certa homologia entre IFN-alfa e beta, eles são agrupados como IFN tipo I.

Interferon-gama (IFN-γ) – apresenta estrutura e *locus* genético diferentes dos dois anteriores, sendo classificado como IFN tipo II. Vários antígenos e mitógenos, ou seja, substâncias químicas que induzem a divisão, provocam a produção de IFN-γ pela células T e "natural killer" (NK). Esse tipo de IFN tem maior efeito imunorregulador do que antiviral[67].

RECEPTORES DE INTERFERON

Os IFN-α e β possuem receptor comum, cujo gene está localizado no cromossomo 21. Esses receptores, constituídos por glicoproteína de 130kD, estão presentes em grande variedade de células humanas. Após a ligação com o receptor, o IFN-α é internalizado rapidamente por endocitose, que ocorre dentro de 1 a 2 horas[38].

O receptor do IFN-γ é codificado por um gene localizado no cromossomo 6. Esses receptores têm sido encontrados em vários tipos de células, como linfócitos, fibroblastos, plaquetas e certas células tumorais.

A internalização do complexo receptor resulta na perda temporária de receptores da superfície celular; a recuperação de seu número leva várias horas e é acompanhada de síntese protéica[19]. Esse processo pode ser inibido pela cicloeximida, sugerindo que novos receptores devem ser ativamente sintetizados[66].

Após internalização, os mecanismos (mensageiros) responsáveis pelos efeitos dos IFN não estão definidos. Sabe-se que os IFN exercem seus efeitos pela ativação dos sinais de transdução. Essa via consiste de uma cascata de reações que se inicia quando a molécula sinalizadora se une ao receptor da membrana celular. Tal união faz com que a parte do receptor que está dentro da célula envie comandos para outras moléculas intracelulares[37].

Os receptores têm sido motivo de investigações recentes, principalmente em células mononucleares do sangue periférico. Várias observações têm motivado tais pesquisas, entre outras, a variabilidade na indução de oligoadenilato sintetase (2'5'-OAS) em diferentes pacientes[59]. Nakajima e cols.[59] estudaram

346

os receptores de IFN em células mononucleares do sangue periférico e as alterações na atividade da 2'5'-OAS em pacientes com hepatite crônica B submetidos a tratamento com IFN-α ou β. Os receptores sofreram redução de 50% em relação ao basal, durante o tratamento, mas retornaram aos níveis basais duas semanas após suspensão do tratamento. Por outro lado, a atividade da 2-5-OAS aumentou cinco vezes durante o tratamento, voltando aos níveis iniciais após uma semana de interrupção do IFN. Entretanto, a eficácia da terapêutica não pode ser prognosticada pelo número de receptores ou pela sua redução[59].

VIA METABÓLICA PÓS-RECEPTOR

Os detalhes de transdução de sinal pelo receptor de IFN são pouco conhecidos, mas o trabalho de Hannigan e Williams[29] pode contribuir para a definição da via metabólica pós-receptor. Assim, os autores mostraram que a exposição de fibroblastos ao IFN resulta na hidrólise de fosfatidilcolina pela fosfolipase A_2 para liberar ácido aracdônico. Tal ativação da fosfolipase A_2 é comum a muitos receptores. Em outros sistemas, o ácido aracdônico é metabolizado pela cicloxigenase a prostaglandinas ou pela lipoxigenase a leucotrienos, que servem como segundo mensageiro específico.

O que é novo na via metabólica associada ao IFN é a aparente oxidação do ácido aracdônico por outras enzimas, que não a ciclo e a lipoxigenase, da família da epoxigenase, a fim de produzir um segundo mensageiro eicosanóide associado ao IFN[6] (Fig. 40.2).

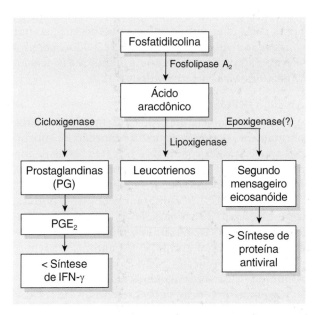

Figura 40.2 – Possíveis relações entre IFN e vias metabólicas do ácido aracdônico. O IFN-alfa aumenta a síntese de proteína antiviral, mas também a da PGE_2, que é imunossupressora. Os antiinflamatórios reduzem a via cicloxigenase e lipoxigenase e favoreceriam a via epoxigenase[29].

Um resultado interessante apresentado por Hannigan e Williams[29] é que a inibição da oxidação do ácido aracdônico via cicloxigenase e lipoxigenase, após adição de inibidores dessas enzimas, resulta em amplificação acentuada do sinal do IFN, talvez pelo desvio da via habitual para uma via alternativa (epoxigenase?). Dessa forma, a administração de indometacina ou outros inibidores da cicloxigenase poderia ser tentada para se poder reduzir a dose de IFN[6]. Nesse sentido, o sulindac e o cetoprofeno são interessantes, porque inibem a cicloxigenase e, em menor extensão, a lipoxigenase[6]. O sulindac é também uma pró-droga, sendo metabolizada a um inibidor da ciclo e da lipoxigenase no fígado. É possível que níveis mais altos de inibição no fígado sejam conseguidos com o sulindac, resultando em melhor eficácia e menor toxicidade sistêmica[6].

Andreone e cols.[2] mostraram que o IFN induz a um aumento significativo da produção de prostaglandina E_2 nas hepatites crônicas por VHB e VHC. Como a prostaglandina E_2 tem um efeito imunossupressor, o emprego de drogas antiinflamatórias aumentaria a atividade imunoestimuladora do IFN, por meio da menor produção de prostaglandina E_2[2].

Andreone e cols.[3] observaram também que tanto a indometacina como o INF-α administrados a pacientes com hepatites crônicas B e C provocavam elevação significativa da concentração sérica de 2'5'-OAS (ver item 2'5'-oligoadenilato sintetase na página seguinte) e que tal incremento era ainda maior quando associadas ambas as drogas. Esse fato sugere que drogas antiinflamatórias podem exacerbar a atividade antiviral do INF-α e enfatiza a necessidade de estudos controlados, tendo em vista não somente a possibilidade de efeitos colaterais como também o problema custo-benefício.

Vale enfatizar que as publicações mais recentes não se referem a essa associação terapêutica.

PROTEÍNAS INDUZIDAS PELO INTERFERON

Os INF não inibem diretamente a multiplicação viral, mas induzem a síntese de proteínas, que são efetoras do estado antiviral[38].

Quinases

O IFN pode induzir a formação de várias proteínas, algumas das quais caracterizadas recentemente. As vias de transdução iniciadas pelo IFN envolvem a ativação de uma classe de enzimas denominadas Janus quinases. Essas proteínas, descobertas em 1990, constituem um subgrupo de enzimas (tirosinas quinases) que adicionam grupos fosfatos à tirosina. O nome dessas enzimas origina-se do rei romano Janus ou Jano (representado por dois rostos opostos), porque possuem dois locais potencialmente capazes de adicionar grupos fosfatos às proteínas[37].

Capítulo 40

A ligação dos IFN tipo 1 ao seu receptor resulta na ativação de uma enzima, a tirosina quinase 2 (TyK2) e da Janus quinase 1 (JAK1). Essas quinases aparentemente fosforilam proteínas denominadas "stat" (de "signal transducers" e "activators of transcription"), de números 113, 91 e 84 (de acordo com o peso molecular) e que associadas a uma outra proteína de 48kD (p48) formam um complexo sobre certos genes no núcleo. O complexo designado ISGF-3 ("interferon-stimulated gene factor-3")[19] redunda na transcrição desses genes em moléculas de RNA mensageiro, que levam à formação de proteínas[37].

A ligação do IFN-γ ao seu receptor resulta na ativação de duas Janus quinases: JAK1 e JAK2. Essas enzimas fosforilam a "stat 91" que, formando complexo com outra proteína, une-se a genes cujos promotores contêm um local de ativação do IFN-γ, com conseqüente transcrição em RNA mensageiro[37].

A união do IFN-γ a seu receptor resulta na indução de mais de 30 proteínas, muitas das quais são responsáveis pelas atividades antivirais do IFN. Algumas das proteínas induzidas pelos interferons (α, β e γ) incluem a 2'5'-OAS, β-2-microglobulina, indoleamina 2,3-disoxigenase (que resulta na degradação de triptofano), antígeno MHC (ou CPH) classe I e uma quinase protéica. O antígeno MHC classe II é induzido somente pelo IFN-γ[19].

2'5'-Oligoadenilato sintetase (2'5'-OAS)

Uma das conseqüências da transcrição do RNA mensageiro é a produção da enzima 2'5'-OAS. O nível de atividade dessa enzima correlaciona-se com os efeitos antivirais dos IFN. A 2'5'-OAS ativada também ativa a ribonuclease L, que pode clivar o RNA do hospedeiro mas que cliva preferencialmente o RNA viral[67]. Além disso, a ribonuclease é ativada somente nas células infectadas por vírus.

A 2'5'-OAS é codificada por um gene localizado no cromossomo 11. Alguns autores descreveram duas variantes da enzima[71], uma com peso molecular de 100kD, de localização preferencialmente citoplasmática, e outra de 30kD, principalmente nuclear. Parece que o IFN-α aumenta, de preferência, a proteína nuclear, enquanto o IFN-γ produz indução das duas proteínas. Ambos os IFN parecem apresentar ação sinérgica na indução da 2'5'-OAS[40].

Resumindo, a 2'5'-OAS sintetiza uma série de oligoadenilatos, que por sua vez ativam uma ribonuclease latente que degrada RNA mensageiros. A quinase protéica fosforila e inativa uma das proteínas necessárias para o início da síntese protéica[24].

Proteínas de superfície

Como vimos, os IFN induzem a expressão de antígenos de histocompatibilidade (HLA) classes I e II na superfície celular e aumentam os níveis de β-2-microglobulina (ver Fig. 40.1).

AÇÕES BIOLÓGICAS

As ações dos IFN tipo I protegem contra infecções virais e promovem imunidade mediada por células contra vírus intracelulares[1]:

1. Inibe a replicação viral. O IFN leva as células a sintetizarem várias enzimas, entre outras a oligoadenilato sintetase (2'5'-OAS), que interfere com a transcrição e replicação viral RNA ou DNA. A ação antiviral é primariamente parácrina, protegendo células vizinhas ainda não infectadas (estado antiviral), mas pode também ser autócrina, inibindo a replicação viral na própria célula.

2. Aumenta o transporte de moléculas MHC classe I. Como os linfócitos T citotóxicos (CTL) CD8+ reconhecem antígenos estranhos unidos a moléculas MHC classe I, o IFN tipo I exacerba o reconhecimento desses antígenos virais na superfície de células infectadas e, portanto, a eficiência dos CTL CD8+.

3. Estimula o desenvolvimento de células Th1, principalmente por promover nas células T a expressão de receptores funcionais para a interleucina-12 (IL-12), principal indutora de Th1.
Na hepatite crônica C, o IFN peguilado, principalmente se associado à ribavirina, leva à indução e à manutenção de respostas VHC-específicas e produzidas por células CD4+ (T auxiliares tipo 1)[43].

4. Pode aumentar a atividade citolítica de células NK.

5. Ação antifibrótica. Culturas de células têm demonstrado que o IFN-α bloqueia a ativação, a proliferação e a síntese de colágeno de células estreladas hepáticas e de miofibroblastos[74].

6. Inibe a proliferação de vários tipos celulares, incluindo linfócitos, provavelmente pela indução das mesmas enzimas que bloqueiam a replicação viral, mas pode também envolver outras enzimas que alteram o metabolismo de aminoácidos, como o triptofano[1]. Desconhece-se a importância fisiológica dessa ação antiproliferativa.

ANTICORPOS ANTI-IFN

A reativação da hepatite crônica C antes de terminar o tratamento pode ser devida à formação de anticorpos neutralizantes contra IFN[56]. A freqüência de formação de anti-IFN tem variado muito, entre 1 e 60%, o que sugere a possibilidade de influência genética[34].

Hosoi e cols.[34] pesquisaram genes de IFN-α-2a, α-2b e α-2c em 23 japoneses e só encontraram o α-2b. Entre esses, 10 utilizaram o IFN-α-2a, sendo que sete desenvolveram anti-IFN. Os autores referem-se ao uso do IFN-β nesses casos e ao possível aparecimento de reação cruzada entre α-2a e α-2b.

Segundo Antonelli e cols.[4], os títulos de anticorpos contra IFN-α-2a são muito superiores aos anti-IFN-α-2b. Além disso, a freqüência de formação de anticorpos foi significativamente maior em pacientes tratados com IFN-α-2a (20,2%) que nos tratados com IFN-α-2b (6,9%) ou IFN-linfoblastóide (1,2%).

Estudo interessante sobre anti-IFN foi realizado por Brand e cols.[9], que demonstraram seu aparecimento em 3 de 15 pacientes (20%) tratados com IFN-α-2a. Com a persistência do tratamento, foram surgindo anticorpos em títulos baixos contra o IFN-α linfoblastóide, que possui vários subtipos. Segundo esses autores[9], a recaída após resposta inicial ao IFN-α-2a pode ser tratada com IFN linfoblastóide, mas nem sempre o resultado é satisfatório, seja pela perda de sensibilidade do vírus, seja pelo aparecimento de anticorpos neutralizantes que produzem reação cruzada.

Para Lok e cols.[49], os anticorpos anti-IFN apresentam maior tendência a aparecer com o emprego de doses mais baixas (2,5 ou 5MU/m²). Observaram também que a resposta satisfatória ao IFN é menos provável em pacientes com altos títulos de anticorpos neutralizantes. Os anticorpos foram detectados em 21 de 54 pacientes (39%) com hepatite crônica B (HCB) tratados com IFN. Entre os 21 pacientes, os anticorpos surgiram somente a partir do segundo mês (43%), atingindo 90% ao fim do quarto mês. Os anti-IFN persistiram por 2 a 6 meses em 10 (48%), 6 a 12 meses em 6 (28%) e por mais de 12 meses em 5 (24%). Com o aparecimento dos anticorpos, observaram redução ou perda dos efeitos supressores do IFN sobre a medula óssea. Além disso, não observaram sintomas atribuíveis à formação de imunocomplexos. Finalmente, fazem referência a estudos em larga escala sobre tratamento de câncer, segundo os quais o anti-IFN surgiu em 11% após o emprego do IFN-α-2a e em 2,4% com o IFN-α-2b.

Enquanto 39% dos portadores de VHB asiáticos tratados desenvolveram anti-IFN, este foi detectado em somente 14% dos caucasianos[49]. Crowe e cols.[18] julgam que uma possível explicação para esse fenômeno resida na distribuição alélica dos genes α-2 na população, sendo as pessoas sem o gene α-2a mais propensas a reconhecer o IFN-α-2a como estranho. Esses autores analisaram o DNA genômico de 16 chineses infectados pelo VHB para a detecção do gene IFN-α-2a. Não o encontraram, porém somente 50% dos pacientes desenvolveram anticorpos neutralizantes. Julgam, portanto, que nem sempre haja relação direta entre genótipo e desenvolvimento de anti-IFN.

A distribuição de genes de IFN-α-2 foi estudada em mais de 28.000 indivíduos na América do Norte. Observou-se que o gene IFN-α-2b é o predominante, havendo pequena porcentagem de indivíduos com o IFN-α-2c, mas nenhum com IFN-α-2a[47].

Segundo Brand[10], as respostas anticórpicas são inicialmente específicas para um subtipo de IFN-α-2, porém mais tarde a atividade neutralizante vai se estendendo a outros subtipos. Contudo, esse fenômeno nem sempre é uma conseqüência automática do aumento de títulos de anticorpos[10].

O significado clínico dos anticorpos foi bem sintetizado por Antonelli e cols.[5], segundo os quais os anticorpos de ligação (anticorpos ligantes) incidem em cerca de 40% (35 a 46%) e os anticorpos neutralizantes em cerca de 25% (20 a 31%). Os mesmos autores[5] observaram que pacientes respondedores (normalização da ALT) produzem anticorpos com freqüência significativamente menor do que os não-respondedores (NR). Além disso, os anticorpos desenvolvem-se durante os primeiros três meses nos não-respondedores e após cinco meses nos respondedores.

Analisando os casos de recaída durante o tratamento ("breakthrough"), os autores[5] verificaram que em 19 de 26 pacientes (73,1%) foi devida aos anticorpos neutralizantes. Em alguns desses casos, observaram um aumento do nível de RNA-VHC.

Os anticorpos ligantes aparecem antes dos neutralizantes e de maneira significativa em pacientes não-respondedores. A porcentagem de anticorpos ligantes nos pacientes com recaída durante o tratamento ("breakthrough") é significativamente maior (95%) que nos demais pacientes (44%). Além disso, seus resultados mostram que muitos daqueles pacientes negativos para anticorpos neutralizantes são positivos para anticorpos ligantes, concomitantemente com a recaída bioquímica. Os autores concluem que entre os fatores responsáveis pelo fenômeno ("breakthrough") devem ser levados em consideração os anticorpos ligantes e os neutralizantes.

Wussow e cols.[83], em estudos sobre IFN na leucemia mielóide crônica, verificaram que o IFN-α-2a é significantemente mais imunogênico que o IFN-α-2b.

Resultados diferentes foram obtidos por Bonetti e cols.[8]. Segundo esses autores, na maioria dos pacientes que desenvolvem anti-IFN durante o tratamento a resposta ao IFN não é modificada, sendo indicada a pesquisa do anticorpo somente naqueles que apresentam recaída à terapêutica. Mesmo assim, de seus 16 pacientes com esse comportamento, apenas em 6 (37,5%) o fenômeno ocorreu em associação com o desenvolvimento de anti-IFN neutralizante, sendo que na maioria desses casos altos títulos de anticorpos foram detectados. Os autores[8] concluem que os anti-IFN neutralizantes podem afetar a resposta ao IFN em casos individuais somente quando em altos títulos e que tais efeitos são observados em não mais de 5% dos pacientes.

MECANISMOS DE ATIVIDADE ANTIVIRAL

Estão esquematizados na figura 40.3

De acordo com a figura 40.3, a maioria das proteínas antivirais induzidas pelo IFN age inibindo a translação de proteínas virais (mecanismo 2). Mas outras etapas são também afetadas (mecanismos 1, 3 e 4). Em resumo, os efeitos antivirais do IFN incluem a inibição de: penetração viral ("uncoating"), síntese

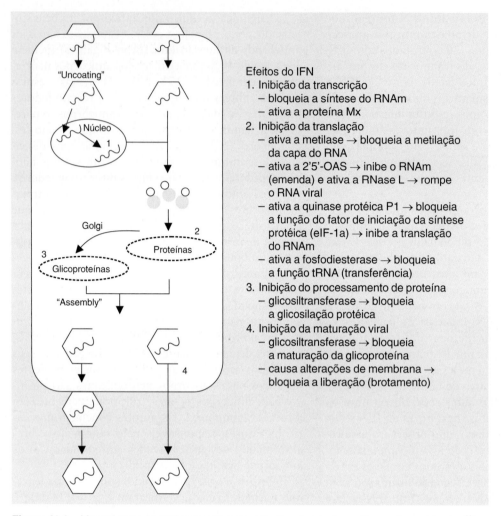

Figura 40.3 – Mecanismos de atividade antiviral mediada pelo interferon (baseada em Hayden[30]).

do RNA mensageiro, translação de proteínas virais e/ou montagem viral e liberação. A 2'5'-OAS produz oligômeros de adenilato que ativam uma endorribonuclease celular latente (RNase L), que cliva os RNA celular e viral.

A quinase protéica fosforila seletivamente e inativa uma proteína envolvida na síntese protéica, o fator 2 eucariótico de iniciação da síntese protéica (eIF-2). Pode ser também um importante efetor de apoptose[30].

O IFN também induz uma fosfodiesterase que cliva uma porção do RNA de transferência e assim evita o alongamento peptídico. Por outro lado, proteínas do vírus (por exemplo, VHC) podem oferecer resistência ao IFN por meio da inibição da quinase protéica.

OUTROS EFEITOS DO IFN

A resposta ao IFN na hepatite crônica é acompanhada de redução acentuada da atividade fibrogênica e melhora da histologia hepática[68a]. Em pacientes respondedores ao IFN, tem-se verificado menor expressão no tecido hepático do RNA mensageiro do fator de crescimento do tumor (TGF-B1), potente indutor da fibrogênese[68a].

Outro efeito interessante do IFN-α refere-se à sua capacidade de aumentar a expressão de receptores de estrógeno em câncer de mama, potencializando o efeito antiproliferativo do tamoxifeno[39].

Alguns genes inibidos pelo IFN-α incluem os oncogenes c-myc e c-fos e o gene para a enzima ornitina-descarboxilase, o que pode explicar alguns efeitos antitumorais[23].

O metabolismo lipídico pode ser alterado pelo interferon-γ, com a inibição da lipase lipoprotéica e conseqüente aumento dos níveis de triglicérides e lipoproteínas de densidade muito baixa (VLDL). Já o IFN-α reduz as lipoproteínas de baixa densidade (LDL) e de alta densidade, sem alterar o VLDL e o triglicérides[23].

ABSORÇÃO, DISTRIBUIÇÃO E ELIMINAÇÃO

A administração oral de IFN não resulta em níveis detectáveis no soro ou no aumento de atividade da

2'5'-OAS[30]. Após a injeção subcutânea ou intramuscular de IFN-α, a absorção excede 80%. Os níveis plasmáticos são relacionados à dose, atingindo o pico entre 4 e 8 horas e voltando à linha basal entre 18 e 36 horas. Os níveis de 2'5'-OAS nas células mononucleares do sangue periférico, que têm sido utilizados como marcadores de atividade biológica do IFN, mostram elevação que se iniciam em 6 horas, durando até quatro dias após uma única injeção. Um estado antiviral nas células mononucleares periféricas atinge o máximo em 24 horas, retornando ao basal em seis dias.

A absorção do IFN-γ é mais variável, e injeções intramusculares ou subcutâneas de IFN-β resultam em baixos níveis plasmáticos[30].

Com a administração parenteral, detectam-se níveis baixos de IFN nas secreções respiratórias, líquido cefalorraquidiano, cérebro e olhos[30].

Após administração endovenosa, o clareamento do IFN ocorre de maneira multiexponencial e complexa. A vida média de eliminação plasmática do IFN-α é de cerca de 40 minutos, enquanto a dos IFN-β e γ é de 4 horas e 0,5 hora, respectivamente.

Em estudos experimentais, o IFN-α localiza-se nos rins, onde a degradação proteolítica nos túbulos renais pode representar seu principal mecanismo de eliminação. Assim, pouca ou nenhuma droga intacta retorna à circulação ou é excretada na urina[23].

OUTRAS APRESENTAÇÕES DE IFN

IFN-α-con-1 ("consensus IFN", CIFN)

É um IFN-α tipo 1, sintético, que contém 166 resíduos de aminoácidos. Em termos de aminoácidos, o IFN-α-con-1 (CIFN) tem uma homologia de 30 e 60% com relação aos IFN-β e ω, respectivamente. Com relação aos subtipos de IFN-α há uma homologia de 89%.

Atividade antiviral – devido à falta de sistemas eficientes de cultura e animais pequenos adequados para estudo de replicação do VHC, a atividade antiviral do CIFN foi investigada em linhagem de célula humana infectada com o vírus da encefalomiocardite (EMCV) ou com o vírus da estomatite vesicular e mostrou-se superior à atividade de outros IFN-α[55]. Em outro estudo[26], o CIFN também se mostrou mais ativo contra os vírus do herpes simples, tipos 1 e 2 (HSV-1 e HSV-2).

Atividade antiproliferativa – o CIFN mostrou maior efeito antiproliferativo que o IFN-α em células de diversos tipos de câncer (renal, mieloma, leucemia mielóide crônica, linfoma etc.), com poucas exceções[78].

Atividade de células NK – A citotoxicidade NK-específica induzida pelo CIFN mostrou-se quase três vezes superior à da induzida pelos IFN-α-2a e α-2b[64].

IFN-α peguilado (PEG-IFN)

Polietilenoglicol (PEG) – molécula pequena que pode ser polimerizada em cadeias longas e ligadas a proteínas. Dois PEG-IFN estão sendo submetidos a estudos clínicos. O PEG-IFN-α-2a é um IFN-α-2a modificado pela ligação co-valente de metoxi-PEG ramificado com 40.000Da. O PEG-IFN-α-2b é um IFN-α-2b ligado à molécula simples de PEG com 12.000Da. Ambos os PEG-IFN apresentam clareamento ("clearance") sistêmico reduzido e uma vida média plasmática prolongada (cerca de 10 vezes) quando comparada à dos IFN comuns, o que permite que sejam administrados uma vez por semana. Os dois PEG-IFN parecem apresentar algumas diferenças na vida média, no metabolismo e nas taxas de eliminação[53]. O PEG-IFN-α-2a é predominantemente metabolizado no fígado, enquanto o PEG-IFN-α-2b é eliminado predominantemente pelos rins.

A comparação dos dois PEG-IFN é difícil[53]. Estudos clínicos iniciais mostraram que ambos apresentam maior eficácia, ou seja, aproximadamente o dobro, em relação aos IFN comuns correspondentes[79,86].

Estudo sobre a resposta imunológica ao PEG-IFN-α-2a mostrou uma exacerbação da resposta imune com perfil Th1: aumento da resposta CD4 específica para VHC, do IFN-α específico e redução da interleucina-10 (IL-10). Esse tipo de resposta foi mais acentuado nos pacientes tratados com PEG-IFN-α-2a associado à ribavirina[42].

O PEG-IFN-α-2a é utilizado na dose única semanal de 180μg para as hepatites C e B, independentemente do peso.

O PEG-IFN-α-2b é administrado na dose de 1,5μg/kg de peso por semana. Não se observou maior eficácia com doses maiores ou mais freqüentes[52].

Estudos farmacocinéticos realizados durante 48 semanas de administração de PEG-IFN-α-2a e de IFN-α-2b mostraram que os valores de "clearance" ao final do tratamento declinaram em 33,7% e 80,0%, respectivamente, e a bioatividade aumentou de 41 a 58%[36].

EFEITOS COLATERAIS E INTERAÇÕES DE DROGAS COM O IFN-α

Efeitos precoces

O principal efeito colateral (60 a 70% dos casos) é caracterizado por uma "síndrome gripal" ("flu-like") caracterizada por febre de 38 a 40°C, que surge em torno de 6 horas após a injeção, com calafrios, mialgias, cefaléia e, menos freqüentemente, artralgias. Esses efeitos são parcialmente bloqueados pelo paracetamol (ou acetaminofen).

Em voluntários sadios, submetidos à injeção de IFN (10×10^6UI), os sintomas "gripais" seguem um curso semelhante às concentrações de IFN, atingindo um pico 6-10 horas após a injeção subcutânea e desaparecendo em 16-24 horas[19]. Tais sintomas parecem estar associados ao aumento na concentração sérica de interleucina-6[19].

Aconselhamos manter o paciente hospitalizado por 12 horas para observação da intensidade dos efeitos precoces após a primeira dose. As reações tendem a diminuir nas doses subseqüentes, a não ser quando se espaçam as injeções por prazo superior a três dias[70].

Nas doses de 3 a 5 milhões de unidades (MU) por dia, outros efeitos, como gastrointestinais, neurológicos e cardiológicos, são pouco freqüentes, à exceção da anorexia e das náuseas, que podem surgir em cerca de 20% dos casos[23].

Estudo recente mostrou que o IFN produz um retardo do esvaziamento gástrico, que é corrigido pela administração de cisaprida[60]. Esse efeito colateral é mais acentuado com o INF-α que o IFN-β[60].

Efeitos tardios

Podem ser classificados em sistêmicos, hematológicos, infecciosos, auto-imunes e psiquiátricos[70].

Sistêmicos – podem representar uma continuação dos efeitos precoces e incluem fadiga (muito freqüente), mialgia, febre baixa, cefaléia, anorexia, perda de peso. Podem surgir também queda de cabelo e, mais raramente, perda da libido, ambas reversíveis.

Hematológicos – segundo Dorr[23], a leucopemia e a plaquetopenia são freqüentes, 69% e 42%, respectivamente. Os efeitos são menos evidentes quando se administra a droga três vezes por semana e mais acentuados em casos de cirrose e hiperesplenismo.

Infecciosos – infecções bacterianas, principalmente urinárias, sinusite e bronquite são as mais importantes[70]. As infecções são particularmente graves em cirróticos descompensados. Qualquer febre que se torne evidente após duas semanas de tratamento deve ser avaliada rapidamente quanto à causa e à necessidade da administração de antibiótico[70].

Auto-imunes – o IFN pode levar à produção de vários auto-anticorpos, com aparecimento ocasional de doença clínica auto-imune[70]. Após o IFN-α, pode haver desenvolvimento de anticorpos antitireóide e mesmo de tireoidopatia auto-imune. Os relatos mais freqüentes referem-se a uma tireoidite destrutiva com hipotireoidismo, acompanhada pelo aparecimento de anticorpos antitireóide, enquanto os exemplos de hipertireoidismo são mais raros[15]. Resultados um tanto diferentes foram publicados por Lisker-Melman e cols.[48], que observaram desenvolvimento de doença da tireóide em 6 de 237 (2,5%) pacientes com hepatite crônica viral durante tratamento com IFN-α recombinante. Três desenvolveram hipertireoidismo,

dois dos quais com níveis detectáveis de imunoglobulina estimulante da tireóide, e três apresentaram quadro de hipotireoidismo, em associação com altos títulos de anticorpos antitireoglobulina e/ou antimicrossômicos. Todos os seis pacientes tinham exames normais para tireóide antes do IFN, à exceção de um, com baixos títulos de anticorpos. Os autores aconselham, por isso, controles pré-tratamento e dosagem de TSH a cada dois a três meses.

Sabe-se que o IFN-γ induz a expressão de HLA classe II sobre a superfície dos tireócitos, enquanto o IFN-α pode suprimir essa expressão, induzindo-a somente em monócitos. Portanto, não está claro o mecanismo de produção da tireoidopatia auto-imune pelo IFN-α[15].

Psiquiátricos – com doses baixas de IFN, surgem em menos de 20%, mas podem exigir redução da dose ou suspensão do medicamento. Incluem irritabilidade, ansiedade, depressão ou, mesmo, delírio que exige internação[70]. O mecanismo de produção é desconhecido. Drogas como metilfenidato e metoclopramida podem ter algum efeito benéfico.

Outros efeitos – os IFN de leucócitos humanos podem alterar a fisiologia hormonal reprodutiva[19], observando-se por vezes redução no estrógeno e na progesterona em mulheres voluntárias[44] e de testosterona sérica em voluntários masculinos[63]. Essas alterações ocorreram sem afetar FSH, LH ou prolactina[19].

O **diabetes** pode ser exacerbado durante o tratamento com IFN[1]. Assim, observou-se menor captação de glicose por tecidos periféricos após administração de IFN, compatível com resistência à insulina. Esse estado de resistência em voluntários sadios está associado a níveis elevados de cortisol, glucagon e hormônio de crescimento[46].

Em nossa experiência, não temos verificado grandes dificuldades no manuseio de pacientes diabéticos submetidos a tratamento com interferon.

Publicação recente refere-se a pacientes com hemofilia A ou B ou doença de Von Willebrand e que apresentaram intolerância ao IFN-α recombinante, mas toleraram melhor o IFN-α de leucócitos humanos[25].

Interação de drogas

Estudos experimentais em roedores sugerem que os IFN diminuem a concentração do citocromo P450 hepático, podendo reduzir o "clearance" de teofilina[17]. Esse fato foi observado em voluntários sadios e em pacientes com hepatite B, nos quais a meia-vida da teofilina aumentou de 6,3 para 10,7 horas[82]. A administração de IFN redundou também em menor "clearance" de antipirina[81]. Dado seu potencial em alterar o metabolismo de certas drogas, deve-se ter cuidado em administrar IFN a pacientes que utilizam drogas altamente metabolizadas, como teofilina, warfarina, ciclofosfamida e procarbazina[23].

Deve-se lembrar também que o IFN apresenta propriedades antiproliferativas, podendo exacerbar a mielossupressão quando utilizada em conjunto com agentes citotóxicos e AZT[19].

OBSERVAÇÕES SOBRE O INTERFERON-β (IFN-β)

A maioria dos trabalhos sobre terapêutica nas hepatites virais baseia-se no emprego do IFN-α. As tentativas iniciais com o IFN-β não forneceram resultados satisfatórios, provavelmente porque as preparações eram instáveis. Atualmente, um IFN-β altamente purificado tem permitido níveis sistêmicos suficientes para exercer um efeito antiviral reprodutível[12].

O IFN-β por via endovenosa, na dose de 3MU, três vezes por semana, durante 24 semanas, pode negativar o RNA-VHC ou reduzir seus títulos. A redução é mais acentuada quando se associa o IFN-β à ribavirina[41].

OBSERVAÇÕES SOBRE O INTERFERON-γ (IFN-γ)

Como vimos, o IFN-γ é produzido por linfócitos T e células "natural killer" (NK) ativadas e apresenta atividade antimicrobiana, antiproliferativa e antifibrótica. Com efeito, ele reduz a produção do fator transformador de crescimento β e a ativação e proliferação das células hepáticas estreladas[54]. Parece também inibir a replicação do VHC. Daí porque se tem atribuído importância ao IFN-γ no sentido de evitar a fibrose e reduzir os níveis do VHC.

Iniciou-se recentemente um estudo randomizado multicêntrico com o IFN-γ recombinante (interimune) para testar seu efeito sobre a fibrose[54].

As principais razões da utilização em conjunto dos IFN-α e γ originam-se de algumas observações[31]: a) os receptores são diferentes; b) o IFN-γ pode regular a expressão de receptores de IFN-α: c) o espectro dos efeitos imunológicos de ambos pode, em certas circunstâncias, ser complementar.

A combinação de ambos nas hepatites crônicas virais tem levado a resultados contraditórios.

RIBAVIRINA (RBV)

A ribavirina (1-β-D-ribofuranosil-1H-1,2,4-trizole-3-carboxamida) é um análogo de nucleotídeo purínico, não indutor de INF, apresentando efeito virostático *in vitro* contra largo espectro de vírus, inclusive flavivírus[75].

TRANSPORTADORES DE RIBAVIRINA

Após administração oral, a ribavirina (RBV) é transportada ativamente por transportadores de nucleosídeos no intestino delgado proximal[28], em seguida é rápida e extensamente transportada para quase todas as células do corpo. O movimento da ribavirina pode ser bidirecional, ou seja, para dentro e para fora das células.

Dentro da célula, a RBV é fosforilada em nucleotídeos mono, di e trifosfato. Esse último é o metabólito predominante. Para sair da célula, a RBV deve ser defosforilada. Contudo, nos eritrócitos, a única maneira de os nucleosídeos de RBV serem liberados é pela destruição das hemácias (hemólise)[28]. A incapacidade dos eritrócitos em defosforilar a RBV pode explicar seu acúmulo nessas células anucleadas, quando comparadas às células nucleadas.

FARMACOCINÉTICA DA RIBAVIRINA

A RBV é rapidamente absorvida após administração oral, seguindo-se pronta distribuição e fase prolongada de eliminação (0,05 hora, 3,73 horas e 79 horas, respectivamente). A biodisponibilidade, quando comparada à da RBV endovenosa, é de 50% (metabolismo de primeira passagem). Com a administração de doses múltiplas, ela se acumula extensamente, atingindo estado de equilíbrio em quatro semanas[30]. Após sua interrupção, a vida média de eliminação ("washout") é de 298 horas[45].

As vias metabólicas da RBV são as fosforilações reversíveis a metabólitos mono, di e trifosfato. O metabolismo hepático e a excreção renal de RBV e de seus metabólitos são as principais vias de eliminação[30]. O metabolismo hepático envolve a derribosilação e hidrólise para fornecer uma carboxamida triazólica que é também eliminada pelo rim[30]. Não há nenhuma evidência de que as enzimas do citocromo P450 estejam envolvidas nessas vias metabólicas.

O "clearance" da RBV é 30% maior no homem, aumenta em função do peso corporal e diminui em pacientes acima dos 40 anos, mas essas variáveis apresentam significado clínico limitado[28]. Por outro lado, esse "clearance" é três vezes menor nos pacientes com isuficiência renal avançada. Como conseqüência, a RBV deve ser usada cuidadosamente em pacientes com "clearance" de creatinina inferior a 50ml/min[30].

Não há problemas de absorção da RBV quando é administrada com alimentos que até parecem aumentar os níveis plasmáticos da droga[30], sendo discretas as alterações de sua biodisponibilidade com o emprego de antiácidos.

MECANISMOS DE AÇÃO DA RIBAVIRINA

Como monoterapia, a RBV é utilizada para tratar casos graves de infecção pelo vírus sincicial respiratório e pelo vírus da febre de Lassa[11]. Na hepatite C, ela é geralmente associada ao IFN. Seu mecanismo de ação tem sido estudado há vários anos.

Um dos mecanismos está relacionado à alteração da reserva de nucleotídeos celulares e inibição da síntese do RNA mensageiro viral[30]. A fosforilação intracelular da RBV a derivados mono, di e trifosfatos é mediada por enzimas do hospedeiro. O monofosfato de RBV inibe competitivamente a inosina-5-monofosfatodeidrogenase (IMPDH), interfere na síntese de trifosfato de guanosina e, dessa forma, na síntese dos ácidos nucléicos em geral[30]. Assim, a depleção intracelular dos reservatórios de nucleotídeos de guanina pode inibir a replicação viral[54]. O trifosfato de RBV também inibe competitivamente o capeamento ("capping") do RNA mensageiro viral[30].

Segundo alguns autores, um significante componente da ação benéfica da RBV faz-se por meio do incremento das citocinas tipo 1 Th1[43].

Uma nova hipótese de ação é que a RBV, quando convertida a trifosfato, é utilizada pela RNA polimerase viral, causando mutagênese letal do genoma viral[11].

Sob o ponto de vista clínico, a RBV pode também ser útil para normalizar a ALT em pacientes com hepatite C não-respondedores à terapia antiviral, à semelhança do observado ocasionalmente com o ácido ursodeoxicólico e a glicirrizina[73].

INTERAÇÃO DE DROGAS

Os efeitos produzidos pela fosforilação da RBV sobre a dos inibidores da transcriptase reversa estão em estudos em pacientes co-infectados com o VHC e o HIV.

Não se observaram interações farmacocinéticas entre RBV e IFN-α-2b recombinante.

Em estudos toxicológicos, não há evidência de que a RBV provoque indução de enzimas hepáticas[28].

Grupos especiais de pacientes

Como vimos, a RBV deve ser usada com cautela em pacientes com "clearance" de creatinina inferior a 50mL/min. Esse exame deve ser solicitado em pacientes idosos. Por outro lado, a farmacocinética da RBV em crianças é semelhante à dos adultos.

EFEITOS COLATERAIS

O mais importante é a anemia por hemólise intravascular, relacionada à dose. Ocorrem elevações dos reticulócitos, bilirrubina indireta, ferro e ácido úrico[30]. Os altos níveis de trifosfato da RBV podem causar lesão oxidativa das membranas dos eritrócitos, com conseqüente eritrofagocitose pelo sistema reticuloendotelial[20].

Além da toxicidade do IFN, a RBV aumenta o risco de fadiga, tosse, dispnéia, "rash" cutâneo, prurido, náuseas, insônia, depressão[30]. Estudos pré-clínicos indicam que ela é teratogênica, embriotóxica, oncogênica e possivelmente gonadotóxica[30]. Os efeitos teratogênicos são evitados através de espera de seis meses para uma eliminação total dos efeitos da droga.

A RBV inibe *in vitro* a fosforilação e a atividade antiviral de inibidores do grupo pirinidínico da transcriptase reversa do HIV (por exemplo, zidovudina e estavudina), mas aumenta a atividade de inibidores do grupo purínico (por exemplo, didanosina)[30].

OUTROS ASPECTOS FARMACOLÓGICOS

Devido à distribuição celular generalizada da RBV, ela se acumula em todas as células, incluindo eritrócitos, óvulos e espermatozóides. Dada sua capacidade teratogênica, os casais devem utilizar métodos contraceptivos durante e após a terapêutica com RBV. Para evitar potenciais efeitos teratogênicos, calcula-se que seja necessário aguardar seis meses após a interrupção do tratamento[28].

É prudente ingerir a RBV junto com os alimentos. Se surgirem sinais de toxicidade, basta reduzir a dose do medicamento. Outra conseqüência da sua administração é a redução na contagem de linfócitos do sangue periférico[21].

Estudo comparativo entre monoterapia com IFN e tratamento combinado IFN + RBV mostrou que plaquetopenia foi menos acentuada durante o tratamento combinado[68]. Esse, por outro lado, produziu mais sintomas do tipo dispnéia, faringite, prurido, "rash", náuseas, insônia e anorexia[68].

DERIVADOS DA RIBAVIRINA

Levovirin – é um isomero-L da RBV de segunda geração e apresenta funções imunomoduladoras semelhantes, mas sem a toxicidade da RBV em animais[72]. Estudos em voluntários humanos revelaram boa tolerância até a dose oral de 1.200mg, linearidade entre dose e concentração sangüínea e ausência de efeito da alimentação sobre a biodisponibilidade do levovirin[72].

O menor efeito hemolítico dos levovirins é provavelmente devido à sua não conversão nos eritrócitos a intermediários mono, di e trifosfatos[54].

Viramidina – pró-droga da RBV, também produz menos hemólise, é convertida rapidamente a RBV *in vivo*, apresenta maior tempo de permanência no fígado e concentra-se menos nos eritrócitos periféricos[54].

Aguardam-se estudos controlados com essas drogas.

AMANTADINA E RIMANTADINA

CARACTERÍSTICAS GERAIS

O cloridrato de amantadina e a rimantadina, análogo estrutural da amantadina, são agentes antivirais hidrossolúveis ativos contra a influenza A[85]. Nessa infecção, ambas as drogas parecem interferir com as fases precoces de replicação viral ou com a transcrição primária do RNA viral. Algumas evidências sugerem que esses agentes bloqueiam a proteína M2 da membrana viral, importante para a internalização do vírus por endocitose[85].

Ambas as substâncias têm sido também utilizadas no tratamento da doença de Parkinson.

A amantadina pode ser administrada por via oral, sendo absorvida de maneira quase completa no intestino.

MONOTERAPIA COM AMANTADINA OU RIMANTADINA

Em 1997, Smith[77] publicou um trabalho sobre a utilização de 200mg diários de amantadina oral durante seis meses em 22 pacientes previamente resistentes à monoterapia com IFN: observou resposta bioquímica e virológica no final do tratamento em 6/22 (27%) pacientes e resposta virológica sustentada em 4/22 (18%).

Em contraste com esses resultados encorajadores, outros estudos publicados em Abstracts não mostraram eficácia com a monoterapia com essas drogas[61,80]. Tais dados foram confirmados em pesquisa conduzida entre 179 gastroenterologistas[85], 27% dos quais utilizaram amantadina, rimantadina, ou ambos, principalmente em não-respondedores ao IFN. Observaram normalização da ALT em 29% e resposta virológica no final do tratamento em 21%. Contudo, essas respostas não se mostraram sustentadas.

Estudos mais recentes[84] utilizando monoterapia com 100mg diários de amantadina em 58 pacientes sem tratamento prévio ou resistentes ao IFN mostraram melhora da ALT em 85% deles, mas nenhum efeito antiviral.

Tal efeito benéfico sobre a ALT (normalização) foi observado em 33% dos pacientes em outro estudo[14].

Estudos preliminares comparando IFN + ribavirina com IFN + amantadina mostraram resultados precoces (negativação do RNA-VHC na 12ª semana) comparáveis. Contudo, o efeito aditivo da amantadina ao IFN sobre a resposta virológica tem-se mostrado inferior ao observado com IFN + ribavirina em pacientes não-respondedores ao IFN[58].

A eficácia da terapêutica tripla (IFN + ribavirina + amantadina) em não-respondedores ao IFN foi apresentada no capítulo sobre tratamento da hepatite C.

EFEITOS ADVERSOS

Incluem sintomas neurológicos e psiquiátricos em menos de 5% (por exemplo, cefaléia, insônia, depressão, psicoses e convulsões), tontura, náuseas, vômitos e diarréia em 5 a 10%, complicações cardiovasculares (9%) e mais raramente dermatite eczematóide e complicações oftálmicas[85].

DROGAS COM AÇÃO SOBRE O DNA DO VÍRUS DA HEPATITE B (DNA/VHB)

ANÁLOGOS DE NUCLEOSÍDEOS

Além do INF, alguns agentes antivirais têm-se mostrado promissores (ver capítulo 42): lamivudina, fanciclovir, adefovir, entecavir e tenofovir, entre outros.

Lamivudina

Análogo da pirimidina (2'-deoxi-3'-tiacidina–3TC) é inibidor da transcriptase reversa e ativo contra VHB, HIV-1 e HIV-2[69]. Apresenta ação sinérgica com outros agentes anti-retrovirais, como zidovudina, estavudina, didanosina, nevirapina e delavirdina, mas é antagônica à zalcitabina, por interferir com sua fosforilação[69].

Mecanismo de ação – a lamivudina penetra nas células por difusão passiva, sendo fosforilada a trifosfato, sua forma ativa. Essa compete com o trifosfato de deoxicitidina na ligação à transcriptase reversa, e a incorporação no DNA resulta no término da cadeia[13].

Mutações do VHB resistentes à droga foram descritas não somente em pacientes transplantados, mas também em imunocompetentes. Análise detalhada das características dos vírus mutantes foi descrita no capítulo 4.

A falta de mielotoxicidade e a ocorrência infreqüente de exacerbação da doença ("ALT flares") durante o tratamento têm permitido o emprego da lamivudina na cirrose descompensada e na recaída de hepatite B pós-transplante de fígado[13].

Absorção, distribuição e eliminação – a lamivudina apresenta alta biodisponibilidade após administração oral, com ou sem alimento, e atinge picos de níveis plasmáticos dentro de aproximadamente 1 hora[69]. A longa vida média intracelular do trifosfato sugere que a droga possa ser administrada uma vez ao dia. Ela é excretada pela urina, pode atravessar a placenta e ser detectada na circulação fetal[69].

Efeitos colaterais – a lamivudina é uma droga bem tolerada, podendo, entretanto, produzir cefaléia e náuseas com doses elevadas. Nossos pacientes com 300mg diários por 12 meses e a seguir 150mg/dia têm revelado excelente tolerância.

Interação de drogas – a lamivudina e a zalcitabina podem ser antagônicas e não devem ser utilizadas concomitantemente[69]. A associação trimetoprima-sulfametoxazol pode elevar os níveis de lamivudina, mas não há necessidade de ajuste das doses[69].

Adefovir

O adefovir (9-[2-fosfonilmetoxietil]adenina) é um análogo nucleotídico fosfonado da adenosina com atividade inibitória contra vírus hepadnavírus (por exemplo, VHB), retrovírus e herpesvírus[30]. O adefo-

Capítulo 40

vir dipivoxil é uma pró-droga oral muito ativa nas infecções pelo VHB, mesmo nas variantes resistentes à lamivudina e ao fanciclovir[30,51]. Enzimas do hospedeiro fosforilam o adefovir a difosfato, metabólito intracelular ativo, que apresenta uma vida média intracelular prolongada de 12 a 30 horas, o que permite a dosagem terapêutica de uma vez ao dia. Com a incorporação no DNA, a droga age como terminadora de cadeia da síntese do DNA.

Até o momento não se demonstrou resistência do VHB ao adefovir[30]*.

Estudos em aidéticos, utilizando doses diárias de 60 a 120mg, mostram o aparecimento de nefrotoxicidade em 20 ou mais semanas de tratamento, manifestada por acidose tubular renal, perda de fosfato e discreta insuficiência renal[50]. Tais alterações serão reversíveis se houver rápida interrupção do tratamento.

Doses diárias de 10mg, mesmo quando associadas a outros anti-retrovirais, não provocaram disfunção tubular renal ou alterações significativas da função renal durante 52 semanas em 35 pacientes co-infectados com HIV-1 e VHB resistentes à lamivudina[7]. Portanto, a nefrotoxicidade está relacionada à dose diária, sendo evidente com doses superiores a 30mg/dia, que podem ser também mutagênicas e embriotóxicas[30]. Alguns pacientes podem apresentar astenia, cefaléia, náuseas e diarréia.

Um produto metabólico do adefovir dipivoxil, o ácido piválico, pode acarretar a depleção de carnitina quando a pró-droga é utilizada em altas doses[30].

Estudos *in vitro* mostraram que a associação do adefovir à lamivudina pode aumentar a atividade contra o VHB[16].

Entecavir

É um análogo ciclopentil da guanosina com alta capacidade de inibir a replicação do VHB. Após fosforilação por enzimas celulares, o trifosfato de entecavir, que apresenta uma vida média prolongada, de cerca de 15 horas, inibe competitivamente a polimerase do VHB, atuando em duas etapas da replicação[30].

É ativo em baixas doses, e estudos farmacocinéticos e farmacodinâmicos recentes sugerem que seja utilizada a dose de 0,5mg/dia[27]. Além disso, o entecavir mostra-se eficaz contra mutantes do VHB resistentes à lamivudina[62].

Fanciclovir

É a pró-droga oral do penciclovir. Estudos clínicos sugerem que o fanciclovir é bem tolerado e eficaz em suprimir a replicação do VHB, mas seu efeito antiviral é inferior ao da lamivudina. Além disso, pode provocar mutação no domínio B do VHB (L528M).

---

* Essa resistência foi recentemente demonstrada (*Gastroenterology*, 125:292-7, 2003).

Sua menor eficácia, a necessidade de administração de três doses diárias e a possibilidade de resistência cruzada com a lamivudina tornam improvável que o fanciclovir seja considerado uma droga de escolha para o tratamento da hepatite crônica B[51].

REFERÊNCIAS BIBLIOGRÁFICAS

1. Abbas AK, Lichtman AH, Pober JS. *Cellular and Molecular Immunology.* 4th ed, Philadelphia, WB Saunders Co, 2000. ■ 2. Andreone P, Cursaro C, Gsbarrini G. Interferon-alpha increases prostaglandin E2 production by cultured liver biopsy in patients with chronic viral hepatitis: can non-steroidal anti-inflammatory drugs improve the therapeutic response to interferon? *J Hepatol*, 19:228-31, 1993. ■ 3. Andreone P, Cursaro C, Gramenzi A, et al. Indomethacin enhances serum 2'5'-oligoadenylate synthetase in patients with hepatitis B and C virus chronic active hepatitis. *J Hepatol*, 21:984-8, 1994. ■ 4. Antonelli G, Currenti M, Turriziani O, et al. Neutralizing antibodies to interferon-alpha: relative frequency in patients treated with different interferon preparations. *J Infect Dis*, 163:882-5, 1991. ■ 5. Antonelli G, Gianelli G, Pistello M, et al. Clinical significance of RIFN-alpha-2 neutralizing antibodies in hepatitis patients: effect of time of formation. Hannover, VIII. European Interferon Workshop, 1994, p 39. ■ 6. Baskin, G. Inteferon signalling through arachidonic acid-dependent pathways: a clue to adjuvant therapy for chronic viral hepatitis (Comments). *Hepatology*, 14:392-4, 1991. ■ 7. Benhamou Y, Bagnis CI, Hannon H, et al. Renal tolerance of adefovir dipivoxil 10g in lamivudine resistant hepatitis B/HIV co-infected individuals. (Abstract) *Hepatology*, 36:623A, 2002. ■ 8. Bonetti P, Chemello L, Alberti A. Anti-interferon antibodies during interferon therapy for chronic hepatitis C (Letter). *J Hepatol*, 21:135, 1994. ■ 9. Brand CM, Leadbeaater L, Bellati G, et al. Antibodies developing against a single recombinant interferon protein may neutralize mamy other interferon-alpha subtypes. *J Interferon Res*, 13:121-5, 1993. ■ 10. Brand CM. Specificities of therapy-induced anti-IFN-alpha antibodies. VIII European Interferon Workshop. Hannover, p 36, 1994. ■ 11. Cameron CE, Castro C. The mechanism of action of ribavirin: lethal mutagenesis of RNA virus genomes mediated by the viral RNA-dependent RNA polymerase. *Curr Opin Infect Dis*, 14:757-64, 2001. ■ 12. Caselmann WH, Eisenburg J, Hofschneider PH, et al. Beta e gamma-interferon in chronic active hepatitis B. A pilot trial of short-term combination therapy. *Gastroenterology*, 96:449-55, 1989. ■ 13. Chan HL, Ghany MG, Lok ASF. Hepatitis B. In: Schiff ER, Sorrell MF, Maddrey WC (eds). *Schiff's Diseases of the Liver.* 8th ed, Philadelphia, Lippincott-Raven Publishers, 1999. ■ 14. Chan J, O'Riordan K, Wiley TE. Amantadine's viral kinetics in chronic hepatitis C infection. *Dig Dis Sci*, 47:438-42, 2002. ■ 15. Chung Y-H, Shong YK. Development of thyroid autoimmunity after administration of recombinant human interferon-alpha-2b for chronic viral hepatitis. *Am J Gastroenterol*, 88:244-7, 1994. ■ 16. Colledge D, Civitico G, Locarnini S, Shaw T. In vitro antihepadna viral activities of combinations of penciclovir, lamivudine, and adefovir. *Antimicrob Agents Chemother*, 44:551-60, 2000. ■ 17. Craig PI, Williams SJ, Cantrill E, et al. Rat but not human interferons supress hepatic oxidative drug metabolism in rats. *Gastroenterology*, 97:999-1004, 1989. ■ 18. Crowe JS, Gewert DR, Barber KA, et al. Interferon (IFN)-alpha 2 genotype analysis of Chinese chronic hepatitis B patients undergoing recombinant IFN-alpha-2-a therapy. *J Infect Dis*, 169:875-8, 1994. ■ 19. Cutler DL. Pharmacology of interferon. In: Arroyo V, Bosch J, Rodés J (eds). *Treatments in Hepatology.* Barcelona, Masson SA, 1995, pp 131-139. ■ 20. De Franceschi L, Fattovich G, Turrini F, et al. Hemolytic anemia induced by ribavirin therapy in patients with chronic hepatitis C virus infection: role of membrane oxidative damage. *Hepatology*, 31:997-1004, 2000. ■ 21. Di Bisceglie AM, Shindo M, Fong TL, et al. Pilot study of ribavirin therapy for chronic hepatitis C. *Hepatology*, 16:649-54, 1992. ■ 22. Dinarello CA, Bernheim HA, Duff GW, et al. Mechanisms of fever induced by recom-

binant human interferon. *J Clin Invest*, 74:906-13, 1984. ∎ 23. Dorr RT. Interferon-alpha in malignant and viral diseases. *Rev Drugs*, 45:177-211, 1993. ∎ 24. Douglas Jr RG. Antimicrobial agents. In: Gilman AG, Rall TW, Nies AS, Taylor P (eds). *The Pharmacological Basis of Therapeutics*. 8th ed, New York, Pergmon Press, 1990, pp 1182-1201. ∎ 25. Dughera L, Battaglia E, Serra AM, et al. Human leukocyte interferon-alpha treatment for chronic HCV-related hepatitis in hemophilic-alpha. *Dig Dis Sci*, 47:427-31, 2002. ∎ 26. Fish EN, Bagerjee K, Stebbing N. Efficacy of consensus interferon alpha against HSV-2 infections. *Antiviral Res*, 1(Suppl):191-7, 1985. ∎ 27. Fiske W, Olsen S, Yan J-H, et al. Pharmacokinetc-pharmacodynamic (Pk-PD) modeling of entecavir: prediction of log decrease in hepatitis B viral load (Abstract) *Hepatology*, 36:631A, 2002. ∎ 28. Glue P. The clinical pharmacology of ribavirin. *Semin Liver Dis*, 19(Suppl 1):17-24, 1999. ∎ 29. Hannigan GE, Williams BRG. Signal tranduction by interferon-alpha through arachidonic metabolism. *Science*, 251:204-7, 1991. ∎ 30. Hayden FG. Antimicrobial agents. Antiviral agents (nonretroviral). In: Hardman JG, Limbird LE (eds). *Goodman & Gilman's. The Farmacological Basis of Therapeutics*, 10th ed, New York, McGraw-Hill, 2001, pp 1313-1347. ∎ 31. Herberman RB, Ernstoff MS, Kirkwood JM. Interferon alpha in combination with other biologics: the scientific rationale. *Br J Haematol*, 79(Suppl 1):78-80, 1991. ∎ 32. Hirsch MS, Tolkoff-Rubin NE, Kelly AP, et al. Pharmacokinetics of human and recombinant leukocyte interferon in patients with chronic renal failure who are undergoing hemodyalisis. *J Infect Dis*, 148:335, 1983. ∎ 33. Hoskins MA. Protective action of neurotropic against viscerotropic yellow fever in Macacus rhesus. *Am J Trop Med Hyg*, 15:675-80, 1935. ∎ 34. Hosoi H, Imai M, Yamanaka M. The interferon-alpha 2b gene in Japanese patients with chronic viral hepatitis who developed antibodies after treatment with recombinant interferon-alpha 2a. *J Gastroent Hepatol*, 7:411-6, 1992. ∎ 35. Isaacs A, Lindenmann J. Virus interference I. The interferon. *Proc R Soc Lond Ser B*, 147:258-67, 1957. ∎ 36. Jen JF, Glue P, Ezzet F, et al. Population pharmacokinetic analysis of pegylated interferon alpha-2b and interferon alpha-2b in patients with chronic hepatitis C. *Clin Pharmacol Therapeut*, 69:407-21, 2001. ∎ 37. Johnson HM, Bazer FW, Szente BE, et al. How interferons fight disease. *Sci Am*, 270:68-75, 1994. ∎ 38. Joklik WK. Interferons. In: Fields BN, Knipe DM (eds). *Virology* 2nd ed, New York, Raven Press Ltd, 1990, pp 383-410. ∎ 39. Josui K, Kubota T, Kitajima M. Recombinant human interferon-alpha 2a increases hormone receptor level of a human breast carcinoma xenograft in nude mice and enhances the anti-proliferative activity of tamoxifen. *J Cancer Res*, 83:1347-53, 1992. ∎ 40. Justesen J, Berg K. Synergistic effect of HuIFN-gamma on 2'5'-oligoadenylate synthetase induction by HuIFN-alpha. *J Interferon Res*, 6:445-54, 1986. ∎ 41. Kakumu S, Yoshioka K, Wakita T, et al. A pilot study of ribavirin and interferon beta for the treatment of chronic hepatitis C. *Gastroenterology*, 105:507-12, 1993. ∎ 42. Kamal SM, Peters T, Fehr J, Rasenak JW. Enhanced efficacy and sustained response in pegylated (40 kDa) interferon alpha-2a/ribavirin therapy in chronic hepatitis C is associated with potentiation of HCV especific T helper-1 responses. *Hepatology*, 34:327A (Abstract 611), 2001. ∎ 43. Kamal SM, Fehr J, Roesler B, et al. PegInterferon alone or with ribavirin enhances HCV-specific CD4+ T-helper 1 responses in patients with chronic hepatitis C. *Gastroenterology*, 123:1070-83, 2002. ∎ 44. Kauppila A, Cantell K, Jänne O, et al. Serum sex steroid and peptide hormone concentrations, and endometrial estrogen and progestine receptor levels during administration of human leukocyte interferon. *Int J Cancer*, 29:291-4, 1982. ∎ 45. Khakoo S, Glue P, Grellier L, et al. Ribavirin and interferon alpha-2b in chronic hepatitis C: assessment of possible pharmacokinetic and pharmacodynamic interactions. *Br J Clin Pharmacol*, 46:563-70, 1998. ∎ 46. Koivisto VA, Pelkonen R, Cantell K. Effect of interferon on glucose tolerance and insulin sensitivity. *Diabetes*, 38:641-7, 1989. ∎ 47. Liao MJ, Lee N, Hussain M, et al. Distribution of IFN-alpha 2 genes in humans. Hannover, VII European Interferon Workshop, 1994, p 31. ∎ 48. Lisker-Melman M, Di Bisceglie AM, Usala SJ, et al. Development of thyroid disease during therapy of chronic viral hepatitis with interferon alpha. *Gastroenterology*, 102:2155-60,

1992. ∎ 49. Lok AS, Lai C-L, Leung EK-Y. Interferon antibodies may negate the antiviral effects of recombinant alpha-interferon treatment in patients with chronic hepatitis B virus infection. *Hepatology*, 12:1266-70, 1990. ∎ 50. Lok AS, Heathcote EJ, Hoofnagle JH. Management of hepatitis B: 2000. Summary of a workshop. *Gastroenterology*, 120:1828-53, 2001. ∎ 51. Lok AS, McMahon BJ. Chronic hepatitis B. *Hepatology*, 34:1225-41, 2001. ∎ 52. Lurie Y, Dusheiko G, Panis RR, Glue P. Assessment of optimal dosing frequency of pegylated interferon alpha-2b (PegIntron) in chronic hepatitis C. *Hepatology* (Abstract), 34:1137, 2000. ∎ 53. Manns MP, Cornberg M, Wedemeyer H. New therapies in hepatitis C. In: Arroyo V, Bosch J, Bruik J, Ginés P, Navasa M, Rodés J. *Therapy in hepatology*. Sapin, Ars Medica, 2001, pp 251-256. ∎ 54. Mchutchison JG. *Future Therapy of Hepatitis C*. NIH Consensus Development Conference Management of Hepatitis C: 2002. Bethesda, Maryland, 2002, pp 129-133. ∎ 55. Melian EB, Plosker JL. Interferon lafacon-1. A review of its pharmacology and therapeutic efficacy in the treatment of chronic hepatitis C. *Drugs*, 61:1661-91, 2001. ∎ 56. Milella M, Antonelli G, Santantonio T, et al. Neutralizing antibodies to recombinant alpha-interferon and response to therapy in chronic hepatitis C virus infection. *Liver*, 13:146-50, 1993. ∎ 57. Minik GY. Cyclosporin A in nontransplant related liver disease. *Am J Gastroenterol*, 84:1345-50, 1989. ∎ 58. Nakamura H. Efficacy of amantadine hydrochloride in patients with chronic hepatitis C. (Editorial) *J Gastroenterol*, 36:792-3, 2001. ∎ 59. Nakajima S, Kuroki T, Shintani M, et al. Changes in interferon receptors on peripheral blood mononuclear cells from patients with chronic hepatitis B being treated with interferon. *Hepatology*, 12:1261-5, 1990. ∎ 60. Nushiguchi S, Shiomi S, Kurooka H, et al.– Randomized trial assessing gastric emptying in patients with chronic hepatitis C during interferon-alpha or-beta therapy and effect of cisapride. *Dig Dis Sci*, 47:73-8, 2002. ∎ 61. Olmeda M, Khalili M, Perrillo RP. Amantadine monotherapy in patients with chronic hepatitis C. *Gastroenterology*, 114:A1316, Abstract L0484, 1998. ∎ 62. Ono-Nita SK, Kato N, Shiratori Y, et al. Influence of B domain mutation (L528M) of the hepatitis B virus polymerase on replication ability and resistance to nucleoside analogues. (Abstract) *Hepatology*, 32:376A, 2000. ∎ 63. Orava M, Cantell K, Vihko R. Treatment with preparations of human leukocyte interferon decreases serum testosterone concentrations in men. *Int J Cancer*, 38:295-6, 1986. ∎ 64. Ozes On, Reiter Z, Klein S et al. A comparison of interferon-con1 with natural recombinant interferons-α: antiviral, antiproliferative, and natural killer-inducing activities. *J Interferon Res*, 12:55-9, 1992. ∎ 65. Patterson JL, Femadez-Larson R. Molecular action of Ribavirin. *Rev Infect Dis*, 12:1132-46, 1990. ∎ 66. Pestka S, Langer JA, Zoon KC, et al. Interferons and their actions. *Ann Rev Biochem*, 56:727-77, 1987. ∎ 67. Peters M. Mechanism of action of interferon. *Semin Liver Dis*, 9:235-9, 1989. ∎ 68. Poynard T, Marcellin P, Lee SS, Niederau C, Minuk GS, Ideo G, et al. Randomized trial of interferon α2b plus ribavirin for 38 weeks or for 24 weeks versus interferon α2b plus placebo for 48 weeks for treatment of chronic infection with hepatitis C virus. *Lancet*, 352:1432-62,1998. ∎ 68a. Prieto J. Treatment of chronic viral hepatitis: where are we? In: Rodés J, Arroyo V (eds). *Therapy in Liver Diseases*. Barcelona, Ediciones Doyma, SA, 1992, pp 239-241. ∎ 69. Raffanti S, Haas DW. Antimicrobial agents. Antiretroviral agents. In: Hardman JG, Limbird LE, Gilman AG. *The Pharmacological Basis of Therapeutics*. 10th ed, New York, McGraw-Hill, 2001, pp 1349-1380. ∎ 70. Renault PF, Hoofnagle JH. Side effects of alpha interferon. *Semin Liver Dis*, 9:273-7, 1989. ∎ 71. Rosenblum MG, Cheung L, Kessler D. Differential activity of the 30kD and the 100kD forms of 2'5'A synthetase induced by recombinant human interferon-gamma. *J Interferon Res*, 8:275-82, 1988. ∎ 72. Rossi S, Wright T, Lin C-C, Lau JY, Edslatpour N, Fang JW. Phase I clinical studies of levovirin – a second generation ribavirin candidate. *Hepatology*, 34:327A (Abstract 620), 2001. ∎ 73. Shalm SW, Brower JT, Bekkering FC, Van Rossum TG. New treatment strategies in non-responder patients with chronic hepatitis C. *J Hepatol*, 31(Suppl):184-8, 1999. ∎ 74. Schuppan D, Bauer M, Krebs A, Hahn EG. Antifibrinogenic treatment-present status and future directions. In: Arroyo V, Bosch

J, Breux J, Ginès P, Navasa M, Rodès J (eds). *Therapy in Hepatology*. Barcelona, Ars Medica, 2001, pp 395-405. ■ 75. Sidwell R, Hoffman J, Kharp L, et al. Broad-spectrum antiviral activity of virazole: 1-beta-D-ribofuranosyl-1,2,4-triazole-3-carboxamide. *Science*, 117:705-6, 1972. ■ 76. Silva LC Da, Pinho JRR, Sitnik R, Fonseca LEP Da, Carrilho FJ. Efficacy and tolerability of long-term therapy using high lamivudine doses for the treatment of chronic hepatitis B. *J Gastroenterol*, 36:476-85, 2001. ■ 77. Smith JP. Treatment of chronic hepatitis C with amantadine. *Dig Dis Sci,* 42:1681-7, 1997. ■ 78. Tanaka S, et al. Antitumor activity and immunomodulatory effect of interferon alphacon-1 (YM643). *Clin Pharmacol Therapy*, 10:19-27, 2000. ■ 79. Trepo C, Lindsay K, Niederau C, Shiffman M, Gordon S, Hoefs J, et al. Pegylated interferon alpha-2b (PEG-Intron) monotherapy is superior to interferon alpha-2b (Intron-A) for the treatment of chronic hepatitis C. (Abstract) *J Hepatol*, 32(Suppl 2):29, 2000. ■ 80. Wiley TE, Mihalov M, O'Riordan K, Layden TJ, Lam NP. Amantadine is not effective in clearing HCV from the serum in patients who are not candidates for interferon therapy. *Gastroenterology*, 114:A1365. Abstract L0686, 1998. ■ 81. Williams SJ, Farrel JC. Inhibition of antipyrine metabolism by interferon. *Br J Clin Pharmacol*, 22:610-2, 1986. ■ 82. Williams SJ, Baird-Lambert JA, Farrel JC, et al. Inhibition of teophylline metabolism by interferon. *Lancet*, 2:939-40, 1987. ■ 83. Wussow P, Hehlmann R, Nolte KU, et al. rIFN-alpha 2A (Roferon) is more immunogenic than rIFN-alpha 2B (Intron A) in patients with CML. Hannover, VIII European Interferon Workshop, 1994, p 41. ■ 84. Yagura M, Harada H. Treatment of chronic hepatitis C patients with amantadine. *J Gastroenterol*, 36:759-63, 2001. ■ 85. Younossi ZM, Perrillo RP. The roles of amantadine, rimantadine, ursodeoxycholic acid, and NSAIDs, alone or in combination with alpha interferons, in the treatment of chronic hepatitis C. *Semin Liver Dis*, 19(Suppl 1):95-102, 1999. ■ 86. Zeuzem S, Feinman SV, Rasenack J, Heathcote EJ, Lai M-Y, Gane E, et al. PegInterferon alpha-2a in patients with chronic hepatitis C. *N Engl J Med*, 343:1666-72, 2000.

41 Cinética viral – dinâmica dos vírus das hepatites B e C

José Eymard Moraes de Medeiros Filho
Avidan U. Neumann

Desde meados dos anos 1990, muito se tem comentado acerca da cinética de replicação viral e dos conhecimentos obtidos por sua aplicação a estudos com determinação freqüente de carga viral, notadamente para os vírus das hepatites B (VHB) e C (VHC), além do vírus da imunodeficiência humana (HIV). Associadas aos novos conhecimentos, modificações nos esquemas de tratamento têm sido propostas, buscando potencializar a eficácia dos fármacos atualmente disponíveis, otimizar o número de respondedores e identificar a duração ideal do tratamento para cada uma das patologias.

Entretanto, o que vem a ser cinética viral?

Conforme explicitado no próprio termo, a cinética viral consiste na análise dos fenômenos dinâmicos relacionados à replicação viral, incluindo taxas de produção de vírions por reservatórios infectados, sua velocidade de "clearance" no plasma e meia-vida das células infectadas – sítios de replicação viral. Ademais, e talvez mais significativo, permite analisar o efeito da administração de fármacos com atividade antiviral, indicando se este se manifesta por meio da inibição da produção de novas partículas, da inibição da liberação de vírus já produzidos e presentes no interior da célula infectada, bem como seu efeito em possíveis reservatórios. Obtêm-se, desse modo, elementos objetivos que permitem determinar a dosagem mais eficaz, o mais adequado intervalo de administração e a duração de tratamento requerida para eliminação das células produtoras de partículas virais. Pode-se, dessa forma, conforme a tolerância e a segurança dos esquemas otimizados, selecionar o mais adequado a determinado grupo de pacientes[1]. Eventualmente, no futuro, será possível selecionar tratamentos individualizados conforme a resposta cinética de cada paciente infectado, permitindo o máximo de eficácia com menor risco de efeito colateral.

CINÉTICA VIRAL – OBTENÇÃO DE DADOS E SUAS LIMITAÇÕES

Considera-se que, em um paciente cronicamente infectado, existe um estado de equilíbrio entre produção e liberação de novas partículas virais e sua eliminação do plasma, mantendo a carga viral constante ao longo do tempo[2-4]. Esse equilíbrio dinâmico é denominado de "steady state" (Fig. 41.1).

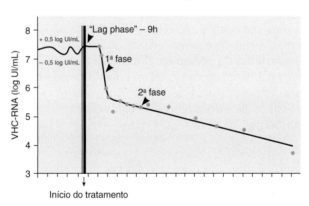

Figura 41.1 – Estado de equilíbrio e decaimento viral durante o tratamento.

Ao iniciar-se o tratamento antiviral interfere-se em algum(ns) dos compartimentos relacionados à produção e/ou eliminação viral, perturbando-se esse equilíbrio; a partir dessa alteração, pode-se avaliar a eficácia do fármaco e seu compartimento de ação pela análise da variação da carga viral em diferentes pontos ao longo de um intervalo de tempo[5,6].

Observa-se aqui uma das primeiras condições necessárias para a validação dos modelos propostos: a existência de testes laboratoriais que permitam a determinação precisa da carga viral entre dois pontos (de modo que se evidenciem pequenas variações no intervalo de tempo), confiáveis, reprodutíveis e bem padronizados. Em suma, testes que apresentem alta especificidade, com mínima variância intra e interteste, e com faixa de detecção que apresente boa linearidade entre os extremos de detecção (carga viral mínima – sensibilidade do método – e seu limite superior de detecção)[7].

Os dados iniciais de cinética viral são oriundos de análise do comportamento da viremia do vírus da imunodeficiência humana (HIV) ao tratamento com antivirais, estudados na metade dos anos 1990[1-3].

Baseado nesses modelos desenvolvidos para análise da cinética do HIV, mas também aplicáveis ao VHC e VHB, podemos definir que, durante o estado de infecção crônica, encontramos uma população de células infectadas (I) produtoras de vírus, liberadas a uma constante (p). Essas células infectadas podem persistir produzindo novos vírus ou ser eliminadas por efeito imune-mediado, citopático viral ou por mecanismos apoptóticos, a uma constante (δ). A carga viral é mantida estável por ser a produção e a liberação de novos vírus para o plasma (V) iguais a sua eliminação ("clearance"), que se processa a uma constante c. Esse "clearance" resulta da remoção de partículas virais por mecanismos imunes específicos (como ligação a anticorpos), remoção inespecífica por células do sistema reticuloendotelial, ou por interação e entrada desses vírus em novas células, sendo este último (infecção de células-alvo denominadas T) a uma constante β. As células-alvo (ainda não infectadas) produzem novas células semelhantes a uma constante s, ou podem ser eliminadas (sem ser infectadas) a uma constante d. Estes dois últimos processos definem o equilíbrio da população de células-alvo, passíveis de infecção e de se converterem em sítios produtores de vírus (Fig. 41.2).

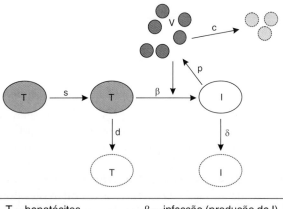

T – hepatócitos
I – hepatócitos infectados
V – vírions livres
s – produção de T
d – morte de T
β – infecção (produção de I)
δ – morte de I
p – produção de vírions
c – "clearance" de vírions

Figura 41.2 – Compartimentos na infecção crônica pelo VHC.

Analisando cada um destes três compartimentos (vírions livres V, células-alvo T e células infectadas produtoras de vírus I), podemos obter as equações diferenciais a seguir[6,8]:

1. Equação para Cinética do Compartimento Viral:

$$dV/dt = (1 - e_N) N\delta I(t) - cV(t)$$

ou seja, a variação da carga viral ao longo de um intervalo de tempo é definida por uma equação que apresenta dois termos, um caracterizando a produção de novos vírus, e outro, a sua eliminação. O termo relacionado à produção de partículas virais $[(1 - e_N) N\delta I(t)]$ é dependente da intensidade da inibição da produção de vírions $[(1 - e_N)]$ (1 menos a eficácia do tratamento em inibir essa produção/liberação viral) vezes o número de partículas virais (N) produzidas por uma célula infectada durante a sua vida [I(t)] vezes a taxa de eliminação da célula infectada (δ). A eliminação de vírus livre do plasma é dependente da relação entre essa constante de eliminação (c) e a viremia (V) no intervalo de tempo estudado.

2. Equação para Cinética do Compartimento de Células Infectadas:

$$dI/dt = (1 - e_k) \beta V(t)T - \delta I(t)$$

onde o número de células infectadas I (produtoras de novos vírus) em função do tempo depende de dois fatores: a) a relação entre a infecção "de novo" de células-alvo (T), que ocorre a uma constante (β), diretamente influenciada pela viremia (V) e população de células-alvo existentes (T), e a capacidade do tratamento utilizado em impedir esse processo $[(1 - e_k)]$; e b) a eliminação de células infectadas I a uma constante δ em função do intervalo de tempo analisado.

3. Equação para Cinética do Compartimento de Células-alvo:

$$dT/dt = s - dT - (1 - e_k) \beta V(t)T$$

onde as células-alvo T são produzidas a uma constante s e morrem à constante d, sendo o número de células-alvo perdidas relacionado à sua população (dT) e infecção por partículas virais [ou seja, produção de células infectadas $(1 - e_k) \beta V(t)T$].

Entretanto, ainda que esses modelos de compartimentos permitam uma avaliação eficaz dos fenômenos envolvidos na replicação viral, eles são limitados. Para a definição de um modelo ainda mais detalhado, seria necessária compreensão mais profunda dos mecanismos envolvidos em cada um dos compartimentos e a inter-relação entre esses fenômenos.

Sabendo-se que a determinação cinética é dependente da produção e do "clearance" viral, e apenas capaz de ser determinada após a perturbação do estado de equilíbrio com uso de algum antiviral, a eficácia, a farmacodinâmica e o mecanismo de ação dessa substância também podem interferir nos resultados obtidos. Após sua administração, observa-se queda na carga viral dependente do "clearance" de partículas livres e da inibição da produção por células já infectadas, até atingir um novo ponto de equilíbrio, por ser a eficácia da droga inferior a 100%, o que permite produção residual de partículas virais. O surgimento de "quasispecies" virais resistentes à medicação, ou a existência de subcompartimentos celulares (reservatórios) de meia-vida prolongada, permitindo a produção viral, podem também afetar a acurácia dos resultados[3,9].

Na análise dos resultados obtidos por esse modelo, desconsideram-se os efeitos decorrentes dos seguintes fatores[3]:

- retardo na ação e/ou concentração ideal do fármaco, decorrente de sua farmacodinâmica (a sua concentração ideal aumenta de forma gradual, mesmo nas substâncias administradas por via endovenosa, dependente de suas relações entre absorção e distribuição);
- retardo entre a administração do fármaco e a inibição de processos intracelulares já ocorridos ou em andamento, ou seja, o intervalo de tempo entre a infecção da célula-alvo e a produção de novos vírions;
- retardo na inibição da liberação de novas partículas virais já produzidas, mas ainda "estocadas" nas células infectadas;
- retardo na indução de mecanismos de eliminação viral.

Entretanto, as alterações nos resultados obtidos, desconsiderando-se esses retardos farmacológicos e intracelulares, são discretas, notadamente para o VHC.

Ainda da análise teórica dos modelos existentes, podemos identificar outros pontos limitantes. Como já citado, o conjunto de dados que permitem o estudo cinético é obtido pela variação da carga viral durante o tratamento. Por conseguinte, pacientes que não apresentem variação de carga viral após a instituição da terapia (resistentes à droga utilizada) não são passíveis de ser analisados. Por muitas vezes trabalhar com variações discretas da carga viral ao longo de um pequeno intervalo de tempo, a sensibilidade e as demais características do teste utilizado, como condições de estocagem da amostra utilizada, interferem nos resultados, de modo que pequenas variações na determinação da carga viral podem levar a um desvio significativo entre o resultado obtido e a realidade. A freqüência insuficiente ou um intervalo demasiado longo entre as amostras coletadas, notadamente nos períodos de queda mais acentuada da viremia, podem também encobrir fenômenos importantes, a exemplo de oscilações da carga viral conforme o intervalo de administração do fármaco e sua

disponibilidade, levando a conclusões errôneas, inclusive acerca da freqüência ideal de administração dos medicamentos.

A seguir, analisaremos os dados referentes à cinética do vírus da hepatite C (VHC) e vírus da hepatite B (VHB).

VÍRUS DA HEPATITE C – CINÉTICA VIRAL

Em um paciente com infecção crônica pelo VHC, a carga viral é mantida estável ao longo do tempo, seja o intervalo observado o período de dias, semanas ou até mesmo anos, sendo a variação da carga viral resultado da variância do teste (ver Fig. 41.1). Entretanto, esse "quasi"-equilíbrio é um fenômeno dinâmico, caracterizado pela produção de novos vírus e eliminação tanto de células infectadas (produtoras de partículas virais) quanto de vírus circulantes[4,10].

Os tratamentos de eficácia comprovada para o vírus da hepatite C (VHC) baseiam-se na associação entre interferon alfa-2 (ou seus derivados) e ribavirina, um análogo do nucleosídeo guanosina. O efeito antiviral é desempenhado em sua maior parte pelo interferon alfa-2 (IFN), um grupo de proteínas assemelhadas que apresentam também propriedades imunomoduladoras. A associação de ribavirina ao tratamento não modifica o número de respondedores ao final do tratamento, posto que não apresenta significativo efeito antiviral, conforme demonstrado em estudos com monoterapia com ribavirina, em que, apesar da normalização do nível de aminotransferases, não se logrou obter negativação da viremia[11,12]. Entretanto, o uso de ribavirina aumenta o número de indivíduos com resposta virológica sustentada, pela redução da recaída após a suspensão da terapêutica[13,14].

Ao se iniciar o tratamento com IFN, perturbando o equilíbrio do sistema VHC–hospedeiro, observa-se um intervalo de tempo variável de 6 a 12h sem variação da carga viral, denominado de período de latência – "lag phase"[6] – decorrente do intervalo de tempo necessário para biodisponibilidade do fármaco e sua ação, inibindo os processos intracelulares relacionados à produção e à liberação de vírions anteriormente discutidos[3,5]. Esse segmento é representado por uma reta em um gráfico de carga viral em função do tempo (ver Fig. 41.1).

Zeuzem e cols.[5] realizaram estudo inicial avaliando o efeito do tratamento com IFN monoterapia em pacientes com infecção crônica pelo VHC. Trinta e oito pacientes foram tratados com três milhões de unidades (3MU) subcutâneas (SC) 3 vezes por semana, e as cargas virais analisadas 1 e 4 semanas antes do tratamento, à administração (dia 0), e nos dias 1, 3, 7, 14, 21, 28 e 56. Catorze pacientes apresentaram variação de carga viral (5 do genótipo 1, 8 dos genótipos 2/3, e 1 do genótipo 4). Considerando que o IFN não afeta o "clearance" de partículas virais, a comparação dos dados obtidos experimentalmente com simulações baseadas nos possíveis mecanismos de ação do IFN permitiu testar duas hipóteses acerca do efeito predominante da medicação: 1. o bloqueio da infecção "de novo" de hepatócitos suscetíveis (células-alvo) e da liberação de vírus pelas células infectadas; 2. a inibição da replicação viral e/ou de sua liberação pelas células infectadas. Os autores concluíram que a primeira hipótese melhor se ajustava aos resultados obtidos experimentalmente, e atribuíram o efeito predominante do IFN ao bloqueio da infecção "de novo" de células-alvo. A eliminação do VHC seria então dependente da sua própria degradação/eliminação, e da eliminação ou supressão de células produtoras de novos vírus. Estimou-se a meia-vida do VHC em $2,7 \pm 1,3$ dias, e sua eliminação do sangue, mais veloz, em $0,7 \pm 0,4$ dia. A produção de novos vírus foi calculada em fantásticos $6,7 \pm 12,4 \times 10^{10}$ vírions/dia, no mínimo. Não se observou correlação entre os dados descritos e o genótipo viral, o nível de aminotransferases e a histologia hepática. Entretanto, os dados referentes aos não-respondedores (e logo não incluídos na análise) não foram disponibilizados. A alta produção viral explica a diversidade observada no VHC e a oportunidade de escape das pressões do sistema imunológico.

Pouco depois, Lam e cols.[15] avaliaram o efeito de diferentes doses de IFN (3, 5 e 10MU), em única administração, em pacientes com genótipo 1. A redução de carga viral obtida em 24h foi proporcional à dosagem utilizada (41,4%, 63,7% e 85,5%, respectivamente; $p < 0,001$), com queda exponencial que não se manteve 48 horas após a administração da droga, quando a redução encontrada era de 22,9%, 61,9% e 74,3% em relação à viremia inicial. Os pacientes que receberam menor dose apresentaram maior recaída nas 48 horas, mantendo-se ainda estatisticamente significante a diferença entre o uso de 3MU ou doses mais elevadas (5 e 10MU), enquanto, naqueles tratados com 10MU, a análise de parâmetros de cinética viral permitiu estimativa de meia-vida máxima de $0,3 \pm 0,1$ dia para o VHC, e uma produção de no mínimo $3,7 \times 10^{11}$ vírus/dia (condizente com o estado de equilíbrio observado, e em confronto com os dados obtidos por Zeuzem[5]) (Tabela 41.1). Em estudo complementar[6] ao acima descrito, o mesmo grupo demonstrou a predominância

de efeito do IFN em inibir a replicação viral e/ou sua liberação das células infectadas, por meio da comparação entre dados estimados pelos modelos matemáticos já descritos, aplicados às duas hipóteses supracitadas, e os dados obtidos experimentalmente com uso de doses diárias de IFN (5, 10, 15MU SC) por 14 dias em 23 pacientes virgens de tratamento com genótipo 1 e amostras coletadas freqüentemente, com intervalo de poucas horas nos dois primeiros dias e diariamente até o 14° dia de tratamento. Observou-se que após o período de atraso farmacológico – "lag phase" – de aproximadamente 8 horas, o declínio de carga viral manifestava-se em curva bifásica. Em uma primeira fase, de duração de 24 a 48 horas e rápida queda de viremia, que reflete a eficácia da terapia utilizada, observaram-se reduções de 75% (para doses de 5MU) a 95% da viremia inicial (para doses de 10 e 15MU). Após sua estabilização em novo ponto de equilíbrio diretamente relacionado à eficácia, segue-se uma segunda fase de inclinação menos pronunciada entre os dias 2 e 14, com ampla variância individual, sem correlação com a dose utilizada nesse estudo, e, diferentemente da primeira fase, correlacionada diretamente com o nível de ALT (o que reforça ser função da eliminação de hepatócitos infectados[5,16]) e inversamente à viremia pré-tratamento (ver Fig. 41.1).

Ademais, além de corroborar seu estudo anterior, confirmando a inibição de replicação e/ou liberação viral como principal mecanismo de ação do IFN, foi possível calcular a eficácia das diferentes doses utilizadas ($81 \pm 6\%$, $95 \pm 4\%$ e $96 \pm 4\%$ para 5, 10 e 15MU respectivamente) e a meia-vida estimada para as partículas virais livres no plasma (1,5-4,6 horas, média de 2,7 horas), produção e eliminação viral de $1,3 \times 10^{12}$ vírions/dia, e meia-vida de células infectadas de 1,7 a 70 dias. Essa ampla variação na meia-vida de células infectadas pode ser conseqüência de diferenças na eficácia da resposta imune dependente de linfócitos T citotóxicos contra hepatócitos infectados em diferentes indivíduos.

Resultados semelhantes foram observados em outros estudos[5,6,15,17,18], incluindo trabalho que correlacionou o efeito do tratamento com IFN sobre a carga viral, analisando-a em paralelo com a determinação da proteína do core do VHC no plasma[19], obtendo-se resultados semelhantes para ambas as técnicas, com excelente linearidade e condizente com o observado nos outros estudos.

Tabela 41.1 – Produção e eliminação viral e de células infectadas.

Produção de vírions	Meia-vida viral	"Turnover" viral	Meia-vida de células infectadas	"Turnover" de células infectadas	Eficácia da dose de IFN*		
					5MU	10MU	15MU
$1,3 \times 10^{12}$/dia	2,7h (1,5-4,6h)	97-99,9%	1,7- > 70 dias	< 1-33%	81%	95%	96%

Referência: Lam e cols.[6] e Zeuzem e cols.[5]
(*) Referência 6.

Em resumo, observa-se, após o início do tratamento com IFN, um período de latência, seguido por uma rápida queda da carga viral, que dura de 24 a 48h, com reduções expressivas da viremia (1-3 log UI/mL, ou mais), dependente da dose de IFN, que traduz sua eficácia em bloquear a produção de novos vírus ou sua liberação. Uma segunda fase de decaimento é esperada em indivíduos respondedores, durando de 2 a 28 dias e dependente da capacidade do sistema imunológico de cada indivíduo em eliminar células produtoras de vírions.

Nos tópicos seguintes, veremos até que ponto essa segunda fase é afetada pelo genótipo viral, pela dose e tipo de IFN utilizados e pelo esquema de tratamento empregado (doses diárias ou descontínuas), além do efeito de outros antivirais associados ao IFN (ribavirina, amantadina, maxamine).

PAPEL DO GENÓTIPO E DO INTERVALO ENTRE DOSES DE IFN NA CINÉTICA VIRAL

O tratamento com interferon leva a taxas de resposta virológica sustentada diferentes conforme o genótipo avaliado, independentemente de sua associação com ribavirina, variando de 35 a 40% para o genótipo 1 e de 60 a 70% para os genótipos 2 e 3 em terapia combinada[20]. A menor sensibilidade do genótipo 1 tem-se mantido mesmo com o uso de derivados peguilados de IFN, independentes da associação à ribavirina[21].

Entretanto, os mecanismos moleculares que conferem maior resistência ao genótipo 1 permanecem desconhecidos.

EFEITO DOS DIFERENTES GENÓTIPOS DO VHC NA CINÉTICA VIRAL – CINÉTICA DOS GENÓTIPOS 2 E 3 E DO GENÓTIPO 4

As diferenças de resposta ao tratamento observadas entre o genótipo 1 e o 2 do VHC são patentes, sendo uma maior taxa de resposta esperada para o genótipo 2, independentemente de outras características observadas, sejam elas sexo, idade, nível de ALT, carga viral pré-tratamento ou histologia. Essa diferente suscetibilidade é tão pronunciada que, diferentemente do observado para o genótipo 1, recomenda-se o tratamento com IFN e ribavirina por apenas 6 meses para pacientes infectados com o genótipo 2 (o mesmo é válido para o genótipo 3)[14].

Em pacientes com genótipo 2 tratados com IFN, observa-se decaimento da carga viral mais pronunciado na primeira fase (24 a 48 horas) quando comparado ao genótipo 1, decorrente da maior eficácia do tratamento[22-24]. Além disso, observa-se taxa de eliminação viral mais rápida para o genótipo 2 que para o genótipo 1[22].

Efeito semelhante é observado na segunda fase de decaimento. Pacientes infectados com genótipo 2 apresentaram eliminação mais rápida de células infectadas, traduzida por maior inclinação na curva construída com as cargas virais obtidas experimentalmente[22], além de apresentar correlação inversamente proporcional à viremia pré-tratamento, à semelhança do genótipo 1 (Tabela 41.2).

Acerca do genótipo 3, inexistem estudos publicados avaliando sua cinética. Em estudo recente, analisamos 33 pacientes (10 do genótipo 3 e 23 do genótipo 1), tratados com dose inicial de 9MU de IFN, seguidas de 3MU diários ou em dias alternados, associado à ribavirina. A carga viral foi determinada diariamente nos primeiros 14 dias, obtendo-se maior eficácia do IFN no genótipo 3 (decaimento da carga viral em 24h de $1,78 \pm 0,5$ log UI/mL), significativamente maior que no genótipo 1 ($0,93 \pm 0,4$ log UI/mL; $p < 0,001$). Ambos os genótipos apresentaram semelhante viremia pré-tratamento, sendo a segunda fase mais rápida em pacientes com genótipo 3, que apresentaram carga viral indetectável mais precocemente que o genótipo 1, independentemente do esquema de tratamento utilizado[25].

Desse modo, conclui-se que o genótipo 1 apresenta maior resistência ao tratamento com IFN, sendo ainda desconhecidos os mecanismos responsáveis pelo melhor perfil cinético e de resposta ao tratamento observado nos genótipos 2 e 3. Especula-se que uma melhor resposta imunológica, notadamente contra o genótipo 3, seria responsável por eliminação viral mais acelerada, dependente de anticorpos contra a glicoproteína E2 do envelope do VHC[26], bem como a eliminação imunomediada mais rápida e eficaz de células infectadas pelos genótipos 2 e 3[23]. Entretanto, essa maior resistência do genótipo 1 pode ser vencida pela utilização de dosagem mais adequada do antiviral (IFN)[15], ainda que muitas vezes de forma apenas parcial. Quando avaliada uma possível deficiência de replicação do genótipo 3, à exceção de um único trabalho que demonstrou menor carga viral pré-tratamento[27], inexistem até o momento dados confiáveis que dêem suporte a essa hipótese como sendo a responsável pelas diferenças acima discutidas observadas entre este genótipo e o genótipo 1[23,25].

Tabela 41.2 – Papel do genótipo na dinâmica do VHC.

Genótipo	Produção de vírions	Meia-vida viral	Meia-vida de células infectadas	Eficácia da dose de IFN
1	$2,2 \pm 4 \times 10^{12}$/dia	$3,0 \pm 1$h	8,7 dias	95,3%
2	$0,8 \pm 1,2 \times 10^{12}$/dia	$1,8 \pm 0,3$h	2,3 dias	99,7%

No que concerne ao genótipo 4, que chega a responder por mais de 60% dos casos de infecção crônica pelo VHC no Oriente Médio, dados acerca de seu comportamento são escassos, assemelhando-se ao genótipo 1, pela resistência demonstrada por baixas taxas de resposta virológica sustentada. Em um estudo[28], cinco pacientes com genótipo 4 foram tratados com IFN em doses diárias e ribavirina, observando-se um padrão de decaimento bifásico semelhante ao dos demais genótipos, com eficácia significativamente inferior ao observado nos genótipos 2 e 3 e semelhante ao genótipo 1, assim como a meia-vida de vírions livre no plasma e a segunda fase de decaimento. Desse modo, também do ponto de vista cinético, o genótipo 4 deve ser agrupado ao lado do genótipo 1, entre aqueles de pior resposta ao tratamento antiviral com IFN.

EFEITO DOS DIFERENTES ESQUEMAS DE TRATAMENTO COM INTERFERON NA CINÉTICA VIRAL

Papel do intervalo entre doses

Atualmente, o tratamento recomendado para a infecção crônica pelo VHC baseia-se na associação do IFN à ribavirina, esta na dose de 1 grama ao dia, e aquele na dose de 3MU SC três vezes por semana. O tempo de tratamento recomendado varia conforme o genótipo, sendo de 6 meses para os pacientes com infecção pelo genótipo 2 ou 3 e de 12 meses para aqueles com infecção pelo genótipo 1[14].

Apesar dos resultados promissores obtidos com os interferons peguilados, ainda permanece a ser definido o seu papel no tratamento da infecção pelo VHC[16,21].

Sendo o IFN alfa-2 o principal fármaco atualmente utilizado na prática clínica, a análise do comportamento do VHC diante de diferentes esquemas apresenta relevância. Conforme já demonstrado, diferentes doses de IFN apresentam diferente eficácia sob a produção de novos vírions (por inibição da replicação viral ou de sua liberação no plasma). A administração de IFN três vezes por semana apresenta um perfil farmacodinâmico caracterizado por nível sérico elevado nas primeiras horas após administração, com decaimento exponencial progressivo. No dia que se segue à primeira dose, praticamente não se observa a presença de IFN no plasma circulante, bem como a sua eficácia se mostra significativamente reduzida[15,23 25,29] (Fig. 41.3).

Em trabalhos realizados com diferentes esquemas de IFN, associados ou não à ribavirina, e comparando-se o efeito de doses diárias de IFN com ou sem ribavirina *versus* IFN com ribavirina em dias alternados ou três vezes por semana, demonstramos que, em pacientes com genótipo 1, a administração de doses diárias de IFN apresenta uma cinética sig-

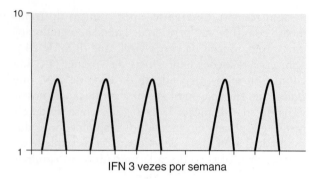

Figura 41.3 – Intervalo entre doses e nível sérico do interferon.

nificativamente melhor do que em dias alternados ou 3 vezes por semana[25,29-32]. Nestes dois últimos esquemas, observa-se um aumento da carga viral nas 48h após a administração do IFN, refletindo a ausência de efeito antiviral por sua não aplicação 24 horas após a dose inicial[29-32]. No mesmo trabalho, demonstramos ainda que essa recaída é parcialmente reduzida pela associação com ribavirina, notadamente nos pacientes em uso de IFN em doses não diárias (ver Efeito dos Diferentes Esquemas de Tratamento com IFN na Cinética Viral – Papel da Adição de Ribavirina). Em pacientes com uso de IFN em doses diárias, não se observou esse efeito sinérgico da adição de ribavirina.

Entretanto, em pacientes com genótipo 2 ou 3, não foi observada diferença entre o uso de IFN com ou sem ribavirina, em administração diária ou não (Fig. 41.4). A maior sensibilidade ao IFN demonstrada por esses dois genótipos supera a deficiência do esquema de tratamento em doses de IFN não diárias, diferentemente do observado para o genótipo 1.

Nos estudos acima referidos[26,29], após uma dose inicial de 9MU de IFN por via SC, os pacientes receberam 3MU diários ou não, associado ou não à ribavirina, conforme sua randomização. Todos os pacientes, independentes de genótipo, sexo, histologia e carga viral/ALT pré-tratamento, apresentaram aumento da viremia 24 horas após redução da dose, sendo de mais fácil interpretação naqueles com uso diário (Fig. 41.4). A modificação da eficácia do IFN após redução da dose mantém-se apesar do uso diário de IFN, mesmo em pacientes com genótipo 2 ou 3, independentemente da associação com ribavirina. Resultados semelhantes foram demonstrados por outros pesquisadores, referente ao uso de IFN isolado[15].

Em porcentagem considerável (30-40%) dos pacientes tratados com IFN em doses diárias, uma curva de decaimento viral diferente da curva bifásica tradicionalmente observada foi descrita. Descrevemos (Neumann e cols.)[33,34] um platô após a rápida queda viral observada na primeira fase, de duração de até 21 dias, em indivíduos cuja carga viral ao

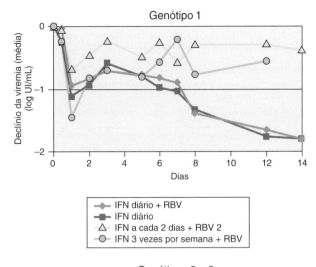

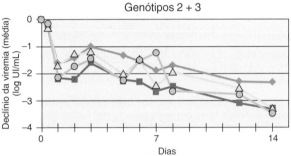

Figura 41.4 – Cinética do VHC e genótipos, intervalo entre doses de IFN e adição de RBV.

final da primeira fase situa-se ao redor de 100.000UI/mL. Este valor foi observado como sendo um limiar acima do qual o sistema imune apresenta hiporresponsividade ao tratamento com IFN. Pacientes cuja viremia ao final da primeira fase situa-se significativamente acima desse nível não apresentam uma segunda fase de eliminação viral (ausência da eliminação de células infectadas, um efeito possivelmente imunomediado), condizente com dados que mostram a ausência de resposta virológica em pacientes que não apresentam sensibilidade (queda significativa da carga viral pré-tratamento) após dose inicial de IFN. Do mesmo modo, aqueles que ao final da primeira fase atingem carga viral bastante inferior ao limite de "entrave imunológico" apresentam uma segunda fase bastante acelerada, com inclinação acentuada da curva de decaimento. Por fim, pacientes cuja viremia ao final da primeira fase se situa próxima a 100.000UI/mL apresentam este platô descrito com suave inclinação na segunda fase, que se vai acelerando à medida que a viremia progressivamente é reduzida, melhorando a responsividade do sistema imune. Apesar de efeito semelhante ter sido descrito para o vírus da hepatite B, mais estudos são necessários para que se possa esclarecer melhor seus mecanismos.

Ainda no que se refere à segunda fase da curva de decaimento, um excelente preditor de resposta sustentada[35-38], ela sofre a influência de outros fatores como idade, sexo e, de forma mais marcante, raça. Em estudo realizado[39] comparando-se pacientes caucasianos e negros com características demográficas e virológicas semelhantes (inclusive genótipo e viremia pré-tratamento), observou-se diferença significante apenas no nível de ALT pré-tratamento e na eficácia do IFN (tanto para IFN alfa como Consensus Interferon) na primeira fase de decaimento, ambos menores na população negra. A segunda fase foi menos acentuada na população negra, embora não tenha atingido significância estatística. Essas diferenças podem explicar os piores resultados obtidos no tratamento da população negra.

Dois outros fatores que também guardam importância na predição de não resposta ou de resposta sustentada ao IFN são a viremia ao final da primeira fase (que, como vimos acima, implicará resposta imune de maior ou menor eficácia) e, em menor proporção, a eficácia do IFN. Assim, baseada na possibilidade de que esses fatores e a segunda fase de decaimento do VHC pudessem estar relacionados, foi demonstrado[30] em pacientes com genótipo 1 tratados com diferentes doses de IFN (logo, diferentes níveis de eficácia), que a viremia ao final da primeira fase estava intimamente relacionada à velocidade da segunda fase de decaimento. Sendo esta dependente da eliminação de células infectadas, em processo com a participação do sistema imune, uma menor viremia aparenta ser necessária para restauração dos processos imunomediados. Quanto à eficácia do IFN, ela se relaciona apenas parcialmente à segunda fase de decaimento, apesar de um estudo de Bekkering e cols.[36] ter evidenciado nítida associação entre a segunda fase de decaimento e a dose de IFN utilizada, em pacientes com genótipo 1. Os dados acima estão em concordância com os apresentados no modelo trifásico de eliminação do VHC[34].

Concluímos desse modo que, no que concerne à maior inibição da replicação viral, com melhor perfil de eliminação viral, a utilização de doses diárias de IFN deveria merecer maior consideração quando do desenho de novos estudos que busquem analisar resposta virológica ao tratamento com IFN-alfa associado à ribavirina, bem como a utilização de doses mais elevadas. Esquemas de tratamento com doses elevadas de IFN, com mais eficácia e bloqueio de produção/liberação de novos vírions, além de doses diárias, reduzindo os "escapes virais" ao tratamento e diminuindo o potencial risco de formação de "quasispecies" menos sensíveis à terapêutica[41], podem representar um tratamento mais eficaz que os atualmente empregados.

Papel da adição de ribavirina

O tratamento atual da hepatite crônica pelo VHC consiste na utilização de IFN (peguilado ou não), associado ao uso da ribavirina[14]. A monoterapia com IFN demonstrou ser incapaz de promover a erradicação da infecção crônica pelo VHC na ampla maioria dos casos, sendo as taxas de resposta virológica sustentada descritas inferiores a 30% dos pacientes tratados.

A associação com ribavirina, um análogo da guanosina, promove aumento da taxa de resposta virológica sustentada pela diminuição de recaídas após a suspensão do tratamento, com porcentagem semelhante de respondedores ao final do tratamento ("end-of-treatment responders") semelhante ao da monoterapia[11,13,14].

Poucos estudos analisaram o efeito da monoterapia com ribavirina sobre a replicação do VHC. Pawlotsky e cols.[30-32] demonstraram um discreto efeito da monoterapia com ribavirina sobre a viremia do VHC. Em sete pacientes tratados com dose diária de 1.000mg de ribavirina, cinco apresentaram uma variação negativa da viremia (ou seja, uma redução), maior do que a variância intrateste esperada (0,5 log UI/mL), sendo esse resultado estatisticamente significativo quando comparado aos pacientes não tratados ($p < 0,03$) (Fig. 41.5). Analisando-os à luz do modelo matemático já descrito, a redução de carga viral observada poderia ser explicada por um possível efeito da ribavirina em bloquear a infecção "de novo" (concordante com outros trabalhos[41]), diminuindo a geração de células infectadas, produtoras de novos vírus. Permanecem ainda obscuros o mecanismo de ação da ribavirina e os meios pelos quais se consegue evitar a recaída em parcela considerável dos pacientes.

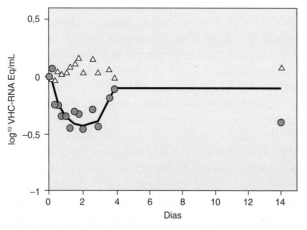

Figura 41.5 – Monoterapia com ribavirina. (Adaptado de Pawlotsky, Neumann e cols.).

Ademais, sua associação à terapia com IFN induz à negativação de viremia em uma parcela dos pacientes previamente resistentes à monoterapia, além dos efeitos já descritos sobre a resposta sustentada.

No que tange às alterações na cinética do VHC, Medeiros-Filho e cols.[23,29] demonstraram que a associação de ribavirina não afeta a primeira fase da curva de decaimento do VHC (Fig. 41.6), sendo a eficácia do bloqueio da replicação pelo IFN dose – e genótipo – dependente.

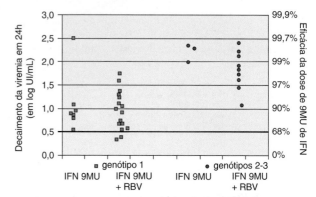

Figura 41.6 – Eficácia do IFN associado ou não à ribavirina. (Adaptado de Pawlotsky, Neumann e cols.).

No mesmo estudo, e em outros relacionados[29-32], observamos elevação da viremia 24 horas após a redução da dose de IFN, traduzindo a redução da sua eficácia de bloqueio (já descrita em outra passagem). Entretanto, essa recaída é atenuada nos pacientes recebendo ribavirina, mesmo naqueles com genótipo 1. A segunda fase de decaimento do VHC se comporta de forma independente quanto ao uso de ribavirina, sendo afetada apenas pelo intervalo entre doses. Em pacientes com genótipo 2 ou 3, o mesmo efeito ao final da primeira fase é observado, e a segunda fase apresenta inclinação da curva de decaimento viral ("slope") idêntico para o uso diário ou não de IFN, também não afetado pela associação à ribavirina.

Resultados semelhantes foram descritos por Zeuzem e cols.[42], que observaram a mesma ausência de efeito sinérgico com o IFN sobre o VHC, não afetando a eliminação (meia-vida viral) ou sua produção.

Conclui-se desse modo que as alterações produzidas pela utilização de ribavirina na cinética do VHC são discretas, podendo promover uma diminuição da replicação viral restrita aos primeiros dias de tratamento, sendo a significativa melhora no tratamento por 48 semanas decorrente de outros efeitos que merecem maior consideração, como por exemplo efeitos imunomoduladores[43] e/ou bloqueio da infecção "de novo" de hepatócitos não infectados[41].

CONSENSUS INTERFERON, PEG–INTERFERONS E INTERFERONS BETA E ÔMEGA

Consensus interferon (C-IFN)

Por meio da seleção da seqüência de aminoácidos mais freqüentemente observada em vários tipos de interferon-alfa naturais, sintetizou-se uma nova molécula denominada Consensus IFN (C-IFN). Em estudo multicêntrico em pacientes não-respondedores à terapia com IFN e ribavirina, obteve-se resposta virológica sustentada com 48 semanas de tratamento com 15μg de C-IFN de 27%, demonstrando, assim, maior eficácia quando comparado ao IFN convencional[44].

Em relação à cinética do VHC em pacientes tratados com C-IFN comparados aos com IFN convencional, não foram observadas diferenças no que se refere à meia-vida de vírions livres ou das células infectadas, independentemente das diferentes doses de C-IFN utilizadas. O mesmo efeito dose-dependente foi observado quanto à inibição da produção de novas partículas virais, sendo o efeito máximo nesse estudo atingido com 15μg de C-IFN (98% de eficácia). Semelhante ao observado com o IFN convencional, sexo, idade, peso e carga viral não interferiram com a eliminação viral nem com a eficácia do C-IFN na primeira fase de decaimento. Em relação à segunda fase, entretanto, o sexo feminino (bem como o peso e a idade, embora estes sem atingir diferença estatisticamente significante) foi responsável por uma segunda fase mais acelerada (maior "slope" – inclinação), com maior eliminação de células infectadas.

Outros estudos demonstraram, à semelhança do que ocorre com o IFN convencional, o papel do intervalo entre as doses na manutenção da supressão da replicação viral, com maior eficácia com doses diárias[45,46], o efeito dose-dependente tanto na 1ª fase (podendo atingir eficácia de supressão na produção de novos vírions de até 99,9% e queda de até 5 log UI/mL nas primeiras 24 horas, com uso de doses tão elevadas quanto 27μg[45]), bem como na 2ª fase com doses de 27μg diários por quatro semanas, o que levou à mais rápida 2ª fase demonstrada até o momento. O valor desta como preditivo de resposta (ou melhor, de ausência de resposta naqueles com eliminação de células infectadas excessivamente lenta) também foi demonstrado com C-IFN[47,48].

Em resumo, comparado ao IFN convencional, o C-IFN apresenta maior eficácia no bloqueio de produção de novos vírions. Os parâmetros dependentes de características virais (meia-vida de novos vírions e de células infectadas) são semelhantes para os dois tipos de IFN/C-IFN. Diferentemente do observado para o IFN convencional, não se observou correlação entre a carga viral pré-tratamento e a segunda fase de decaimento, e sim entre a eficácia de bloqueio (vista na primeira fase) e a segunda fase (eliminação de células infectadas)[45,46]. Isso pode sugerir que as duas substâncias tenham mecanismos diferentes na eliminação de células infectadas, sendo necessários mais estudos.

Interferons peguilados (PEG-IFN)

Nos últimos anos, novo impulso foi dado ao tratamento da infecção pelo VHC por meio da formulação de duas novas moléculas de interferon pela adição de uma molécula inerte de polietilenoglicol (PEG), ligada ao IFN de forma co-valente (Peg-Interferon α2a, Roche) ou não co-valente (Peg-Interferon α2b, Schering-Plough).

Apesar de diferirem quanto à forma de ligação da molécula de PEG e ao seu peso molecular, essas duas substâncias apresentam como característica comum uma meia-vida prolongada, permitindo administração única semanal, e mantendo níveis séricos mais constantes, ao que se atribuem os melhores resultados observados.

Recentemente, novos dados de cinética viral têm sido obtidos com o tratamento com PEG-IFN associado ou não à ribavirina.

Zeuzem e cols.[49] compararam a cinética do VHC em pacientes submetidos à monoterapia com PEG-IFN α2a em aplicação semanal, comparados ao IFN convencional α2a 6MU três vezes por semana por 3 meses, seguido de 3MU até completar 48 semanas. A análise dos resultados demonstrou diferenças discretas na 1ª fase entre os grupos (ângulo de declínio – "slope" – de 5,37/dia para o grupo PEG-IFN frente 2,63/dia para o IFN convencional). A diferença de sensibilidade entre os genótipos 1 e não-1 foi também observada em ambas as fases do decaimento, sendo inferior para o genótipo 1, independentemente do tratamento utilizado.

O mesmo grupo publicou recentemente[50] novos dados sobre o tema, analisando 33 pacientes virgens de tratamento, submetidos ao mesmo esquema anterior, com dosagens freqüentes de carga viral. Aproximadamente 20 a 25% dos pacientes de ambos os grupos apresentaram resistência, não se observando redução da carga viral após instituição do tratamento, o que denota resistência intrínseca ao antiviral. Ademais, em 5% dos pacientes tratados com PEG-IFN não se observou segunda fase de eliminação viral, sendo o mesmo observado em 14% do grupo tratado com IFN convencional.

Um dado interessante foi o encontro de elevação da viremia 48h após a aplicação da dose de IFN convencional, semelhante ao observado em dados obtidos pelo nosso grupo[23,29] e em dados referentes ao uso de PEG-IFN α2b[51]. Apesar de não se observarem diferenças entre os grupos na eficácia na 1ª fase, houve tendência a uma 2ª fase mais acelerada no grupo tratado com PEG-IFN, notadamente no genótipo não-1.

Outros estudos comparando o tratamento com PEG-IFN α2a (40kD) ao convencional com IFN demonstram uma queda mais acentuada na 1ª fase no grupo tratado com IFN convencional que no grupo PEG-IFN[52,53]. As características farmacocinéticas re-

Capítulo 41

sultantes da modificação da molécula de IFN pela adição de PEG são as mais utilizadas para justificar os diferentes resultados, sendo a disponibilidade do IFN convencional maior que da molécula alterada. Importância clínica coincidente com essa observação foi observada por nosso grupo, em que Da Silva e cols.[54] observaram maior negativação da carga viral em 2 e 4 semanas nos pacientes tratados com C-IFN que naqueles que receberam PEG-IFN, ambos associados à ribavirina. Resultados semelhantes também foram descritos em outro estudo[55] comparando IFN convencional e PEG-IFN, ambos com ribavirina.

A análise da cinética do VHC em pacientes tratados com associação do PEG-IFN à ribavirina foi recentemente analisada[51] em pacientes virgens de tratamento infectados com genótipo 1, utilizando doses elevadas de PEG-IFN α2b (3µg/kg na 1ª semana, seguida de redução para 1,5µg/kg/semana) comparada à 0,5µg/kg/semana, ambos associados à ribavirina. Observou-se maior redução de carga viral na 1ª semana de tratamento no grupo utilizando doses mais elevadas, em qualquer dos momentos analisados. Após redução para dose de manutenção de 1µg/kg/semana no grupo de alta dose inicial, não se observaram diferenças subseqüentes na análise da cinética quando comparado ao grupo tratado com 0,5µg/kg/semana.

Outros interferons

Outras moléculas de interferon também tiveram seus efeitos sobre a cinética do VHC avaliados, a exemplo dos interferons beta (β) e ômega (ω). O IFN-β consiste em um grupo de moléculas com propriedades antivirais e imunomoduladoras, passíveis de administração parenteral, evitando assim o retardo farmacológico observado com o IFN convencional[56]. Em estudo utilizando IFN-β intravenoso em dose única ou em duas doses diárias, comparado com IFN-α com e sem ribavirina[57], o mesmo padrão bifásico de decaimento foi observado em todos os grupos, que apresentaram primeira fase semelhante, sendo a segunda fase mais acelerada em pacientes com IFN-α com ribavirina e IFN-β (em duas doses divididas) diários, em comparação com monoterapia com IFN-α ou IFN-β em dose única diária. Esses parâmetros cinéticos também foram estudados em células mononucleares coletadas no sangue periférico (PBMC), com padrão cinético bifásico semelhante ao observado no soro, exceto por um decaimento viral mais lento nas PBMC

na primeira fase, sugerindo uma atividade replicativa também mais lenta.

Acerca do IFN-ω, os dados são ainda escassos, demonstrando-se atividade *in vitro* tanto contra vírus de DNA como de RNA. Em estudo recente em pacientes resistentes à terapia prévia com IFN-α e ribavirina e mesmo com PEG-IFN, observou-se discreta redução na carga viral tanto ao fim da primeira como da segunda fase de decaimento. Não foi observada maior eficácia com aumento da dose, diferentemente do efeito dose-dependente descrito para os outros IFN. Entretanto, como o grupo era bastante heterogêneo e constituído basicamente por respondedores aos atuais "padrão-ouro" de tratamento, é difícil de se tecer maiores considerações a respeito da viabilidade desse novo IFN. É importante ressaltar, entretanto, a alta incidência de neutropenia observada no grupo tratado[58].

CINÉTICA VIRAL COM NOVOS FÁRMACOS – EFEITO DA AMANTADINA E DIIDROCLORETO DE HISTAMINA

Apesar de todos os avanços obtidos nestas duas décadas no tocante ao tratamento do VHC, ainda permanece uma parcela considerável de pacientes não-respondedores ao tratamento com IFN (em suas variadas formas) associado à ribavirina.

Por esse motivo, novos tratamentos tornam-se necessários, por meio da otimização dos atualmente disponíveis, ou pela adição de novas drogas que possam atuar de forma isolada ou sinérgica com o atual "standard-of-care". Entre outros, dois fármacos têm sido mais freqüentemente avaliados: a amantadina e o diidrocloreto de histamina (Maxamine™).

A amantadina é um análogo de nucleosídeo que, acredita-se, interfere com a entrada do vírus na célula-alvo, devendo teoricamente exibir um efeito semelhante ao da ribavirina em bloquear a infecção "de novo". Em estudos realizados para avaliar o efeito antiviral da amantadina associada ao IFN ou em terapia tripla, a sua utilização não interferiu com a primeira fase; entretanto, na segunda fase, potencializou de forma sinérgica o efeito da ribavirina em bloquear a infecção "de novo", apesar de ser um efeito inibitório discreto[59] (Tabela 41.3).

O Maxamine™ é um derivado da histamina capaz de potencializar a resposta imunológica pela inibição da produção e liberação de radicais livres, protegendo os efetores da lise de células infectadas de

Tabela 41.3 – Efeito da associação entre IFN, ribavirina e amantadina na cinética do VHC (Adaptado de Lake-Bakaar e cols.[59]).

Esquema	Eficácia	Eliminação de células infectadas (2ª fase)	
IFN (10MU)	90%	0,05 ± 0,02	
IFN + ribavirina	93%	0,15 ± 0,06*	* p < 0,05 frente IFN
IFN + RBV + amantadina	91%	0,48 ± 0,11**	** p < 0,05 frente IFN + RBV

368

apoptose induzida por radicais livres. Em estudo de 2ª fase em pacientes virgens de tratamento tratados com IFN-α e diferentes doses de Maxamine, foi observada (Neumann e cols.)[60] maior porcentagem de pacientes com resposta virológica rápida (queda maior do que 1 log a cada duas semanas ou carga viral negativa em até 4 semanas) diante do observado em estudos com monoterapia com IFN ou associado à ribavirina. Esse efeito não foi dose-dependente. Uma alta taxa de recaída durante tratamento foi observada, atribuída ao uso não diário de IFN e à ausência de ribavirina, que, como vimos, é capaz de diminuir a perda de eficácia do tratamento com IFN quando utilizado 3 vezes por semana. Esses dados confirmam o mecanismo proposto para o fármaco, com sua ação sendo mais pronunciada na segunda fase de tratamento, pelo estímulo à eliminação de células infectadas pelo sistema imune. Aguardam-se estudos que avaliem a eficácia de Maxamine associado a doses diárias de IFN (ou PEG-IFN) e ribavirina.

CINÉTICA VIRAL E CARGA VIRAL ASCENDENTE – CINÉTICA DO VHC EM PACIENTES COM RECAÍDA VIROLÓGICA APÓS SUSPENSÃO DO TRATAMENTO COM INTERFERON E/OU RIBAVIRINA E EM PACIENTES NÃO-RESPONDEDORES

Após o fim do tratamento com IFN e/ou ribavirina, o paciente encontra-se sob um período de risco de recaída virológica, caracterizada pelo retorno da replicação viral a partir de vírus presentes no próprio plasma, porém inferiores à capacidade de detecção dos atuais métodos, ou protegidos em reservatórios (*santuários*), células com tempo de meia-vida prolongado ou fora do alcance dos fármacos.

Poynard e cols. evidenciaram que a resposta sustentada ao tratamento após seis meses da suspensão do IFN e ribavirina tende a se manter em mais de 94% dos indivíduos. Entretanto, pouco se conhece acerca da cinética da recaída do VHC.

O único estudo na literatura a abordar esse tópico, com coleta freqüente da carga viral a fim de determinar a cinética em pacientes não-respondedores ou com recaída após o tratamento, foi recentemente efetuado por nosso grupo[61]. Em 17 pacientes estudados (4 com resposta sustentada ao tratamento, 7 com recaída após a suspensão do tratamento – PCR qualitativo negativo ao final do tratamento, com sensibilidade de 50UI/mL –, e 6 não-respondedores), foram coletadas amostras diariamente nas primeiras duas semanas, 2 vezes por semana até o final do primeiro mês de seguimento, e então a cada 15 dias até o sexto mês de seguimento pós-suspensão do tratamento. A maior parte dos pacientes com recaída apresentou viremia positiva entre o quarto e sétimo dia de seguimento, isto é, já 72 horas após o desaparecimento do IFN do sangue circulante. Um único paciente apresentou recaída tardia após o 25º dia de seguimento. A replicação viral foi extremamente rápida nesses pacientes, dobrando a carga viral a cada 0,57 dia (de 0,37 a 0,7 dia), semelhante ao observado em pacientes ou chimpanzés com infecção primária. A viremia ultrapassou o nível pré-tratamento em 14 a 30 dias, retornando a esse nível entre o 4º e o 6º mês. Entretanto, em não-respondedores ao final do tratamento, o retorno da viremia aos níveis pré-tratamento foi significativamente mais precoce (10º dia). Os dados referentes à dinâmica de replicação dos pacientes com recaída após suspensão do tratamento ou resposta sustentada estão apresentados na tabela 41.4. A figura 41.7 mostra um paciente com recaída após o final do tratamento.

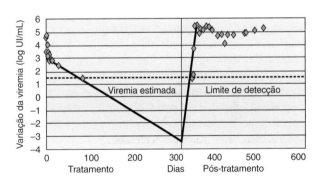

Figura 41.7 – Cinética em paciente com recaída após o final do tratamento.

Tabela 41.4 – Comparação entre parâmetros de dinâmica viral dos pacientes com recaída ao final do tratamento ou resposta sustentada.

Pacientes com resposta ao final do tratamento	Resposta sustentada	Primeiro dia de positividade do RNA-VHC	Duplicação da viremia (dias)	Viremia ao final do tratamento (log UI/mL)	
				Extrapolado do "slope" da recaída	Extrapolado do "slope" da 2ª fase durante tratamento
a	não	4	0,35	–3,1	–2,6
b	não	7	0,7	0,3	0,1
c	não	14	0,7	–2	D/C
d	não	34	1,2	–7,2	–8
4 pacientes	sim	—	—	—	< –9

EXISTE UM PAPEL PARA A CINÉTICA VIRAL NA ESCOLHA DO TRATAMENTO DO VÍRUS DA HEPATITE C?

O estudo da cinética de replicação do VHC tem contribuído sobremaneira para a compreensão dos mecanismos envolvidos na replicação viral e na sua eliminação. Entretanto, muito ainda persiste por ser conhecido, bem como os resultados necessitam ser analisados à luz de uma padronização que permita sua comparação por diferentes grupos. Recentemente, propusemos (Neumann) uma classificação dos perfis de resposta virológica baseados na cinética do VHC após introdução de terapia antiviral (Fig. 41.8). Quanto à caracterização da resposta virológica em pacientes tratados com interferon em doses diárias, existem diferentes padrões de sensibilidade. Alguns são naturalmente resistentes ao tratamento, não apresentando queda na viremia; o aumento de dose de interferon nesse grupo de pacientes (denominados *non-responder/não-respondedor*) não apresenta eficácia, e esse padrão assinala o fracasso do tratamento com o interferon utilizado, autorizando-se a sua suspensão. Um outro grupo de pacientes, denominado de *rebounder (recaída)*, pode apresentar uma queda inicial, seguida de elevação da viremia, porém atingindo um platô inferior ao pré-tratamento; acredita-se que esse fenômeno decorra do surgimento de "quasispecies" resistentes ao interferon, levando à eficácia de bloqueio de produção viral inferior ao obtido na fase inicial do tratamento. Entre os pacientes com resposta ao interferon, três diferentes padrões podem ser observados: *flat partial responder (resposta parcial)*, em que após a queda inicial da viremia não apresenta redução progressiva; *slow partial responder* (respondedor lento), em que a inclinação da curva de decaimento é pouco acentuada, não se obtendo negativação precoce da viremia, e *rapid responder* (respondedor rápido), que negativa precocemente a viremia por apresentar uma segunda fase acelerada.

A partir desses conhecimentos teóricos, pode-se depreender informações de utilidade na prática clínica. Os grupos de pacientes **non-responders, rebounders** e **flat partial responders** não apresentarão sucesso à terapia utilizada. Deve-se considerar a modificação do esquema terapêutico, visando suplantar a resistência viral pelo aumento de doses, modificação do tipo de interferon ou pela adição de outra substância com atividade antiviral. ***Slow partial responders*** poderiam teoricamente se beneficiar do prolongamento do tempo de tratamento, a fim de que se atinja a negativação da carga viral.

Considerando que a posologia de tratamento habitualmente empregada foi escolhida de modo empírico, não se baseando em estudos que permitissem identificar as doses e intervalos de administração adequados, o estado atual do conhecimento da cinética do VHC permite concluir que o tratamento convencional ofertado é insuficiente para otimização de resposta virológica nos pacientes tratados.

A utilização de novos fármacos atualmente disponíveis, que permitem posologia mais adequada, maior aderência por parte dos pacientes e melhor resultado (ao menos em alguns subgrupos) à custa de um aumento significativo no custo de tratamento requer uma melhor estratégia para otimizar a resposta virológica e reduzir os custos da terapia.

Nesse aspecto, os estudos de cinética viral permitem reforçar a necessidade de tratamento por apenas seis meses para os genótipos 2 e 3 do VHC, em virtude de sua maior sensibilidade demonstrada em todos os tipos de IFN e esquemas utilizados, com eliminação mais acentuada tanto na 1ª quanto na 2ª fase.

Ademais, diferentes momentos e aspectos da cinética viral têm sido avaliados como preditivo de resposta sustentada ao tratamento com os mais variados tipos de interferons e esquemas de tratamento utilizados.

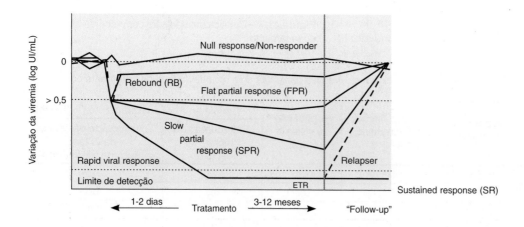

Figura 41.8 – Padrões de resposta ao tratamento com interferon + ribavirina.

Apesar de muito se ter avançado no conhecimento da replicação do VHC, a certeza de resposta sustentada ainda é incapaz de ser prevista antecipadamente. Na análise dos possíveis fatores preditivos de resposta, uma constante sempre presente é o seu valor como preditivo de AUSÊNCIA de resposta sustentada. Ou seja, apesar de não podermos prever quem será respondedor ao tratamento, podemos antecipadamente identificar aqueles que NÃO irão apresentar resposta satisfatória, e assim modificar ou suspender o tratamento, que se mostrará ineficaz.

Fried e cols.[62] apresentaram recentemente dados referentes à análise de pacientes com infecção crônica pelo VHC tratados com PEG-IFN α2a (40kd), em que a presença de viremia detectável à 12ª semana de tratamento permitiu prever a AUSÊNCIA de resposta virológica sustentável em praticamente 100% dos casos, dando condições de suspender mais precocemente o tratamento naqueles que não se beneficiarão da sua continuação, reduzindo sobremaneira os efeitos colaterais e os custos do tratamento, tanto econômico quanto sociais.

Espera-se para 2003 os resultados do estudo DITTO (Dynamically Individualized Treatment of Hepatitis C Infection and Correlates of Viral/Host Dynamics), em que os dados obtidos da análise da cinética precoce individualizada dos pacientes tratados com PEG-IFN α2 a 180μg/semana orientarão as modificações nos esquemas de tratamento dos indivíduos não-respondedores. Talvez o futuro reserve um tratamento baseado não apenas nas características virais, mas, principalmente, na análise das complexas interações existentes entre vírus, hospedeiro e tratamento, cujo reflexo final é o observado na curva de eliminação do vírus da hepatite C (VHC).

CINÉTICA DO VÍRUS DA HEPATITE B

A infecção pelo vírus da hepatite B é uma das principais endemias em todo o mundo, acometendo mais de 300 milhões de pessoas, muitas das quais irão desenvolver doença hepática clinicamente evidente ou hepatocarcinoma ao longo de décadas.

Até a última década, o único tratamento eficaz disponível consistia na utilização de interferon α2 nos indivíduos com replicação viral, apesar de os resultados serem apenas regulares. Mais recentemente, a utilização da lamivudina (3'TC), um análogo nucleosídico, permitiu o tratamento de indivíduos não-respondedores ao IFN, ou que apresentavam contra-indicação ao seu tratamento, como por exemplo cirróticos descompensados, apesar de não se obter erradicação definitiva do VHB, por sua persistência intracelular como uma forma de resistência de DNA circular ("covalent closed circular DNA" – cccDNA).

A análise da cinética de replicação do VHB tem sido objeto de estudo após o desenvolvimento desses análogos nucleosídicos, na esteira das investigações acerca do vírus da imunodeficiência humana (HIV). Esse objetivo tem sido perseguido a fim de se obter maior conhecimento da sua dinâmica de replicação, de sua produção e degradação quando submetido ao tratamento com diferentes drogas, além da erradicação de células infectadas, para melhor orientação terapêutica, na formulação de novos fármacos, definição de esquemas de associação terapêutica e intervalo ideal de tratamento e de aplicação entre as doses de medicação.

O modelo de cinética viral utilizando três diferentes compartimentos descrito no início deste capítulo[1-3,6,8] foi aplicado à análise da replicação do VHB[8], ainda antes que a sua aplicação ao estudo do VHC.

A partir da perturbação do estado de equilíbrio dinâmico existente entre produção e degradação viral, puderam ser obtidos dados referentes ao decaimento viral e à sua produção sob efeito de diferentes fármacos, determinando-se a taxa de produção, eliminação, meia-vida viral e das células infectadas.

Nowak e cols.[8] analisaram o padrão de decaimento do VHB em pacientes tratados com lamivudina. A queda da viremia foi observada em 2 a 4 semanas a níveis abaixo do limiar de detecção, com recaída após sua suspensão. O padrão bifásico de decaimento foi observado, com queda exponencial na 1ª fase e uma 2ª fase de inclinação menos acentuada.

A lamivudina, ao agir interferindo com a atividade da transcriptase reversa, inibe a produção de novas partículas virais por células infectadas[8], podendo mesmo apresentar efeito na inibição da infecção "de novo" (infecção de células-alvo ainda livres de infecção)[3] posto que a atividade dessa enzima é essencial para a formação da cadeia de DNA de cadeia dupla antes de sua migração para o núcleo do hepatócito. Apesar disso, como esse efeito é muito discreto, permanecendo obscurecido pela predominância da ação dos análogos de nucleosídeo na produção viral, o modelo é válido independentemente de esse efeito existir ou não.

A análise da curva de decaimento dos pacientes tratados permitiu obter dados referentes à produção e eliminação virais, já que ambas se equivalem no período pré-tratamento. Sendo a eficácia da droga elevada, a queda da viremia reflete a eliminação de vírus livres do plasma[3,64]. Essas taxas foram calculadas sendo da ordem de $1,3 \times 10^{11}$ partículas virais ao dia, com meia-vida de 1 dia, o que corresponde à substituição de 50% da viremia a cada 24 horas.

Ademais, a análise da curva de decaimento nos pacientes utilizando diferentes doses de lamivudina (20, 100, 300, 600mg) permitiu determinar os diferentes níveis de eficácia na inibição da produção vi-

Capítulo 41

ral (87%, 97%, 96%, 99%, respectivamente), com efeito dose-dependente, à semelhança do descrito para o VHC em outra parte deste capítulo.

Esses diferentes graus de eficácia dose-dependente determinam um segundo platô, um novo ponto de equilíbrio na transição da 1ª para a 2ª fase, visto ser a eficácia inferior a 100%.

Esta 2ª fase, variável entre diferentes indivíduos (10-100 dias), corresponde à eliminação de células infectadas, com correlação entre sua velocidade de eliminação e o nível de ALT pré-tratamento, considerado um marcador indireto de lesão hepatocelular secundário à intensidade da resposta imune contra o VHB. A análise do AgHBe, traduzido do RNAm viral transcrito diretamente a partir do cccDNA presente nas células infectadas e não afetado pela lamivudina, demonstrou resultados semelhantes (meia-vida de 13 dias) à eliminação de células infectadas determinada pela carga viral, com mesma correlação com ALT sendo também observada. A necessidade de reposição de novos hepatócitos para substituição das células eliminadas foi determinada em 0,3 a 3% da massa hepatocitária total.

É interessante observar que esses dados são estimativas médias dos resultados obtidos para diferentes taxas de infecção e replicação em diferentes tipos celulares (até mesmo em hepatócitos com diferentes graus de suscetibilidade)[63] em um mesmo indivíduo (Tabela 41.5).

Outrossim, os dados iniciais obtidos nesses estudos já apontavam para a necessidade de terapia prolongada para o VHB com monoterapia com lamivudina, visto que após 1 ano de tratamento ainda restariam no mínimo 8% do nível inicial de células infectadas, situação incapaz de permitir a erradicação sustentada da infecção. Esta última observação já apontava para a necessidade de desenvolvimento de outras drogas antivirais (inclusive com ação sobre o cccDNA) e/ou a utilização de estratégias capazes de acelerar a erradicação de células infectadas.

Outros estudos analisando a cinética do VHB com lamivudina se seguiram a esse relato inicial. Zeuzem e cols.[64] obtiveram taxas de produção e eliminação virais semelhantes, bem como ausência de efeito sobre o AgHBe; entretanto, a meia-vida viral foi mais prolongada (2-3 dias), podendo essa diferença ser atribuída a efeito dose-dependente inversamente proporcional à dose utilizada, levando à inibição incom-

pleta. Do mesmo modo, a meia-vida das células infectadas foi consideravelmente maior (> 100 dias), o que reforça ainda mais a impossibilidade de se obter erradicação viral sustentada com 1 ano de tratamento com monoterapia com lamivudina.

CINÉTICA DO VHB EM TRATAMENTO COM OUTROS ANÁLOGOS NUCLEOSÍDICOS OU EM TERAPIA ASSOCIADA

Seguindo-se aos estudos iniciais de cinética do VHB durante tratamento com lamivudina em pacientes cronicamente infectados, novos estudos avaliaram os resultados anteriormente descritos à luz do tratamento com novos fármacos, de forma isolada ou associada, objetivando-se confirmar os dados inicialmente descritos e complementar o modelo de cinética anteriormente proposto.

Dessa forma, dois interessantes estudos utilizando a associação de lamivudina e fanciclovir ou a monoterapia com adefovir foram realizados. Na associação entre lamivudina e fanciclovir, um análogo nucleosídico com efeito sinérgico à lamivudina in vitro demonstrou-se[65] um decaimento bifásico nos dois grupos, traduzindo a persistência de replicação viral em níveis residuais (1,2% do valor pré-tratamento para a associação, frente 6% na monoterapia com lamivudina), com maior eficácia na terapia associada. A 1ª fase de decaimento foi significativamente maior no grupo de terapia combinada (1,9 versus 1,1 log UI/mL), com meia-vida viral e de células infectadas semelhantes em ambos os grupos. Apesar disso, o decaimento viral na semana 12 de tratamento foi maior na terapia combinada, secundário à menor produção viral residual e maior queda na 1ª fase.

De modo semelhante, pacientes tratados com adefovir dipivoxil 30mg VO[66] apresentaram padrão de decaimento bifásico de forma idêntica ao dos demais análogos de nucleosídeos. A eficácia na supressão da produção viral foi de 99,3%, com produção residual de 0,7% dos níveis pré-tratamento. A meia-vida viral foi de 1,1 dia, semelhante aos valores obtidos na terapia com lamivudina ou lamivudina-fanciclovir, correspondendo à renovação de 48% das partículas virais a cada dia, e com 2ª fase viral mais lenta correspondente à eliminação de células infectadas, com meia-vida de 18 dias, valor idêntico ao descrito nos pacientes em monoterapia com lamivudina.

Tabela 41.5 – Dinâmica de replicação do VHB (comparado ao HIV e VHC).

	Produção de vírions	Meia-vida viral	"Turnover" viral	Meia-vida de células infectadas	"Turnover" de células infectadas	Referências
VHB	10^{11}/dia	24h	50%	10-100 dias	1-7%	9
HIV	10^{9}/dia	6h	90%	2 dias	30%	1, 2, 9
VHC	$1,3 \times 10^{12}$/dia	2,7h (1,5-4,6h)	97-99,9%	1,7- > 70 dias	< 1-33%	5, 6

372

Outros estudos abordaram o efeito de doses crescentes de adefovir[67] demonstrando aumento da eficácia diretamente proporcional ao aumento da dose, bem como aumento da duração e intensidade da 1ª fase, à semelhança do descrito para a associação de análogos nucleosídicos.

Esses dados permitem esclarecer a importância da racionalização da associação entre drogas, diminuindo a possibilidade de efeitos tóxicos resultantes de doses elevadas, bem como redução do risco de surgimento de resistência antiviral.

Na ausência de completa inibição da produção viral, o tempo calculado para redução da carga viral a níveis inferiores a 1 cópia/mL com o tratamento de adefovir 30mg foi estimado em superior a 500 dias. Ademais, deve-se considerar o efeito da persistência do cccDNA intra-hepatocitário e de sua possível transmissão às células-filhas durante a mitose, mesmo em pacientes em tratamento antiviral, mantendo-se o número de moléculas de cccDNA constante apesar da aparente redução decorrente de sua diminuição em número absoluto por hepatócito[68].

Mais recentemente, Lewin e cols.[69] demonstraram que o padrão de resposta à terapia com análogos nucleosídicos pode variar em diferentes indivíduos. Analisando 15 pacientes com infecção crônica pelo VHB replicante (AgHBe +) tratados com lamivudina ou lamivudina + fanciclovir, dois diferentes grupos puderam ser identificados conforme a presença (ou não) de 2ª fase. A intensidade da 1ª fase foi semelhante em ambos, porém sua inclinação (velocidade de decaimento) foi variável, refletindo diferentes meia-vidas virais mais rápidas que anteriormente imaginado assemelhando-se até ao observado para HIV e VHC.

Variabilidade semelhante foi descrita na 2ª fase, em que se pode evidenciar desde sua ausência até um padrão complexo em degraus, aparentemente não relacionado à suspensão da droga, que apresenta períodos de rápido descenso da carga viral intercalados por períodos de viremia mais constante. Neumann[70] também demonstrou em pacientes tratados com adefovir a existência de diferentes padrões de resposta, caracterizados pela presença de um intervalo no início de ação da droga ou efeito imediato, e em uma segunda fase ora ausente ora com recaída ou redução gradual da viremia.

Um componente imunológico parece estar relacionado aos padrões acima descritos, visto que a lise de células infectadas no VHB é por mecanismo citotóxico. Uma resposta imune menos vigorosa interfere na indução da 2ª fase de decaimento, levando a um platô após a redução de viremia na 1ª fase (dependente de eficácia da droga). No mesmo raciocínio, uma resposta imune mais efetiva leva à 2ª fase mais acelerada, e maior probabilidade de erradicação viral, e conseqüente maior chance de cura.

REFERÊNCIAS BIBLIOGRÁFICAS

1. Perelson AS, Essunger P, Cao Y, Vesanen M, Hurley A, Saksela K, Markowitz M, Ho DD. Decay characteristics of HIV – 1 infected compartments during combination therapy. *Nature*, 387:188-91, 1997. ■ 2. Perelson AS, Neumann AU, Markowitz M, Leonard JM, Ho DD. HIV – 1 dynamics *in vivo*: Virion clearance rate, infected cell life – span, and viral generation time. *Science*, 271:1582-6, 1996. ■ 3. Herz AVM, Bonhoeffer S, Anderson RM, May RM, Nowak MA. Viral dynamics *in vivo*: Limitations on estimates of intracellular delay and virus decay. *Proc Natl Acad Sci USA*, 93:7247-51, 1996. ■ 4. Nguyen TT, Sedghi-Vaziri A, Wilkes LB, Mondala T, Pockros PJ, Lindsay KL, McHutchinson JG. Fluctuations in viral load (HCV RNA) are relatively insignificant in untreated patients with chronic HCV infection. *J Viral Hepatitis*, 3:75-8, 1996. ■ 5. Zeuzem S, Schmidt JM, Lee JH, Rüster B, Roth WK. Effect of interferon alfa on the dynamics of hepatitis C virus turnover *in vivo*. *Hepatology*, 23:366-71, 1996. ■ 6. Neumann AU, Lam NP, Dahari H, Gretch DR, Wiley TE, Layden TJ, Perelson AS. Hepatitis C viral dynamics *in vivo* and the antiviral efficacy of interferon-α therapy. *Science*, 282:103-7, 1998. ■ 7. Pawlotsky JM, Bouvier-Alias M, Hezode C, Darthuy F, Remire J, Dhumeaux D. Standardization of hepatitis C virus (HCV) RNA quantification. *Hepatology*, 32(4):453A, 2000. ■ 8. Nowak MA, Bonhoeffer S, Hill AM, Boehme R, Thomas H, McDade H. Viral dynamics in hepatitis B virus infection. *Proc Natl Acad Sci USA*, 93:4398-402, 1996. ■ 9. Caussin-Schwemling C, Labouret N, Navas MC, Scmith C, Stoll-Keller F. Long-term persistence of HCV RNA in monocyte/macrophages infected *in vitro*. Arguments supporting low rate replication. *Hepatology*, 28(4):809A, 1998. ■ 10. Medeiros-Filho JEM, Neumann AU, Mello IMVGC, Pinho JRR, Da Silva LC, Carrilho FJ. Hepatitis C viral load is constant in patients without antiviral treatment. *Hepatology*, 34(4) pt 2:587A, 2001. ■ 11. Bodenheimer Jr HC, Lindsay KL, Davis GL, et al. Tolerance and efficacy of oral ribavirin treatment of chronic hepatitis C: A multicenter trial. *Hepatology*, 26:473-7, 1997. ■ 12. Di Bisceglie AM, Conjeevaram HS, Fried MW, et al. Ribavirin as therapy for chronic hepatitis C. A randomised, double blind, placebo-controlled trial. *Ann Intern Med*, 123:897-903, 1995. ■ 13. Reichard O, Norkrans G, Frydén A, Braconier J-H, Söonnerborg A, Weiland O. Randomised, double-blind, placebo-controlled trial of interferon α-2a with and without ribavirin for chronic hepatitis C. *Lancet*, 351:83-7, 1998. ■ 14. European Associates for the Study of The Liver, International Consensus Conference on Hepatitis C: Consensus statement. *J Hepatol*, 30:956-61, 1999. ■ 15. Lam NP, Neumann AU, Gretch DR, Wiley TE, Perelson AS, Layden TJ. Dose-dependent acute clearance of hepatitis C genotype 1 virus with interferon alfa. *Hepatology*, 26:226-31, 1997. ■ 16. Zeuzem S, Hermann E, Lee J-H, et al. Viral kinetics in patients with chronic hepatitis C treated with standard or Peg-Interferon alfa 2a. *Gastroenterology*, 120:1438-47, 2001. ■ 17. Bekkering FC, Brouwer JT, Schalm SW, Elewaut A. Hepatitis C: viral kinetics. (Letter). *Hepatology*, 26:1691-3, 1997. ■ 18. Yasui K, Okanoue T, Murakami Y, Itoh Y, Minami M, Sakamoto S, Sakamoto M, Nishioji K. Dynamics of hepatitis C viremia following interferon-α administration. *J Inf Dis*, 177:1475-9, 1998. ■ 19. Dahari H, Hezode C, Dhumeaux D, Neumann AU, Pawlotsky JM. Hepatitis C virus (HCV) core antigen kinetics during treatment of chronic hepatitis C with interferon alpha and/or ribavirin. *Hepatology*, 34(4):176A, 2001. ■ 20. Poynard T, Marcellin P, Lee SS, Niedereau C, Minuk GS, Ideo G, Bain V, Heathcote J, Zeuzem S, Trepo C, Albrecht J, for the International Hepatitis Interventional Therapy Group (IHIT). Randomised trial of interferon α2b plus ribavirin for 48 weeks or for 24 weeks versus interferon α2b plus placebo for 48 weeks for treatment of chronic infection with hepatitis C virus. *Lancet*, 352:1426-32, 1998. ■ 21. Manns MP, McHutchinson J, Gordon SC, Rustgi VK, Shiffman M, Reindollar R, Goodman ZD, Koury K, Ling M-H, Albrecht JK, and the International Hepatitis Interventional Group. Peg-interferon alfa-2b plus ribavirin compared with interferon alfa-2b plus ribavirin for initial treatment of chronic hepatitis C: A randomised trial. *Lancet*, 358:958-65, 2001. ■ 22.

Neumann AU, Lam NP, Dahari H, Davidian M, Wiley TE, Mika BP, Perelson AS, Layden TJ. Differences in viral dynamics between genotypes 1 and 2 of hepatitis C virus. *J Inf Dis*, **182**:28-35, 2000. ■ 23. Medeiros-Filho JEM, Neumann AU, Mello IMVGC, Pinho JRR, Guatura SS, Da Silva LC, Carrilho FJ. Interferon efficacy on blocking virus production and/or virus releasing is variable according to virus genotype and is independent of ribavirin. *Hepatology*, **34**(4) pt 2:562A, 2001. ■ 24. Kohara M, Tanaka T, Tsukiyama-Kohara K, Tanaka S, Mizokami M, Lau JYN, Hattori N. Hepatitis C virus genotypes 1 and 2 respond to interferon-α with different virologic kinetics. *J Inf Dis*, **172**:934-8, 1995. ■ 25. Medeiros-Filho JE, Pinho JRR, Neumann AU, Mello IMVGC, Lemos MF, Da Silva LC, Laudanna AA, Carrilho FJ. Early viral kinetics of hepatitis C virus (HCV) genotype 3 with very frequent sampling analysis. *J Hepat*, **36**(Suppl 1):804A, 2002. ■ 26. Hattori M, Yoshioka K, Aiyama T, et al. Broadly reactive antibodies to hypervariable region 1 in hepatitis C virus – infected patient sera: Relation to viral loads and response to interferon. *Hepatology*, **27**:1703-10, 1998. ■ 27. Hamid S, Moattar T, Ahmed B, Najeeb-Ul-Haq M, Jafri W. Hepatitis viremia levels in a predominantly HCV type 3 population. *Hepatology*, **30**(4):196A, 1999. ■ 28. Halfon P, Neumann A, Bouliere M, Ouzan D, Rieu A, Khiri H, Wechsler B, Cacoub P. Slow viral dynamics of hepatitis C genotype 4. *Hepatology*, **34**(4):969A, 2001. ■ 29. Medeiros-Filho JEM, Neumann AU, Pinho JR, Mello IMVGC, Gatura S, Carrilho FJ. IFN-α dosing frequency and HCV genotype affect early viral kinetics more than addition of ribavirin. VII International Symposium on Hepatitis C and Related Viruses. Sydney, Australia, 2000. ■ 30. Pawlotsky JM, Neumann AU, Conrad A, Hezode C, Schmid P, Dhumeaux D. Hepatitis C virus (HCV) dynamics during induction therapy with interferon (IFN) alpha and/or ribavirin. *Hepatology*, **32**(4):223A, 2000. ■ 31. Pawlotsky JM, Dahari H, Conrad A, Lonjon I, Hézode C, Germanidis G, Schmid P, Dhumeaux D, Neumann AU. Effect of intermittent interferon (IFN), daily IFN and IFN plus ribavirin induction therapy on hepatitis C virus (HCV) genotype 1b replication kinetics and clearance. *Hepatology*, **28**(4):502A, 1998. ■ 32. Pawlotsky JM, Neumann AU, Dahari H, Conrad A, Hézode C, Lonjon I, Germanidis G, Schmid P, Castéra L, Dhumeaux D. Hepatitis C virus (HCV) dynamics during induction therapy with interferon (IFN) alpha and/or ribavirin. *Antiviral Therapy*, **5**(Suppl 1):129A, 2000. ■ 33. Bergmann CC, Layden JE, Levy-Drummer RS, Layden TJ, Haagmans BL, Neumann AU. Tri-phasic model of hepatitis C viral kinetics during IFN therapy due to restoration of immune response following high viral load dependent hypo-responsiveness. 8th International Symposium on Hepatitis C Virus & Related Viruses. Paris, France, 2001. ■ 34. Bergmann CC, Layden JE, Levy-Drummer RS, Layden TJ, Haagmans BL, Neumann AU. Clinical implications of a new tri-phasic model for hepatitis C viral kinetics during IFN-α therapy. *Hepatology*, **34**(4):694A, 2001. ■ 35. Neumann AU, Layden TJ, Reddy KR, Levy-Drummer R, Poulakos J. The second phase slope of HCV decline is highly predictive of sustained virologic response (SVR) following Consensus Interferon. *Hepatology*, **32**:318A, 2000. ■ 36. Bekkering FC, Hansen BE, Brouwer JT, Niesters HGM, Schalm SW. Viral kinetics in HCV genotype 1: Is the second phase of viral decline interferon dose dependent? *Hepatology*, **30**(4):124A, 1999. ■ 37. Lam NP, Neumann AU, Dahari H, Gretch DR, Wiley TE, Perelson AS, Layden TJ. Early viral decline slopes during daily high dose interferon (IFN) are predicitive markers of subsequent virologic response. *Hepatology*, **28**(4):940A, 1998. ■ 38. Early hepatitis C viral kinetics is better than baseline factors in predicting sustained viral response to IFN or CIFN treatment. *Antiviral Therapy*, **5**(Suppl 1):112A, 2000. ■ 39. Layden JE, Reddy KR, Kozlowski M, Wiiley T, Neumann AU, Layden TJ. Differences in viral kinetics parameters in response to IFN treatment between african americans and caucasians infected with genotype 1 hepatitis C virus. *Hepatology*, **34**(4):980A, 2001. ■ 40. Layden JE, Neumann AU, Reddy R, Layden TJ. The Effect of 1st Phase HCV Viral Kinetic Parameters on the 2nd Phase Slope. ■ 41. Lake-Bakaar G, Ruffini L. Early HCV rebound during daily high dose interferon monotherapy: effect of

concomitant therapy and phylogenetic analysis support interferon escape variants. *Gastroenterology*, **120**(5):1973A, 2001. ■ 42. Zeuzem S, Schmidt JM, Lee JH, von Wagner M, Teuber G, Roth WK. Hepatitis C virus dynamics *in vivo*: effect of ribavirin and interferon alfa on viral turnover. *Hepatology*, **28**:245-52, 1998. ■ 43. Ning Q, Brown D, Parodo J, Cattral M, Fung L, Liu M, Rotstein O, Levy G. Ribavirin inhibits viral induced macrophage production of tumor necrosis factor, interleukin 1 and procoagulant activity and preserves TH1 cytokine production, but inhibits TH2 cytokine response. *Hepatology*, **24**:355A (Abstract), 1996. ■ 44. Heathcote EJL, Keeffe EB, Lee SS, Feinman SV, Tong MJ, Reddy KR, Albert Jr DG, Witt K, Blatt LM. Re-treatment of chronic hepatitis C with consensus interferon and the consensus interferon study group. *Hepatology*, **27**:1136-43, 1998. ■ 45. Neumann AU, Levy-Drummer R, Gregor M, Kaiser, S. Ultra-rapid hepatitis C genotype 1 viral decline during high-dose consensus interferon induction treatment. *Hepatology*, **34**(4):642A, 2001. ■ 46. Neumann AU, Reddy KR, Levy-Drummer R, Dahari H, Poulakos J, Layden TJ. Dose-dependent effectiveness of consensus interferon alfacon – 1 (INFERGEN) in blocking *in vivo* HCV production. *Hepatology*, **32**(4):851A, 2000. ■ 47. Neumann AU, Layden TJ, Reddy KR, Levy-Drummer R, Poulakos J. The 2nd phase slope of HCV decline is highly predictive of sustained virologic response (SVR) following consensus interferon (INFERGEN) treatment for chronic hepatitis C and is determined by genotype but not by dose. *Hepatology*, **32**(4):788A, 2000. ■ 48. Layden JE, Neumann AU, Layden TJ, Levy-Drummer R, Reddy KR, Wiley TE, Hollinger B, Poulakas J. Early hepatitis C viral (HCV) kinetics – predicting sustained virologic clearance (SVR). *Gastroenterology*, **120**(5):148A, 2001. ■ 49. Zeuzem S, Hermann E, Lee JH, Fricke J, Neumann AU, Modi M, Coucci G, Roth WK. Hepatitis C virus kinetics in chronically infected patients treated with pegylated interferon-alfa. *Hepatology*, **30**(4):594A, 1999. ■ 50. Zeuzem S, Hermann E, Lee JH, Fricke J, Neumann AU, Modi M, Coucci G, Roth WK. Viral kinetics in patients with chronic hepatitis C treated with standard or peg-interferon α2a. *Gastroenterology*, **120**:1438-47, 2001. ■ 51. Buti M, Sanchez-Avila F, Lurie Y, Stalgis C, Valdés A, Martell M, Esteban R. Viral kinetics in genotype 1 chronic hepatitis C patients during therapy with 2 different doses of Peg-interferon α2b plus ribavirin. *Hepatology*, **35**:930-6, 2002. ■ 52. Jessner W, Stauber R, Hackl F, Munda-Steindl P, Kessler H, Ferenci P. Effect of pegylated (PEG 40kD) interferon (IFN) α2a on early virus elimination in patients infected with HCV subtype 1. *Gastroenterology*, **120**(5):150A, 2001. ■ 53. Jessner W, Stauber R, Gschwantler M, Hackl F, Munda-Steindl P, Datz C, Watkins-Riedel T, Kessler H, Ferenci P. Viral Dynamics On Pegylated (PEG 40kD) IFN Alfa 2a Differs From Standard IFN in Patients Infected with HCV Genotype 1. (Abstract) 8th International Symposium on hepatites C virus and related viruses, 2001. ■ 54. Da Silva LC, Ono-Nita SK, Carrilho FJ, Medeiros-Filho JEM, Pinho JRR. Early clearance kinetics of hepatitis C virus (HCV) in patients with chronic hepatitis C under therapy with pegylated-interferon (PEG-IFN) alpha-2b or consensus interferon (CIFN) plus ribavirin. *Journal of Hepatology*, **36**(Suppl 1):867A, 2002. ■ 55. Cornberg M, Hadem J, Bastuerk M, Tilmann HL, Schueler A, Kothe N, Jaeckel E, Trautwein C, Wedemeyer H, Manns MP. Early HCV-RNA decline during treatment with PEG-interferon alfa-2b plus ribavirin or conventional interferon α2b plus ribavirin: analysis of 80 patients treated at a single center. *Hepatology*, **34**(4):174A, 2001. ■ 56. Asahina Y, Izumi N, Uchihara M, Noguchi O, Tsuchiya K, Sakurai K, Kanazawa N, Itakura J, Miyake S, Sakai T. Hepatitis C viral dynamics in serum and the target cell during high-dose daily interferon-α with ribavirin combination therapy and twice-a-day interferon-β therapy. *Gastroenterology*, **120**(5):2892A, 2001. ■ 57. Chuganji Y, Nakanishi H, Uraushihara K, Yamamoto T, Araki A, Sazaki N, Momoi M, Tanaka S, Yamaguchi T, Matsumoto H, Matsuzaki Y, Tanaka N. Half-life of serum hepatitis C virus (HCV) RNA in the initial phase of the intravenous interferon-β therapy as a guide for overall efficacy. *Gastroenterology*, **120**(5):2893A, 2001. ■ 58. McHutchinson J, Pockros PJ, Langecker P, Blanchett D, Lang

Cinética viral – dinâmica dos vírus das hepatites B e C

W, Moran M. Open-label phase 1b study of hepatitis C viral dynamics with omega interferon treatment. *Hepatology*, **34**(4):645A, 2001. ■ 59. Lake-Bakaar G, Ruffini L, Kuzmic P. The effect of combining interferon, ribavirin and amantadine on hepatitis C viral dynamics: further evidence that ribavirin and amantadine block de novo reinfection. *Gastroenterology*, **120**(5):151A, 2001. ■ 60. Neumann AU, Lurie Y, Gehlsen K. Early hepatitis C viral kinetics during combination therapy with histamine dihydrocloride and interferon-alpha and its prediction of sustained viral response. *Hepatology*, **34**(4):986A, 2001. ■ 61. Medeiros-Filho JEM, Neumann AU, Mello IMVGC, Levy-Drummer RS, Da Silva LC, Pinho JRR, Carrilho FJ. Early and rapid growth of hepatitis C virus in relapsers but not sustained responders with very frequent sampling during follow-up. *Hepatology*, **34**(4) pt2:216A, 2001. ■ 62. Fried MW, Shiffman ML, Reddy RK, et al. Pegylated (40kDa) interferon alfa-2 a (PEGASYS) in combination wit ribavirin: efficacy and safety results from a phase III, randomised, actively-controlled, multicenter study. *Gastroenterology*, **120**(5):A55, 2001. ■ 63. Payne RJH, Nowak MA, Blumberg BS. The dynamics of hepatitis B virus infection. *Proc Natl Acad Sci USA*, **93**:6542-6, 1996. ■ 64. Zeuzem S, de Man RA, Honkoop P, Roth WK, Schalm SW, Schmidt JM. Dynamics of hepatitis B virus infection *in vivo*. *Journal of Hepatology*, 27:431-6, 1997. ■ 65. Lau GKK, Tsiang M, Hou J, Yuen S, Carman WF, Zhang L, Gibbs CS, Lam S. Combination therapywith lamivudine and famciclovir for chronic hepatitis B – infected chinese patients: a viral dynamics study. *Hepatology*, **32**:394-9, 2000. ■ 66. Tsiang M, Rooney JF, Toole JJ, Gibbs CS. Biphasic clearance kinetics of hepatitis B virus from patients during adefovir dipivoxil therapy. *Hepatology*, **29**:1863-9, 1999. ■ 67. Effect of varying dose on

the dynamics of hepatitis B clearance from the serum of patients treated with adefovir dipivoxil. *J Hepatol*, **30**(Suppl 1):54, 1999. ■ 68. Zhu Y, Yamamoto T, Cullen J, Saputelli J, Aldrich CE, Miller DS, Litwin S, Furman PA, Jilbert AR, Mason WS. Kinetics of hepa DNA virus loss from the liver during inhibition of viral DNA synthesis. *J Virol*, 75:311-22, 2001. ■ 69. Lewin SR, Ribeiro RM, Walters T, Lau GK, Bowden S, Locarnini S, Perelson AS. Analysis of hepatitis B viral load decline under potent therapy: complex decay profiles observed. *Hepatology*, **34**:1012-20, 2001. ■ 70. Neumann AU, Havlin Y, Ronen T, Tsiang M, Wulfsohn, Brosgart C, Fry J, Gibbs CS. Long-term HBV kinetics classification during treatment with adefovir dipivoxil. *J Hepatol*, **36**(Suppl 1):431A, 2002.

Outros artigos de interesse

1. Berg T, Müller AR, Platz KP, Höhne M, Bechstein WO, Hopf U, Wiedenmann B, Neuhaus P, Schreier E. Dynamics of GB virus C viremia early after orthotopic liver transplantation indicates extra hepatic tissues as the predominant site of GB virus C replication. *Hepatology*, 29:245-9, 1999. ■ 2. Bain VG. Effect of HCV viral dynamics on treatment design: lessons learned from HIV. *The American Journal of Gastroenterology*, 96:2818-28, 2001. ■ 3. Fukumoto T, Berg T, Ku Y, Bechstein WO, Knoop M, Lemmens HP, Lobeck H, Hopf U, Neuhaus P. Viral dynamics of hepatitis C early after orthotopic liver transplantation: evidence for rapid turnover of serum virions. *Hepatology*, **24**:1351-4, 1996. ■ 4. Zeuzem S, Lee JH, Franke A, Rüster B, Prümmer O, Herrmann G, Roth WK. Quantification of the initial decline of serum hepatitis C virus RNA and response to interferon alfa. *Hepatology*, **27**:1149-56, 1998.

42 Tratamento das hepatites virais B e D

Luiz Caetano da Silva
Alex Vianey C. França
Suzane Kioko Ono-Nita
Ana de Lourdes Candolo Martinelli
Flair José Carrilho

HEPATITE AGUDA B

De maneira geral, não se administra droga antiviral na fase aguda da hepatite B, por apresentar regressão espontânea em mais de 95% dos casos.

Recentemente, a lamivudina, análogo nucleosídico oral, foi utilizada nas formas graves de hepatite B na dose diária de 150mg, com o intuito de interromper a evolução fulminante da doença[85].

HEPATITES CRÔNICAS B E D

Pacientes com hepatite crônica em atividade e com sinais de replicação viral são o principal alvo do tratamento medicamentoso, preferivelmente em uma fase anterior ao aparecimento de cirrose ou de outras lesões hepáticas graves. O objetivo do tratamento é a redução drástica da viremia ou, de preferência, seu desaparecimento, que se associa à regressão da atividade inflamatória e da infectividade[22].

Na década de 1980, o interferon-alfa firmou-se como o medicamento mais importante no controle da replicação viral. Contudo, os resultados terapêuticos têm sido muito variáveis, na dependência do tipo de vírus e de outros fatores que serão analisados oportunamente. Outras substâncias têm sido utilizadas com o mesmo objetivo, entre outras, alguns análogos de nucleosídeos e ribavirina e alguns moduladores da resposta imune, como interleucina-2 e 12 e timosina. Além disso, os interferons-beta e gama foram utilizados em algumas situações especiais.

HEPATITE CRÔNICA B

A hepatite B é ainda um problema de saúde pública, afetando 200 a 300 milhões em todo o mundo[17], sendo responsável por 1,2 milhão de mortes por ano, segundo relato recente da Organização Mundial de Saúde[90]. A infecção crônica pelo vírus da hepatite B (VHB) aumenta a mortalidade em 5,2 vezes quando comparada à população em geral[61].

Entre os fatores prognósticos, destacam-se a persistência da replicação viral e a presença de necrose em ponte na biópsia hepática[23]. Além da gravidade da hepatite crônica, outros aspectos justificam as tentativas de tratamento: 1. a possível evolução para o carcinoma hepatocelular; 2. a persistência da replicação viral por vários anos, mantendo o paciente altamente infectante; 3. a possibilidade de transmissão da mãe para o recém-nascido (transmissão vertical); e 4. a associação com doenças extra-hepáticas, como glomerulonefrites, poliarterite nodosa e artrites.

A princípio, todos os pacientes com hepatite crônica B e com sinais de replicação viral são candidatos ao tratamento, particularmente com interferonalfa (IFN). Devem-se respeitar, contudo, certas contra-indicações, como cirrose hepática descompensada, leucopenia e/ou plaquetopenia acentuada, história recente de infecções bacterianas repetidas, distúrbios psíquicos evidentes e hepatite auto-imune.

No quadro 42.1 estão expostas as indicações ao tratamento.

Quadro 42.1 – Critérios utilizados para a indicação do tratamento da hepatite crônica pelo VHB.

Sinais de replicação viral:
AgHBe positivo no soro
AgHBe negativo no soro, porém com outros sinais de replicação viral
AgHBc no tecido hepático por técnica de imuno-histoquímica
DNA-VHB positivo no soro
Sinais de atividade necroinflamatória no fígado:
Níveis elevados de aminotransferases no soro
Biópsia hepática evidenciando hepatite crônica em atividade

Até recentemente, o único tratamento aprovado era o interferon-alfa, porém apresenta o inconveniente dos seus diversos efeitos colaterais, administração parenteral, alto custo e baixa eficácia. Como o VHB replica por meio de transcrição reversa, o uso de inibidores da enzima transcriptase reversa tornou-se uma ótima opção de tratamento. A lamivudina é uma inibidora da enzima transcriptase reversa e foi recentemente aprovada em vários países para o tratamento da hepatite crônica B. Porém, apesar do potente efeito antiviral da lamivudina, após sua interrupção, mesmo por períodos prolongados, pode haver recorrência da viremia. O desenvolvimento de novas drogas antivirais para o tratamento da hepatite crônica B persiste como um objetivo e, dessa forma, novos agentes antivirais estão em fase de estudos clínicos, como fanciclovir, adefovir, entecavir, entricitabina, entre outros. Os principais objetivos do tratamento são reduzir a progressão da lesão hepática e erradicar o VHB. O principal obstáculo ao uso de inibidores da enzima transcriptase reversa é o desenvolvimento de resistência antiviral, descrito para o vírus da imunodeficiência humana (HIV) e também para o VHB. Dessa forma, provavelmente novas estratégias de tratamento (como terapia combinada) serão necessárias para melhorar a resposta ao tratamento da hepatite crônica B[44,64].

INTERFERON-ALFA (IFN-α)

O IFN é uma proteína sintetizada naturalmente em resposta a infecções virais, a estímulos sintéticos e biológicos. Existem três tipos de interferon: α (derivado de monócitos e linfócitos B), β (derivado de fibroblastos) e γ (derivado de linfócitos T). O IFN-α pode ser subdividido em 2a, 2b e linfoblastóide. Os principais mecanismos de ação são: antiviral, imunomodulador e antiproliferativo. O IFN-α e o IFN-β têm ações mais antivirais, enquanto o IFN-γ, maior efeito imunomodulador. O IFN, diferente da lamivudina, tem a capacidade de inibir especificamente o RNA pré-genômico dentro do núcleo do hepatócito.

Nos Estados Unidos da América, esse medicamento foi aprovado para utilização em portadores de hepatite B em 1992.

A experiência mundial tem evidenciado o benefício do IFN no combate à replicação do VHB. Sua ação principal se baseia na ativação de linfócitos T citotóxicos e "natural killer", que, como colocado anteriormente, são os principais agentes responsáveis pelo clareamento viral do hepatócito infectado. Além disso, o IFN aumenta a expressão de antígenos de histocompatibilidade classe I (MHC-I) na membrana dos hepatócitos, que condicionam o ataque dos referidos linfócitos T às células infectadas.

Devido a esses mecanismos, podemos observar que alguns pacientes tratados podem ter os níveis séricos de aminotransferases elevados no início do tratamento com o IFN, em particular nos respondedores à terapêutica. Durante esse fenômeno, denominado "flare-up", o paciente freqüentemente está assintomático. No entanto, em cirróticos, pode levar ao aparecimento de sinais de descompensação hepática.

Doses

O IFN-α é utilizado por via subcutânea em doses diárias de 5 milhões de unidades (MU) ou 9-10MU três vezes por semana por um período de quatro a seis meses, podendo ser prolongado para oito meses em situações especiais[41]. A utilização de doses menores, principalmente em pacientes com níveis séricos de alanina aminotransferase (ALT) elevados, pode ser compatível com bons índices de resposta, apesar da necessidade de confirmação científica da eficácia desses esquemas. Doses mais elevadas são pouco toleradas pelos pacientes, além de elevar sobremaneira o custo do tratamento[40].

Baseada em uma possível indução de melhor resposta imunológica após sua suspensão abrupta, tem sido avaliada a utilização de corticoterapia antes da administração do IFN. Com o intuito de potencializar o efeito do IFN, esse esquema terapêutico objetiva a simulação de episódio de hepatite aguda pelo efeito rebote que pode ser observado com a parada abrupta da medicação após duas a quatro semanas de uso. Esse evento leva ao aumento dos níveis séricos das aminotransferases ("flare-up") e ao declínio da carga viral (DNA-VHB), ambos os fatores sabidamente relacionados à melhor resposta terapêutica ao IFN. Usualmente, essa exacerbação não é acompanhada de icterícia. A dose de esteróide (prednisona ou prednisolona) utilizada é de 60mg/dia por duas semanas, 40mg/dia por duas semanas, 20mg/dia por duas semanas. O IFN é iniciado após duas semanas da interrupção da corticoterapia. Ainda é controversa a real eficácia dessa associação de drogas para o tratamento do VHB[13,47,59,68]. Sugere-se que esse esquema seja utilizado em pacientes com níveis séricos normais de ALT, com alta carga viral e com doença hepática leve, podendo aumentar a taxa de resposta ao tratamento. Para esse grupo de pacientes, tem sido sugerida também a utilização de análogos nucleosídicos.

Resultados

Vários são os estudos clínicos com o objetivo de verificar a eficácia terapêutica do IFN em portadores de hepatite B. O índice de seroconversão do sistema "e" (AgHBe → anti-HBe) gira em torno de 30 a 40% (Fig. 42.1)[89]. Em nossa casuística, encontramos resposta favorável, caracterizada por negativação do DNA-VHB e/ou do AgHBe no soro, em 40% dos pacientes[27] (Figs. 42.2, 42.3 e 42.4). A seroconversão pode ocorrer até 12 meses após o término do tratamento, período que deve ser aguardado até a decisão de utilização de outro esquema terapêutico. Para aumentar o índice de resposta ao IFN, estudo multicêntrico europeu[41] sugere o prolongamento do tratamento para 32 semanas nos pacientes em que, no quarto mês, não foi observada seroconversão do "e" e que apresentem baixa carga viral (< 10pg/ml).

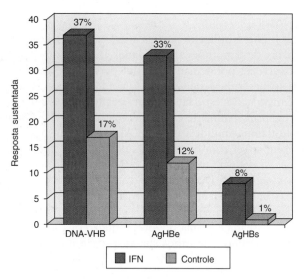

Figura 42.1 – Taxa de resposta (negativação do DNA-VHB, AgHBe e AgHBs) ao uso de IFN por 4 a 6 meses em portadores de hepatite crônica pelo VHB e AgHBe positivo[89].

A seroconversão do sistema "s" (AgHBs → anti-HBs) ocorre em menor porcentagem (8 a 23%), freqüentemente após o terceiro ano do tratamento[25,89]. Após seguimento prolongado (10 anos), cerca de 65% dos pacientes que obtiveram seroconversão do "s" permanecem com AgHBs negativo[25,51]. Já nos orientais, é rara a seroconversão do "s"[57,60].

A seroconversão do sistema "e" deve ser considerada como resposta satisfatória ao tratamento, mesmo na permanência do AgHBs. É freqüente a normalização das aminotransferases, bem como a redução ou mesmo o desaparecimento da atividade inflamatória no fígado.

Nos pacientes não-respondedores ao IFN, com persistência do AgHBe, o retratamento com dose de 9MU, por via subcutânea, três vezes por semana, por período maior (seis meses), pode ser uma opção terapêutica, antes da alternativa de mudança de tratamento para lamivudina (LAM). Nessa situação, a taxa de resposta é de 33%[11]. Observa-se na figura 42.5 um exemplo de ausência de resposta.

Nos pacientes ocidentais com seroconversão do sistema "e" após tratamento com IFN, a persistência da negativação do AgHBe no soro é de cerca de 94%, após 10 anos de seguimento[51]. Nesse grupo de pacientes, principalmente quando se associa à negativação do AgHBs, evidencia-se diminuição da atividade inflamatória no fígado, menor incidência de descompensação da função hepática e de evolução para carcinoma hepatocelular, bem como aumento da sobrevida[21,26,46,51,57,60,62].

Fatores que influenciam a resposta

Os fatores que podem ter influência na resposta terapêutica ao IFN constam no quadro 42.2. Os principais fatores são os relacionados à maior resposta imunológica do indivíduo, evidenciados por níveis séricos elevados das aminotransferases e carga viral baixa[28,40].

Quadro 42.2 – Fatores relacionados à melhor resposta terapêutica ao IFN.

Níveis séricos elevados das aminotransferases (> 2 vezes o limite normal)
Níveis séricos baixos do VHB-DNA
Alta atividade necroinflamatória na biópsia hepática
Infecção adquirida na idade adulta
Ausência de doenças concomitantes (anti-HIV positivo, linfoma, nefropatia)
Curta duração da hepatite (< 2 anos)
Sexo feminino
Heterossexualismo

Efeitos colaterais

De maneira geral, os efeitos colaterais, embora usuais, são bem tolerados com as doses habituais, sendo incomum a necessidade de suspensão do tratamento.

Esses efeitos são divididos em precoces, que ocorrem nas primeiras semanas de tratamento, e tardios. Os precoces são caracterizados por síndrome "influenza-like", destacando-se febre, calafrios, cefaléia e mialgia. A utilização de paracetamol alivia tais efeitos adversos. Os tardios são caracterizados por adinamia, anorexia, perda de peso, queda de cabelos, neutropenia e plaquetopenia. Ressalta-se que menores níveis séricos de plaquetas e neutrófilos ocorrem principalmente nos primeiros dois meses de terapêutica[27]. São comuns manifestações psíquicas, como ansiedade, depressão, irritabilidade e raramente tentativas de suicídio. Todos esses efeitos cessam após a suspensão do medicamento[40,72].

Em nossa casuística, os principais efeitos colaterais foram febre, adinamia/astenia, dor muscular, cefaléia e queda de cabelos, os quais ocorreram em 63%, 40%, 33%, 13% e 13% dos pacientes, respectivamente[27].

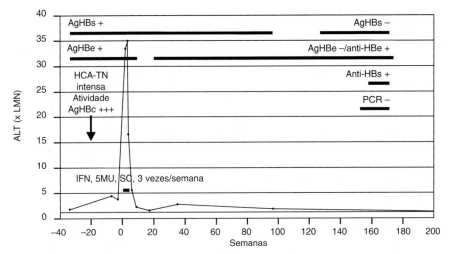

Figura 42.2 – Resposta completa em paciente masculino, 39 anos, com hepatite crônica ativa B em fase cirrótica. Observar grande elevação da ALT (→) na vigência de tratamento com IFN, que foi interrompido após três semanas. Houve desaparecimento de AgHBe e AgHBs, com formação de anticorpos. PCR negativa.
LMN = limite máximo normal.

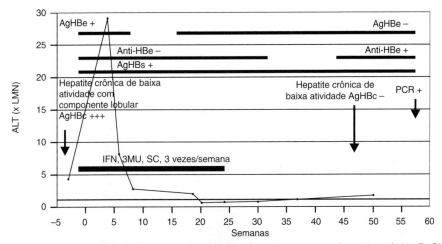

Figura 42.3 – Resposta parcial em paciente masculino, 20 anos, com hepatite crônica B. Observar grande elevação da ALT (→) no início do tratamento com IFN, que foi mantido durante 24 semanas. Houve seroconversão AgHBe-anti-HBe, mas persistência do AgHBs. PCR positiva.

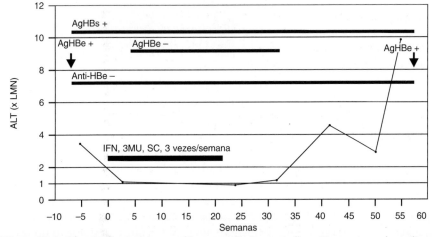

Figura 42.4 – Resposta parcial e recaída em paciente masculino, 40 anos, com hepatite crônica B. Observou-se negativação temporária do AgHBe durante o tratamento com IFN, mas recaída (positivação do AgHBe e elevação da ALT) após.

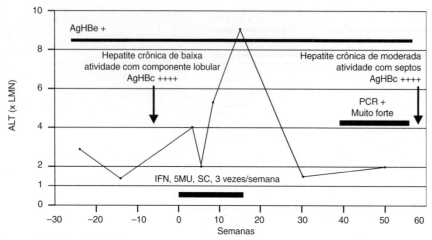

Figura 42.5 – Ausência de resposta em paciente masculino, 45 anos, com hepatite crônica B. Apesar da elevação da ALT durante o tratamento com IFN, o AgHBe manteve-se positivo.

IFN-α em crianças

Os benefícios do tratamento com IFN de crianças com hepatite B são os mesmos que para os adultos. Objetiva-se a diminuição da atividade inflamatória, impedindo a evolução para formas graves da doença hepática, bem como para o carcinoma hepatocelular.

Os fatores que melhor se relacionam à resposta terapêutica satisfatória são o sexo feminino, ALT em níveis elevados e baixa carga viral. A eficácia terapêutica (23-38%) e a tolerância das crianças são semelhantes às dos adultos[34,81,86]. No entanto, em crianças cursando com níveis séricos normais de aminotransferases, os índices de resposta não atingem 10% dos pacientes[48]. Sendo assim, o IFN não é recomendado nesse subgrupo de pacientes.

Habitualmente, a dose recomendada para crianças é de 6MU/m² de superfície corporal, por via subcutânea, três vezes por semana por quatro a seis meses.

Estudo recente realizado na Itália observou que os índices de resposta ao final de cinco anos de acompanhamento são semelhantes nos pacientes tratados com IFN em relação ao grupo não tratado, provavelmente devido aos altos índices de seroconversão espontânea nesse grupo de pacientes[5]. Assim, estudos multicêntricos com maior tempo de seguimento são necessários para evidenciar o real benefício da utilização de IFN em crianças portadoras de hepatite B.

SITUAÇÕES ESPECIAIS

AgHBe negativo

A presença do vírus mutante, incapaz de secretar o antígeno "e", leva freqüentemente a hepatite mais agressiva e índices de resposta ao uso de IFN menores quando comparados aos AgHBe positiva. O IFN pode ser utilizado nos casos com níveis séricos elevados de ALT e alta atividade inflamatória hepática evidenciada pelo exame anatomopatológico. Os índices de resposta sustentada com perda do DNA-VHB sérico, por hibridização, e normalização das aminotransferases chegam a 28% (Fig. 42.6)[60a]. No final do tratamento com IFN, pode-se observar resposta que varia de 38 a 90% dos pacientes. No entanto, os índices de reativação viral após o término do tratamento podem chegar a 50%[7,24,35]. Sugere-se utilização de doses maiores e por tempo mais prolongado do que os habitualmente utilizados[54].

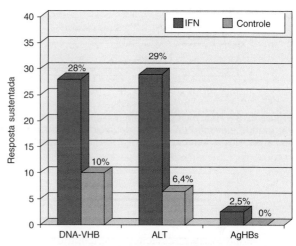

Figura 42.6 – Taxa de resposta (negativação do DNA-VHB, AgHBs e normalização da ALT) com o uso de IFN por 6 a 12 meses em pacientes portadores de hepatite crônica pelo VHB e AgHBe negativo[60a].

A utilização de LAM nesse grupo de pacientes tem mostrado boa eficácia na supressão viral (63%), com normalização dos níveis de ALT, bem como melhora histológica no final de 12 meses de uso em 42% dos pacientes. No entanto, a duração do tratamento e as respostas sorológica e histológica a longo prazo ainda merecem esclarecimento com estudos

Tratamento das hepatites virais B e D

futuros e com maior tempo de seguimento. Tem sido relatado o desenvolvimento de cepas resistentes à LAM em níveis semelhantes aos observados em portadores de AgHBe que fazem uso prolongado dessa medicação[74,83].

Cirrose hepática

Os portadores de cirrose hepática e que apresentam sinais de replicação viral e de atividade histológica devem receber terapêutica antiviral com o objetivo de tornar a cirrose inativa, interrompendo o dano necroinflamatório crônico causado pela replicação do VHB, além de diminuir a incidência de carcinoma hepatocelular[8,25]. O IFN tem mostrado boa eficácia nesse grupo de pacientes, chegando a índices de 67% de negativação do AgHBe e normalização das aminotransferases no soro, o que se relaciona com o aumento na sobrevida dos pacientes[25].

Devido ao incremento da resposta imunológica desencadeada pelo IFN, pode haver aumento temporário da atividade inflamatória no fígado, descompensação da função hepática e quadro de insuficiência hepatocelular grave durante sua utilização[39,69]. Assim, somente deve ser administrado IFN a pacientes com cirrose sem sinais de descompensação.

Na presença de cirrose hepática descompensada, o medicamento de escolha é a lamivudina (LAM), com bons resultados terapêuticos. Pode-se observar, conseqüente à supressão viral, redução dos níveis de ALT e dos níveis de DNA-VHB séricos, bem como melhora da função hepatocelular. No entanto, semelhante ao que ocorre com os outros grupos de pacientes, após sua suspensão há retorno da replicação viral na maioria dos indivíduos.

Também pode ser utilizado o fanciclovir no tratamento de pacientes com cirrose hepática. Apesar de menos eficaz que a LAM, cerca de 50% dos pacientes se beneficiam com a negativação do DNA-VHB sérico.

INTERFERON PEGUILADO (PEG-IFN)

A forma peguilada do IFN acarreta maior permanência do IFN na circulação, propiciando efeito terapêutico mais acentuado (capítulo 34).

Na hepatite crônica B (HCB) o PEG-IFN α2a (40kD) foi recentemente utilizado, resultando em maior eficácia (28% de resposta) do que o IFN-α comum (12%) em pacientes com AgHBe positivo[16].

LAMIVUDINA (LAM)

A LAM é um nucleosídeo análogo e a primeira terapia oral para hepatite crônica B a ser aprovada[33]. Vários estudos têm demonstrado que a LAM é bem tolerada e suprime a replicação do VHB em pacientes tratados, com redução média do DNA do VHB de 98% com uma dose de 100mg. Ocorre normalização da alaninotransferase (ALT) em 72% dos pacientes e melhora da histologia hepática em 67% dos pacientes tratados[49]. Entretanto, somente 16% desses pacientes seroconvertem o sistema AgHBe (negativação do AgHBe e desenvolvimento do anticorpo anti-HBe). Agindo sobre a replicação viral, a LAM pode aumentar a resposta imune[3,4], já que altas viremias em pacientes com hepatite crônica B podem suprimir a resposta imune celular mediada por citocinas[78].

Fatores preditivos de resposta à lamivudina

Níveis elevados de ALT – um trabalho recente sugere que níveis de ALT acima de duas vezes o nível superior normal indicaria maior chance de seroconversão do sistema AgHBe do que níveis de ALT menores. A maior freqüência de seroconversão ocorreu em pacientes AgHBe positivos com níveis de ALT acima de cinco vezes o limite superior normal[12].

Carga viral – Gauthier e cols. mostraram maior freqüência de seroconversão do AgHBe em pacientes que apresentaram diminuição $> 10^4$ genomas/mL[30]. Ainda, Buti e cols. mostraram que pacientes com níveis de DNA-VHB > 1.000 cópias/mL no terceiro mês de tratamento é preditivo de não resposta mesmo com a continuação do tratamento[9].

Pacientes AgHBe positivos

Estudos clínicos têm demonstrado que 65 a 72% dos pacientes AgHBe positivos tratados por um ano apresentaram melhora dos níveis de ALT; 59 a 67%, melhora histológica; porém apenas 13 a 16% apresentaram seroconversão do sistema AgHBe[49]. A freqüência de seroconversão do sistema AgHBe aumenta com a terapia prolongada, podendo chegar a 27% no segundo ano[56] e 40% após três anos[55], embora nenhum paciente tenha apresentado seroconversão do sistema AgHBs nesses estudos.

Pacientes AgHBe negativos

Observa-se que nem todos os pacientes que seroconvertem o AgHBe para anti-HBe têm remissão sustentada da doença. Uma parte dos pacientes permanece AgHBe negativa, mas mantém ou re-desenvolvem altas cargas de DNA-VHB (> 10^6 cópias/mL), com elevações persistentes ou intermitentes dos níveis de ALT. O VHB nesses pacientes são variantes que não produzem o AgHBe, geralmente devido à presença de uma mutação na região pré-core ou na região do promotor do pré-core[6,10,63].

Estudos em pacientes com hepatite crônica B AgHBe negativos tratados com lamivudina têm demonstrado que eles apresentam melhora bioquímica e virológica semelhante aos AgHBe positivos. A resposta ao tratamento é definida como DNA-VHB indetectável e normalização dos níveis de ALT, nesses casos. Estudos recentes mostram que o tratamento prolongado (até três anos) com LAM acarreta o aparecimento de mutação YMDD em 54% dos casos, porém persiste a melhora histológica[84].

Dosagem

A dose de LAM utilizada mais freqüentemente no mundo para o tratamento de hepatite B crônica com evidência de replicação viral é 100mg/dia[49,56]. Em nosso meio, têm sido utilizadas doses maiores, de 150 a 300mg/dia, com bons resultados, sem efeitos adversos significantes, mesmo naqueles com cirrose hepática[79]. É importante ressaltar que a utilização de doses maiores de LAM acarretou o aparecimento de VHB resistentes apenas até o segundo ano de tratamento[79].

Deve-se lembrar que o uso de monoterapia com LAM em dosagens de 100mg/dia em pacientes co-infectados com o HIV não reconhecidos ou sem tratamento pode promover o aparecimento de HIV resistente à LAM e limitar as opções de tratamento. Portanto, é aconselhável informar os pacientes e realizar a pesquisa para o HIV antes de se iniciar o tratamento para a hepatite crônica B.

Devido à excreção renal da LAM, é necessário ajustar a dose da medicação em pacientes com disfunção renal[42].

Tempo de administração

Estudos anteriores têm demonstrado que o uso por períodos curtos não é suficiente para erradicar o VHB. Após a interrupção do tratamento, ocorre a recorrência da viremia e 72% dos pacientes apresentam aumento da ALT[56,50]. Dessa forma, torna-se necessário o uso prolongado da LAM e a duração do tempo de administração ainda está por ser determinada[82].

Resistência à lamivudina

Assim como para o HIV, o uso prolongado da LAM leva ao desenvolvimento de vírus resistente ao antiviral. A freqüência de VHB resistente pode variar de 17 a 46% no primeiro ano e até 67 a 75% no terceiro e quarto anos de tratamento contínuo. Apesar da alta prevalência do VHB resistente à LAM, parece não haver maiores complicações em pacientes imunocompetentes. Entretanto, o VHB resistente pode levar a uma hepatite grave em pacientes co-infectados com HIV[2]. Após transplante hepático, o VHB resistente pode estar associado à fibrose hepática e a processo necroinflamatório importante[1a].

O VHB resistente apresenta mutações na região da polimerase viral, na seqüência de aminoácidos YMDD (tirosina–metionina–aspartato–aspartato) de metionina para isoleucina ou valina (YIDD ou YVDD)[66,67]. Após a suspensão da LAM, geralmente ocorre o reaparecimento do VHB selvagem em 6 a 18 meses[79].

Efeitos adversos

A LAM é em geral bem tolerada. Efeitos adversos potencialmente sérios são incomuns e incluem pancreatite e acidose láctica durante a terapia. Após a descontinuação da terapia, pode haver exacerbação da hepatite[38]. Alguns pacientes que desenvolvem VHB resistentes à LAM podem apresentar exacerbação com descompensação hepática naqueles com doença avançada, co-infectados com HIV ou pós-transplante hepático[1a,2].

FANCICLOVIR

É a pró-droga oral do penciclovir, um inibidor da enzima transcriptase reversa que tem ação sobre herpesvírus, varicela-zoster, vírus Ebstein-Barr e VHB. Recentemente foi utilizada para a profilaxia da recorrência e tratamento do VHB após transplante hepático[45,80]. Em pacientes com hepatite crônica B, apesar da modesta diminuição dos níveis de DNA-VHB, o fanciclovir levou à melhora significativa da histologia hepática[18].

ADEFOVIR

O adefovir tem ação contra o HIV, herpesvírus e VHB. O adefovir dipivoxil (a pró-droga oral do adefovir) foi recentemente aprovada para o tratamento da hepatite crônica B na dose de 10mg/dia por via oral[60b]. Os estudos clínicos fase II mostraram diminuição dos níveis de DNA de $1,8 \log_{10}$ pg/mL em pacientes co-infectados com o HIV e tratados com adefovir na dose de 125mg/dia.

Estudos em laboratório demonstraram que o adefovir tem ação antiviral contra o VHB selvagem e mutante resistente à lamivudina; entretanto, a dose necessária para inibir o vírus resistente é maior do que a dose para o vírus selvagem[65]. Esses resultados laboratoriais foram comprovados clinicamente, quando pacientes que apresentavam o VHB resistente à LAM foram tratados com o adefovir e apresentaram melhora virológica associada com diminuição dos níveis da ALT[70,87]. Portanto, essa droga pode mostrar-se fundamental em pacientes com infecção pelo VHB e recaídas graves após o transplante hepático.

O efeito tóxico mais comum associado ao adefovir é a nefrotoxicidade, o qual ocorre em aproximadamente 35% dos pacientes tratados com 120mg de adefovir por dia, havendo também diminuição dose-relacionada dos níveis de carnitina[32]. Estudos clínicos com doses menores (10 e 30mg/dia) foram realizados, e a dose de 10mg/dia foi aprovada com eficácia e relativa segurança[60b]. Assim, 185 pacientes AgHBe negativos foram submetidos ao adefovir na dose diária de 10mg[37]; após 48 semanas, o DNA-VHB tornou-se indetectável (< 400 cópias, Roche Amplicor PCR) em 51% dos pacientes do grupo adefovir e em 0% do grupo placebo. Observou-se também melhora histológica e dos níveis de ALT.

Devido ao seu potencial de nefrotoxicidade, recomenda-se monitorar a função renal do paciente com freqüência e ajustar a dose, caso necessário. A duração do tratamento ainda não está bem estabelecida, entretanto, caso haja descontinuação da droga, sugere-se monitorar a ALT com freqüência devido ao risco de exacerbações.

Estudos recentes[71] têm comprovado a eficácia do adefovir em pacientes resistentes à LAM. Além disso, a redução do DNA-VHB pode acompanhar-se de reversão da forma mutante YMDD para o tipo selvagem[88].

Outro aspecto importante é que o adefovir pode exacerbar a reatividade da célula T ao VHB, com favorecimento do padrão Th1[15].

ENTECAVIR

O entecavir (BMS-200475) é um antiviral inibidor da enzima transcriptase reversa e com ação sobre o VHB. Em estudo pré-clínico em culturas de células, o entecavir demonstrou ser mais de 1.000 vezes mais potente que a LAM[65]. Em animais como a marmota, o entecavir apresentou potente redução dos níveis de DNA do vírus da hepatite B da marmota sem estar associado a efeitos tóxicos[31]. Estudos clínicos em seres humanos saudáveis mostraram boa absorção e disponibilidade da droga[14]. Estudo clínico recente com um número pequeno de pacientes com hepatite B crônica mostrou que doses baixas (0,05-1mg) foram suficientes para inibir a replicação do VHB[19]. Em estudo clínico fase II, comparando-se essas doses de entecavir com LAM na dose de 100mg/dia, observou-se potente atividade antiviral do entecavir contra o VHB, e ambas as doses do entecavir apresentaram eficácia superior à da LAM[50a]. Estudos clínicos fase III foram recentemente iniciados para pacientes com hepatite crônica B, virgens de tratamento e com o VHB resistente à LAM.

OUTROS

Diversos novos análogos de nucleosídeos (L-FMAU, FTC, DAPD, LdT e LdC) encontram-se em estudos clínicos na fase II. O L-FMAU (clevudina) é um antiviral com potente atividade contra o VHB e contra o vírus Epstein-Barr, mas não contra o HIV. Estudos em cultura de células e em animais demonstraram que o L-FMAU inibiu a replicação do VHB[65]. O FTC (entricitabina) é outro antiviral que também mostrou atividade em cultura de células contendo o VHB[65] e atividade antiviral em marmotas sem efeitos tóxicos.

O MCC-478 também está em fase pré-clínica, e demonstrou ação contra o VHB. Aguardam-se em breve os resultados da realização de estudos clínicos fase I com esse antiviral na Alemanha. Diversos outros compostos químicos (racivir, fluoro-L e D-nucleosídeos e L-Fd4C) também estão sendo estudados e em fase pré-clínica para o tratamento da hepatite crônica B.

TERAPIA COMBINADA

A utilização de medicamento único no tratamento da hepatite crônica pelo VHB, seja o IFN, seja um dos análogos nucleosídicos, na maioria das vezes, não é suficiente para eliminar completamente o vírus. Assim, tem-se aventado a possibilidade de maior eficácia terapêutica com a combinação de medicamentos[58]. Pacientes AgHBe negativos portadores de alta carga viral podem beneficiar-se com a terapêutica combinada como primeira linha de tratamento, já que respondem mal ao tratamento isolado, seja com IFN, seja com LAM.

Pode-se usar um imunomodulador (IFN) associado a um antiviral (LAM), ou a combinação de dois antivirais (LAM + adefovir, LAM + penciclovir, LAM + fanciclovir ou LAM + ganciclovir).

A utilização de LAM antes do início do IFN com o objetivo de diminuir a carga viral, que é um dos fatores preditivos de resposta ao IFN, não mostrou grande benefício em melhorar a resposta terapêutica[77]. A taxa de resposta ao esquema terapêutico com administração simultânea dos dois medicamentos desde o início do tratamento ainda não está disponível na literatura.

Para portadores de VHB mutante pré-core [AgHBe (–)/DNA-VHB (+)], a associação de IFN (4,5MU, SC, três vezes por semana) e ganciclovir (3g/dia, VO) durante 26 semanas mostrou melhor eficácia terapêutica durante o tratamento, quando comparado com o IFN isoladamente. No entanto, após a suspensão da terapêutica o DNA-VHB voltou a ser detectado no soro, e a resposta bioquímica sustentada somente foi observada em 15% dos pacientes, tanto na terapia combinada como naquela com IFN isolado[36].

Apesar de a possibilidade da combinação de medicamentos ser uma das condutas futuras para a terapêutica da hepatite crônica B, alguns pontos merecem destaque. Não se conhece a real eficácia dessa conduta em relação à resposta terapêutica, o tempo ideal para ser utilizada a combinação, a freqüência de desenvolvimento de cepas resistentes aos medicamentos. Assim, devido ao escasso número de estudos mostrando benefício da associação de medicações, acreditamos que, atualmente, essa conduta poderia ser instituída nos casos de falha terapêutica com a monoterapia, seja com IFN, seja com LAM.

CONCLUSÕES

No momento, apenas dois medicamentos estão aprovados para o tratamento da hepatite crônica B. O interferon-alfa pode ser utilizado em pacientes não-cirróticos com altos níveis de ALT. Apesar dos seus efeitos colaterais, tem a vantagem de apresentar baixa recorrência após o término do tratamento, se houver resposta. A lamivudina é a primeira terapia oral aprovada para o tratamento da hepatite crônica B.

Tem potente ação antiviral, é bem tolerada, com melhora importante da histologia hepática. Entretanto, apresenta alto nível de VHB resistente e, dessa forma, foi necessário desenvolver novos antivirais e novas estratégias para o tratamento da hepatite B.

A terapia combinada de duas drogas pode melhorar os efeitos antivirais, permitindo utilizar-se doses menores, com diminuição dos efeitos adversos, com possibilidade de reduzir ou retardar o desenvolvimento de vírus resistentes. A terapia combinada pode ser o uso simultâneo ou seqüencial de diferentes agentes e a escolha dependerá do entendimento dos mecanismos de ação dos antivirais.

Diversos compostos estão sendo analisados em estudos clínicos para o tratamento da hepatite B e em futuro próximo melhores estratégias estarão disponíveis.

A figura 42.7 mostra um esquema terapêutico para a hepatite crônica B.

HEPATITE CRÔNICA D (DELTA)

O vírus da hepatite delta (VHD) é um vírus RNA que necessita da presença do VHB para ser infectante. É mais prevalente em áreas tropicais e subtropicais, bem como na região do Mediterrâneo. O quadro clínico e laboratorial da doença causada pelo VHD é mais exuberante e a evolução para formas crônicas da hepatopatia é mais rápida e grave quando comparada às outras hepatites virais[73] (capítulo 24).

A taxa de resposta às doses habituais de IFN é pequena. Sugere-se a utilização de doses maiores e/ou tempo prolongado de tratamento[52,53]. Após 12 meses de terapêutica com IFN, pôde-se observar redução do processo necroinflamatório hepático em metade dos pacientes, mas sem nenhum efeito antiviral, já que a maioria voltou a expressar o RNA-VHD no soro após a suspensão do medicamento[29,75].

Devido à pequena eficácia do IFN no tratamento da hepatite delta, mais recentemente foi avaliado o benefício da LAM para esse fim. O uso de LAM na dose de 100mg diários por um período de 12 meses, apesar de inibir a replicação do VHD, não mostrou benefício em melhorar a atividade inflamatória no fígado nem em diminuir os níveis das aminotransferases séricas. Além disso, após a suspensão da LAM todos os pacientes voltaram a expressar o RNA-VHD no soro[52].

Assim, casuísticas maiores e estudo de novos medicamentos são necessários para se avaliar o melhor esquema terapêutico para a hepatite crônica pelo VHD.

Para os pacientes com cirrose hepática descompensada, o transplante hepático poderá ser indicado. No pós-operatório, deverá ser mantida a administração de imunoprofilaxia passiva com HBIG. A sobrevida desses enfermos pode chegar a 88% após cinco anos de transplante[76].

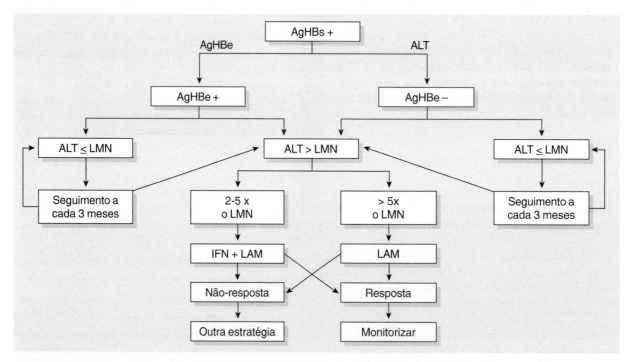

Figura 42.7 – Tratamento da hepatite crônica B (algoritmo). LMN = limite máximo normal; IFN = interferon; LAM = lamivudina.

Observações: em pacientes com ALT > 5 x LMN sem perigo de descompensação hepática, pode-se aguardar uns três meses e observar eventual queda espontânea da carga viral[56a]. Em caso de associação IFN + LAM, estamos preferindo o IFN peguilado. Essa associação ainda não está estabelecida.

REFERÊNCIAS BIBLIOGRÁFICAS

1. Asia-Pacific Consensus on Prevention and Management of Chronic Hepatitis B and C. *J Gastroentrol Hepatol*, **15**:815-39, 2000. ■ 1A. Ben-Ari Z, Pappo O, Zemel R, et al. Association of lamivudine resistance in recurrent hepatitis B after liver transplantation with advanced hepatic fibrosis. *Transplantation*, **68**:232-6, 1999. ■ 2. Bessesen M, Ives D, Condreay L, et al. Chronic active hepatitis B exacerbations in human immunodeficiency virus-infected patients following development of resistance to or withdrawal of lamivudine. *Clin Infect Dis*, **28**:1032-5, 1999. ■ 3. Boni C, Bertoletti A, Penna A, et al. Lamivudine treatment can restore T cell responsiveness in chronic hepatitis B. *J Clin Invest*, **102**:968-75, 1998. ■ 4. Boni C, Penna A, Ogg GS, et al. Lamivudine treatment can overcome cytotoxic T-cell hyporesponsiveness in chronic hepatitis B: new perspectives for immune therapy. *Hepatology*, **33**:963-71, 2001. ■ 5. Bortolotti F, Jara P, Barbera C, et al. Long-term effect of alpha interferon in children with chronic hepatitis B. *Gut*, **46**:715-8, 2000. ■ 6. Brunetto MR, Stemler M, Bonino F, et al. A new hepatitis B virus strain in patients with severe anti-HBe positive chronic hepatitis B. *J Hepatol*, **10**:258-61, 1990. ■ 7. Brunetto MR, Giaran M, Saracco G, et al. Hepatitis B virus unable to secrete e antigen and response to interferon in chronic hepatitis B. *Gastroenterology*, **105**:845-50, 1993. ■ 8. Brunetto MR, Oliveri F, Koehler M, Zahm F. Effect of interferon-α on progression of cirrhosis to hepatocellular carcinoma. A retrospective cohort study. *Lancet*, **351**:1535-9, 1998. ■ 9. Buti M, Sanchez F, Cotrina M, et al. Quantitative hepatitis B virus DNA testing for the early prediction of the maintenance of response during lamivudine therapy in patients with chronic hepatitis B. *J Infect Dis*, **183**:1277-80, 2001. ■ 10. Carman WF, Jacyna MR, Hadziyannis S, et al. Mutation preventing formation of hepatitis B e antigen in patients with chronic hepatitis B infection. *Lancet*, **2**:588-91, 1989. ■ 11. Carreño V, Marcellin P, Hadziyannis S, et al. Retreatment of chronic hepatitis B e antigen-positive patients with recombinant interferon-alpha-2a. *Hepatology*, **29**:277-82, 1999. ■ 12. Chien RN, Liaw YF, Atkins M. Pretherapy alanine transaminase level as a determinant for hepatitis B e antigen seroconversion during lamivudine therapy in patients with chronic hepatitis B. Asian Hepatitis Lamivudine Trial Group. *Hepatology*, **30**:770-4, 1999. ■ 13. Cohard M, Poynard T, Mathurin P, Zarski JP. Prednisone-interferon combination in the treatment of chronic hepatitis B. Direct and indirect metaanalysis. *Hepatology*, **20**:1390-8, 1994. ■ 14. Colonno RJ. Identification of BMS-200475 as a novel and potent inhibitor of hepatitis B replication. www.thebody.com/anti497/bms.html, 1999. ■ 15. Cookskey H, Chokshi S, Wedemeyer H, et al. Hepatitis B virus-specific T-cell reactivity during adefovir dipivoxil (ADV) treatment: a multicenter, controlled study. *J Hepatol*, **36**(Suppl 1): Abstract 16-7, 2002. ■ 16. Cooksley Wge, Piratvisuth T, Wang Y-J, et al. Evidence for the efficacy of peginterferon-alfa-2a (40 kD) (Pegasys) in the treatment of HBeAg-positive chronic hepatitis B (CHB) and impact of baseline factors. *J Hepatol*, **36**(Suppl 1): (Abstract) 17-8, 2002. ■ 17. Davis GL. Treatment of chronic hepatitis B (Editorial). *Hepatology*, **14**:567-9, 1991. ■ 18. De Man RA, Marcellin P, Habal F, et al. A randomized, placebo-controlled study to evaluate the efficacy of 12-month famciclovir treatment in patients with chronic hepatitis B e antigen-positive hepatitis B. *Hepatology*, **32**:413-7, 2000. ■ 19. De Man RA, Wolters LM, Nevens F, et al. Safety and efficacy of oral entecavir given for 28 days in patients with chronic hepatitis B virus infection. *Hepatology*, **34**:578-82, 2001. ■ 20. Deeks SG, Collier A, Lalezari J, et al. The safety and efficacy of adefovir dipivoxil, a novel anti-human immunodeficiency virus (HIV) therapy, in HIV-infected adults: a randomized, double-blind, placebo-controlled trial. *J Infect Dis*, **176**:1517-23, 1997. ■ 21. Di Marco V, Iacono OL, Cammà C, et al. The long-term course of chronic hepatitis B. *Hepatology*, **30**:257-64, 1999. ■ 22. Dusheiko GM. New treatment for chronic viral hepatitis B. **In**: Arroyo V, Bosh J, Bruguera M, Rodés J (eds). *Therapy in Liver Disease. The Pathophysiological Bases of Therapy*. Barcelona, Masson AS, 1997, pp. 317-330. ■ 23. Fattovich G, Brollo L, Giustina G, et al. Natural history and prognostic factors for chronic hepatitis type B. *Gut*, **32**:294-8, 1991. ■ 24. Fattovich G, Farci P, Rugge M, et al. A randomized controlled trial of lymphoblastoid interferon-alpha in patients with chronic hepatitis B lacking HBeAg. *Hepatology*, **15**:584-9, 1992. ■ 25. Fattovich G, Giustina G, Realdi R, et al. Long-term outcome of hepatitis B e antigen-positive patients with compensated cirrhosis treated with interferon-alpha. *Hepatology*, **26**:1338-42, 1997. ■ 26. Fattovich G, Giustina G, Sanchez-Tapias J, et al. Delayed clearance of serum HBsAg in compensated cirrhosis B. Relation to interferon alpha therapy and disease prognosis. *Am J Gastroenterol*, **93**:896-900, 1998. ■ 27. França AVC. Tratamento da hepatopatia crônica B com interferon-alfa recombinante. Dissertação de Mestrado. Faculdade de Medicina da Universidade de São Paulo, São Paulo, 1994. ■ 28. França AVC, Silva LC, Carrilho FJ, et al. Tratamento medicamentoso da hepatopatia crônica B. *GED*, **13**:121-32, 1994. ■ 29. Gaudin JL, Faure P, Godinot H, et al. The French experience of treatment of chronic type D hepatitis with a 12-month course of interferon alpha-2b. Results of a randomized controlled trial. *Liver*, **15**:45-52, 1995. ■ 30. Gauthier J, Bourne EJ, Lutz MW, et al. Quantitation of hepatitis B viremia and emergence of YMDD variants in patients with chronic hepatitis B treated with lamivudine. *J Infect Dis*, **180**:1757-62, 1999. ■ 31. Genovesi EV, Lamb L, Medina I, et al. Efficacy of the carbocyclic 2'-deoxyguanosine nucleoside BMS-200475 in the woodchuck model of hepatitis B virus infection. *Antimicrob Agents Chemother*, **42**:3209-17, 1998. ■ 32. Gilson RJ, Chopra KB, Newell AM, et al. A placebo-controlled phase I/II study of adefovir dipivoxil in patients with chronic hepatitis B virus infection. *J Viral Hepat*, **6**:387-95, 1999. ■ 33. Gordon D, Walsh JH. Hepatitis drugs win approval. *Gastroenterology*, **116**:235-6, 1998. ■ 34. Gregorio GV, Jara P, Hierro L, et al. Lymphoblastoid interferon-alpha with or without steroid pretreatment in children with chronic hepatitis B. A multicenter controlled trial. *Hepatology*, **23**:700-7, 1996. ■ 35. Hadziyannis S, Bramou T, Makris A, et al. Interferon-alfa-2b treatment of HbeAg negative/serum HBV DNA positive chronic active hepatitis type B. *J Hepatol*, **11**:S133-6, 1990. ■ 36. Hadziyannis SJ, Alexopoulou A, Papakonstantinou A, et al. Interferon treatment with or without oral ganciclovir in HbeAg-negative chronic hepatitis B. A randomized study. *J Viral Hepatol*, **7**:235-40, 2000. ■ 37. Hadziyannis S, Tassopoulos N, Heathcote E, et al. A double-blind, randomized, placebo-controlled study of adefovir dipivoxil (ADV) for presumed precore mutant chronic hepatitis B: 48 week results. *J Hepatol*, **36**(Suppl 1):4A, Abstract 5, 2002. ■ 38. Honkoop P, De Man RA, Niesters HG, et al. Acute exacerbation of chronic hepatitis B virus infection after withdrawal of lamivudine therapy. *Hepatology*, **32**:635-9, 2000. ■ 39. Hoofnagle JH, Di Bisceglie AM, Waggoner JG, Park Y. Interferon alpha for patients with clinically apparent cirrhosis due to chronic hepatitis B. *Gastroenterology*, **104**:1116-21, 1993. ■ 40. Hoofnagle JH, Di Bisceglie AM. Drug therapy. The treatment of chronic viral hepatitis. *N Engl J Med*, **336**:347-56, 1997. ■ 41. Janssen HLA, Gerken G, Carreño V, et al. Interferon-alpha for chronic hepatitis infection. Increased efficacy of prolonged treatment. *Hepatology*, **30**:238-43, 1999. ■ 42. Jarvis B, Faulds D. Lamivudine. A review of its therapeutic potential in chronic hepatitis B. *Drugs*, **58**:101-41, 1999. ■ 43. Jeffers L, Heathcote E, Wright T, et al. A phase II dose-ranging, placebo-controled trial of adefovir dipivoxil for the treatment of chronic hepatitis B virus infection. *Antiviral Res*, **37**:A197 (Abstract), 1998. ■ 44. Kioko Ono-Nita S, Kato N, Shiratori Y, et al. Current options for the therapy of chronic hepatitis B infection. *Curr Infect Dis Reports*, **3**:137-42, 2001. ■ 45. Klein M, Geoghegan J, Schmidt K, et al. Conversion of recurrent delta-positive hepatitis B infection to seronegativity with famciclovir after liver transplantation. *Transplantation*, **64**:162-3, 1997. ■ 46. Korenman J, Baker B, Waggoner J, et al. Long-term remission of chronic hepatitis B after alpha-interferon therapy. *Ann Intern Med*, **114**:629-34, 1991. ■ 47. Krogsgaard K, Marcellin P, Trepo C, et al. Prednisone withdrawal therapy enhances the effect of human lymphoblastoid interferon in chronic hepatitis B. *J Hepatol*, **25**:803-13, 1996. ■ 48. Lai CL, Lin HJ, Lau JYN, et aL. Effect of recombinant alpha 2 interferon with or without prednisone in Chinese HbsAg carrier children. *Q J Med*, **78**:155-

63, 1991. ■ 49. Lai CL, Chien RN, Leung NW, et al. A one-year trial of lamivudine for chronic hepatitis B. Asia Hepatitis Lamivudine Study Group. *N Engl J Med*, 339:61-8, 1998. ■ 50. Lai CL. Antiviral therapy for hepatitis B and C in Asians. *J Gastroenterol Hepatol*, 14(Suppl):S19-21, 1999. ■ 50a. Lai CL, Rosmawati M, Lao J, et al. Entecavir is superior to lamivudine in reducing hepatitis B virus DNA in patients with chronic hepatitis B infection. *Gastroenterology*, 123:1831-8, 2002. ■ 51. Lau DT, Everhart J, Kleiner D, et al. Long-term follow-up of patients with chronic hepatitis B treated with interferon-alpha. *Gastroenterology*, 113:1660-7, 1997. ■ 52. Lau DT, Doo E, Park Y, et al. Lamivudine for chronic delta hepatitis. *Hepatology*, 30:546-9, 1999. ■ 53. Lau DT, Kleiner DE, Park Y, Di Bisceglie AM, Hoofnagle JH. Resolution of chronic delta hepatitis after 12 years of interferon-alpha therapy. *Gastroenterology*, 117:1229-33, 1999. ■ 54. Lampertico P, Del Ninno E, Manzin A, et al. A randomized, controlled trial of a 24-month course of interferon-alpha 2b in patients with chronic hepatitis B who had hepatitis B virus DNA without hepatitis B e antigen in serum. *Hepatology*, 26:1621-5, 1997. ■ 55. Leung NW, Lai CL, Chang TT, et al. Extended lamivudine treatment in patients with chronic hepatitis B enhances hepatitis B e antigen seroconversion rates: results after 3 years of therapy. *Hepatology*, 33:1527-32, 2001. ■ 56. Liaw YF, Leung NW, Chang TT, et al. Effects of extended lamivudine therapy in Asian patients with chronic hepatitis B. Asia Hepatitis Lamivudine Study Group. *Gastroenterology*, 119:172-80, 2000. ■ 56a. Liaw Y-F. Chronic hepatitis B guidelines: East versus West. *Hepatology*, 15:979-82, 2002. ■ 57. Lin S-M, Sheen I-S, Chein R-N, et aL. Long-term beneficial effect of interferon therapy in patients with chronic hepatitis B virus infection. *Hepatology*, 29:971-5, 1999. ■ 58. Locarnini SA, Birch C. Antiviral chemotherapy for chronic hepatitis B infection. Lesions learned from testing HIV-infected patients. *J Hepatol*, 30:536-50, 1999. ■ 59. Lok ASF, Wu PC, Lai CL, et aL. A controlled trial of interferon with or without prednisone priming for chronic hepatitis B. *Gastroenterology*, 102:2091-7, 1992. ■ 60. Lok ASF, Chung HT, Liu VWS, et al. Long-term follow-up of chronic hepatitis B patients treated with interferon-alpha. *Gastroenterology*, 105:1833-8, 1993. ■ 60A. Lok AS, Heathcote EJ, Hoofnagle JH. Management of hepatitis B: 2000. Summary of a workshop. *Gastroenterology*, 120:1828-53, 2001. ■ 60B. McClellan MB. New drug for hepatitis administration. *JAMA*, 288:17, november 6, 2002. ■ 61. Marco VD, Iacono DL, Cammà C, et al. The long term-course of chronic hepatitis B. *Hepatology*, 30:257-64, 1999. ■ 62. Niederau C, Heintges T, Lange S, et al. Long-term follow-up of HBeAg-positive patients treated with interferon-alpha for chronic hepatitis B. *N Engl J Med*, 334:1422-7, 1996. ■ 63. Omata M, Ehata T, Yokosuka O, et al. Mutations in the precore region of hepatitis B virus DNA in patients with fulminant and severe hepatitis. *N Engl J Med*, 324:1699-704, 1991. ■ 64. Omata M. Treatment of chronic hepatitis B infection. *N Engl J Med*, 339:114-5, 1998. ■ 65. Ono SK, Kato N, Shiratori Y, et al. The polymerase L528M mutation cooperates with nucleotide binding-site mutations, increasing hepatitis B virus replication and drug resistance. *J Clin Invest*, 107:449-55, 2001. ■ 66. Ono-Nita SK, Kato N, Shiratori Y, et al. Susceptibility of lamivudine-resistant hepatitis B virus to other reverse transcriptase inhibitors. *J Clin Invest*, 103:1635-40, 1999. ■ 67. Ono-Nita, SK, Kato N, Shiratori Y, et al. YMDD motif in hepatitis B virus DNA polymerase influences on replication and lamivudine resistance: a study by in vitro full-length viral DNA transfection. *Hepatology*, 29:939-45, 1999. ■ 68. Perrillo RP, Schiff ER, Davis GL, et al. A randomized, controlled trial of interferon-alpha-2b alone and after prednisone withdrawal for the treatment of chronic hepatitis B. *N Engl J Med*, 232:295-301, 1990. ■

69. Perrillo R, Tamburro C, Regenstein F, et al. Low-dose, titratable interferon-alpha in descompensated liver disease caused by chronic infection with hepatitis B virus. *Gastroenterology*, 109:908-16, 1995. ■ 70. Perrillo R, Schiff E, Yoshida E, et al. Adefovir dipivoxil for the treatment of lamivudine-resistant hepatitis B mutants. *Hepatology*, 32:129-34, 2000. ■ 71. Peters M, Hann HW, Martin P, et al. Adefovir dipivoxil (ADV) alone and in combination with lamivudine (LAM) suppresses LAM-resistant hepatitis B virus (HBV) replication: 16 week interim analysis. *J Hepatol*, 36(Suppl 1): Abstract 13, 6, 2002. ■ 72. Renault PF, Hoofnagle JH. Side effects of alpha interferon. *Semin Liver Dis*, 9:273-7, 1989. ■ 73. Rizzetto M. Hepatitis D. The virus and disease. *J Hepatol*, 11:145-8, 1990. ■ 74. Rizzetto M, Volpes R, Smedile A. Response of pre-core mutant chronic hepatitis B infection to lamivudine. *J Med Virol*, 61:398-402, 2000. ■ 75. Rosina F, Pintus C, Meschievitz C, Rizzetto M. A randomized controlled trial of a 12-month course of recombinant human interferon-alpha in chronic delta (type D) hepatitis. A multicenter Italian study. *Hepatology*, 13:1052-6, 1991. ■ 76. Samuel D, Zignego AL, Reynes M, et al. Long-term clinical and virological outcome after liver transplantation for cirrhosis caused by chronic delta hepatitis. *Hepatology*, 21:333-9, 1995. ■ 77. Schalm SW, Heathcote J, Cianciara J, et al. Lamivudine and alpha interferon combination treatment of patients with chronic hepatitis B infection. A randomized trial. *Gut*, 46:562-8, 2000. ■ 78. Schlaak JF, Tully G, Lohr HF, et al. The presence of high amounts of HBV-DNA in serum is associated with suppressed costimulatory effects of interleukin 12 on HBV-induced immune response. *J Hepatol*, 30:353-8, 1999. ■ 79. Silva da LC, Pinho JRR, Sitinik R, et al. Efficacy and tolerability of long-term therapy using high lamivudine doses for the treatment of chronic hepatitis B. *J Gastroenterol*, 36:476-85, 2001. ■ 80. Singh N, Gayowski T, Wannstedt CF, et al. Pretransplant famciclovir as prophylaxis for hepatitis B virus recurrence after liver transplantation. *Transplantation*, 63:1415-9, 1997. ■ 81. Sokal EM, Conjeevaram HS, Roberts EA, et al. Interferon-alpha therapy for chronic hepatitis B in children. A multinational randomized controlled trial. *Gastroenterology*, 114:988-95, 1998. ■ 82. Tanikawa K. Much remains to be solved in lamivudine treatment for HBV- associated liver diseases. *J Gastroenterol*, 36:23, 2001. ■ 83. Tassopoulos NC, Volpes R, Pastore G, et al. Efficacy of lamivudine in patients with hepatitis B e antigen-negative/hepatitis B virus DNA-positive (precore mutant) chronic hepatitis B. Lamivudine Precore Mutant Study Group. *Hepatology*, 29:889-96, 1999. ■ 84. Tassopoulos N, Anagnostopoulos G, Sypsa V, Dellatetsima J, Hantzakis A. Natural history of extended lamivudine (LAM) treatment in patients with HBeAg negative chronic hepatitis B (CHB). *J Hepatol*, 36(Suppl 1):248A (Abstract 891), 2002. ■ 85. Tillmann Hl, Wedemeyer H, Rudolph T, Dick A, Schedel I, Trautwein C, Manns P. Early lamivudine therapy prevents liver failure in patients with fulminant hepatitis B (Abstract) *J Hepatol*, 36(Suppl 1):275, A-992, 2001. ■ 86. Torre D, Tambini R. Interferon-alpha therapy for chronic hepatitis B in children. A meta-analysis. *Clin Infect Dis*, 23:131-7, 1996. ■ 87. Walsh KM, Woodall T, Lamy P, et al. Successful treatment with adefovir dipivoxil in a patient with fibrosing cholestatic hepatitis and lamivudine resistant hepatitis B virus. *Gut*, 49:436-40, 2001. ■ 88. Westland C, Gibbs C, Miller M, et al. Loss of lamivudine resistance mutations after patients switched to adefovir dipivoxil therapy. *J Hepatol*, 36(Suppl 1): Abstract 15, 2002. ■ 89. Wong DKH, Cheung AM, O'Rourke K, et aL. Effect of alpha interferon treatment in patients with hepatitis B e antigen positive chronic hepatitis B. A meta-analysis. *Ann Intern Med*, 119:312-23, 1993. ■ 90. World Health Organization warns of growing crisis of suffering http://www.who.ch/whr/1997/presse.htm.

43 Tratamento da hepatite C

Luiz Caetano da Silva
Suzane Kioko Ono-Nita
Luís Edmundo Pinto da Fonseca
Flair José Carrilho

Dada a alta freqüência de evolução da hepatite aguda para a crônica, a tendência atual é tratar o paciente tanto na fase aguda como na crônica, pois o tratamento pode levar à eliminação definitiva do vírus em número significativo de pacientes. Portanto, o objetivo principal dessa terapêutica é inibir a replicação viral, com conseqüentes redução da atividade da doença e menor ocorrência de cirrose e de hepatocarcinoma[56].

TRATAMENTO DA HEPATITE AGUDA C

O objetivo de tratar pacientes com hepatite aguda é o término da infecção, interrompendo sua progressão para a forma crônica[17].

Um dos primeiros trabalhos controlados[82] mostrou resultados não muito convincentes com o emprego do interferon (IFN), mas os trabalhos ulteriores vieram demonstrar as vantagens do tratamento com IFN-α[42] ou β[79], este em doses diárias elevadas durante 56 dias.

Metanálise de nove trabalhos, cinco randomizados e quatro não-randomizados na hepatite aguda C, mostrou índices de eficácia significativos do IFN em relação aos grupos controles quanto à resposta bioquímica (69% x 29%, p < 0,001) e negativação do PCR (41% x 4%, p < 0,001). A dose utilizada foi de 3 milhões de unidades (MU), três vezes por semana, durante três meses[12].

As reuniões de Consenso sobre hepatite C[4,18,53] foram progressivamente aceitando a indicação do IFN na hepatite aguda e chamando a atenção para a falta de experiência com a associação do IFN com a ribavirina (IFN + RBV).

Um dos trabalhos mais recentes foi o de Jaeckel e cols.[37] que obtiveram resposta sustentada em 42 de 43 pacientes (98%) com hepatite aguda C submetidos a tratamento com 5MU de IFN-α2b subcutâneos por dia durante quatro semanas e depois três vezes por semana por outras 20 semanas. Os níveis de RNA-VHC tornaram-se indetectáveis após média de 3,2 semanas de tratamento. A terapêutica foi bem tolerada em todos, menos em um paciente, que interrompeu o tratamento após 12 semanas, em virtude dos efeitos colaterais.

É possível que a associação IFN + RBV permita encurtar o tempo de tratamento da hepatite aguda C.

Recente revisão de Alberti[1] mostra que altas taxas de resposta sustentada com IFN (monoterapia) são obtidas nos pacientes com hepatite aguda, que, por outro lado, apresentam índices de remissão espontânea de 10 a 40%.

TRATAMENTO DA HEPATITE CRÔNICA C

OBJETIVOS

O tratamento da hepatite crônica C pode levar à eliminação definitiva do vírus com diminuição da atividade inflamatória e da progressão da doença. Além disso, a perda sustentada do VHC leva ao desaparecimento dos sintomas[18] e à redução das manifestações extra-hepáticas. É preciso lembrar que a normalização da ALT representa também meta importante, mesmo em pacientes que persistem com replicação viral[35]. Assim, o hepatocarcinoma (HCC) apresenta menor incidência nos pacientes com ALT normalizada do que naqueles com ALT alterada[34]. Daí a importância atribuída à glicirrizina no Japão[3] como droga auxiliar na redução da ALT.

Resumindo, os objetivos principais do tratamento são: 1. eliminação total e permanente do VHC; 2. melhoria das lesões necroinflamatórias, da esteatose (em pacientes com genótipo 3), interrupção ou redução da fibrogênese[63,64]; 3. melhoria da sobrevida pela redução de óbitos por hepatopatia[83,84].

INDICAÇÕES DE TRATAMENTO

A decisão de tratar representa um assunto complexo, que deve levar em consideração as seguintes variáveis[18]:

1. Alterações histológicas – a biópsia hepática deve ser realizada sempre que possível. A biópsia permite-nos graduar a atividade necroinflamatória e estadiar a fibrose. Há acordo geral de que pacientes com lesão necroinflamatória moderada a intensa e/ou fibrose devem ser tratados[18]. A fibrose pode ser portal ou em ponte[53].

Alguns pacientes podem apresentar necrose em saca-bocado e lesão parenquimatosa evidentes, porém com fibrose discreta. A nosso ver, esses pacientes devem ser tratados, dada a probabilidade de progressão da doença.

Em outros pacientes, a indicação é menos óbvia, por exemplo quando há alterações das transaminases, mas as lesões necroinflamatórias são mínimas e não se encontra fibrose[53]. Nossa conduta é não tratar, porém acompanhar o paciente com exames laboratoriais e biópsia a cada 18 a 36 meses. Essa é a tendência geral, mas alguns autores propugnam o tratamento da hepatite crônica leve em termos de custo-benefício, pelo menos em pacientes com menos de 60 anos de idade[6,17].

2. Idade – a idade fisiológica do paciente é mais importante que a cronológica. Deve-se considerar o estado geral do paciente e particularmente do sistema cardiovascular[18]. Por exemplo, a queda da hemoglobina pode ser deletéria em pacientes idosos.

Temos tratado pacientes com idades que variam entre 18 e 65 anos. Aqueles com idade mais avançada toleram mal a terapêutica, que só deve ser tentada quando houver risco real de progressão rápida da doença. Quanto às doses utilizadas, abordaremos o assunto ulteriormente.

3. Transaminases normais – aproximadamente 30% de pacientes com infecção crônica pelo VHC apresentam níveis normais de ALT, e outros 40%, níveis inferiores a duas vezes o limite máximo normal[54]. Pacientes com ALT persistentemente normal e PCR positivo geralmente são portadores de doença hepática leve e apresentam resposta incerta ao tratamento[18]. Além disso, este pode acarretar alterações enzimáticas[53]. A nosso ver, a decisão final vai depender do estadiamento da doença por meio do exame físi-

co, da biópsia e da ultra-sonografia, já que alguns pacientes com transaminases normais podem apresentar fibrose evidente, até cirrose hepática, ou evoluir para esses estádios[54]. A determinação da ALT deve ser realizada pelo menos a cada três meses, para nos certificarmos da persistência de sua normalidade.

4. Sintomas – os não específicos como fadiga são difíceis de interpretar e não devem influenciar na decisão do tratamento. Entretanto, pacientes com evidência clínica de crioglobulinemia mista essencial (ver capítulo 36) podem beneficiar-se com o tratamento[53].

O estado clínico pode afetar a decisão de tratar com relação à qualidade de vida[18]. Além disso, o aspecto psicológico do portador do VHC também deve ser levado em consideração.

Vários fatores se destacam na indicação do tratamento, como genótipo favorável, presença de fibrose hepática, motivação e idade do paciente, sintomas e doença associados[54]. Estudos com tratamento combinado PEG-IFN + RBV em pacientes com ALT normal ainda não foram concluídos[54].

5. Cirrose compensada (sem icterícia, ascite, hemorragia por hipertensão portal ou encefalopatia) – o tratamento antiviral está plenamente justificado[60], pois pode reduzir o desenvolvimento de complicações e do hepatocarcinoma (HCC)[4]. Em que pesem algumas dúvidas levantadas quanto aos reais benefícios da terapêutica[14,18,53], trabalho recente em pacientes com hepatite crônica C mostrou que o IFN não somente reduz o risco de HCC mas também prolonga a sobrevida, principalmente entre os pacientes com resposta bioquímica[36]. Também foi observado o efeito benéfico do retratamento sobre a menor incidência do HCC em pacientes com hepatite crônica C com e sem cirrose que não haviam respondido ao primeiro tratamento[32].

Análise crítica profunda sobre as vantagens do IFN na cirrose hepática foi realizada recentemente por Fattovich e Schalm[19], que concluíram que pacientes cirróticos e não-cirróticos com respostas viral e bioquímica sustentada ao IFN apresentam baixo risco de complicações e de mortalidade devidas à doença hepática. Essa análise deve estimular os pesquisadores a desenvolver melhores esquemas terapêuticos para a obtenção de maiores índices de resposta sustentada[19].

Deve-se atentar para a possível associação da cirrose por VHC com o alcoolismo ou com o VHB. Observamos recentemente um paciente com cirrose hepática C compensada, porém com anticorpos contra o VHB e que desenvolveu HCC cinco anos após o clareamento do VHC. Segundo Nishiguchi e cols.[55], a chance de redução na incidência de HCC foi seis vezes maior em pacientes sem evidência de infecção pelo VHB.

Outros fatores importantes são a maior idade à época da infecção e o sexo masculino. Contudo, o fator de risco mais importante parece ser o aspecto histológico de proliferação celular: o risco de HCC foi 5 a 15 vezes maior em pacientes com marcadores histológicos de acentuada proliferação celular[14].

Infelizmente, a freqüência de resposta sustentada ao IFN parece ser duas a três vezes menor em cirróticos do que em não-cirróticos[14]. Em estudo prospectivo não controlado de 56 pacientes australianos, seis (11%) apresentaram resposta virológica sustentada após doses diárias de 4,5MU de IFN por 24 semanas[80]. A resposta foi melhor com o genótipo 2 (25%) do que com o 3a (19%) e o 1b (4%).

Várias hipóteses têm sido levantadas para explicar a menor resposta terapêutica na cirrose: a) alta freqüência de genótipo 1b; b) imunidade mais alterada; c) menor expressão de receptores de IFN nas células hepáticas[14]. Acrescente-se a possibilidade de menor aderência do paciente ao tratamento e o maior número de complicações.

A associação IFN + ribavirina melhora o índice de resposta sustentada em relação à monoterapia, principalmente se utilizada por 48 semanas[49,62]. Esse incremento da resposta deverá repercutir também sobre a menor progressão da cirrose e menor incidência do HCC.

6. Co-infecção com o vírus da imunodeficiência humana (HIV) – a associação VHC + HIV pode resultar em progressão acelerada da hepatite C[18,53]. Portanto, pacientes nos quais o tratamento para o HIV estabilizou a infecção devem ser considerados para a terapêutica da hepatite C[18,53]. Deve-se atentar para possíveis interações de drogas e para quadros de intolerância clínica e laboratorial.

Em um relato preliminar de administração de 3MU de IFN diariamente a 50 pacientes co-infectados e tratados com HAART (2NRTI e 1PI), observou-se desistência em 24 pacientes (48%) devida à superposição de toxicidade do IFN e da terapêutica anti-retroviral[11].

Segundo estudo prospectivo de 32 pacientes co-infectados, a terapêutica combinada de IFN + ribavirina (RBV) em doses clássicas mostrou-se tolerável e eficiente, não apresentando diferenças significativas com relação a 64 pacientes apenas com VHC[7]. A freqüência de resposta sustentada (RS) pode ser observada na tabela 43.1.

O tratamento combinado não resultou em redução sifgnificativa na contagem de CD4 ou em aumento na carga de HIV.

Dados preliminares sugerem melhor resposta ao PEG-IFN + RBV[54].

Para mais informações sobre co-infecção HIV-VHC, ver monografia[5] e capítulo 29.

Tabela 43.1 – Eficácia do tratamento combinado (IFN + RBV) em pacientes co-infectados com HIV[7].

	Co-infectados (n = 32)	VHC somente (n = 64)
Tratamento completado	75,0%	82,8%
RS (todos os genótipos)	21,0%	26,6%
RS (genótipos 2 e 3)	40,0%	50,0%
RS (genótipo 1)	18,5%	22,2%

p = não significativo para todas as comparações.
(IFN = 3MU/3x/semana + RBV = 800-1.200mg/dia)
Duração: 24 semanas (genótipos 2 e 3); 48 semanas (genótipo1).
RS = resposta sustentada.

7. Co-infecção com o vírus da hepatite B (VHB) – em nossa experiência, a co-infecção com o VHB é acompanhada de baixa replicação ou mais freqüentemente de ausência da viremia em relação ao VHB, porém de persistência de replicação do VHC. Portanto, a terapêutica mais comum nesses casos é a combinação de IFN + RBV. Nos raros casos com replicação concomitante de ambos os vírus, houve resposta terapêutica a tal esquema. Sobre infecções virais múltiplas, ver capítulo 26.

8. Manifestações extra-hepáticas – algumas como crioglobulinemia sintomática, glomerulite ou vasculite merecem tratamento, apesar da pequena probabilidade de remissão sustentada após monoterapia com IFN[18]. Há necessidade de mais informações sobre a combinação IFN + RBV[18], embora seu emprego possa estar limitado pela eventual contra-indicação da RBV em pacientes com função renal alterada. Mais informações são prestadas no capítulo 36.

SEM INDICAÇÕES PARA O TRATAMENTO
Pacientes com ingestão alcoólica intensa e atual, drogaditos persistentes por via endovenosa e pacientes com cirrose descompensada[18].

CONTRA-INDICAÇÕES AO INTERFERON
1. *Absolutas*
   a) Psicose ou depressão grave, presente ou no passado[4,18,53].
   b) Quadros convulsivos não controlados[4,18].
   c) Transplante de órgão exceto fígado[18,53]*.
   d) Gravidez[4]**.
   e) Doença cardíaca sintomática[18]*.
2. *Relativas*
   a) História de depressão[4].
   b) *Diabetes mellitus* não controlado[4,18].
   c) Hipertensão arterial não controlada[4].

---

* Observar diferenças nas três reuniões de consenso[4,18,53]. Por exemplo, a contra-indicação absoluta item 1c não é incluída em um dos consensos.
** Não mencionada[18,53].

389

Capítulo 43

d) Retinopatia[4].
e) Psoríase[4].
f) Doença cardíaca sintomática[4]*.
g) Doenças auto-imunes, principalmente tireoidite[4,18,53].

3. *Cuidados especiais com o uso do IFN*[4]
a) Neutropenia (< 1.500).
b) Trombocitopenia (< 85.000).
c) Transplante de órgão, exceto fígado[4]*.
d) História de doença auto-imune.
e) Presença de auto-anticorpos contra tireóide.
f) Pacientes idosos.

---

* Observar diferenças nas três reuniões de consenso[4,18,53]. Por exemplo, a contra-indicação absoluta item 1c não é incluída em um dos consensos.

CONTRA-INDICAÇÕES À RBV

1. *Absolutas*
a) Insuficiência renal avançada[4,18]*.
b) Anemia[18]*.
c) Hemoglobinopatias[18].
d) Gravidez[4,18].
e) Sem emprego de método anticoncepcional útil[4,18].
f) Doença cardíaca grave[4,18].

2. *Relativas*
a) Hipertensão arterial não controlada[4,18] e outros fatores de risco de doença coronariana[4].
b) Idade avançada[18].
c) Anemia[4].

---

* As diferenças entre as referências 4 e 18 provavelmente se referem a graus de anemia.

ESQUEMAS TERAPÊUTICOS

Após a publicação de um trabalho preliminar em 1986 sobre interferon (IFN) na hepatite crônica C[28], o esquema de IFN administrado na dose de 3MU três vezes por semana durante seis meses foi utilizado durante alguns anos. Contudo, vários estudos prospectivos mostraram baixa freqüência de resposta sustentada: 5 a 15%. Com o prolongamento da terapêutica para 12 meses, a resposta bioquímica e viral elevou-se para 15 a 25%. Essa melhor resposta, ainda que insuficiente, foi confirmada por metanálise de 33 estudos prospectivos[61].

Os baixos índices terapêuticos resultantes da monoterapia com IFN levaram a novas pesquisas sobre a possibilidade de combinação do IFN com a ribavirina (RBV).

O desenvolvimento histórico dos esquemas terapêuticos pode ser assim resumido:

- IFN-α, 3MU, 3 vezes/semana – 24 semanas (1988-1992). Resposta sustentada (RS): 10%.
- IFN-α, 3MU, 3 vezes/semana – 48 semanas (1992-1994). RS: 20%.
- IFN-α, mesmo esquema + RVB (1996-1998). RS: 40%.
- PEG-IFN (monoterapia) – 48 semanas (2000). RS: 39%.
- PEG-IFN + RBV – 48 semanas (2001-2002). RS: 54-61%.

1. Terapêutica combinada IFN + RBV com esquema "standard" IFN (3MU, 3 vezes por semana; RBV 1.000-1.200mg/dia)

Dois grandes estudos prospectivos mostraram a vantagem desse esquema sobre o IFN isolado[49,62]. Segundo esses dois grupos, a resposta sustentada após 24 e 48 semanas de tratamento foi de 35% e 31% (24 semanas) e de 43% e 38% (48 semanas). Agrupando-se os resultados de ambos os estudos observamos: resposta sustentada de 33% e 41% para tratamento de 24 e 48 semanas respectivamente. Com a monoterapia (IFN): 6 e 16%[47].

Em recente metanálise realizada por Schalm e Brower em 186 pacientes submetidos à terapêutica combinada, observou-se resposta sustentada em 30 a 50% de pacientes não tratados previamente ("naïve"), de 40 a 70% naqueles com recaída após monoterapia (IFN) e 10 a 25% em não-respondedores prévios[69].

Segundo o Consenso Europeu[18] e Asia-Pacific[4] a duração da terapêutica combinada depende do genótipo e do nível de viremia: em pacientes com genótipos 2 e 3, a duração é de seis meses, independentemente da viremia. Em pacientes com genótipo 1, aconselha-se o tratamento durante seis meses para cargas virais inferiores a 2 milhões de cópias e de 12 meses para os demais pacientes, principalmente se portadores de cirrose hepática.

O nível de corte ("cut-off") de 2 milhões de cópias utilizado para delimitar cargas altas e baixas é equivalente a 800.000UI, segundo Marcellin e Boyer[47].

2. Monoterapia com interferon peguilado (PEG-IFN)

Uma das razões para a baixa eficácia do interferon comum é sua vida média curta, ou seja, em torno de 8 horas, o que acarreta grandes oscilações na concentração plasmática da droga durante o tratamento[86].

Estudos de cinética viral indicam que o VHC apresenta alta capacidade de replicação e uma vida média de poucas horas[49,85]. Em pacientes tratados com IFN-α três vezes por semana, um aumento intermitente da carga viral pode ser observado nos dias em que não se aplica o medicamento[41].

O PEG-IFN é o resultado da associação do IFN-α ao polietilenoglicol (PEG), que determina a liberação lenta e progressiva do IFN. Dessa forma, aumenta a vida média da droga, mantendo seu nível sérico por tempo prolongado. Essa característica farmacológica permite um intervalo maior entre as injeções (uma vez por semana). Além disso, o nível sérico mais prolongado da droga com o PEG-IFN poderá inibir mais acentuadamente a replicação viral.

Estudos farmacológicos com IFN-α2b peguilado[27] mostraram que os picos séricos do IFN foram observados entre 20 e 32 horas, com queda lenta e progressiva, até chegar a níveis relativamente baixos do quinto ao sétimo dia. Ficou, também, demonstrado que os níveis plasmáticos de IFN são semelhantes quando se associa o PEG-IFN-α2b à RBV[27].

a) Eficácia da monoterapia com PEG-IFN na hepatite crônica

A utilização do IFN-α2a peguilado, resultante da união co-valente de uma cadeia ramificada de 40kD de PEG ao IFN-α2a, produziu os seguintes resultados em 267 pacientes: resposta sustentada em 39%, comparativamente a 19% com o IFN não-peguilado (264 pacientes) (p = 0,001)[86]. A dose utilizada foi de 180μg, uma vez por semana, durante 48 semanas. Nesse estudo, a resposta virológica sustentada foi observada em 28% dos pacientes com genótipo 1, freqüência semelhante à observada com a associação clássica IFN + RBV em outra investigação[49].

No estudo do PEG-IFN-α2b, 1.219 pacientes foram incluídos[81] e divididos em quatro grupos, um recebendo a dose "standard" (3MU, 3vezes por semana, por 48 semanas), e os outros três grupos, doses crescentes de PEG-IFN-α2b: 0,5, 1 ou 1,5mg/kg/semana, por 48 semanas. Os índices de resposta sustentada foram 12% e 25% para o grupo "standard" e peguilado (1mg), respectivamente (p = 0,001). Curiosamente, os índices não foram diferentes entre as três doses de peguilados: 18%, 25% e 23%.

b) Eficácia da monoterapia com PEG-IFN na cirrose hepática

Em estudo comparando PEG-IFN-α2a (180μg) uma vez por semana e IFN-α2a (3MU) três vezes por semana durante 48 semanas, a resposta sustentada viral foi de 30% e 8%, respectivamente (p = 0,001). Nos pacientes com genótipo não-1, a resposta sustentada foi de 51% e 15%, enquanto, naqueles com genótipo 1, a resposta foi de 12% e 2%, respectivamente. O tratamento foi descontinuado em apenas dois pacientes do grupo PEG, devido à trombocitopenia[30]. Vale ressaltar que esses autores incluíram no mesmo estudo pacientes com cirrose hepática e fibrose em ponte[30].

A pesquisa de Pockros e cols.[60] permite-nos observar os resultados em pacientes com grau 4 de fibrose (cirrose): resposta sustentada viral em 28/92 (30%) tratados com PEG-IFN-α2b (grupo 1) e em 7/108 (6%) com IFN comum (grupo 2) (p < 0,001).

Em relação aos genótipos 1 e não-1, observou-se nos grupos 1 e 2, respectivamente: 8/51 (16%) e 2/64 (3%) (p = 0,0220); 19/39 (49%) e 5/43 (12%) (p = 0,0003).

Em ambos os estudos, portanto, a eficácia global da monoterapia com PEG-IFN na cirrose hepática foi de 30%. A superioridade do IFN peguilado foi também observada em relação à melhoria do quadro histológico[31]. Vale enfatizar a baixa eficácia (12 a 16%) em cirróticos com genótipo 1 submetidos à monoterapia com PEG-IFN.

c) Eficácia da monoterapia com PEG-IFN na raça negra

Estudos realizados em americanos africanos mostraram menor freqüência de resposta sustentada ao tratamento clássico com IFN[24] quando comparada à obtida em brancos[66]. Quanto ao tempo, os níveis medianos de VHC-RNA diminuíram menos em negros do que em brancos[24].

Outra pesquisa, entretanto, não observou diferença significativa entre negros e brancos utilizando a terapêutica combinada IFN + RBV[51].

Quanto à monoterapia com IFN, a forma peguilada parece ser mais eficaz do que o IFN-α em negros[24].

3. Terapia combinada com PEG-IFN e ribavirina

Segundo estudo preliminar[27], a associação do PEG-IFN-α2b com RBV não alterou a farmacocinética do IFN, mas aumentou a freqüência de resposta sustentada: PEG-IFN mono (1,4μg/kg), 42%; associado à ribavirina, 60%, na dose de 0,7μg/kg: 44% e 53%, respectivamente.

Foram realizados inicialmente dois grandes estudos controlados e randomizados[25,45].

O estudo com PEG-IFN-α2b + RBV[45] incluiu 1.530 pacientes randomizados em três grupos e tratados por 48 semanas: 1º) 505 pacientes: 1,5μg/kg/semana de PEG + RBV, 800mg/dia; 2º) 514 pacientes: 1,5μg/kg por 4 semanas, a seguir 0,5/kg por 44 semanas + RBV, 1.000-1.200mg/dia; 3º) 511 pacientes: 3MU, 3 vezes por semana, e RBV 1.000-1.200mg/dia. A resposta sustentada no 1º grupo foi significativamente superior (54%) à do 3º grupo (47%) (p = 0,01), não tendo havido diferença significativa entre o 2º e o 3º grupos (47% e 47%).

As respostas sustentadas após utilização do PEG-IFN-α2b + RBV (800mg/dia) podem ser resumidas na figura 43.1.

Como se observa na figura 43.1, os pacientes que receberam RBV em doses superiores a 10,6mg/kg de peso apresentaram sistematicamente melhores índices de resposta sustentada, tanto para o genótipo 1 (48%) como para os genótipos 2 ou 3 (88%). Aliás, Manns e cols.[46] observaram também que o índice de resposta sustentada se elevou até 13mg/kg, permane-

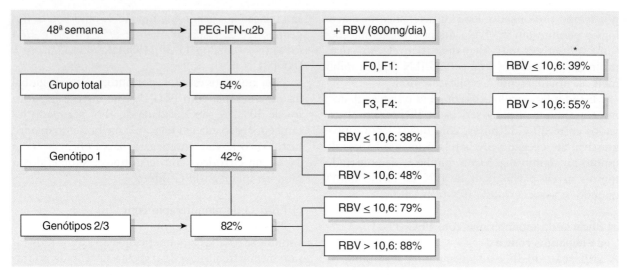

Figura 43.1 – Freqüência de resposta sustentada de acordo com Manns e cols.[46], 2001.
* 10,6mg/kg de peso.

cendo inalterado até 15mg/kg, sendo a faixa de doses entre 11 e 15mg/kg as melhores para avaliação da tolerância e eficácia. Outro fato importante observado na figura 43.1 refere-se ao índice de resposta sustentada em relação ao grau de fibrose (F): F0, F1 = 57%; F3, F4 = 44%. Quanto à quantidade de ribavirina recebida pelos pacientes com F3, F4: se ≤ 10,6mg, resposta sustentada de 39%; se > 10,6mg, resposta sustentada de 55%.

O outro estudo[25] incluiu 1.121 pacientes que foram divididos em três grupos, também tratados durante 48 semanas: 1º) PEG-IFN-α2a 180μg/semana, e RBV 1.000-1.200mg; 2º) PEG-IFN-α2a 180μg/semana associada a um placebo; 3º) IFN-α2b (não peguilado) + RBV. Os índices de resposta foram: 56% 30% e 44%, respectivamente (p = 0,001) (Fig. 43.2).

De acordo com a figura 43.2 (56% de resposta sustentada), o índice de resposta sustentada em pacientes com genótipo 1 foi de 46% e de 76% em pacientes com o genótipo não-1. Observa-se, também, que essas taxas são mais elevadas quando a viremia é inferior a 2×10^6 cópias.

Em outro estudo prospectivo[29], o grupo de 1.284 pacientes tratados com PEG-IFN-α2a + RBV foi estratificado de acordo com genótipo (1 vs. não-1) e carga viral (alta ou baixa, ou seja, acima ou abaixo de 2 milhões de cópias/mL). Foram também analisados o tempo de tratamento (6 ou 12 meses) e a dose de RBV: 800mg/dia (independentemente do peso) ou 1.000-1.200mg/dia (com peso < 75kg ou ≥ 75kg, respectivamente). Dessa forma, os pacientes foram distribuídos em quatro grupos: a) PEG + RBV (800mg), 24 semanas; b) PEG + RBV (1.000-1.200mg), 24 semanas; c) PEG + RBV (800mg), 48 semanas; d) PEG + RBV (1.000-1.200mg), 48 semanas.

Considerando-se apenas o item d, com esquema terapêutico mais intensivo, os resultados (RS) em relação ao grupo total, genótipo 1 e não-1, constam da figura 43.3.

Nesse estudo, também, as taxas de resposta sustentada foram maiores em pacientes com viremia baixa e sem cirrose.

Alguns efeitos colaterais foram mais comuns no grupo PEG-IFN em relação ao IFN-α: febre, náuseas, reações cutâneas e neutropenia, levando à redução mais freqüente de doses. De maneira geral, entretanto, os efeitos colaterais foram comparáveis[46].

4. Outros esquemas terapêuticos

Tendo em vista o baixo índice de resposta sustentada com o IFN isolado, tentou-se, na última década, a elevação da dose de IFN acima de 3MU três vezes por semana.

A dose alta é definida como qualquer tratamento que forneça mais de 3MU três vezes por semana ou mais de 9MU por semana[72]. Tal elevação de dose pode ser dividida em três categorias: 1ª) dose de indução: dose alta diária por várias semanas ou meses, seguida de tratamento prolongado com dose menor. Por exemplo, 5MU/dia por oito semanas, seguida de 3MU, três vezes por semana durante 10 meses; 2ª) doses estáveis, por exemplo, 5MU ou 10MU 3 vezes por semana por seis meses ou 3MU/dia por seis meses; 3ª) dose crescente ou decrescente ("escalation regime").

A aplicação desses esquemas alternativos deve basear-se nas informações fornecidas pela cinética viral (capítulo 41), que mostra haver duas fases, a primeira (24 a 48 horas), dependente da dose, e a fase II, cujos resultados são mais evidentes com injeções diárias do IFN.

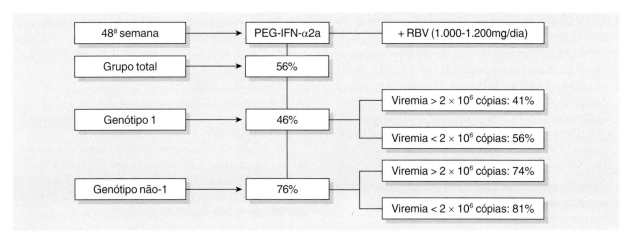

Figura 43.2 – Freqüência de resposta sustentada de acordo com Fried e cols.[25], 2001.

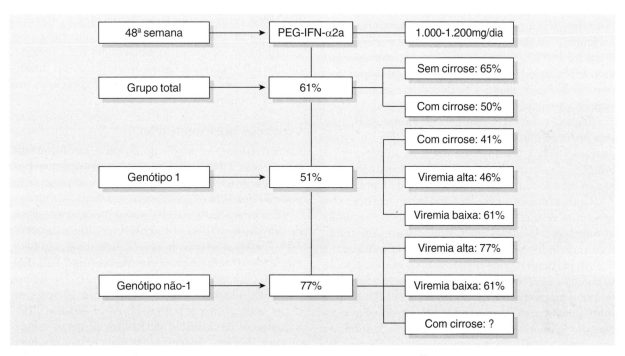

Figura 43.3 – Freqüência de resposta sustentada de acordo com Hadziyannis e cols.[29], 2002.

Segundo vários autores[18,72] tais esquemas alternativos podem melhorar os índices de resposta no final do tratamento, mas não está provado que melhorem os índices de resposta sustentada.

Os primeiros trabalhos baseados em doses altas e diárias de IFN (10MU) por duas a oito semanas e posteriormente 10MU três vezes por semana originaram-se do Japão (Iino e cols.[33]). Nesse estudo multicêntrico, a resposta sustentada variou entre 29% e 48%.

É provável que a combinação das duas estratégias, ou seja, IFN em altas doses diárias no início e associação com RBV, possa redundar em índices mais elevados de resposta sustentada[69].

a) **Tratamento de indução com IFN comum associado à ribavirina**

Tendo em vista os seguintes aspectos em relação à terapêutica: 1. maior resistência do genótipo 1; 2. melhor resposta da fase I (24 horas) a doses altas de IFN (por exemplo, 10MU) e da fase II a injeções diárias; 3. possibilidade de maior freqüência de efeitos colaterais e conseqüente menor adesão do paciente ao tratamento; 4. menor resposta do paciente cirrótico; 5. inconveniência de um intervalo de 72 horas (por exemplo, sexta a segunda-feira) no esquema clássico; 6. a importância da ribavirina para reduzir as recaídas durante o tratamento, utilizamos por um certo período o seguinte esquema terapêutico:

- Para todos os genótipos: dose inicial (primeiro dia) de 9 ou 10MU.
- Genótipo 1 e cirróticos não-1: injeções diárias de 5 a 6MU a partir do segundo dia durante quatro semanas. A seguir 3MU em dias alternados (não três vezes por semana). Tempo total 12 meses.
- Genótipos não-1 (2 e 3) com hepatite crônica: injeções diárias de 3MU a partir do segundo dia durante quatro semanas. A seguir, 3 MU em dias alternados. Tempo total: seis meses.

Em todos os pacientes associamos a ribavirina na dose média de 1.000mg/dia, reduzindo-a para 750-800mg quando necessário.

Com esse esquema, obtivemos em 14 pacientes uma freqüência de resposta sustentada de 57%[78]. Separando os pacientes conforme os genótipos 1 e não-1 (2 e 3): 50% e 75%, respectivamente. Em análise posterior de 18 pacientes, a resposta sustentada em pacientes com genótipo 1 foi de 4 em 12 (42%) ou de 6 em 13 (46%), se incluirmos um paciente que tomou IFN diário (3MU) e não em dias alternados durante dois meses após a fase de indução e a seguir o esquema preconizado.

Segundo uma das reuniões de Consenso[18], não está provado que doses aumentadas de IFN ou administração diária ou doses de indução aumentem os índices de resposta sustentada. Tais afirmações não foram referendadas em outra reunião de Consenso[4].

Curiosamente, revendo várias publicações, observam-se resultados contraditórios, alguns negando as vantagens de doses mais altas, mesmo do tratamento de indução, outros apontando para suas vantagens, particularmente em pacientes com genótipo 1. Com efeito, Ferenci e cols.[20] mostraram recentemente que o tratamento de indução com 10MU/dia durante duas semanas, a seguir 10MU de dois em dois dias por 12 semanas (grupo A), provocou resultados superiores a 5MU/dia durante 14 semanas (grupo B) ou 5MU de dois em dois dias (grupo C). Todos continuaram com 5MU de dois em dois dias, até completar 24 semanas, com ribavirina 1-1,2g/dia. Esses resultados superiores foram verificados apenas com o genótipo 1 – grupos A: 44,2%; B: 28,6%; C: 27% (p < 0,05). Entretanto, os resultados não foram diferentes com o genótipo 3a – A: 61,3%; B: 75,9%; e C: 56,3% (p > 0,1). Também não houve diferenças no grupo geral: 48,5%, 44,3% e 41,3%.

Esses fatos sugerem que pacientes com genótipo 1 devam ser tratados com doses altas diárias nas fases iniciais (indução), quando se utiliza o interferon não-peguilado.

A freqüência de resposta sustentada em pacientes com genótipo 1 de acordo com diferentes esquemas terapêuticos, incluindo o tratamento de indução, pode ser observada na figura 43.4. As diferenças não parecem muito evidentes.

É de justiça enfatizar os bons resultados obtidos há vários anos no Japão com doses altas de interferon, na época (1993) sem associação com ribavirina[33,35].

b) Outros tipos de interferon associados à ribavirina

Com relação a outros tipos de IFN, somente os peguilados têm sido mencionados como mais potentes do que o IFN comum. Contudo, o Consensus interferon tem mostrado alguns resultados superiores aos do IFN comum.

Consensus interferon (CIFN)

Características – a molécula de consenso foi produzida graças à bioengenharia e é composta dos aminoácidos mais freqüentemente observados em cada posição dos IFN-α[46].

Em relação aos interferons-α, β e ω, o interferon de consenso (CIFN) apresenta homologia de 89%, 30% e 60%, respectivamente[46]. Apresenta, também, afinidade 10 vezes maior pelo receptor tipo 1 de IFN, quando comparada à do IFN-α2a e α2b. Em termos de massa, sua atividade biológica é 5 a 10 vezes superior a de outros IFN tipo-1[8]. Além disso, o CIFN induz picos de acúmulo de RNAm de genes induzidos por IFN em concentrações mais baixas do que o IFN-α2a[39].

Eficácia – a maior eficácia *in vitro* é também observada em pacientes infectados com a genótipo 1 e não tratados previamente e naqueles previamente resistentes a tratamento com INF e RBV[77].

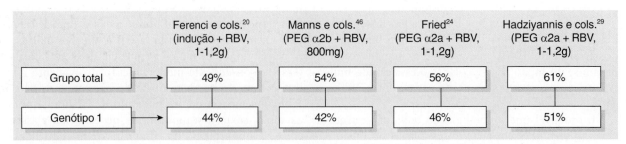

Figura 43.4 – Freqüência de resposta sustentada em pacientes com genótipo 1 de acordo com diferentes esquemas terapêuticos. * 48% com RBV > 10,6mg/kg/dia. Nossos resultados (18 pacientes) – genótipo 1: RS em 5/12 (42%) ou 6/13 (46%), ver no texto.

Recentemente, estudamos oito pacientes sem tratamento prévio, quatro com genótipo 1, aos quais administramos CIFN na dose de 15μg/dia e RBV 1g/dia durante quatro semanas, a seguir CIFN 9μg em dias alternados. A duração do tratamento foi de 24 semanas para pacientes com hepatite crônica com genótipo 2 ou 3 e de 48 semanas para pacientes com cirrose e/ou com genótipo 1. A resposta no final do tratamento foi observada em 7/8 pacientes (87,5%) e resposta sustentada em 5/7 pacientes (71,4%). Os dois não-respondedores pertenciam ao genótipo 1. Esses dados preliminares, embora sugiram boa eficácia do esquema terapêutico, estão a exigir mais estudos[79].

c) Outras drogas utilizadas no tratamento da hepatite crônica

Grande número de medicamentos tem sido avaliado, entre outros, o ácido ursodeoxicólico, agentes antiinflamatórios não-esteróides, timosina-alfa-1, mofetil micofenolato, maxamina e amantadina. A maioria dos trabalhos tem fornecido resultados desapontadores[46].

Embora alguns deles possam apresentar efeito terapêutico adicional, nenhum se mostrou superior ao tratamento combinado IFN + RBV. O efeito adicional da amantadina (AMA) é discutível, pois enquanto alguns trabalhos mostraram resultados alentadores com o esquema tríplice IFN + RBV + AMA[10] em pacientes resistentes ao INF, outros[87] não observaram vantagens na sua associação com o IFN em pacientes sem tratamento prévio. Curiosamente, neste último estudo, a amantadina pareceu aliviar a fadiga provocada pelo interferon[87]. Também em relação aos antiinflamatórios não-esteróides, há discordância de opiniões[2,87].

Fatores preditivos de resposta ao IFN

1. Ao IFN-α

Embora alguns fatores preditivos de melhor ou pior resposta ao IFN estejam bem estabelecidos[53,76], o clínico não deve deixar de oferecer ao paciente a chance de eliminar o vírus apesar de fatores pouco favoráveis.

Entre os fatores mais importantes destacam-se o genótipo e a carga viral. Assim, pacientes com genótipo 1 e carga viral superior a 850.000UI mostram os menores índices de resposta sustentada. Menor resposta também tem sido observada em negros, em pacientes com genótipo 4 e naqueles com cirrose hepática.

Em uma de nossas casuísticas[76] observamos pior resposta em pacientes com média mais elevada de gama-GT (p = 0,035) e nos cirróticos (p = 0,048).

Mais recentemente, observamos que pacientes com genótipo 3a, porém com cirrose hepática, apresentaram resistência a tratamento antiviral semelhante à demonstrada por pacientes com genótipo 1[77].

2. Ao interferon peguilado (PEG-IFN)

Os fatores preditivos são semelhantes aos já mencionados, mas alguns foram acrescentados, como a atividade sérica da ALT superior a três vezes o limite máximo normal (LMN) e um índice de atividade histológica[24] superior a 10. Ambos sugerem melhor resposta ao PEG-IFN.

A possibilidade de resposta sustentada ("odds ratio") ao PEG-IFN em relação aos fatores preditivos está resumida na tabela 43.2[24].

Tabela 43.2 – Resposta sustentada ao PEG-IFN em relação aos fatores preditivos.

Fatores	"Odds ratio"
Genótipo não-1	4
Ausência de cirrose	3,3
VHC-RNA < 2MU	3,25
ALT > 3 x LMN	2,3
Peso < 85kg	1,6
Atividade histológica	1,6
Idade < 40 anos	1,5

Adesão ao tratamento como fator preditivo

A adesão pode ser especialmente problemática quando os esquemas terapêuticos produzem efeitos colaterais mais intensos[24].

A importância da adesão foi claramente demonstrada em dois estudos sobre interferon e ribavirina[50]: aqueles que receberam pelo menos 80% dos medicamentos prescritos em período não inferior a 80% do necessário apresentaram maior índice de resposta sustentada (48%) que os pacientes em situações menos adequadas quanto às doses e tempo de tratamento (20%). A diferença foi ainda mais evidente em pacientes com genótipo 1: 37% e 8%, respectivamente.

A adesão do paciente ao tratamento poderia ser menor em esquemas que utilizam doses maiores e diárias (tratamento de indução), em virtude dos efeitos colaterais[53]. Temos observado, entretanto, que a queda acentuada da carga viral nas primeiras duas semanas de tratamento representa excelente estímulo para o paciente, que se torna bastante motivado, apesar de eventuais efeitos colaterais.

É fundamental, portanto, que o clínico esteja em estreito contato com o paciente, assistindo-o no tratamento dos sintomas e de outros efeitos produzidos pelos antivirais (capítulo 40).

Reações colaterais

1. Ao interferon

Sintomas semelhantes à gripe (febre, calafrios, mal-estar, cefaléia, mialgia, artralgia) ocorrem após a primeira injeção, tendendo a diminuir com a continua-

Capítulo 43

ção do tratamento. A administração noturna do IFN e o uso profilático do acetaminofen podem reduzir a freqüência desses sintomas[53].

Efeitos mais tardios incluem fadiga, alopecia, supressão da medula óssea e efeitos neuropsíquicos, como apatia, alterações cognitivas, irritabilidade e depressão[53].

Mais detalhes e outros meios de prevenção e de tratamento dos efeitos colaterais são descritos no capítulo 34.

2. À ribavirina
É uma droga bem tolerada, porém produz com certa freqüência anemia hemolítica assintomática e transitória[38,76]. Outras eventuais reações são analisadas no capítulo 40.

EFEITOS BENÉFICOS
DO TRATAMENTO ANTIVIRAL
Entre os efeitos benéficos produzidos pelo tratamento destacam-se: a) efeito antifibrogênico; b) redução da atividade inflamatória; c) relação custo-benefício positiva; d) melhoria dos sintomas e da qualidade de vida; e) redução da incidência de hepatocarcinoma; f) redução de algumas manifestações extra-hepáticas.

1. Efeito antifibrogênico
Foi bem demonstrado por Poynard e cols.[63,64] que a combinação IFN + RBV reduz a progressão da fibrose ou mesmo acarreta sua regressão em certos pacientes. Os autores chegam a referir-se à "reversão" da cirrose, principalmente em pacientes mais jovens com resposta sustentada. Contudo, essa reversão foi definida como uma alteração na graduação (estadiamento, "score") da fibrose, não se podendo afastar a possibilidade de erro de amostragem. O seguimento de alguns pacientes com laparoscopia seria mais complicado, porém poderia esclarecer melhor o problema. De qualquer forma, os autores referem-se a uma "fase cirrótica reversível"[64]. Além disso, atribuem importância fundamental ao interferon em retardar a progressão da fibrose, mesmo em não-respondedores, embora em menor intensidade[64].

Baseados nessas observações, os autores[64] sugerem duas opções para a terapêutica de manutenção em não-respondedores com fibrose progressiva: monoterapia com PEG-IFN em doses pequenas (por exemplo, 1,0µL/kg de peso) ou, de preferência, PEG-IFN em dose ainda menor (0,5µg/kg) associada à RBV, esquema este provavelmente mais interessante[64].

Finalmente, Marcellin[48] lembra que o genótipo 3 está associado com mais esteatose hepática que outros genótipos e que a esteatose em si, assim como outros fatores metabólicos (alterações lipídicas, obesidade, resistência à insulina e diabetes), podem também predispor à progressão mais rápida da fibrose.

2. Redução da atividade inflamatória
Esquemas terapêuticos que induzem à normalização da ALT e à melhoria histológica do fígado, como o interferon[22] e a glicirrizina[3,70], são mais propensos a produzir benefícios a longo prazo que os medicamentos que provocam somente normalização da ALT[70].

3. Relação custo-benefício
Os modelos de avaliação indicam uma relação favorável para monoterapia com IFN e para tratamento combinado IFN + RBV, tanto em pacientes sem tratamento prévio ("naïves"), como naqueles com recaída e não-respondedores[40].

4. Melhoria sintomática pós-tratamento
Os sintomas colaterais que surgem durante o tratamento pioram significativamente a qualidade de vida do paciente, principalmente na terapia combinada. Entretanto, com o clareamento do vírus e a interrupção do tratamento, há evidente melhoria dos sintomas e da qualidade de vida[23].

5. Redução da incidência do hepatocarcinoma
Recente metanálise de 2.178 pacientes com cirrose por VHC e submetidos a tratamento com IFN[56] mostrou que a incidência do hepatocarcinoma torna-se quase negligível nos pacientes com resposta sustentada (0,9%), mas também se reduz nos não-respondedores (9%) quando comparados aos não tratados (21,5%).

Manifestações extra-hepáticas
O tratamento de algumas manifestações extra-hepáticas possivelmente relacionadas à infecção pelo VHC merece comentários.

1. **Crioglobulinemia mista essencial (CME)** – a partir de um estudo realizado há 16 anos[9] apontando para uma melhora acentuada dos sintomas e redução das crioglobulinemias circulantes com emprego do interferon, vários autores têm observado os mesmos efeitos benéficos[43,52].

A resposta ao IFN tem sido semelhante nos pacientes com e sem crioglobulinemia, mas em ambos os grupos pode haver retorno dos sintomas na vigência de recaída do VHC[43]. A melhora dos sintomas não foi observada em pacientes com neuropatia[43]. Resposta um pouco superior foi observada com a associação de IFN + RBV em pacientes com crioglobulinemia refratária[87]. A melhora clínica foi observada somente em pacientes respondedores, sendo pior naqueles com neuropatia.

2. **Vasculite** – em pacientes com vasculite leucocitoclástica cutânea, deve-se considerar o tratamento antiviral, pois o interferon resulta freqüentemente no desaparecimento das lesões cutâneas[52]. O uso sistê-

mico de corticosteróides tem sido preconizado em casos de púrpura hipergamaglobulinêmica, mas há o risco de aumento da viremia[52].

3. Em casos de vasculite do tipo panarterite nodosa, dada a sua maior gravidade, alguns autores sugerem o emprego inicial de corticosteróides, plasmaférese e a seguir interferon, consistindo o tratamento na manutenção de pequenas doses de prednisona e IFN-α por oito meses, com boa resposta e sem efeitos colaterais significativos[43].

4. **Doença renal crioglobulinêmica** – a glomerulonefrite membranoproliferativa é responsiva ao interferon, com redução inclusive da proteinúria e dos níveis de creatinina[43]. Com a interrupção do tratamento, a recaída das manifestações renais é comum. Há necessidade de mais estudos sobre a combinação IFN + RBV e sobre o IFN peguilado[52].

5. **Neuropatias** – a crioglobulinemia mista pode afetar o sistema nervoso, sendo mais comum a neuropatia periférica, que pode produzir parestesias ou disestesias. A resposta terapêutica dessas e de outras manifestações neurológicas ao interferon é precária[52], podendo ocasionalmente haver piora dos sintomas[21].

6. **Artralgias** – é comum o encontro de artralgias e de altos títulos de fator reumatóide na associação VHC e crioglobulinemia mista, sendo desconhecidas as causas dos sintomas[52]. O tratamento com interferon melhora as artralgias em alguns casos, possivelmente pela redução da carga viral e das crioglobulinas[52]. Quando há piora das artralgias e mialgias por efeito colateral do interferon, podem-se utilizar drogas antiinflamatórias não-esteróides.

7. **Vasculite pulmonar** – grave manifestação de doença conseqüente à crioglobulinemia mista. A insuficiência respiratória[68] é freqüentemente progressiva e refratária ao tratamento antiviral[52].

8. **Alterações tireoidianas** – o tratamento com interferon pode produzir tireoidite auto-imune (Hashimoto), principalmente em mulheres com altos títulos de anticorpos antitireóide pré-tratamento[43,52]. Recentemente, foi relatada a tireoidite subaguda em pacientes submetidos à terapêutica combinada (IFN + RBV), que se mostrou reversível, apesar da continuidade do tratamento[57].

9. **Sialadenite** – a infecção pelo VHC não costuma se associar à síndrome de Sjögren primária típica, mas não é raro surgir uma sialadenite linfocítica, que pode associar-se à xerostomia. Não está definido o papel do tratamento antiviral nesses casos[43].

10. *Lichen planus*, **psoríase, lúpus** – o tratamento com IFN deve ser instituído com muito cuidado em pacientes virêmicos com *lichen planus*, pois há risco real de exacerbação da doença provocada pelo interferon[65]. Outras exacerbações de doenças imunológicas, como lúpus[43] ou psoríase[26], também têm sido relatadas. O mecanismo é desconhecido, mas em geral os sintomas diminuem após a interrupção do tratamento[43].

11. **Porfiria cutânea tarda (PCT)** – em pacientes com replicação viral pelo VHC ou HIV, sua supressão pelo tratamento pode levar à melhora da PCT[52]. Contudo, deve ser sempre instituída a terapia básica da PCT (sangrias, cloroquina e abstenção de álcool, de estrógeno e de suplementos ferrosos).

MONITORIZAÇÃO ANTES E DURANTE O TRATAMENTO

1. Exames pré-tratamento

São importantes a biópsia hepática, a determinação da viremia e a genotipagem[18]. Os testes quantitativos para o RNA do VHC podem auxiliar na análise dos fatores preditivos de resposta ao tratamento e em definir sua duração. Todos os pacientes devem realizar os testes de função tireoidiana (TSH), e os mais idosos, a avaliação cardiológica. Devido ao risco de teratogenicidade durante terapêutica pela ribavirina, mulheres com potencial reprodutivo devem apresentar teste negativo de gravidez[4,18]. Outros testes laboratoriais incluem hemograma com contagem de plaquetas e de reticulócitos, transaminases, gama-GT, anticorpos antitireóide, anticorpo antinuclear (FAN), antimúsculo liso, anti-LKM1.

É importante uma avaliação psiquiátrica em pacientes com história sugestiva ou positiva, particularmente de depressão[4].

2. Durante o tratamento

a) Hemograma completo na primeira, segunda e quarta semanas. Em pacientes sob terapêutica com altas doses de IFN ou com PEG-IFN, solicitar o leucograma a cada duas semanas, pela possiblidade de neutropenia, com ou sem plaquetopenia.

b) ALT (TGP) sérica a cada quatro semanas.

c) TSH a cada três meses.

d) Avaliação psiquiátrica se surgirem sintomas.

e) Em casos especiais sintomáticos, radiografia de tórax, exames oftalmológico, otorrinolaringológico, cardiológico.

f) Monitorizar a contracepção.

g) A determinação da carga viral durante o tratamento não tem sido enfatizada[4], mas, a nosso ver, a redução da viremia na segunda e quarta semanas tem sido de grande auxílio, por motivar e reforçar a adesão do paciente ao tratamento.

h) Pesquisa de RNA do VHC por PCR sensível, para se avaliar a possibilidade de interrupção do tratamento.

A pesquisa do RNA-VHC no terceiro mês, se positiva, tem sido considerada falha terapêutica quando se utiliza a monoterapia com interferon, mas não é válida em casos de tratamento combinado (IFN + RBV), de PEG-IFN ou em pacientes com cirrose[4].

3. Após tratamento
No sexto mês testam-se as transaminases e o RNA-VHC para critério de resposta sustentada. A nosso ver, esta pode ser caracterizada mais precocemente[78a]. Não há necessidade de biópsia hepática para investigação da resposta sustentada[4].

A gravidez deve ser evitada por seis meses pós-tratamento em pacientes que tomaram ribavirina[4].

TRATAMENTO DOS PACIENTES PREVIAMENTE RESISTENTES AO TRATAMENTO ANTIVIRAL

Tipos de não-respondedores
A ausência de resposta sustentada pode apresentar-se sob três formas principais: 1. resposta *no final* do tratamento ("end of treatment response" – ETR) seguida de recaída (RR); 2. recaída *durante* o tratamento após resposta inicial ("breakthrough"); 3. ausência de resposta (Fig. 43.5).

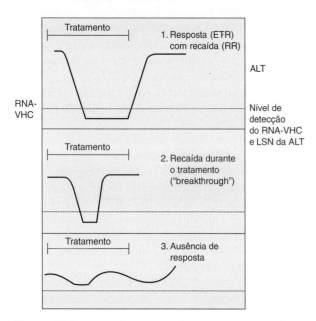

Figura 43.5 – Tipos de ausência de resposta sustentada ao tratamento antiviral.

Inicialmente, vale lembrar que o critério de resposta tem-se baseado em três parâmetros: a) bioquímico (ALT); b) viral (PCR negativo); c) histológico.

O emprego da ALT para definir uma resposta (no final do tratamento ou sustentada) apresenta um erro de aproximadamente 15%[4]. Para definir a não-resposta, o erro pode ser de 10-50%, dependendo de certos fatores como presença de cirrose[4] ou emprego de esquema mais intensivo[75] ou droga mais ativa, como o PEG-IFN[67].

Desconhece-se a razão pela qual a ALT permanece elevada em alguns pacientes que eliminam o RNA-VHC durante o tratamento com interferon[75].

Por tais razões, os termos resposta no final do tratamento (ETR) e resposta sustentada (RS) devem ser reservados à resposta viral[4].

A resposta sustentada viral deve ser o objetivo primário da terapia antiviral, já que esta tende a acarretar normalização bioquímica e melhora histológica em tempos variáveis pós-tratamento.

Para se caracterizar uma resposta no final do tratamento (ETR), têm-se utilizado alguns métodos de detecção, com sensibilidades variáveis. De acordo com uma estandardização universal, o RNA-VHC é quantificado em unidades internacionais (UI). O primeiro PCR estandardizado foi o Amplicor da Roche[75], com sensibilidade de detecção de 50UI ou, aproximadamente, 240 cópias/mL de RNA-VHC[5a].

Quanto à resposta histológica em pacientes não-respondedores virais, mas que apresentam queda acentuada da viremia durante o tratamento, observa-se melhora histológica em cerca de 40% dos casos[75]. Em tais pacientes, estudo recente sugere que se deva persistir no tratamento com interferon em pequenas doses e por vários anos, com o objetivo de manter baixa carga e evitar a progressão da doença[73].

Indicações do retratamento
Como visto anteriormente, o tratamento visa: 1. clareamento definitivo do vírus; 2. prevenir a progressão da doença; 3. manter as transaminases (ALT) em níveis normais.

Tais objetivos são também perseguidos em pacientes que tenham apresentado recaída (RR) ou ausência de resposta após monoterapia com interferon (IFN) ou após terapêutica combinada (IFN + RBV).

O retratamento é aconselhável naqueles pacientes cuja biópsia, realizada após o primeiro tratamento, mostra sinais de progressão da doença (aumento de fibrose), sendo dispensável naqueles com hepatite leve.

É muito importante verificar qual foi o grau de adesão e o comportamento do paciente durante o primeiro tratamento (como álcool e drogas), além da sua receptividade ao novo tratamento proposto.

Tratamento de pacientes com recaída (RR) após suspensão da monoterapia com IFN (sem RBV)
Nesses pacientes, o tratamento combinado (IFN + RBV) clássico (3MU, 3 vezes/semana + RBV: 1,0-1,2g/dia) fornece resultados semelhantes aos observados nos pacientes sem tratamento prévio: 40 a 70% segundo Schalm e Brower[69]. Em outro estudo[71], a freqüência de resposta foi independente da presença de cirrose: 13% para o genótipo 1 e 36% para os genótipos 2 e 3.

Em extenso trabalho prospectivo e randomizado, Davis e cols.[15] mostraram que a resposta sustentada com o tratamento combinado foi de 49%, mas de 5% com monoterapia (IFN). Além disso, todos os pacientes com resposta viral sustentada apresentavam PCR negativo até a 12ª semana de tratamento. Ainda segundo Davis[16], nem o grau de fibrose nem a presença de cirrose, observados na biópsia pré-tratamento, pareceram reduzir a resposta sustentada ao retratamento com IFN + RBV.

Alguns estudos mostram a vantagem de se iniciar o tratamento combinado com altas doses de IFN (10MU/dia por duas semanas), seguido do tratamento habitual IFN + RBV[59].

Tratamento de pacientes previamente resistentes (resistência durante tratamento) à monoterapia com interferon

O retratamento com IFN isoladamente leva a resultados pouco alentadores, independentemente da dose utilizada. Além disso, a terapêutica desses pacientes com a combinação IFN + RBV produz resultados pouco satisfatórios, em torno de 12 a 14%[74] ou ainda mais baixos, segundo Brillanti e cols.[10].

Metanálise de nove estudos controlados com 789 pacientes, utilizando IFN + RBV por 24 semanas em não-respondedores à monoterapia prévia, mostrou resposta sustentada bioquímica (ALT) e viral de 15,2% e 13,2%, respectivamente[13]. Segundo esses autores, a resposta sustentada é observada em um para cada 14 pacientes. Os autores sugerem que o tratamento mais prolongado fornece resultados superiores.

Ainda não há dados suficientes a respeito da associação PEG-IFN + RBV nesses pacientes. Mas, segundo cálculos preditivos de Shiffman[75], seria de se esperar uma resposta virológica entre 36 e 41%.

Como veremos a seguir, é possível que a associação de doses diárias de interferon de consenso (CIFN) com ribavirina seja indicada em certos casos.

Em pacientes resistentes ao IFN, Brillanti e cols.[10] utilizaram terapia tripla, com IFN + RBV + AMA, e obtiveram resposta virológica sustentada em 48% dos pacientes com esquema triplo e em 5% daqueles que receberam IFN + RBV. Entretanto, outros estudos com terapêutica tripla, particularmente com PEG-IFN, são necessários[75].

Menor freqüência de resposta foi observada com a utilização de doses elevadas de IFN (6MU em dias alternados) durante 12 meses, associadas à RBV diária (1-1,2 g): 11 de 40 pacientes, ou 28%[17a].

Tratamento de pacientes previamente resistentes à associação IFN + RBV

Esses pacientes constituem um grupo de difícil tratamento.

A associação PEG-IFN + RBV ainda não foi devidamente investigada e, segundo cálculos preditivos de Shiffman[75], a possibilidade de resposta em pacientes com aquele tipo de resistência estaria entre 4 e 15%.

Vale, portanto, citarmos nossa experiência, embora limitada, que consistiu na administração de CIFN na dose de 15µg/dia + RBV, 1g diária, durante quatro semanas, e a seguir 9 a 15µg em dias alternados, e RBV diariamente, até completar 12 meses[77]. Foram tratados 14 pacientes previamente resistentes ao IFN + RBV dos quais nove (64%) com genótipo 1 e cinco (36%) com genótipo 3a. A resposta sustentada foi observada em quatro (36%) de 11 pacientes que completaram 24 semanas de observação pós-tratamento[77].

Em que pesem os efeitos colaterais acentuados, particularmente astenia, febre e dores pelo corpo, a redução intensa e rápida da carga viral serviu de motivação ao paciente para persistir no tratamento de 12 meses[77].

Aqueles resultados parecem-nos bastante promissores, justificando a ampliação da casuística.

Finalmente, vale lembrar que, em nosso país, um grupo específico de pacientes, os esquistossomóticos esplenectomizados, tem-se mostrado particularmente resistente ao tratamento combinado: RS em 0-11 pacientes (73% com genótipo 1 e 27% com genótipo 3). Segundo Paraná e cols.[58] em 152 pacientes não-esplenectomizados, com distribuição semelhante em genótipos (62% de genótipo 1 e 31% de genótipo 3), a RS foi de 41%. Os autores atribuíram maior importância à esplenectomia para explicar a falta de resposta terapêutica.

CONCLUSÕES FINAIS SOBRE O TRATAMENTO DA HEPATITE C[54]

TRATAMENTO DA HEPATITE AGUDA

Dada a freqüência com que a doença evolui para a forma crônica e a excelente resposta ao INF, deve-se usá-lo, de preferência, associado à RBV. Parece adequada uma espera de dois a três meses para identificar pacientes com resolução espontânea[54].

TRATAMENTO DA HEPATITE CRÔNICA

Pacientes que nunca foram tratados com antivirais ("naïve") – após a seleção dos pacientes com indicação terapêutica, o esquema de tratamento dependerá do genótipo e do grau de lesão hepática, sendo menos importante a carga viral.

No algoritmo da figura 43.6, observa-se que os tipos de medicamentos, as doses e o tempo de administração dependem dos fatores mencionados anteriormente.

Capítulo 43

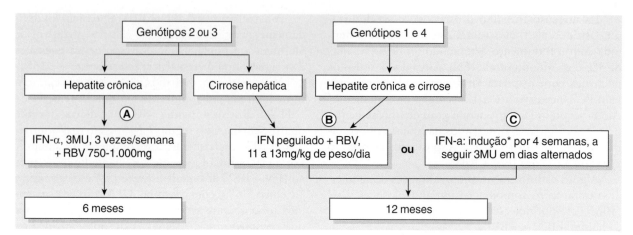

Figura 43.6 – Esquemas terapêuticos (pacientes sem tratamento prévio) de acordo com os genótipos e o grau de lesão hepática. A alternativa **C** poderá ser usada quando houver dificuldades de obtenção do IFN peguilado, α2a ou α2b (alto custo).
* Indução com IFN-α: 10MU no primeiro dia, a seguir 5MU/dia nas quatro primeiras semanas, a seguir 3MU em dias alternados.

Pacientes não-respondedores ou com recaída após resposta no final do tratamento (portanto, sem resposta sustentada) – antes de instituir-se o retratamento, é necessário investigar: a) o esquema terapêutico anterior; b) a adesão do paciente às drogas administradas; c) sua motivação atual; d) em caso de dúvida (por exemplo, melhora bioquímica após a falha terapêutica), pode-se utilizar a biópsia hepática, que apontará para uma de três possibilidades: melhora histológica evidente, persistência das lesões anteriores, progressão das lesões. Na dependência desses resultados, caberá ao clínico discutir com o paciente as vantagens e as desvantagens do retratamento, como referido anteriormente.

Atualmente, existem três possibilidades de ausência de resposta: 1. grupo I: após monoterapia com interferon. Esses casos estão se tornando bem mais raros e podem ser tratados com o esquema combinado IFN-α + RBV; 2. grupo II: após tratamento clássico combinado (IFN + RBV); 3. grupo III: após tratamento combinado (PEG-IFN + RBV). Os dois últimos grupos (especialmente o terceiro) são um desafio para o clínico e os esquemas terapêuticos representam tentativas de sucesso (Figs. 43.7 e 43.8).

Se os esquemas referidos nas figuras 43.7 e 43.8 ainda se mostrarem ineficazes e se a biópsia hepática repetida demonstrou progressão da doença, resta a possibilidade de um tratamento de manutenção por

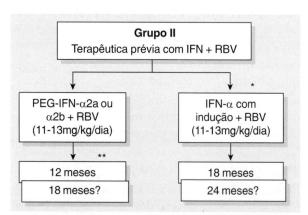

Figura 43.7 – Tentativas terapêuticas em pacientes sem resposta sustentada à terapêutica prévia com interferon-alfa (IFN) e ribavirina (RBV).
* Indução com IFN: 10MU do 1º ao 3º dia, a seguir 5MU por dia durante 4 a 12 semanas (dependendo da tolerância), a seguir 3MU/dia ou em dias alternados.
** Segundo Shiffman[75a], a taxa de resposta sustentada é de 10-11% (prolongar o tempo de administração para 18 meses?).

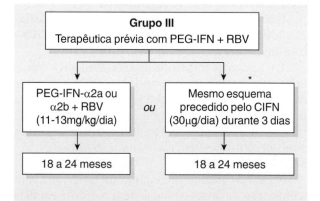

Figura 43.8 – Sugestões terapêuticas para o grupo III, que não apresentou resposta sustentada à administração prévia de PEG-IFN (α2a ou α2b) e ribavirina (RBV).
* A vantagem de administrar-se um INF potente e de ação rápida (Consensus interferon, CIFN) e que provoca intensa redução da carga viral, logo antes de iniciar-se o PEG-IFN + RBV, ainda não foi definitivamente demonstrada. Essa possibilidade está sendo investigada em nosso grupo.

Tratamento da hepatite C

alguns anos, que pode acarretar melhora histológica. Estudos prospectivos estão em andamento nos EUA, utilizando doses menores de PEG-IFN, como tratamento de manutenção para pacientes com fibrose avançada ou cirrose[75a].

REFERÊNCIAS BIBLIOGRÁFICAS

1. Alberti A. Therapy of acute hepatitis C. NIH Consensus Development Conference. Management of hepatitis C. Bethesda, Maryland. 2002, pp 99-102. ■ 2. Andreone P, Gramenzi A, Cursaro C, et al. Ketoprofen plus interferon-alpha in naive patients with chronic hepatitis C: results of a randomized, controlled trial. *Hepatology*, 34:587A, Abstract, 1661, 2001. ■ 3. Arase Y, Ikeda K, Murashima N, et al. The long term efficacy of glycyrrhizin in chronic hepatitis C patients. *Cancer*, 79:1494-500, 1997. ■ 4. Asia-Pacific Consensus on Prevention and Management of Chronic Hepatitis B and C. *J Gastroent Hepatol*, 15:815-39, 2000. ■ 5. Barlett JG, Dieterich DT, Sulkowski MS and Projects in Knowledge. Expert Perspectives: Strategies for the management of HIV/HCV coinfection, 2000, pp 1-20. ■ 5a. Beld M, Sentyens R, Rebeis S, et al. Performance of the new Bayer Versant™ HCV 3.0 RNA assay (BDNA) for quantitation of HCV RNA in plasma and serum: conversion to international units and comparison the Roche Cobas Amplicor HCV Monitor 2.0 assay. *Hepatology*, 34:197, 223A, Abstract, 2001. ■ 6. Bennett WG, Inoue Y, Beck JR, et al. Estimates of the cost-effectiveness of a single course of interferon-alpha 2b in patients with histologically mild chronic hepatitis C. *Ann Intern Med*, 127:855-65, 1997. ■ 7. Bini EJ, Reid M, Mannix RA. Safety and efficacy of interferon alpha-2b and ribavirin combination therapy for the treatment of hepatitis C in patients coinfected with HIV. *Hepatology*, 34:335A, Abstract 653, 2001. ■ 8. Blatt LM, Davis JM, Klein SB, et al. The biologic activity and molecular characterization of a novel synthetic interferon-alpha species, consensus interferon. *J Interferon Cytokine Res*, 16:489-99, 1996. ■ 9. Bonomo L, Casato M, Afeltra A, Caccavo D. Treatment of idiopathic mixed cryoglobulinemia with alpha interferon. *Am J Med*, 83:726-30, 1987. ■ 10. Brillanti S, Levantesi F, Masi L, et al. Triple antiviral therapy as a new option for patients with interferon nonresponsive chronic hepatitis C. *Hepatology*, 32:630-4, 2000. ■ 11. Bruno R, Sacchi P, Debiaggi M, et al. Daily interferon therapy in HIV-HCV coinfected patients: preliminary report. *Hepatology*, 32:349A, Abstract 760, 2000. ■ 12. Canima C, Almasio P, Craxi A. Interferon as treatment for acute hepatitis C. A meta-analysis. *Dig Dis Sci*, 41:1248-55,1 996. ■ 13. Cheng SJ, Ponis PAL, Lau J, et al. Interferon and ribavirin for patients with chronic hepatitis C who did not respond to previous interferon therapy: a meta-analyses of controlled and uncontrolled trials. *Hepatology*, 33:231-40, 2001. ■ 14. Colombo M, Rumi MG. Interferon therhapy of patients with hepatitis C virus-related cirrhosis. In: Arroyo V, Bosh J, Bruguera M, Rodés J, Tapias JMS. *Treatment of Liver Diseases*. Barcelona, Masson, 1999, pp. 319-23. ■ 15. Davis GL, Esteban-Mur R, Rustgi V, et al. Interferon alpha-2b alone or in combination with ribavirin for the treatment of relapse of chronic hepatitis C. *N Engl J Med*, 339:1493-9, 1998. ■ 16. Davis GL. Combination therapy with interferon alpha and ribavirin as retreatment of interferon relapse in chronic hepatitis C. *Semin Liver Dis*, 19:49-55, 1999. ■ 17. Davis GL. Hepatitis C. In: Schiff ER, Sorrell MF, Maddrey WC, eds. *Schiff's Diseases of the Liver*. 8th ed. Philadelphia, Lippincott-Raven Publishers, 1999, pp. 793-836. ■ 17a. Di Marco V, Vaccaro A, Rerraro D, et al. High-dose prolonged combination therapy in non-responders to interferon monotherapy for chronic hepatitis C. *Aliment Pharm Therap*, 15:953-8, 2001. ■ 18. EASL International Consensus Conference on Hepatitis C. Consensus Statement. *J Hepatol*, 30:956-61, 1999. ■ 19. Fattovich G, Schalm SW. Effect of antiviral therapy for chronic viral hepatitis on patient survival. In: Arroyo V, Bosch J, Bruix J, Ginès P, Navasa M, Rodés J, eds. *Therapy in Hepatology*. Barcelona, Ars Medica, 2001, pp. 257-76. ■ 20. Ferenci P, Brunner H, Nachbaur K, et al. Combination of interferon induction therhapy and ribavirin in chronic hepatitis C. *Hepatology*, 34:1006-11, 2001. ■ 21. Ferri C, Marzo E, Longombardo G et

al. Interferon-alpha in mixed cryoglobulinemia patients. A randomized crossover-controlled trial. *Blood*, 81:1131-36, 1993. ■ 22. Fonseca LEP Da. Tratamento da hepatite crônica não-A, não-B com interferon alfa recombinante. Tese de Dissertação. Faculdade de Medicina da Universidade de São Paulo, 1992. ■ 23. Foster GR. Hepatitis C virus infection: quality of life and side effects of treatment. *J Hepatol*, 31(Suppl 1):250-4, 1999. ■ 24. Fried MV. Advances in therhapy for chronic hepatitis C. *Clin Liver Dis*, 5:1009-23, 2001. ■ 25. Fried MW, Shiffman ML, Reddy RK, et al. Pegylated (40 kDa) interferon alpha-2a (PEGASYS) in combination with ribavirin: efficacy and safety results from a phase III, randomized, actively-controlled, multicenter study. *Gastroenterology*, 120:A55, Abstract, 2001. ■ 26. Georgetson MJ, Yarge JC, Lalos AT, et al. Exacerbation of psoriasis due to interferon alpha treatment of chronic active hepatitis. *Am J Gastroenterol*, 88:1756-8, 1993. ■ 27. Glue P, Rouzier-Panis R, Raffanel C, et al. A dose-ranging study of pegylated interferon alpha-2b and ribavirin in chronic hepatitis C. *Hepatology*, 32:647-53, 2000. ■ 28. Hoofnagle JH, Mullen KD, Jones DB, et al. Treatment of chronic non-A, non-B hepatitis with recombinant human alpha interferon: a preliminary report. *N Engl J Med*, 315:1575-8, 1986. ■ 29. Hadziyannis SJ, Cheinquer H, Morgan T, et al. Peginterferon alpa-2a (40 KD) (Pegasys) in combination with ribavirin (RBV): efficacy and safety results from a phase III, randomized, double-blind, multicentre study examining effect of duration of treatment and RBV dose. *J Hepatol*, 36(Suppl 1):3, Abstract 1, 2002. ■ 30. Heathcote EJ, Shiffman ML, Cooksley GE, et al. Peginterferon alpha-2a in patients with chronic hepatitis C and cirrhosis. *N Engl J Med*, 343:1673-80, 2000. ■ 31. Heathcote EJ, Shiffman ML, Pockros PJ, et al. Peylated (40 K Da) interferon alpha-2a (Pegasys™) is superior to interferon alpha-2a (Roferon-A[R]) in improving post treatment histologic outcome in chronic hepatitis C patients. *Hepatology*, 32:223A, Abstract 246, 2000. ■ 32. Hino K, Yamaguchi Y, Fugiwara D, et al. Interferon retreatment reduces or delay the incidence of hepatocellular carcinoma in patients with chronic hepatitis C. *Hepatology*, 34:329A, Abstract 630, 2001. ■ 33. Iino S, Hino K, Kuroki T, et al. Treatment of chronic hepatitis C with high-dose interferon alpha-2b. A multicenter study. *Dig Dis Sci*, 38:612-8, 1993. ■ 34. Iino S. Relationship between infection with hepatitis C virus and hepatocellular carcinoma in Japan. *Antiviral Ther*, 3(Suppl 3):143-6, 1998. ■ 35. Iino S. Problems in the treatment of hepatitis C with interferon. *Intervirology*, 42:166-72, 1999. ■ 36. Imai Y, Kasahara A, Okanoue T, et al. Effect of interferon therhapy on the risk of hepatocellular carcinoma and mortality in patients with chronic hepatitis C: a large retrospective cohort study of 3296 patients. *Hepatology*, 34:216A, Abstract 171, 2001. ■ 37. Jaeckel E, Cornberg M, Wedemeyer H, et al – Treatment of acute hepatitis C with interferon alpha-2b. *N Engl J Med*, 345(20):1452-7, 2001. ■ 38. Kakumu S, Yoshioka K, Wakita T, et al – A pilot study of ribavirin and interferon beta for the treatment of chronic hepatitis C. *Gastroenterology*, 105:507-12, 1993. ■ 39. Klein SB, Blatt LM, Taylor MW. Consensus interferon induces peak mRNA accumulation at lower concentrations than interferon-alpha 2a. *J Interferon Res*, 13:341-7, 1993. ■ 40. Koff RS. Cost-effectiveness of treatment for chronic hepatitis C. *J Hepatol*, 31(Suppl 1):255-8, 1999. ■ 41. Lam NP, Neumann AU, Gretch DR, et al. Dose-dependent acute clearance of hepatitis C genotype 1 virus with interferon alpha. *Hepatology*, 26:226-31, 1997. ■ 42. Lampertico P, Rumi M, Romeo R, et al. A multicenter randomized controlle trial of recombinant interferon-alpha 2b in patients with acute transfusion-associated hepatitis C. *Hepatology*, 19:19-22, 1994. ■ 43. Lunet F, Cacoub P. Treatment of autoimmune and extrahepatic manifestations of hepatitis C virus infection. *J Hepatol*, 31(Suppl 1):210-6, 1999. ■ 44. Maini M, Boni C, Ogg G, et al. Direct ex vivo analysis of hepatitis B virus-specific CD8+ T cells associated with the control of infection. *Gastroenterology*, 117:1-13, 1999. ■ 45. Manns MP, McHutchison JG, Gordon S, et al. Peg interferon alpha-2b plus ribavirin compared to interferon alpha-2b plus ribavirin for the treatment of chronic hepatitis C: 24 week treatment analysis of a multicenter, multinational phase III randomized controlled trial. *Hepatology*, 32(Suppl):297A, Abstract, 2000. ■ 46. Manns MP, Cornberg M, Wedemeyer H. New therapies in hepatitis C. In: Arroyo V, Bosch J, Bruik J, Ginés P, Navasa M, Rodés J. *Therapy in hepatology*.

401

Spain, Ars Medica, pp. 251-6, 2001. ■ 47. Marcellin P, Boyer N. Issues in the current management of chronic hepatitis C. In: Arroyo V, Bosh J, Bruix J, Ginés P, Navasa M, Rodés J. *Theraphy in Hepatology*. Spain, Ars Medica, pp. 277-83, 2001. ■ 48. Marcellin P. Fibrosis and disease progression. NIH Consensus Development Conference Management of hepatitis C: 2002, Bethesda, Maryland, 2002, pp. 31-3. ■ 49. Mchutchison JG, Gordon SC, Schiff EF, et al. Interferon alpha-2b alone or in combination with ribavirin as initial treatment for chronic hepatitis C. *N Engl J Med*, 339:1485-92, 1998. ■ 50. McHutchison JG, Poynard T, Harvey J, et al. The effect of dose reduction on sustained response in patients with chronic hepatitis C receiving interferon alpha-2b in combination with ribavirin. Hepatology, 32:223A, Abstract, 2000. ■ 51. Mchutchison JG, Poynard T, Pianko S, et al. The impact of interferon plus ribavirin on response to therapy in black patients with chronic hepatitis C. *Gastroenterology*, 119:1317-23, 2000. ■ 52. Mehta S, Levey JM, Bonkovsky JL. Extrahepatic manifestations of infection with hepatitis C virus. *Clin Liver Dis*, 5:979-1008, 2001. ■ 53. National Institutes of Health Consensus Development Conference Panel Statement: Management of Hepatitis C. *Hepatology*, 26(Suppl 1):25-105, 1997. ■ 54. National Institutes of Health Consensus Development Conference Statement, June, 10-12, 2002. Hepatology, 36(Suppl 1):S3-S15, 2002. ■ 55. Nishiguchi S, Kuroki T, Nakatani S, et al. Randomised trial of effects of interferon-alpha on incidence of hepatocellular carcinoma in chronic active hepatitis C with cirrhosis. *Lancet*, 346:1051-5, 1995. ■ 56. Papatheodoridis GV, Papadimitropoulos VC, Hadziyannis SJ. Effect of interferon therapy on the development of hepatocellular carcinoma in patients with hepatitis C virus-related cirrhosis: a meta-analysis. *Aliment Pharm Therap*, 15:689-98, 2001. ■ 57. Paraná R. Tratamento atual e novos rumos no tratamento da hepatite C crônica. Biblioteca de Hepatites Virais. Permanyer Publications, 2000 pp. 3-44. ■ 58. Paraná R, Codes L, Andrade Z. Is splenectomy a cause of antiviral treatment failure in hepatitis C vírus infection? (Letter) *Hepatology*, 33:1340, 2001. ■ 59. Pimstone NR, Canis JB, Chiang MH, et al. Re-treatment virologic response in chronic hepatitis C virologic non-responders (NR) and responder-relapsers (RR) to intereron (IFN) monotherapy: IFNα-2b induction followed by combination ribavirin/interferon α-2b (780 MIV/52 weeks Rebetron therapy). *Gastroenterology*, 120:A-568, Abstract 2885, 2001. ■ 60. Pockros PJ, Heathcote J, Schiffman ML, et al. Efficacy of pegylated (40 KDa) interferon alpha-2a (Pegasys™) in randomized trials of patients with cronic hepatitis C, with and without cirrhosis: correlation of virologic and histologic responses with baseline liver histology and genotype. *Hepatology*, 32:442A, Abstract, 1131, 2000. ■ 61. Poynard T, Leroy V, Cohard M, et al. Meta-analysis of interferon randomized trials in the treatment of viral hepatitis C: effects of dose and duration. *Hepatology*, 24:778-89, 1996. ■ 62. Poynard T, Marcellin P, Lee SS, et al. Randomized trial of interferon α2b plus ribavirin for 38 weeks or for 24 weeks versus interferon α2b plus placebo for 48 weeks for treatment of chronic infection with hepatitis C virus. *Lancet*, 352:1432-62, 1998. ■ 63. Poynard T, Mchutchison J, Davis GL et al. Impact of interferon alpha-2b and ribavirin on progression of liver fibrosis in patients with chronic hepatitis C. *Hepatology*, 32:1131-7, 2000. ■ 64. Poynard T, Mchutchison J, Manns M, et al. Impact of pegylated interferon alpha-2b and ribavirin on liver fibrosis in patients with chronic hepatitis C. *Gastroenterology*, 122:1303-13, 2002. ■ 65. Protzer U, Ochsendorf FR, Leopolder-Ochsendorf A, Holtermuller KH. Exacerbation of lichen planus during interferon alpha-2a therapy for chronic active hepatitis C. *Gastroenterology*, 104:903-5, 1993. ■ 66. Reddy KR, Hoofnagle JH, Tong MJ, et al. Racial differences in responses to therapy with interferon in chronic hepatitis C. Consensus Interferon Study Group. *Hepatology*, 30: 787-93, 1999. ■ 67. Reddy KR, Wright TL, Pockros PJ et al. Efficacy and safety of pegylated (40-KD) interferon α-2a compared with interferon α-2a in non-cirrhotic patients with chronic hepatitis C. *Hepatology*, 33:433-8, 2001. ■ 68. Roithinger F, Allinger S, Kirchgatterer A, et al. A lethal course of hepatitis C, glomerulonephritis, and pulmonary vasculitis unresponsive to in-terferon treatment. *Am J Gastroenterol*, 90:1006-8, 1995. ■ 69. Schalm SW, Brouwer JT. New antiviral and treatment strategies for hepatitis C. In: *Therapy in Liver Diseases*. The Pathophysiological Basis of Therapy. Arroyo V, Bosh J, Bruguera M, Rodes J, eds. Barcelona, Masson AS, 1997, pp. 331-4. ■ 70. Schalm SW, Brower JT, Bekkering FC, Van Rossum TG. New treatment strategies in non-responder patients with chronic hepatitis C. *J Hepatol*, 31(Suppl):184-8, 1999. ■ 71. Schalm SW, Weiland O, Hansen BE, et al. Interferon-ribavirin for chronic hepatitis C with and without cirrhosis: analysis of individual patient data of six controlled trials. *Gastroenterology*, 117:408-13, 1999. ■ 72. Shiffman ML. Use of high-dose interferon in the treatment of chronic hepatitis C. *Semin Liver Dis*, 19(Suppl 1):25-33, 1999. ■ 73. Shiffman ML, Hofmann CM, Contos MJ, et al. A randomized, controlled trial of maintanance interferon for treatment of chronic hepatitis C non-respoders. *Gastroenterology*, 117:1164-72, 1999. ■ 74. Shiffman ML, Hofmann CM, Gabbay J, et al. Treatment of chronic hepatitis C in patients who failed interferon monotheraphy: effects of higher doses of interferon and ribavirin combination therapy. *Am J Gastroenterol*, 90:2928-35, 2000. ■ 75. Shiffman ML. Management of interferon therapy non-responders. *Clin Liver Dis*, 5:1025-43, 2001. ■ 75a. Shiffman ML. Retreatment of patients with chronic hepatitis C. *Hepatology*, 36(Suppl 1):S128-34, 2002. ■ 76. Silva, LC Da, Fonseca LEP Da, Ono SK, Carrilho FJ. Tratamento das hepatites virais. Hepatite C. In: Silva LC da, Hepatites Agudas e Crônicas. São Paulo, Sarvier, 1995, pp. 290-8. ■ 77. Silva LC Da, Bassit LC, Ono-Nita SK, et al. High rate of sustained response after consensus interferon (CIFN) plus ribavirin (RBV in chronic hepatitis patients previously resistant to alpha-interferon and ribavirin: a pilot study. *J Gastroenterol*, 37:732-6, 2002. ■ 78. Silva LC Da, Medeiros-Filho JE, Pinho JR, Carrilho FJ. Treatment of naïve chronic hepatitis C patients with induction therapy of interferon plus ribavirin shows similar results to those found with pegylated interferons plus ribavirin therapy. *Hepatology*, 34:587A, Abstract 1662, 2001. ■ 78a. Silva LC Da, Ono-Nita SK, Medeiros-Filho JEM, et al. A twelve week period of follow-up after an end of treatment response (ETR) to antiviral therapy in patients with chronic hepatitis C (CH-C) is a reliable period to characterize a sustained response. *Hepatology*, 36:597A, Abstract 1736, 2002. ■ 79. Takano S, Satomura Y, Omata M, Japan Acute Hepatitis Cooperative Group. Effects of interferon beta on non-A, non-B acute hepatitis: a prospective, randomized, controlled-dose study. *Gastroenterology*, 107:805-11, 1994. ■ 80. The Australian Hepatitis C Study Group. Efficacy and tolerance of a 6-months treatment course of daily interferon-alpha 2a for chronic hepatitis C with cirrhosis. *J Vir Hep*, 4:317-23, 1997. ■ 81. Trepo C, Lindsay K, Niederau C, et al. Pegylated interferon alpha-2b (PEG-Intron) monotheraphy is superior to interferon alpha-2b (Intron-A) for the treatment of chronic hepatitis C. *J Hepatol*, 32(Suppl 2):29, Abstract, 2000. ■ 82. Viladomiu L, Genesca J, Esteban JI, et al. Interferon-alpha in acute posttransfusion hepatitis C: a randomized, controlled trial. *Hepatology*, 15:767-9, 1992. ■ 83. Yoshida H, Shieratori Y, Moriyama M, et al. Interferon therapy reduces the risk for hepatocellular carcinoma: national surveillance program of cirrhotic and non-cirrhotic patients with chronic hepatitis C in Japan. *Ann Intern Med*, 131:174-81, 1999. ■ 84. Yoshida H, Arakawa Y, Sata M, et al. Interferon therapy prolonged life expectancy among chronic hepatitis C patients. *Gastroenterology*, 123:483-91, 2002. ■ 85. Zeuzem S, Schmidt JM, Lee J-H, et al. Effect of interferon alpha on the dynamics of hepatitis C virus turnover in vivo. *Hepatology*, 23:366-71, 1996. ■ 86. Zeuzem S, Feinman SV, Rasenack J, et al. Peginterferon alpha-2a in patients with chronic hepatitis C. *N Engl J Med*, 343:1666-72, 2000. ■ 87. Zeuzem S, Teuber G, Naumann U. Randomized, double-bind, placebo-controlled trial of inerferon alpha 2a with and without amantadine as initial treatment for chronic hepatitis C. *Hepatology*, 32:835-41, 2000. ■ 88. Zuckerman E, Slobodin G, Tamir A, et al. Treatment of refractory, symptomatic HCV-related mixed cryoglobulinemia (MC) with ribavirin and interferon alpha. *Hepatology*, 28:375, Abstract 846, 1998.

44 Diagnóstico e tratamento do carcinoma hepatocelular

Alex Vianey Callado França
Denise Paranaguá Vezozzo
Flair José Carrilho

O carcinoma hepatocelular (CHC) é o tumor sólido primário mais freqüente no fígado, caracterizado pela sua alta agressividade e mau prognóstico. Sua prevalência é considerada alta (> 20 casos/100.000 habitantes/ano) no Extremo Oriente e África, média (5 a 20 casos/100.000 habitantes/ano) na Europa e baixa (< 5 casos/100.000 habitantes/ano) na América do Sul. No Brasil, apesar das variações regionais, sua prevalência é considerada baixa[40,81]. Essa variação pode ser devida a diferentes agentes carcinogênicos em cada região, à deficiência na notificação, à falta de diagnóstico ou ao mau preenchimento dos atestados de óbito. Cirróticos do sexo masculino com idade superior a 50 anos e níveis séricos elevados de alfafetoproteína (AFP) são considerados de risco para o desenvolvimento do CHC[20,21,40,80].

O principal fator de risco para o desenvolvimento do CHC é a presença da cirrose hepática, seja secundária às hepatites B ou C, seja por outras etiologias. A cirrose está presente em 60 a 100% dos pacientes com CHC[20,21,40,79,88,93]. Como se pode ver na figura 44.1, em nossa casuística mais de 95% dos pacientes com CHC são portadores de cirrose hepática, e o vírus das hepatites C, o vírus da hepatite B e o etanol, respectivamente são os agentes etiológicos associados à cirrose hepática[21,21a,58].

Nos pacientes cirróticos, alguns outros fatores histológicos estão relacionados com maior risco de desenvolvimento do CHC, como a presença de nódulos macrorregenerativos, displasia e elevados índices de proliferação avaliados por imuno-histoquímica[11,12,48,51,90].

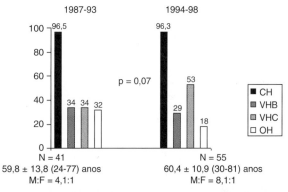

Figura 44.1 – Variação do perfil epidemiológico do carcinoma hepatocelular em São Paulo nos períodos de 1987-1993 e 1994-1998 (CH = cirrose hepática; VHB = vírus da hepatite B; VHC = vírus da hepatite C; OH = etanol; M = masculino; F = feminino).

Com a identificação do principal fator de risco para o desenvolvimento do CHC, o seguimento com ultra-sonografia (US) e medidas séricas de alfa-1-fetoproteína (AFP) a cada 6 meses deve ser realizado em todo portador de cirrose hepática com intuito de diagnosticar lesões neoplásicas precoces e de pequeno tamanho para poder utilizar terapias com intenção curativa como o tratamento cirúrgico e o percutâneo. No entanto, apenas os pacientes que se beneficiarem de terapêuticas curativas devem ser submetidos a rastreamento. Sendo assim, nos portadores de cirrose hepática classificados como Child-Pugh[84] C que não tenham indicação de transplante, o seguimento com US e AFP não trará benefícios na sobrevida do paciente.

HISTÓRIA NATURAL

A história natural do CHC depende do estádio tumoral em que se encontra no momento do seu diagnóstico. Okuda e cols.[79] em estudo de 850 portadores de CHC, utilizando dados do tamanho tumoral (> ou < 50% do tamanho hepático), dos níveis séricos de bilirrubina (> ou < 3mg/dL), dos níveis séricos de albumina (> ou < 3g/dL) e da presença de ascite, classificaram o CHC em três estádios (Tabela 44.1). No estádio I de Okuda, a expectativa de sobrevida, sem considerar o tratamento, é de aproximadamente 1 ano, valor que diminui para apenas 1 mês no estádio III. No estádio II gira em torno de 3 meses. Assim, quanto mais avançado o tumor, menor a sobrevida do paciente. Esses dados também foram observados por outros autores na Europa[14,29], no Japão[33] e no Brasil[21].

Tabela 44.1 – Classificação de Okuda[79].

	(−)	(+)
Tamanho tumoral	< 50% do fígado	> 50% do fígado
Ascite	Ausente	Presente
Albumina sérica	$\geq$ 3g/dL	< 3g/dL
Bilirrubina	$\leq$ 3mg/dL	> 3mg/dL

Okuda 1: nenhum dos fatores positivos.
Okuda 2: 1 ou 2 fatores positivos.
Okuda 3: 3 ou 4 fatores positivos.

Atualmente, têm sido utilizadas várias classificações prognósticas do CHC, no entanto apenas a classificação do Barcelona Clínic Liver Cancer Group (BCLC)[64] (Tabela 44.2) tem correlação terapêutica, ou seja, utiliza os estádios tumorais para indicar o tratamento. Deve também ser salientado que, à exceção do TNM (tumor, nódulo, metástase) (Tabela 44.3), em todas as classificações prognósticas (Tabelas 44.1, 44.2 e 44.4) a função hepatocelular é um dos fatores analisados, confirmando a importância da função hepática na sobrevida do paciente.

DIAGNÓSTICO

QUADRO CLÍNICO

Sabendo-se que a cirrose hepática faz parte do contexto do CHC, a intensidade dos sinais e sintomas dessa neoplasia está relacionada à má função hepática[14]. Na presença de tumor pequeno, o quadro clínico é predominantemente relacionado à disfunção hepatocelular. No entanto, sinais e sintomas tumorais passam a predominar quando se apresenta de grande tamanho, multicêntrico[21]. Assim, em países que aplicam planos de detecção precoce, uma grande proporção de pacientes (80%) apresenta-se assintomática do ponto de vista tumoral[8,14,20,80].

Tabela 44.2 – Classificação do BCLC (Barcelona Clínic Liver Cancer Group)[64].

Estádio		PST	Estádio tumoral	Okuda	Hipertensão portal	BT	"Child-Pugh"
A	A1	0	Único	1	Não	Normal	
	A2	0	Único	1	Sim	Normal	
	A3	0	Único	1	Sim	Alterada	
	A4	0	3 < 3cm	1-2			A-B
B		0	> 5cm Multinodular	1-2			A-B
C		1-2	Invasão vascular e/ou metástase	1-2			A-B
D		3-4	Qualquer estádio	3			C

PST = "performance status test"; BT = bilirrubina total. A = precoce; B = intermediário; C = avançado; D = terminal.

Tabela 44.3 – Classificação TNM para o carcinoma hepatocelular.

Classificação	Definição
T1	Tumor solitário $\leq$ 2cm no maior diâmetro sem invasão vascular
T2	Tumor solitário $\leq$ 2cm no maior diâmetro com invasão vascular; ou tumores múltiplos limitados a um lobo, nenhum > 2cm no maior diâmetro, sem invasão vascular; ou tumor solitário > 2cm no maior diâmetro, sem invasão vascular
T3	Tumor solitário > 2cm no maior diâmetro com invasão vascular; ou tumores múltiplos limitados a um lobo, nenhum > 2cm no maior diâmetro, com invasão vascular; ou tumores múltiplos limitados a um lobo, algum > 2cm no maior diâmetro, com ou sem invasão vascular
T4	Tumores múltiplos em mais de um lobo; ou tumor(es) que invade(m) um grande ramo portal ou de veia(s) supra-hepática(s)
N0	Sem adenopatias metastáticas
N1	Adenopatias metastáticas regionais (hiliares)
M0	Sem metástase a distância
M1	Metástase a distância

Tabela 44.4 – Classificação CLIP (Cancer of the Liver Italian Program)[27].

Variável	Pontos
"Child-Pugh"	
A	0
B	1
C	2
Morfologia tumoral	
Uninodular e extensão < 50%	0
Multinodular e extensão ≤ 50%	1
Difuso ("massive") ou extensão > 50%	2
Alfafetoproteína	
< 400UI/mL	0
≥ 400UI/mL	1
Trombose da veia porta	
Não	0
Sim	1

CLIP: 0 a 6 pontos.

Quando o tumor se torna clinicamente aparente, a sobrevida dos pacientes passa a ser de poucas semanas ou meses[21,32].

Assim, levando em consideração a grande associação com a cirrose, a ausência de sintomatologia quando em fases iniciais do seu desenvolvimento, além da necessidade de diagnóstico precoce das lesões para que se possa oferecer terapêuticas com intuito curativo, o desenvolvimento de planos de detecção precoce faz-se imperativo. Sugere-se o acompanhamento periódico dos portadores de cirrose hepática, em média a cada 6 meses, com a realização de ultra-sonografia (US) e medidas séricas de alfa-1-fetoproteína (AFP)[28,33]. A opção pelo intervalo de seis meses está baseada no período médio de duplicação tumoral que é de 6,5 meses, podendo variar de 1 a 20 meses[4,33,87,89].

O diagnóstico do CHC em fase inicial de seu desenvolvimento, caracterizado pela uninodularidade e tamanho inferior a 5cm, para alguns autores menor que 2cm, é de primordial importância para que se possa oferecer conduta terapêutica eficaz e com intuito curativo. A utilização da US no controle periódico deve-se à sua maior rentabilidade e por ser método não invasivo, além de associá-lo às medidas dos níveis séricos de AFP[21b,33,89,93,115]. A partir da suspeita diagnóstica, deve-se aprofundar a investigação com a realização de tomografia computadorizada helicoidal (TC) e/ou ressonância magnética (RM) e, em casos selecionados, a arteriografia hepática (AH). Segundo a European Association for the Study of the Liver (EASL)[17], a evidência de nódulo maior que 2cm com características hipervasculares em pelo menos duas técnicas de imagem em paciente cirrótico confirma a presença de CHC, sem haver a necessidade de realização de confirmação cito-histopatológica. No entanto, na impossibilidade de realização de TC, RM ou AH, o diagnóstico citológico e/ou histológica deve ser estimulado.

Nos pacientes cirróticos com nódulos menores que 2cm sugere-se a realização de punção aspirativa com agulha fina (PAAF) e/ou biópsia com agulha de corte da lesão suspeita.

MARCADORES TUMORAIS

A AFP é uma proteína sintetizada pelo fígado embrionário, células do saco vitelino e pelo trato intestinal fetal. Portadores de hepatopatias crônicas, principalmente, os que apresentam alto grau de regeneração hepatocitária, podem expressar a AFP no sangue sem que sejam portadores de neoplasia maligna[2]. Quando considerados os níveis diagnósticos, esse marcador possui alta especificidade, mas com pouca sensibilidade[14,115]. Pode, também, expressar-se em tumores germinais de testículo e ovário[2]. Cerca de 80% dos portadores de CHC apresentam concentrações séricas de AFP superiores ao limite da normalidade (10-20ng/mL)[35,80]. Entretanto, como relatado anteriormente, doenças com atividade regenerativa hepática podem expressar cifras acima do normal para a AFP. Para portadores de CH sem CHC, os níveis de AFP raramente ultrapassam os 200ng/mL, e excepcionalmente os 400ng/mL, o qual é considerado o nível diagnóstico para CHC[21,35,80]. Suas cifras estão relacionadas ao tamanho tumoral, ou seja, quanto maior o tumor maiores os níveis de AFP[20,21]. Apenas cerca de 39% dos portadores de carcinomas hepatocelulares apresentam níveis séricos de AFP superiores a 100ng/mL, sendo muito pouco freqüentes acima de 400ng/mL em tumores pequenos (< 5cm), o que limita a sua utilidade na detecção precoce dessa neoplasia[4,14,21,35,47,69,77,115]. Os níveis de AFP estão diretamente relacionados ao tamanho tumoral. Cifras maiores que 10.000ng/mL são encontradas em 25% dos tumores grandes e somente em 2% dos pequenos (menores que 5cm)[77]. Entretanto, durante o rastreamento, níveis progressivamente ascendentes de AFP fazem suspeitar da possibilidade diagnóstica de CHC, mesmo sem apresentar níveis considerados diagnósticos[80]. Com o desenvolvimento dos programas de detecção precoce, tem-se observado um aumento dos casos de tumores pequenos e com níveis séricos de AFP normais (29% dos casos)[77]. Em nossa experiência, 42% dos portadores de CHC apresentam níveis séricos da AFP dentro da normalidade[58]. Os níveis séricos de AFP no momento do diagnóstico tumoral parece ter valor prognóstico. Isso pode ser devido ao fato de que tumores bem diferenciados expressam menos a AFP, que a freqüência de invasão vascular é menor nos CHC com AFP normal e que os pacientes com AFP normais tendem a ter melhor reserva funcional hepática, o que sabidamente é um dos principais fatores no prognóstico desses pacientes[21,27,77]. É rara a presença de AFP em níveis séricos diagnósticos (> 400ng/mL) na ausência de imagem radiológica compatível com CHC. Nessa eventualidade, tem-se mostrado que se consegue confirmar a presença do tumor após o transplante hepático[98].

Outros marcadores tumorais têm sido considerados no diagnóstico precoce do CHC (des-gama-carboxiprotrombina, antígeno carcinoembriônico, transcobalamina, isoenzimas da fosfatase alcalina, isoenzimas da gamaglutamiltranspeptidase e ferritina), nenhum deles mostrando-se superior à AFP, mesmo levando em consideração a baixa sensibilidade deste[46,82,108,114].

ULTRA-SONOGRAFIA

A US é considerada a técnica de eleição para o diagnóstico de lesões focais hepáticas[35,69,105a,21c], podendo detectar tumores de pequeno tamanho (1cm) em fases ainda iniciais do seu desenvolvimento, justificando a sua utilização no rastreamento do CHC em pacientes de grupo de risco[35,93]. As características ultra-sonográficas do CHC dependem do tamanho do nódulo. Nódulos pequenos, menores que 3cm, freqüentemente se apresentam hipoecogênicos. À medida que aumentam de tamanho, passam a adquirir características isoecogênicas com halo periférico, posteriormente, hiperecogênicas ou heterogêneas, devido à neoformação vascular e à necrose intratumoral. Pode-se também observar a presença de sombras laterais, reforço posterior e halo perilesional, este correspondendo à presença de cápsula fibrosa peritumoral, conseqüente à compressão do parênquima hepático adjacente[35,69]. A presença de cápsula é incomum nos tumores de pequeno tamanho[35], sendo exclusiva dos tumores com crescimento expansivo, e está ausente nos com padrão infiltrativo[68]. A US também se presta a avaliar a permeabilidade das estruturas vasculares e a existência de adenopatias hilares sugestivas de extensão tumoral.

A sensibilidade da US na detecção do CHC está diretamente relacionada ao tamanho tumoral. Tumores menores que 1cm podem passar despercebidos durante o rastreamento dos cirróticos, com sensibilidade de apenas 42% nesses casos[8,31]. A utilização do Doppler acoplado à US tem apresentado bons resultados na identificação e no controle terapêutico do CHC, correlacionando com os achados da TC e AH. A presença de fluxo sangüíneo pulsátil no interior ou na periferia do nódulo é bastante sugestiva de CHC[92,99]. No entanto, devido à pobre vascularização dos tumores de pequeno tamanho, a sensibilidade dessa técnica é diminuída na detecção de lesões pequenas[56]. Esse método também é útil na identificação de trombose portal em pacientes com CHC, revelando sensibilidade de 89 a 92% e especificidade de 100% na identificação de trombose tumoral[57,100]. A presença de fluxo pulsátil hepatofugal dentro do trombo é sugestiva de trombose tumoral[83,100]. A AH

pode ser evitada, para a identificação de trombose portal, caso a US-Doppler revele permeabilidade do sistema porta[100]. Essa técnica também pode diferenciar a trombose química da tumoral em pacientes submetidos à injeção intratumoral de etanol (IITE), baseada na presença de fluxo sangüíneo no trombo. A presença de fluxo pulsátil afasta a possibilidade de trombose benigna (pelo álcool), confirmando a presença de invasão tumoral dos vasos portais[57]. Nos casos em que permanece dúvida sobre a causa da trombose portal, pode-se utilizar a punção aspirativa com agulha fina a qual apresenta alta sensibilidade na confirmação da trombose tumoral. Essa técnica oferece baixos riscos de complicação[107].

Na tentativa de melhorar a sensibilidade diagnóstica da US tem-se utilizado contrastes para a US. A injeção intra-arterial de CO_2, no momento da AH, e avaliado pela US (US-CO_2) revela sensibilidade diagnóstica de 71% para tumores menores que 2cm[52]. Outros contrastes à base de nitrogênio[102], galactose[45], "perfluorooctylbromide"[7] também são usados. No entanto, os resultados dos estudos clínicos ainda não permitem a sua utilização na rotina.

Além do diagnóstico pela imagem, a US também é utilizada para orientar a agulha de punção aspirativa ou biópsia para a obtenção de fragmento de tecido no nódulo tumoral[13,35].

TOMOGRAFIA COMPUTADORIZADA HELICOIDAL

Após a suspeita ultra-sonográfica de CHC em portador de cirrose sugere-se a utilização da tomografia computadorizada (TC). A TC apresenta sensibilidade no diagnóstico do CHC semelhante à US[24]. Sua eficácia diagnóstica depende de fatores técnicos, principalmente da injeção de contraste e de fatores inerentes ao tumor, dos quais o tamanho tumoral e sua vascularização são os mais importantes. A TC deve ser realizada com a técnica em espiral (ou helicoidal) com injeção de contraste intravenoso e obtidas imagens nas fases basal, arterial, portal e de equilíbrio. A fase arterial é a mais importante já que os carcinomas hepatocelulares são, na sua maioria, hipervasculares. Semelhante às técnicas que avaliam a vascularização tumoral, como a arteriografia hepática, sua eficácia diagnóstica diminui quando os tumores são de pequeno tamanho, menores que 2cm, quando ainda não apresentam hipervascularização para ser detectadas pelas imagens radiológicas[50,52,78]. Uma segunda fase pós-contraste intravenoso aumenta a sensibilidade diagnóstica quando associada à fase arterial. Nesse momento, o CHC apresenta-se iso ou hipodenso[78]. Quando associadas as imagens com e sem contraste endovenoso, verifica-se uma superioridade na capacidade de detecção do CHC[73].

A utilização de TC convencional revela dificuldades técnicas devido ao artefato da respiração, às variações entre cortes hepáticos devido aos ciclos respiratórios e à dificuldade em captar imagens na fase arterial de contraste. Para afastar esses artefatos técnicos tem-se utilizado a técnica em espiral, que, devido à rapidez em aquisição de cortes, podem obter-se cortes de todo o fígado em um único momento de apnéia. Essa técnica aumenta em cerca de 15% a sensibilidade diagnóstica dos tumores hepáticos menores que 2cm quando comparada à TC convencional[26]. A TC também revela, com alta sensibilidade, especificidade e acurácia diagnóstica, a presença de acometimento tumoral dos linfonodos, invasão vascular e acometimento extra-hepático[53].

A injeção intra-arterial de lipiodol e posterior realização de TC (TC-lipiodol) apresenta baixa acurácia diagnóstica, não sendo superior à TC helicoidal, além de ser método invasivo[9,74]. Desse modo não tem sido utilizado de rotina no diagnóstico do CHC.

A TC constitui a principal técnica de imagem para a avaliação da resposta terapêutica pós-IITE e embolização arterial (EA). O sucesso terapêutico, representado pela necrose tumoral, é caracterizado pela substituição de imagens hiperdensas por imagens hipodensas do tumor em relação ao parênquima não tumoral nas fases precoces e tardias da injeção de contraste. Isso em razão de as áreas necrosadas não captarem contraste[37].

RESSONÂNCIA MAGNÉTICA
Para melhor caracterizar as lesões hepáticas sugestivas de CHC, bem como a sua diferenciação com lesões benignas, tem-se utilizado a ressonância magnética (RM)[86]. O CHC é mais bem avaliado nas seqüências potenciadas em T2 em que se apresenta, freqüentemente, hiperintenso[34]. Nas seqüências potenciadas em T1, devido à maior quantidade de água no seu interior, aumentando o tempo de relaxamento, os CHC apresentam-se hipointensos[103]. A hiperintensidade em T1 pode estar atribuída à presença de esteatose, formação de células claras e acúmulo de cobre intratumoral[36]. Também se utiliza a injeção de contraste paramagnético endovenoso (Gadolínio-DTPA) para melhor caracterizar as lesões. Semelhante ao que ocorre com a TC, os CHC apresentam-se como imagens hiperintensas com a captação de contraste[86]. A sensibilidade da RM depende do tamanho tumoral. Em tumores maiores que 2cm o nível de detecção gira em torno de 95%. No entanto, em tumores menores que 2cm esse nível baixa a 30%[34]. A eficácia diagnóstica da RM na detecção do CHC parece ser similar ou mesmo inferior à TC[103]. Entretanto, essa técnica de imagem tem grande utilidade na demonstração da arquitetura interna do tumor, das margens tumorais, presença de cápsula peritumoral e invasão vascular intra-hepática[34].

Uma das principais utilidades da RM é no diagnóstico diferencial com o hemangioma hepático[35]. Devido à não limitação anatômica, a RM e a TC são superiores à US no diagnóstico de tumores próximos ao pulmão.

A RM pode também ser utilizada na avaliação pós-terapêutica com IITE e EA, principalmente nos casos em que se utilizou a TC-lipiodol, pois o lipiodol não interfere nas imagens obtidas pela RM. A presença de captação de contraste paramagnético (Gadolínio) na fase arterial é indicativo de persistência de células tumorais viáveis[76,110]. A evidência de diminuição da intensidade de sinal parece corresponder à necrose de coagulação causada pelo procedimento terapêutico, e o aumento de intensidade à liquefação ou hemorragia intra-tumoral[6,113]. No entanto, devido ao fato de a cápsula peritumoral se apresentar como imagem hipointensa, a persistência de células tumorais viáveis nessa localização passa despercebida pela RM[76].

ARTERIOGRAFIA HEPÁTICA
Outra técnica diagnóstica é a arteriografia hepática (AH), que deve ser realizada nos casos em que há dúvida diagnóstica do CHC e no seu estadiamento antes da aplicação terapêutica. A AH é, geralmente, realizada mediante técnica percutânea, via femoral ou axilar, com cateterização seletiva do tronco celíaco, da artéria hepática comum, bem como da artéria mesentérica superior para verificação da permeabilidade portal. Sua eficácia diagnóstica depende do tamanho tumoral, bem como do seu grau de vascularização. Quanto maior o tumor mais freqüente o aumento da vascularização e mais fácil a sua visualização pela AH[52]. Há tendência de os tumores pequenos serem bem diferenciados e, conseqüentemente apresentarem pouca vascularização, dificultando sua detecção por essa técnica[97]. Para tumores menores que 5cm a AH possui uma sensibilidade de 82 a 93%, especificidade de 73% e acurácia diagnóstica de 89%, reduzindo ainda mais quando apresentam tamanho menor que 2cm[95,97]. As fases venosas, tanto da artéria esplênica como da artéria mesentérica superior, servem para a visibilização, do trato portal, com o objetivo de descartar a presença de trombose. Segundo Ikeda e cols.[52], 58% dos CHC não detectados por essa técnica são evidenciados após a injeção de CO_2 na artéria hepática e controle ultra-sonográfico quando associado aos achados da TC.

Somente em casos específicos pode-se lançar mão da laparoscopia para o diagnóstico do CHC, já que essa técnica apenas analisa a presença de lesões superficiais[19].

A acurácia diagnóstica das técnicas de imagem na detecção do CHC depende das características tumorais e da experiência de cada grupo de estudo. Em nossa experiência[41,62] a capacidade diagnóstica do CHC é de 84% para a US, 79% para TC, 77% para RM e 64% para a AH. Assim, devido ao baixo custo e disponibilidade, acreditamos que a US ainda permanece como o exame de escolha no diagnóstico precoce do CHC, servindo para o acompanhamento dos pacientes cirróticos. No entanto, é de primordial importância a conscientização e experiência do ultra-sonografista durante a realização do exame.

CITOLOGIA E/OU HISTOLOGIA

Para o diagnóstico do CHC também pode ser utilizado o exame citológico e/ou histopatológico da lesão suspeita. Na obtenção do material para realização de citologia utiliza-se a punção aspirativa por agulha fina. Essa é uma técnica segura, com mínimos riscos de complicações decorrentes do procedimento e que fornece material adequado, quando realizado por pessoal treinado. Sua precisão diagnóstica pode variar de 60 a 90%[13,35,44] a depender do tamanho da lesão, do examinador e do diâmetro da agulha de punção. A especificidade e o valor preditivo positivo dessa técnica encontram-se acima dos 90%[13], chegando a 100% em nossa experiência[44].

O exame histopatológico constitui o principal método de diagnóstico de certeza do CHC. Pode-se utilizar vários tipos de agulha para a obtenção de material tumoral. As agulhas de corte com diâmetros de 14, 16, 18, 20 Gauge oferecem bom material para a análise. É importante a obtenção de tecido hepático de área não tumoral para que se possa distinguir lesão basicamente cirrótica de CHC muito bem diferenciado, hiperplasia adenomatosa e lesões intermediárias[28]. A biópsia do tecido não tumoral também é importante na avaliação do fígado sem tumor, pois uma das possibilidades terapêuticas é a ressecção cirúrgica, sendo a presença de cirrose hepática uma das possíveis contra-indicações ao procedimento.

As duas técnicas de obtenção de material podem ser utilizadas no diagnóstico do CHC. A associação de ambas pode aumentar a acurácia diagnóstica[44,67].

CRITÉRIOS DIAGNÓSTICOS

Em recente publicação[17], a European Association for the Study of the Liver propôs orientação e critérios para o diagnóstico do CHC em pacientes cirróticos, apresentados na figura 44.2.

CRITÉRIOS DIAGNÓSTICOS
• Critério citológico e/ou histológico.
• Critérios não-invasivos:
– Critério radiológico: duas técnicas de imagem coincidentes, evidenciando lesão focal hepática > 2cm com hipervascularização arterial.
– Critério combinado: uma técnica de imagem associada a aumento dos níveis séricos de alfa-1-fetoproteína:
Lesão focal > 2cm com hipervascularização arterial.
Níveis séricos de alfa-1-fetoproteína > 400ng/mL.

As técnicas de imagem a ser avaliadas são US, TC helicoidal, RM e arteriografia. Na presença de lesão focal < 2cm é sugerida a punção da lesão seja para citologia seja para histopatologia, já que os

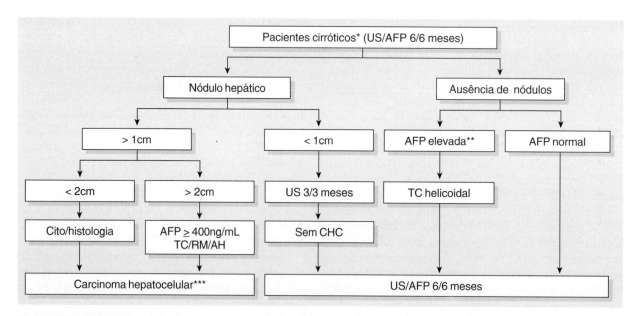

Figura 44.2 – Orientação e critérios para o diagnóstico do CHC em pacientes cirróticos[17].
 * Pacientes passíveis de tratamento curativo caso diagnosticado CHC.
 ** Nível de AFP não definido.
 *** Confirmação histopatológica ou critério não-invasivo.

métodos de imagem não têm suficiente acurácia em diferenciar lesão benigna de maligna e os níveis séricos de AFP freqüentemente estão em níveis não diagnósticos.

METÁSTASE

A freqüência de metástase em tumores únicos e pequenos gira em torno de 20%[96]. A disseminação metastática ocorre por via hematogênica, linfática ou por contigüidade. Os locais mais comuns de metástase a distância são os ossos, glândulas adrenais e pulmões. Todos os pacientes que possam beneficiar-se com terapias potencialmente curativas devem ser submetidos a cintilografia óssea e TC de pulmão, para afastar a possibilidade de metástase óssea e pulmonar, respectivamente[28]. A invasão portal ocorre em cerca de 35% dos CHC. A distinção entre trombose tumoral e não tumoral deve ser feita, levando em consideração que sua presença é decisiva na conduta terapêutica, principalmente o Tx[28]. A punção aspirativa do trombo, guiada por US, é um procedimento seguro, com alta sensibilidade na diferenciação entre trombo tumoral ou não[107]. A presença de trombo com padrão expansivo e US-Doppler revelando sinais de fluxo arterial hepatofugal dentro do trombo é sugestivo de trombose tumoral. O cérebro, apesar de raro, pode ser local de disseminação tumoral como observado em paciente de nossa casuística transplantado de fígado, que apresentou metástase em cérebro evidente 3 meses após o procedimento cirúrgico[42]. Sendo assim, acreditamos que todo paciente portador de CHC com indicação de transplante de fígado deva ser submetido a TC de crânio para afastar essa possibilidade.

TRATAMENTO DO CARCINOMA HEPATOCELULAR

Devido à dificuldade na realização de estudos aleatórios e controlados, pelo pequeno número de pacientes com o mesmo estádio tumoral, ainda é difícil uma conclusão fidedigna das melhores terapêuticas para o CHC. No entanto, para a realização de terapêutica eficaz, faz-se necessária a detecção do tumor em fases iniciais de seu desenvolvimento. Com os programas de detecção tem-se aumentado o número de pacientes passíveis de tratamento com intuito curativo. Os tumores diagnosticados em fases avançadas, com invasão vascular, multinodulares, com metástase a distância não são passíveis de tratamento com objetivo de melhorar a sobrevida dos pacientes. Apesar dos programas de detecção precoce do CHC, apenas um terço dos pacientes são passíveis de tratamento com intuito curativo[18]. Em nossa experiência, 25% e 85,7% dos pacientes com CHC são passíveis de terapêutica radical em Ribeirão Preto[58] e São Paulo[21c], respectivamente.

Na variante fibrolamelar do CHC, mais comum em jovens não cirróticos, devido à lenta evolução e aos baixos índices de metástases[85], o tratamento de escolha é a ressecção cirúrgica, mesmo em tumores de grande volume, pois a reserva funcional hepática necessária para o procedimento mantém-se, já que o fígado remanescente, na maioria das vezes, é normal. Quando não ressecável, pode-se indicar o Tx[87].

No entanto, a grande maioria dos CHC não é da variante fibrolamelar e a cirrose hepática está presente dificultando o tratamento. Assim, comentaremos o tratamento do CHC em pacientes portadores de cirrose.

As terapias consideradas curativas ou radicais são a ressecção cirúrgica, o transplante de fígado e a terapia percutânea. A sobrevida dos pacientes após o procedimento terapêutico pode chegar a 74% em 5 anos com o transplante de fígado (Tabela 44.5).

RESSECÇÃO CIRÚRGICA

A ressecção cirúrgica constitui a opção terapêutica de escolha nos casos de CHC. Entretanto, esse procedimento somente deve ser instituído em pacientes com boa reserva funcional hepática, devido à freqüente aparição de descompensação pós-cirúrgica, a qual interfere na sobrevida do paciente. A seleção não criteriosa dos pacientes para esse tipo de tratamento pode não oferecer vantagens em relação à história natural ou a outras terapêuticas menos invasivas, quando analisada a sobrevida[3,39,63,109]. A classificação de Child-Puch[84] e o clareamento do verde de indocianina têm sido utilizados para quantificar o grau de comprometimento funcional hepático antes da indicação do procedimento cirúrgico[87]. O grupo de Barcelona[63] verificou que o gradiente de pressão portal ($\geq$ 10mmHg), traduzido pelo gradiente de pressão venosa hepática (diferença entre a pressão venosa hepática ocluída e a livre), é o melhor fator preditivo de descompensação hepática após a ressecção cirúrgica. Isso sugere que a ressecção cirúrgica deva ser indicada em pacientes sem hipertensão portal. Na impossibilidade de realização da medida de pressão portal por via angiográfica, pois é um método invasivo, pode-se lançar mão de outros sinais de hipertensão portal, como esplenomegalia, presença de varizes de esôfago na endoscopia digestiva alta e contagem de plaquetas menor que 100.000/mm^3, podendo ser utilizados como critérios para não realização de ressecção[63].

Os critérios mais comumente aceitos para indicar a ressecção são a presença de tumor único, menor que 5cm, com função hepática preservada e com boas condições clínicas para suportar o procedimento. Esses critérios são aceitos baseados no achado de que os nódulos maiores que 5cm possuem cápsula invadida pelo tumor e habitualmente, com nódulos satélites traduzindo a disseminação tumoral local[28,47,98].

Tabela 44.5 – Sobrevida após tratamento radical.

		n	1 ano	3 anos	5 anos
Ressecção cirúrgica					
Llovet e cols., 1999[63]	S/HP e BT NL	35	91	87	74
	C/HP e BT NL	15	93	59	50
	C/HP e BT > 1	27	74	35	25
Fong e cols., 1999[39]		100	83	–	42
	< 5cm	–	–	–	57
Arii e cols., 2000[3]	Estádio 1 < 2cm	1.318	–	88	71
	2 – 5cm	2.722	–	–	58
Yamamoto e cols., 2001[109]		58	97	84	61
Transplante de fígado					
Figueras e cols., 1997[38]		38	82	75	63
França, 1997[41]/Llovet e cols., 1998[62]		58	84	74	74
Jonas e cols., 2001[54]		120	90	–	71
Yao e cols., 2001[111] ≤ pT2		46	91	–	72
Alcoolização					
Livraghi e cols., 1995[59]< 5cm	Child A	293	98	79	47
	Child B	149	93	63	29
	Child C	20	64	0	0
Arii e cols., 2000[3]	Estádio 1 < 2cm	767		81	54
	2 – 5cm	587			39
Yamamoto e cols., 2001[109]		39	100	82	59

Apesar do tamanho pequeno, alguns tumores podem ser irressecáveis devido à localização, principalmente, quando se encontram em situação peri-hilar. A US intra-operatória é mandatória tanto para orientar nível de segurança como para excluir outras lesões não visibilizadas pelas técnicas de imagem pré-operatória[18].

A sobrevida pós-ressecção varia de 74 a 97% no primeiro ano e 25 a 74% no quinto ano, dependendo da reserva hepática residual e do estadiamento tumoral[18]. Adotando cirurgias conservadoras (segmentectomia ou subsegmentectomia) e selecionando pacientes com tumor único menor que 5cm, Fuster e cols.[47] encontraram sobrevida aos 1, 2 e 3 anos de 79%, 73% e 64%, respectivamente. Selecionando os pacientes, no pós-operatório, pela ausência de invasão vascular, de nódulos satélites, tumor < 3cm e único, verificaram sobrevida de 100% aos 3 anos, classificando-os em grupo favorável para a ressecção cirúrgica. A recorrência tumoral ocorre em cerca de 12% no primeiro ano, 50 a 60% no terceiro ano e 70% no quinto ano de seguimento[1,47,63] e está relacionada com a presença de invasão vascular, nódulos satélites e diferenciação tumoral. Esse fato pode estar relacionado à disseminação tumoral não detectada pelos métodos de imagem pré-cirúrgico, sugerindo a sua origem multicêntrica[71]. Também pode ocorrer a aparição de tumor metacrônico, já que o fígado cirrótico, principalmente quando com grande atividade inflamatória, continua sendo um fator de risco. O tamanho tumoral (> 5cm), a invasão vascular, a presença de nódulos satélites, o acometimento bilobar, o envolvimento de linfonodos regionais são considerados fatores relacionados à recidiva tumoral[47,63,87].

TRANSPLANTE DE FÍGADO

O transplante hepático (Tx) constitui o tratamento de escolha nos casos de CHC limitados ao fígado que não possam ser submetidos à ressecção cirúrgica devida à má função hepática ou à impossibilidade técnica. O Tx não somente elimina a neoplasia, como também pode curar a doença hepática de base. Alguns autores adotam como indicação de Tx a recorrência tumoral pós-ressecção. Outros adotam o Tx como tratamento de escolha antes da ressecção. Quando adotados critérios restritos de seleção, como tumor único, pequeno, sem nódulos satélites, sem invasão vascular, sem invasão de linfonodos regionais, sem metástase a distância e que não tenham indicação de ressecção, pode-se obter sobrevida satisfatória[38,41,54,62,70,111]. Em nossa experiência[41,63], em tumores únicos menores que 5cm, as probabilidades de sobrevida chegaram a 84%, 74% e 74% aos 1, 3 e 5 anos pós-Tx com recorrência tumoral de apenas 3,5%. Essas cifras de sobrevida são semelhantes às encontradas em Tx de pacientes sem neoplasia[38,66].

Assim, o candidato ideal para o Tx é o portador de CHC único menor que 5cm ou até 3 nódulos, nenhum maior que 3cm, sem sinais de invasão neoplásica do sistema porta nem metástase a distância.

Apesar das vantagens, existem algumas desvantagens desse procedimento. A falta de doadores com aumento do tempo de lista de espera, o alto custo do procedimento, a possibilidade de recorrência tumoral, freqüentes infecções pós-operatórias, altos índices de morbidade perioperatória e a qualidade de vida pós-cirúrgica são aspectos que devem ser levados em consideração no momento da decisão da indicação de transplante hepático.

Nos centros onde o tempo de lista de espera é maior que 6 meses tem sido sugerida a utilização de tratamento coadjuvante pré-Tx com o intuito de impedir a progressão tumoral até o procedimento cirúrgico. Ainda é controversa a real eficácia dessas terapias no prognóstico dos pacientes. Alguns grupos utilizam a embolização arterial com ou sem quimioterapia como terapêutica coadjuvante pré-Tx hepático e a quimioterapia localizada no pós-Tx[8,105]. A associação de técnicas (embolização e alcoolização) tem evidenciado satisfatório efeito antitumoral e pode ser útil no tratamento coadjuvante pré-Tx[43].

Estratégias para aumentar o número de doadores é de grande importância. Transplantes em "dominó" e "split liver" são opções para aumentar a quantidade de órgãos para transplante. O transplante intervivos também deve ser analisado para pacientes com CHC em grupos nos quais o tempo de lista de espera seja maior que 7 meses[18].

Tem sido discutida a utilização de critério "expandido" para transplante intervivos em pacientes com CHC. Esse critério caracteriza-se por[18]:

- Tumor único < 7cm ou
- Até 3 nódulos nenhum > 5cm ou
- Até 5 nódulos, nenhum > 3cm ou
- Resposta parcial a qualquer dos tratamentos e que cumpram os critérios convencionais.

No entanto, tais critérios necessitam validação para ser utilizados na prática clínica.

Os imunossupressores, como a ciclosporina e o FK 506 (tacrolimus), são sabidamente estimuladores da regeneração hepática[87]. No entanto, sua interferência na progressão tumoral ainda é controversa.

TRATAMENTO PERCUTÂNEO

Vários são os tratamentos percutâneos para o CHC. Todos têm como objetivo a destruição do tumor com margem de segurança de fígado não tumoral. As substâncias mais utilizadas para esse procedimento são etanol (álcool absoluto), solução salina fervente, ácido acético e terapia gênica. Podem, também, ser usadas coagulação por radiofreqüência, microondas, laserterapia e eletrocauterização. A injeção intratumoral de etanol (IITE) é a de maior experiência com vários estudos mostrando sua eficácia.

O álcool absoluto causa desidratação celular, extensa necrose celular coagulativa, além de levar a trombose dos vasos intratumorais. A IITE é um procedimento de fácil execução, atingindo seletivamente a área tumoral, de boa tolerabilidade e de baixo custo, podendo ser realizada em sessões repetidas[14,22,59,106]. As complicações da técnica são raras. Há relatos de hemoperitôneo, pleurite, hemobilia, abscesso hepático, colangite e descompensação hepática[59]. Pode-se também observar trombose portal pós-IITE. Esta pode ser conseqüente à invasão tumo-

ral do vaso ou à trombose química causada pelo álcool. Sua diferenciação pode ser feita por meio da utilização de US-Doppler[57] ou de PAAF do trombo[107].

Os critérios mais comumente aceitos para a indicação da IITE são tumor único menor que 3cm ou até três nódulos nenhum maior que 3cm, sem metástase extra-hepática e com reserva funcional hepática pouco deteriorada (Child-Pugh A e B) e sem indicação cirúrgica[3,60,109].

A quantidade de álcool absoluto utilizada e o número de sessões de alcoolização vão depender do tamanho, da consistência tumoral e da distribuição do álcool pelo tumor[22]. O objetivo final desse tratamento é obter a necrose total do CHC. Para o controle de eficácia terapêutica utiliza-se a TC dinâmica (com injeção de contraste). A ausência de captação de contraste implica necrose tumoral, enquanto a presença significa células neoplásicas viáveis[59].

O controle pós-terapêutico se faz com realização trimestral de US e medida dos níveis séricos de AFP e TC dinâmica a cada 6-8 meses. A ausência de aumento da lesão, dos níveis de AFP e de captação de contraste na TC são indicativos de necrose tumoral, ou seja, sucesso terapêutico. A biópsia de controle somente é necessária nos casos duvidosos[59]. Tem-se utilizado a US-Doppler para o controle terapêutico pós-IITE com resultados satisfatórios. A presença de fluxo pulsátil intratumoral é indicativo de persistência de células tumorais viáveis[56].

A eficácia terapêutica da IITE depende de vários fatores. Vilana e cols.[106], analisando alcoolização de tumores de tamanho inferior a 4cm, verificaram que o grupo de tumores menores que 3cm teve melhor resposta, concluindo que o sucesso da IITE está relacionado com o tamanho tumoral no início do tratamento, fato também relatado por outros autores[91]. A IITE pode apresentar eficácia terapêutica semelhante à de ressecção ou mesmo de transplante hepático, principalmente quando se selecionam pacientes com má função hepática para o tratamento cirúrgico[22,60].

A recorrência local é encontrada em 17% dos casos. A aparição de novas lesões pós-tratamento varia de 40 a 60% aos 2 anos e 80% aos 5 anos e está relacionada ao tamanho tumoral, à inadequada necrose, à presença de metástases intra-hepáticas prétratamento ou mesmo ao aparecimento de lesões metacrônicas durante o seguimento do paciente[22,59,106].

A sobrevida dos pacientes submetidos a IITE é considerada boa e gira em torno de 85% no primeiro ano e 60% no terceiro ano e 30% no quinto ano, índices semelhantes aos da ressecção cirúrgica, estando relacionada diretamente ao grau de disfunção hepática[3,59,60,109].

A radiofreqüência também tem sido utilizada com sucesso nos portadores de CHC. As indicações são as mesmas da IITE[61]. Ainda não existem estudos rando-

Capítulo 44

mizados e comparativos entre as duas técnicas percutâneas. A vantagem da radiofreqüência em relação à IITE é o menor número de sessões para se alcançar a necrose tumoral. No entanto, a IITE é de menor custo e de fácil realização. A decisão de realização de um dos procedimentos está na dependência da experiência de cada grupo e na localização do nódulo tumoral.

EMBOLIZAÇÃO ARTERIAL (EA)

O fato de o CHC ser um tumor irrigado, predominantemente, pelo sistema arterial do fígado, é a razão pela qual se utiliza a ligadura da artéria hepática como tratamento dessa neoplasia, bloqueando o suprimento sangüíneo do tumor. A via cirúrgica foi abandonada devido aos graves efeitos colaterais, passando-se então a utilizar a obstrução arterial por via periférica, por meio da radiologia.

Tumores não passíveis de tratamento radical são considerados para EA. Comumente pacientes com tumores múltiplos, difusos ou únicos maiores que 5cm, com função hepática pouco deteriorada, são os principais candidatos ao tratamento com embolização arterial[17].

Utilizando-se fluoroscopia, localiza-se a artéria nutrícia tumoral e, avançando um catéter o mais próximo possível do CHC, inicia-se a obstrução seletiva com partículas de gelatina, micropartículas de polivinil, emulsões oleosas ou microfios objetivando a necrose tumoral. Pode-se associar a utilização de quimioterápicos como doxorrubicina, epirubicina, mitomicina ou cisplatina, estas associadas ou não ao lipiodol, substância que é retida pelas células neoplásicas. Essas associações parecem melhorar o efeito antitumoral, apesar de que, na maioria das vezes, não melhora a sobrevida dos pacientes[94,112].

Em estudo recente, Llovet e cols.[65] mostraram que, em casos selecionados, a quimioembolização pode melhorar a sobrevida dos portadores de CHC. Os pacientes ideais para a quimioembolização são os portadores de CHC multinodular, assintomáticos em relação ao tumor, sem invasão vascular ou metástase a distância e com função hepática preservada (preferencialmente Child-Pugh A) e que não sejam candidatos ao transplante de fígado.

Devido à possibilidade de ocorrência de insuficiência hepática grave, está contra-indicada a realização da EA em pacientes com trombose portal ou fluxo portal hepatofugal. Insuficiência renal e ateromatose avançada também são consideradas contra-indicações à EA[16].

Semelhante ao tratamento percutâneo, o controle da resposta terapêutica é feito com a TC de abdome e medida dos níveis séricos de AFP. A ausência de captação de contraste na TC dinâmica é indicativa de necrose tumoral[15]. Nos casos avaliados com a utilização de TC-lipiodol, a presença de retenção de lipiodol no tecido hepático adjacente está relacionada à necrose tumoral[25]. Outros autores têm utilizado a US com Doppler pulsado ou colorido para avaliar a presença de tumor residual e da recorrência tumoral pós-EA com resultados satisfatórios[75,99]. Devido ao fato de o CHC ser tumor hipervascular, a sua recidiva caracteriza-se pela neovascularização arterial, podendo ser registrada pela US-Doppler. A RM também tem sido utilizada na avaliação terapêutica. A presença de nódulo com perda importante da intensidade de sinal em T2 está relacionada à necrose tumoral. Durante a fase de injeção de Gadolínio, a presença do contraste no interior do nódulo representa, em sua maioria, a permanência de células viáveis, e somente a captação periférica de contraste está relacionada à necrose tumoral completa. A presença de imagem hiperintensa em T2 está relacionada à presença de tumor viável[5].

Quase a totalidade dos pacientes submetidos à embolização arterial apresenta a chamada síndrome pós-embolização, caracterizada por febre, dor abdominal, náuseas e vômitos, freqüentemente autolimitada. Quinze a 30% dos pacientes podem apresentar sintomas graves, como infarto da vesícula biliar por embolização da artéria cística, arterite, trombose da camada íntima da artéria hepática, edema pulmonar, pancreatite, ou mesmo insuficiência hepática, devido à má função hepática. Por isso, evita-se a realização dessa modalidade terapêutica em pacientes Child-Pugh C[15,49,94]. Há tendência de maior freqüência de síndrome pós-embolização e de toxicidade gastrointestinal nos casos em que se utiliza o lipiodol, como veículo do quimioterápico[112]. A profilaxia antibiótica não deve ser utilizada de rotina nos pacientes submetidos à EA[23].

A embolização arterial é capaz de diminuir o tamanho tumoral, levando a uma necrose isquêmica em mais de 80% do CHC, permanecendo viáveis as células que infiltram a cápsula, bem como a veia porta. A recidiva também é freqüente. Nos casos de recidiva ou de permanência de células viáveis, pode-se repetir o procedimento ou realizar IITE pós-EA[14,49,99]. No entanto, a probabilidade de manter esse nível de resposta terapêutica gira em torno de 10% aos 2 anos[15]. Existe tendência de os tumores maiores responderem com maior freqüência à EA, isso devido, provavelmente, à hipervascularidade do CHC de maior tamanho[94].

Tanto a embolização como a quimioembolização devem ser repetidas periodicamente. O intervalo de tempo não está definido mas sugere-se que seja repetida a cada 3 meses.

Portadores de tumores únicos maiores que 3cm, não passíveis de tratamento cirúrgico, podem beneficiar-se com a combinação da EA e IITE. A associa-

412

ção dessas duas técnicas terapêuticas baseia-se na persistência de células neoplásicas viáveis pós-EA, principalmente, na periferia da lesão, onde a circulação predominante parece ser a venosa[43]. Além disso, tumores grandes necessitam de maior quantidade de álcool para necrosá-los. Então, realizando-se de início a EA consegue-se necrosar a parte central do CHC e posteriormente alcooliza-se a periferia. Essa combinação de técnicas parece ser eficaz em reduzir o tamanho tumoral e em aumentar a sobrevida dos pacientes, principalmente quando se consegue a necrose de mais de 50% do CHC[55,101].

A EA tem sido utilizada como tratamento coadjuvante, quando o paciente está em lista de espera para ressecção cirúrgica e Tx[104]. Em nossa experiência, a associação de EA e IITE tem mostrado bom efeito antitumoral nos pacientes que estão em lista de espera pelo Tx[43].

No entanto, a possibilidade de disseminação tumoral pós-terapêutica traduzida pela detecção de RNA mensageiro para AFP[10] e pela maior incidência de metástases pulmonares após a realização de EA[96] deve ser considerada no momento de decisão da realização de tratamento coadjuvante à terapêutica radical.

AVALIAÇÃO DA RESPOSTA TERAPÊUTICA

A resposta terapêutica aos métodos percutâneos e à embolização com ou sem quimioterapia deve ser realizada utilizando-se a TC em fase arterial, pelo menos 1 mês após o procedimento. A persistência de imagem hiperdensa na fase arterial é sugestiva de viabilidade tumoral. A Organização Mundial de Saúde (OMS) adota os seguintes critérios de resposta terapêutica[72]:

- Resposta completa (RC): completo desaparecimento de todas lesões conhecidas e não aparecimento de novas lesões avaliada em duas observações com intervalo mínimo de 4 semanas.
- Resposta parcial (RP): redução da massa tumoral > 50% avaliada em duas observações com intervalo mínimo de 4 semanas.
- Doença estável (DE): não classificada como RC, RP ou doença progressiva.
- Doença progressiva (DP): aumento de 25% da massa tumoral de uma ou mais lesões conhecidas ou aparição de novas lesões.

A US-Doppler pode ser utilizada para controle terapêutico. A presença de sinal Doppler dentro da lesão tratada é sugestiva de persistência tumoral. No entanto, a ausência de fluxo não exclui viabilidade tumoral, devendo ser complementada com TC helicoidal.

Os níveis séricos de AFP podem ser utilizados como parâmetro de resposta terapêutica apenas nos casos em que seus níveis eram elevados antes do procedimento.

TRATAMENTO HORMONAL

No CHC, tanto receptores de estrogênios como androgênios podem ser encontrados na membrana das células neoplásicas, justificando teoricamente a terapia hormonal para esse tipo de neoplasia. Tem-se sugerido a utilização de antiestrogênios no tratamento do CHC. No entanto, a utilização de tamoxifeno, um antiestrógeno não esteróide, não se mostrou útil na melhora da sobrevida ou mesmo da qualidade de vida dos pacientes com CHC, mesmo com a utilização de doses elevadas da medicação[30].

OUTRAS TERAPIAS

A radioterapia, a quimioterapia sistêmica e a utilização de interferon não têm mostrado resultados satisfatórios quanto ao efeito antitumoral nem na sobrevida dos pacientes portadores de CHC[16].

REFERÊNCIAS BIBLIOGRÁFICAS

1. Adachi E, Maeda T, Matsumata T, et al. Risk factors for intrahepatic recurrence in human small hepatocellular carcinoma. *Gastroenterology*, 108:768-75, 1995. ■ 2. Alpert E. Human alpha-1-fetoprotein. In: Okuda K, Peters RL (ed). *Hepatocellular Carcinoma*. New York, John Wiley and Sons, 1976, pp 313-367. ■ 3. Arii S, Yamaoka Y, Futagawa S, et al. Results of surgical and nonsurgical treatment for small-sized hepatocellular carcinoma: a retrospective and nationwide survey in Japan. *Hepatology*, 32:1224-9, 2000. ■ 4. Barbara L, Benzi G, Gaiani S, et al. Natural history of small hepatocellular carcinoma in cirrhosis: a multivariate analysis of prognostic factors of tumor growth rate and patient survival. *Hepatology*, 16:132-7, 1992. ■ 5. Bartolozzi C, Lencioni R, Caramella D, et al. Hepatocellular carcinoma. CT and MR features after transcatheter arterial embolization and percutaneous ethanol injection. *Radiology*, 191:123-8, 1994. ■ 6. Bartolozzi C, Lencioni R, Caramella D, et al. Treatment of hepatocellular carcinoma with percutaneous ethanol injection. Evaluation with contrast-enhanced MR imaging. *AJR*, 162:827-31, 1994. ■ 7. Behan M, O'Oconnell D, Mattrey RF, et al. Perfluorooctylbormide as a contrast agent for CT and sonography. Preliminary clinical results. *AJR*, 160:399-405, 1993. ■ 8. Bismuth H, Chiche L, Adam R, et al. Surgical treatment of hepatocellular carcinoma in cirrhosis. Liver resection or transplantation? *Transpl Proc*, 25:1066-7, 1993. ■ 9. Bizollon T, Rode A, Bancel B, et al. Diagnostic value and tolerance of Lipiodol-computed tomography for the detection of small hepatocellular carcinoma: correlation with pathologic examination of explanted livers. *J Hepatol*, 28:491-6, 1998. ■ 10. Boix L, Bruix J, Castells A, et al. Circulating mRNA for alpha-fetoprotein in patients with hepatocellular carcinoma. Evidence of tumor dissemination after transarterial embolization [Abstract]. *Hepatology*, 24:349A, 1996. ■ 11. Borzio M, Bruno S, Roncalli M, et al. Liver cell dysplasia is a major risk factor for hepatocellular carcinoma in cirrhosis: a prospective study. *Gastroenterology*, 108:812-7, 1995. ■ 12. Borzio M, Trere D, Borzio F, et al. Hepatocyte proliferation rate is powerful parameter for predicting hepatocellular carcinoma development in liver cirrhosis. *Mol Pathol*, 51:96-101, 1998. ■ 13. Bru C, Maroto A, Bruix J, et al. Diagnostic accuracy of fine-needle aspiration biopsy in patients with hepatocellular carcinoma. *Dig Dis Scien*, 34:1765-9, 1989. ■ 14. Bruix J, Castelss A, Bru C. Diagnosis and treatment of hepatocellular carcinoma. A western perspective. *The Cancer Journal*, 5:17-22, 1992. ■ 15. Bruix J, Castells A, Mantanyà X, et al. Phase II study of transarterial embolization in European patients with hepatocellular carcinoma. Need for controlled trials. *Hepatology*, 20:643-50, 1994. ■ 16. Bruix J. Treatment of hepatocellular carcinoma. *Hepatology*, 25:259-62, 1997. ■ 17. Bruix J, Sherman M, Llovet JM, et al. Clinical management of hepatocellular carcinoma. Con-

clusions of the Barcelona-2000 EASL conference. *J Hepatol*, 35:421-30, 2001. ■ 18. Bruix J, Llovet JM. Prognostic prediction and treatment strategy in hepatocellular carcinoma. *Hepatology*, 35:519-24, 2002. ■ 19. Buscarini L, Buscarini E. Laparoscopy. **In**: Livraghi T, Makuushi M, Buscarini L (ed). *Diagnosis and Treatment of Hepatocellular Carcinoma*. London, GMM, 1997, pp 221-228. ■ 20. Calvet X, Bruix J, Ginés P, et al. Natural history of hepatocellular carcinoma in Spain. Five year's experience in 249 cases. *J Hepatol*, 10:311-7, 1990. ■ 21. Carrilho FJ. Carcinoma hepatocelular e cirrose hepática. Estudo caso-controle de variáveis clínicas, bioquímicas, sorológicas e histológicas. São Paulo, 1993, 181p. Tese (Doutorado) – Faculdade de Medicina, Universidade de São Paulo. ■ 21a. Carrilho FJ, Alves VAF, Cardoso RA, et al. Case-control study of clinical, laboratorial and morphological data on hepatocellular carcinoma and liver cirrhosis. An univariate and multivariate stepwise logistic regression analysis. *Hepatology* 19(4):50I, 1994 ■ 21b. Carrilho FJ, Alves VAF, Mello ES, Vezozzo DP. Carcinoma hepatocelular. **In**: Gayotto LCC, Alves VAF, Da Silva LC, Strauss E, Carrilho FJ, Porta G. (eds). *Doenças do Fígado e Vias Biliares*. São Paulo, Atheneu, 2001, pp 997-1015. ■ 21c. Carrilho FJ, Paranaguá-Vezozzo D, Matielo CEL, Medeiros-Filho JEM, Ono-Nita SK, Tani CM, Mello ES, Cerri GG, Gayotto LCC, Laudanna AA, Alves VAF. Epidemiology of hepatocellular carcinoma in patients with liver cirrhosis in São Paulo, Brazil. XVII Congreso de la Associación Latinoamericana para el Estudo Del Hígado. Santiago de Chile, 1-4/dezembro/2002. ■ 22. Castells A, Bruix J, Bru C, et al. Treatment of small hepatocellular carcinoma in cirrhotic patients. A cohort study comparing surgical resection and percutaneous ethanol injection. *Hepatology*, 18:1121-6, 1993. ■ 23. Castells A, Bruix J, Ayuso C, et al. Transarterial embolization for hepatocellular carcinoma. Antibiotic prophylaxis and clinical meaning of postembolization fever. *J Hepatol*, 22:410-5, 1995. ■ 24. Choi BI, Park JH, Kim BH, et al. Small hepatocellular carcinoma. Detection with sonography, computes tomography (CT), angiography and lipiodol-CT. *Br J Radiol*, 62:897-903, 1989. ■ 25. Choi BI, Kim HC, Han JK, et al. Therapeutic effect of transarterial oily chemoembolization therapy for encapsulates nodular hepatocellular carcinoma. CT and pathologic findings. *Radiology*, 182:709-13, 1992. ■ 26. Choi BI, Shin YM, Han JK, et al. Focal hepatic nodules after transcatheter oily chemoembolization. Detection with spiral CT versus conventional CT. *Abdom Imaging*, 21:33-6, 1996. ■ 27. Clip. Prospective validation of the clip score: a new prognostic system for patients with cirrhosis and hepatocellular carcinoma. *Hepatology*, 31:840-5, 2000. ■ 28. Colombo M. Hepatocellular carcinoma in cirrhotics. *Semin Liver Dis*, 13:374-83, 1993. ■ 29. Cottone M, Virdone R, Fusco G, et al. Asymptomatic hepatocellular carcinoma in child's A cirrhosis. A comparison of natural history and surgical treatment. *Gastroenterology*, 96:1566-71, 1989. ■ 30. Chow PK, Tai BC, Tan CK, et al. High-dose tamoxifen in the treatment of inoperable hepatocellular carcinoma: a multicenter randomized controlled trial. *Hepatology*, 36:1221-6, 2002. ■ 31. Dodd III GD, Miller WJ, Baron RL, et al. Detection of malignant tumors in end-stage cirrhotic livers. Efficacy of sonography as a screening technique. *AJR*, 159:727-33, 1992. ■ 32. Dusheiko GM, Hobbs KEF, Dick R, et al. Treatment of small hepatocellular carcinomas. *Lancet*, 340:285-8, 1992. ■ 33. Ebara M, Ohto M, Shinagawa T, et al. Natural history of minute hepatocellular carcinoma smaller than threee centimeters complicating cirrhosis. A study in 22 patients. *Gastroenterology*, 90:289-98, 1986. ■ 34. Ebara M, Ohto M, Watanabe Y, et al. Diagnosis of small hepatocellular carcinoma. Correlation of MR imaging and tumor histology studies. *Radiology*, 159:371-7, 1986. ■ 35. Ebara M, Ohto M, Kondo F. Strategy for early diagnosis of hepatocellular carcinoma (HCC). *Ann Acad Med*, 18:83-9, 1989. ■ 36. Ebara M, Watanabe S, Kita K, et al. MR imaging of small hepatocellular carcinoma. Effect of intratumoral copper content on signal intensity. *Radiology*, 180:617-21, 1991. ■ 37. Ebara M, Kita K, Sugiura N, et al. Therapeutic effects of percutaneous etanol injection on small hepatocellular carcinoma. Evaluation with CT. *Radiology*, 195:371-7, 1995. ■ 38. Figueras J, Jaurrieta E, Valls C, et al. Survival after liver transplantation in cirrhotic patients with and without hepatocellular carcinoma: a comparative study. *Hepatology*, 25:1485-9, 1997. ■ 39. Fong Y, Sun RL, Jarnagin W, et al. An analysis of 412

cases of hepatocellular carcinoma at a Western center. *Ann Surg*, 229:790-9, 1999. ■ 40. Fórum Sobre Carcinoma Hepatocelular no Brasil. Sociedade Brasileira de Hepatologia, Florianópolis, 1995. ■ 41. França A. Carcinoma hepatocelular e transplante hepático. Valor dos métodos de imagem no diagnóstico e estadiamento tumoral; e na sobrevida de 58 pacientes. São Paulo, 1997, 141p. Tese (Doutorado) – Faculdade de Medicina, Universidade de São Paulo. ■ 42. França AVC, Martinelli A, Sankanrankutty A, et al. Brain metastasis of a HCC after OLT. *Liver Transplant*, 8(Suppl):218, 2002. ■ 43. França AVC, Lescano MAL, Martinelli ALC. Tratamento combinado coadyuvante para el carcinoma hepatocelular previo al trasplante hepático. *Gastroenterol Hepatol*, 25:153-5, 2002. ■ 44. França A, Giordano H, Trevisan M, et al. Fine needle aspiration biopsy improves the diagnostic accuracy of cut needle biopsy of focal liver lesions. *Acta Cytol*, 2003 (in press). ■ 45. Fujimoto M, Moriyasu F, Nishikawa K, et al. Color Doppler sonography of hepatic tumors with a galactose-based contrast agent. Correlation with angiographic findings. *AJR*, 163:1099-104, 1994. ■ 46. Fujiyama S, Morishita T, Hashiguchi O, et al. Plasma abnormal prothrombin (des-gamma-carboxi prothrombin) as a marker of hepatocellular carcinoma. *Cancer*, 6:1621-8, 1988. ■ 47. Fuster J, Garcia-Valdecasas JC, Grande L, et al. Hepatocellular carcinoma and cirrhosis. Results of surgical treatment in a European series. *Ann Surg*, 233:297-302, 1996. ■ 48. Ganne-Carrie N, Chastang C, Chapel F, et al. Predictive score for the development of hepatocellular carcinoma and additional value of liver large cell dysplasia in Western patients with cirrhosis. *Hepatology*, 23:1112-8, 1996. ■ 49. Groupe D'etude et de Traitment du Carcinome Hepatocellulaire. A comparison of lipiodol chemoembolization and conservative treatment for unresectable hepatocellular carcinoma. *N Engl J Med*, 332:1256-61, 1995. ■ 50. Honda H, Ochiai K, Adachi E, et al. Hepatocellular carcinoma. Correlation of CT, angiography, and histologic findings. *Radiology*, 189:857-62, 1993. ■ 51. Hytiroglou P, Theise ND, Schwartz M, et al. Macroregenerative nodules in a series of adult cirrhotic liver explants: issues of classification and nomenclature. *Hepatology*, 21:703-8, 1995. ■ 52. Ikeda K, Saitoh S, Koida I, et al. Imaging diagnosis of small hepatocellular carcinoma. *Hepatology*, 20:82-7, 1994. ■ 53. Ismail T, Angrisani L, Gunson BK, et al. Primary hepatic malignancy. The role of liver transplantation. *Br J Surg*, 77:983-7, 1990. ■ 54. Jonas S, Bechstein WO, Steinmüller T, et al. Vascular invasion and histopathologic grading determine outcome after liver transplantation for hepatocellular carcinoma in cirrhosis. *Hepatology*, 33:1080-6, 2001. ■ 55. Koda M, Murawaki Y, Mitsuda A, et al. Combination therapy with transcatheter arterial chemoembolization and percutaneous ethanol injection compared with percutaneous ethanol injection alone for patients with small hepatocellular carcinoma. A randomized Control Study. *Cancer*, 92:1516-24, 2001. ■ 56. Lencioni R, Caramella D, Bartolozzi C. Hepatocellular carcinoma. Use of color Doppler US to evaluate response to treatment with percutaneous ethanol injection. *Radiology*, 194:113-8, 1995. ■ 57. Lencioni R, Caramella D, Sanguinetti F, et al. Portal vein thrombosis after percutaneous ethanol injection for hepatocellular carcinoma. Value of color Doppler sonography in distinguishing chemical and tumor thrombi. *AJR*, 164:1125-230, 1995. ■ 58. Lescano M, Carneiro M, Elias Junior J, et al. Experiencia inicial en la evaluación de pacientes com carcinoma hepatocelular em um Hospital terciário. *Gastroenterol Hepatol*, 25(Supl 2):9-43, 2002. ■ 59. Livraghi T, Giorgio A, Marin G, et al. Hepatocellular carcinoma and cirrhosis in 746 patients. Long-tern results of percutaneous ethanol injection. *Radiology*, 197:101-8, 1995. ■ 60. Livraghi T, Bolondi L, Buscarini L, et al. No treatment, resection and ethanol injection in hepatocellular carcinoma. A retrospective analysis of surgical in 391 patients with cirrhosis. *J Hepatol*, 22:522-6, 1995. ■ 61. Livraghi T, Goldberg SN, Lazzaroni S. Small hepatocellular carcinoma: treatment with radio-frequency ablation versus ethanol injection. *Radiology*, 210:655-61, 1999. ■ 62. Llovet JM, Bruix J, Fuster J, et al. Liver transplantation for small hepatocellular carcinoma: the tumor-node-metastasis classification does not have prognostic power. *Hepatology*, 27:1572-7, 1998. ■ 63. Llovet JM, Fuster J, Bruix J, et al. Intention-to-treat analysis of surgical treatment for early hepatocellular carcinoma: resection versus transplantation. *Hepatology*, 30:1434-40, 1999. ■ 64. Llovet JM, Bru C, Bruix

J. Prognosis of hepatocellular carcinoma: the BCLC staging classification. *Semin Liver Dis*, **19**:329-38, 1999. ■ 65. Llovet JM, Real M, Montaña X, et al. Arterial embolization of chemoembolization versus symptomatic treatment in patients with unresectable hepatocellular carcinoma: a randomized controlled trial. *Lancet*, **359**:1734-9, 2002. ■ 66. Lohmann R, Bechstein WO, Langrehr JM, et al. Analysis of the risk factors for recurrence of hepatocellular carcinoma after orthotopic liver transplantation. *Transpl Proc*, **27**:1245-6, 1995. ■ 67. Longchampt E, Patriarche C, Fabre M. Accuracy of cytology vs. microbiopsy for the diagnosis of well-differentiated hepatocellular carcinoma and macroregenerative nodule. Definition criteria from a study of 100 cases. *Acta Cytol*, **44**:515-23, 2000. ■ 68. Marchal GJ, Pylyser K, Tsibwahwa-Tumba EA, et al. Anechoic halo in solid liver tumors. Sonographic, microangiographic and histologic correlation. *Radiology*, **156**:479-83, 1985. ■ 69. Maroto A, Bru C, Bruix J, et al. Características ecográficas del carcinoma hepatocelular. Analisis de una serie de 125 casos. *Radiología*, **29**:569-673, 1987. ■ 70. Mazzaferro V, Regalla E, Doci R, et al. Liver transplantation for the treatment of small hepatocellular carcinoma in patients with cirrhosis. *N Engl J Med*, **334**:693-9, 1996. ■ 71. Michel J, Suc B, Fourtanier G, et al. Recurrence of hepatocellular carcinoma in cirrhotic patients after liver resection or transplantation. *Transpl Proc*, **27**:1798-800, 1995. ■ 72. Miller AB, Hoosgstraten B, Staquet M, Winkler A. Reporting results of cancer treatment. *Cancer*, **47**:207-14, 1981. ■ 73. Miller WJ, Baron RL, Dodd III GD, et al. Malignancies in patients with cirrhosis. CT sensibility and specificity in 200 consecutive transplant patients. *Radiology*, **193**:645-50, 1994. ■ 74. Mion F, Grozel L, Boillot O, et al. Adult cirrhotic liver explant: precancerous lesions and undetected small hepatocellular carcinomas. *Gastroenterology*, **111**:1587-92, 1996. ■ 75. Mochida S, Hayashi S, Ogata I, et al. Usefulness of pulsed Doppler ultrasound in detection of angiographically evident recurrence of hepatocellular carcinoma after arterial embolization treatment. *Hepatology*, **13**:434-7, 1991. ■ 76. Murakami T, Nakamura H, Tsuda K, et al. Treatment of hepatocellular carcinoma by chemoembolization. Evaluation with 3DFT MR imaging. *AJR*, **160**:295-9, 1993. ■ 77. Nomura F, Ohnishi K, Tanabe Y. Clinical features and prognosis of hepatocellular carcinoma with reference to serum alpha-fetoprotein levels. *Cancer*, **64**:1700-7, 1989. ■ 78. Ohashi O, Hanafusa K, Yoshida T. Small hepatocellular carcinomas. Two-phase dynamic incremental CT in detection and evaluation. *Radiology*, **189**:851-5, 1993. ■ 79. Okuda K, Ohtsuki T, Obata H, et al. Natural history of hepatocellular carcinoma and prognosis in relation to treatment. Study of 850 patients. *Cancer*, **56**:918-28, 1985. ■ 80. Okuda K. Early recognition of hepatocellular carcinoma. *Hepatology*, **6**:729-38, 1986. ■ 81. Okuda K. Epidemiology. **In**: Livraghi T, Makuushi M, Buscarini L (eds). *Diagnosis and Treatment of Hepatocellular Carcinoma*. London, GMM, 1997, pp 3-15. ■ 82. Paradinas FB, Melia WN, Wilkinson ML. High serum vitamin B12 binding capacity as a marker of the fibrolamelar variant of hepatocellular carcinoma. *Br Med J*, **285**:840-2, 1982. ■ 83. Pozniak MA, Baus KM. Hepatofugal arterial signal in the main portal vein. An indicator of intravascular tumor spread. *Radiology*, **180**:663-6, 1991. ■ 84. Pugh RNH, Murray-lion JM, Dawson JL, et al. Transection of the esophagus for bleeding oesophageal varices. *Br J Surg*, **60**:646-64, 1973. ■ 85. Ringe B, Pichlmayr R, Wittekind C, et al. Surgical treatment of hepatocellular carcinoma. Experience with liver resection and transplantation in 198 patients. *World J Surg*, **15**:270-85, 1991. ■ 86. Rummeny E, Weissleder R, Stark DD, et al. Primary liver tumors. Diagnosis by MR imaging. *AJR*, **152**:63-72, 1989. ■ 87. Schwartz ME. Primary hepatocellular carcinoma. Transplant versus resection. *Semin Liver Dis*, **14**:135-9, 1994. ■ 88. Selby R, Kadry Z, Carr B, et al. Liver transplantation for hepatocellular carcinoma. *World J Surg*, **19**:53-8, 1995. ■ 89. Sheu JC, Sung JL, Chen DS, et al. Early detection of hepatocellular carcinoma by real-time ultrasonography. A prospective study. *Cancer*, **56**:660-6, 1985. ■ 90. Shibata M, Morizane T, Uchida T, et al. Irregular regeneration of hepatocytes and risk of hepatocellular carcinoma in chronic hepatitis and cirrhosis with hepatitis-C-virus infection. *Lancet*, **351**:1773-7, 1998. ■ 91. Shiina S, Tagawa K, Unuma T, et al. Percutaneous ethanol injection therapy for the treatment

of hepatocellular carcinoma. *AJR*, **154**:947-51, 1990. ■ 92. Shimamoto K, Sakuma S, Ishigaki T, et al. Hepatocellular carcinoma. Evaluation with color Doppler US and MR imaging. *Radiology*, **182**:149-53, 1992. ■ 93. Solmi L, Primerano AMM, Gandolfi L. Ultrasound follow-up of patients at risk for hepatocellular carcinoma. Results of a prospective study on 360 cases. *Am J Gastroenterol*, **91**:1189-94, 1996. ■ 94. Spreafico C, Marchiano A, Regalia E, et al. Chemoembolization of hepatocellular carcinoma in patients who undergo liver transplantation. *Radiology*, **192**:687-90, 1994. ■ 95. Sumida M, Ohto M, Ebara M, et al. Accuracy of angiography in the diagnosis of small hepatocellular carcinoma. *AJR*, **147**:531-6, 1986. ■ 96. Tai-Cherng L, Shou-Chuan S, Chin-Roa K, et al. Pulmonary metastasis of hepatocellular carcinoma associated with transarterial chemoembolization. *J Hepatol*, **23**:563-8, 1995. ■ 97. Takayasu K, Shima Y, Muramatsu Y, et al. Angiography of small hepatocellular carcinoma. Analysis of 105 resected tumors. *AJR*, **147**:525-9, 1986. ■ 98. Tan C-K, Gores GJ, Steers JL, et al. Orthotopic liver transplantation for preoperative early-stage hepatocellular carcinoma. *Mayo Clinic Proc*, **69**:509-14, 1994. ■ 99. Tanaka K, Inoue S, Numata K, et al. Color Doppler sonography of hepatocellular carcinoma before and after treatment by transarterial embolization. *AJR*, **158**:541-6, 1992. ■ 100. Tanaka K, Numata K, Okazaki H, et al. Diagnosis of portal vein thrombosis in patients with hepatocellular carcinoma. Efficacy of color Doppler sonography compared with angiography. *AJR*, **160**:1279-83, 1993. ■ 101. Tateishi H, Kinuta M, Furukawa J, et al. Follow-up study of combination treatment (TAE and PEIT) for unresectable hepatocellular carcinoma. *Cancer Chemothr Pharmacol*, **33**:119-23, 1994. ■ 102. Unger EC, Lund PJ, Shen D-K, et al. Nitrogen-filled lipossomes as a vascular US contrast agent. Preliminary evaluation. *Radiology*, **185**:453-6, 1992. ■ 103. Utsunomiya T, Matsumata T, Adachi E, et al. Limitations of current preoperative liver imaging techniques for intrahepatic metastatic nodules of hepatocellular carcinoma. *Hepatology*, **16**:694-701, 1992. ■ 104. Van Thiel DH, Carr B, Iwatsuki S, et al. The 11-years Pittsburgh experience with liver transplantation for hepatocellular carcinoma. 1981-1991. *J Surg Onc*, **3**:78-82, 1993. ■ 105. Vennok AP, Ferrell LD, Ronerts JP, et al. Liver transplantation for hepatocellular carcinoma. Results with preoperative chemoembolization. *Liver Transpl Surg*, **1**:242-8, 1995. ■ 105a. Vezozzo DP, Barros N, Cerri GG. Radiologia convencional e ultrasonografia. **In**: Gayotto LCC, Alves VAF, Da Silva LC, Strauss E, Carrilho FJ, Porta G (eds). *Doenças do Fígado e Vias Biliares*. São Paulo, Atheneu, 2001, pp 173-204. ■ 106. Vilana R, Bruix J, Bru C, et al. Tumor size determines the efficacy of percutaneous ethanol injection for the treatment of small hepatocellular carcinoma. *Hepatology*, **16**:353-7, 1992. ■ 107. Vilana R, Bru C, Bruix J, et al. Fine-needle aspiration biopsy of portal vein thrombus. Value in detecting malignant thrombosis. *AJR*, **160**:1285-7, 1993. ■ 108. Weitz IC, Liebman HA. Descarboxy prothrombin and hepatocellular carcinoma. *Hepatology*, **18**:990-7, 1993. ■ 109. Yamamoto J, Okada S, Shimada K, et al. Treatment strategy for small hepatocellular carcinoma: comparison of long-term results after percutaneous ethanol injection therapy and surgical resection. *Hepatology*, **34**:707-13, 2001. ■ 110. Yamashita Y, Yoshimatsu S, Sumi M, et al. Dynamic MR imaging of hepatoma treated by transcatheter arterial embolization therapy. Assesment of treatment effect. *Acta Radiol*, **34**:303-8, 1993. ■ 111. Yao FY, Ferrell L, Bass NM, et al. Liver transplantation for hepatocellular carcinoma: expansion of the tumor size limits does not adversely impact survival. *Hepatology*, **33**:1394-403, 2001. ■ 112. Yoshikawa M, Saisho H, Ebara M, et al. A randomized trial of intrahepatic arterial infusion of 4'-epidoxorubicin with lipiodol versus 4'-epidoxorubicin alone in the treatment of hepatocellular carcinoma. *Cancer Chemother Pharmacol*, **33**:149-52, 1994. ■ 113. Yoshioka H, Nakagawa K, Ono SY, et al. MR imaging of the liver before and after transcatheter hepatic chemo-embolization for hepatocellular carcinoma. *Acta Radiol*, **31**:63-6, 1990. ■ 114. Zhou XD, Stahlhut HL, Hann HL, et al. Serum ferritin in hepatocellular carcinoma. *Hepatogastroenterol*, **35**:1-4, 1988. ■ 115. Zoli M, Magalotti D, Bianchi G, et al. Efficacy of a surveillance program for early detection of hepatocellular carcinoma. *Cancer*, **78**:977-85, 1996.

45 As hepatites virais e o transplante hepático

Flair José Carrilho
Luciana Lofêgo Gonçalves
Alberto Queiroz Farias

O transplante de fígado é considerado, atualmente, uma opção terapêutica bem estabelecida e eficaz para as doenças hepáticas parenquimatosas crônicas, incluindo-se as hepatites virais. As hepatites virais em fase cirrótica representam a principal indicação de transplante hepático ortotópico (THO) em muitos países e no Brasil. De acordo com o registro UNOS (United Network for Organ Sharing), relativo ao período de 1987 a 1998, entre 24.900 pacientes submetidos ao THO, 5,5% e 20,7% eram portadores de cirrose por vírus B e C, respectivamente[1]. Em nosso meio, aproximadamente 30% de um total de 241 pacientes transplantados na Unidade de Fígado do Hospital das Clínicas da Universidade de São Paulo apresentavam hepatite crônica viral.

As indicações de THO dos pacientes com hepatites virais não diferem significativamente das indicações para as demais hepatopatias crônicas na sua fase final. De modo geral, indica-se o transplante hepático quando se considera que a expectativa de sobrevida em um ano do paciente seja menor ou igual a 90%. Desse modo, todos os pacientes que apresentam um escore de Child-Pugh maior ou igual a 7, os que evoluem com sangramento varicoso de difícil controle, perda de massa muscular acentuada, prurido refratário, encefalopatia hepática, fadiga intensa, colangite aguda recorrente ou peritonite bacteriana espontânea seriam candidatos, de acordo com os critérios internacionais de indicação de THO[2].

Todavia, diversos fatores deveriam ser levados em conta ao indicarmos o THO. O total de fígados doados geralmente é inferior ao número de candidatos a receptor, o que resulta em uma mortalidade ina-

ceitavelmente elevada durante o período de espera. Em nosso meio, essa espera por um THO pode estender-se a mais de dois anos. Embora novas técnicas, como o transplante intervivos e o "split liver", tenham sido incorporadas, elas ainda não têm um impacto importante na redução do tempo de espera. Outro aspecto a ser considerado é que, segundo a legislação brasileira, a alocação do órgão disponível é realizada de acordo com a ordem cronológica de inscrição do paciente na lista de espera da Secretaria de Estado da Saúde, não sendo aceitos critérios de gravidade da doença para solicitação de prioridade para transplantar, com exceção dos casos de hepatite fulminante e de retransplante durante os primeiros 30 dias do período pós-operatório. Por esse motivo, não se recomenda esperar até a fase terminal da doença hepática para pensarmos em indicar o transplante. A sobrevida dos pacientes transplantados em bom estado geral é próxima a 90% em um ano, enquanto a sobrevida dos doentes em fase terminal internados em unidade de terapia intensiva fica ao redor de 50%[3]. Outro aspecto a ser analisado é a idade do paciente. A idade cronológica, ainda que superior a 70 anos de idade, não representa, em si mesma, uma contra-indicação. Contudo, a seleção e a avaliação desses candidatos deverão ser mais rigorosas pela possibilidade de concomitância de outras doenças, principalmente cardiovasculares, que contra-indiquem o THO.

Muitas vezes, torna-se difícil para o médico do centro de transplante decidir em uma única consulta sobre o momento mais adequado para indicar o THO. Informações sobre a rapidez da evolução do quadro clínico bem como a impressão do médico do paciente podem ajudar nesse sentido. Por isso, o fato de o paciente ser encaminhado ao centro de transplante não significa que ele será imediatamente incluído na lista de espera. O ideal seria discutir o caso entre o médico do paciente e a equipe de transplante, o que de certa forma também serviria para dividir a responsabilidade da indicação do procedimento.

A possibilidade de recorrência da hepatite viral após o transplante, muitas vezes de forma mais grave que a observada em indivíduos não-transplantados, é uma preocupação que, entretanto, não deve influenciar na decisão de indicar o THO.

As hepatites virais A e E, por não produzirem doença crônica, não serão abordadas neste capítulo, pois para essas enfermidades valem os critérios utilizados para indicar o transplante na hepatite fulminante.

HEPATITES B e D

Os resultados iniciais do THO em pacientes infectados pelo vírus da hepatite B (VHB) foram desanimadores devido às altas taxas de recorrência da infecção, com rápida perda do enxerto, o que levou muitos centros transplantadores a recusar a realização do transplante em pacientes com VHB, particularmente com replicação viral ativa. Entretanto, a experiência acumulada permitiu um melhor entendimento da patogênese da recorrência e o surgimento de estratégias farmacológicas mais eficazes de prevenção e de tratamento, com conseqüente aumento da sobrevida dos transplantados. A infecção do enxerto, a partir de reservatórios extra-hepáticos como as células mononucleares e o baço, parece ser o principal mecanismo da recidiva do VHB após o transplante, e esse risco de recidiva está diretamente relacionado aos níveis de DNA do vírus da hepatite B (DNA-VHB) existentes no período pré-operatório. Quando há replicação viral ativa, definida pela positividade do DNA-VHB ou do AgHBe, a recorrência é quase universal. Em contraste, apenas 30% dos pacientes sem sinais de replicação apresentam recorrência imediata[4-7]. Os baixos níveis de replicação viral devido à destruição maciça de células infectadas explicariam os melhores resultados obtidos com o transplante de formas fulminantes da hepatite B, quando comparados aos quadros crônicos.

Diferentemente do que ocorre no indivíduo imunocompetente, a presença do vírus delta (VHD) parece conferir certa proteção contra o vírus da hepatite B, de forma que a recidiva do VHB após o THO tende a ser menos comum e menos grave, quando associada ao VHD. O VHD pode inibir a replicação do VHB, o que explica a observação de que muitos pacientes apresentam o DNA-VHB negativo, antes do THO. Como o VHD é um vírus de RNA, defecti-

vo, incapaz de replicar-se sem a presença do VHB, a reinfecção delta, sem a presença do VHB, tende a produzir quadros muito leves. De fato, entre os pacientes que permanecem com o AgHBs negativo, o VHD pode ser detectado com freqüência durante o primeiro ano, após o THO, sem provocar hepatite, mas desaparece na maior parte dos pacientes no acompanhamento a longo prazo[8]. Os mutantes "pré-core" do VHB estão associados a formas mais graves de doença no enxerto que a observada com o vírus selvagem[9].

O curso clínico dos pacientes que apresentam recorrência é muito variável, desde quadros leves, compatíveis com uma boa qualidade de vida, até formas graves, com evolução mais rápida que nos indivíduos não transplantados, podendo haver progressão para cirrose em poucos meses. Uma forma grave da recidiva é a hepatite colestática fibrosante. Ocorre em cerca de 25% dos pacientes transplantados e caracteriza-se por altos níveis de replicação viral, com acúmulo do AgHBs no retículo endoplasmático e destruição celular por efeito citopático direto[10]. O quadro histológico é representado por colestase intensa e fibrose periportal, com mínimo infiltrado inflamatório associado. Os altos níveis de replicação viral estão, em parte, associados ao esquema imunossupressor utilizado. Os corticosteróides e a azatioprina estimulam diretamente a replicação viral, aumentando os níveis do DNA-VHB. Entretanto, parece que a ciclosporina *in vitro* não tem esse efeito[11]. Os estudos sobre a relação entre compatibilidade de HLA do doador e do receptor e recidiva da hepatite B são conflitantes para permitir alguma conclusão[12].

PREVENÇÃO DA RECORRÊNCIA

Imunoglobulina hiperimune

A estratégia mais utilizada é a administração da imunoglobulina policlonal contra o antígeno de superfície do vírus da hepatite B (HBIg), em doses elevadas, na tentativa de eliminar os vírions circulantes. Nos estudos iniciais, a administração de HBIg, apenas no pré-operatório, não conseguiu impedir que a maior parte dos pacientes se tornasse positiva para o AgHBs. Porém, os resultados de um estudo multicêntrico europeu[13], com grande número de pacientes estudados, demonstraram que essa profilaxia deveria ser mantida por maior período de tempo. Com o uso prolongado de HBIg, a taxa de reinfecção do enxerto foi reduzida de, aproximadamente, 75% para 36%. Nesse estudo, também ficou evidente que as taxas de recorrência dos pacientes que foram tratados por menos de seis meses não foram muito diferentes dos não tratados, e que o risco de recorrência foi maior nos pacientes com DNA viral positivo à época do transplante (83%), comparados a 58% nos DNA/AgHBe negativos. Os pacientes transplantados por hepatite fulminante, que caracteristicamente exibem

Capítulo 45

baixos níveis de replicação viral, apresentam nítido benefício da utilização de HBIg. Os pacientes com co-infecção pelo VHD também se beneficiam da profilaxia, com taxas de recorrência de 17% nos que receberam imunoprofilaxia por tempo prolongado, comparadas às de 70% e 56% nos que não a receberam ou nos que foram tratados por curto período de tempo, respectivamente[13]. Nas tabelas 45.1 e 45.2 estão apresentadas as freqüências de recidiva da hepatite B em pacientes com VHB replicante e não-replicante observadas em diferentes estudos.

Existe uma grande variabilidade farmacocinética em relação à HBIg e, por isso, a maior parte dos protocolos de imunoprofilaxia é baseada na determinação dos títulos do anti-HBs, de modo a estabelecer a freqüência de injeção da imunoglobulina hiperimune. Na maioria dos estudos, os títulos foram mantidos acima de 100UI/L ou de 500UI/L à custa de doses elevadas da imunoglobulina. No protocolo de Universidade da Virgínia, a dose administrada é titulada para manter o anti-HBs acima de 500UI/L. Uma dose de 10.000UI de HBIg é infundida por via venosa na fase anepática e repetida diariamente durante seis dias. Doses subseqüentes de 10.000UI são dadas para manter os títulos do anti-HBs acima de 500UI/L.

Se os títulos caem abaixo de 500UI 48 horas após o transplante, pode-se infundir 5.000UI a cada 6 horas durante três a quatro dias, até atingir os títulos desejados. No protocolo da Universidade da Califórnia, são utilizadas doses fixas, iniciando-se com dose de 10.000UI por via venosa na fase anepática, que é repetida durante sete dias e, a seguir, mensalmente.

Os principais inconvenientes com o uso de HBIg são as reações adversas, o custo elevado e o surgimento de mutantes do VHB. Existe a possibilidade de toxicidade pelo mercúrio (Timerosol), usado como preservativo no preparado de HBIg. Já foram relatadas, com o seu uso, reações como dores articulares, "rash" cutâneo, mialgias e náuseas que podem ser controlados com anti-histamínicos e redução da velocidade de infusão. O custo estimado da medicação é de R$ 15.000 a R$ 38.000, durante o primeiro ano de tratamento, e de R$ 4.500 a R$ 15.000, em cada ano subseqüente. Apesar de ser evento provavelmente raro, há relatos de surgimento de mutação no gene S do VHB em pacientes que apresentaram recorrência da infecção e estavam em uso de HBIg[19]. Outra desvantagem do uso do HBIg é a necessidade de injeções por um período de tempo prolongado e indeterminado e de coletas freqüentes de sangue para a de-

Tabela 45.1 – Freqüências de recidiva da hepatite B após o THO em pacientes com VHB replicante.

Autores	Nº de pacientes	Seguimento em meses	Prevenção da recidiva	Freqüência de recidiva (%)
Devlin e cols.[14]	11	18	Ig a curto tempo	91
Samuel e cols.[13]	16	36	Nenhuma	75
Konig e cols.[6]	15	22	Ig a longo prazo título >100UI/L	73
Samuel e cols.[13]	47	36	Ig a longo prazo título > 100UI/L	70
Sawyer e cols.[15]	26	36	Ig a longo prazo título > 500UI/L	35
McGory e cols.[16]	19	18	Ig a longo prazo título > 500UI/L	16

Ig = imunoglobulina policlonal contra o AgHBs.

Tabela 45.2 – Freqüência de recidiva da hepatite B após o THO em pacientes não-replicantes.

Autores	Nº de pacientes	Seguimento em meses	Prevenção da recidiva	Freqüência de recidiva (%)
O'Grady e cols.[5]	9	40	Ig a curto tempo	78
Samuel e cols.[13]	15	36	Nenhuma	67
Konig e cols.[6]	17	22	Ig a longo prazo título > 100UI/L	17,6
Samuel e cols.[17]	52	120	Ig a longo prazo título > 100UI/L	36,9
Gugenheim e cols.[18]	30	60	Ig a longo prazo título > 500UI/L	15,2
McGory e cols.[16]	9	24	Ig a longo prazo título > 500UI/L	0

Ig = imunoglobulina policlonal contra o AgHBs.

terminação dos títulos de anti-HBs. Alguns centros preconizam a injeção por via intramuscular, o que seria mais cômodo para o paciente durante o período ambulatorial.

Antivirais

Como existe uma relação entre a persistência da replicação viral e o risco de recidiva da hepatite B, parece lógico tentar reduzir ou negativar a replicação antes do THO. O tratamento com interferon-alfa de pacientes com hepatopatia B compensada e replicação viral ativa oferece uma parada da replicação em cerca de 30% dos casos. Todavia, é difícil e perigoso administrar interferon a pacientes com cirrose descompensada, que geralmente apresentam ascite, leucopenia e plaquetopenia importantes e toleram mal a droga. Acrescente-se que, nessa circunstância, as taxas de negativação viral são muito baixas para justificar uma tentativa de tratamento. Os análogos de nucleosídeos, em contrapartida, são potentes inibidores da replicação viral. Atuam por bloqueio da transcriptase reversa (lamivudina) ou por bloqueio do alongamento do DNA viral (ganciclovir e fanciclovir) e vêm tornando-se drogas promissoras. Três drogas estão atualmente disponíveis: ganciclovir, lamivudina e fanciclovir, porém outras como o adefovir, lobucavir, entecavir e fluorocitidina estão em curso de avaliação.

Ganciclovir – apesar de ser eficaz na redução do DNA-VHB, raramente é empregado para profilaxia da recidiva porque é uma droga com toxicidade medular. O fato de ser administrado por via parenteral é um grande inconveniente para uso a longo prazo. Uma forma oral recentemente disponível ainda não foi avaliada em estudos controlados com essa finalidade.

Lamivudina – é atualmente a droga mais utilizada. Administrada no período pré-operatório e após o transplante, pode levar à supressão completa e persistente da replicação do VHB. A dose recomendada é de 100mg diários (no Brasil, a droga é comercializada em comprimidos de 150mg), porém a duração do tratamento ainda não está claramente estabelecida; provavelmente deverá ser mantida por período indeterminado de tempo.

Diversos estudos demonstraram que a utilização da lamivudina em portadores de hepatopatia B descompensada melhora a função hepática em até 60% dos casos[20,21]. A lamivudina tem sido utilizada de duas formas diferentes: a) monoterapia no período pré e pós-transplante; b) monoterapia no pré-transplante e associada à imunoglobulina anti-HBs no período pós-operatório. Na tabela 45.3 estão resumidos os principais estudos sobre a utilização da monoterapia com lamivudina e sua associação com a imunoglobulina anti-HBs.

Em três estudos recentes, a monoterapia com lamivudina foi insuficiente para evitar a recorrência do VHB em 22,6 a 50% dos casos, particularmente quando havia replicação viral ativa[20,22,23]. Por outro lado, o esquema terapêutico que utiliza a monoterapia com lamivudina no pré-transplante e a associação da imunoglobulina anti-HBs no pós-operatório têm proporcionado menores taxas de recorrência. A associação é sinérgica porque a lamivudina diminui a carga viral e conseqüentemente as doses necessárias de imunoglobulina. A imunoglobulina, por sua vez, ao neutralizar as partículas virais circulantes, diminuiria o risco de emergência de mutantes selecionadas pela lamivudina.

O uso da imunoglobulina, teoricamente, poderia ser suspenso após dois a três anos no subgrupo de

Tabela 45.3 – Resultados da profilaxia com monoterapia com lamivudina e associada à imunoglobulina anti-HBs.

Autores	Nº de pacientes	DNA positivo	AgHBe positivo	Seguimento em meses	Profilaxia pré-THO	Profilaxia pós-THO	Freqüência de recidiva (%)
Lo e cols.[22]	31	11	18	16	Lamivudina 1,6 mês	Lamivudina	22,6
Perrillo e cols.[20]	77	26	24	38	Lamivudina 2,1 meses	Lamivudina	36,1
Malkan e cols.[23]	13	3	2	22	Lamivudina 8 meses	Lamivudina	30,7
Angus e cols.[24]	37	36	19	18	Lamivudina 3,2 meses	Lamivudina + Ig anti-HBs	2,7
Marzano e cols.[25]	33	26	7	30	Lamivudina 4,6 meses	Lamivudina + Ig anti-HBs	4
Rosenau e cols.[26]	21	11	3	21	Lamivudina 4,6 meses	Lamivudina + Ig anti-HBs	9,5

Ig = imunoglobulina.

doentes com baixo risco de recorrência, representado por aqueles que eram negativos para o DNA-VHB pela técnica de PCR e para o AgHBe antes do THO e para os casos de hepatite fulminante. O argumento mais forte contra essa proposta é a possibilidade de persistência do DNA-VHB por PCR no soro, células mononucleares ou no fígado de 50% dos pacientes que recebem a imunoglobulina anti-HBs 10 anos após o transplante[27].

A lamivudina é uma droga relativamente segura, com poucos efeitos colaterais. Entretanto, existe preocupação quanto ao surgimento de mutantes do VHB com seu uso crônico. A mutação mais comum é a substituição da valina ou isoleucina por metionina no sítio catalítico do gene da polimerase do VHB (seqüência YMDD do domínio C), que, de acordo com estudos *in vitro*, produz uma redução de 45 vezes na suscetibilidade à droga[28]. A freqüência dessa mutação varia de 3 a 20%. O significado clínico da infecção por esses vírus mutantes ainda não está completamente esclarecido na literatura.

Fanciclovir – é um análogo de nucleosídeo, que, após fosforilação intracelular, é convertido em penciclovir, forma ativa da droga. Em um estudo multicêntrico randomizado, envolvendo 417 pacientes AgHBs positivos tratados durante 12 meses, houve 13% de negativação e 76% de redução dos níveis de DNA-VHB. Entretanto, quando o tratamento foi suspenso, os níveis de DNA voltaram aos valores pré-tratamento[29]. De modo similar à lamivudina, existe preocupação quanto ao surgimento de mutantes com o uso prolongado do fanciclovir/penciclovir[19].

Outras opções – uma droga potencialmente útil seria a timosina, um agente imunomodulador que apresenta certa homologia com o interferon. Em um estudo americano[4], o uso da timosina antes do transplante permitiu a negativação persistente do DNA-VHB, que se manteve no período pós-operatório. A experiência com o uso dessa droga para profilaxia da recorrência é muito limitada na literatura.

Transplante de medula óssea

Os pacientes que apresentam infecção crônica pelo VHB têm menor resposta de células T com especificidade contra o VHB. Postula-se que um aumento dessa resposta seria benéfico em termos de controle da infecção viral pelo hospedeiro, o que teoricamente poderia ser obtido com o transplante de células imunocompetentes. Há relatos de negativação do DNA-VHB e soroconversão para anti-HBs após o transplante de medula óssea em que se utilizou um doador imune ao VHB[30], porém há dúvidas se a imunidade é duradoura, pois o microquimerismo parece ser um fenômeno dinâmico, com a presença intermitente de células do doador na circulação periférica. Considerando que o aumento da replicação viral pode estar relacionado ao esquema imunossupressor, parece razoável utilizar menores doses de corticosteróides após o THO ou mesmo programar a suspensão do seu uso[31].

TRATAMENTO DA RECORRÊNCIA

As principais drogas disponíveis atualmente para o tratamento da recorrência e da hepatite B *de novo* são o interferon e os análogos de nucleosídeos. A vidarabina monofosfato (Ara-AMP) é uma droga que a longo prazo pode negativar o DNA-VHB em até 30% dos casos, porém é mal tolerada e apresenta toxicidade neurológica importante, sendo atualmente suplantada pelos análogos de nucleosídeos[32].

Interferon-alfa

Usado terapeuticamente após o transplante, não tem se mostrado benéfico. Além disso, há preocupação quanto ao aumento do risco de rejeição, porque a droga é capaz de aumentar a expressão de moléculas de HLA nos hepatócitos. Contudo, no transplantado hepático, parece que seu uso está associado a uma incidência baixa de episódios de rejeição.

Análogos de nucleosídeos

Os análogos de nucleosídeos ganciclovir, lamivudina, fanciclovir, adefovir e entecavir são as drogas que têm sido utilizados em estudos sobre o tratamento da recorrência.

Ganciclovir – administrado por períodos prolongados de tempo, pode negativar o DNA-VHB, que no entanto volta a se positivar após a suspensão da droga. Excepcionalmente, o ganciclovir é empregado com essa finalidade devido aos inconvenientes já citados anteriormente. Contudo, a forma oral e os novos derivados do ganciclovir (valganciclovir), que permitem a obtenção de concentrações sangüíneas elevadas, poderão no futuro representar opções mais práticas para o uso da droga[33,34].

Fanciclovir – a eficácia antiviral do fanciclovir é semelhante à observada com o ganciclovir, com a vantagem de poder ser administrado por via oral. Em um estudo conduzido na Alemanha, 32 transplantados (26 casos de recorrência do VHB e 6 casos de hepatite *de novo*) foram tratados com fanciclovir. Houve redução da replicação viral em 25 casos e negativação do DNA-VHB em apenas 6, porém em 68% dos pacientes foi detectada mutação do VHB[35].

Lamivudina – atualmente é a droga mais utilizada, suplantando o ganciclovir e o fanciclovir. O tratamento da recorrência com lamivudina permite uma negativação do DNA-VHB de 68 a 100% dos casos, porém o risco de mutação do VHB não é desprezível, variando de 14,2 a 62,5% nos diversos estudos[23,36-38]. O vírus mutante pode provocar formas clínicas particularmente graves de recorrência da hepatite sobre o enxerto[39].

Adefovir – é uma droga eficaz sobre o VHB resistente à lamivudina. Existem poucos dados publicados sobre sua utilização no tratamento da recorrência do VHB após o THO. Em um estudo, envolvendo apenas cinco pacientes (dos quais quatro eram transplantados infectados por VHB resistente à lamivudina), o tratamento durante um período médio de 13 meses levou a uma redução importante da carga viral e a uma negativação do DNA-VHB em quatro casos, porém o uso da droga foi associado a nefrotoxicidade e hipofosfatemia[40].

Entecavir – é um análogo da guanosina cujo metabólito inibe a polimerase viral. *In vitro*, o entecavir é ativo sobre os mutantes resistentes à lamivudina. Os dados disponíveis sobre o tratamento da recorrência do VHB com essa droga ainda são escassos. Em um estudo, oito pacientes transplantados que apresentavam recidiva, caracterizada pelo DNA-VHB positivo, e aminotransferases elevadas menos de 10 vezes o limite da normalidade, receberam tratamento com entecavir durante 48 semanas após a suspensão da lamivudina. Em 12 semanas, foi observada redução da carga viral de 3,4 log, sem haver efeitos secundários significativos[41].

HEPATITE B *DE NOVO*
Existe a possibilidade de surgimento da hepatite B após o THO em pacientes que previamente não apresentavam positividade para os marcadores sorológicos do VHB. Essa circunstância, de hepatite *de novo*, mais comumente se deve à utilização de doadores que apresentam positividade para o anti-HBc. De fato, a reatividade do anti-HBc, ainda que isoladamente, representa um fator de risco para a transmissão do VHB. Em um estudo, 18 de 23 pacientes (78%) que receberam fígado proveniente de doador anti-HBc positivo desenvolveram hepatite *de novo*, em comparação a apenas 0,5% (3 de 651) dos que receberam enxerto de doadores anti-HBc negativo[42].

RETRANSPLANTE
Os resultados do retransplante hepático para o tratamento da recidiva do VHB têm sido desapontadores, com altas taxas de recorrência e perda do enxerto. Entretanto, uma melhora dos resultados tem sido relatada com a utilização das novas drogas antivirais e de doses elevadas da imunoglobulina anti-HBs[43].

HEPATITE C
A hepatite C é a principal indicação para transplante hepático no Brasil, Europa e EUA. Aproximadamente um entre três pacientes candidatos ao THO apresenta hepatite C, o que representa um sério problema de saúde pública. Quando o vírus da hepatite C (VHC) é transmitido a um paciente previamente não infectado, geralmente pelo doador ou pela transfusão de hemoderivados, os quadros de hepatite *de novo* parecem ser menos graves e menos freqüentes que os observados em pacientes que apresentavam previamente o RNA viral positivo e que desenvolveram recorrência (20% contra 70%[44]). Essa situação, atualmente rara, ocorria em 17 a 35% dos pacientes transplantados na década passada, antes de os testes sorológicos apropriados estarem disponíveis[45,46].

Em contrapartida, cerca de 95% dos pacientes que apresentam VHC positivo antes do THO continuam, posteriormente, com o RNA-VHC presente, embora as conseqüências clínicas da reinfecção sejam variáveis. Há grande controvérsia em relação à história natural da hepatite C após o transplante. A prevalência de hepatite crônica varia de 40 a 70% nas diferentes séries, o que pode ser atribuído aos diferentes critérios utilizados para definir recorrência, se sorológico, bioquímico, virológico ou histológico. No entanto, parece que a progressão para cirrose durante os primeiros cinco anos após o transplante ocorre em apenas 10 a 31% dos pacientes[44,47-50]. A proporção de portadores de cirrose aumenta progressivamente com o tempo, com taxas de 8,5% em dois anos, 16% em três anos e de 28% em cinco anos[51]. Esses dados sugerem que a progressão da fibrose nos pacientes infectados pelo VHC parece mais rápida entre os transplantados que entre os não-transplantados, e que o tempo necessário para o desenvolvimento da fibrose seria mais curto nos imunossuprimidos que entre os imunocompetentes[52,53]. Não foi comprovada nenhuma relação entre a elevação das aminotransferases e a progressão histológica da hepatite. Em um estudo, cerca de 50% dos pacientes apresentavam ALT normal, independentemente da gravidade histológica da recorrência da hepatite.

Do mesmo modo, a maior parte dos estudos concorda que não haja relação entre os níveis do RNA-VHC pré-transplante e a recorrência do VHC. O papel do genótipo do VHC na patogênese da recorrência ainda é incerto. Entretanto, muitos estudos relatam uma associação do genótipo Ib com formas mais graves e progressivas de doença hepática[49,50]. Em estudo recente, a infecção pelo genótipo Ib representou um fator de risco independente para a reinfecção do enxerto[49]. Os resultados discordantes provavelmente são devidos às distribuições diferentes dos genótipos nas populações estudadas, bem como devidos aos diferentes protocolos de imunossupressão e de seguimento histológico empregados. Em relação à distribuição de "quasispecies", os dados da literatura parecem ser ainda mais conflitantes, talvez devido ao pequeno número de doentes avaliados e às diferenças entre as técnicas virológicas utilizadas. De qualquer modo, os estudos conduzidos em pacientes imunocompetentes e imunodeprimidos, infectados pelo VHC, sugerem que a heterogeneidade de "quasispecies" poderia desempenhar algum papel na evolução da enfermidade. Maior diversidade de "quasispecies" parece estar associada a lesões histológicas menos intensas no enxerto. De modo análogo, uma redução dessa diversidade, provavelmente pela forte imunossupressão utilizada no pós-operatório, nas hepatites colestáticas sugere que as formas graves de recorrência poderiam estar ligadas a uma diminuição da pressão imune sobre o vírus[54,55].

A relação entre recorrência da infecção e o esquema imunossupressor utilizado não está bem estabelecida. Não se demonstrou diferença estatisticamente significante nas taxas de recorrência ou de progressão da enfermidade em pacientes tratados com ciclosporina, quando comparados aos tratados com tacrolimus; porém outros autores relatam que o uso de tacrolimus (FK 506) foi associado à recorrência mais precoce[56]. Na experiência do grupo da Universidade da Califórnia[57], o uso do anticorpo monoclonal OKT3 foi associado à recorrência precoce e grave do VHC, com evolução para cirrose em 26% dos pacientes tratados, em contraste com apenas 6% dos que não receberam a medicação. A recorrência é mais freqüente nos doentes que apresentaram múltiplos episódios de rejeição, possivelmente devido à maior intensidade da imunossupressão utilizada. No entanto, essas observações não foram confirmadas quando se utilizou o critério virológico para definir a recidiva (positividade do RNA-VHC)[47]. A compatibilidade do HLA DQb entre o doador e o receptor foi associada à recrudescência da hepatite após o transplante, porém outros investigadores não encontraram nenhuma relação entre o sistema HLA e a recidiva viral[58].

Os pacientes que apresentam uma viremia positiva para o citomegalovírus (CMV) após o THO têm risco mais elevado de reinfecção grave pelo VHC[59]. Todavia, a co-infecção com o VHB parece não influenciar a história natural da hepatite C após o THO[60]. A patogênese da lesão hepática pelo VHC no fígado transplantado não está completamente esclarecida. Entretanto, a ocorrência de quadros de hepatite colestática fibrosante em 4 a 9% dos pacientes, análoga à descrita na hepatite B, sugere um efeito citopático direto.

PREVENÇÃO DA RECORRÊNCIA

Teoricamente, a negativação do RNA viral antes do THO poderia evitar a recorrência do VHC. Entretanto, o tratamento com interferon de pacientes com cirrose descompensada é mal tolerado, perigoso e geralmente ineficaz. A utilização de imunoglobulinas é ineficaz em modelo animal[61], de forma que as opções para prevenção da recorrência têm apresentado resultados muito limitados.

TRATAMENTO DA RECORRÊNCIA

O interferon-alfa tem sido empregado em alguns estudos. Administrado na dose de 3 a 5 milhões de unidades, três vezes por semana, leva à melhora bioquímica em até cerca de 50% dos pacientes[62,63], porém sua eficácia parece ser limitada pelo uso concomitante dos imunossupressores. Apesar da evidência de melhora bioquímica, a negativação persistente da viremia após a suspensão da droga e a melhora histológica são raras. Ademais, existe preocupação quanto ao desenvolvimento de rejeição com seu uso prolongado. Os dados disponíveis não permitem estabelecer, com segurança, a real taxa desse fenômeno. Em algumas séries, rejeição ductopênica ocorreu em mais de um terço dos casos[63].

A ribavirina também tem sido empregada no tratamento da recorrência do VHC. Em monoterapia, leva à melhora da bioquímica hepática na maioria dos pacientes, sem, aparentemente, afetar os níveis do RNA-VHC. Associada ao interferon, pode levar à negativação do RNA viral em cerca de 50% dos casos[64]. Entretanto, a recidiva do VHC ocorre em metade desses pacientes após a suspensão do interferon. A principal limitação ao seu uso é o surgimento de quadros hemolíticos. Nem todos os pacientes que apresentam recidiva do VHC necessitarão de tratamento. Considerando que nenhuma das drogas atualmente disponível é plenamente efetiva e que apenas a minoria dos pacientes evoluirá com lesões graves, a seleção de pacientes para tratamento parece plenamente justificada.

Uma estratégia aceitável seria o acompanhamento rigoroso do paciente, inclusive do ponto de vista histológico, indicando-se o tratamento apenas se houver evidência de progressão da enfermidade. Para os pacientes que evoluem para doença hepática descompensada, a melhor opção seria o retransplante, que tem sido realizado com sucesso, embora ainda se desconheça a história natural da doença no segundo enxerto.

SOBREVIDA APÓS O TRANSPLANTE

O acompanhamento, a longo prazo, dos transplantados tem demonstrado que nem a sobrevida dos pacientes nem a do enxerto têm sido reduzidas de modo estatisticamente significante, quando comparadas aos controles, o que justifica a realização do THO como modalidade efetiva de tratamento da fase final das hepatites virais crônicas.

Utilizando os protocolos de prevenção da recorrência, a sobrevida dos transplantados por VHB não é muito diferente da sobrevida observada nas outras doenças crônicas do fígado, de 71,8% em cinco anos para a hepatite B[65]. Em relação à hepatite C, uma sobrevida entre 62 e 84% em cinco anos têm sido relatada[44,47,49,52,66,67].

REFERÊNCIAS BIBLIOGRÁFICAS

1. Seaberg EC, Belle SH, Beringer KC, Schivins JL, Detre KM. Liver transplantation in the United States from 1987-1998: updated results from the Pitt-UNOS liver transplantation registry. In: Cecka JM, Terasaki PI, eds. *Clinical Transplants 1998*. Los Angeles, UCLA, Tissue Typing Laboratory, 1999, pp 17-37. ■ 2. Lucey MR, Brown KA, Everson GT, Fung JJ, Gish R, Keeffe EB, et al. Minimal criteria for placement of adults on the liver transplant waiting list: a report of a national conference organized by the American Society of Transplant Physicians and the American Association for the Study of Liver Disease. *Liver Transplant Surg*, 6:628-37, 1997. ■ 3. Samuel D. Transplantation hépatique pour hépatopathie liée au virus de l'hépatite B. *Hepato-gastro*, 7:40-6, 2000. ■ 4. Samuel D, Bismuth A, Mathieu D, et al. Passive immunoprophylaxis after liver transplantation in HBsAg-positive patients. *Lancet*, 337:813-5, 1991. ■ 5. O'Grady JG, Smith HM, Davies SE, et al. Hepatitis B virus reinfection after orthotopic liver transplantation: serological and clinical implications. *J Hepatol*, 14:104-11, 1992. ■ 6. Konig V, Hopf U, Neuhaus P, et al. Long-term follow-up of hepatitis B virus-infected recipients after orthotopic liver transplantation. *Transplantation*, 58:553-9, 1994. ■ 7. Todo S, Demetris AJ, Van Thiel D, et al. Orthotopic liver transplantation for patients with hepatitis B virus-related liver disease. *Hepatology*, 13:619-29, 1991. ■ 8. Samuel D, Zignego A, Reynes M, et al. Long-term clinical and virological outcome after liver transplantation for cirrhosis caused by delta hepatitis. *Hepatology*, 21:333-9, 1995. ■ 9. Angus PW, Locarnini AS, McCaugham GW, et al. Hepatitis B virus precore mutant infection is associated with severe recurrent disease after liver transplantation. *Hepatology*, 21:14-8, 1995. ■ 10. Davies SE, Portmann BC, O'Grady JG, et al. Hepatic histological findings after transplantation for chronic hepatitis B virus infection, including a unique pattern of fibrosing cholestatic hepatitis. *Hepatology*, 13:150-7, 1991. ■ 11. Tur-Kaspa R, Shaul Y, Moore DD, et al. The glucocorticoide receptor recognizes a specific nucleotide sequence in hepatitis B virus DNA causing increased activity of HBV enhancer. *Virology*, 167:630-3, 1988. ■ 12. Calmus Y, Hannoun L, Dousset B, et al. HLA class 1 matching is responsible for the hepatic lesion in recurrent viral hepatitis after liver transplantation. *Transplant Proc*, 22:2311-3, 1990. ■ 13. Samuel D, Muller R, Alexander G, et al. Liver transplantation in European patients with hepatitis B surface antigen. *N Engl J Med*, 329:1842-7, 1993. ■ 14. Devlin J, Smith HM, O'Grady JG, Portmann B, Tan KC, Williams R. Impact of immunoprophylaxis and patient selection on outcome of transplantation for HBSAg-positive liver recipients. *J Hepatol*, 21:204-10, 1994. ■ 15. Sawyer RG, McGory RW, Gaffey MJ, et al. Improved clinical outcome with liver transplantation for hepatitis B related cirrhosis. *Ann Surg*, 227:841-50, 1998. ■ 16. McGory RW, Ishitani MB, Oliveira WM, et al. Improved outcome of orthotopic liver transplantation for chronic hepatitis B cirrhosis with aggressive passive immunization. *Transplantion*, 61:1358-64, 1996. ■ 17. Samuel D, Roche B, Feray C, et al. Long-term results of liver transplantation in HBsAg positive patients receiving anti-HBsAg passive immunoprophylaxis. *Hepatology*, 28:A313, 1998. ■ 18. Gugenheim J, Crafa F, Fabiani P, et al. Récidive du virus de l'hépatite B après transplantation hépatique. *Gastroenterol Clin Biol*, 16:430-3, 1992. ■ 19. Cannan WF, Trautwei NC, VanDeursen F, Jetal. Hepatitis B virus envelope variation after transplantation with and without hepatitis B immune globulin prophylaxis. *Hepatology*, 24:489-93, 1996. ■

20. Perrillo RP, Wright T, Rakela J, et al. A multicenter United States-Canadian trial to assess lamivudine monotherapy before and after transplantation for chronic hepatitis B. *Hepatology*, 33:424-32, 2001. ■ 21. Yao FY, Terrault NA, Freise C, Maslow L, Bass NM. Lamivudine treatment is beneficial in patients with severely decompensated cirrhosis and actively replicating hepatitis N infection awaiting liver transplantation: a comparative study using a matched, untreated cohort. *Hepatology*, 34:411-6, 2001. ■ 22. Lo CM, Cheung ST, Lai CL, et al. Liver transplantation in asian patients with chronic hepatitis B using lamivudine prophylaxis. *Ann Surg*, 233:276-81, 2001. ■ 23. Malkan G, Cattral M, Humar A, et al. Lamivudine for hepatitis B in liver transplantation. *Transplantation*, 69:1403-7, 2000. ■ 24. Angus PW, McCaughan GW, Gane EJ, Crawford DHG, Harley H. Combination low-dose hepatitis B immune globulin and lamivudine therapy provides effective prophylaxis against posttransplantation hepatitis B. *Liver Transplant*, 6:429-33, 2000. ■ 25. Marzano A, Salizzoni M, Debernardi-Venon W, et al. Prevention of hepatitis B virus recurrence after liver transplantation in cirrhotic patients treated with lamivudine and passive immunoprophylaxis. *J Hepatol*, 34:903-10, 2001. ■ 26. Rosenau J, Bahr M, Tilmann HL, et al. Lamivudine and low-dose hepatitis B immune globulin for prophylaxis of hepatitis B reinfection after liver transplantation. Possible role of mutations in the YMDD motif prior to transplantation as a risk factor for reinfection. *J Hepatol*, 34:895-902, 2001. ■ 27. Gigou M, Feray C, Roche B, et al. Residual viral B particles at 10 years post transplantation in patients receiving long-term anti-HBs immunoglobulins (HBIg). *J Hepatol*, 32:A31, 2000. ■ 28. Ling R, Mutimer D, Ahmed M, et al. Selection of mutation in the hepatitis B virus polymerase during therapy of transplant recipients with lamivudine. *Hepatology*, 24:711-13, 1995. ■ 29. DeMan RA, Marcelin P, Habal F, et al. A randomized placebo-controlled study to evaluate the efficacy of 12-month famciclovir treatment in patients with chronic hepatitis B e antigen-positive hepatitis B. *Hepatology*, 32:413-7, 2000. ■ 30. Nan Y, Nagler A, Adler R, et al. Adoptive transfer of immunity to hepatitis B virus after T cell depleted allogenic bone marrow transplantation. *Hepatology*, 18:246-52, 1993. ■ 31. Gish RG, Keefe EB, Lim J, Brooks LJ, Esquivel CO. Survival after liver transplantation for chronic hepatitis B using reduced immunosuppresion. *J Hepatol*, 22:257-62, 1995. ■ 32. Marcellin P, Samuel D, Loriot MA, Areias J, Bismuth H, Benhamou JP. Antiviral effect of adenine arabinoside monophosphate (ARA-AMP) in patients with recurrence of hepatitis B virus (HBV) infection after liver transplantation. *Hepatology*, 12:966, 1990. ■ 33. Roche B, Samuel D, Gigou M, et al. Long-term ganciclovir therapy for hepatitis B virus infection after liver transplantation. *J Hepatol*, 31:584-92, 1999. ■ 34. Hadziyannis SJ, Manesis EK, Papakonstantinou A. Oral ganciclovir treatment in chronic hepatitis B virus infection: a pilot study. *J Hepatol*, 31:210-4, 1999. ■ 35. Rayes N, Seehofer D, Hopf U, et al. Comparison of famciclovir and lamivudine in the long-term treatment of hepatitis B infection after liver transplantation. *Transplantation*, 71:96-101, 2001. ■ 36. Perrillo R, Rakela J, Dienstag J, et al. Multicenter study of lamivudine therapy for hepatitis B after liver transplantation. *Hepatology*, 29:1581-6, 1999. ■ 37. Ben-Ari Z, Mor E, Shapira Z, Tur-Kaspas R. Long-term experience with lamivudine therapy for hepatitis B virus infection after liver transplantation. *Liver Transplant*, 7:113-7, 2001. ■ 38. Andreone P, Caraceni P, Grazi GL, et al. Lamivudine treatment for acute hepatitis B after liver transplantation. *J Hepatol*, 29:985-9, 1998. ■ 39. Mutimer D, Pillay D, Shields P, et al. Outcome of lamivudine resistant hepatitis B virus infection in the liver transplant recipient. *Gut*, 46:107-13, 2000. ■ 40. Perrillo R, Schiff E, Yoshida E, et al. Adefovir dipivoxil for the treatment of lamivudine-resistent hepatitis B mutants. *Hepatology*, 32:129-34, 2000. ■ 41. Shakil AO, Lilly L, Angus P, Gerken G, Thomas N. Entecavir reduces viral load in liver transplant patients who failed prophylaxis or treatment for hepatitis B (abstract). *Hepatology*, 34(Suppl):619A, 2001. ■ 42. Dickson RC, Everhart JE, Lake JR, et al. Transmission of hepatitis B by transplantation of livers form donors positive for antibody to hepatitis B core antigen. *Gastroenterology*, 113:1368-74, 1997. ■ 43. Ishitani M, McGory R, Dickson R, et al. Retransplantation of

Capítulo 45

patients with severe posttransplantation hepatitis B in the first allograft. *Transplantation*, **64**:410-4, 1997. ■ 44. Feray C, Gigou M, Samuel D, et al. The course of hepatitis C virus infection after liver transplantation. *Hepatology*, **20**:1137-43, 1994. ■ 45. Wright T, Donegan E, Hsu H, et al. Recurent and acquired hepatitis C viral infection in liver transplant recipients. *Gastroenterology*, **103**:317-22, 1992. ■ 46. Sallie R, Cohen A, Tibbs C, et al. Recurrence of hepatitis C following orthtopic liver transplantation: a polymerase chain reaction and histological study. *J Hepatol*, **21**:536-24, 1994. ■ 47. Gane EJ, Portmann BC, Naoumov NV, et al. Long-term outcome of hepatitis C infection after liver transplantation. *N Engl J Med*, **334**:815-20, 1996. ■ 48. Belli LS, Silni E, Alberti A, et al. Hepatitis C virus genotypes, hepatitis and hepatitis C virus recurrence after liver transplantation. *Liver Transplant Surg*, **2**:200-5, 1996. ■ 49. Feray C, Caccamo L, Alexander GJ, et al. European collaborative study on factors influencing outcome after liver transplantation for hepatitis C. *Gastroenterology*, **117**:619-25, 1999. ■ 50. Gordon FD, Poterucha JJ, Germer J, et al. Relationship between hepatitis C genotype and severity of recurrent hepatitis C after liver transplantation **63**:1419-23, 1997. ■ 51. Prieto M, Berenguer M, Rayon JM, et al. High incidence of allograft cirrhosis in hepatitis C virus genotype 1b infection following transplantation: relationship with rejection episodes. Hepatology, **29**:250-6, 1999. ■ 52. Berenguer M, Ferrel L, Watson J, et al. HCV-related fibrosis progression following liver transplantation: increase in recent patients. *J Hepatol*, **32**:673-84, 2000. ■ 53. Poynard T, Bedossa P, Opolon P. Natural history of liver fibrosis progression in patients with chronic hepatitis. *Lancet*, **349**:825-32, 1997. ■ 54. Doughty AL, Painter DM, McCaughan GW. Post-transplant quasiespecies pattern remains stable over time in patients with recurrence cholestatic hepatitis due to hepatitis C virus. *J Hepatol*, **32**:126-34, 2000. ■ 55. Sullivan DG, Wilson JJ, Carithers RL Jr, Perkins JD, Gretch DR. Multigene tracking of hepatitis C virus quasiespecies after liver transplantation: correlation of genetic diversification in the envelope region with asymptomatic or mild disease patterns. *J Virol*, **72**:100036-43, 1998.

■ 56. Sheiner PA, Schwartz ME, Mor E, et al. Severe or multiple rejection episodes are associated with early recurrence of hepatitis C after orthotopic liver transplantion. *Hepatology*, **21**:30-4, 1995. ■ 57. Rosen HR, Shackleton CR, Higa L, et al. Use of OKT3 is associated with early and severe hepatitis C recurrence following liver transplantation. *Am J Gastroenterol*, **92**:1453-7, 1997. ■ 58. Gretch DR, Wile M, Gaur L, et al. Donor-recipient match at the HLA-DQb locus is associated with recrudescence of chronic hepatitis following liver transplantation for end stage hepatitis C. *Hepatology*, **18**(Suppl):108A, 1993. ■ 59. Rosen HR, Chou S, Corless CL, et al. Cytomegalovirus viremia: risk factor for allograft cirrhosis after liver transplantation for hepatitis C. *Transplantation*, **64**:721-6, 1997. ■ 60. Huang EJ, Wright TL, Lake JR, Combs C, Ferrel LD. Hepatitis B and C coinfections and persistent hepatitis B infections: clinical outcome and liver pathology after transplantation. *Hepatology*, **23**:396-404, 1996. ■ 61. Farci P, Alter HJ, Wong DC, et al. Prevention of hepatitis C virus infection in chimpanzees after antibody mediated in vitro neutralization. *Proc Natl Acad Sci USA*, **91**:7792-6, 1994. ■ 62. Wright TL, Combs C, Kim M, et al. Interferon therapy for hepatitis C virus infection after liver transplantation. *Hepatology*, **20**:773-9, 1994. ■ 63. Feray C, Samuel D, Gigou M, et al. An open trial of interferon alfa recombinant for hepatitis C after liver transplantation: antiviral effects and risk of rejection. *Hepatology*, **22**:1084-9, 1995. ■ 64. Bizollon T, Palazzo U, Ducerf C, et al. Pilot study of the combination of interferon alfa and ribavirin as therapy of recurrent hepatits C after liver transplantation. *Hepatology*, **26**:500-4, 1997. ■ 65. Anselmo DM, Ghobrial RM, Jung LC. New era of liver transplantation for hepatitis B: a 17-year single-center experience. *Ann Surg*, **235**:611-9, 2002. ■ 66. Ghobrial RM, Farmer DG, Baquerizo A, et al. Orthotopic liver transplantation for hepatitis C: outcome, effect of immunosupression and causes of retransplantation during an 8-years single-center experience. *Ann Surg*, **229**:824-33, 1999. ■ 67. Böker KH, Dalley G, Bahr MU, et al. Long-term outocome of hepatitis C virus infection after liver transplantation. *Hepatology*, **25**:203-10, 1997.